HANSJÜRGEN RIND

ATLAS DER PHASENKONTRASTHÄMATOLOGIE

ATLAS DER PHASENKONTRASTHÄMATOLOGIE

unter besonderer Berücksichtigung der Verhältnisse im Kindesalter

von

HANSJÜRGEN RIND

Dr. med., Assistent der Universitätskinderklinik
der Charité, Berlin

mit Beiträgen von

H. Beyer

Diplomphysiker
Wissenschaftlicher Mitarbeiter
im VEB Carl Zeiss, Jena

H. Stobbe

Dr. med., Assistent der
I. Medizinischen Universitätsklinik
der Charité, Berlin

F. Gabler

Dr. Ing., a. o. Professor
an der Technischen Hochschule, Wien
Leiter des wissenschaftlichen Büros der
C. Reichert Optische Werke AG Wien

und einem Geleitwort von

Prof. Dr. F. H. Dost

Direktor der Universitätskinderklinik
der Charité, Berlin

Mit 1121 Abbildungen
in 1259 Einzeldarstellungen

AKADEMIE-VERLAG · BERLIN 1958

Erschienen im Akademie-Verlag GmbH, Berlin W 8, Mohrenstraße 39

Lizenz-Nr. 202 · 100/292/58
Klischees: Sachsendruck Plauen · Sinsel & Co. KG, Leipzig
Satz, Druck und Einband: C. G. Röder, Leipzig III/18/2-41569
Bestell- und Verlagsnummer: 5250
Printed in Germany
ES 17 F 1

Meinem Lehrer

Herrn Professor Dr. med. F. H. Dost

GELEITWORT

Mikroskop und Teleskop als Augenhilfen zur Verdeutlichung der Struktur und des Umrisses solcher Objekte, deren Bild das unbewaffnete Auge nicht zu erkennen oder aufzulösen vermag, haben nach ihrer Erfindung zunächst eine ganz ähnliche Weiterentwicklung genommen, insofern nämlich, als es um die Verwirklichung des Zieles ging, den Beobachter in möglichst vollkommener Weise dem Objekt nahe zu rücken, der sein Auge, aus unterschiedlichen Gründen zwar, ebensowenig in eine Zelle versenken wie den Sternen annähern kann.

Schrittmacher hierbei waren in erster Linie die zunehmenden optischen und technischen Erfahrungen bei der Konstruktion von Objektiven immer höherer Leistungsfähigkeit, um beim Mikroskop durch möglichst kurze, beim Teleskop durch möglichst lange Brennweiten im Tubus ein reelles Zwischenbild von denkbarer Größe zu erzeugen. Aber dem Auflösungsvermögen jedes optischen Vergrößerungsgerätes ist, wie schon FRAUNHOFER und HELMHOLTZ erkannt haben und ABBE ausführlich begründet hat, eine wohldefinierte Grenze gesetzt, die aus den Beugungsgesetzen des Lichtes, d. h. aus seiner Wellennatur abgeleitet werden kann. Wie nämlich das Bild eines Fixsternes auch im größten Spiegelteleskop keine eigentliche Vergrößerung erfährt, sondern lediglich als sogenanntes Beugungsscheibchen erscheint, so ist auch der kleinste Abstand zweier Punkte, die man im Mikroskop bei stärkster Vergrößerung eben noch getrennt wahrnehmen kann, nach den Beugungsgesetzen abhängig von der Wellenlänge des Lichtes und vom Kehrwert der numerischen Apertur des verwendeten Objektivs. Diese Erkenntnis hat es zugelassen, durch Einführung von Immersionssystemen die physikalisch definierte Grenze des Vergrößerungsvermögens in fast vollkommener Weise zu erreichen, womit gegen Ende des vergangenen Jahrhunderts die Entwicklung des Lichtmikroskopes im Grundsatz vollendet gewesen war. Was bis in die dreißiger Jahre noch folgte, war außer vielfältiger Verbesserung des Komforts nicht mehr, als das Ergebnis verschiedener Bemühungen, optische Variationen am Kondensorsystem vorzunehmen, um besonders die Intensität der Beleuchtung zu verbessern oder aber auch, um besondere Beleuchtungseffekte zu erzielen.

Anders beim *Phasenkontrastverfahren*, zu dessen Kennzeichnung sich am ehesten sagen ließe, daß es mit seiner Hilfe gelingt, unter Anwendung eines optischen Kunstgriffes Strukturen unmittelbar in ihrer *nativen Verfassung* sichtbar zu machen, welche im üblichen Mikroskop zufolge des geringen Unterschiedes ihres Brechungsvermögens von demjenigen ihrer Umgebung durch das Auge nicht mehr wahrgenommen werden können und daher allenfalls erst nach künstlicher Imprägnierung mit den verschiedensten Farbstoffen in Erscheinung treten.

Dies aber besagt, daß der Phasenkontrastmikroskopie bei der Beobachtung *lebender Objekte* hervorragende Bedeutung zukommt, was wiederum mit der Feststellung gleichbedeutend ist, daß die besondere Stärke dieses Verfahrens nicht so sehr auf histologischem, als vielmehr auf zytologischem Gebiet liegt. Hier nun gerade ist es die klinische Hämatologie, die sich durch das neue Verfahren aus einer gewissen Erstarrung zu lösen beginnt, in welcher sie befangen blieb, solange sie sich aus der Todeswelt nicht zu lösen vermochte, die nun einmal das getrocknete, fixierte und gefärbte hämatologische Präparat darstellt.

Freilich bedarf es eines Auges, wohlgeübt, die neuartigen Phasenkontrastbilder zu betrachten, einer nicht geringen Erfahrung, das Erblickte zu deuten und mit dem herkömmlichen

Wissensgut der Hämatologie zu vereinen. Diese gewiß nicht geringen Voraussetzungen hat sich mein Assistent, Dr. Rind, in langen Jahren hämatologischer Arbeit geschaffen, so daß der vorliegende „Atlas der Phasenkontrasthämatologie", für dessen Gestaltung auch die dankenswerte Mitarbeit einiger anderer erfahrener Fachmänner gewonnen werden konnte, nunmehr der ärztlichen Öffentlichkeit vorgelegt werden kann. Die vielfältigen Ergebnisse der Berliner Charité, besonders aber deren Kinderklinik, haben in diesem Werk ihren Niederschlag gefunden und möchten dazu beitragen, den Ausdruck hämatologischer Diagnose zu verfeinern.

F. H. Dost

VORWORT

Vor 25 Jahren, im April 1933, wurde das Phasenkontrastverfahren als „neue Methode der mikroskopischen Beobachtung“ von dem holländischen Professor für theoretische Physik, Fritz ZERNIKE, publiziert. Heute hat diese Untersuchungsmethode, bei der die Strukturdarstellung in bisher nicht gekannter Klarheit und mit unübertroffenem Kontrastreichtum ohne jeden Eingriff am Objekt erfolgt, weite Verbreitung gefunden und sich vor allem zur Beobachtung lebender Zellen auf den verschiedensten Forschungsgebieten der Biologie und Medizin hervorragend bewährt.

In der Hämatologie führte die Anwendung des Phasenkontrastverfahrens zu einer neuen Arbeitsrichtung, der *Phasenkontrasthämatologie*, die sich unter den Bedingungen des frischen Vitalpräparates oder auch der Gewebekultur mit der Untersuchung nativer Blut- und Knochenmarkzellen befaßt. Im Gegensatz zu den Gegebenheiten des abgeblendeten Hellfeldes und Dunkelfeldes lassen sich dabei nicht nur die sichtbaren Lebensäußerungen der Zellen bewerten, sondern auch ihre einzelnen Bestandteile und deren Veränderungen während des Funktionsablaufes einwandfrei erkennen. Die morphologische Zellbeurteilung im fixierten und gefärbten Ausstrichpräparat wird damit in besonderer Weise ergänzt und erweitert.

In der Grundlagenforschung brachte die Beobachtung im Phasenkontrastmikroskop zahlreiche noch ungeklärte Probleme einer Lösung näher, da sie eine bisher unerreichte Vorstellung vom strukturellen Aufbau vitaler Blut- und Knochenmarkzellen vermittelt und weitgehende Rückschlüsse auf ihr funktionelles Verhalten im Organismus zuläßt; so konnte u. a. der Modus der Erythroblastenentkernung oder die Thrombozytenentstehung durch direkte Beobachtung des Geschehens inzwischen ermittelt werden, während andere Fragestellungen, wie z. B. die zellulären Vorgänge bei der Phagozytose, experimentell faßbar wurden. Die hier gewonnenen Ergebnisse und neuen Erkenntnisse ließen die Phasenkontrasthämatologie in zunehmendem Maße Eingang in die klinisch-hämatologische Diagnostik finden.

Das phasenoptische Bild der Blut- und Knochenmarkzellen weist gegenüber ihrer färberischen Darstellung einige prinzipielle Unterschiede auf, wodurch die Befunde beider Untersuchungsmethoden nicht ohne weiteres miteinander verglichen werden können, zumal im Phasenkontrastmikroskop häufig Strukturen sichtbar sind, die mit den üblichen Färbeverfahren nicht erfaßt werden. Die Identifizierung der Zellen bereitet daher, vor allem dem ungeübten Untersucher, oft Schwierigkeiten und führt zu einer gewissen Unsicherheit in der Beurteilung. Da auch die sonst übliche Konsultation erfahrener Fachleute durch Übersenden von Ausstrichen wegen der begrenzten Haltbarkeit der Vitalpräparate nicht erfolgen kann, macht sich das Fehlen eines ausführlichen morphologischen Nachschlagewerkes auf dem Gebiet der Phasenkontrasthämatologie besonders bemerkbar.

Der vorliegende Atlas der Phasenkontrasthämatologie gibt eine Übersicht über die Morphologie und Variationsbreite normaler und pathologischer Blut- und Knochenmarkzellen. Als Nachschlagewerk, das den praktischen Bedürfnissen der phasenoptischen Untersuchung des Blutes und Knochenmarkes gerecht werden soll, wurde der umfangreiche Bildteil durch eine allgemeine Einführung in die physikalisch-optischen Grundlagen des Verfahrens und durch eine ausführliche Beschreibung der Technik der Phasenkontrastmikroskopie und Foto-, sowie Filmdokumentation ergänzt. Außerdem wurde auch der von Wilska entwickelte Anoptralkontrast berücksichtigt, der eine besondere Modifikation des Phasenkontrastes darstellt.

Der Atlas gliedert sich in drei Teile, denen eine Aufstellung über die morphologische Charakteristik der einzelnen Zellarten in Tabellenform folgt. Ferner enthält er eine Literaturübersicht, die nicht nur die zitierten Autoren berücksichtigt, und ein ausführliches Sachverzeichnis.

Im ersten Teil werden die allgemeinen Grundlagen und die Methodik der Phasenkontrastuntersuchung behandelt. Die Beiträge über das Phasenkontrastverfahren und das Anoptralkontrastverfahren wurden dabei von Herrn Diplomphysiker H. Beyer, Jena, bzw. Herrn Professor F. Gabler, Wien, hervorragenden Kennern der Materie, verfaßt. Beiden Herren bin ich für ihre Mitarbeit zu besonderem Dank verpflichtet. Die Beschreibung der Methodik stützt sich auf die eigene, in langjähriger praktischer Tätigkeit erprobte Arbeitstechnik, wobei im Hinblick auf die Bedeutung der Mikrofotografie und Kinematografie für die Dokumentation und Auswertung der erhobenen Befunde die hier auftretenden Fragen eingehend erörtert werden.

Der zweite Teil gibt an Hand von 1041 Abbildungen eine umfassende Darstellung der Morphologie normaler und pathologischer Zellen sowie charakteristischer Blut- und Knochenmarkbefunde. Die Einteilung und Bezeichnung der einzelnen Zellarten wurde dabei weitgehend nach der von Undritz in den „Hämatologischen Tafeln Sandoz“ angegebenen Systematik und Terminologie vorgenommen. Eine Ausnahme bilden unter anderem die Drüsenfieberzellen und retikuloendothelialen Elemente, deren Einordnung nach rein morphologischen oder differentialdiagnostischen Gesichtspunkten erfolgte. Einige sehr selten vorkommende Stammzellen oder unreife Zellformen konnten bisher nicht mit der erforderlichen Sicherheit identifiziert werden.

Der Text beschränkt sich auf kurze Angaben über die morphologischen Besonderheiten der jeweiligen Zellart und auf eine Erklärung der Bilder, wobei gelegentlich von Situationsskizzen Gebrauch gemacht wird. Die Überschriften im Text, die sich auf die nachfolgenden Abbildungserläuterungen beziehen, weichen dabei unwesentlich von den Angaben im Inhaltsverzeichnis ab, weil dieses dem Benutzer zugleich einen systematischen Überblick über die einzelnen Zellarten geben soll. Bei den Abbildungen handelt es sich ausschließlich um Mikrofotos, die mit der jeweils angegebenen Gesamtvergrößerung reproduziert wurden.

Herrn Dr. H. Stobbe, Assistent der I. Medizinischen Universitätsklinik der Charité, Berlin, möchte ich nicht nur für die Überlassung von Untersuchungsmaterial, sondern auch besonders für seine Beiträge über die Megalopoese, den Morbus Biermer-Addison, die Monozytenleukämie und die Kahlersche Krankheit danken.

Der dritte Teil befaßt sich mit der Morphe der Blut- und Knochenmarkzellen bei Anoptralkontrastmikroskopie. In 53 Bildpaaren werden dieselben Zellen im positiven Phasenkontrast und Anoptralkontrast abgebildet, doch beziehen sich die Abbildungslegenden und Texterläuterungen nur auf die Anoptraldarstellung. Die Gegenüberstellung der Bilder soll einen Vergleich beider Untersuchungsmethoden ermöglichen, die die einzelnen Zellstrukturen in verschiedener Weise zur Darstellung bringen.

Meinem verehrten Lehrer und Klinikchef, Herrn Professor Dr. F. H. Dost, möchte ich auch an dieser Stelle für die großzügige Förderung und Unterstützung meiner Arbeiten sowie für seine wertvollen Hinweise und Ratschläge zur Übernahme der gewonnenen Erfahrungen in die klinische Diagnostik meinen Dank abstatten.

Mein Dank gilt nicht zuletzt dem Akademie-Verlag für sein entgegenkommendes Eingehen auf meine Wünsche und die vorzügliche Ausstattung des Atlasses. Besondere Anerkennung verdienen auch die Mitarbeiter der Ätzanstalten Sinsel & Co. KG, Leipzig und Sachsendruck Plauen, sowie der Druckerei C. G. Röder, Leipzig, die mit hoher Kunstfertigkeit und großem Einfühlungsvermögen die Reproduktion der Mikrofotos durchführten.

H. Rind

INHALTSVERZEICHNIS

ERSTER TEIL

Allgemeine Grundlagen der Phasenkontrastuntersuchung und eigene Methodik

ZWEITER TEIL

Morphologie der normalen und pathologischen Einzelzelle sowie charakteristische Blut- und Knochenmarkbefunde

DRITTER TEIL

Anoptralkontrastmikroskopie

Vergleichende Darstellung derselben Blutzellen im positiven Phasenkontrast und Anoptralkontrast

ERSTER TEIL

Allgemeine Grundlagen der Phasenkontrastuntersuchung und eigene Methodik

A. Physikalisch-optische Grundlagen

I. Das Phasenkontrastverfahren

von H. Beyer, Jena

1. Einleitung

Eines der wichtigsten Instrumente des Mediziners und Biologen ist das Mikroskop. Es hat die Aufgabe, solche Objekte und Objektstrukturen sichtbar zu machen, die das unbewaffnete Auge wegen ihrer Feinheit nicht erkennen kann, da die interessierenden Objekteinzelheiten dem Auge unter einem zu kleinen Winkel erscheinen. Es ist bekannt, daß das menschliche Auge zwei getrennte Punkte erst dann als solche wahrnehmen kann, wenn sie ihm mindestens unter einem Winkel von 40 Winkelsekunden oder rund 1 Winkelminute erscheinen. Das Mikroskop hat demnach die Aufgabe, die mikroskopischen Objekte so stark vergrößert abzubilden, daß die interessierenden Objekteinzelheiten dem Auge mindestens unter dem genannten Winkel erscheinen. Ist das dem Mikroskop gelungen, so sagt man, die Objekteinzelheiten sind aufgelöst. Die Auflösungsgrenze läßt sich auf Grund von theoretischen Überlegungen durch eine einfache Formel angeben. Dabei wird als selbstverständlich vorausgesetzt, daß sich die fraglichen Objekteinzelheiten in Farbe oder Helligkeit von der Umgebung unterscheiden, damit sie vom Auge überhaupt wahrgenommen werden können, denn das Auge spricht nur auf Farb- oder Helligkeitsunterschiede an. Die erste Forderung an das mikroskopische Bild ist also zunächst ausreichender Kontrast, gleichgültig ob die Beobachtung direkt oder über die Fotografie erfolgt. Leider liefern viele der medizinischen und biologischen Präparate von Natur aus in den für die Mikroskopie verwendeten Ausstrichen oder dünnen Schnitten den geforderten Kontrast nicht, obwohl in den meisten Fällen wesentliche Unterschiede physikalischer oder chemischer Natur vorhanden sind. Eine wasserklare Glaskugel z. B. ist in ungefärbtem Wasser auch kaum sichtbar, obwohl es sich hier um zwei grundverschiedene Stoffe handelt. (Der in optischer Hinsicht wesentliche Unterschied zwischen ungefärbtem Wasser und Glas liegt bekanntlich in ihrer Lichtbrechung.) Durch Anfärben des Wassers oder der Glaskugel läßt sich jedoch letztere sichtbar machen. Ähnliche Verhältnisse liegen bei den von Natur aus kontrastarmen medizinischen und biologischen Präparaten vor. Auch dort kann man in vielen Fällen durch Anfärben ausreichenden Kontrast hervorrufen. Man macht sich dabei die Eigenschaft mancher Substanzen zunutze, gewisse Farbstoffe bevorzugt anzulagern. Diese bis zur Einführung des Phasenkontrastverfahrens vorwiegend zur Kontraststeigerung benutzte Methode läßt sich jedoch nicht immer ohne Schwierigkeiten durchführen. Außerdem ist stets mit der Schädigung oder sonstigen Veränderung des Präparates in irgendeiner Form zu rechnen. Dieser doch recht erhebliche Eingriff führt bei lebenden Objekten in den meisten Fällen zum schnellen Absterben derselben.

Das Phasenkontrastverfahren dagegen könnte man als eine rein optische Färbemethode bezeichnen. Es nutzt den schon bei dem Beispiel der Glaskugel im Wasser vorhandenen Unterschied in den Brechzahlen zwischen Objekt und umgebendem Medium aus, um, ohne das von Natur aus kontrastarme Präparat selbst zu verändern, durch einen geeigneten Eingriff in den Abbildungsstrahlengang des Mikroskopes eine kontrastreiche Abbildung zu erzeugen. Aus den Brechzahlunterschieden im Präparat werden also Helligkeits- oder auch Farbunterschiede im Bild. Wieso das möglich ist und wie es geschieht, wird noch an anderer Stelle ausführlich behandelt.

Der Vorteil dieses neuen Untersuchungsverfahrens liegt ohne weiteres klar auf der Hand. Man ist nicht mehr auf die oft recht umständliche Färbemethode angewiesen, kann die Objekte in ihrem natürlichen Einbettungsmittel beobachten und sogar Wachstums- und Teilungsvorgänge z. B. von Pilz- und Bakterienkulturen verfolgen. Von den mit Hilfe des Phasenkontrastverfahrens auf den verschiedensten Gebieten erzielten Erfolgen zeugen die nunmehr schon in die Hunderte gehenden, überwiegend nach 1945 veröffentlichten Arbeiten über diese neue Beobachtungsmethode. Man kann wohl ohne Übertreibung sagen, daß heute ein ernsthafter Mikroskopiker ohne Phasenkontrasteinrichtung kaum noch denkbar ist.

2. Geschichtlicher Rückblick

Als um die Jahrhundertwende auf Grund einer Reihe bahnbrechender Entdeckungen, wie z. B. der Röntgenstrahlen und der Radioaktivität, sowie der Begründung der Quanten- und der Relativitätstheorie, sich eine ganz neue Epoche naturwissenschaftlicher Forschung anbahnte, galt die Entwicklung des Lichtmikroskopes im wesentlichen schon als abgeschlossen. Durch das verständnisvolle Zusammenwirken des Mechanikers Carl Zeiss und des Physikprofessors Ernst Abbe hatten die in den Jenaer Optischen Werkstätten nach wissenschaftlichen Grundsätzen gefertigten optischen Geräte Weltruf erlangt. Dies war nicht zuletzt dem Bemühen Abbes zu verdanken, der z. B. hinsichtlich der Fertigung von Mikroskopobjektiven das damals allgemein übliche „Pröbeln“ abschaffte und die Objektive nach vorheriger genauer Berechnung der optimalen Linsenkombination und deren Leistung fertigen ließ. Im Frühjahr 1873 veröffentlichte Abbe zwei Aufsätze über die Bildentstehung im Mikroskop, wo er die schon erwähnte Leistungsgrenze desselben angab und begründete. Als am Ende der 80er Jahre neben den Achromaten auch apochromatische Objektive hergestellt und geliefert werden konnten, war im Hinblick auf die optische Wirkung ein gewisser Abschluß erreicht. Abbe selbst war der Meinung, daß eine wesentliche Leistungssteigerung des Mikroskopes nur dann noch zu erwarten ist, wenn es gelingt, eine andere Strahlenart wesentlich kürzerer Wellenlänge für die mikroskopische Abbildung nutzbar zu machen. Das inzwischen entwickelte Elektronenmikroskop ist ein entsprechendes Gerät, da man auf Grund der neueren Anschauungen der Physik die Elektronenstrahlen als eine solche Strahlung besonders kleiner Wellenlänge auffassen kann. Abbe hat offenbar an eine Kontraststeigerung mit Hilfe einer dem heutigen Phasenkontrastverfahren ähnlichen Methode nicht gedacht, obwohl er in seiner Theorie der mikroskopischen Abbildung selbst die Grundlagen dafür erarbeitet hat. Er selbst hat auch Versuche durchführen lassen, die man als eine Vorstufe des Phasenkontrastverfahrens ansehen kann. Dafür, daß damals in dieser Richtung nicht weitergearbeitet worden ist, mögen vielleicht folgende Gründe maßgebend gewesen sein: Einerseits ist es selbstverständlich, daß man den zweiten Schritt nicht vor dem ersten tut, denn erst im Jahre 1886 konnte die erste Serie Apochromate angeboten werden, die dem Werk auf Jahrzehnte hinaus einen Vorsprung sicherten, da sie für den Mikroskopiker wegen ihrer ganz besonders guten Farbkorrektur einen außerordentlichen Fortschritt bedeuteten. Die manchmal etwas umständliche Färbung der Präparate hat man dann gern in Kauf genommen, so daß die Frage einer rein „optischen Färbemethode“ damals noch gar nicht so dringend war. Andererseits muß man sich darüber im klaren sein, daß durch Einfügen eines zusätzlichen, optisch wirksamen Elementes in ein ausgezeichnet korrigiertes optisches System, wie das bei einem Phasenkontrastobjektiv der Fall ist, der Korrektionszustand desselben beeinträchtigt wird. Das heißt, ein Phasenkontrastobjektiv kann, wenn es sich um die letzten Feinheiten handelt, bei Hellfeldbeobachtungen nicht dasselbe leisten wie ein sonst gleiches Hellfeldobjektiv.

Erst der holländische Professor für theoretische Physik, Fritz Zernike, hat einige Jahrzehnte später auf die „optische Färbemethode“ für die mikroskopische Praxis hingewiesen und gezeigt, daß es von der Abbeschen Theorie der Bildentstehung im Mikroskop bis zu dem von ihm vorgeschlagenen Phasenkontrastverfahren nur ein kleiner Schritt ist. Ihm ging es allerdings zunächst nur darum, Teilungsfehler optischer Gitter und Oberflächenfehler von Hohlspiegeln sichtbar zu machen. Er hat dabei erkannt, daß dieses Verfahren auch für das Mikroskop brauchbar sein müßte. Da man ein sicheres Urteil über die Brauchbarkeit und Leistungsfähigkeit dieser neuen Methode der Kontraststeigerung nur erhalten kann, wenn die entsprechende mikroskopische Einrichtung mit äußerster Sorgfalt und Präzision hergestellt wird, hat er sich im Jahre 1932 mit der Bitte an das Zeisswerk in Jena gewandt, ein Versuchsmuster dieser Einrichtung zu bauen. Wenn die Zusammenarbeit mit ZEISS nach Meinung ZERNIKEs zunächst nicht ganz befriedigend verlief, so sind dafür wohl überwiegend persönliche Gründe verantwortlich zu machen.

Die ersten Veröffentlichungen über das Phasenkontrastverfahren, und zwar von ZERNIKE selbst, erschienen in den Jahren 1933 bis 1935. Im Jahre 1936 wurde dem Zeisswerk darauf ein Patent erteilt, und 1941 konnte, nach Überwindung einiger Schwierigkeiten, die erste verkaufsfähige Phasenkontrasteinrichtung angeboten werden. Inzwischen hat sich die neue Beobachtungsmethode durch die mit ihrer Hilfe auf breitester Basis durchgeführten erfolgreichen Arbeiten ein Arbeitsgebiet nach dem anderen erobert, so daß sie heute aus der mikroskopischen Praxis überhaupt nicht mehr wegzudenken ist. ZERNIKE wurde für seine Leistungen auf diesem Gebiet 1953 mit dem Nobelpreis für Physik ausgezeichnet. Nach 1945 haben außer dem Zeisswerk Jena auch andere optische Firmen in der ganzen Welt mit der Herstellung von Phasenkontrasteinrichtungen begonnen, die sich jedoch in ihren wesentlichen Teilen kaum von der ersten von ZEISS hergestellten Einrichtung unterscheiden.

Auf die zur Durchführung des farbigen und des variablen Phasenkontrastes in letzter Zeit mehrfach beschriebenen Einrichtungen, welche fast ausschließlich Laboratoriumsgeräte sind, soll in diesem Rahmen nicht näher eingegangen werden. Die meisten von ihnen weisen hinsichtlich der praktischen Anwendung solche prinzipiellen Mängel auf, daß eine serienmäßige Herstellung nicht geraten erscheint.

Auch die besonders zur Beobachtung von Metall- und Erzanschliffen im auffallenden Licht in letzter Zeit geschaffenen Phasenkontrasteinrichtungen sollen nicht behandelt werden, da diese für den Mediziner und Biologen kaum Bedeutung haben.

3. Optische Grundlagen

a) Geometrische Optik

Um die Wirkung irgendeines optischen Gerätes zu beschreiben, bedient man sich in der geometrischen Optik der Lichtstrahlen und legt damit den Verlauf einzelner sehr eng begrenzter Lichtbündel fest. Auf diese Weise läßt sich z. B. die Abbildung durch ein optisches System beschreiben, wenn die wichtigsten der für das System charakteristischen Grundgrößen bekannt sind. Als besonders einfachen und übersichtlichen Fall betrachten wir eine dünne Sammellinse (Abb. 1) und bezeichnen als optische Achse diejenige Gerade, die durch die Krümmungsmittelpunkte beider Linsenflächen geht. Alle achsenparallel und achsennah einfallenden Strahlen gehen nach Passieren der Linse durch den gleichen Punkt der optischen Achse, der als der bildseitige Brennpunkt F' bezeichnet wird. Der Abstand von der Mitte der Linse bis zu diesem Brennpunkt ist die bildseitige Brennweite f' und die zur optischen Achse senkrechte Ebene durch F' die bildseitige Brennebene. Analog hierzu kommt man zum objektseitigen Brennpunkt F, der objektseitigen Brennweite f und der objektseitigen Brennebene. In allen Fällen, wo Objektraum und Bildraum von gleichem Medium erfüllt sind (z. B. Linse in Luft), sind objekt- und bildseitige Brennweite gleich, also $f = f'$. Die Bildkonstruktion eines Objektes in beliebiger Lage läßt sich mit Hilfe der Brennpunkte leicht durchführen (Abb. 2). Der Gegenstand ist durch den Pfeil G angedeutet, sein Bild durch den Pfeil G'. Um Lage und Größe von G' zu ermitteln, zieht man von der Pfeilspitze G aus zwei Strahlen *1* und *2*,

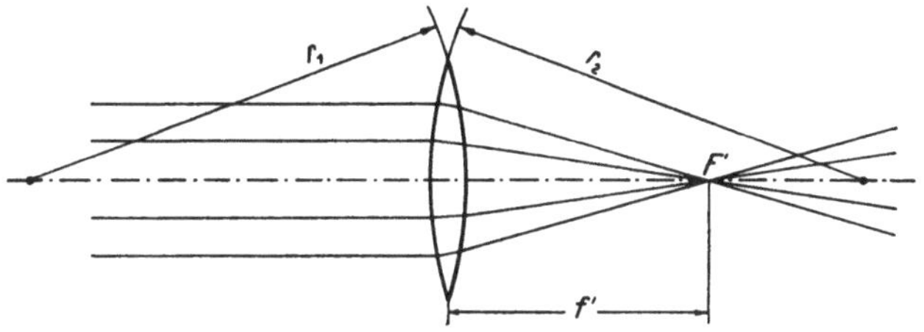

Abb. 1

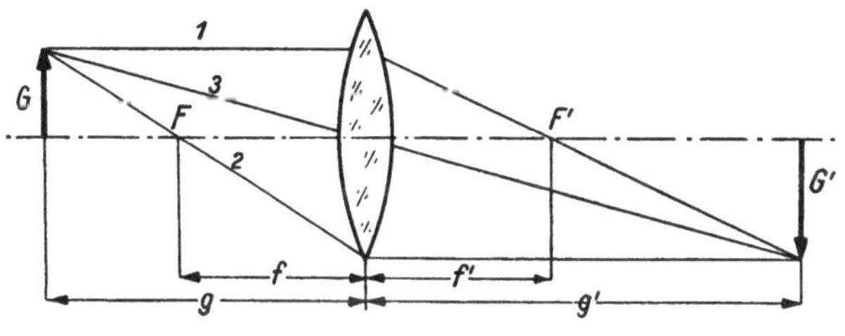

Abb. 2

von denen *1* objektseitig achsenparallel verläuft, also entsprechend der Brennpunktdefinition nach Passieren der Linse durch den bildseitigen Brennpunkt F' geht, während *2* durch den objektseitigen Brennpunkt F geführt wird und deshalb bildseitig achsenparallel verläuft. Wo sich die beiden Strahlen *1* und *2* im Bildraum schneiden, ist der Bildpunkt der Pfeilspitze. Als dritten ausgezeichneten Strahl hätte man noch den durch die Linsenmitte gehenden zur Verfügung, weil er außer einer bei einer dünnen Linse außer acht zu lassenden Parallelversetzung von dieser nicht beeinflußt wird und deshalb im Objekt- und Bildraum gleiche Richtung hat. Das Verhältnis von G' und G wird als Abbildungsmaßstab bezeichnet. Aus Abb. 2 ergibt sich dafür

$$\frac{G'}{G} = \frac{g'}{g} = \frac{f}{g-f} \tag{1}$$

und daraus die bekannte Linsenformel

$$\frac{1}{g} + \frac{1}{g'} = \frac{1}{f} \tag{2}$$

oder in anderer Form

$$g' = g \cdot \frac{f}{g-f}. \tag{2a}$$

Man ersieht sowohl aus den Formeln (1) und (2a) also auch aus der zeichnerischen Darstellung (Abb. 2), daß Bildabstand und Abbildungsmaßstab mit Annäherung des Gegenstandes an den Brennpunkt ständig zunehmen. Aus diesem Grund legt man bei der mikroskopischen Abbildung den Gegenstand in die Nähe der Objektivbrennebene oder auch in die Brennebene selbst.

Bis jetzt war wegen der vereinfachten Darstellung nur von dünnen Linsen die Rede, obwohl diese für die Praxis nur von geringer Bedeutung sind und sich ein Mikroskopobjektiv auf keinen Fall mit einer dünnen Linse vergleichen läßt. Trotzdem behalten die für dünne Linsen abgeleiteten Formeln ihre Gültigkeit, wenn zwei neue Bezugsebenen, die sogenannten Hauptebenen eingeführt und die Größen g, g', f, f' von diesen Ebenen aus gemessen werden. Es würde zu weit führen, wenn man hier näher darauf eingehen wollte.

Bei solchen optischen Instrumenten, wo es nur um die Abbildung relativ großer Gegenstände geht, kommt man im wesentlichen mit einer geometrisch-optischen Beschreibung des Abbildungsvorganges aus. Da aber in der Mikroskopie gerade sehr kleine Objekte beobachtet werden, spielt hier die Beugung des Lichtes, die nur auf der Grundlage der Wellenoptik erklärt werden kann, eine entscheidende Rolle. Darum sollen zunächst einige Begriffe aus der Wellenoptik erläutert werden.

b) Einiges aus der Wellenoptik

Licht als Wellenbewegung

Alle Vorgänge, die auf der Ausbreitung des Lichtes beruhen, lassen sich mit Hilfe von Lichtwellen beschreiben. Schon vor etwa $2^1/_2$ Jahrhunderten ist zwischen den bedeutendsten Wissenschaftlern der damaligen Zeit ein heftiger Streit über die Wellen- oder Teilchennatur des Lichtes ausgebrochen. Erst nach 100 Jahren wurde er zugunsten der Wellennatur entschieden. Heute, nach dem Siegeszug der Quantentheorie, sind wir dazu gezwungen, beide Möglichkeiten, Wellennatur und Teilchennatur zuzulassen, wobei der Teilchennatur immer dann Rechnung getragen werden muß, wenn es sich um Energieumsetzungen handelt, also bei der Emission und Absorption des Lichtes. Für die optische Abbildung ist nur die Wellennatur von Bedeutung. Danach pflanzt sich das Licht als eine elektrische Wellenbewegung, ähnlich den bekannten Rundfunkwellen, in den Raum fort.

Der wesentliche physikalische Unterschied zu den genannten Rundfunkwellen liegt lediglich in der viel kürzeren Wellenlänge. Auf eine genauere Diskussion der physikalischen Eigenschaften dieser elektromagnetischen Wellen soll hier nicht eingegangen werden. Es sei lediglich vermerkt, daß sie transversaler Natur sind, d. h., daß es sich um Schwingungen senkrecht zur Fortpflanzungsrichtung handelt, wie das z. B. auch bei den Wasserwellen oder Seilwellen der Fall ist. An diesen mechanischen Wellen, besonders den Wasserwellen, lassen sich z. B. manche Eigenschaften, wie Reflexion, Brechung, Interferenz und Beugung studieren, welche die Lichtwellen auch zeigen. Um eine anschauliche Vorstellung zu haben, erscheint es zweckmäßig, im Verlauf dieses Abschnittes immer an die Wasserwellen oder Seilwellen zu denken, wenn von den Lichtwellen die Rede ist, obwohl hinsichtlich der sonstigen physikalischen Eigenschaften ein Vergleich kaum möglich ist.

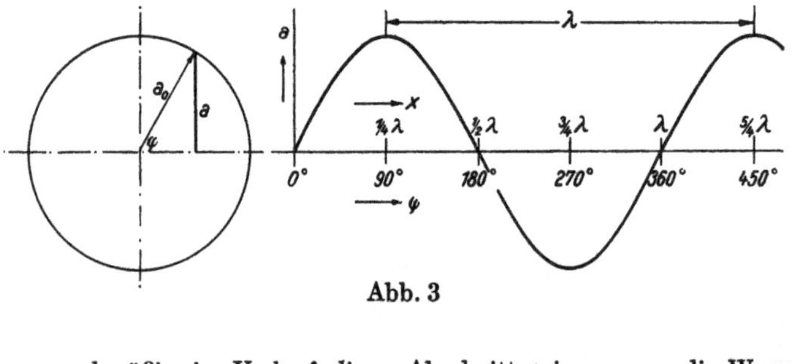

Abb. 3

Bei der mathematischen Behandlung geht man stets von der Sinuswelle aus, die so genannt wird, weil sie sich aus der Darstellung der Sinusfunktion ergibt (Abb. 3). Sie ist die einfachste und mathematisch am leichtesten zu behandelnde Welle; außerdem lassen sich kompliziertere Wellen stets aus Sinuswellen aufbauen oder in Sinuswellen zerlegen. Zeichnet man in einem Kreis mit dem Radius der Länge a_0 den Winkel φ ein (Abb. 3), so ist die dick ausgezogene Strecke

$$a = a_0 \cdot \sin \varphi . \tag{3}$$

Wird jetzt in einer graphischen Darstellung, wie in Abb. 3 geschehen, zu jedem Winkel φ die zugehörige Strecke a abgetragen, so bilden die Endpunkte von a die gesuchte Sinuslinie. Handelt es sich z. B. um die Schwingung eines Gegenstandes um eine feste Ruhelage, so wäre φ nur eine Funktion der Zeit t, und zwar $\varphi = \omega \cdot t$, also

$$\varphi = a_0 \cdot \sin \omega \cdot t \tag{3a}$$

wobei $\omega = \frac{2\pi}{T}$ bzw. $\frac{360°}{T}$ die Kreisfrequenz im Bogenmaß bzw. im Winkelmaß und T die Dauer einer vollen Schwingung ist. Die Sinuslinie in Abb. 3 stellt dann den zeitlichen Verlauf der Schwingung um die Ruhelage dar, wobei a die momentane Auslenkung und a_0 die Schwingungsweite oder Amplitude ist. Bei einer Welle wird diese Schwingung aber von Ort zu Ort übertragen. Es muß also in dem Ausdruck für φ ein vom Ort abhängiges Glied eingeführt werden, etwa $\varphi = \omega \cdot (t - \frac{x}{v})$ und somit

$$a = a_0 \cdot \sin \omega \cdot (t - \frac{x}{v}) \tag{3b}$$

(x Ortskoordinate in Fortpflanzungsrichtung, v Phasengeschwindigkeit).

Hält man die Ortskoordinate x konstant, so stellt die Sinuskurve wieder die Zeitabhängigkeit der Schwingung um eine feste Ruhelage nach (3a) dar. Bei konstantem t kann sie aufgefaßt werden als eine Momentaufnahme der räumlich ausgedehnten Welle. Es müßte dazu allerdings, wie in Abb. 3 geschehen, die Winkelkoordinate φ in die Ortskoordinate x umgerechnet werden $(x = \varphi \cdot \frac{v}{\omega})$. Der zeitliche und örtliche Verlauf der Schwingung kann also mit Hilfe eines mit konstanter Geschwindigkeit rotierenden Zeigers dargestellt werden, so daß der Schwingungszustand an einem bestimmten Ort und zu einer bestimmten Zeit eindeutig durch Richtung und Länge dieses Zeigers bestimmt ist. Den Abstand zweier benachbarter Maxima, der einer vollen Umdrehung des Zeigers entspricht, bezeichnet man als die Wellenlänge λ und die Fortpflanzungsgeschwindigkeit eines Wellenberges als die Phasengeschwindigkeit v der Welle bzw. des Lichtes. Wir wollen jedoch im weiteren Verlauf einfach von der Lichtgeschwindigkeit sprechen, die allgemein mit c bezeichnet wird. Bezeichnet man die Frequenz, die als die Anzahl der Schwingungen pro Sekunde definiert ist, mit $\nu = \frac{1}{T}$, so ergibt sich für die Lichtgeschwindigkeit die Beziehung

$$c = \nu \cdot \lambda . \tag{4}$$

Die Intensität, also beim Licht die Helligkeit, wächst mit der Amplitude, und zwar ist sie dem Quadrat der Amplitude proportional. Hieraus resultiert die Bezeichnung Amplitudenobjekt für solche Einzelheiten des mikroskopischen Präparates, die sich von der Umgebung durch ihre Helligkeit unterscheiden.

Interferenz des Lichtes

Zwei Wellen gleicher Wellenlänge der soeben beschriebenen Art sollen gleichzeitig einen bestimmten Raumpunkt passieren. Dann interferieren sie an diesem Ort miteinander, d. h. sie verstärken oder schwächen sich, je nachdem, ob die mit den einzelnen Wellen an diesen Ort übertragenen Kräfte gleichsinnig oder entgegengesetzt wirken. Das hängt von der Phasendifferenz zwischen beiden ab. Zunächst sind zwei Grenzfälle zu unterscheiden (Abb. 4a und b).

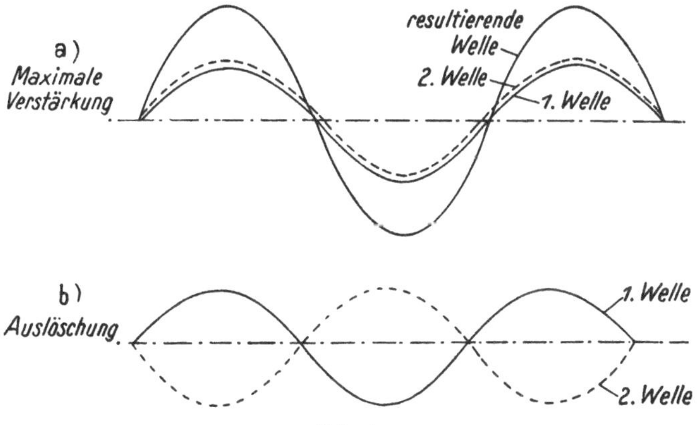

Abb. 4

a) Die Wellen haben an dieser Stelle ständig gleiche Phase, dann verstärken sie sich und wirken zusammen wie eine Welle, deren Amplitude gleich der Summe der Einzelamplituden ist.

b) Die beiden Wellen sind ständig in der Phase um 180° oder eine halbe Wellenlänge gegeneinander verschoben, dann wirken sie dauernd entgegengesetzt und die Amplitude der resultierenden Welle ist gleich der Differenz der Einzelamplituden.

Sind die Einzelamplituden gleich, so ergibt sich im Falle b) die resultierende Amplitude Null und damit die Intensität Null; auf das Licht übertragen also Dunkelheit. Zwischen diesen beiden Grenzfällen sind natürlich alle Zwischenstufen möglich. Besonders wichtig für das Verständnis des Phasenkontrastverfahrens ist die Interferenz zweier um 90° phasenverschobener Wellen (Abb. 5). Betrachten wir zwei Wellen *1* und *3*, die um einen geringen Betrag in der Phase gegeneinander verschoben sind, so läßt sich die Welle *3* darstellen durch Interferenz der Welle *1* mit einer um ungefähr 90° phasenverschobenen Welle *2* geringerer Amplitude. Um das zu erkennen, braucht man nur die Differenz zwischen Kurve *3* und *1* zu bilden und erhält die Kurve *2*, welche die um ungefähr 90° phasenverschobene Welle darstellt. Danach wirkt also die Welle *3* in vollkommen gleicher Weise wie die Wellen *1* und *2* zusammen. An der Zeigerdarstellung in Abb. 5 unter Berücksichtigung von Abb. 3 ist zu ersehen, daß sich die Amplitude der resultierenden Welle, auf die es ja letzten Endes nur ankommt, für beliebige Einzelamplituden und bei beliebiger Phasendifferenz in einfacher Weise aus der geometrischen Addition der einzelnen Zeiger als Länge des resultierenden Zeigers ergibt.

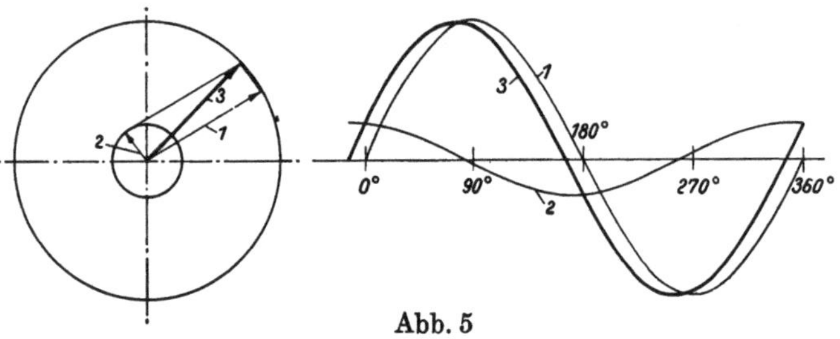

Abb. 5

Beugung des Lichtes

Wie schon an anderer Stelle erwähnt, spielt die Beugung des Lichtes bei der mikroskopischen Abbildung eine ganz besondere Rolle, es soll deshalb etwas genauer darauf eingegangen werden.

Fällt ein paralleles Lichtbündel auf eine relativ große Öffnung, so erwartet man auf einem in nicht zu großer Entfernung aufgestellten Schirm einen Lichtfleck, dessen Umrandung der aus der genannten Öffnung resultierenden geometrischen Schattengrenze entspricht (Abb. 6). Macht man die Öffnung kleiner, so tritt immer mehr Licht über die geometrische Schattengrenze hinaus. In der Fachsprache heißt es, das Licht wird an der kleinen Öffnung gebeugt. Ist die beugende Öffnung kreisförmig und sehr klein, so besteht die Beugungsfigur aus einem zentralen hellen Fleck, der von nach außen mehr und mehr verblassenden Kreisringen umgeben ist (Abb. 7). Den zentralen Fleck (bzw. das erzeugende Lichtbündel) bezeichnet man als die 0., die anschließenden Ringe als die 1., 2., 3. usw. Beugungsordnung. Für die verschiedenen Beugungsrichtungen ergibt sich qualitativ eine Intensitätsverteilung, wie sie in Abb. 8 dargestellt ist. Besonders übersichtlich werden die Verhältnisse, wenn man als beugende Öffnung ein Beugungsgitter verwendet, das periodische Lichtdurchlässigkeit besitzt. Als Analogon aus dem makroskopischen Bereich wird hierzu gern der Gartenzaun angeführt. Fällt ein paralleles Lichtbündel senkrecht auf das Gitter (Abb. 9), dann wird es entsprechend den verschiedenen Beugungsordnungen in ebenfalls parallele Teilbündel unterschiedlicher Richtung aufgespalten. Je kleiner der Abstand der Gitteröffnungen ist, umso mehr fächern die Teilbündel auseinander. Sie werden von der nullten Ordnung aus nach der einen Seite positiv, nach der anderen negativ gezählt. In der Abbildung sind mit Rücksicht auf die Übersichtlichkeit

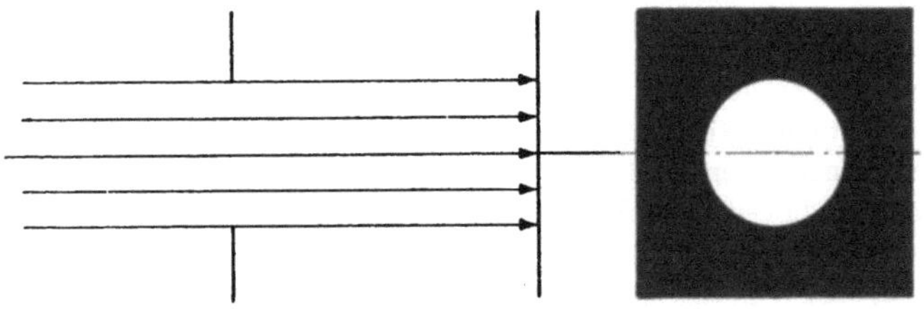

Abb. 6

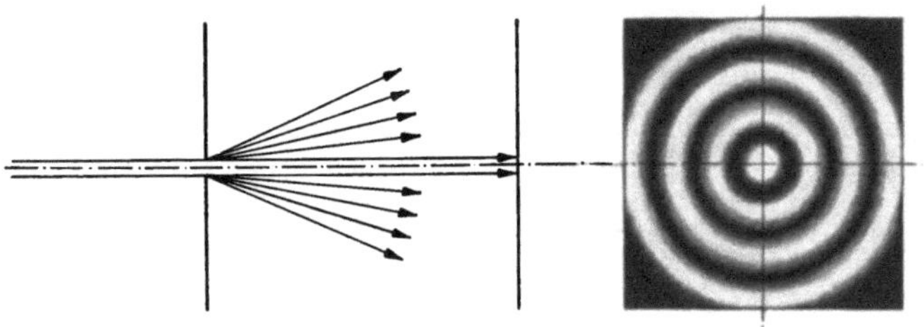

Abb. 7

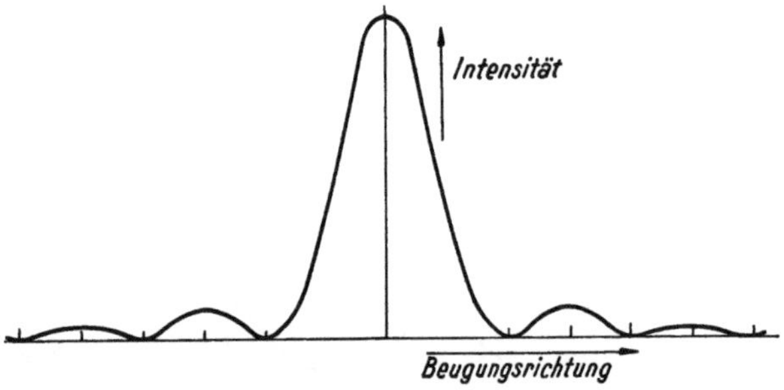

Abb. 8

der Darstellung außer der nullten nur noch die beiden 1. Ordnungen eingezeichnet. Eine hinter dem Gitter angeordnete Sammellinse vereinigt alle Strahlen gleicher Richtung in demselben Punkt ihrer hinteren Brennebene. Man beobachtet hier eine sogenannte FRAUNHOFERsche Beugungserscheinung mit scharf getrennten Beugungsordnungen. Im Gegensatz zu Abb. 8 erhält man im Falle des Gitters im wesentlichen die in Abb. 10 dargestellte Intensitätsverteilung. Das Licht der verschiedenen Beugungsordnungen geht also räumlich getrennt durch die hintere Brennebene, so daß man es dort auch getrennt beeinflussen und so besonders im Falle des Mikroskops die Bedeutung dieser Beugungserscheinung für den Charakter des mikroskopischen Bildes demonstrieren kann. Diese Tatsache wollen wir schon jetzt als den entscheidenden Punkt des Phasenkontrastverfahrens im Auge behalten. Bei Übergang von der Beugung am Gitter zu irgendeiner unregelmäßigen Struktur werden selbstverständlich auch die Beugungsordnungen eine unregelmäßige Anordnung zeigen. Der für das Folgende wichtigste Tatbestand bleibt jedoch erhalten. Auch in diesem Fall läßt sich in der hinteren Brennebene das direkte Licht (nullter Ordnung) weitgehend getrennt vom abgebeugten Licht beeinflussen, wenn nur die Struktureinzelheiten klein genug sind.

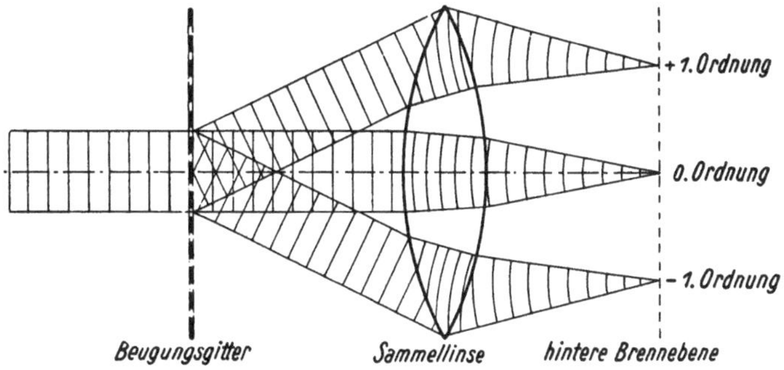

Abb. 9

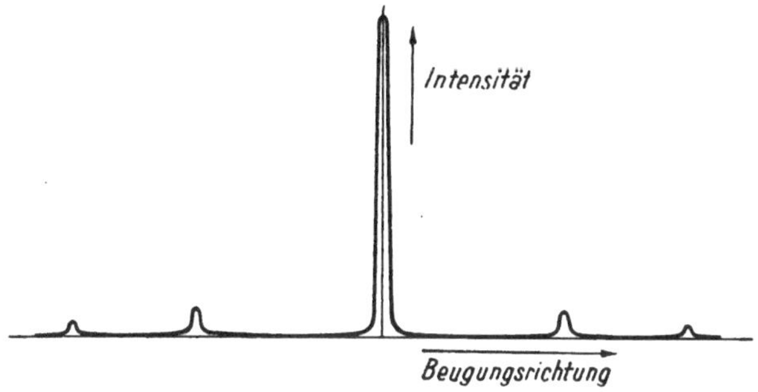

Abb. 10

Nach diesen vorbereitenden Betrachtungen sind die Grundlagen für das Verständnis der Phasenkontrastabbildung geschaffen, so daß nunmehr zum eigentlichen Thema übergegangen werden kann.

4. Das Phasenkontrastverfahren

a) Amplituden- und Phasenobjekte

Unter mikroskopischen Objekten wollen wir in diesem Zusammenhang die interessierenden Struktureinzelheiten eines mikroskopischen Präparates verstehen.

Über den Unterschied zwischen Amplituden- und Phasenobjekten ist schon an anderer Stelle gesprochen worden. Nachzutragen wäre noch einiges darüber, in welcher Weise sie das hindurchgehende Licht vom Standpunkt der Wellenoptik aus beeinflussen. Das soll an Hand von Abb. 11

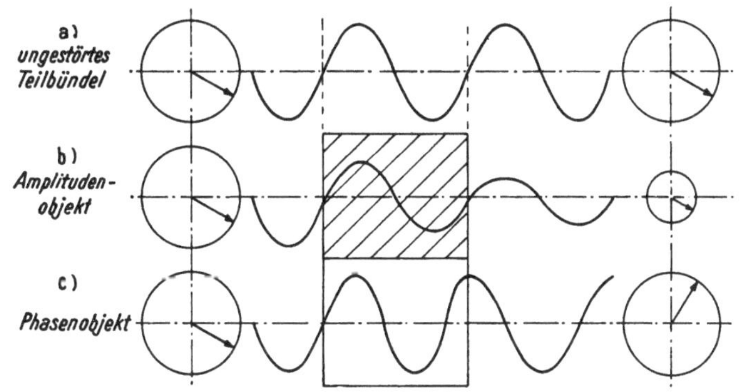

Abb. 11

geschehen. Von links falle ein Parallellichtbündel einheitlicher Wellenlänge, das in 3 Teilbündel aufgespalten ist, in die Objektebene ein. Diese Teilbündel haben also gleiche Amplitude und in jeder zur Fortpflanzungsrichtung senkrechten Ebene gleiche Phase, was durch die entsprechenden in Abb. 11 links eingezeichneten Schaubilder angedeutet ist. Die Teilbündel *b* und *c* sollen ein Amplituden- bzw. Phasenobjekt durchdringen, während Teilbündel *a* auf seinem Wege durch das die beiden Objekte umgebende homogene Medium ein solches Objekt nicht vorfindet.

Es ist schon an anderer Stelle erwähnt worden, daß sich Amplitudenobjekte bei monochromatischer Beleuchtung durch ihre Helligkeit von der Umgebung unterscheiden. Unterschiedliche Helligkeit bedeutet aber in der Wellensprache unterschiedliche Amplitude, d. h., die Sinuslinie ist nach Passieren des Amplitudenobjektes flacher geworden. Die Phase bleibt für reine Amplitudenobjekte gleich der der ungestörten Welle. Im Zeigerschaubild heißt das: relativ zur Welle *a* gleiche Richtung, aber veränderte Länge des Zeigers.

Beim Phasenobjekt ist es gerade umgekehrt. Der Zeiger *c* behält seine Länge bei, während sich seine Richtung relativ zu Zeiger *a* ändert. Letzteres ist ohne weiteres aus der Zeichnung zu ersehen, wenn man sich vergegenwärtigt, daß veränderte Brechzahl gleichbedeutend ist mit veränderter Lichtgeschwindigkeit und, wie sich aus der Beziehung (4) bei konstantem v ergibt, veränderter Wellenlänge. Das Phasenobjekt ändert also nur die Phase und nicht die Amplitude des Lichtes. Da aber das menschliche Auge (und auch die fotografische Platte) wohl auf Amplituden-, aber nicht auf Phasenunterschiede anspricht, müssen reine Phasenobjekte im normalen Hellfeldbild unsichtbar bleiben. Das Phasenkontrastverfahren hat demnach die Aufgabe, durch das Objekt hervorgerufene Phasenunterschiede in Amplitudenunterschiede oder in der oben benutzten Sprechweise Richtungsunterschiede der Zeiger in Längenunterschiede zu verwandeln.

b) Die Phasenkontrastabbildung

Das Phasenkontrastverfahren beruht auf der konsequenten Anwendung der ABBEschen Theorie von der Bildentstehung im Mikroskop auf Phasenobjekte. Deshalb sei der wesentliche Inhalt dieser Theorie vorangestellt.

Jedes mikroskopische Objekt liefert bei Abbildung durch das Objektiv zunächst in einer bevorzugten Ebene, etwa dessen hinterer Brennebene, eine für das Objekt charakteristische Beugungsfigur. Es besteht also eine umkehrbar eindeutige Zuordnung zwischen Objekt und seiner Beugungsfigur (nach ABBE: primäres Zwischenbild). Das eigentliche (sekundäre) Zwischenbild entsteht in der Bildebene durch Interferenz des von der Beugungsfigur ausgehenden Lichtes. Da die nochmalige vergrößerte Abbildung des Zwischenbildes durch das Okular für das Folgende nur von untergeordneter Bedeutung ist, soll darauf nicht näher eingegangen werden. Durch irgendeinen Eingriff in das Beugungsbild kann man also den Charakter des sekundären Zwischenbildes verändern, es sogar dem Objekt vollkommen unähnlich machen. Die sich aus den zunächst rein theoretischen Erörterungen ergebenden Folgerungen konnte ABBE durch seine nach ihm benannten Versuche zur Bildentstehungstheorie auch experimentell nachweisen. Die daraus abgeleitete Phasenkontrastmethode soll an Hand der vereinfachten Darstellung in Abb. 12 erläutert werden.

Im Brennpunkt des Beleuchtungssystems (Kondensor) befindet sich eine kleine Lichtquelle (oder ein kleines intensiv beleuchtetes Loch in einem sonst undurchsichtigen Schirm). Die von ihr ausgehenden Strahlen verlassen den Kondensor als Parallellichtbündel. Dieses entspricht einer ebenen Welle, d. h., der Schwingungszustand ist senkrecht zur Fortpflanzungsrichtung überall gleich, die entsprechenden Zeiger der einzelnen Strahlen haben gleiche Größe und Richtung. In der Objektebene befindet sich ein kleines Phasenobjekt, das die Phase des Lichtes relativ zu seiner Umgebung um einen kleinen Betrag ändert, also den Zeiger um einen kleinen Winkel dreht (Abb. 12 unten). Die Beschränkung auf kleine Drehwinkel ist zulässig, weil fast alle der praktisch interessierenden Phasenobjekte nur kleine Phasenänderungen hervorrufen. Der Schwingungszustand des Lichtes nach Passieren der Objektebene ist durch die dick ausgezogenen Pfeile angedeutet. Die nach Durchgang durch das Objekt phasenverschobene Welle kann man sich, wie auf Seite 8 gezeigt wurde, aus zwei Einzelwellen entstanden bzw. in solche zerlegt denken, die in ihrer Phase um etwa 90° gegeneinander verschoben sind. Es erscheint dabei aus Gründen der Übersichtlichkeit vorteilhaft, die Zerlegung, wie in Abb. 5 links, direkt an dem Zeiger vorzunehmen, indem man die entsprechenden Komponenten zeichnet. Da die Art der Zerlegung ziemlich willkürlich ist, wird sie zweckmäßig so durchgeführt, daß die große

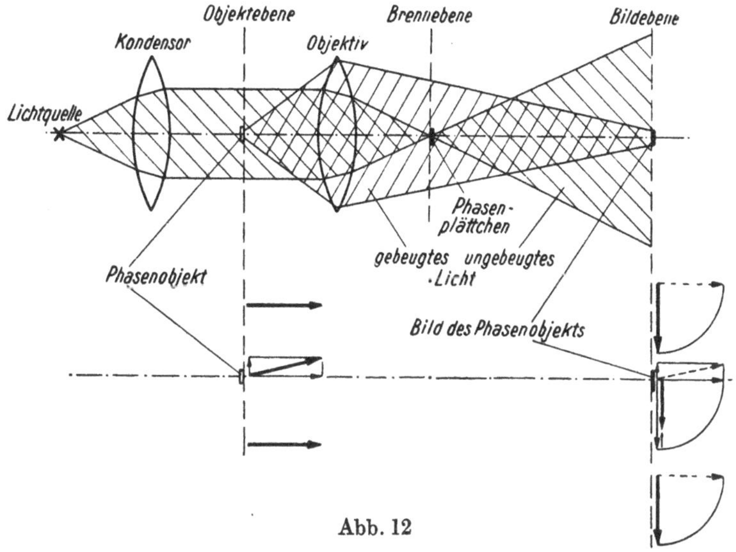

Abb. 12

Komponente in Größe und Richtung mit den Zeigern des ungestörten Lichtes übereinstimmt, dann gibt die kleine Komponente den Schwingungszustand, also Amplitude und Phase des am Objekt gebeugten Lichtes an.

Damit ist das durch das Phasenobjekt gegangene Licht in zwei Anteile zerlegt, von denen der erste (große Komponente) gemeinsam mit dem ungestört durch die Umgebung des Phasenobjektes gegangenen Licht im Brennpunkt des Objektivs vereinigt wird, während der zweite (kleine Komponente) sich je nach Objektgröße über einen mehr oder weniger großen Bereich der Brennebene verteilt. Da für alle zur objekttreuen Abbildung eines Objektdetails beitragenden Strahlen die optische Weglänge gleich ist, muß sich das von der hinteren Brennebene ausgehende Licht in der Bildebene in solcher Weise überlagern, daß sich dort eine relative Lichtverteilung ergibt, wie sie unmittelbar hinter der Objektebene vorhanden ist. Durch die gestrichelten Zeiger ist diese Verteilung angedeutet worden. Der resultierende Zeiger im Bilde des Phasenobjektes hat dieselbe Größe wie die Zeiger der Umgebung, das Phasenobjekt bleibt also unsichtbar.

Und nun kommt der entscheidende Schritt. Da direktes und abgebeugtes Licht räumlich getrennt durch die hintere Objektivbrennebene gehen, kann man beides auch getrennt beeinflussen. Zu diesem Zweck wird an die Stelle des direkten Lichtes, im vorliegenden Fall also im Brennpunkt des Objektives, ein sogenanntes Phasenplättchen angebracht, das die Phase des direkten — relativ zum gebeugten Licht um 90° verdreht. Somit bekommen die großen Zeiger in der Bildebene die ausgezogene Lage. In der Umgebung des Phasenobjektbildes hat sich dadurch für den Beobachter nichts geändert, da das Auge die Phasendrehung nicht wahrnimmt und die Zeiger die gleiche Länge behalten haben. Am Ort des Objektbildes ist aber noch der Zeiger des gebeugten Lichtes vorhanden, der seine Richtung beibehalten hat, da nur das direkte Licht beeinflußt wurde. Dieser kleine Zeiger ist jetzt zum großen entgegengesetzt gerichtet und muß von diesem abgezogen werden. Der daraus resultierende Zeiger ist nunmehr kleiner als die Zeiger der Umgebung. Kleinerer Zeiger bedeutet aber kleinere Amplitude und damit geringere Helligkeit. Das Phasenobjekt erscheint dunkel auf hellem Grund. Der Phasenunterschied ist in einen Amplitudenunterschied verwandelt worden.

In der Praxis wird im wesentlichen aus Intensitätsgründen anstatt des in dieser Beschreibung als Lichtquelle wirkenden kleinen Loches eine kreisringförmige Öffnung in Verbindung mit einem entsprechenden Phasenplättchen verwendet. Auf Grund von theoretischen und experimentellen Untersuchungen hat es sich gezeigt, daß der Kreisring die günstigsten Abbildungsbedingungen liefert. Außerdem wird das Phasenplättchen so ausgeführt, daß nur ein Bruchteil des auffallenden direkten Lichtes hindurchgeht, denn wie man an Hand der Darstellung in Abb. 12 sofort übersieht, resultiert aus einer Verkürzung der großen Zeiger ein günstigeres Intensitätsverhältnis von Objekt zu Umgebung, also erhöhter Kontrast. Ferner kann ein phasenbeschleunigendes oder ein phasenverzögerndes Phasenplättchen benutzt werden. Es ergibt sich dann ein positiver oder negativer Kontrast, d. h., das gleiche Phasenobjekt erscheint dunkel auf hellerem Grund oder umgekehrt. Hier sei nur vermerkt, daß der am häufigsten verwendete positive Phasenkontrast dann vorliegt, wenn ein Phasenobjekt mit höherer Lichtbrechung als die Umgebung dunkel auf hellerem Grund erscheint. Der Übergang von der kleinen Lochblende zur kreisringförmigen Öffnung ist mit einer Änderung im Charakter des Phasenkontrastbildes verbunden, die auch für den Praktiker von Bedeutung ist.

In der vereinfachten Beschreibung des Verfahrens wurde vorausgesetzt, daß einzig und allein das direkte Licht vom Phasenplättchen beeinflußt wird. Das läßt sich aber nicht in aller Strenge durchführen. Da die Ringblenden und Phasenringe aus Intensitätsgründen eine gewisse Breite haben müssen, wird immer auch ein Teil des gebeugten Lichtes mit beeinflußt, und zwar um so mehr, je größer das Objekt und je breiter der Phasenring ist. Daraus resultieren Bildstrukturen, die im Objekt nicht vorhanden sind. Es zeigen sich helle Lichthöfe um ein dunkel erscheinendes Phasenobjekt und Aufhellungen im Inneren desselben. Bei Phasenobjekten, deren wahre Struktur nicht schon anderweitig bekannt ist, kann man also zunächst nicht so ohne weiteres entscheiden, inwieweit die Bildstruktur durch den optischen Eingriff vorgetäuscht ist und nicht der wirklichen Objektstruktur entspricht. Eine Entscheidung darüber, kann erst herbeigeführt werden, wenn, wie noch an anderer Stelle beschrieben werden soll, neben dem normalen zum Vergleich ein sehr schmaler Phasenring benutzt wird. Auch muß man sich darüber im klaren sein, daß ein Amplitudenobjekt im Phasenkontrastbild verblaßt und sogar ganz verschwinden kann, so daß bei gemischten Präparaten ein Vergleich mit dem Hellfeldbild erforderlich ist.

c) *Die Phasenkontrasteinrichtung*

Aus der vorangegangenen Darstellung geht hervor, daß nur eine Ringblende und ein dazu passendes Phasenplättchen erforderlich sind, um aus einem normalen Hellfeldmikroskop ein Phasenkontrastmikroskop zu machen. Es kommt dann lediglich nur noch darauf an, das von Kondensor + Objektiv entworfene Bild der Ringblende mit dem Phasenring zur Deckung zu bringen. Zur praktischen Durchführung des Verfahrens legt man zweckmäßig das Köhlersche Beleuchtungsprinzip (Abb. 13) zugrunde. Zunächst wird die Lichtquelle mit Hilfe einer Kollektorlinse in der vorderen Kondensorbrennebene abgebildet. Hier befindet sich die Aperturblende, die so genannt wird, weil man mit ihrer Hilfe die Beleuchtungsapertur regeln kann. Beim Phasenkontrastverfahren fungiert als solche die schon genannte Ringblende. Eine weitere Blende, die sogenannte Leuchtfeldblende befindet sich unmittelbar hinter der Kollektorlinse und wird durch den Kondensor in der Objektebene abgebildet. Auf diese Weise erreicht man die gleichmäßige Ausleuchtung eines begrenzten Bereiches der Objektebene und außerdem bei optimaler Lichtausbeute die erforderliche Abbildung der Ringblende in der hinteren Objektivbrennebene.

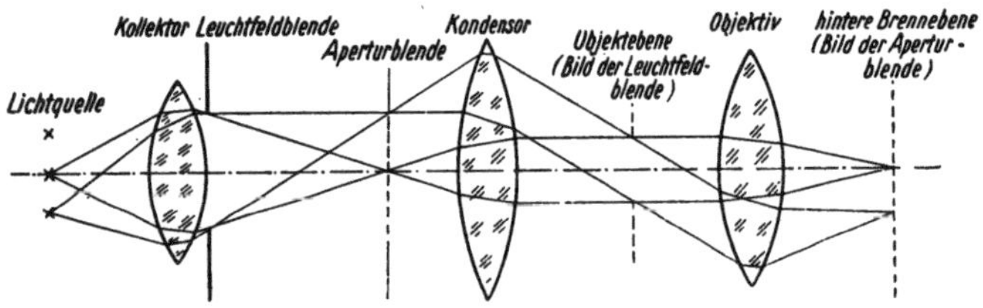

Abb. 13

Bei den handelsüblichen Phasenkontrasteinrichtungen für Durchlicht bringt man das Phasenplättchen meist direkt auf einer Linsenfläche des Objektivs an und kann es gleichzeitig mit dem Ringblendenbild bei Verwendung eines eigens für diese Zwecke mitgelieferten Hilfsmikroskopes beobachten. Die Ringblende ist senkrecht zur optischen Achse verstellbar, damit ihr Bild zum Phasenring genau zentriert werden kann. Zur möglichst günstigen Anpassung der Beleuchtungs- an die Objektivapertur sind für Objektive mit sehr unterschiedlichen Aperturen verschiedene, für das jeweilige Objektiv passende Ringblenden erforderlich. Will man kurz hintereinander mit verschiedenen Objektiven arbeiten, so muß eine Möglichkeit vorhanden sein, den jeweils passenden Aperturblendenring schnell einzuschalten. Das kann einmal, wie in Abb. 14 an dem

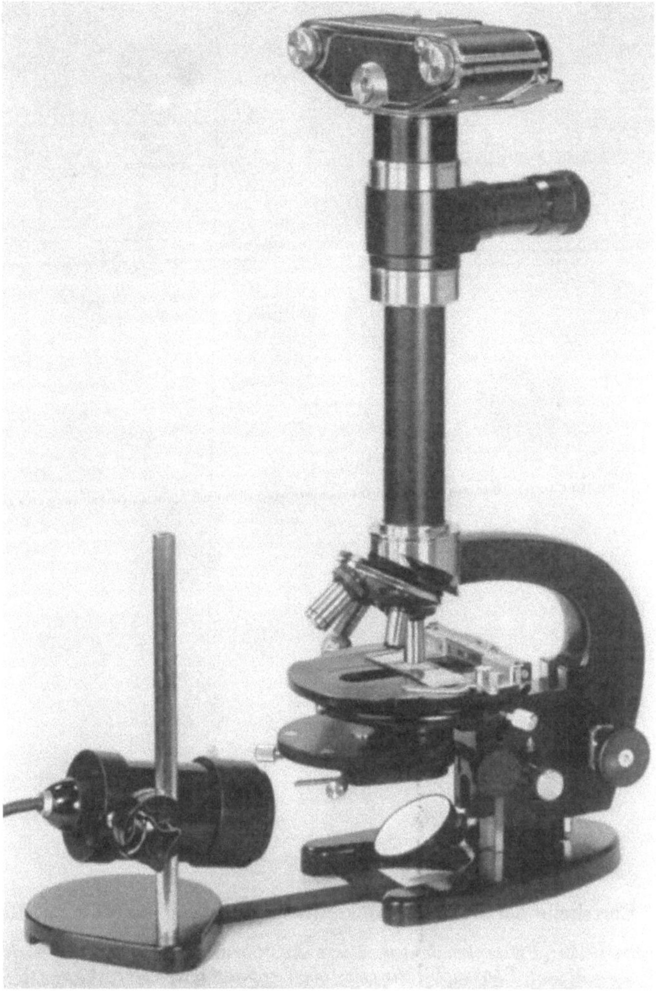

Abb. 14. ZEISS-Forschungsmikroskop LgOE mit MF-Einrichtung und aufgesetzter Exakta Varex

Jenaer Lg-Stativ gezeigt, mit Hilfe eines besonderen Phasenkondensors geschehen, der einen auf den gewünschten Aperturblendenring umschaltbaren Blendenrevolver trägt[1]. Zu der gesamten Einrichtung gehören entsprechend Abb. 15 außer dem Phasenkondensor und einem Satz Phasenobjektive, bestehend aus den Achromaten Ph 10/0,30; Ph 20/0,40; Ph 40/0,65 und Ph 90/1,25, das schon erwähnte Hilfsmikroskop und ein Grünfilter. Letzteres vor allem deshalb, weil die achromatischen Objektive und die Phasenplättchen für eine optimale Leistung in dem für das Auge empfindlichsten grünen Bereich des sichtbaren Lichtes berechnet sind. Bei der älteren Ausführung des Phasenkondensors werden mit Hilfe von zwei festen Zentrierschrauben (Abb. 14 und 15) gleichzeitig alle Ringblenden bewegt, so daß nach jeder Umschaltung auf ein anderes Objektiv neu zentriert werden muß. Bei der neuen Ausführung (Abb. 16) wird mit Hilfe abnehmbarer Zentrierschlüssel jede Ringblende einzeln zentriert, so daß bei einmaliger Zentrierung aller Objektive dieselbe auch beim Umschalten erhalten bleibt.

Besonders einfach läßt sich die Phasenkontrastbeobachtung am Forschungsmikroskop „*Lumipan*" durchführen (Abb. 17). Hier ist statt des Phasenkondensors nur eine einzige Ringblende erforderlich, da mit Hilfe des an diesem Gerät vorhandenen sogenannten „pankratischen" Kondensors dieselbe in verschiedener Größe in der vorderen Kondensorbrennebene abgebildet

[1] Wir beschränken uns bei der Beschreibung auf ZEISS-Geräte, da sämtliche Aufnahmen mit einer Phasenkontrasteinrichtung des VEB CARL ZEISS, Jena angefertigt wurden und sich die anderen, nachgebauten Einrichtungen, in ihren für die Phasenkontrastwirkung wesentlichen Teilen kaum von dieser unterscheiden.

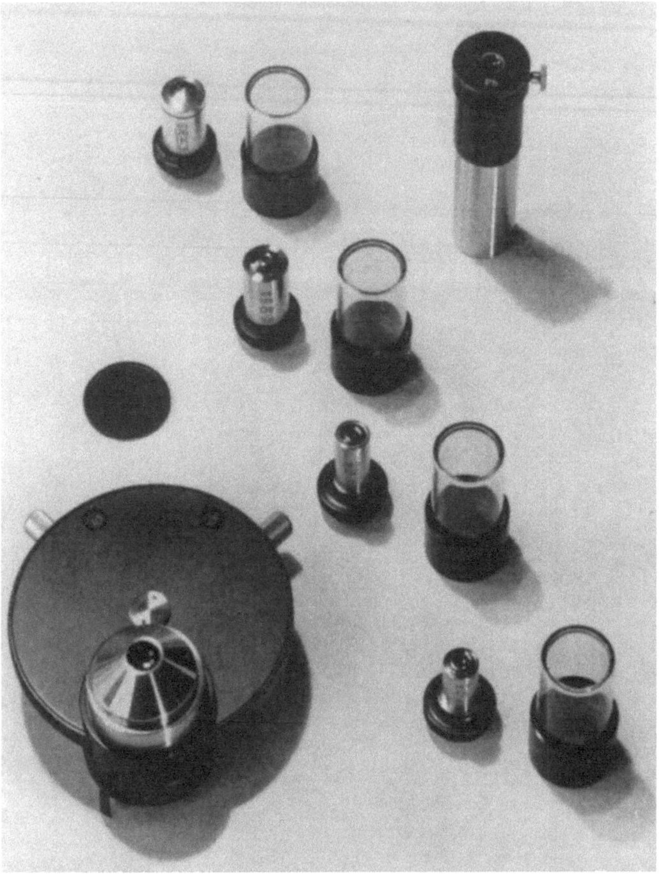

Abb. 15. Einzelteile der ZEISS-Phasenkontrasteinrichtung für übliche Mikroskope

Unten links: Phasenkondensor, ältere Ausführung; darüber Gelbgrünfilter
Mitte: Phasenobjektivsatz; oben rechts: Hilfsmikroskop

werden kann. Ringblende und Grünfilter werden in den Farbglashaltern über der Aperturblende eingesetzt. Die Zentrierung erfolgt durch eine Exzenterbewegung.

Eine in Jena neu herausgebrachte Phasenkontrasteinrichtung mit zwei bzw. drei konzentrischen Phasen- bzw. Aperturblendenringen unterschiedlicher Breite erlaubt durch Betätigen einer zusätzlichen Irisblende den kontinuierlichen Übergang von der Hellfeld- zur normalen Phasenkontrastbeobachtung und weiter zu einer im Hinblick auf die Objekttreue strengeren Phasenkontrastbeobachtung.

5. Zusammenfassung

Das Phasenkontrastverfahren ist heute zum unentbehrlichen Hilfsmittel vor allem des Mediziners und Biologen geworden. Es gestattet bei normaler Hellfeldbeobachtung, unsichtbare Einzelheiten des mikroskopischen Präparates sichtbar zu machen, wenn sie sich nur um einen geringen Betrag in ihrer Lichtbrechung von der Umgebung unterscheiden (Phasenobjekte). Es beruht auf der konsequenten Anwendung der ABBEschen Theorie von der Bildentstehung im Mikroskop auf Phasenobjekte. Obwohl ABBE diese Theorie schon in den siebziger Jahren des vorigen Jahrhunderts zum Abschluß gebracht hat, blieb es ZERNIKE vorbehalten, sie 60 Jahre später auf Phasenobjekte anzuwenden und damit das Phasenkontrastverfahren zu begründen.

Zum Verständnis seiner Wirkungsweise ist die Kenntnis einiger Grundbegriffe der geometrischen Optik und der Wellenoptik erforderlich. Das durch das Präparat hindurchgehende Licht

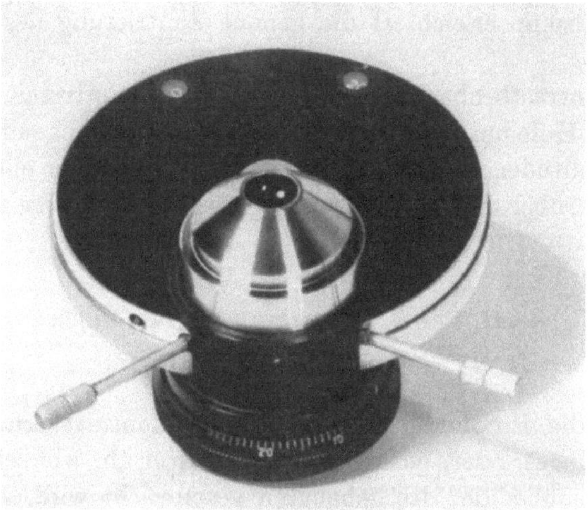

Abb. 16. ZEISS-Phasenkondensor, neue Ausführung

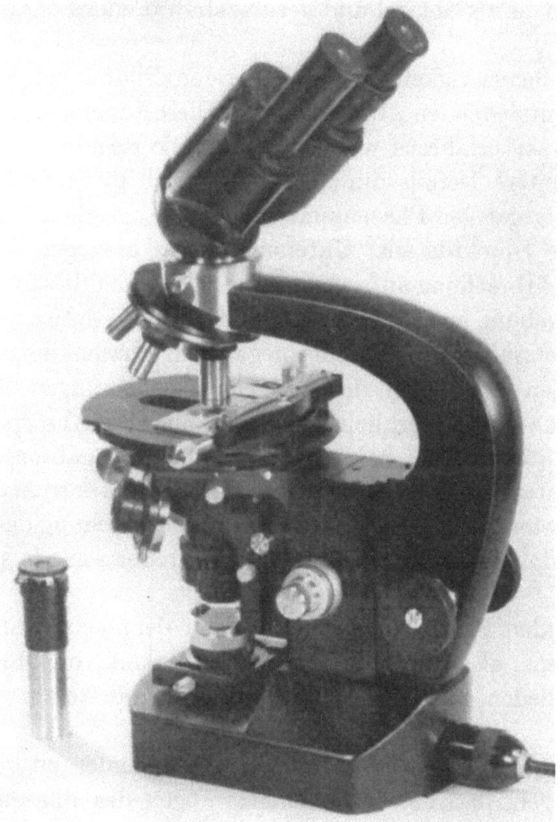

Abb. 17. ZEISS-Forschungsmikroskop „Lumipan"

wird in einen direkten und einen gebeugten Anteil zerlegt. Beide Anteile gehen nach Passieren des Objektives räumlich getrennt durch eine bevorzugte Ebene (z. B. die Objektivbrennebene) und werden durch das dort befindliche Phasenplättchen getrennt beeinflußt. Auf diese Weise entsteht von einem kontrastarmen Objekt ein kontrastreiches Bild.

Für die praktische Durchführung des Verfahrens legt man im allgemeinen das KÖHLERsche Beleuchtungsprinzip zugrunde. Jedes Objektiv wird mit einem Phasenring ausgestattet und beleuchtungsseitig eine dazu passende Ringblende angeordnet. Ein gegen das Okular auswechselbares Hilfsmikroskop erleichtert die genaue Zentrierung des Ringblendenbildes zum Phasenring.

Da bei der Phasenkontrastbeobachtung u. U. Strukturen auftreten, die im Objekt nicht vorhanden sind (z. B. helle Höfe um das Phasenobjekt und Aufhellungen im Inneren desselben bzw. Aufhellungen von Amplitudenobjekten) sollte sich jeder Benutzer eines Phasenkontrastmikroskopes in großen Zügen über die Wirkungsweise desselben im klaren sein, um sich so vor Trugschlüssen zu bewahren.

II. Das Anoptralkontrastverfahren

von F. Gabler, Wien

Bekanntlich hängt die Empfindlichkeit des Phasenkontrastverfahrens vom Absorptionsvermögen des Phasenringes, oder, genauer gesagt, davon ab, wie sehr die Intensität des ungebeugten Lichtes gegenüber der des gebeugten geschwächt wird. Bei den meisten handelsüblichen Objekten für positiven Phasenkontrast beträgt dieses Absorptionsvermögen zwischen 50 und 75%. Steigert man es weiter, so geschieht zweierlei:

Erstens wirkt der Absorptionsbelag im Objektiv, der meist als dünne Metallschicht ausgeführt ist, mehr und mehr als Spiegel und verursacht störendes parasitäres Licht, das das Bild verschleiert;

zweitens wächst die Schwierigkeit einer eindeutigen Bildinterpretation infolge der an zahlreichen Objektdetails entstehenden „Inversionen". Diese Inversionen sind aus der Theorie und Praxis des Phasenkontrastverfahrens wohl bekannt. Die Regel: „Im positiven Phasenkontrast erscheinen optisch dichtere Details dunkler und optisch dünnere Details heller als die Umgebung, während es im negativen Phasenkontrast gerade umgekehrt ist", gilt ja nur für relativ schwach lichtbrechende Objektdetails. Untersucht man hingegen Objekte, die auch Einzelheiten mit stärkerer Lichtbrechung aufweisen, so wird man an diesen erkennen, daß sie auf alle Fälle heller als die Umgebung erscheinen, gleichgültig, ob sie optisch dichter oder dünner sind, und gleichgültig auch, ob mit positivem oder negativem Phasenkontrast gearbeitet wird. Ohne hier auf die theoretischen Grundlagen der Inversionserscheinungen näher einzugehen, sei bloß festgehalten, daß letztere um so merklicher sind, je höher die Absorption des Phasenringes ist. Ein und dasselbe Objektdetail, das bei schwacher Phasenringabsorption noch „richtig", also z. B. im positiven Kontrast dunkel erscheint, kann bei starker Absorption schon Inversion zeigen. Mit anderen Worten: Der Unterschied in der Lichtbrechung des Details gegenüber seiner Umgebung darf, ohne daß Inversion eintritt, um so größer sein, je schwächer die Absorption des Phasenringes ist.

Mit hoch absorbierenden Phasenringen erhöht man demnach zwar die Empfindlichkeit des Phasenkontrastverfahrens, also auch die Unterscheidbarkeit von Objekteinzelheiten mit kleinsten Brechwertunterschieden, man erkauft dies aber mit der Gefahr einer Inversion, die leicht zu Fehldeutungen führt.

Was läßt sich tun, um trotzdem hohe Absorption anwenden zu können? Man braucht nur einerseits dafür zu sorgen, daß das Reflexionsvermögen des Phasenringes, z. B. durch Entspiegeln des metallischen Absorptionsbelages, so weit als nur irgend möglich reduziert wird, und andererseits Objektive zu verwenden, die für negativen Phasenkontrast eingerichtet sind.

Die Wirkung der ersten Maßnahme, die die Unterdrückung des parasitären Lichtes bezweckt, ist unmittelbar einleuchtend. Der zweiten Maßnahme kommt vor allem bei biologischen Präparaten, also gerade bei Objekten, für die das Phasenkontrastverfahren die Methode der Wahl ist, größte Bedeutung zu. Die wesentlichen Einzelheiten dieser Präparate zeigen nämlich fast immer eine größere Brechkraft als ihre Umgebung, können daher nur bei positivem Phasenkontrast, wo sie dunkel erscheinen sollten, Inversionen zeigen, nicht aber bei negativem Kontrast, wo sie ohnedies schon heller als die Umgebung sind.

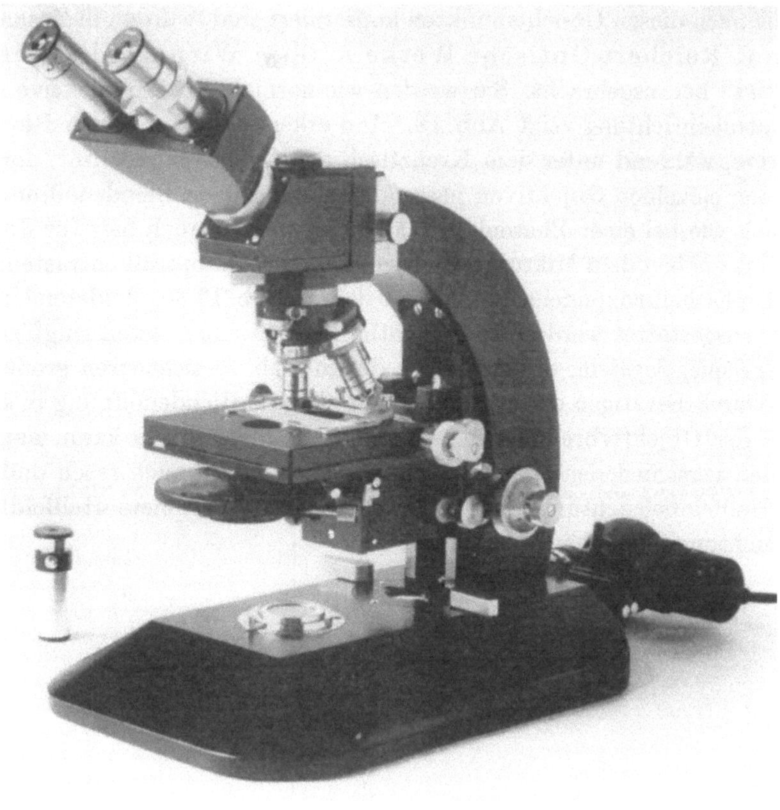

Abb. 18. Großes Forschungsmikroskop REICHERT „Zetopan“
mit Anoptraleinrichtung

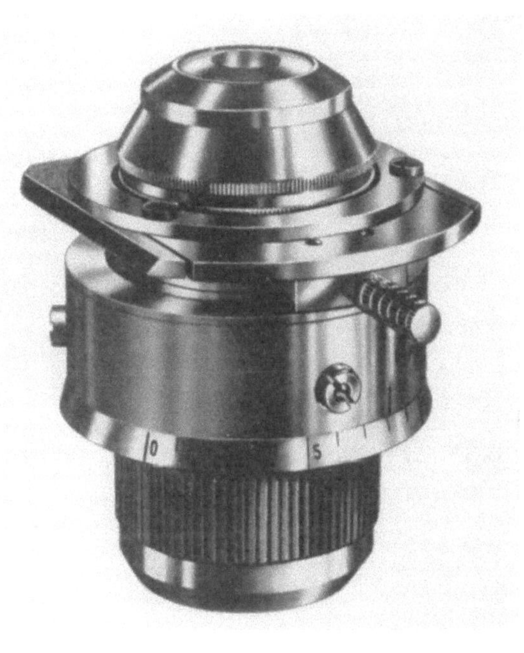

Abb. 19. REICHERT-Universalkondensor „Polyphos“
für Hellfeld, Dunkelfeld und Phasen- oder Anoptralkontrast,
der mittels Schieber auf das „Zetopan“, Abb. 18, aufgesetzt werden kann

Objektive, die nach diesen Gesichtspunkten konstruiert sind, wurden in Zusammenarbeit mit A. Wilska von C. Reichert Optische Werke A. G. in Wien mit der Markenbezeichnung „*Anoptralobjektive*" herausgebracht. Sie werden wie normale Phasenobjektive verwendet. Die komplette Anoptraleinrichtung zeigt Abb. 18. Man erkennt die auf einem Revolver sitzenden Anoptralobjektive, während unter dem Kreuztisch der Anoptralkondensor, der in einer Drehscheibe die zu den einzelnen Objektiven passenden ringförmigen Blendenöffnungen enthält, zu sehen ist. Ähnlich wie bei einer Phasenkontrasteinrichtung ist auch hier für Justierzwecke ein Hilfsteleskop (links neben dem Mikroskop) vorgesehen. Die Anoptralkontrasteinrichtung kann, statt mit dem Drehscheibenkondensor, auch mit dem in Abb. 19 abgebildeten Universalkondensor „*Polyphos*" ausgestattet werden. Dieser enthält neben einer festen ringförmigen Blendenöffnung ein Kegelspiegelsystem, das mit Hilfe des in Abb. 19 sichtbaren großen Rändelringes verstellbar ist. Durch Betätigen eines Rändels läßt sich die Blendenöffnung in stetig veränderlicher Größe in der Objektivbrennfläche abbilden. Auf diese Weise kann man nicht nur die Blendengröße den verschiedenen Objektiven anpassen, sondern auch rasch und kontinuierlich von zentraler Hellfeldbeleuchtung über Anoptralkontrast, periphere Hellfeldbeleuchtung zu Dunkelfeldbeleuchtung übergehen.

B. Grundlagen der hämatologischen Phasenkontrastuntersuchung

I. Die Bewertung des phasenoptischen Bildes

Die Phasenkontrasthämatologie befaßt sich mit der Untersuchung überlebender Blut- und Knochenmarkzellen. Rückschlüsse auf die natürliche Struktur und das intravitale Verhalten der Zellen setzen dabei Erfahrungen in der Bewertung des phasenoptischen Bildes voraus. Vor allem ist eine kritische Deutung der abgebildeten Strukturen notwendig; denn die Darstellung der Zelleinzelheiten richtet sich nicht nur nach den Gegebenheiten des Objektes, sondern wird auch von der Konstruktion der Phasenkontrasteinrichtung maßgeblich bestimmt. Außerdem müssen im Vitalpräparat jeweils die sekundären Zellveränderungen berücksichtigt werden, die entweder regelmäßig beim Absterben der Zellen entstehen, oder vorzeitig durch Artefakte bei Präparation und Untersuchung ausgelöst werden können.

1. Strukturdarstellung

Im Phasenkontrastmikroskop werden die Strukturen der Blut- und Knochenmarkzellen, entsprechend ihrer optischen Dichte, als abgestufte Grauwerte wiedergegeben. Sie treten um so klarer hervor, je mehr sie sich in Brechzahl und Dicke von der Umgebung unterscheiden und je flacher die Zellen im Präparat ausgebreitet sind. Die früher von Zernike u. a. allgemein angenommene objektgetreue Wiedergabe der Strukturen findet nach neueren Untersuchungen (Wolter, Beyer) nur bei kleinen, dünnen Objekten unter Verwendung eines sehr schmalen Phasenringes statt. Sind diese Voraussetzungen nicht gegeben, so werden, wie erwähnt, nicht vorhandene Strukturen vorgetäuscht, indem Lichthöfe um die Objekte auftreten und in ihrem Inneren eine Umkehrung des Phaseneffektes, die sogenannte Inversion, erfolgt. Bei hämatologischen Untersuchungen können, im Hinblick auf die Lichtintensität, Einrichtungen mit extrem strengem Phasenkontrast nicht verwendet werden. Wir finden deshalb an der Peripherie aller größeren Zellen eine Lichthofbildung und bei kleineren Strukturen mit hoher Brechzahl eine Inversion. Beide Erscheinungen, vor allem die Lichthöfe, sind wesentlich stärker bei dicken oder kugelförmigen Objekten. Sie fallen weniger auf, wenn die Untersuchung in einem schichtdünnen Präparat vorgenommen wird. Eine exakte Größenmessung der Zellen ist wegen der Lichthofbildung im Phasenkontrastmikroskop nicht möglich, da die tatsächliche Zellgrenze innerhalb des Hofes liegt und nicht sichtbar ist. Köhler und Loos fanden dementsprechend auch bei ihren Untersuchungen über die Erythrozytengröße im Phasenkontrastmikroskop eindeutig niedrigere Werte als andere Autoren bei Messungen im Hellfeld.

Die Darstellung und Erkennbarkeit der Zellstrukturen wird bei phasenoptischen Untersuchungen entscheidend von der Schichtdicke des Präparates beeinflußt. In dünnen Präparaten sind die Zellen einzeln gelagert und flach ausgebreitet. Lichthöfe fehlen fast ganz. Die Inversion ist auf bestimmte Strukturen mit hoher Brechzahl beschränkt. Kern, Kernstruktur, Granulation und eventuell vorhandene Plasmaeinschlüsse sind gut sichtbar und kontrastreich zu unterscheiden. Die Differenzierung der einzelnen Zellarten bereitet keine Schwierigkeiten. Bei dicker Schicht ist eine sichere Bewertung der Präparate nicht möglich. Hier stören die starken Lichthöfe. Inversionserscheinungen täuschen nicht vorhandene Strukturen vor. Einzelheiten im

Inneren der Zellen sind auch bei Fokussierung nicht einwandfrei zu erkennen. Die Beobachtungsverhältnisse bei verschiedener Schichtdicke sind in Abb. 20 und 21 dargestellt. Bei Abb. 20 handelt es sich um Peripherblut eines Gesunden, das in ungeeignet dicker Schicht untersucht wurde. Eine Bewertung von Struktureinzelheiten ist nicht möglich. Im Gegensatz hierzu bieten die Zellen in schichtdünnen Präparaten ein klares Bild (Abb. 21, myeloische Leukämie, Peripherblut).

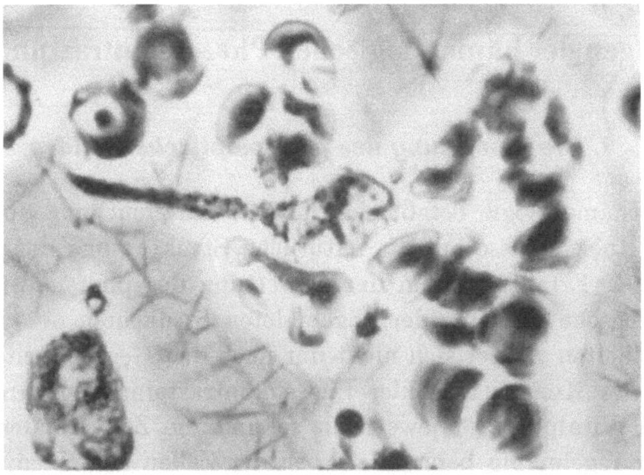

× *1400*

Abb. 20. Ungeeignet dicke Präparatschicht (Peripherblut, Gesunder)

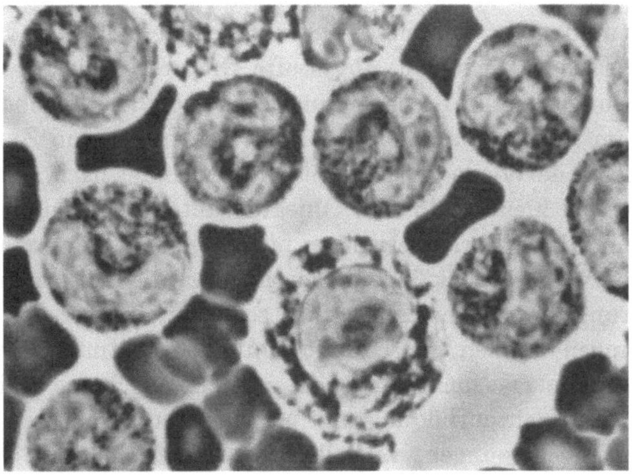

× *1400*

Abb. 21. Zur Auswertung geeignetes, schichtdünnes Präparat (Peripherblut, myeloische Leukämie)

Die Abbildung der Strukturen im Phasenkontrastmikroskop kann in verschiedener Weise erfolgen. Von der Konstruktion des Phasenplättchens im Objektiv hängt es ab, ob die stärker phasenverschiebenden Objekte dunkler oder heller wiedergegeben werden. Erscheinen sie dunkler als ihre weniger dichte Umgebung, so spricht man von positivem, sind sie heller, von negativem Phasenkontrast. Der Anoptralkontrast, System Wilska-Reichert, stellt eine Sonderform dar. Er ist als negativer Kontrast angelegt und wird durch ein Phasenplättchen höchster Absorption hervorgerufen, dessen Metallbelag zur Vermeidung von Fremdlicht reflexfrei gemacht ist.

In anderen, abgewandelten Verfahren werden die Objekteinzelheiten nicht in Werten der Grau-Skala, sondern als Farbkontraste sichtbar gemacht. Nach unseren Erfahrungen sind die hierbei erhaltenen Bilder bisher noch unbefriedigend, da die einzelnen Strukturen nicht so klar und deutlich hervortreten, wie es beim Phasenkontrastverfahren der Fall ist.

Die verschiedenartige Darstellung hämatologischer Objekte im positiven und negativen Phasenkontrast, sowie Anoptralkontrast, zeigt Abb. 22. Neben zahlreichen Erythrozyten sind ein Lymphozyt, ein eosinophiler Metamyelozyt und ein neutrophiler Promyelozyt II (von rechts nach links) zu sehen.

Positiver Phasenkontrast (Abb. 22a)

Im positiven Phasenkontrast heben sich die Zellen und ihre Strukturelemente in kontrastreich abgestuften Grauwerten vom hellen Hintergrund ab. Lediglich sehr kleine, isoliert liegende oder sehr dünne Objekte sind schwer zu erkennen. Die einzelnen Zellen und größeren Details werden von hellen Lichthöfen umgeben, die besonders bei dickerer Schicht zu störenden Überstrahlungen führen (Abb. 20). Regelmäßig tritt ferner bei einigen Zellbestandteilen, sofern sie nicht in extrem dünner Schicht vorliegen, eine Inversion auf. Ihr Vorkommen ist aber keineswegs immer ein Nachteil, da auf diese Weise bestimmte Strukturen mit Sicherheit von anderen abgegrenzt werden können. So sind z. B. die Eosinophilen bei entsprechender Fokussierung sofort an der Inversion ihrer Granula zu erkennen (s. Abb. 22a, eosinophiler Metamyelozyt).

Negativer Phasenkontrast (Abb. 22b)

Im negativen Phasenkontrast erscheinen die Einzelheiten der Zellen hell auf dunklem Untergrund, daher sind auch feinere Gebilde gut zu erkennen. Durch die dunklen Höfe, welche die Objekte umgeben, entsteht ein angenehmer, plastischer Bildeindruck. Die allgemeine Strukturdarstellung erfolgt im negativen und positiven Phasenkontrast annähernd komplementär, d. h. die Bilder verhalten sich wie ein fotografisches Negativ zu dem entsprechenden Positiv. Werden für den negativen Phasenkontrast keine stark absorbierenden Phasenringe benutzt, so tritt, im Gegensatz zum positiven Phasenkontrast, unter normalen Untersuchungsbedingungen eine Inversion nicht auf (s. Granula des eosinophilen Metamyelozyten, Abb. 22b). Bei eventuellen Zweifeln über die Struktur eines Objektes wird man deshalb beide Methoden anwenden und damit Fehler in der Beurteilung vermeiden.

Anoptralkontrast (Abb. 22c)

Das Anoptralbild unterscheidet sich von der Darstellung im negativen Phasenkontrast durch eine Verschiebung der Helligkeitswerte und Verstärkung der Kontraste. Zahlreiche Zellstrukturen und feine Objekte, wie z. B. die Fibrinfäden in Abb. 22c links unten, treten deshalb besonders klar und deutlich hervor. Außerdem lassen sich auch Einzelheiten mit nur geringen Differenzen in der optischen Dichte einwandfrei voneinander abgrenzen, da die Helligkeitsunterschiede hier größer sind als bei den anderen Verfahren. Bei stärkerer Phasenverschiebung kann auch im Anoptralkontrast eine Inversion auftreten, besonders dann, wenn die Objekte in schichtdickeren Präparaten untersucht werden. Fast alle Erythrozyten in Abb. 22c zeigen nicht, wie erwartet, einen dunklen Hof, sondern als Zeichen der Inversion einen hellen Saum. Im Zentrum des rechts unten gelegenen Erythrozyten ist ferner ein kleiner heller Fleck zu erkennen, der als Pseudostruktur gedeutet werden muß, da eine entsprechende Darstellung im negativen und positiven Phasenkontrastbild fehlt.

In der Hämatologie gilt heute der positive Phasenkontrast als die Methode der Wahl. Es ist dies sicher nicht zuletzt darauf zurückzuführen, daß bis vor kurzer Zeit die handelsüblichen Phasenkontrasteinrichtungen lediglich für positiven Kontrast konstruiert waren, und daß ferner auch im gefärbten Ausstrichpräparat die Zellen vor einem hellen Hintergrund betrachtet werden.

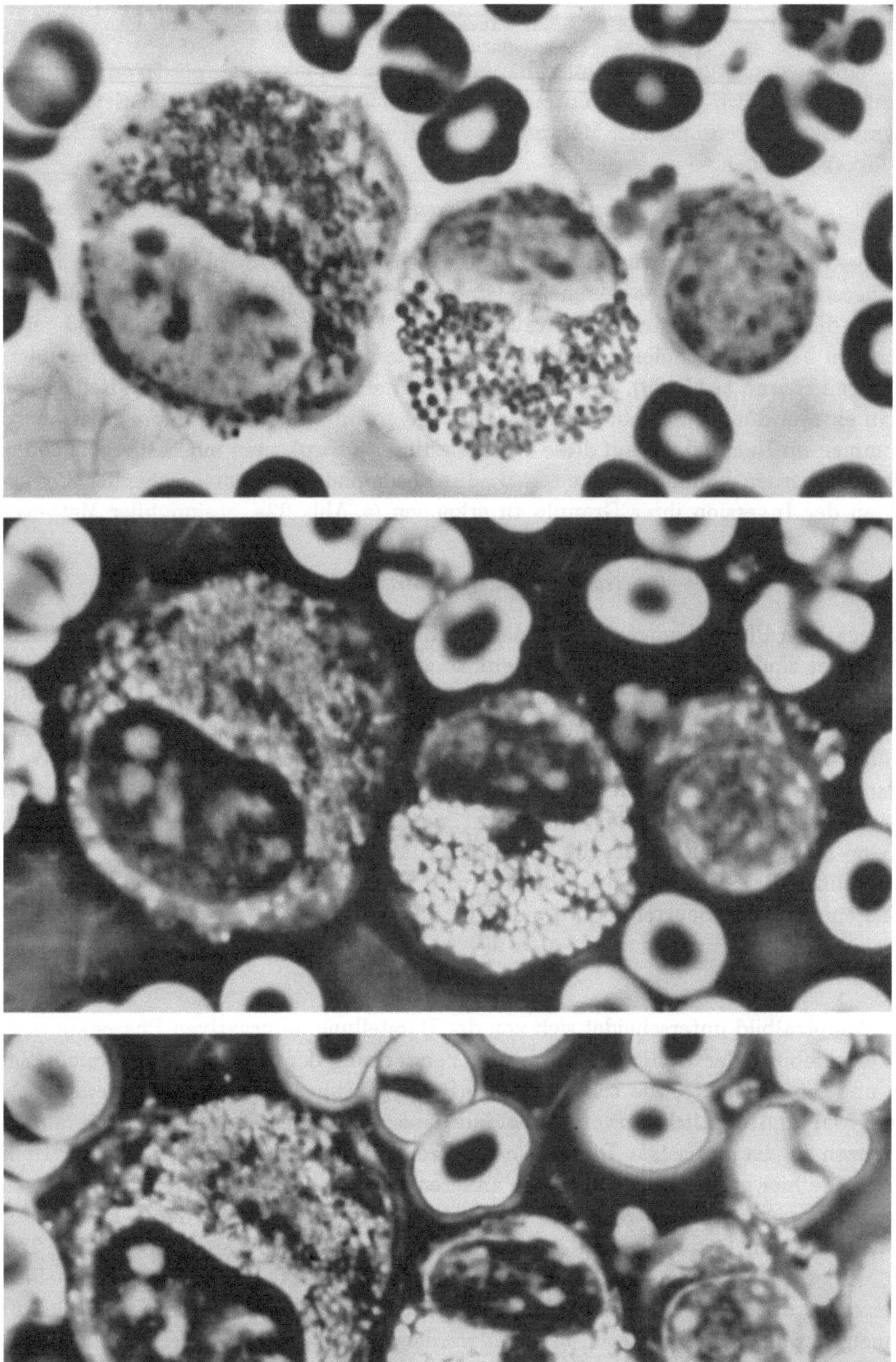

a

b

c

Abb. 22 × *2300*

Bei der Beobachtung feiner Objektstrukturen wird man den negativen Phasenkontrast verwenden. Auch eine Untersuchung schichtdickerer Präparate, die manchmal unumgänglich ist, gibt bei dieser Darstellungsart noch verwertbare Ergebnisse, da keine Überstrahlungen durch helle Lichthöfe auftreten.

Der Anoptralkontrast eignet sich vor allem zur Untersuchung feiner und dünner Objekte. Außerdem erlaubt seine Anwendung, wie im Teil III gezeigt ist, eine bessere Differenzierung unreifer Zellen, besonders der myeloischen Reihe. Das Anoptralbild ist daher den Spezialfärbemethoden bei Ausstrichpräparaten vergleichbar.

2. Absterbeerscheinungen

Die normale Lebensdauer der Blut- und Knochenmarkzellen ist unter den unphysiologischen Bedingungen des Vitalpräparates wesentlich verkürzt. Daher finden sich in älteren Präparaten regelmäßig die vielfältigen Erscheinungsbilder des Zelltodes. Im Verlauf des Absterbevorganges treten zunächst funktionelle, später, bei fortschreitender Degeneration, strukturelle Veränderungen an Kern, Granulation und Protoplasma auf. Schließlich erfolgt der völlige Zerfall der Zelle. Während die morphologischen Veränderungen des Zelltodes von ZOLLINGER, KOSENOW u. a. eingehend untersucht wurden, fehlen bisher fast völlig Angaben über die funktionellen Störungen im Initialstadium. Sie bestehen nach eigenen mikrokinematografischen Untersuchungen, je nach Zellart, in einer Beeinträchtigung der Motilität und Phagozytosefähigkeit, in einer Änderung der Granulakinetik, bzw. in atypischen, oberflächlichen, undulierenden Plasmabewegungen.

Die Überlebenszeit der einzelnen Zellen ist verschieden. Vom frühzeitigen Zelltod werden vor allem die kernhaltigen, funktionsaktiven Zellarten betroffen, bei denen die ersten Anzeichen einer Schädigung bereits $^3/_4$ bis 1 Stunde nach Präparatanfertigung zu erkennen sind. Auch nach Artefakten sterben die Zellen vorzeitig ab. Im Gegensatz zur Fluorochromierung mit Acridinorange (KOSENOW) kann phasenoptisch erst nach Auftreten morphologischer Veränderungen der bereits erfolgte Zelltod festgestellt werden. Vorher ist, bei subjektiver Beobachtung, eine exakte Aussage über den Vitalitätszustand einer Zelle nicht möglich.

3. Artefakte

Unter den Artefakten steht die mechanische Läsion an erster Stelle. Sie erfolgt im allgemeinen bei Anfertigung der Präparate durch zu großen Druck auf das Deckglas. In zerquetschten Zellen kommt es zu einer Quellung der Granula und — in Abhängigkeit vom wirksamen Druck — zu beträchtlichen Strukturveränderungen an Kern und Plasma. Bei gewissen Fragestellungen, wie z. B. zur Granulazählung, kann die dosierte Kompression nach BESSIS von Vorteil sein, da dann gewisse Zellelemente besser sichtbar werden.

Im Phasenpräparat lassen die Zellen ferner eine besondere Empfindlichkeit gegen Störungen ihres Milieus erkennen. Verschiebungen im osmotischen Druck oder pH-Wert führen in kurzer Zeit zu beträchtlichen Zellveränderungen. So kann es bereits bei nicht ganz sauberen Objektträgern zur Bildung von Stechapfelformen der Erythrozyten oder zu ihrer Hämolyse kommen. Um alle Unsicherheitsfaktoren zu vermeiden, benutzen wir daher als Ausgangsmaterial für unsere Präparate nur das unverdünnte Blut, bzw. Knochenmark und legen auf eine gründliche Reinigung der Objektträger und Deckgläser den größten Wert. Sind jedoch Zusätze zur Verdünnung oder zum Einbringen von Testsubstanzen notwendig, so kann ohne irgendwelche Beeinflussung der Zellen nur das patienteneigene Serum dienen, da auch die Zugabe physiologischer Salzlösungen oder Blutersatzmittel (Periston, Dextran o. a.) eine Änderung der Zellmotilität bewirkt. Die von MÜLLER für biologische Objekte angegebene Methode: „Zur Verbesserung des Phasenkontrastes durch Verwendung von Medien optimaler Brechungsindizes" läßt sich bei hämatologischen Objekten wegen der beträchtlichen Milieuänderung nicht ohne

Zellschädigung durchführen. Sie kann daher im Rahmen einer Vitaluntersuchung nicht angewandt werden.

Das Temperaturoptimum für die Blut- und Knochenmarkzellen liegt bei 37° C. Abweichungen von diesem Wert ändern die Vitalität und Aktivität der Zellen. Mäßige Temperaturerhöhung führt dabei zu einer Intensivierung, Abkühlung dagegen zu einer Hemmung der Zelleistungen. Bei starker Wärmeeinwirkung treten auch morphologische Schäden, häufig durch Fragmentation, auf. Derartige Artefakte finden sich fast regelmäßig in den randnahen Bezirken paraffinverschlossener Präparate.

Auch das zur Untersuchung notwendige Licht beeinflußt die Zellen. Nach KOSENOW handelt es sich dabei um einen fotodynamischen Lichteffekt mit Wirkung am Fermentapparat der Zelle. In Ergänzung bereits vorliegender Befunde unterscheiden wir folgende vier Reaktionsarten nach Lichteinwirkung:

1. indifferente Lichteinwirkung	= kein merklicher Einfluß
2. positive Lichteinwirkung	= Aktivitätssteigerung
3. negative Lichteinwirkung	= Aktivitätsminderung
4. destruierende Lichteinwirkung	= Zelltod mit sichtbaren morphologischen Veränderungen.

Das jeweilige Ausmaß der Zellveränderungen hängt dabei von der Wellenlänge und Intensität des Lichtes, von der Belichtungsdauer und vom Funktionszustand der Zellen ab.

Einen geringen Effekt auf die Zellen übt das gelb-grüne bis orangefarbige Licht (Wellenlänge 550 bis 600 mμ) aus. Stark schädigend dagegen wirkt eine Belichtung mit UV-haltigem Licht. Bei allen phasenoptischen Untersuchungen hämatologischer Objekte soll man deshalb auf die Anwendung von Bogenlampen oder Quarzhochdruckbrennern prinzipiell verzichten.

II. Allgemeine Untersuchungsmethodik

Im Vitalpräparat treten an den Blut- und Knochenmarkzellen, auch unter optimalen Bedingungen, ungefähr nach 45 Minuten Störungen der Vitalität und nach 1½ bis 2 Stunden morphologische Veränderungen auf. Nur innerhalb dieser begrenzten Zeitspanne und nach schonender Anfertigung der Präparate lassen sich daher bei der phasenoptischen Untersuchung einwandfreie und reproduzierbare Ergebnisse erhalten. Auch während der Beobachtung müssen nach Möglichkeit artefizielle Schädigungen vermieden werden. Bei Untersuchungen über die Zellaktivität sind besonders Temperatureinflüsse und Lichtreaktionen zu beachten. Sie lassen sich weitgehend durch Anwendung eines beheizten Objekttisches und durch Herabsetzung der Lichtintensität auf den möglichen Minimalwert ausschalten.

Die erhobenen Befunde können wegen der begrenzten Haltbarkeit der Vitalpräparate nur durch Foto- bzw. Filmaufnahmen dokumentarisch festgehalten werden. In der Phasenkontrasthämatologie nimmt damit das Foto- und Filmarchiv die Stelle der sonst üblichen Präparatensammlung ein.

Die fotografischen Aufnahmen morphologischer Phasenkontrastbefunde bereiten mit den modernen mikrofotografischen Einrichtungen keine Schwierigkeiten. Auch der Kostenaufwand ist bei Verwendung von Kleinbildfilmen (36-mm-Film) sehr gering. Da man im allgemeinen während der Untersuchung noch nicht alle — oft erst später — auftretenden Fragestellungen überblicken kann, wird man von der Mikrofotografie ausgiebig Gebrauch machen und nicht nur auffallende Befunde oder atypische Zellen aufnehmen, sondern von allen übrigen im Präparat vorhandenen Zellarten jeweils einige Objekte fotografieren.

Um die beobachteten Lebensvorgänge der verschiedenen Zellen bildmäßig erfassen und einwandfrei analysieren zu können, ist die Anwendung der Kinematografie erforderlich, denn nur der Film bietet die Möglichkeit:

1. die im allgemeinen nur langsam ablaufenden Vorgänge durch Änderung des Zeitmomentes so zu beschleunigen, daß sie in klarer Weise in Erscheinung treten;
2. einen einmaligen Vorgang mehrfach zu betrachten, wodurch die Beziehungen mehrerer gleichzeitig ablaufender Teilvorgänge erkannt werden können;
3. verschiedene zeitlich auseinanderliegende Untersuchungsergebnisse miteinander zu vergleichen, indem sie unmittelbar nacheinander vorgeführt werden können;
4. durch Teilbildanalyse die Ergebnisse grafisch darzustellen.

Trotz dieser unbestreitbaren Vorteile konnte bislang die Anwendung der Mikrokinematografie auf breiter Basis nicht erfolgen, da zu ihrer Durchführung kostspielige und kompliziert zu bedienende Apparate erforderlich waren, die nur in wenigen besonderen Instituten zur Verfügung standen. Bei Verwendung einer Schmalfilm-Spiegelreflex-Aufnahmekamera ist jedoch unter den heutigen Bedingungen der Aufwand für die Mikrokinematografie nicht mehr allzu erheblich und auch die praktische Durchführung der Aufnahmen ohne besondere Spezialkenntnisse möglich. Damit sind aber jetzt die Voraussetzungen für den routinemäßigen Einsatz der Mikrokinematografie auf dem Gebiet der Phasenkontrasthämatologie gegeben.

C. Eigene Technik der Phasenkontrastmikroskopie und Dokumentation

Grundsätzlich können für die Phasenkontrastmikroskopie und Dokumentation alle handelsüblichen Einrichtungen, die den erwähnten Anforderungen entsprechen, verwendet werden. Obwohl sich die einzelnen Fabrikate in ihrer speziellen Ausführung unterscheiden, stimmen sie mit wenigen Ausnahmen in ihrem prinzipiellen Aufbau überein. Die allgemein-methodische Durchführung der Phasenkontrastuntersuchungen ist deshalb, bis auf die verschiedene Bedienung der einzelnen Geräte, weitgehend einheitlich. Wir können uns daher in den folgenden Abschnitten auf die Beschreibung der eigenen Arbeitsweise und auf die Angabe unserer apparativen Ausstattung beschränken. Bei Gebrauch anderer Einrichtungen muß deren Handhabung den entsprechenden Bedienungsanleitungen entnommen werden.

I. Die Phasenkontrastmikroskopie

1. Mikroskopausrüstung

Für die Phasenkontrastmikroskopie verwenden wir ausschließlich das binokulare Forschungsmikroskop LgOE des VEB Carl Zeiss Jena in Verbindung mit der im gleichen Werk hergestellten Phasenkontrasteinrichtung für übliche Mikroskope (s. S. 13), die nach unseren Erfahrungen besonders klare und kontrastreiche Bilder ergibt. Von dem Objektivsatz der Einrichtung benutzen wir bei hämatologischen Untersuchungen nur zwei Objektive, und zwar das Achromat Ph 20/0,40 für orientierende Übersichtsbetrachtungen und das Achromat Ph 90/1,25 als Ölimmersion zur speziellen Zellbeobachtung. Außerdem stehen für Untersuchungen mit negativem Phasenkontrast die im VEB Carl Zeiss Jena gefertigte Ölimmersion Ph 90/1,25 (neg. 25%) und für Beobachtungen mit Anoptralkontrast das Anoptral-Ölimmersions-Objektiv Ph A 100 : 1—1,25 der Firma C. Reichert, Optische Werke, Wien, zur Verfügung.

Die vorhandenen Ringblenden des Spezialkondensors sind für die Objektive mit positivem und negativem Phasenkontrast in gleicher Weise geeignet. Für das Anoptral-Objektiv wurde die erforderliche Ringblende zusätzlich in eine freie Öffnung des Blendenrevolvers am Spezialkondensor eingebaut. Auf diese Weise ist ohne Kondensorwechsel ein schneller Übergang von negativer und positiver Phasenkontrastuntersuchung zu Anoptralkontrastbeobachtung möglich.

Als Lichtquelle verwenden wir die Lichtwurflampe C (12 Volt, 100 Watt) mit Lampengehäuse und Grundplatte der Vertikalkamera „Standard“ (VEB Carl Zeiss Jena). Die große Lichtintensität der Lampe wird bei direkter Beobachtung durch vorgeschaltete Graufilter soweit wie möglich herabgesetzt.

Auf der Grundplatte ist das mit den Einzelteilen der Phasenkontrasteinrichtung ausgestattete Mikroskop an der Anschlagschiene durch zwei Schraubklemmen befestigt. Zur Justierung der Lampe wird zunächst die im Lampengehäuse befindliche Schwenkmattscheibe ausgeklappt und die Leuchtfeldblende ganz eng gestellt. Darauf wird durch Verschieben der Lampenfassung die glühende Lampenwendel auf der zugezogenen Kondensoriris scharf abgebildet. Sofern das Mikroskop auf der Grundplatte verbleibt, braucht diese Einstellung nur nach Einsetzen einer neuen Lichtwurflampe wiederholt werden.

Bei Untersuchungen über das funktionelle Verhalten der Blut- und Knochenmarkzellen wechseln wir den gewöhnlichen Objekttisch des Mikroskops gegen ein beheiztes Modell aus. Hierfür steht uns der „heizbare Objekttisch für bakteriologische Zwecke“ der Firma Küstner Nachfolg., Dresden, zur Verfügung. Die Temperaturkonstanz und Zirkulation des zur Heizung benötigten Wassers wird dabei durch einen Ultra-Thermostaten nach Höppler gewährleistet. Die Inbetriebnahme der Apparatur muß jeweils rechtzeitig erfolgen, damit während der Beobachtung keine größeren Temperaturunterschiede am Mikroskop auftreten, die unter anderem zum Beschlagen der Linsenflächen führen können.

2. Einstellung und Zentrierung des Phasenkontrastmikroskops

Das Einstellen und Zentrieren des Phasenkontrastmikroskops führen wir in folgender Weise durch:

1. Überprüfen der Sauberkeit von Linsen, Glasfiltern und Spiegel.
   Eventuell vorhandene Fingerabdrücke u. ä. werden mit einem weichen Wildlederlappen, Staubfasern mit einem feinen Pinsel entfernt.

2. Gewünschtes Okular, Objektiv und zugehörige Ringblende in Gebrauchsstellung bringen.
   Die entsprechende Ringblende ist im Kondensor eingeschaltet, wenn im rechten mit einem roten Punkt bezeichneten Fenster der Deckplatte des Blendenrevolvers die erste Zahl der Objektivbezeichnung erscheint, z. B. 90 bei Phasenobjektiv Ph 90/1,25.

3. Kondensorblende voll öffnen und Gelbgrünfilter vorschalten.

4. Präparat auf den Objekttisch legen und scharf einstellen.
   Bei Ölimmersionsobjektiven nur gutes, dünnflüssiges Immersionsöl verwenden.

5. Einstellen der Beleuchtung nach den Regeln des Köhlerschen Prinzips: Leuchtfeldblende bis auf eine feine Öffnung schließen, durch Heben oder Senken des Kondensors im Präparat scharf abbilden und mit Hilfe des Spiegels (Planspiegel!) im Sehfeld zentrieren.
   Nach einiger Übung bereitet die exakte Einstellung des Köhlerschen Prinzips keine Schwierigkeiten. Sie gelingt anfangs leichter bei Verwendung des monokularen Tubus mit schwachem Okular.

6. Leuchtfeldblende voll öffnen.

7. Hilfsmikroskop an Stelle des Okulars in den Tubus einsetzen und durch Verschieben seines ausziehbaren Teiles scharf auf den dunklen Ring des Phasenplättchens im Objektiv einstellen. Der gleichzeitig sichtbare, helle Ring ist die Abbildung der eingeschalteten Ringblende (Abb. 23a).

8. Zentrieren der Ringblende: Beide Ringe durch Betätigen der Zentrierschrauben am Kondensor genau zur Deckung bringen (Abb. 23b).
   Bei der neuen Ausführung des Phasenkondensors werden die Ringblenden mit Hilfe von zwei Steckschlüsseln einzelzentriert. Nach einmal erfolgter Einstellung ist deshalb, im Gegensatz zum älteren Modell, eine Neuzentrierung beim Objektiv-Ringblendenwechsel nicht erforderlich.

9. Hilfsmikroskop gegen Okular vertauschen.

10. Leuchtfeldblende soweit schließen, daß ihr Rand gerade nicht im Sehfeld abgebildet wird.

11. Vorschalten der erforderlichen Filter (UV-Filter, Wärmeschutzfilter, Graufilter).

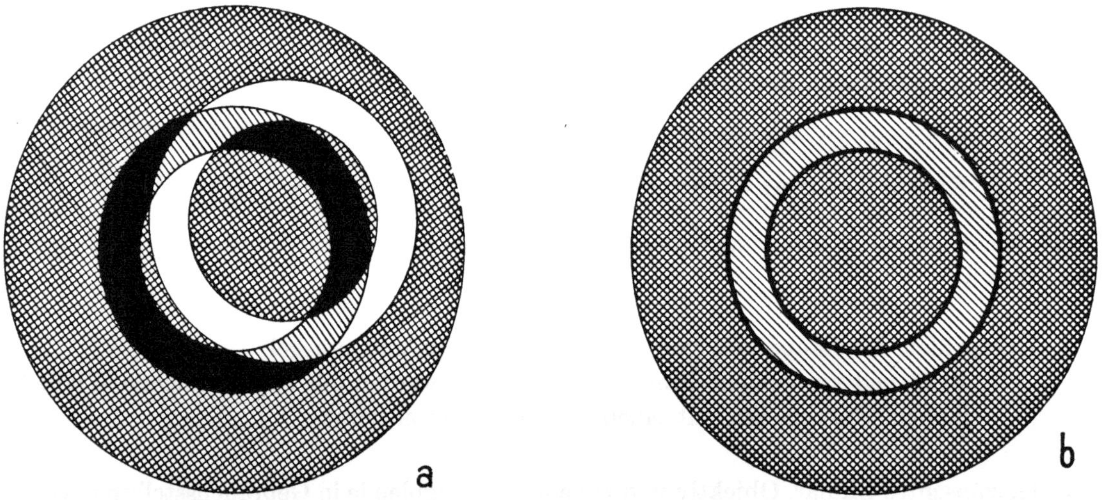

Abb. 23. Ringblendenzentrierung

Die Güte des Phasenkontrastbildes wird maßgeblich von der genauen Einstellung des KÖHLERschen Prinzips und der Zentrierung der Ringblende bestimmt.

3. Anfertigung der Präparate

Die Herstellung von hämatologischen Präparaten für Phasenkontrastuntersuchung erfordert eine gewisse Übung. Als Ausgangsmaterial dient das frisch entnommene, unverdünnte Peripherblut bzw. Knochenmark. Da die einzelnen Präparate stets verschieden ausfallen, ist es zweckmäßig, jeweils mehrere vom gleichen Untersuchungsmaterial herzustellen. Die Deckgläser und Objektträger sollen aus möglichst dünnem, optisch einwandfreiem Glas bestehen. Sie müssen vor Gebrauch sorgfältig gesäubert werden.

Zur gründlichen Reinigung werden die ausgesuchten Deckgläser (Format: 18 × 24 oder 22 × 22 mm) und Objektträger zunächst in Salzsäure-Alkohol gelegt, einige Tage später in Optal (reinster n-Propylalkohol) überführt und, nach Abspülen mit destilliertem Wasser, in eine Alkohol-Äthermischung verbracht. Die so vorbereiteten Deckgläser und Objektträger werden schließlich mit einem nichtfasernden Leinenlappen getrocknet und in einem gut verschlossenen Behälter staubfrei aufbewahrt.

Sofern außer der Morphe auch die Zellfunktion beurteilt werden soll, müssen die Deckgläser und Objektträger vorgewärmt sein und die fertigen Präparate auf einer konstanten Temperatur von 37° C gehalten werden. Zur Aufbewahrung und zum Transport ist deshalb ein doppelwandiger, mit Wasser vorgewärmter Behälter erforderlich.

Die Anfertigung von Blut- und Knochenmarkpräparaten ist unterschiedlich. Als Arbeitsmethode hat sich folgendes Vorgehen bewährt:

a) Peripherblutpräparate

1. Gründliche Desinfektion der Fingerbeere bzw. des Ohrläppchens mit Alkohol.

2. Anstich der Fingerbeere mit steriler Kanüle nach völligem Verdunsten des Alkohols. Entfernen der ersten Bluttropfen.

3. Aufnehmen eines folgenden kleinen Bluttropfens mit der Mitte eines Deckglases.
   Die Größe des Bluttropfens richtet sich nach dem Format des Deckglases. Sie muß so bemessen werden, daß die Blutschicht im fertigen Präparat nicht an den Deckglasrand heranreicht.

4. Auflegen des Deckglases auf einen Objektträger.
   Infolge der Kapillarattraktion verteilt sich hierbei der am Deckglas haftende Bluttropfen selbständig in sehr dünner Schicht. Breitet sich, z. B. bei erhöhtem Bilirubingehalt im Serum, das Blut nicht genügend aus, so kann der Deckglasrand leicht angedrückt werden. Ein Druck auf die Mitte des Deckglases ist in jedem Fall wegen einer möglichen Zellschädigung zu vermeiden.

5. Verschluß des Präparates mit Paraffin (Abb. 24).
   Zu diesem Zweck wird mit einem erhitzten, am Ende triangelförmig gebogenen Metalldraht etwas Paraffin aufgenommen und an den Deckglasrändern verteilt.

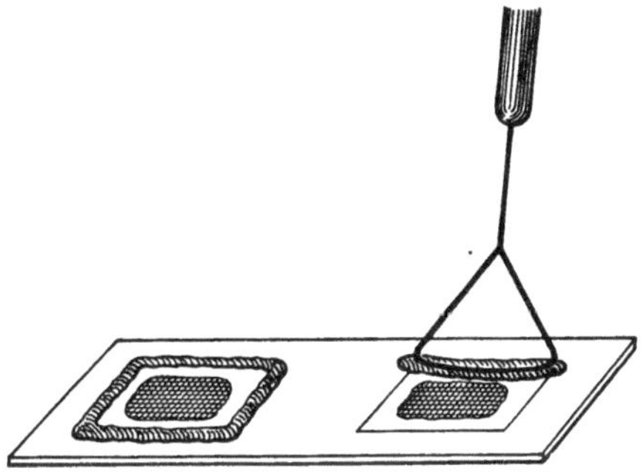
Abb. 24. Verschluß der Präparate mit Paraffin

b) Knochenmarkpräparate

1. Markpunktion in üblicher Technik.

2. Entleeren des gewonnenen Materials auf eine größere Glasplatte.

3. Isolieren der Markbröckel von beigemengtem Blut durch Drehen und Kanten der Glasplatte.

4. Herstellen einer zellreichen Mark-Blutsuspension durch leichtes Verreiben der Markbröckel mit dem Mandrin der Punktionsnadel.

5. Übertragen eines kleinen Tropfens der Zellsuspension auf die Mitte eines Deckglases.
   Hierfür kann der Mandrin oder ein kleiner Glasstab verwendet werden. Die Größe des Tropfens, der stets einige sichtbare Markbröckel enthalten soll, richtet sich, wie bei den Blutpräparaten angegeben, nach dem Format des Deckglases.

6. Auflegen des Deckglases auf einen Objektträger und Verteilen des Materials durch leichten Druck auf die Deckglasränder.

7. Verschluß des Präparates mit Paraffin (s. oben).

Die Untersuchung der Präparate erfolgt nicht sofort nach der Herstellung, sondern erst 10 bis 15 Minuten später. Diese Zeitspanne muß eingehalten werden, damit die Ausbreitung der Leukozyten gewährleistet ist und aufgetretene Strömungen sich beruhigt haben. Von den angefertigten Präparaten wird durch orientierende Betrachtung mit einem schwachen Trockenobjektiv das geeignetste für die nachfolgende eingehende Untersuchung ausgewählt. Dabei kann die Güte des Präparates an der Darstellung der Erythrozyten beurteilt werden. Sie sollen — die Ränder ausgenommen — einzeln gelagert sein und eine deutliche zentrale Aufhellung, aber keinen großen, hellen Hof aufweisen.

II. Die Phasenkontrastmikrofotografie

1. Apparative Ausstattung

Für die mikrofotografischen Aufnahmen verwenden wir die Spiegelreflexkamera Exakta Varex VX (Ihagee, Kamerawerk AG. i. V., Dresden), in Verbindung mit dem Grundkörper

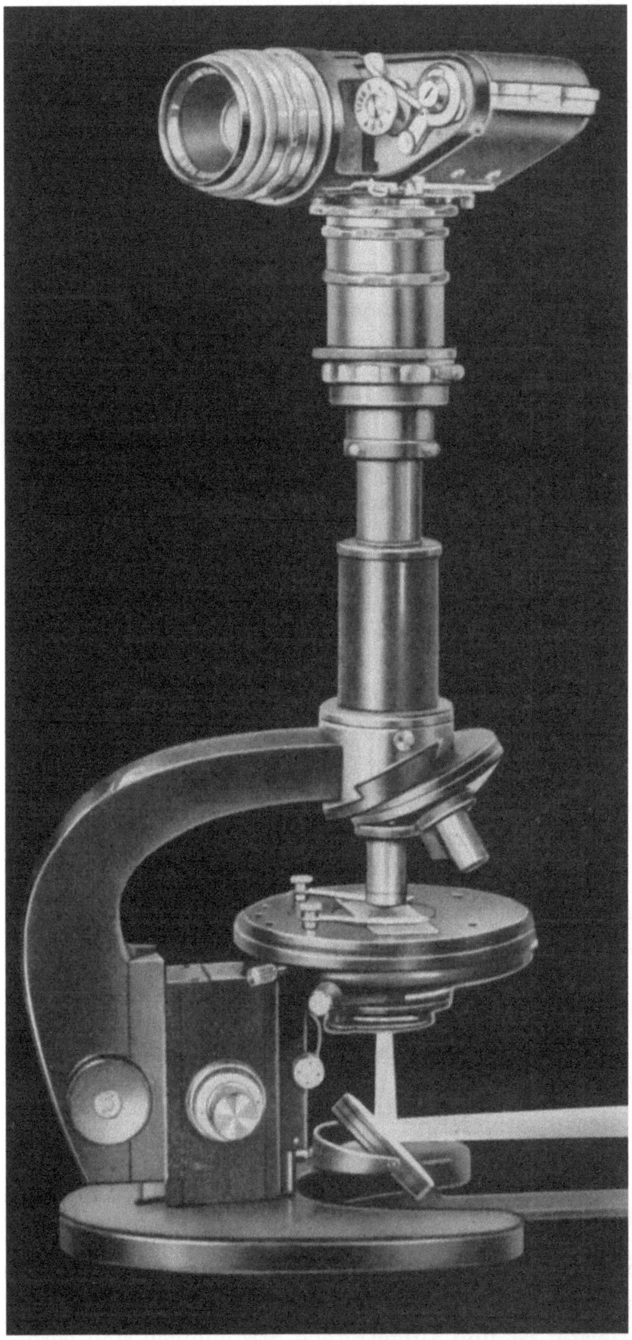

Abb. 25. Exakta Varex mit Objektiv-Lupen-Einsatz und Mikrozwischenstück Nr. 2 in Aufnahmestellung über einem Zeiss-Mikroskop

und Tubus der MF-Einrichtung des VEB Carl Zeiss Jena (Abb. 14). An Stelle von Okularen werden dabei spezielle, für die MF-Einrichtung errechnete Projektive benutzt, die in den drei

Abbildungsmaßstäben 2,5 : 1; 4 : 1 und 6,3 : 1 zur Verfügung stehen. Bei dieser Anordnung erfolgt die Scharfeinstellung nicht über die Mattscheibe der Kamera, sondern durch das Einstellfernrohr des MF-Grundkörpers, dessen helles und klares Bild auch während der Aufnahme sichtbar bleibt.

Durch die Strahlenteilung im Prisma des MF-Grundkörpers geht Licht verloren. Wir verzichten deshalb bei Aufnahmen mit kurzen Belichtungszeiten auf die MF-Einrichtung und verbinden die Kamera durch das Mikrozwischenstück Ausführung 2 (Ihagee, Kamerawerk AG. i. V., Dresden), mit dem monokularen geraden Tubus des Mikroskops (Abb. 25). Die Scharfeinstellung und Wahl des Bildausschnitts erfolgt über den Objektiv-Lupen-Einsatz der Exakta Varex. Durch dieses Vorgehen wird bei gleichem Abbildungsmaßstab auf dem Film die für Aufnahmen mit MF-Einrichtung gültige Belichtungszeit etwa um die Hälfte reduziert.

2. Abbildungsmaßstab auf dem Film

Der Abbildungsmaßstab auf dem Film wird bei Anwendung der MF-Einrichtung durch einfache Multiplikation des Abbildungsmaßstabes des Objektivs mit dem Abbildungsmaßstab des Projektivs errechnet.

Zum Beispiel: Objektiv Ph 90/1,25 Projektiv 4 : 1
Abbildungsmaßstab auf dem Film = 90 × 4 = 360fach.

Wird das Mikroskopzwischenstück benutzt, so muß der Abbildungsmaßstab auf dem Film nach folgender Formel ermittelt werden:

Abbildungsmaßstab auf dem Film =

$$\frac{\boxed{\text{Abbildungsmaßstab des Objektivs}} \times \boxed{\text{Lupenvergrößerung des Okulars}} \times \boxed{\text{Abstand Okular–Filmebene (mm)}}}{250 \text{ (deutliche Sehweite)}}$$

3. Aufnahmetechnik

1. Überprüfen der Phasenkontrasteinstellung (Köhlersches Prinzip, Zentrieren der Ringblende).

2. Gewünschtes Projektiv in den MF-Tubus einsetzen.

3. Kamera, MF-Grundkörper und Tubus fest miteinander verbinden, nachdem eventuell vorhandener Staub o. ä. mit einem Pinsel von den Glas- und Linsenflächen entfernt worden ist.

4. Kamera durch Spannen des Verschlusses und Einstellen der Belichtungszeit zur Aufnahme vorbereiten.
   Bei der Exakta Varex VX sind Filmtransport und Verschlußaufzug gekoppelt. Die langen Belichtungszeiten von $^1/_5$ bis 12 sec werden an einem besonderen Zeitregulierwerk eingestellt.

5. Aufsetzen der Fotoeinrichtung auf das Mikroskop und Überprüfen der Beleuchtung.
   Für die mikrofotografischen Aufnahmen werden die bei subjektiver Beobachtung vorgeschalteten Graufilter kurzfristig entfernt. Lediglich das Gelbgrünfilter und die Schwenkmattscheibe verbleiben im Strahlengang. Liegen die Belichtungszeiten in dem nicht unterteilten Bereich des Verschlusses ($^1/_5$ bis $^1/_{25}$ sec), so werden kürzere, einstellbare Werte erreicht, wenn das Gelbgrünfilter durch ein helleres Gelbfilter ersetzt wird.

6. Scharfeinstellen des Objektes und Wahl des Bildausschnitts im Einstellfernrohr.
   Hierbei ist darauf zu achten, daß gleichzeitig das Objekt und das Strichkreuz im Einstellfernrohr scharf abgebildet sind.
   Bei erstmaliger Benutzung der MF-Einrichtung muß die Dioptrieeinstellung am Beobachtungsfernrohr durch Drehen am gerändelten Ring so vorgenommen werden, daß das Doppelstrichkreuz im Okular des Einblicks bei entspanntem Auge vollkommen scharf erscheint. Die Einstellung kann durch leichte, seitliche Bewegung des Kopfes kontrolliert werden. Sie ist einwandfrei, wenn sich bei der Bewegung das scharf eingestellte Objekt nicht gegen das Strichkreuz verschiebt.

7. Auslösen des Kameraverschlusses mit einem längeren Drahtauslöser.
   Während der Expositionszeit wird im Einstellfernrohr das Objekt beobachtet und gegebenenfalls die Schärfe nachreguliert.

4. Belichtungszeit

Die erforderliche Belichtungszeit richtet sich nach der Intensität der Lichtquelle, dem Abbildungsmaßstab und der Empfindlichkeit des Filmmaterials. Sie muß deshalb bei konstanter Beleuchtung für jede Filmsorte und Objektiv-Projektiv- bzw. Objektiv-Okularkombination durch Probeaufnahmen bestimmt werden.

Bei den Probeaufnahmen legt man für die einzelnen Aufnahmebedingungen (Abbildungsmaßstab, Filmsorte, Entwicklung) je eine Belichtungsreihe an, die so abgestuft ist, daß die folgende Aufnahme doppelt so lange belichtet wird, wie die vorangegangene:

zum Beispiel $^1/_2$, 1, 2, 4, 8, 16, 32 sec.

Führt diese Aufnahmeserie zu keinem befriedigenden Ergebnis, so muß sie mit kürzeren oder längeren Zeiten wiederholt werden. Ist jedoch die richtige Belichtungszeit erfaßt, dann erfolgt ihre genaue Bestimmung durch eine zweite Belichtungsreihe, bei der die Zeitintervalle kleiner sind. Lag z. B. die richtige Belichtungszeit zwischen 8 und 16 sec, so werden bei der zweiten Serie die Aufnahmen mit 8, 10, 12, 14 und 16 sec belichtet. An Hand der Ergebnisse dieser zweiten Aufnahmeserie wird dann die endgültige Belichtungszeit festgelegt.

Da unter denselben Aufnahmebedingungen die einmal ermittelte Expositionszeit praktisch konstant ist, ist die Anwendung eines Belichtungsmessers nicht notwendig.

Um auch die von Präparat zu Präparat wechselnde Schichtdicke bei der Aufnahme zu berücksichtigen, machen wir grundsätzlich von jedem Objekt zwei Aufnahmen mit verschiedenen, nahe beieinander liegenden Belichtungszeiten, da bei sehr dünner Schicht etwas länger, bei dickerer Schicht — wegen des Streulichtes — etwas weniger belichtet werden muß.

5. Filmmaterial und Negativentwicklung

Die Phasenkontrastmikrofotografie stellt an das Filmmaterial ganz besondere Anforderungen, die heute mit den handelsüblichen Filmen nicht restlos befriedigt werden können; denn es ist nicht möglich, einen hochempfindlichen, kontrastreichen, kornlosen Film mit höchstem Auflösungsvermögen herzustellen. Das vorhandene Negativmaterial ist entweder hochempfindlich und wenig kontrastreich oder feinkörnig und von großer Auflösung. Je nach Verwendungszweck muß man daher zwangsläufig mit mehreren Filmsorten arbeiten.

Für die morphologischen Routineuntersuchungen verwenden wir den AGFA Isopan FF 10/10°-DIN-Kleinbildfilm (VEB AGFA, Wolfen). Als praktisch kornloser, kontrastreicher Film mit großem Auflösungsvermögen ist er für Phasenkontrastaufnahmen sehr geeignet. Um die Empfindlichkeit weitgehend auszunutzen, entwickeln wir den Film in Eikonal (1 : 10; 6 Minuten bei 18° C). Auf diese Weise wird ohne Betonung des Korns ein besonders kontrastreiches, brilliantes Negativ erzielt, das beliebig vergrößert werden kann. Die Entwicklung in einem Feinstkorn- oder Feinkornentwickler (Atomal F bzw. Final) bringt demgegenüber keine Vorteile. Lediglich bei Anwendung eines modernen Spezialentwicklers (Hypronal, Promikrol), wird die Empfindlichkeit etwa um 4/10° DIN gesteigert, doch verlieren die Negative an Kontrast.

Als zweite Filmsorte benutzen wir bei Aufnahmen, die kürzere Belichtungszeiten erfordern oder mit geringerer Lichtintensität aufgenommen werden sollen, den empfindlicheren AGFA Isochrom F 17/10°-DIN-Film (VEB AGFA, Wolfen). Dieser Film muß allerdings in Atomal F (9 Minuten bei 18° C) entwickelt werden, damit das Korn nicht zu grob wird. Die Vergrößerung der weniger kontrastreichen Negative ist etwa 8 bis 10mal linear möglich. Infolge der größeren Empfindlichkeit kann die Belichtungszeit gegenüber dem FF 10/10°-DIN-Film auf die Hälfte reduziert werden.

Für Aufnahmen mit besonders kurzen Expositionszeiten (z. B. Bewegungsstudien von Leukozyten) ist der ILFORD FP 3 18/10°-DIN-Kleinbildfilm (Ilford, Ltd., England) gut geeignet. Bei Entwicklung in Promikrol (May & Baker, Ltd., England) erhält man Negative von gutem Kontrast und ausreichendem Auflösungsvermögen, die aber wegen ihrer stärkeren Körnigkeit nur bis etwa 7,5mal linear nachvergrößert werden können. Die Belichtungszeiten sind bei der angegebenen Entwicklung sehr kurz. Sie betragen etwa $^{1}/_{10}$ der für den ISOPAN FF 10/10°-DIN-Film gültigen Werte. Die nachfolgende Tabelle enthält die Erfahrungswerte bei Aufnahmen mit den einzelnen Filmsorten. Dabei können die aufgeführten Belichtungszeiten als Anhaltspunkt für Aufnahmen unter gleichen oder ähnlichen Bedingungen dienen.

Filmsorte und Empfindlichkeit	*Entwicklung*	*Belichtungszeit*)*	*Kontrast Körnigkeit Auflösung*	*Mögliche Nachvergrößerung des Negativs (linear)*	*Verwendungszweck*
AGFA Isopan FF 10/10° DIN	Eikonal 1:10 6 Min. bei 18°C	9–11 sec	sehr guter Kontrast praktisch kornlos sehr gute Auflösung	mehr als 10mal	morphologische Routineaufnahmen
AGFA Isochrom F 17/10° DIN	Atomal F 9 Min. bei 18°C	4–6 sec	ausreichender Kontrast sichtbares Korn gute Auflösung	bis etwa 10mal	Aufnahmen unter ungünstigeren Lichtverhältnissen
ILFORD FP 3 18/10° DIN	Promikrol 9 Min. bei 20°C	$^{1}/_{2}$–1 sec	ausreichender Kontrast deutliches Korn ausreichende Auflösung	bis etwa 7,5mal	nur für Aufnahmen mit besonders kurzer Expositionszeit (Bewegungsstudien)

*) Die Belichtungszeit bezieht sich auf folgende Aufnahmebedingungen:
Lichtwurflampe: 12 Volt, 100 Watt; Gelbgrünfilter VG 4; positiver Phasenkontrast; Objektiv: Ph 90/1,25; Projektiv: 6,3 : 1; MF-Einrichtung mit Exakta Varex.

Bei der Herstellung der Vergrößerungen muß durch Wahl eines Fotopapiers mit entsprechender Gradation darauf geachtet werden, daß die im Negativ vorhandenen Kontraste und die Detailwiedergabe erhalten bleiben. Die jeweils lineare Vergrößerung richtet sich nach dem Verwendungszweck der Bilder. Für die eigene Sammlung vergrößern wir Übersichten 2,5- bis 3,5mal, Einzelzellen 4mal linear. Werden Bilder für Ausstellungszwecke o. ä. benötigt, so ist eine stärkere Nachvergrößerung (8- bis 10mal) erforderlich.

6. Aufnahmeprotokoll

Im Hinblick auf die spätere Auswertung der Mikrofotogramme ist es wichtig, über alle Aufnahmen ein genaues Protokoll zu führen, das folgende Angaben enthalten soll:

1. Datum und Filmnummer
2. Herkunft und Art des Untersuchungsmaterials

3. Filmsorte und Entwicklung
4. Abbildungsmaßstab und Aufnahmeeinrichtung
5. Lichtquelle und eventuell vorgeschaltete Filter
6. Belichtungszeit
7. Besondere Bemerkungen zum Objekt.

III. Die Phasenkontrastmikrokinematografie

Die Phasenkontrastkinematografie ist auch ohne zweckgebundene Spezialeinrichtungen möglich, wenn man mit einer Spiegelreflex-Schmalfilmkamera nach dem Prinzip der „Kamera ohne Objektiv" arbeitet und für die erforderlichen Aufnahmefrequenzen von 1 bis 8 Bildern/sec den elektrischen Antriebsmotor durch vorgeschaltete Zwischengetriebe entsprechend untersetzt. Bei dieser Art der Zeitraffung werden zwangsläufig die Expositionszeiten der einzelnen Aufnahmen verlängert. Zur Beleuchtung können deshalb die vorhandenen leistungsfähigen Niedervolt-Mikroskopleuchten dienen.

Während der kinematografischen Aufnahmen müssen die Präparate auf konstanter Temperatur (37° C) gehalten werden, damit die Ergebnisse nicht durch Temperaturreaktionen verfälscht werden. Aus diesem Grund ist die Ausstattung des Mikroskopes mit einem heizbaren Objekttisch erforderlich.

1. Aufnahmeapparatur

Als Aufnahmekamera steht uns die 16-mm-Spiegelreflex-Kamera AK 16 (VEB Kinowerk, Dresden) zur Verfügung. Zwei 30-m-Schnellwechselkassetten, ein auswechselbarer elektrischer Antriebsmotor und zwei Untersetzungsgetriebe 4 : 1 vervollständigen unsere Ausrüstung. Der Motor wird durch einen 12-Volt-Akkumulator gespeist. Um unliebsame Unterbrechungen der Aufnahmen zu vermeiden, halten wir stets eine zweite betriebsfähige 12-Volt-Batterie in Bereitschaft.

Die AK 16 befestigen wir an einem senkrecht an der Wand angebrachten Säulenstativ, an dem sie in vertikaler Richtung auf einem Schlitten verschoben werden kann (Abb. 26). Ein Anschlag legt die einmal ermittelte günstigste Aufnahmestellung fest. Vor und zwischen den Aufnahmen kann die Kamera in Bereitschaftsstellung hochgeschoben werden und behindert so in keiner Weise die direkte mikroskopische Beobachtung. Das Mikroskop steht bei dieser Anordnung auf einem festen, erschütterungsfreien Tisch senkrecht unter der Kamera. Um eine Übertragung von Schwingungen zu vermeiden, sind beide Geräte nicht fest miteinander verbunden. Der erforderliche Schutz vor Fremdlicht wird durch eine Lichtfalle gewährleistet, die aus zwei Metalltuben besteht, die, ohne sich zu berühren, ineinandergreifen und von denen einer an Stelle des Objektivs an der Kamera, der andere am Einblicktubus des Mikroskops befestigt wird.

Zum Ein- und Ausschalten benutzen wir einen in die elektrische Zuleitung eingebauten Fußschalter. Auf diese Weise werden Erschütterungen verhindert, die bei Berühren der Kamera sonst unvermeidlich sind.

2. Justierung von Mikroskop und Kamera

Bei der Aufnahme steht das mit einem geraden Tubus ausgestattete Mikroskop so unter der in Aufnahmestellung befindlichen Kamera, daß ein im Zentrum des Sehfeldes liegendes Objekt in der Mitte der Mattscheibe des Suchers abgebildet wird. Um hierbei die richtige Stellung des Mikroskops zur Kamera festzulegen, ist folgende Justierung erforderlich:

1. Einstellen eines beliebigen Präparates (z. B. Blutausstrich) im Mikroskop mit schwachem Trockenobjektiv.

2. Aufsuchen eines auffallenden Objekts und Zentrieren desselben im Sehfeld.
   Das Präparat darf danach nicht mehr in seiner Lage auf dem Objekttisch verändert werden.

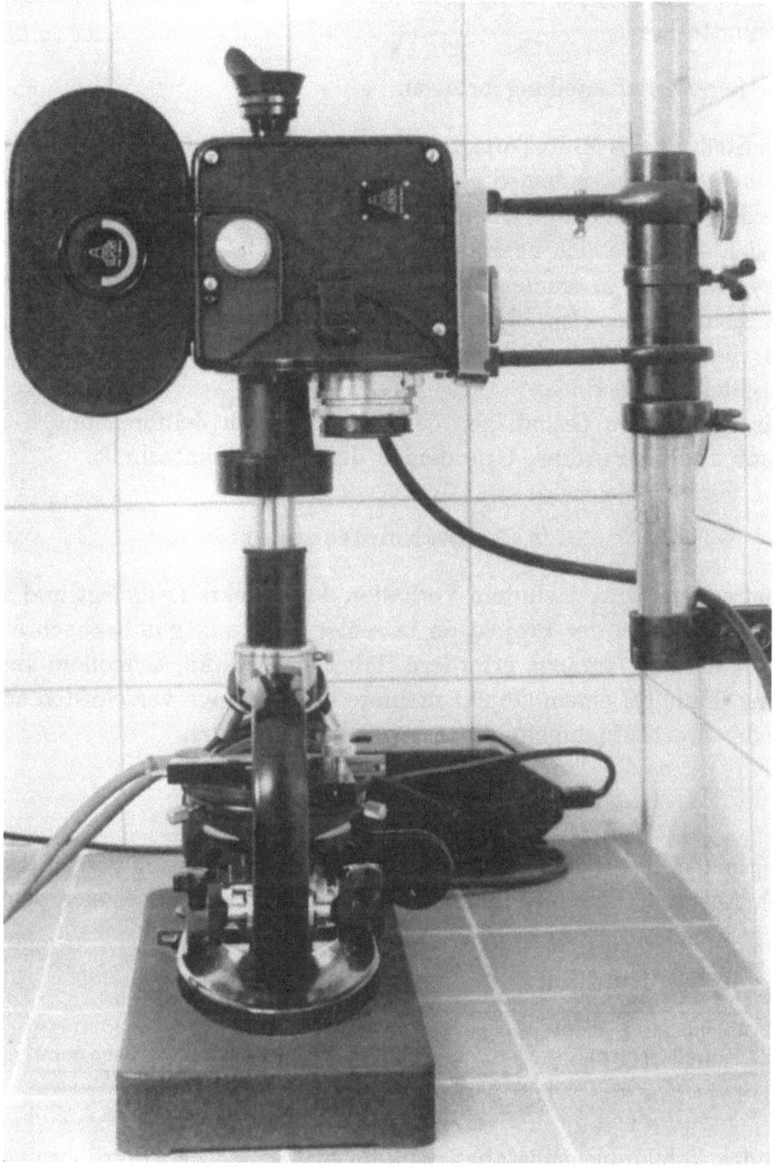

Abb. 26. Die AK 16 als Mikrokamera in Aufnahmestellung über dem Mikroskop. Die Kamera ist über einen Schlitten an dem vertikalen Säulenstativ befestigt

3. Befestigen der aufnahmebereiten Kamera am Stativ.
   Nach Einsetzen der Filmkassette überzeugt man sich durch kurzfristiges Einschalten des Motors vom einwandfreien Lauf der Kamera.

4. Kamera in Aufnahmestellung bringen und fixieren.
   Gleichzeitig wird das Mikroskop so verschoben, daß die beiden Tuben der Lichtfalle, ohne sich zu berühren, ineinandergreifen. Vor dem Anziehen der Klemmschrauben,

zum Arretieren der Kamera am Stativ, muß mit einer kleinen Wasserwaage das Kameragehäuse so eingerichtet werden, daß die Filmebene genau horizontal liegt.

5. Scharfeinstellung auf der Mattscheibe durch Betätigen des Feintriebes am Mikroskop. Die Einstellung läßt sich leichter und genauer durchführen, wenn die Mattscheibe gegen eine Klarglasscheibe mit Strichkreuz ausgewechselt wird.

6. Verschieben des Mikroskops, bis das Bild des unter 2. zentrierten Objektes genau in Mattscheibenmitte liegt.

7. Kamera in Bereitschaftsstellung bringen.

Wird jetzt die Stellung des Mikroskops zur Kamera nicht mehr geändert, so können jederzeit Aufnahmen gemacht werden, indem die Kamera wieder in Aufnahmestellung gebracht wird. Vorher sind allerdings jeweils einige Überlegungen über die günstigsten Aufnahmebedingungen notwendig, die sich ausschließlich nach der Art des Objekts richten. Die hierfür notwendigen Erfahrungen erwirbt man in kurzer Zeit, wodurch spätere Aufnahmen keine besonderen Schwierigkeiten mehr machen. Im folgenden wird ein kurzer Überblick über die verschiedenen Punkte gegeben, die bei der Aufnahme beachtet werden müssen. Ihre ausführliche Darstellung ist in folgenden Büchern zu finden:
W. Kuhl, Die technischen Grundlagen der kinematischen Zellforschung.
H. H. Heunert und K. Philipp, Grundlagen der Schmalfilmtechnik.

3. Aufnahmefrequenz

Die Aufnahmefrequenz wird nach dem Verhalten des Objekts festgelegt und so gewählt, daß der betreffende Vorgang bei der Projektion in seiner Dynamik gut beobachtet werden kann. Sehr langsame Bewegungsvorgänge erfordern dabei eine starke, schnellere Bewegungen eine geringere Raffung. Falls bei einem Objekt mehrere Teilvorgänge verschieden schnell ablaufen, muß mit zwei oder drei Aufnahmefrequenzen gearbeitet werden.

4. Abbildungsmaßstab

Der Abbildungsmaßstab auf dem Film wird durch die Vergrößerung von Objektiv und Okular sowie durch den Abstand Okular—Filmebene bestimmt. Er errechnet sich ebenfalls nach der Formel:

Abbildungsmaßstab auf dem Film =

$$\frac{\boxed{\begin{matrix}\text{Abbildungsmaßstab}\\ \text{des Objektivs}\end{matrix}} \times \boxed{\begin{matrix}\text{Lupenvergrößerung}\\ \text{des Okulars}\end{matrix}} \times \boxed{\begin{matrix}\text{Abstand}\\ \text{Okular–Filmebene (mm)}\end{matrix}}}{250 \text{ (deutliche Sehweite)}}$$

Bei der Wahl des Abbildungsmaßstabes muß die spätere starke Vergrößerung des Filmbildes bei der Projektion berücksichtigt werden. Im allgemeinen kommt man mit zwei verschiedenen Vergrößerungen aus. Der Abstand Okular—Filmebene wird zweckmäßigerweise im Hinblick auf einheitliche Belichtungsbedingungen bei allen Aufnahmen konstant gehalten. Die Änderung des Abbildungsmaßstabes wird daher am Mikroskop durch Auswechseln des Okulars oder, besonders einfach und ohne Zeitverlust, durch ein einschaltbares Zwischensystem (z. B. Optovar, Zeiss-Oberkochen) vorgenommen. Das Objektiv kann im allgemeinen nicht gewechselt werden, da bei hämatologischen Aufnahmen vorzugsweise die Ölimmersion benutzt werden muß.

Bei exakter Justierung wird auf dem Film stets der zentrale, gut korrigierte Teil des Sehfeldes abgebildet. Spezialokulare mit besonderer Randschärfe sind daher nicht erforderlich. Wir benutzen Kompensationsokulare mit 5- und 7facher Lupenvergrößerung.

5. Beleuchtung

Die Beleuchtung wird nach den Regeln der Phasenkontrastmikroskopie eingestellt. Wir verwenden als Mikroskopleuchte wie bei der Direktbeobachtung die Lichtwurflampe C (12 Volt, 100 Watt) im Lampengehäuse der Vertikalkamera „Standard".

Leuchten mit hohem UV-Anteil, wie Quecksilberhöchstdruckbrenner oder Bogenlampen, sollen bei den empfindlichen hämatologischen Objekten nicht benutzt werden, um fotodynamische Schädigungen zu vermeiden. Ist ihre Anwendung nicht zu umgehen, so müssen strenge UV-Sperrfilter vorgeschaltet werden.

6. Filmmaterial

An das Filmmaterial werden bei der Mikrokinematografie hinsichtlich Empfindlichkeit, Auflösungsvermögen, Kontrastreichtum und Körnigkeit dieselben Anforderungen gestellt wie bei der Mikrofotografie. Bei der Wahl der Filmsorte muß man zunächst die Frage Negativ- oder Umkehrfilm entscheiden.

Umkehrfilme sind auch bei höherer Empfindlichkeit (19/10° bis 21/10° DIN) sehr feinkörnig und kontrastreich. Nach der Entwicklung liegt zwar sofort ein vorführbereites Positiv vor, doch ist es ein Unikat, das nach mehreren Vorführungen in seiner Qualität durch die unvermeidbaren Kratzer leidet und schließlich unbrauchbar wird. Ferner führt der enge Belichtungsspielraum leicht zu Fehlbelichtungen, die nicht, wie beim Negativfilm in gewissen Grenzen durch Entwicklung und Kopie ausgeglichen werden können. Obwohl der Umkehrfilm einige Vorteile besitzt, sollte man doch auf seine Anwendung verzichten und nur mit Negativmaterial arbeiten. Als Negativfilme wird man bei hämatologischen Objekten die feinkörnigen Emulsionen mit höherer Empfindlichkeit (13/10° bis 19/10° DIN) verwenden, um die Aufnahmen mit möglichst geringer Lichtintensität durchführen zu können. Werden die belichteten Filme an eine Entwicklungsanstalt gegeben, so ist darauf zu achten, daß die Probestreifen und die endgültigen Aufnahmen unter gleichen Bedingungen entwickelt werden. Sofern ein kleines Fotolabor vorhanden ist, kann aber die Entwicklung auch mit Hilfe eines 16-mm-Correxbandes leicht und schnell selbst durchgeführt werden.

Für viele Zwecke der Auswertung, z. B. der Teilbildanalyse, genügt der Negativstreifen. Nur von besonders wichtigen, oder von vornherein für die Demonstration vorgesehenen Filmen wird eine Kopie angefertigt. Zweckmäßigerweise arbeitet man dabei nur mit einer Kopieranstalt zusammen, die nach einiger Zeit die Kopien gleichmäßig in der gewünschten Art herstellt. Macht man es sich zur Gewohnheit, alle Arbeiten am Negativ mit Handschuhen auszuführen und wertvolle Filme nicht als Negative zu projizieren, so wird man stets einwandfreie Kopien erhalten.

Wir verwenden ausschließlich den AGFA-ISOPAN-16-mm-Negativfilm 13/10° DIN (VEB AGFA, Wolfen), den wir mit einem Correxband in Eikonal (1:10; 6 Minuten bei 18° C) entwickeln. Bei dieser Verarbeitung erhalten wir ein sehr kontrastreiches, feinkörniges Negativ. Nach grobem Schnitt, bei dem unscharfe oder ungeeignete Stellen entfernt werden, lassen wir eine Kopie auf hartem Positivfilm herstellen. Erst diese Arbeitskopie wird endgültig geschnitten und gegebenenfalls mit Titeln versehen. Wird für Vorträge usw. eine neue, klebestellenfreie Kopie benötigt, muß vorher das Negativ nach der zusammengestellten Arbeitskopie hergerichtet werden.

Die Negative und Kopien werden in Blechdosen an einem trockenen, nicht zu warmen Ort aufbewahrt. Sammeln sich im Laufe der Zeit größere Filmmengen an, so müssen bei ihrer Lagerung die polizeilichen Feuerschutzbestimmungen beachtet werden.

7. Belichtung des Filmes

Aufnahmefrequenz, Abbildungsmaßstab, Filmempfindlichkeit und Lichtintensität müssen zur richtigen Belichtung des Filmes aufeinander abgestimmt werden. Man geht dabei so vor, daß zunächst nach dem Objekt und der zugrunde liegenden Fragestellung die Aufnahmefrequenz und der Abbildungsmaßstab festgelegt werden. Unter Berücksichtigung der Filmempfindlichkeit wird darauf die Lichtintensität so eingestellt, daß der Helligkeitsgrad der Lichtquelle und die Stellung der Sektorenblende den Standardwerten entsprechen, die durch Probestreifen für die einzelnen Aufnahmebedingungen ermittelt wurden.

Die Anwendung eines Belichtungsmessers ist im allgemeinen nicht erforderlich. Sein Einsatz lohnt nur bei besonderen Aufnahmen unter wechselnden Bedingungen. Allerdings muß dann ein außerordentlich empfindliches Gerät verwendet werden, damit die Messung in Höhe der Filmebene vorgenommen werden kann.

8. Herstellung der Probestreifen

Bei der Herstellung der Probestreifen werden unter konstanten Aufnahmebedingungen nacheinander kurze Bildserien aufgenommen, bei denen jeweils die Helligkeit der Lichtquelle durch vorgeschaltete Filter geändert wird.

Zum Beispiel:	1. Bildserie	AGFA-Gelbfilter Nr. 1	(Verlängerungsfaktor ∼ 1,4)
	2. Bildserie	Gelbgrünfilter VG 4	(Verlängerungsfaktor ∼ 2)
	3. Bildserie	Gelbgrünfilter VG 4 + seidenmattiertes Mattglas	(Verlängerungsfaktor ∼ 3)
	4. Bildserie	Gelbgrünfilter VG 4 + AGFA-Graufilter Nr. 91	(Verlängerungsfaktor ∼ 4)

Erhält man bei diesem Vorgehen kein einwandfrei belichtetes Negativ, ist ein zweiter Probestreifen notwendig. Dabei wird als Grundeinstellung die Filterkombination der etwas überbelichteten Bildserie beibehalten und nur die vorher voll geöffnete Sektorenblende stufenweise geschlossen.

Für jeden gewünschten Abbildungsmaßstab, sowie für alle in Frage kommenden Aufnahmefrequenzen und Filmsorten müssen derartige Probestreifen angefertigt werden. Um bei späteren Aufnahmen die einmal bestimmten Standardwerte exakt reproduzieren zu können, ist besonderer Wert auf ein genau geführtes Protokoll zu legen.

9. Aufnahmeprotokoll

Das Aufnahmeprotokoll, als Grundlage der späteren Filmauswertung, soll folgende Angaben enthalten:

1. Datum und Filmsignierung
2. Herkunft und Art des Objektes
3. Zeitpunkt der Präparatanfertigung, Aufnahmebeginn und Aufnahmeende
4. Filmsorte und Entwicklung
5. Abbildungsmaßstab (Objektiv, Okular und Abstand Okular—Filmebene)
6. Aufnahmefrequenz
7. Lichtquelle und Filter
8. Stellung der Sektorenblende
9. Besondere Bemerkungen zum Objekt bzw. Film.

10. Signierung der Filme

Auf einem 30-m-Film werden im allgemeinen verschiedene Bildfolgen aufgenommen. Um bei der Auswertung der Filmstreifen die einzelnen Einstellungen sicher auffinden zu können, ist eine einwandfreie Kennzeichnung am Anfang jeder Einstellung erforderlich. Bei der AK 16 kann die Signierung leicht vor Einführen der Kassette in die Kamera durch direkte Beschriftung des Filmes vorgenommen werden, indem man vorsichtig mit einer feinen Nadel eine Zahl oder Buchstaben in die Schichtseite des Filmes einritzt. Ohne großen Aufwand lassen sich aber auch entsprechende Angaben auf dem Film fotografisch festhalten.

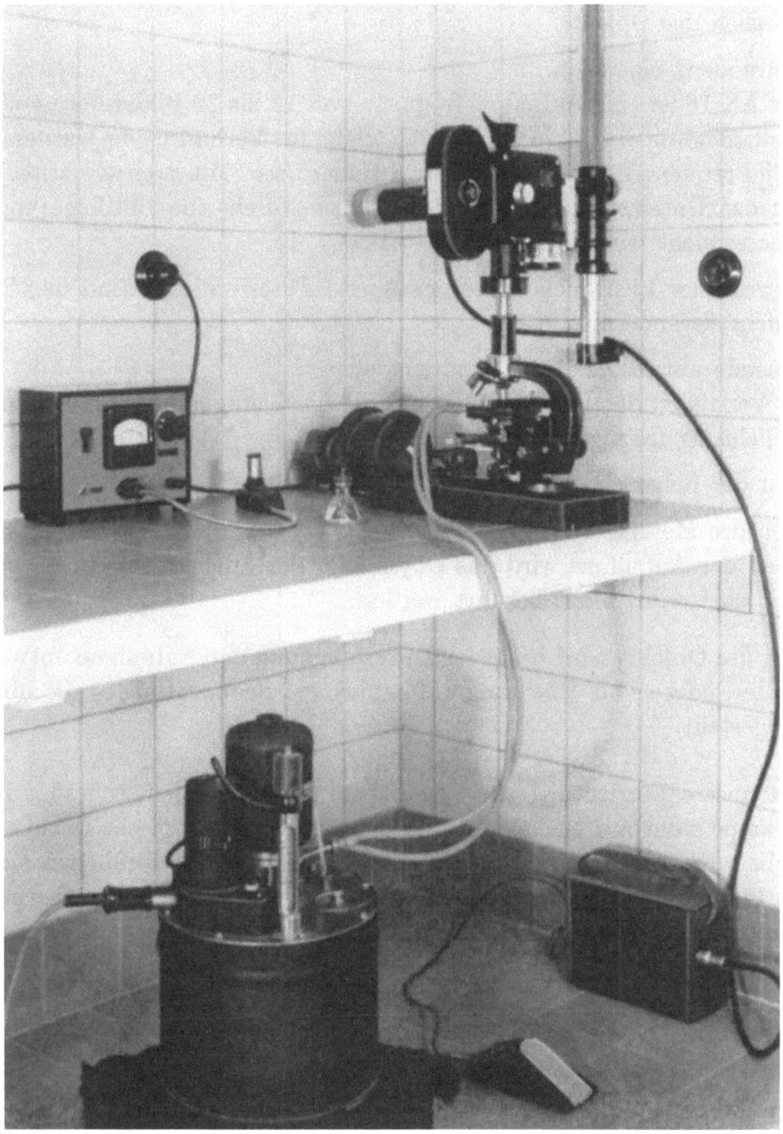

Abb. 27. Gesamtansicht der mikrokinematografischen Einrichtung für Phasenkontrastaufnahmen
oben: rechts ZEISS-Forschungsmikroskop LgOE mit aufgesetztem heizbarem Objekttisch;
darüber AK 16 in Aufnahmestellung;
links daneben Belichtungsmesser (Selbstbau)
unten: 12-Volt-Akkumulator, Fußschalter und Ultrathermostat nach Höppler

11. Durchführung der Aufnahme

1. Überprüfen der Phasenkontrasteinstellung.
2. Austauschen des binokularen Schrägtubus gegen einen monokularen geraden Tubus, an dem der untere Teil der Lichtfalle befestigt ist.
3. Gewünschtes Okular in den Tubus einsetzen.
   Vorher wird mit einem feinen Pinsel eventuell vorhandener Staub von den Linsenflächen entfernt.
4. Zentrieren des Objekts im Sehfeld.
5. Kamera in Aufnahmestellung bringen und fixieren.
6. Scharfeinstellen des Objekts.
7. Aufnahmefrequenz einstellen.
   Bei der AK 16 ist eine Aufnahmefrequenz von 12 bis 32 Bildern/sec vorgesehen. Wird der Elektromotor durch ein Zwischengetriebe im Verhältnis 4 : 1 untersetzt, so erhält man Bildfrequenzen zwischen 3 und 8 Bildern/sec. Mit zwei Zwischengetrieben 4 : 1 beträgt das Untersetzungsverhältnis 16 : 1, wodurch eine Bildfolge von 1 und 2 Bildern/sec erreicht wird.
8. Helligkeitsgrad der Lichtquelle durch geeignete Filter entsprechend den Testwerten des Probestreifens verändern.
9. Sektorenblende auf festgelegten Wert einstellen.
   Durch Verstellen der Sektorenblende wird die Zeitspanne verkürzt, in der der Film zur Belichtung freigegeben ist.
10. Überprüfen der Scharfeinstellung.
11. Einschalten des Motors.
    Während der Aufnahme wird das Objekt auf der Suchermattscheibe beobachtet. Die Kamera darf dabei nicht berührt werden.

Zur Schonung des Objekts wird bei jeder Unterbrechung der Aufnahme entweder die Lichtquelle abgeschaltet, oder — bei Übergang auf subjektive Beobachtung — die übliche Minimalbeleuchtung eingestellt.

Abb. 27 zeigt unsere Einrichtung zur Phasenkontrastmikrokinematografie. Das Mikroskop mit Mikroskoplampe steht auf einem in die Wand eingelassenen Tisch. Darüber befindet sich die am Stativ befestigte Kamera in Aufnahmestellung. Auf dem Fußboden sind (von rechts nach links) die 12-Volt-Batterie, der Fußschalter und der Höppler-Ultrathermostat sichtbar. Ferner steht links neben dem Mikroskop ein selbstgebauter Belichtungsmesser.

ZWEITER TEIL

Morphologie der normalen und pathologischen Einzelzelle sowie charakteristische Blut- und Knochenmarkbefunde

Die Stammzellen

Als Stammzellen werden die jüngsten Vorstufen der verschiedenen Zellsysteme bezeichnet. Sie kommen normalerweise in geringer Zahl nur in den Blutbildungsstätten vor. Nach Ansicht zahlreicher Autoren leiten sie sich vom Retikuloendothel ab, das damit letztlich als Mutterboden aller Blutzellen anzusehen ist.

Verschiedene Zellformen

Abbildung 1–18

Abbildung 1 Stammzelle, vermutlich Plasmoblast. Großer, lockerer, scharf begrenzter, heller Zellkern mit drei dunklen, unterschiedlich großen Kernkörperchen und wenig auffälliger Chromatinstruktur. Das dichte Zytoplasma enthält zahlreiche, dem Kern anliegende, dunkle Granula und zarte netzartige Strukturelemente (Ergastoplasma), welche auch in Plasmazellen bei beginnender Degeneration vorkommen. (Knochenmark, chronische Hepatitis)

Abbildung 2 Stammzelle. Großer, lockerer, heller, scharf begrenzter Zellkern mit zwei dunklen, runden Kernkörperchen und blaßgrauer Chromatinstruktur. Im dichten Zytoplasma sehr grobe, schwarze Granula und eine ovale, phasennegative Vakuole. Ähnliches Zellbild wie in Abb. 1. (Knochenmark, hämolytisch-urämisches Syndrom, Gasser)

Abbildung 3 Stammzelle, unreife Retikulumzelle. Großer, runder, blaßgrauer Zellkern mit drei unregelmäßig begrenzten dunklen Kernkörperchen und angedeutet sichtbarer Chromatinstruktur. Das mitteldichte Zytoplasma ist unscharf begrenzt und enthält reichlich grobe, schwarze, runde Granula. (Knochenmark, Panmyelopathie)

Abbildung 4 Junger Proerythroblast. Großer, scharf begrenzter, runder, lockerer Zellkern mit unregelmäßig begrenztem, langgezogenem, dichtem Nukleolus und zarter, feinfleckig-retikulärer Chromatinstruktur. Das dichte Zytoplasma enthält zahlreiche dunkle, runde Granula, vereinzelt auch fadenförmige Mitochondrien. (Knochenmark, Anämie)

Abbildung 5 Promegaloblast-Bewegungsform. Großer, ovaler, heller, fast strukturloser Zellkern mit drei mitteldichten, unregelmäßig geformten Kernkörperchen. Im Zytoplasma dunkle, runde Granula und fadenförmige Mitochondrien. Bei 12 Uhr Plasmafortsatz, der eine phasennegative Vakuole und einige fadenförmige Mitochondrien enthält. Sehr langsame Zellbewegung. (Knochenmark, Morbus Biermer-Addison)

Abbildung 6 Proerythroblast-Bewegungsform. Großer, scharf begrenzter, lockerer Zellkern mit zwei unregelmäßig begrenzten Kernkörperchen, die durch eine Brücke miteinander verbunden sind. Die Chromatinstruktur ist deutlich sichtbar. Das dichte Zytoplasma enthält zahlreiche grobe, dunkle Granula, einige fadenförmige Mitochondrien, sowie kleine, phasennegative Vakuolen, die auf eine beginnende Degeneration schließen lassen. Größerer Plasmafortsatz bei 11 Uhr. Rechts ein oxyphiler Erythroblast. (Knochenmark, hämolytisch-urämisches Syndrom, Gasser)

Abbildung 7 Megakaryoblast. Ovaler, exzentrisch gelegener, scharf begrenzter Zellkern mit dunklem Nukleolus und deutlicher feinfleckig-streifiger Chromatinstruktur. Im dichten Zytoplasma reichlich dunkle und graue, runde Granula. (Knochenmark, Säugling)

Abbildung 8 Zweikerniger Megakaryoblast. Ovale, leicht eingebuchtete, scharf begrenzte, streifig-feinfleckig strukturierte Kerne mit dunklen Kernkörperchen, die charakteristisch lang ausgezogen sind. Das dichte Zytoplasma enthält reichlich runde Granula. Zweikernige – tetraploide – Megakaryoblasten sind häufiger anzutreffen. (Knochenmark, chronische Hepatitis)

Abbildung 9 Tetraploider junger Promegakaryozyt. Lockere, große, unregelmäßig begrenzte Kerne mit mehreren dunklen Kernkörperchen, die zum Teil durch feine, fadenförmige Brücken miteinander verbunden sind. Das mitteldichte Zytoplasma enthält reichlich dunkle, runde Granula. (Knochenmark, banaler, hochfieberhafter Infekt)

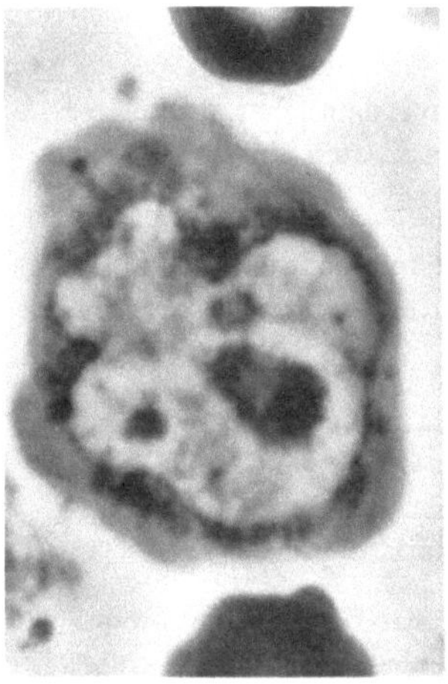

1 × *2300*

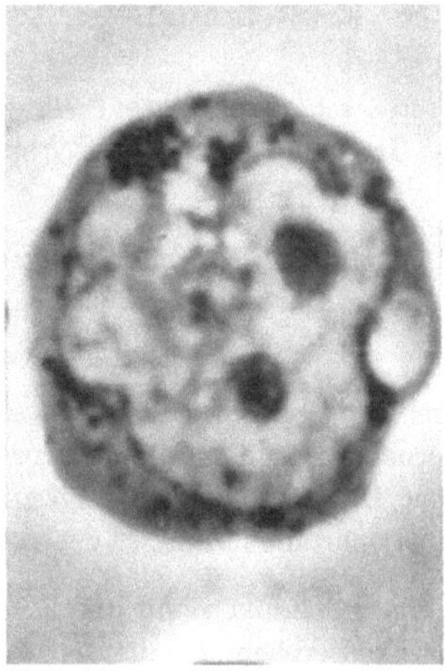

2 × *2300*

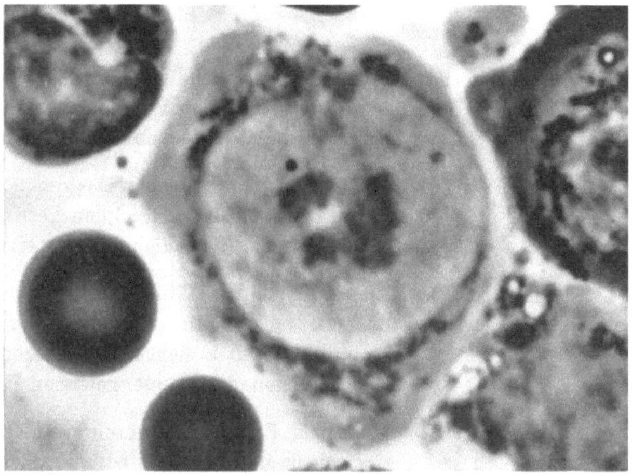

3 × *2300*

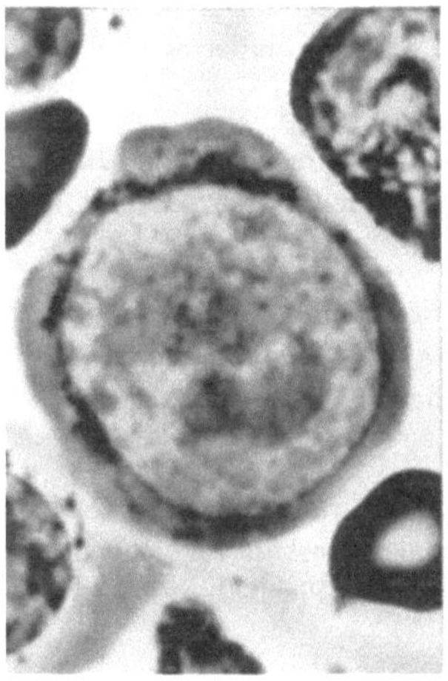

4 × *1900*

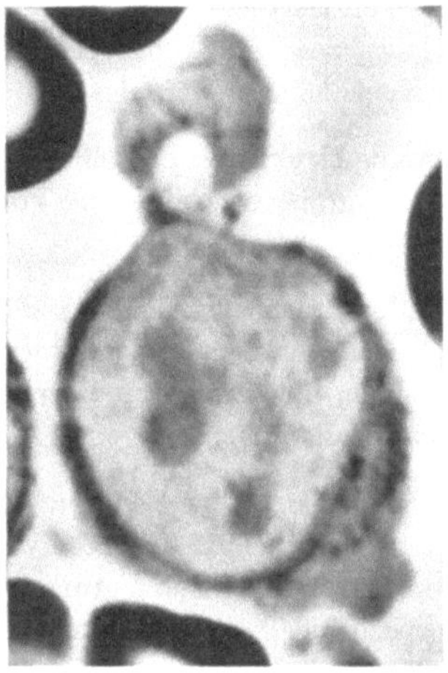

5 × *2300*

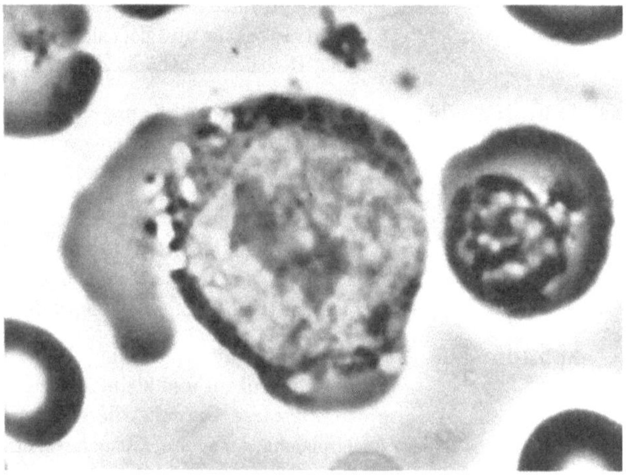

6 × *2300*

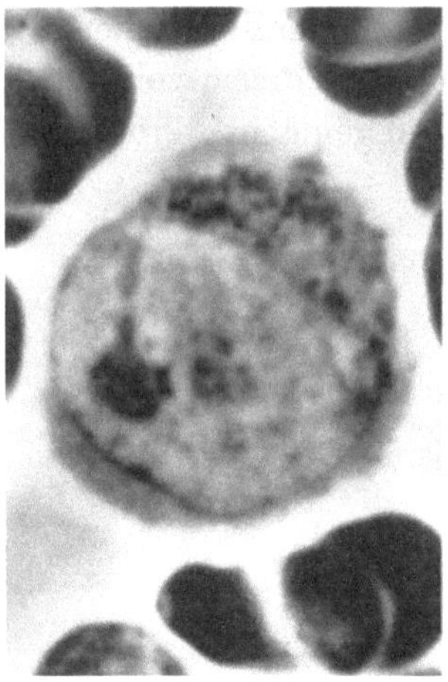

7 × *2300*

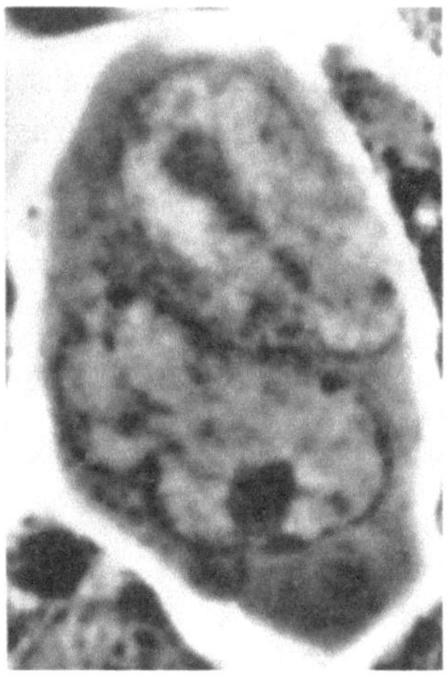

8 × *2300*

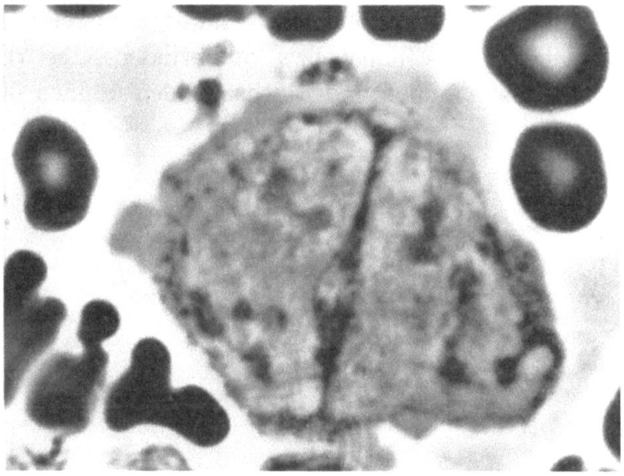

9 × *2000*

Verschiedene Zellformen (Fortsetzung)

Abbildung 10 Myeloblast, atypische Zellform. Eingebuchteter, scharf begrenzter Zellkern mit deutlicher, retikulärer Chromatinstruktur und dunklem Nukleolus. Im schmalen, dichten Zytoplasmasaum einige schwarze, runde Granula. (Knochenmark, Sepsis)

Abbildung 11 Myeloblast. Großer, scharf begrenzter, unregelmäßig geformter Zellkern mit deutlich retikulärer Chromatinstruktur und dunklem Kernkörperchen. Das dichte Zytoplasma enthält zahlreiche schwarze, grobe Granula. (Knochenmark, Sepsis)

Abbildung 12 Älterer Myeloblast, Bewegungsform. Unregelmäßig geformter, der Zellgestalt angepaßter Zellkern mit retikulärer Chromatinstruktur und zwei Kernkörperchen. Reichlich schwarze, grobe und einige graue Granula. Deutlich sichtbares Zytozentrum. Die Myeloblasten zeigen sehr langsame Bewegungserscheinungen, die zu einer gewissen Formpolymorphie führen. (Knochenmark, Sepsis)

Abbildung 13 Monoblast. Eingebuchteter, unregelmäßig geformter Zellkern mit deutlicher, streifig-fleckiger Chromatinstruktur und dunklen, polymorphen Kernkörperchen. Im dichten Zytoplasma zahlreiche grobe, dunkle Granula. (Knochenmark, Neugeborenensepsis)

Abbildung 14 Älterer Monoblast. Exzentrisch gelegener, großer Zellkern mit streifig-fleckiger Chromatinstruktur und polymorphen Kernkörperchen. Reichlich grobe, dunkle Zytoplasmagranula. Bei 9 Uhr ein Glanzkorn (s. S. 132 u. 176). Angedeutetes Zytozentrum. (Knochenmark, Osteomyelitis)

Abbildung 15 Promonozyt, flach ausgebreitete Zelle. Ovaler, oft tief eingebuchteter Zellkern mit streifig-retikulärer Chromatinstruktur und polymorphen bzw. langgezogenen Kernkörperchen. Stark granuliertes Zytoplasma. Deutlich sichtbares Zytozentrum. (Knochenmark, chronische Hepatitis)

Abbildung 16 Lymphoblast. Lockerer, eingebuchteter, streifig strukturierter Zellkern mit blassem Nukleolus. Im schmalen, dichten Zytoplasmasaum zahlreiche grobe, schwarze und graue Granula. (Peripherblut, akute infektiöse Lymphozytose)

Abbildung 17 Proplasmozyt. Ovaler, leicht eingebuchteter, lockerer, heller Zellkern, der drei kleine, dunkle, runde Kernkörperchen besitzt. Im dichten Zytoplasma zahlreiche grobe, schwarze und feinere, graue Granula, die in der Kerneinbuchtung einen kleinen ungranulierten Bezirk, das spätere Archoplasma, frei lassen. (Knochenmark, unspezifische Lymphadenitis)

Abbildung 18 Älterer Proplasmozyt. Ovaler, leicht eingebuchteter, heller Zellkern mit blasser, fleckig-streifiger Chromatinstruktur und kleinen, dunklen Kernkörperchen. Das dichte Zytoplasma enthält vorwiegend grobe, schwarze Granula, die einen helleren, in der Kerneinbuchtung gelegenen Plasmabezirk, das Archoplasma, umgeben. (Knochenmark, unspezifische Lymphadenitis)

Wie im gefärbten Ausstrichpräparat bereitet die Differenzierung der Stammzellen auch im Phasenkontrastmikroskop gewisse Schwierigkeiten, doch sind die klare und kontrastreiche Darstellung der Unterschiede in Kernstruktur, Nukleolenbeschaffenheit und Zytoplasmagranulation gute Anhaltspunkte für ihre Einordnung. Obwohl im Kindesalter bei den verschiedenen Erkrankungen Stammzellen relativ häufig anzutreffen sind, war es uns nicht möglich, alle unreifen Zellen sicher zu bestimmen bzw. aufzufinden. Über die jüngsten Entwicklungsstufen der Plasmazellen, der Eosinophilen und Blutbasophilen können daher keine endgültigen Angaben gemacht werden.

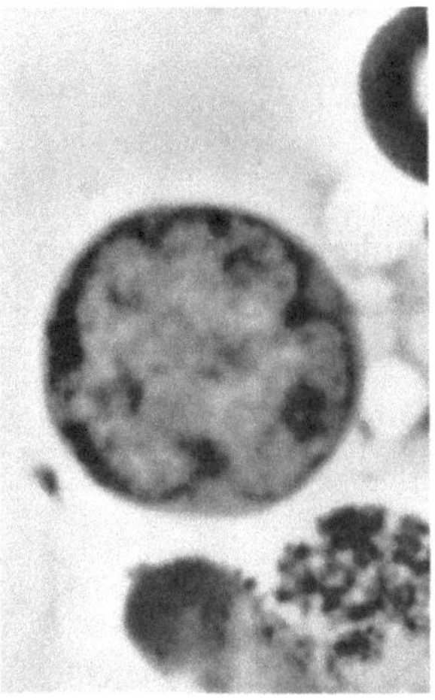

10 × *2300*

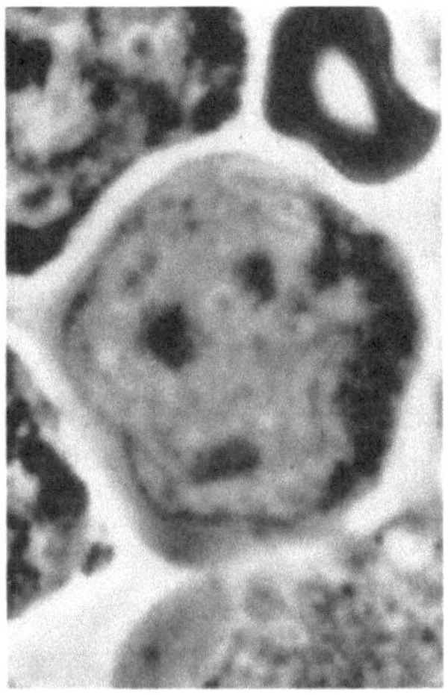

11 × *2300*

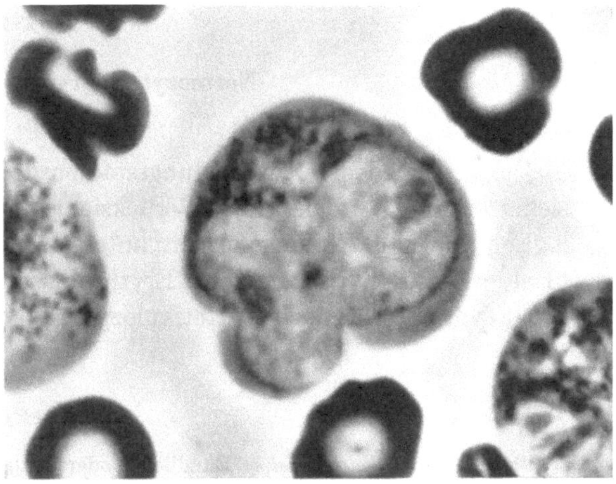

12 × *2300*

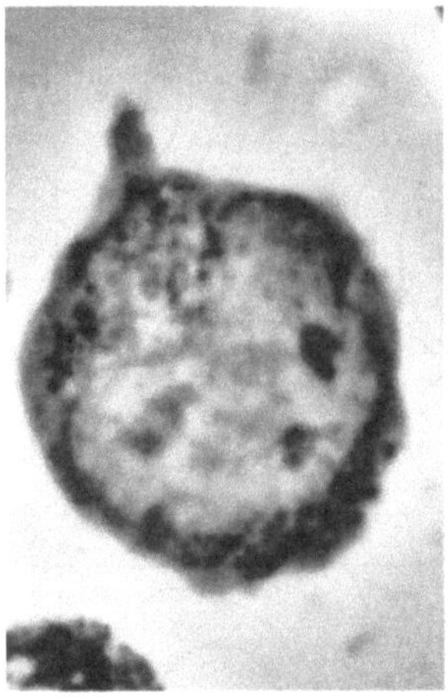

13 × *2300*

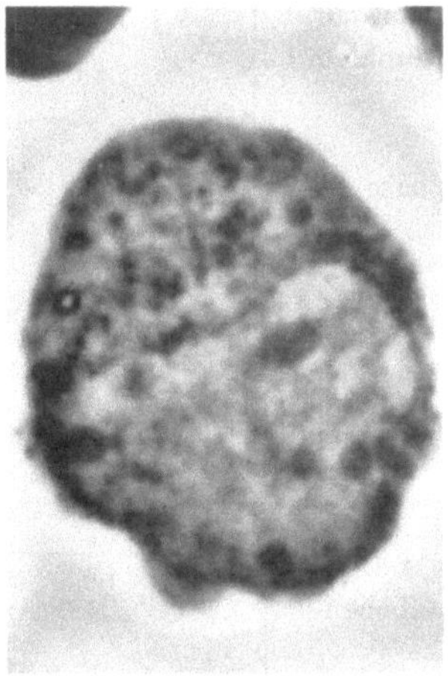

14 × *2300*

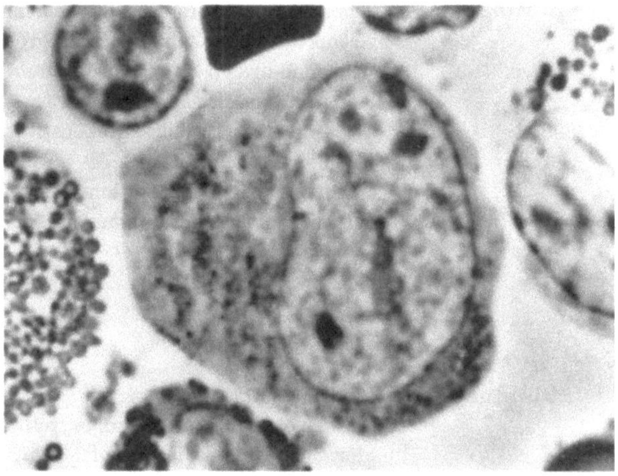

15 × *2300*

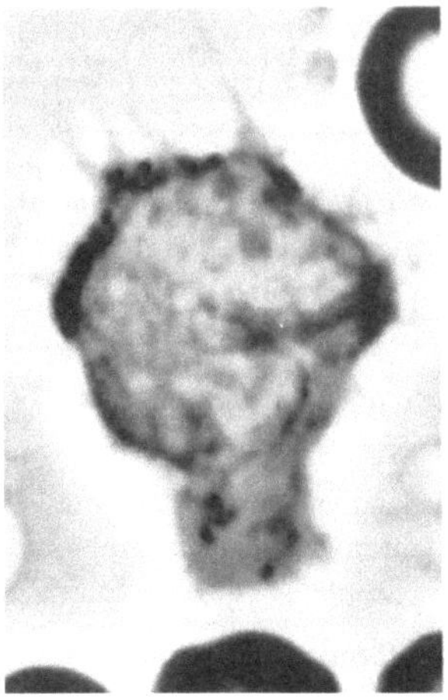

16 × *2300*

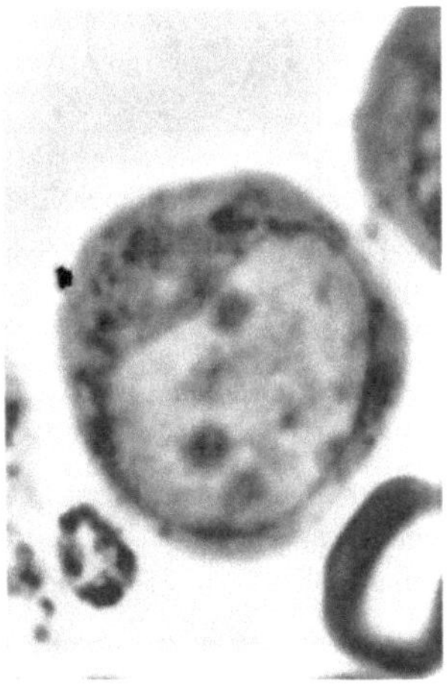

17 × *2300*

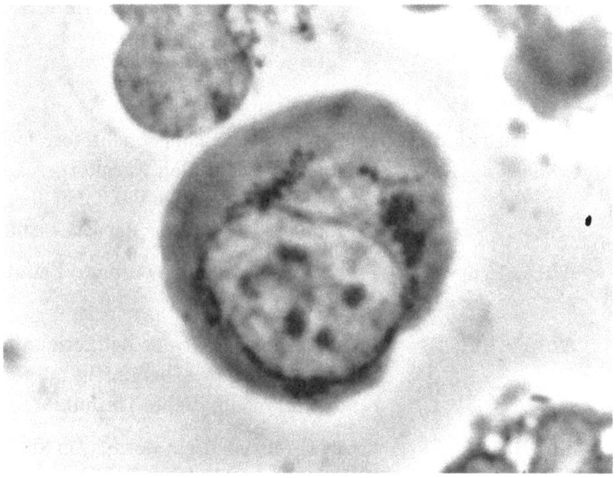

18 × *2300*

Die Erythrozyten

Normozyten, Erythropoese, Entwicklungsstadien

Abbildung 19–40

Die verschiedenen Entwicklungsstadien der Normozyten können im Phasenkontrastmikroskop sicher erkannt werden. Unter Berücksichtigung der Einteilung von WEICKER lassen sich morphologisch folgende Reifungsformen unterscheiden: K 2-Proerythroblast, basophiler K 1-Erythroblast, polychromatischer K 1/2-Erythroblast, oxyphiler K 1/4-Erythroblast, orthochromatischer K 1/8-Normoblast, unreifer Retikulozyt, reifer Retikulozyt und Normozyt.

Proerythroblasten

Morphologische Charakteristik: Rundlicher oder ovaler, oft nierenförmiger, lockerer Zellkern mit feinfleckig-streifig, retikulärer Chromatinstruktur und polymorphen, häufig bandartig ausgezogenen, dichten Kernkörperchen. Der relativ schmale, mitteldichte Zytoplasmasaum enthält zahlreiche dunkle, grobe, runde oder länglich-ovale Granula und fadenförmige Mitochondrien. Zellpolymorphie infolge geringer Bewegungsäußerungen (kein Ortswechsel).

Differentialdiagnose: Promegaloblast (s. Abb. 5); Makroblast (s. Abb. 25).

Abbildung 19

1 junger Proerythroblast mit hellem, rundem, fast strukturlosem Zellkern und groben, dunklen, länglich-ovalen Zytoplasmagranula
2 orthochromatischer Normoblast
3 oxyphiler Erythroblast-Rekonstitutionsphase des Zellkerns nach Mitose
4 Erythroblast, Degenerationsform
(Knochenmark, Autoimmunoanämie)

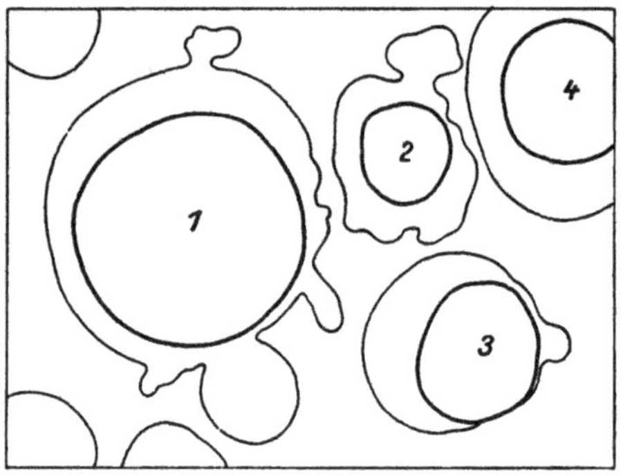

Abbildung 20

1 junger Proerythroblast mit angedeutet retikulärer Kernstruktur und groben, teilweise stäbchenförmigen Zytoplasmagranula
2 polychromatischer Erythroblast
3 oxyphiler Erythroblast
4 orthochromatischer Normoblast
5 unreifer Retikulozyt
(Knochenmark, erworbene hämolytische Anämie)

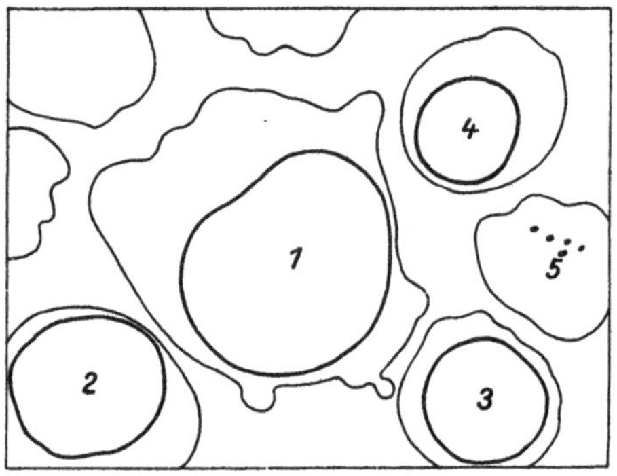

Abbildung 21 Proerythroblast. Eingebuchteter, lockerer Zellkern mit streifig-retikulärer Chromatinstruktur und polymorphen, dunklen Kernkörperchen. Im Zytoplasma dunkle, grobe, stäbchenförmige Granula und einige phasennegative Vakuolen (beginnende Degeneration). Rechts unten ein orthochromatischer Normoblast – Vorphase der Entkernung. (Knochenmark, hämolytisch-urämisches Syndrom, Gasser)

Abbildung 22 a u. b Proerythroblast-Zellbewegung. Zeitabstand der Aufnahmen etwa 10 Minuten. (Knochenmark, unspezifischer Infekt)

Abbildung 23 Proerythroblast. Ovaler Zellkern mit deutlicher, fleckig-streifig retikulärer Chromatinstruktur und polymorphen, sowie bandartig ausgezogenen Kernkörperchen. Im mitteldichten Zytoplasma grobe, runde und ovale, dichte Granula. (Knochenmark, Ernährungsstörung)

Abbildung 24 Proerythroblast-Riesenform. Im dichten Zytoplasmasaum zahlreiche fadenförmige Mitochondrien und grobe, dunkle Granula. (Knochenmark, erworbene hämolytische Anämie)

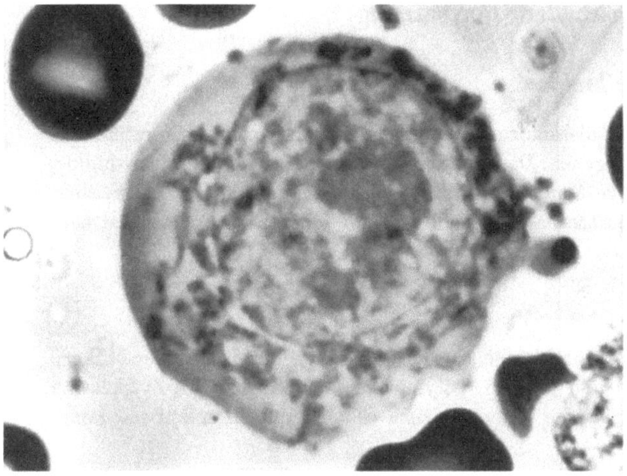

19 × *2300*

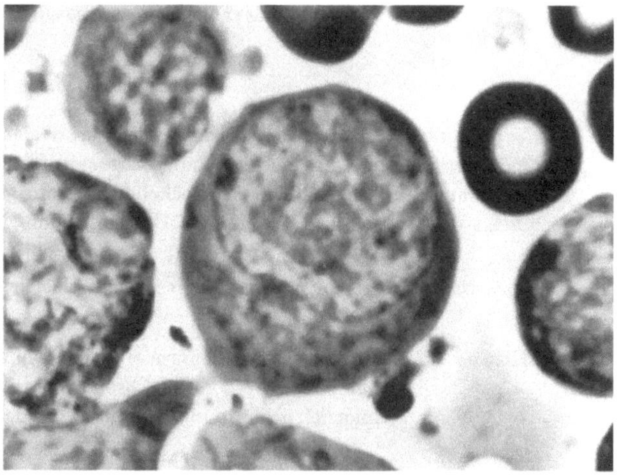

20 × *2300*

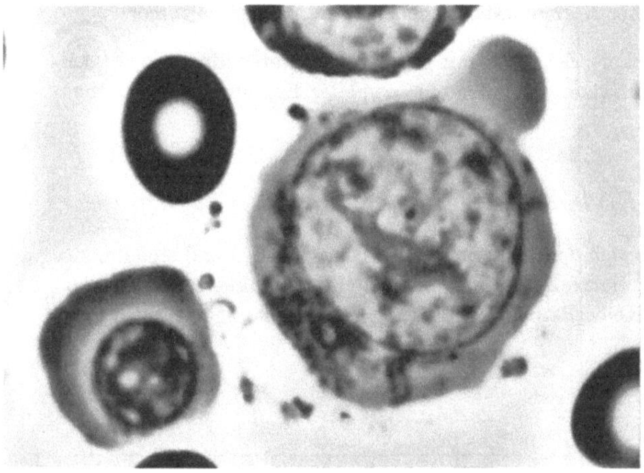

21 × *2300*

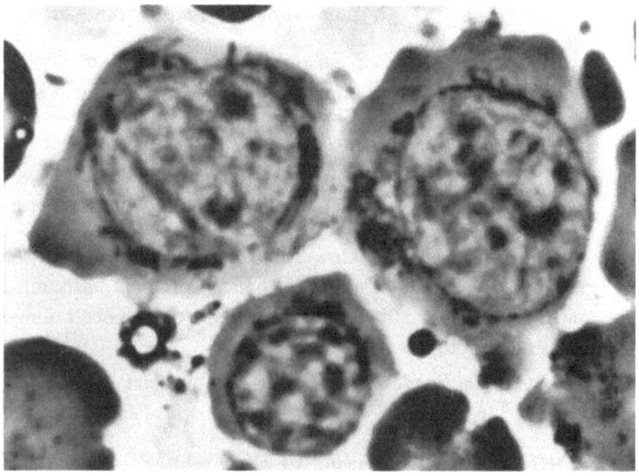

22 a b × *1400*

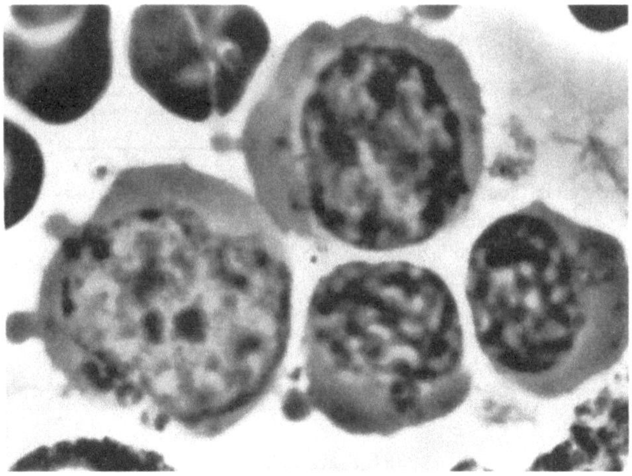

23 × *2300*

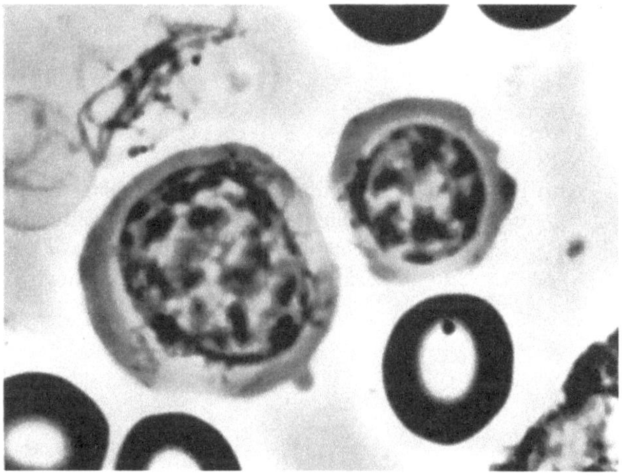

24 × *2300*

Erythropoese, Entwicklungsstadien (Fortsetzung)

Basophile Erythroblasten

Morphologische Charakteristik: Scharf begrenzter, ovaler oder nierenförmiger, lockerer Zellkern mit streifig-retikulärer Chromatinstruktur und polymorphen, langgezogenen Kernkörperchen. Das dichte Zytoplasma enthält zahlreiche dunkle, gröbere Granula und fadenförmige Mitochondrien. Sehr geringe Motilität. Ortsveränderungen sind kaum nachweisbar, doch zeigt das Zytoplasma eine gewisse Unruhe, indem Fortsätze bald nach dieser oder jener Richtung vorgestreckt werden.

Differentialdiagnose: Polychromatischer Erythroblast (s. Abb. 30).

Abbildung 25 Makroblast. Riesenform eines basophilen Erythroblasten. Ovaler, lockerer, scharf begrenzter Zellkern mit streifig-retikulärer Chromatinstruktur und großem, polymorphem Nukleolus. Im Zytoplasma reichlich grobe, dunkle Granula und fadenförmige Mitochondrien. (Knochenmark, erworbene hämolytische Anämie)

Abbildung 26 Basophiler Erythroblast. Nierenförmiger, scharf begrenzter Zellkern mit deutlicher Chromatinstruktur und polymorphen, langgezogenen Kernkörperchen. Im Zytoplasma zahlreiche Granula und fadenförmige Mitochondrien. (Knochenmark, unspezifischer Infekt)

Abbildung 27 Basophiler Erythroblast. Lockerer, membranartig begrenzter Zellkern mit streifig-retikulärer Chromatinstruktur und spindelförmig ausgezogenem Nukleolus. Das Zytoplasma enthält sehr dichte Granula. Links unten ein orthochromatischer Normoblast. (Knochenmark, Mediastinaltumor)

Abbildung 28 Zwei basophile Erythroblasten. Ovale, lockere Zellkerne mit sehr grober Chromatinstruktur. Zellpolymorphie infolge zahlreicher Plasmafortsätze. Darunter ein oxyphiler Erythroblast. (Knochenmark, Autoimmunoanämie)

Polychromatische Erythroblasten

Morphologische Charakteristik: Ovale, dichtere Zellkerne, die sich deutlich vom Zytoplasma abheben und eine dunkle, grobschollig, fleckig-streifige Chromatinstruktur besitzen. Das dichte Zytoplasma enthält einige dunkle, kleine Granula und fadenförmige Mitochondrien, die oft dem Kern anliegen. Keine Bewegungsäußerungen außer geringen Konturänderungen des Zytoplasmas.

Differentialdiagnose: Oxyphiler Erythroblast (s. Abb. 32).

Abbildung 29 *1* basophiler Erythroblast
2 polychromatischer Erythroblast
3 oxyphile Erythroblasten
4 reifer Retikulozyt
(Knochenmark, maligner Abdominaltumor)

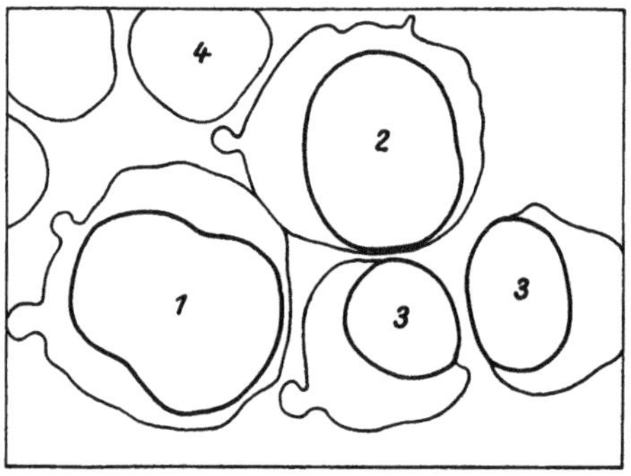

Abbildung 30 Polychromatischer Erythroblast mit ovalem, scharf begrenztem, lockerem Zellkern, der eine grobschollig-fleckige Chromatinstruktur besitzt. Im Zytoplasma mehrere fadenförmige Mitochondrien. Rechts ein oxyphiler Erythroblast mit „Radspeichen-Kern". Beachte die Größenunterschiede der Zellkerne. (Knochenmark, Herpangina)

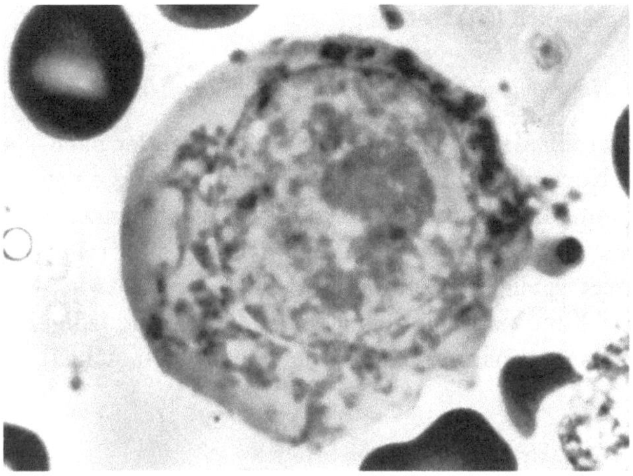

25 × *2300*

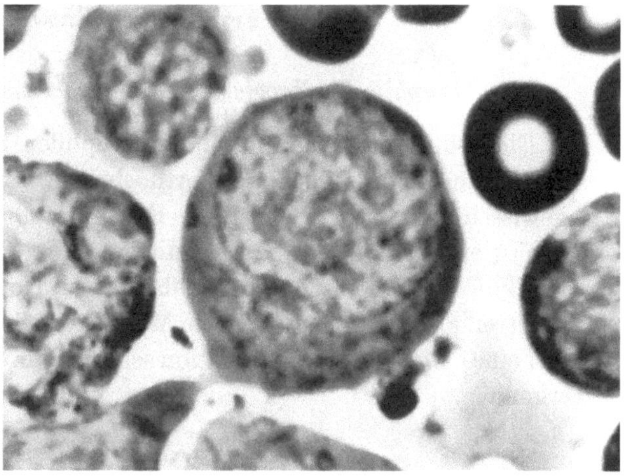

26 × *2300*

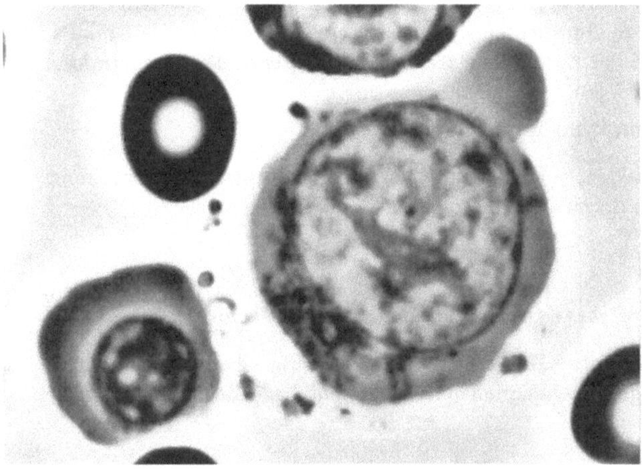

27 × *2300*

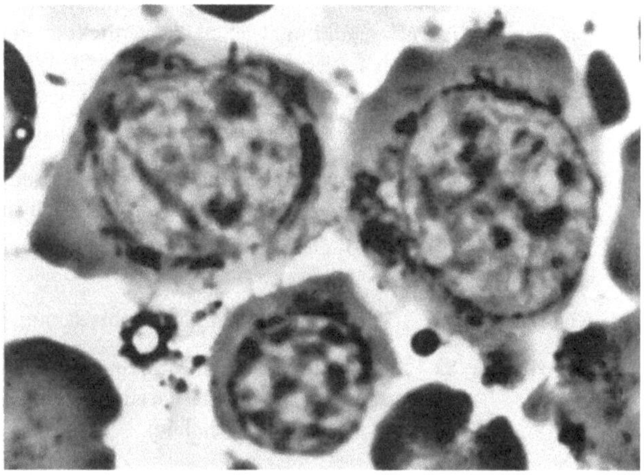

28 × *2300*

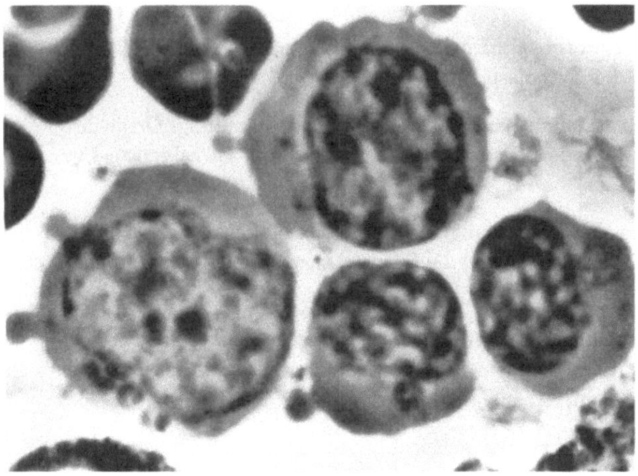

29 × *2300*

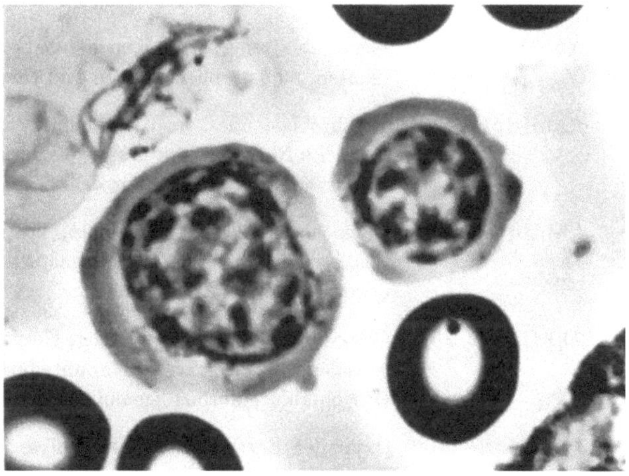

30 × *2300*

Erythropoese, Entwicklungsstadien (Fortsetzung)

Oxyphile Erythroblasten, orthochromatische Normoblasten und unreife Retikulozyten

Die Zellmotilität nimmt bei den oxyphilen Erythroblasten wieder zu, sie erreicht bei der nachfolgenden Reifungsform, dem orthochromatischen Normoblasten, während der Entkernung einen gewissen Höhepunkt. Der durch Kernausstoßung entstandene unreife Retikulozyt zeigt zunächst noch tiefgreifende Plasmabewegungen, deren Intensität bei der weiteren Entwicklung zum reifen Retikulozyten beträchtlich nachläßt. Der Normozyt schließlich, als letztes Glied der Entwicklungsreihe, zeigt keinerlei eigene Motilität mehr. Im Film kann man bei starker Zeitraffung lediglich eine oberflächliche Undulation seiner Membran, das sogenannte „flicker-phenomen" (BLOWERS) erkennen.

Morphologische Charakteristik

Oxyphiler Erythroblast: Runder, dichterer, scharf begrenzter Zellkern mit grober, schollig-streifiger, dunkler Chromatinstruktur. Das unregelmäßig begrenzte, dichte Zytoplasma enthält einige feine, dunkle Granula, oft auch fadenförmige Mitochondrien.

Differentialdiagnose: Orthochromatischer Normoblast (s. unten), selten Lymphozyten (s. Abb. 554).

Orthochromatischer Normoblast: Runder, dichter, scharf begrenzter Zellkern mit grobschollig, streifig-fleckiger Chromatinstruktur und ungleichmäßig verdickter Membran. Im dichten Zytoplasma einige dunkle, runde Granula. Fadenförmige Mitochondrien fehlen im allgemeinen. Während der Entkernung treten Veränderungen der Kernform und Kernstruktur sowie der Granulaanordnung in der Zelle auf (s. S. 66).

Differentialdiagnose: Oxyphiler Erythroblast (s. oben), selten Lymphozyten (s. Abb. 550).

Unreifer Retikulozyt: Kernlose Zelle mit einigen dunklen, runden Granula. Zellpolymorphie infolge stärkerer Plasmamotilität. Oft beiderseitige tiefe Plasmaeinschnürungen (formes hilaires).

Differentialdiagnose: Reife Retikulozyten (s. Abb. 115).

Abbildung 31 Polychromatischer Erythroblast zum Vergleich. (Knochenmark, unspezifischer Infekt)

Abbildung 32 Oxyphiler Erythroblast. Runder, scharf begrenzter Zellkern mit grober, streifig-scholliger Chromatinstruktur. Im Zytoplasma einige fadenförmige Mitochondrien und dem Kern anliegende dunkle Granula. (Knochenmark, Anämie)

Abbildung 33 Oxyphiler Erythroblast. Atypische, plasmaarme Zelle. Darunter sehr großer, unreifer Retikulozyt mit deutlich sichtbaren, groben, schwarzen Granula. (Knochenmark, hämolytisch-urämisches Syndrom, Gasser)

Abbildung 34 Orthochromatischer Normoblast. Runder Zellkern mit grobschollig-streifiger Chromatinstruktur und unregelmäßig verdichteter Kernmembran. Das hier sehr blasse Zytoplasma enthält dunkle, dichtliegende Granula. Darüber ein Normozyt. (Peripherblut, Morbus haemolyticus neonatorum)

Abbildung 35 Erythroblastennest im Knochenmark bei erworbener hämolytischer Anämie. Atypische Zellen mit dichten, polymorphen Kernen und verstärkter Zytoplasmagranulation.

Abbildung 36 Erythroblastennest im Knochenmark bei Autoimmunoanämie nach ACTH-Behandlung. Orthochromatische Normoblasten und zwei unreife Retikulozyten mit grober Granulation. In Bildmitte Erythroblast mit degeneriertem Zellkern.

Abbildung 37 Orthochromatischer Normoblast, Vorphase der Entkernung. Der grobschollig-fleckig strukturierte Zellkern liegt in einem Zytoplasmafortsatz. Hinter ihm sind die Granula angeordnet. (Knochenmark, erworbene hämolytische Anämie)

Abbildung 38 Orthochromatischer Normoblast, Kernausstoßung. Der sehr dichte, pyknotische Zellkern ist fast ausgestoßen. Im Plasmarest, dem unreifen Retikulozyten, sind die dunklen Granula deutlich sichtbar. (Peripherblut, Morbus haemolyticus neonatorum)

Abbildung 39 Oxyphiler Erythroblast – Karyolyse. Die membranartige Kernbegrenzung ist unterbrochen, das Chromatin verdämmert. (Knochenmark, Panmyelopathie)

Abbildung 40 Orthochromatischer Normoblast – beginnende Karyorhexis. (Knochenmark, Panmyelopathie)

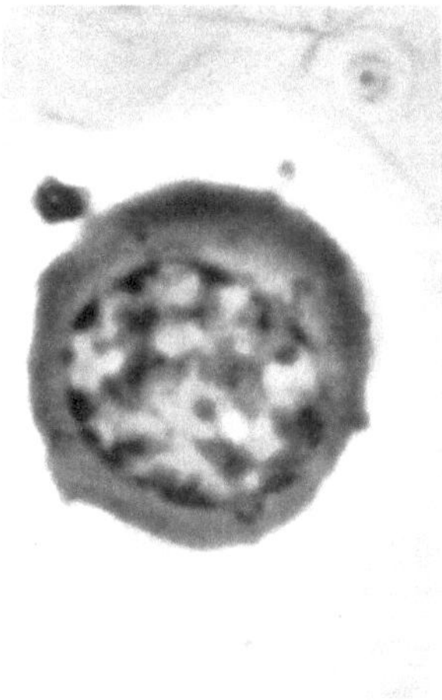

31 × *2300*

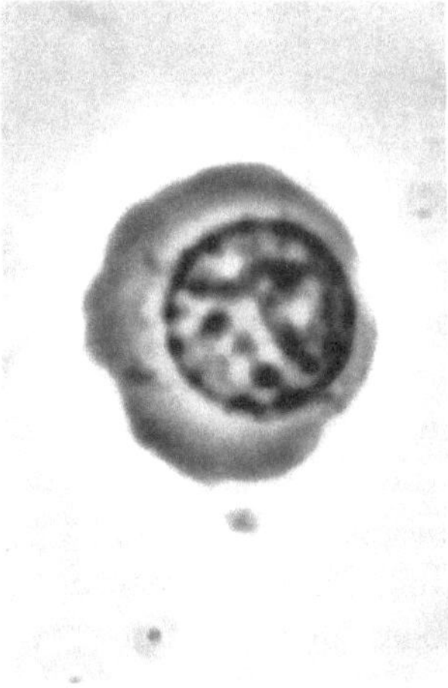

32 × *2300*

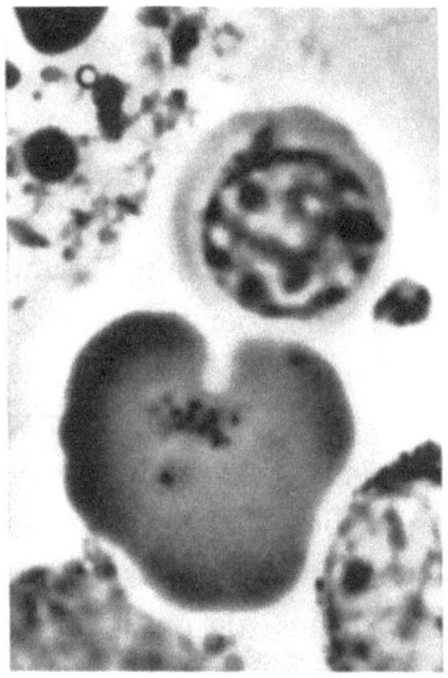

33 × *2300*

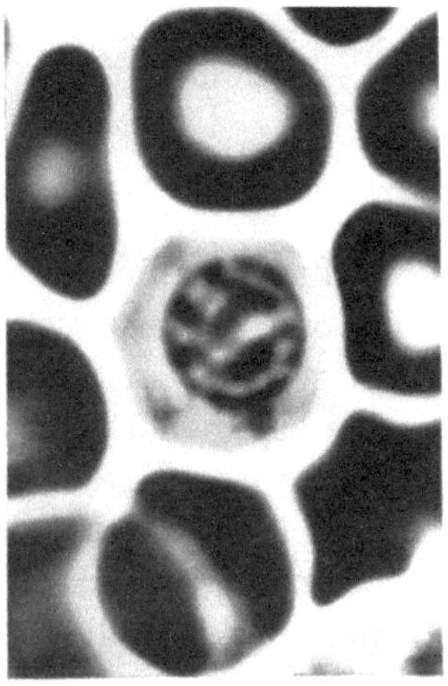

34 × *2300*

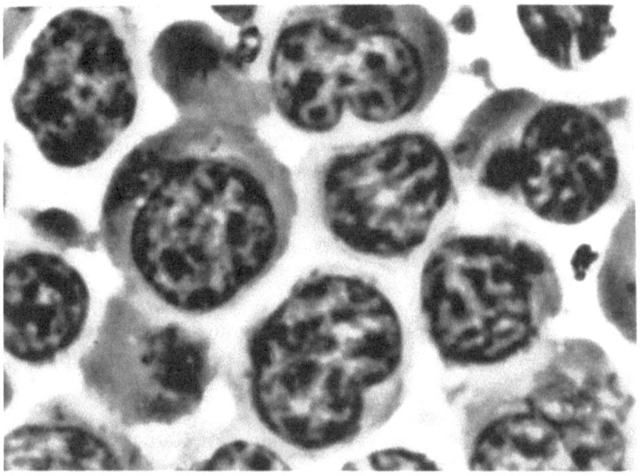

35 × *2000*

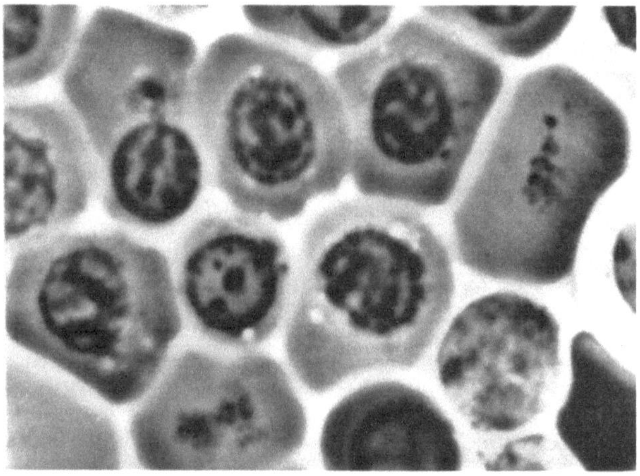

36 × *2000*

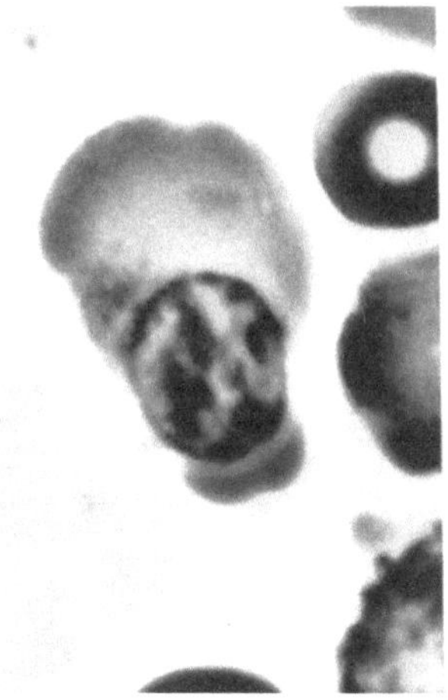

37 × *2300*

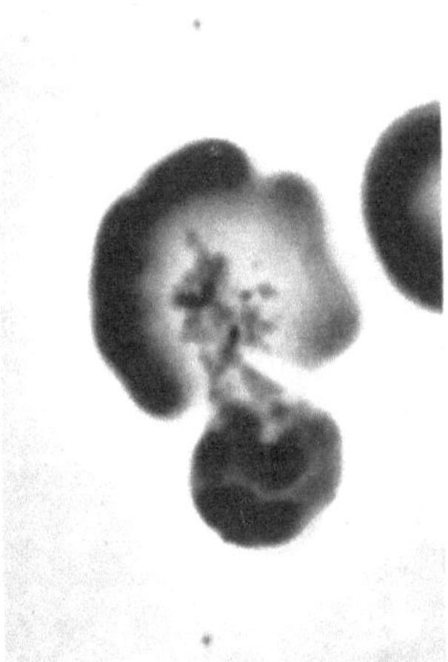

38 × *2300*

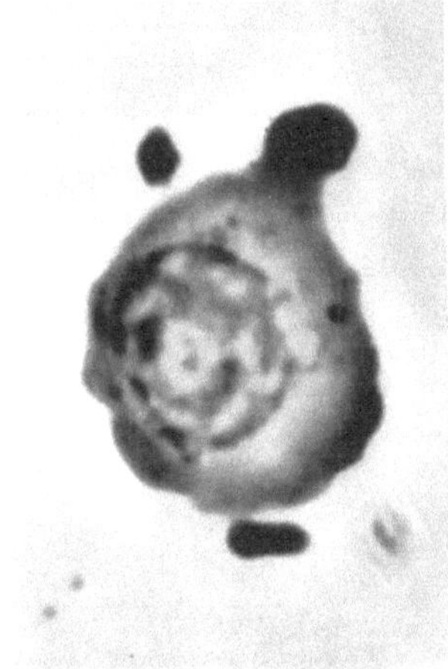

39 × *2300*

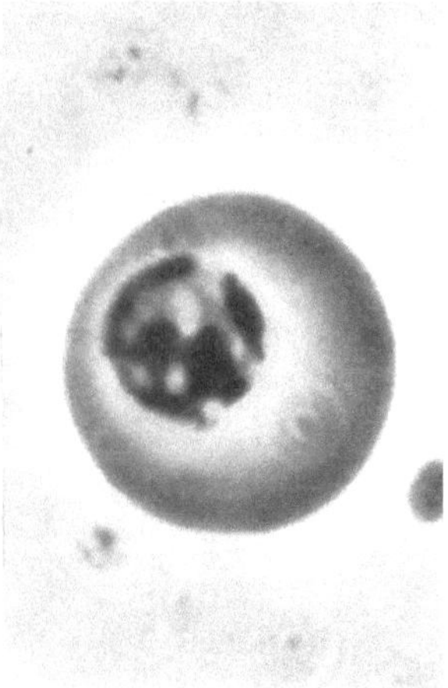

40 × *2300*

Erythropoese — Mitosen

Abbildung 41–63

Mit Ausnahme der orthochromatischen Normoblasten vermehren sich die Erythroblasten durch Mitose. Während sich dabei die Proerythroblasten hemihomoplastisch teilen, wodurch der Bestand an generativen Stammzellen erhalten bleibt, entstehen die übrigen vier Reifungsstadien durch drei aufeinanderfolgende sogenannte Succedanteilungen, bei denen das Kernvolumen jeweils halbiert wird (WEICKER). Normalerweise finden sich die Teilungsformen nur in den Blutbildungsstätten, doch treten sie auch bei Neugeborenen, insbesondere Frühgeburten, unter physiologischen Bedingungen im Peripherblut auf. Die Erythroblastenmitosen können mit Mitosen anderer Zellen nicht verwechselt werden, da sie als charakteristisches Merkmal fadenförmige Mitochondrien im Zytoplasma enthalten.

Proerythroblastenmitosen

Morphologische Charakteristik: Sehr große, flach ausgebreitete Zellen mit blaßgrauem Zytoplasma, das zahlreiche dunkle, fadenförmige Mitochondrien und einige runde oder ovale, grobe Granula enthält. Die Chromosomen sind plump.

Abbildung 41 — Späte Prophase. Unregelmäßig angeordnete, plumpe, dichte Chromosomen, die in einer von Mitochondrien freien Zone liegen. Das blaßgraue Zytoplasma enthält reichlich fadenförmige Mitochondrien und in einem Fortsatz (links unten) ein Glanzkorn. (Knochenmark, Abdominaltumor)

Abbildung 42 — Frühe Metaphase. Flach ausgebreitete Zelle mit knäuelförmig angeordneten Chromosomen. Reichlich lange, fadenförmige Mitochondrien und einige dunkle, runde bzw. ovale Granula. (Knochenmark, unspezifische Lymphadenitis)

Abbildung 43 — Metaphase. Der von den Chromosomen eingeschlossene zentrale Zellbezirk erscheint heller als das übrige Zytoplasma. (Knochenmark, Infektarthritis)

Abbildung 44 — Metaphase-dickere Präparatschicht. Radiäre Anordnung der plumpen, gut abgrenzbaren Chromosomen, die einen phasennegativen Bezirk einschließen. Im Zytoplasma zahlreiche fadenförmige Mitochondrien und grobe Granula. (Knochenmark, Leukose – Remissionsstadium)

Abbildung 45 — Telophase mit beginnender Zytoplasmateilung. Unregelmäßige Verdichtung der Chromosomen. (Knochenmark, Autoimmunoanämie)

Abbildung 46 — Atypische Telophase. Beginnende Rekonstitution der Zellkerne. Keine Plasmateilung. Es entsteht ein zweikerniger, basophiler Erythroblast. (Knochenmark, Morbus haemolyticus neonatorum)

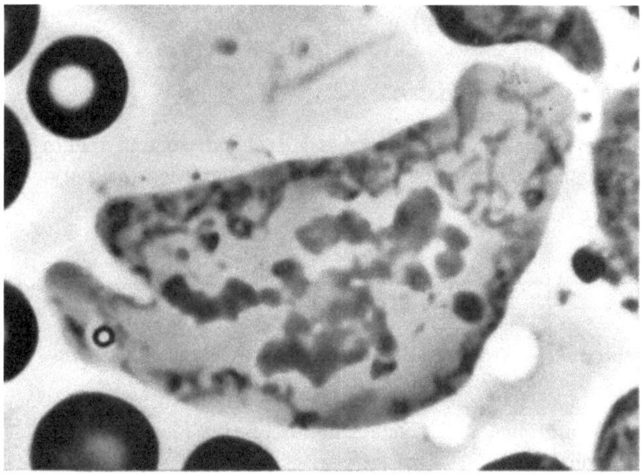

41 × *2000*

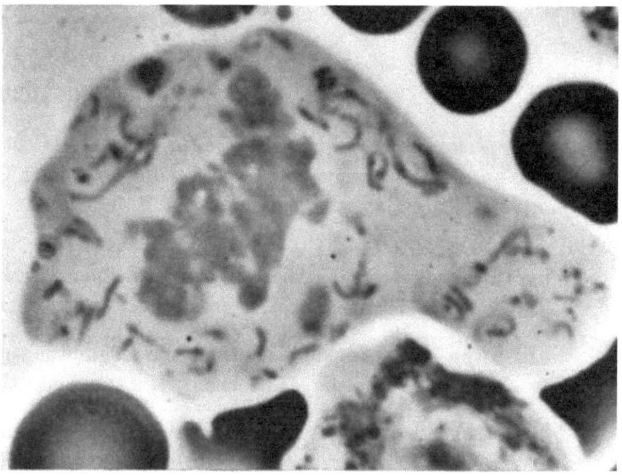

42 × *2000*

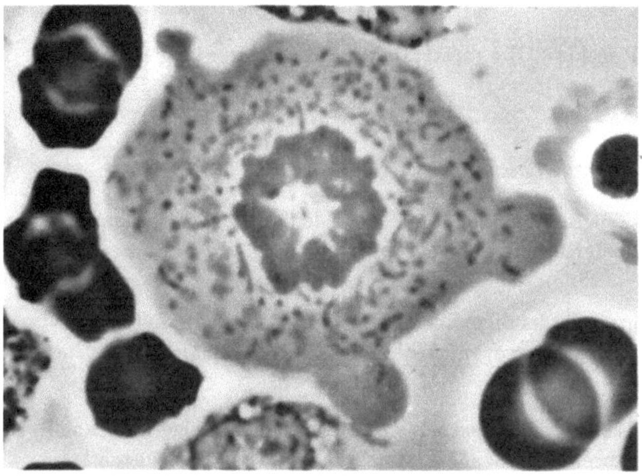

43 × *1800*

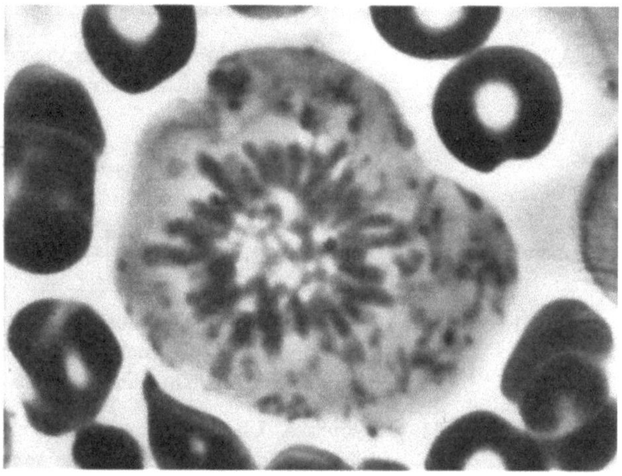

44 × *2300*

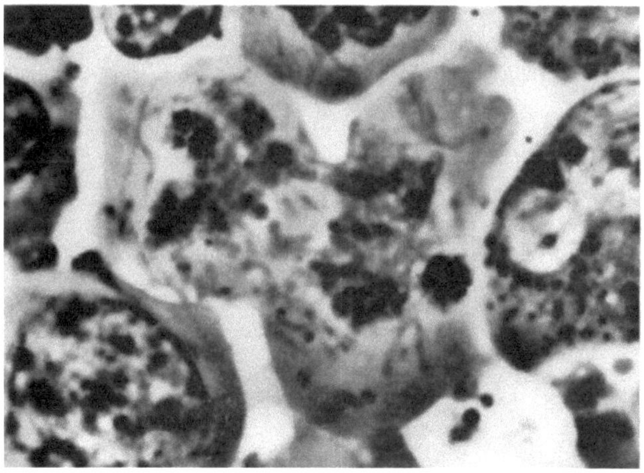

45 × *2300*

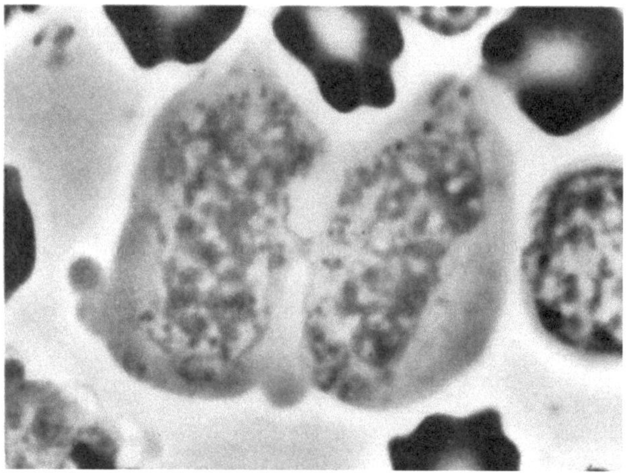

46 × *2300*

Erythropoese — Mitosen (Fortsetzung)

Mitosen polychromatischer Erythroblasten

Morphologische Charakteristik: Zellen mit mitteldichtem Zytoplasma, das fadenförmige Mitochondrien und dichte runde oder ovale Granula enthält. Die plumpen, kurzen Chromosomen sind voneinander schlecht abzugrenzen. Zellpolymorphie infolge Plasmabewegung.

Abbildung 47 Frühe Anaphase. In der Zellperipherie dunkle, runde Granula und fadenförmige Mitochondrien. (Peripherblut, Morbus haemolyticus neonatorum)

Abbildung 48 Anaphase. Beachte die fadenförmigen Verbindungen zwischen den auseinanderweichenden Chromosomen. (Knochenmark, Panmyelopathie)

Abbildung 49 Atypische Telophase. Im Zytoplasma stäbchenförmige und runde Granula. Keine Plasmateilung. (Peripherblut, Morbus haemolyticus neonatorum)

Abbildung 50 Telophase. Rekonstitution der Zellkerne, zwischen denen lange, fadenförmige Mitochondrien angeordnet sind. Fortgeschrittene Plasmateilung. (Peripherblut, Morbus haemolyticus neonatorum)

Abbildung 51 Oxyphiler Erythroblast. Die Mitose des polychromatischen Erythroblasten ist beendet. Rekonstitution des Zellkerns. Im Zytoplasma noch lange fadenförmige Mitochondrien. (Peripherblut, Morbus haemolyticus neonatorum)

Abbildung 52 Oxyphiler Erythroblast. Übergang zum Ruhekern. Die membranartige Kernbegrenzung ist bereits deutlich sichtbar. (Knochenmark, Anämie)

Mitosen oxyphiler Erythroblasten

Morphologische Charakteristik: Kleine, flach ausgebreitete Zellen mit feinen, dunklen, fadenförmigen Mitochondrien und einigen Granula. Die Chromosomen sind relativ kurz. Zellpolymorphie infolge Plasmabewegung.

Abbildung 53 Telophase, Degenerationsform. Ringförmig angeordnete, pyknotische Chromosomen. Im Zytoplasma feine, fadenförmige Mitochondrien und einige schwarze, runde Granula. (Knochenmark, erworbene hämolytische Anämie – älteres Präparat)

Abbildung 54 Telophase. Übergang zum Ruhekern. Zwischen den Zellkernen sind lange, fadenförmige Mitochondrien angeordnet, die durch die schmale, noch bestehende Plasmabrücke ziehen. (Knochenmark, Toxoplasmose)

Abbildung 55 Telophase. Beginnende Rekonstitution der Zellkerne. (Peripherblut, Morbus haemolyticus neonatorum)

Abbildung 56 Atypische Telophase. Keine Ruhekernbildung. (Peripherblut, Morbus haemolyticus neonatorum)

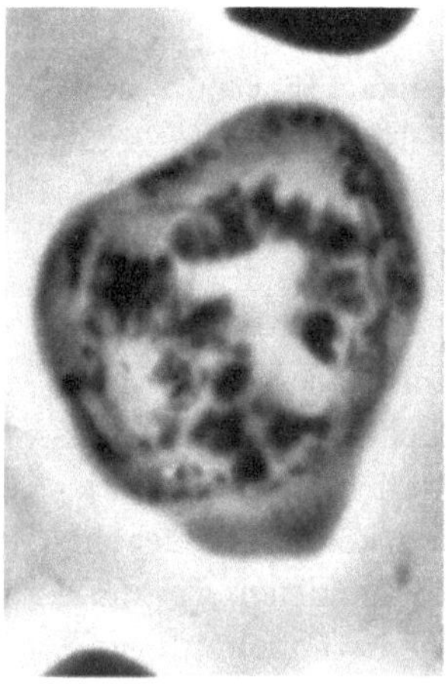

47 × *2300*

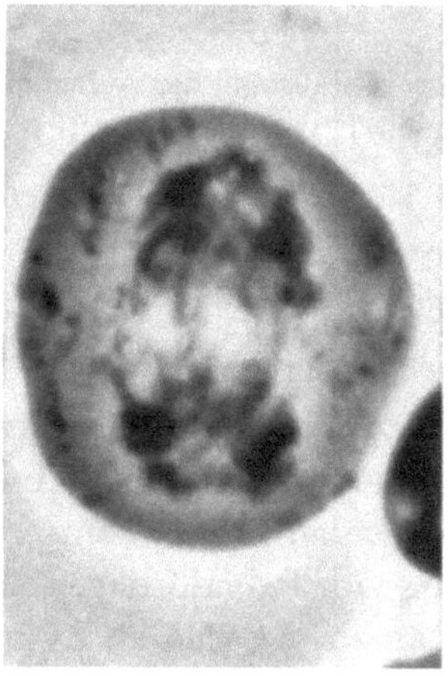

48 × *2300*

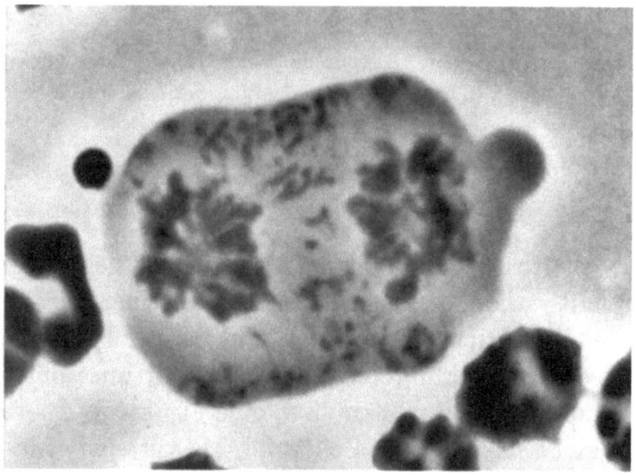

49 × *2300*

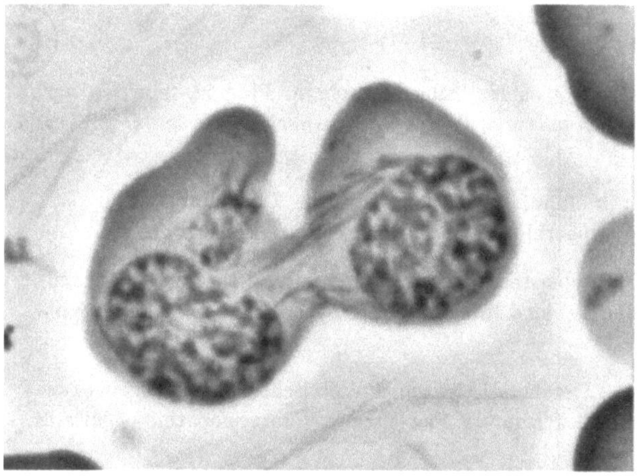

50 × *2300*

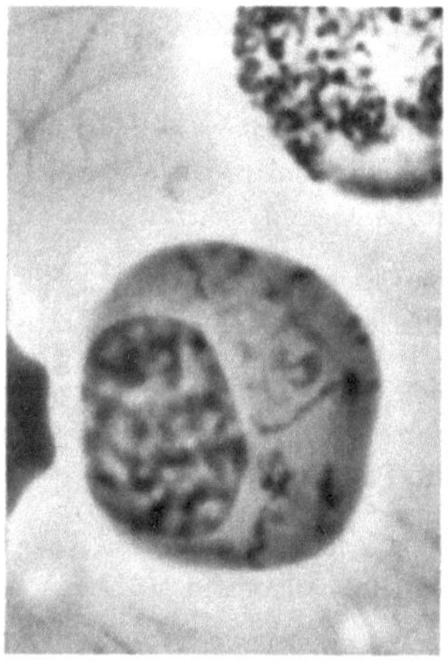

51 × *2300*

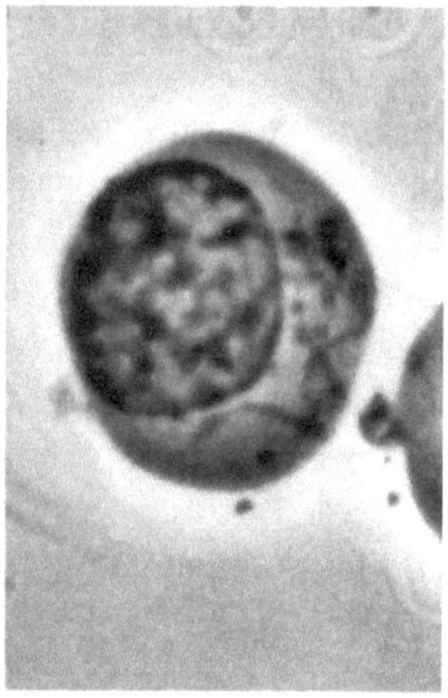

52 × *2300*

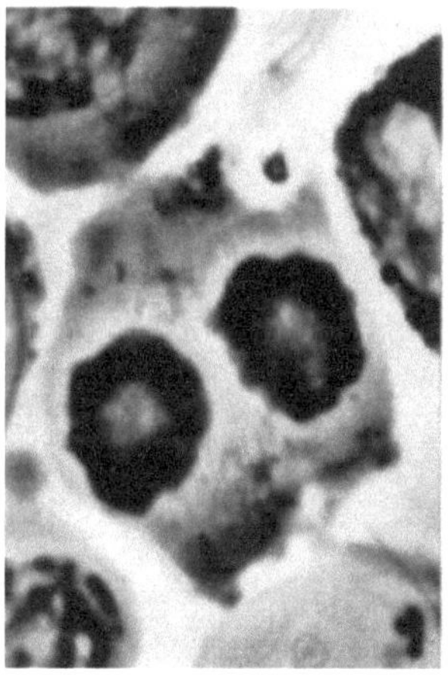

53 × *2300*

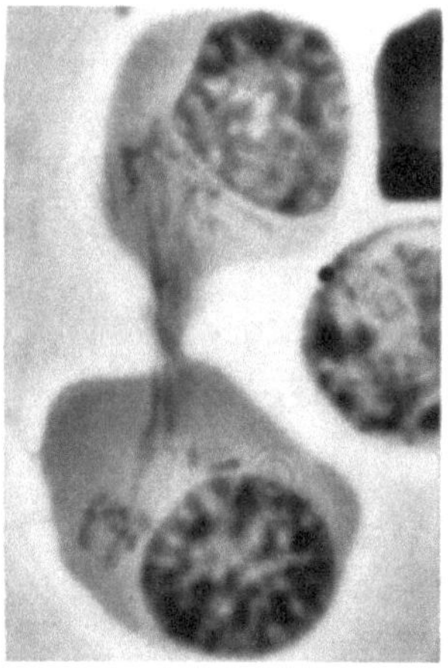

54 × *2300*

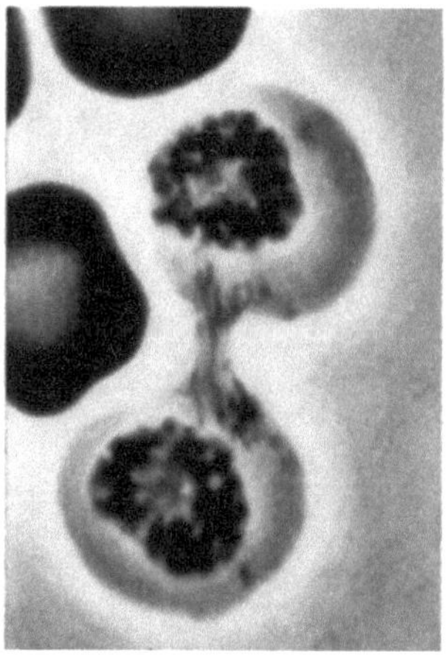

55 × *2300*

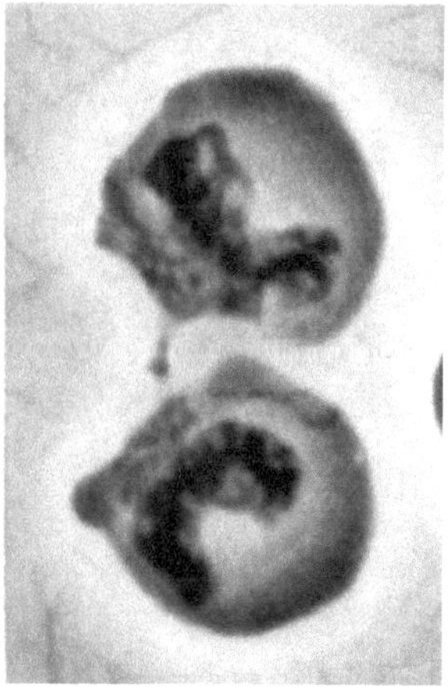

56 × *2300*

Erythropoese — Mitosen (Fortsetzung)

Abbildung 57 a u. b Polychromatischer Erythroblast, Metaphase. Zeitabstand der Aufnahmen etwa 2 Minuten. Beachte die Formänderung der Zelle durch Bildung eines Plasmafortsatzes. (Peripherblut, Morbus haemolyticus neonatorum)

Mitoseanomalien und Degenerationsformen

Mitoseanomalien finden sich fast regelmäßig bei einigen Erkrankungen und nach Behandlung mit radiomimetischen Mitteln. Mit einer relativen Häufung konnten wir sie bei schwerem Morbus haemolyticus neonatorum und bei der Panmyelopathie feststellen. Die Anomalien sind an aberierenden, verklumpten oder bandartig zusammenhängenden Chromosomen zu erkennen. Gelegentlich beobachtet man auch eine atypische Anordnung der fadenförmigen Mitochondrien, die dann nicht mehr an der Zellperipherie verteilt, sondern an einer Stelle im Zytoplasma angehäuft sind. Störungen im Mitoseablauf treten nach intensiver Bestrahlung mit kurzwelligem Licht auf. Sie bestehen in einem zunächst noch reversiblen Stopp des Teilungsvorganges. Nach längerer Belichtungsdauer stirbt die Zelle ab. Verwendet man zur Untersuchung UV-freies, langwelligeres Licht, so erfolgt im allgemeinen keine nennenswerte Beeinflussung der Mitose.

Degenerationserscheinungen mit Pyknose und Auflösung der Chromosomen sind in älteren oder stärker gequetschten Präparaten nicht selten.

Abbildung 58 Mitoseanomalie bei polychromatischem Erythroblasten, frühe Metaphase. Plumpe, teilweise verklumpte Chromosomen. Die Mitose konnte noch bis zur späten Metaphase verfolgt werden. (Peripherblut, Morbus haemolyticus neonatorum)

Abbildung 59 Polychromatischer Erythroblast, Ruhekernbildung. Klare kontrastreiche Darstellung der groben Chromatinstruktur. Keine Degeneration. (Peripherblut, Morbus haemolyticus neonatorum)

Abbildung 60 Mitoseanomalie bei polychromatischem Erythroblasten. Verklumpte, bandartig zusammenhängende Chromosomen. Die fadenförmigen Mitochondrien sind links unten im Zytoplasma angehäuft. (Knochenmark, Panmyelopathie)

Abbildung 61 Polychromatischer Erythroblast, Telophase – Degenerationsform. Pyknotische, zusammengebackene Chromosomen. Allgemein trüb-verschwommenes Bild. (Knochenmark, Panmyelopathie – älteres Präparat)

Abbildung 62 Polychromatischer Erythroblast, Telophase – Degenerationsform. Karyolyse der in Bildung begriffenen Ruhekerne. (Knochenmark, erworbene hämolytische Anämie)

Abbildung 63 Polychromatischer Erythroblast, Prophase – Degenerationsform. Rechts unten ein Lymphozyt. (Knochenmark, Panmyelopathie)

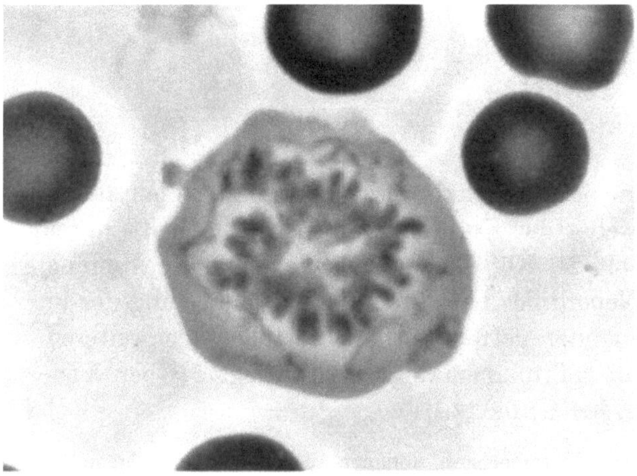

57 a

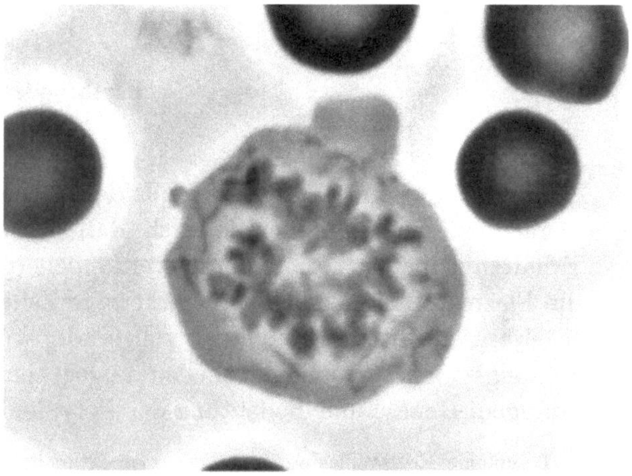

b × *2300*

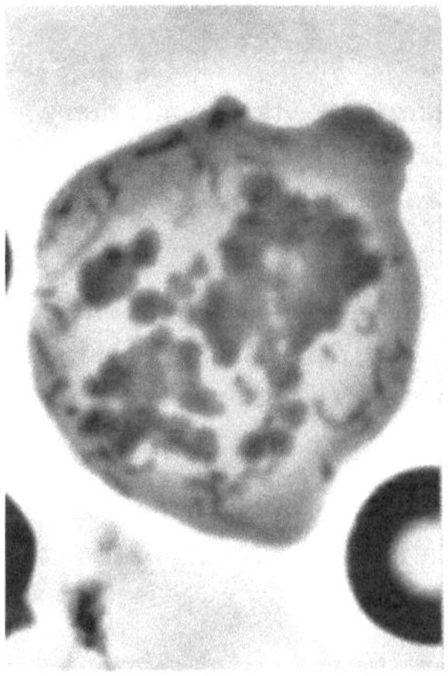

58 × *2300*

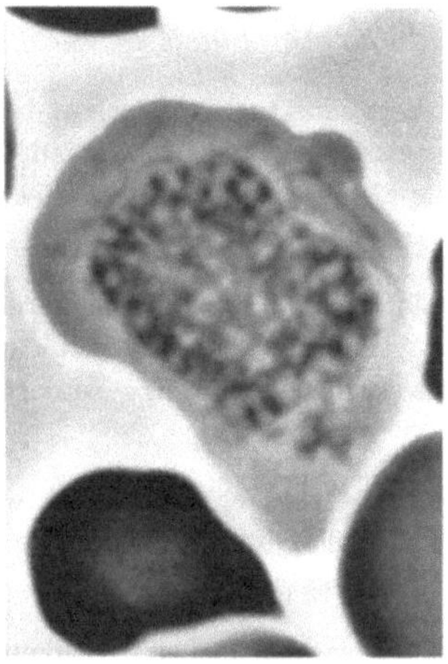

59 × *2300*

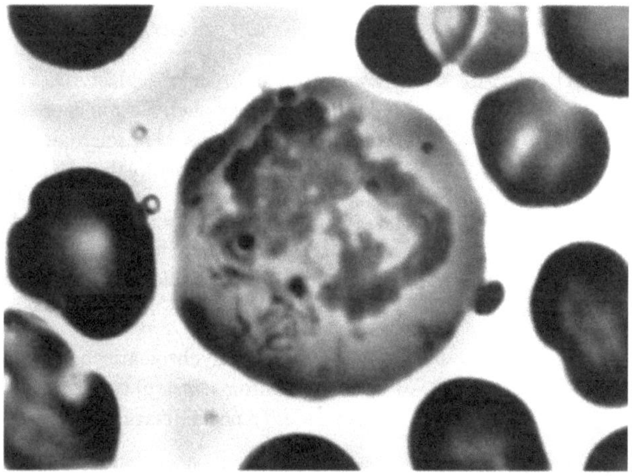

60 × *2300*

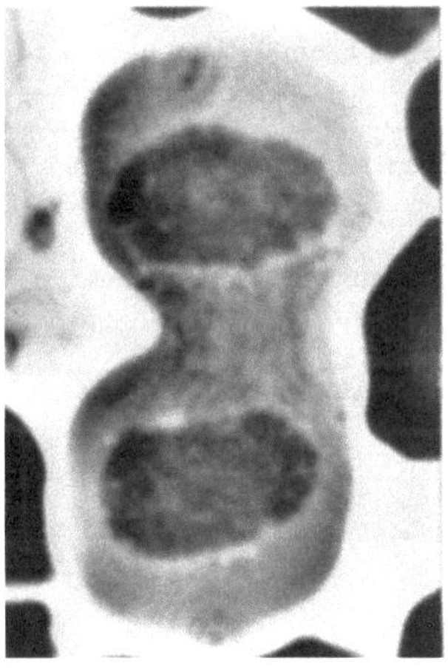

61 × *2300*

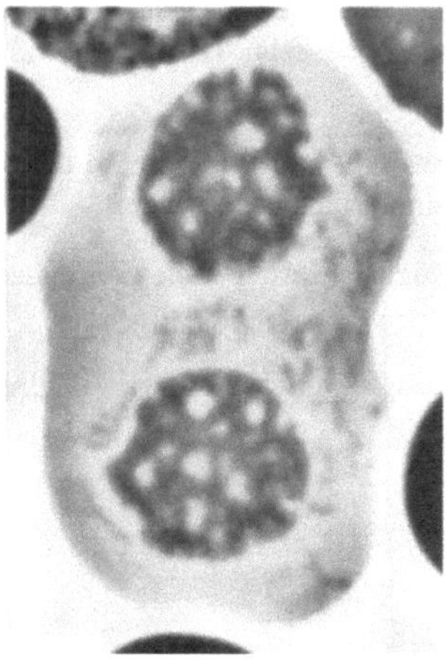

62 × *2300*

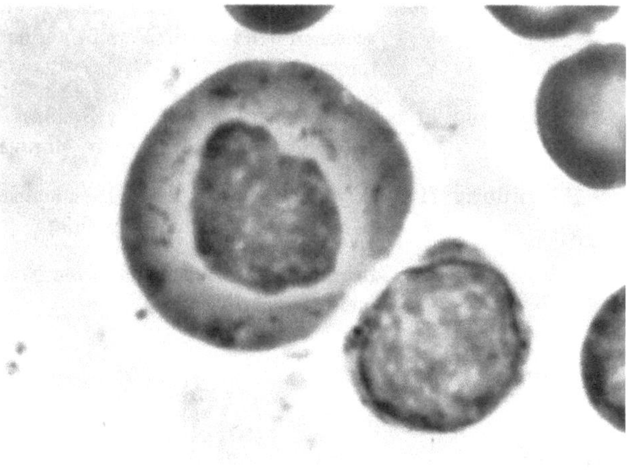

63 × *2300*

Erythropoese — Polyploidie

Abbildung 64–72

Eine Zelle, die mehr als zwei haploide Chromosomensätze enthält, bezeichnet man als polyploid. Derartige Zellen entstehen dadurch, daß sich entweder der Kern endomitotisch, das heißt unter Erhaltenbleiben seiner Membran, verdoppelt (polyploider Kern), oder daß nach einer Kernteilung die Plasmateilung ausbleibt (mehrkernige Zelle). Neuerdings hat Boll die Verschmelzung der in regelrechter Mitose gebildeten, vollständig voneinander getrennten Tochterzellen als weiteren Bildungsmodus polyploider Zellen angegeben und mikrokinematografisch belegt. (Über Vorkommen, Genese und Bedeutung der Polyploidie s. bei Undritz.)

Polyploide Erythroblasten, im allgemeinen orthochromatische Normoblasten, kommen auch beim Gesunden in geringer Zahl vor. Durch Störungen des Teilungsvorganges können sie bei pathologischen Prozessen in größerem Umfang auftreten. Sofern es sich bei den polyploiden Zellen um mehrkernige Formen handelt, sind sie phasenoptisch leicht bei Übersichtsbetrachtung aufzufinden und danach mit stärkerer Vergrößerung einzuordnen. Die Beurteilung von Erythroblasten mit polyploiden Kernen bereitet dagegen oft Schwierigkeiten.

Mehrkernige polyploide Erythroblasten

Abbildung 64 Zweikerniger Proerythroblast. Die hellen, zart strukturierten, scharf begrenzten Zellkerne mit den dunklen polymorphen Kernkörperchen und das Vorhandensein von fadenförmigen Mitochondrien im dichten Zytoplasma kennzeichnen die Zelle als Proerythroblasten. Rechts unten und links oben je ein stabkerniger Neutrophiler. (Knochenmark, Leberzirrhose)

Abbildung 65 Zweikerniger basophiler Erythroblast. Ovale, wenig auffallende Zellkerne mit unregelmäßig geformten Kernkörperchen und deutlich streifig-retikulärer Chromatinstruktur. Das Zytoplasma enthält zahlreiche grobe, ovale und runde Granula sowie fadenförmige Mitochondrien. (Knochenmark, erworbene hämolytische Anämie)

Abbildung 66 Zweikerniger polychromatischer Erythroblast. Ovale, scharf begrenzte Zellkerne mit grobfleckig-streifiger Chromatinstruktur. Im Zytoplasma einige dunkle, runde Granula und fadenförmige Mitochondrien. (Knochenmark, Leukose — Remissionsstadium)

Abbildung 67 Zweikerniger oxyphiler Erythroblast mit atypischen, lockeren Zellkernen. (Peripherblut, Morbus haemolyticus neonatorum)

Abbildung 68 Zweikerniger orthochromatischer Normoblast. Beginnende Ausstoßung des oberen Zellkernes unter deutlicher Deformierung. Die Zytoplasmagranula sind zwischen den Kernen angeordnet. (Peripherblut, Morbus haemolyticus neonatorum)

Abbildung 69 Dreikerniger orthochromatischer Normoblast. Die Zellkerne sind verschieden groß; die Granula liegen zwischen den Kernen. Vermutlich hochpolyploide Zelle. (Peripherblut, Morbus haemolyticus neonatorum)

Abbildung 70 Zweikerniger oxyphiler Erythroblast, Mitose – Telophase. Beachte die langen, feinen, fadenförmigen Mitochondrien. (Peripherblut, Morbus haemolyticus neonatorum)

Abbildung 71 Oxyphiler Erythroblast. Pseudomehrkernigkeit durch tiefe Kerneinschnürungen. Kernpyknose. (Knochenmark, Panmyelopathie)

Abbildung 72 Zweikerniger orthochromatischer Normoblast, Degenerationsform. Beginnende Karyolyse. (Knochenmark, Panmyelopathie)

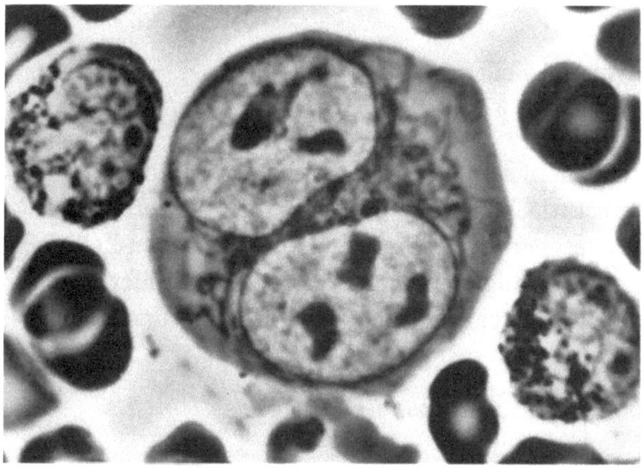

64 × *1700*

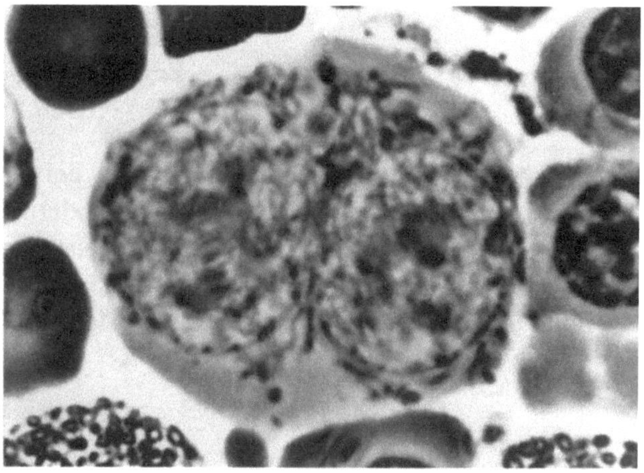

65 × *2300*

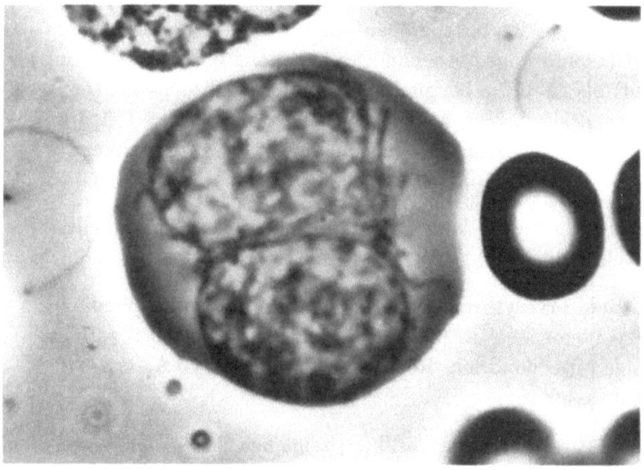

66 × *2300*

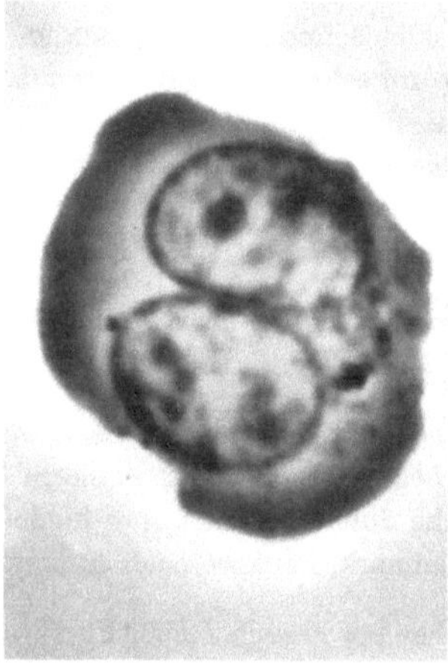

67 × *2300*

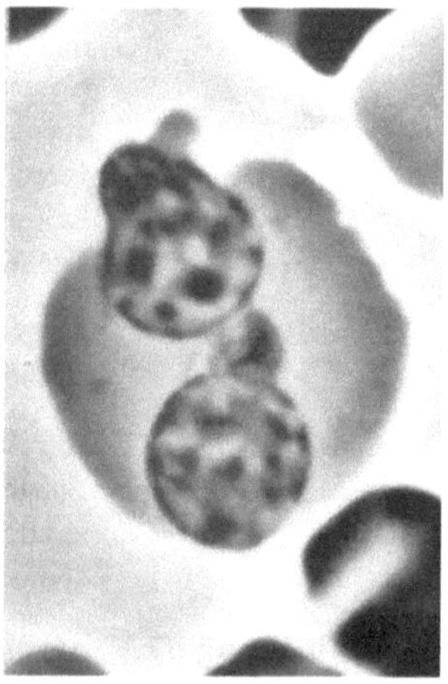

68 × *2300*

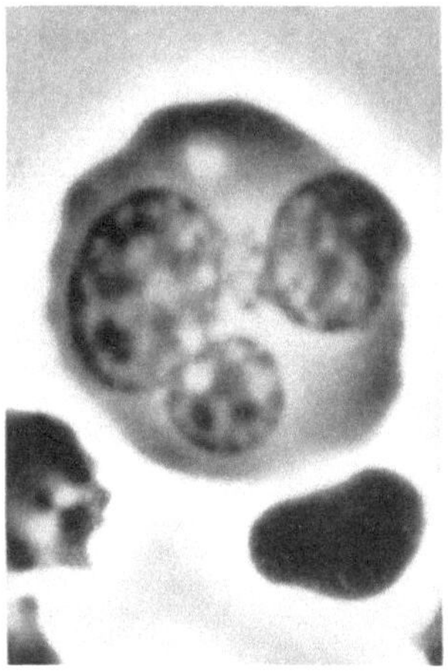

69 × *2300*

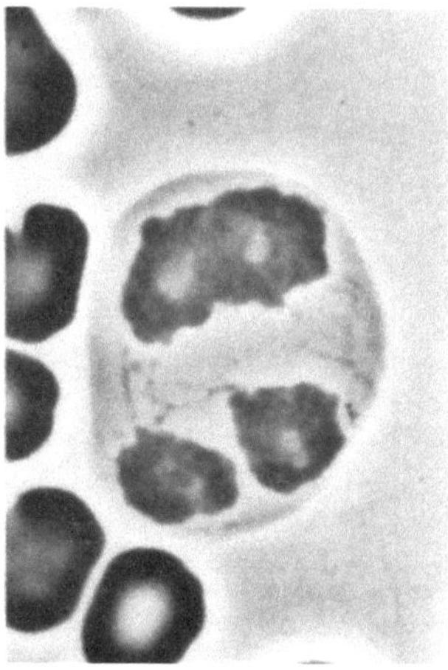

70 × *1700*

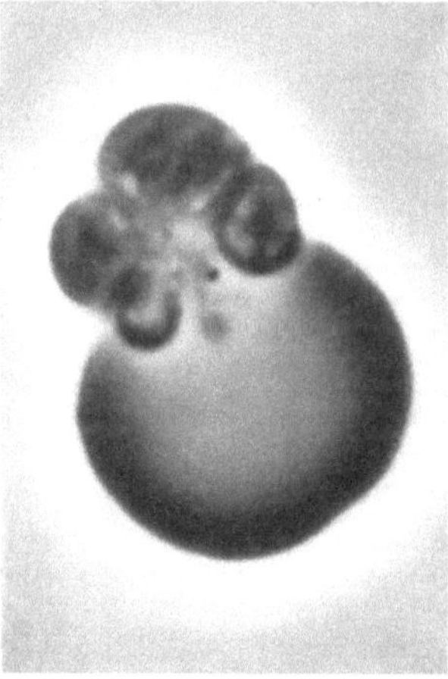

71 × *2300*

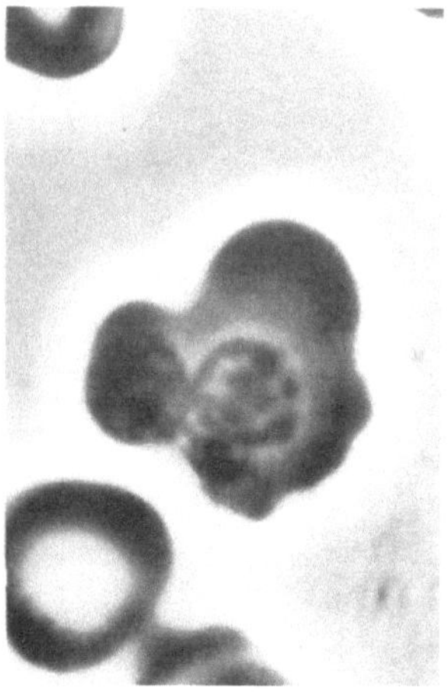

72 × *2300*

Erythropoese — atypische Zellen

Abbildung 73–87

Atypische Erythroblasten finden sich bei verschiedenen Anämien, bei malignen Tumoren und unter anderem nach Behandlung mit modernen zytostatischen Mitteln. Wir haben sie ferner bei schweren toxischen Zuständen verschiedener Ursache gesehen. Die Einordnung der einzelnen Zellen ist oft nicht leicht. In vielen Fällen wird man sich mit der allgemeinen Bezeichnung unreifer oder reifer Erythroblast begnügen müssen, da eine sichere Entscheidung nicht getroffen werden kann.

Atypische Proerythroblasten, basophile und polychromatische Erythroblasten

Abbildung 73 Proerythroblast, Bewegungsform. Unregelmäßig geformter, der Zellgestalt angepaßter, heller, fast strukturloser Zellkern mit polymorphen Kernkörperchen. Im dichten Zytoplasma außer dunklen Granula und fadenförmigen Mitochondrien einige grobe, runde, schwarze Granula und ein Glanzkorn. Paranukleär im Plasmafortsatz eine größere, phasennegative Vakuole. (Knochenmark, Panmyelopathie)

Abbildung 74 Zwei atypische, unreife Erythroblasten mit hellen, fast strukturlosen Zellkernen, die dunkle, polymorphe kleine und bandartig ausgezogene größere Kernkörperchen enthalten. Im breiteren Zytoplasmasaum sehr grobe ovale Granula und fadenförmige Mitochondrien. Es könnte sich sowohl um atypische Proerythroblasten (Kernstruktur) als auch um atypische basophile Erythroblasten (breiterer Plasmasaum) handeln. Unter Wertung des zytomorphologischen Bildes im ganzen Präparat halten wir die Zellen für atypische basophile Erythroblasten. (Knochenmark, erworbene hämolytische Anämie)

Abbildung 75 Atypischer Proerythroblast. Scharf begrenzter, heller Zellkern mit auffallend großem, fast quadratischem Nukleolus. (Knochenmark, Panmyelopathie)

Abbildung 76 Atypischer unreifer Erythroblast, vermutlich Proerythroblast – Riesenform (Kernpolyploidie?). Scharf begrenzter, lockerer Zellkern mit polymorphen Kernkörperchen. Das Zytoplasma enthält zahlreiche dunkle Granula und fadenförmige Mitochondrien. Rechts ein Parablast Typ A_1, s. S. 210. (Knochenmark, Leukose nach Aminopterinbehandlung)

Abbildung 77 Atypischer polychromatischer Erythroblast – Riesenform. Der Zellkern zeigt bei 11 Uhr eine nasenförmige Ausbuchtung, an deren Spitze die membranartige Kernbegrenzung unterbrochen ist. Im Zytoplasma lange, fadenförmige Mitochondrien. (Knochenmark, Morbus Boeck)

Abbildung 78 Atypischer polychromatischer Erythroblast – Riesenform mit auffallend grobschollig-fleckiger Chromatinstruktur des Zellkerns. (Knochenmark, maligner Abdominaltumor)

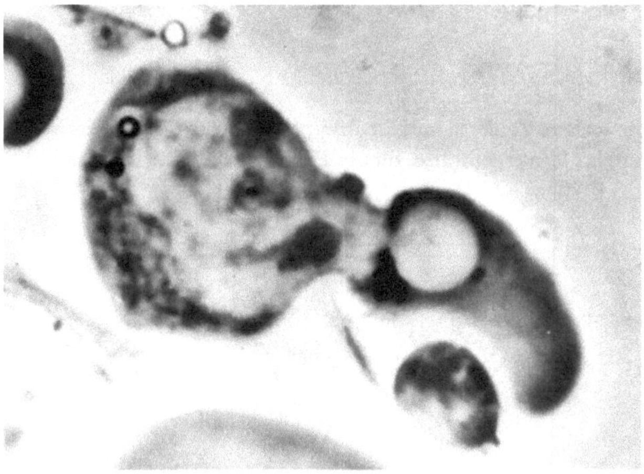

73 × *2300*

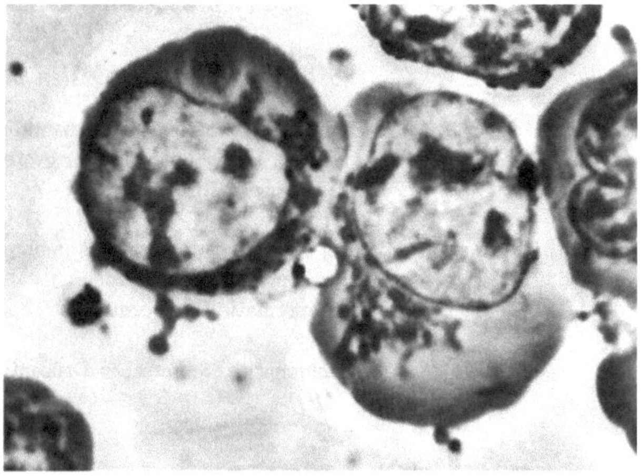

74 × *2000*

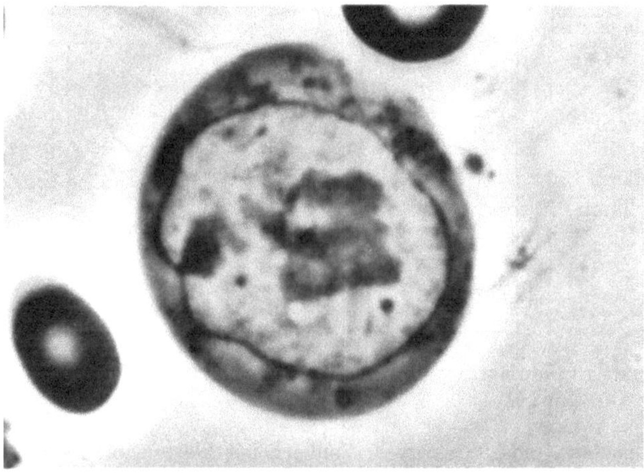

75 × *2300*

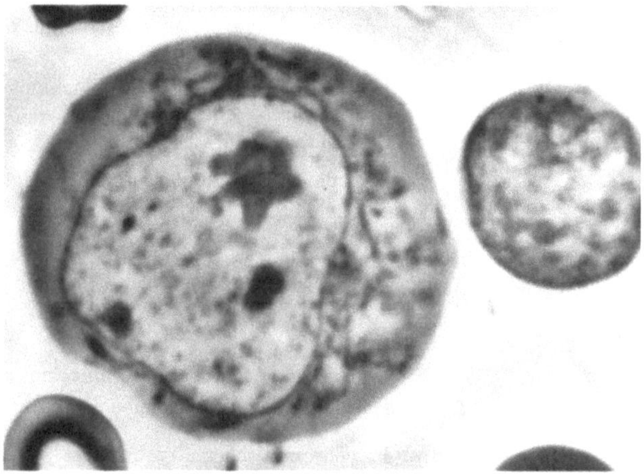

76 × *2300*

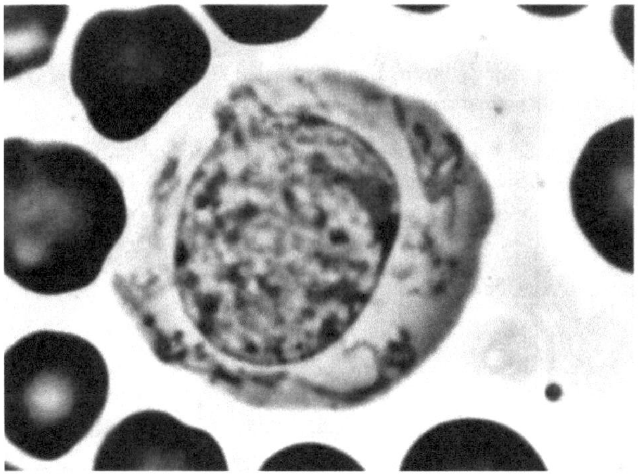

77 × *2300*

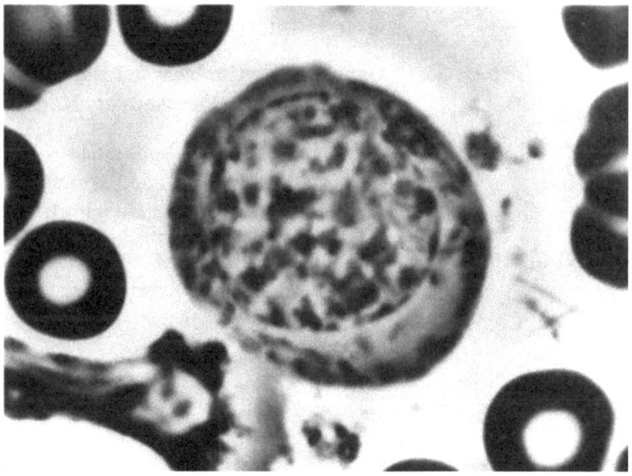

78 × *2300*

Erythropoese — atypische Zellen (Fortsetzung)

Atypische Erythroblasten mit auffallenden Kernkörperchen

Abbildung 79 Basophiler Erythroblast. Der nierenförmige, lockere Zellkern enthält drei polymorphe, dunkle Kernkörperchen. Im Zytoplasma sehr grobe Granula; bizarr geformte, dichte Plasmaausläufer. (Knochenmark, Mediastinaltumor)

Abbildung 80 *1* basophiler Erythroblast mit mehreren kleinen, polymorphen Kernkörperchen
2 orthochromatischer Normoblast
3 Monozyt
(Knochenmark, Pfeiffersches Drüsenfieber)

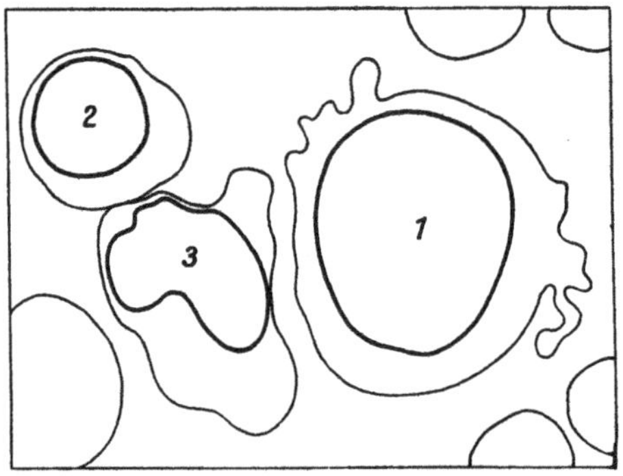

Abbildung 81 *1* polychromatischer Erythroblast mit lockerem, ovalem Zellkern, der zwei kleine, dunkle Kernkörperchen enthält
2 polychromatischer Erythroblast mit gebuchtetem Zellkern und mehreren polymorphen Kernkörperchen
3 oxyphiler Erythroblast mit lockerem Zellkern
4 oxyphiler Erythroblast mit dichterem Zellkern
5 orthochromatischer Normoblast

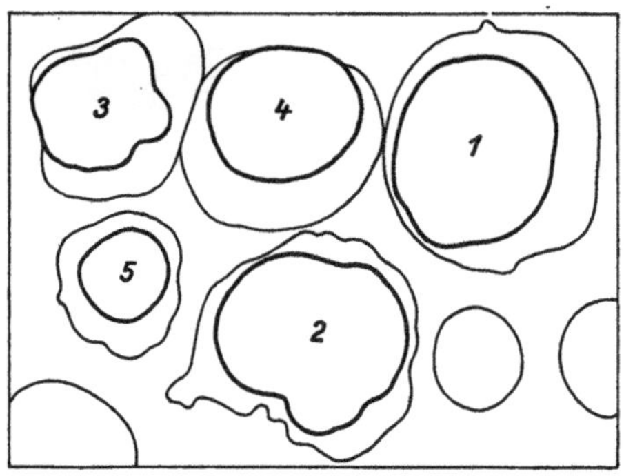

Die Zellen 3–5 enthalten kleine, nukleolenartige Chromatinverdichtungen. (Knochenmark, Pfeiffersches Drüsenfieber, dasselbe Präparat wie Abb. 80)

Abbildung 82 Polychromatischer Erythroblast. Ovaler lockerer, scharf begrenzter Zellkern mit kleinen, dichten Kernkörperchen; dichtliegende dunkle Zytoplasmagranula. (Knochenmark, Pfeiffersches Drüsenfieber, dasselbe Präparat wie Abb. 80)

Abbildung 83 Polychromatischer Erythroblast. Ovaler lockerer, scharf begrenzter Zellkern mit zahlreichen dichten Kernkörperchen. (Peripherblut, Morbus haemolyticus neonatorum)

Abbildung 84 Oxyphiler Erythroblast. Scharf begrenzter, lockerer Zellkern mit vier nukleolenartigen Kernkörperchen. Darunter ein unreifer Retikulozyt. (Peripherblut, Erythroleukämie)

Abbildung 85 Oxyphiler Erythroblast mit scharf begrenztem, lockerem Zellkern. Das Chromatin zeigt einige kleine Verdichtungen. (Peripherblut, Morbus haemolyticus neonatorum)

Abbildung 86 Orthochromatischer Normoblast. Kleiner runder, zentralgelegener Zellkern mit nukleolenartigen Chromatinverdichtungen. Paranukleär ein grobes, schwarzes und mehrere kleine, dunkle Granula. (Knochenmark, Morbus Hodgkin)

Abbildung 87 Oxyphiler Erythroblast mit nukleolenartiger Chromatinverdichtung im lockeren Zellkern. Darunter orthochromatischer Normoblast. (Knochenmark, Autoimmunoanämie)

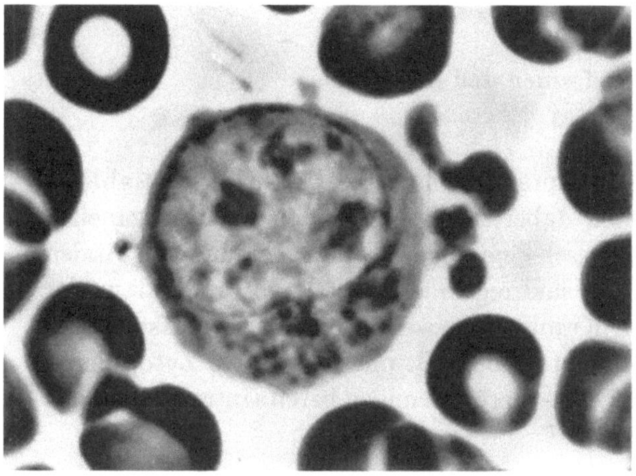

79 × *2300*

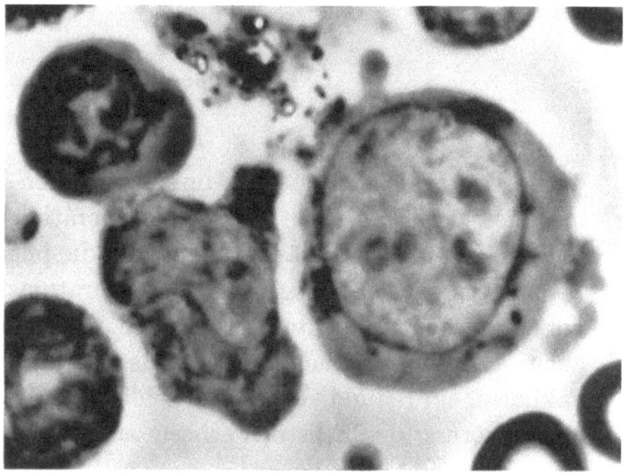

80 × *2300*

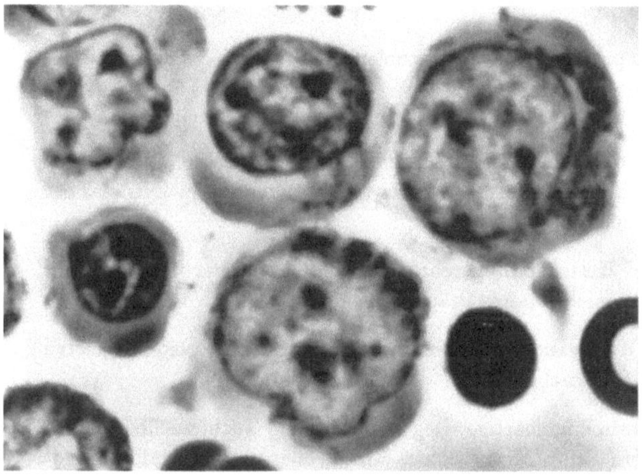

81 × *2300*

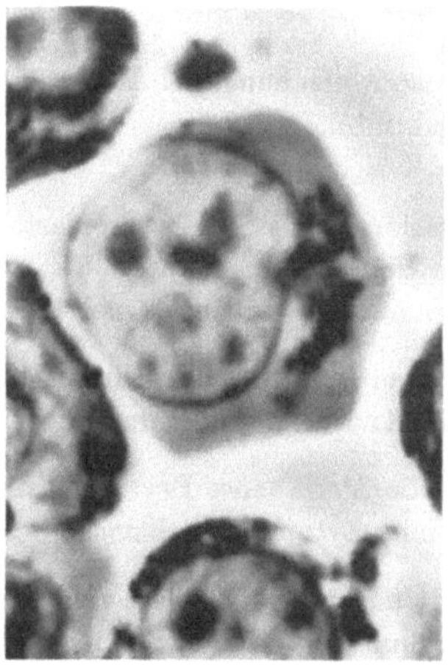

82 × *2300*

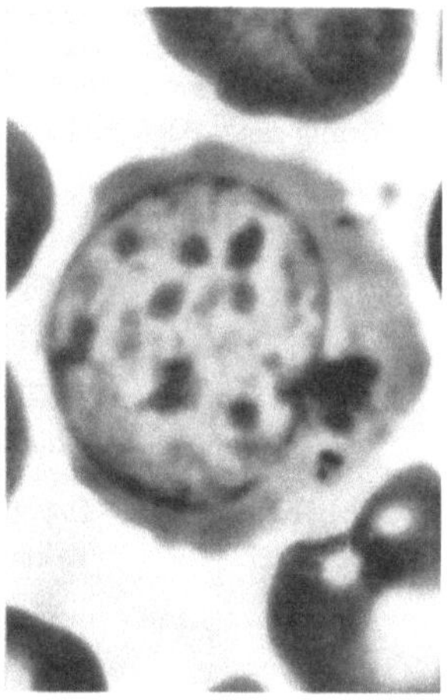

83 × *2300*

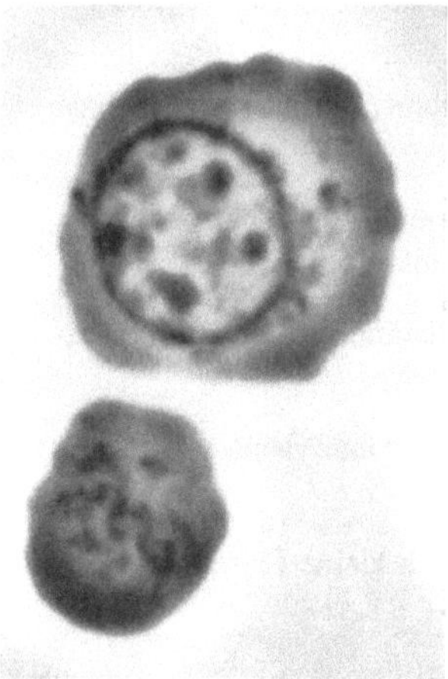

84 × *2300*

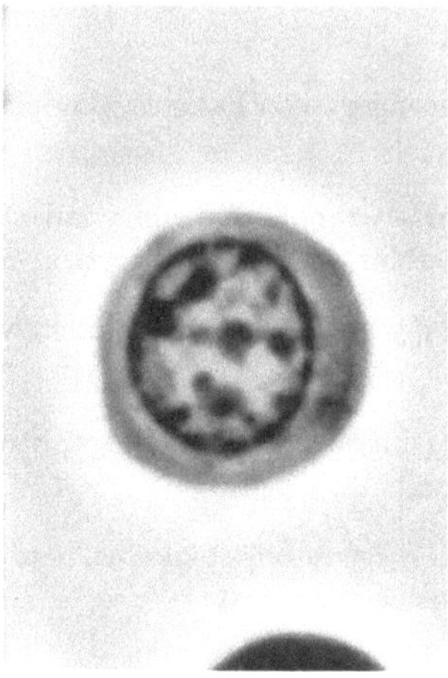

85 × *2300*

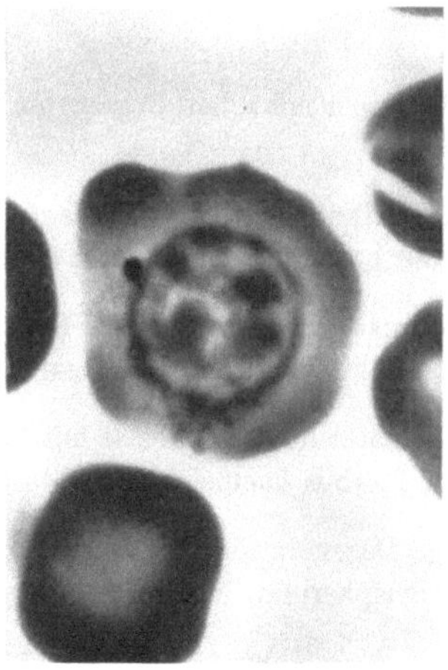

86 × *2300*

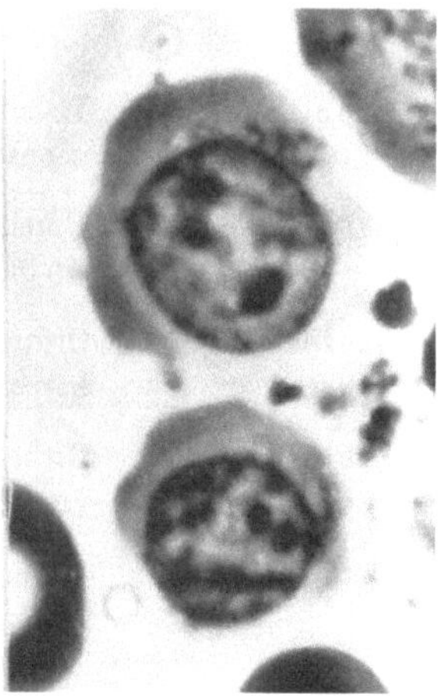

87 × *2300*

Erythropoese — Degenerationsformen und Artefakte

Abbildung 88–98

Die Erythroblasten sterben im supravitalen Deckglaspräparat nach relativ kurzer Zeit ab. Als morphologisches Zeichen der Zelldegeneration treten dabei am Zellkern, den Plasmaorganellen und im Zytoplasma Veränderungen auf, die phasenoptisch eine sichere Unterscheidung von vitalen Zellen ermöglichen. Ausgeprägte Degenerationsformen sind regelmäßig in älteren Präparaten oder vorzeitig nach Artefakten anzutreffen. Bei einigen Krankheiten weisen die Erythroblasten aber auch schon im frischen Präparat degenerative Stigmata auf, z. B. phasennegative Zytoplasmavakuolen, ein Befund, der darauf schließen läßt, daß diese Veränderungen bereits intravital infolge einer Störung des Zellstoffwechsels entstanden sind.

Morphologische Charakteristik

Zellkern: Kernpyknose, Kernwandhyperchromatose, Karyolyse, Karyorhexis und vakuolige Umwandlung.

Plasmaorganellen: Schwellung, blasige Quellung und Verdichtung der Granula. Granulärer Zerfall der fadenförmigen Mitochondrien.

Zytoplasma: Verdichtung, Abflachung und Auftreten von phasennegativen Vakuolen. Gelegentlich entstehen fadenförmig-netzartige Plasmastrukturen.

Abbildung 88 Degenerationsform eines Erythroblasten. Große, flach ausgebreitete Zelle. Kernpyknose. Paranukleär gelegene kleine, phasennegative Vakuolen und fadenförmige, netzartige Strukturen im Zytoplasma. (Knochenmark, erworbene hämolytische Anämie)

Abbildung 89 Zweikerniger oxyphiler Erythroblast mit Kernwandhyperchromatose und blasiger Quellung der Granula. (Knochenmark, Immunothrombopenie – älteres Präparat)

Abbildung 90 Degenerationsform eines Erythroblasten. Kernwandhyperchromatose; Karyorhexis, phasennegative Vakuolen im Zytoplasma. (Knochenmark, Sympathoblastom – älteres Präparat)

Abbildung 91 Telophase einer Erythroblastenmitose; verschiedenartige Degeneration der Tochterzellen. Obere Zelle: vakuolige Kernumwandlung. Untere Zelle: Kernpyknose und große, phasennegative Zytoplasmavakuolen. (Knochenmark, Leukose)

Abbildung 92 Orthochromatischer Normoblast mit Kernwandhyperchromatose und granulärem Zerfall der fadenförmigen Mitochondrien. (Peripherblut, Hepatitis epidemica)

Abbildung 93 Degenerationsform eines Erythroblasten mit vakuoliger Kernauflösung. Die Zytoplasmagranula sind sehr dicht. Darunter orthochromatischer Normoblast. (Peripherblut, Morbus haemolyticus neonatorum)

Abbildung 94 Plasmafragment mit scharf begrenzter, phasennegativer Vakuole. (Peripherblut, Morbus haemolyticus neonatorum)

Abbildung 95 Unreifer Retikulozyt. Im Zytoplasma dunkle Granula und einige fadenförmige Mitochondrien sowie ein dichter, großer Chromatinrest. (Peripherblut, Morbus haemolyticus neonatorum)

Abbildung 96 Orthochromatischer Normoblast. Pyknose des nach Mitose noch nicht vollständig gebildeten Ruhekerns. (Peripherblut, Neugeborenes)

Abbildung 97 Orthochromatischer Normoblast mit Kernpyknose und bandförmiger Struktur im Zytoplasma. (Peripherblut, Morbus haemolyticus neonatorum)

Abbildung 98 Vakuolige Degeneration eines ausgestoßenen Erythroblastenkerns, dem noch kleine Plasmareste anhaften. (Peripherblut, Morbus haemolyticus neonatorum)

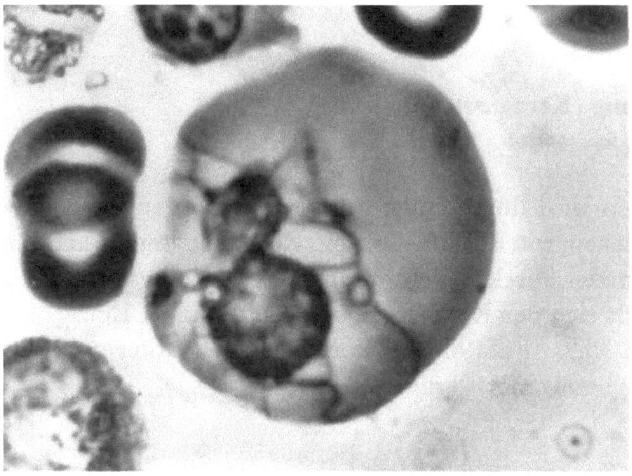

88 × *2300*

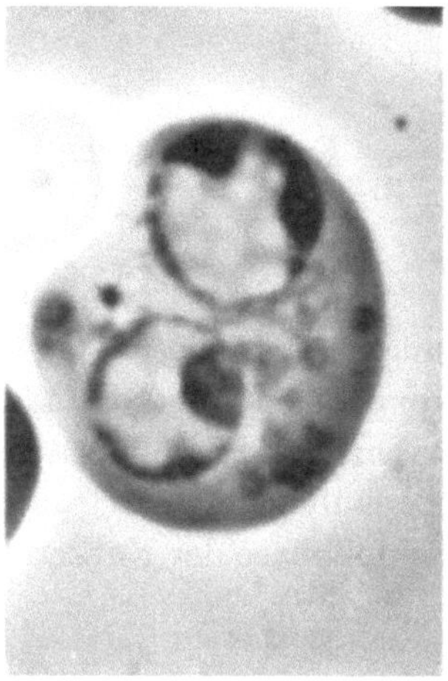

89 × *2300*

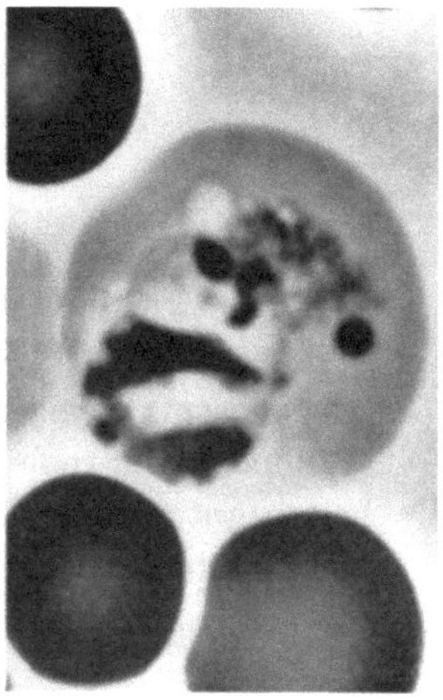

90 × *2500*

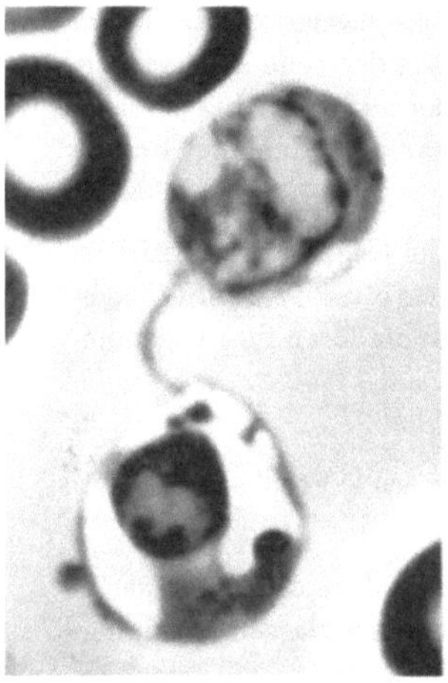

91 × *2300*

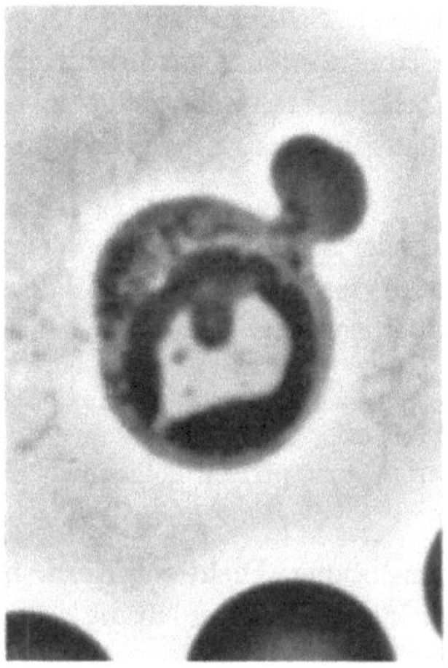

92 × *2500*

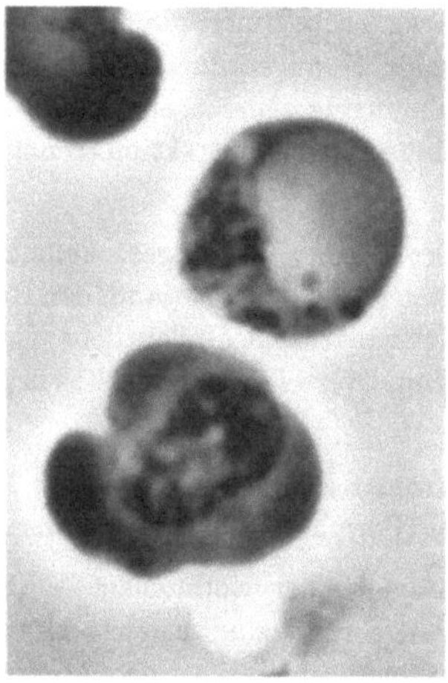

93 × *2300*

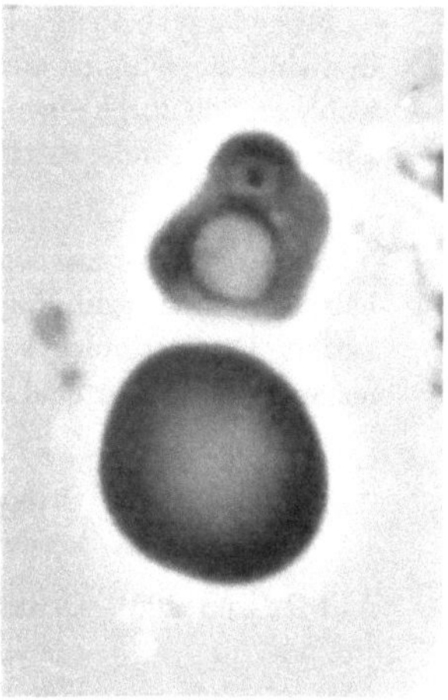

94 × *2500*

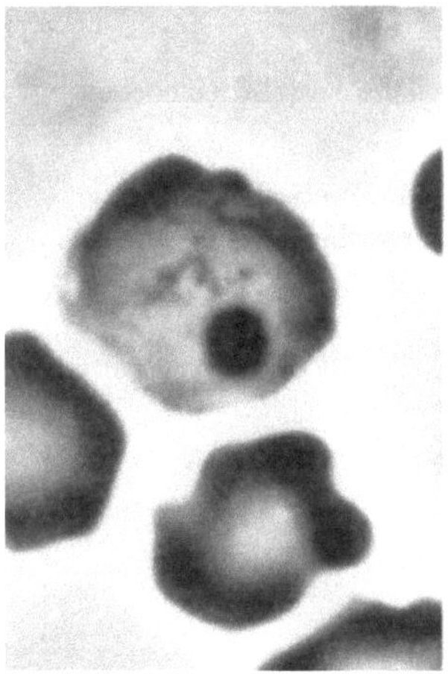

95 × *2500*

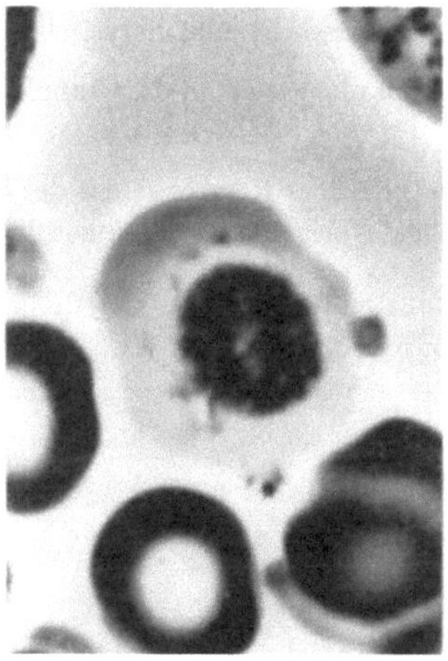

96 × *2300*

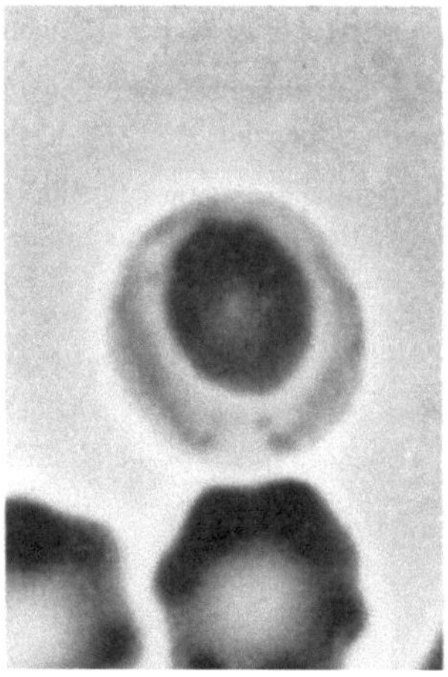

97 × *2500*

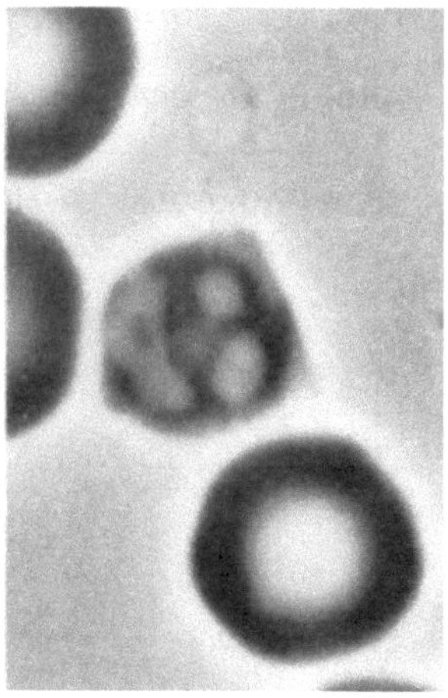

98 × *2500*

Erythroblastenentkernung (Kernausstoßung)

Abbildung 99–109

Die Entwicklung der kernhaltigen Erythroblasten wird durch einen Entkernungsvorgang abgeschlossen, der zur Bildung einer kernlosen, jugendlichen, roten Blutzelle, dem Retikulozyten, führt. Aus diesem Proerythrozyten entsteht dann entweder direkt oder durch einen Teilungsprozeß (WEICKER) der reife Erythrozyt. Phasenoptisch läßt sich der Entkernungsvorgang in allen Einzelheiten gut verfolgen. Er läuft gesetzmäßig in drei Phasen ab, die als Vorphase der Entkernung, Kernausstoßung und Schlußphase der Entkernung bezeichnet werden (RIND).

Morphologische Charakteristik

Vorphase der Entkernung: Exzentrisch gelegener Zellkern, der zeitweilig stark in einen vorgeschobenen Zytoplasmafortsatz gedrängt wird. Vergröberung der Kernstruktur bei zunehmender Kernpyknose. Intensivierung der Plasmamotilität mit tiefgreifenden „Kontraktionen“. Die Zytoplasmagranula ordnen sich gegen Ende dieses Abschnittes strangförmig hinter dem Kern an.

Kernausstoßung: Starke Zellpolymorphie. Der länglich-ovale Zellkern liegt in einem Zytoplasmafortsatz, hinter ihm sind die Granula strangförmig angeordnet. Durch starke Kontraktionen wird der Kern aus der Zelle ausgestoßen, wobei er, wie durch einen Schnürring gepreßt, eine Lücke der Zellmembran unter entsprechender Deformierung passiert. Eine abschließende, ringförmige Plasmakontraktion trennt schließlich den Kern vom Zytoplasmarest, in dem die Granula verbleiben.

Schlußphase der Entkernung: Der ausgestoßene und wieder abgerundete Kern bleibt, im Gegensatz zu den Verhältnissen in vivo, im Präparat neben dem entstandenen Retikulozyten liegen. Er verfällt der Karyolyse oder wird phagozytiert. Der Retikulozyt zeigt zunächst noch deutliche Plasmabewegungen. Die Zytoplasmagranula lösen ihre angenommene Ordnung sehr bald auf und verteilen sich regellos in der Zelle.

Abbildung 99 — Orthochromatischer Normoblast mit lockerem, exzentrisch gelegenem Zellkern – Vorphase der Entkernung. (Peripherblut, Autoimmunoanämie)

Abbildung 100 — Orthochromatischer Normoblast – Kernausstoßung. Dichterer Kern, hinter dem die Zytoplasmagranula angeordnet sind. Ein nasenförmiger kleiner Kernteil hat die Zelle bereits verlassen. (Peripherblut, Morbus haemolyticus neonatorum)

Abbildung 101 a–f — Kernausstoßung. Zeitabstand der Aufnahmen etwa 3–5 Minuten. Pyknotischer Kern. In Abb. b, c und d ist die über den Kern gleitende Schnürfurche deutlich sichtbar. Beachte die Kerndeformierung und Formänderung der Zelle. Bei f ist der Kern ausgestoßen; im Zytoplasma haben sich kleine, phasennegative Vakuolen gebildet. (Peripherblut, Neugeborenes)

Abbildung 102 — Schlußphase der Entkernung. Der Retikulozyt zeigt mehrere Einschnürungen. Beginnende Karyolyse des ausgestoßenen Kerns. (Knochenmark, erworbene hämolytische Anämie)

Abbildung 103 — Retikulozyt und ausgestoßener Kern. Im Retikulozyten sind die Granula regellos verteilt. (Knochenmark, Panmyelopathie)

Abbildung 104 — Fragliche Teilungsform eines Retikulozyten; darüber Normozyt mit der charakteristischen zentralen Aufhellung. Rechts ein orthochromatischer Normoblast. (Peripherblut, erworbene hämolytische Anämie)

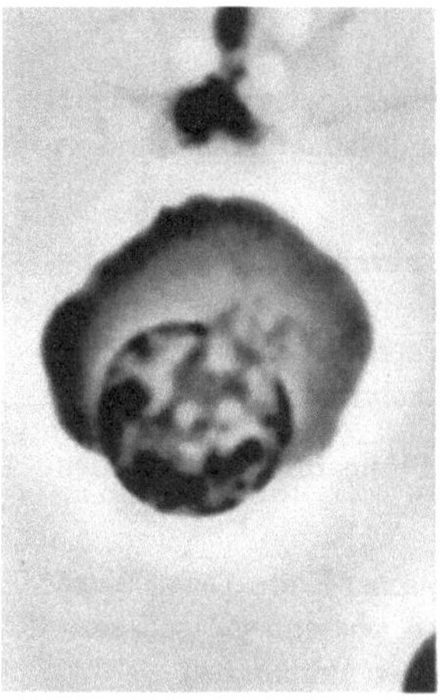
99 × *2300*

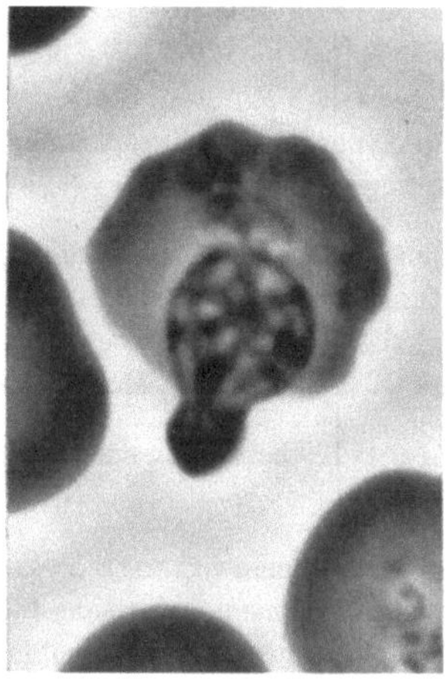
100 × *2300*

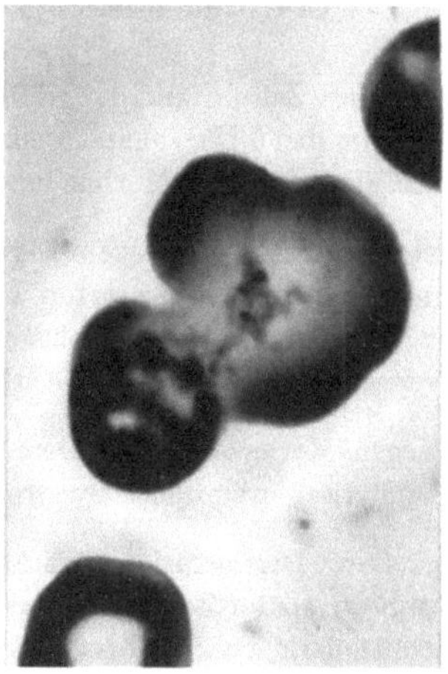
101 a

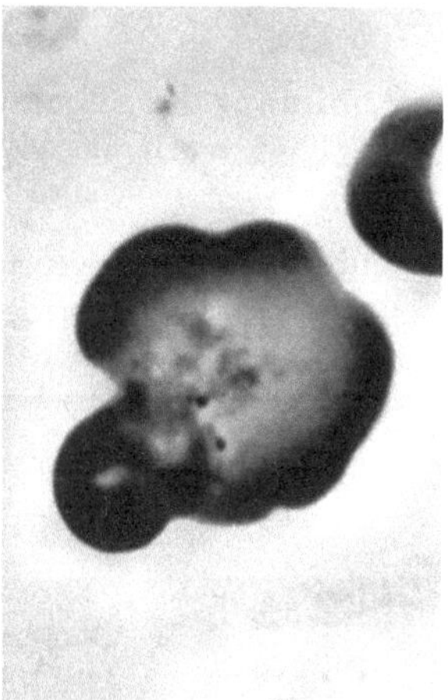
b × *2300*

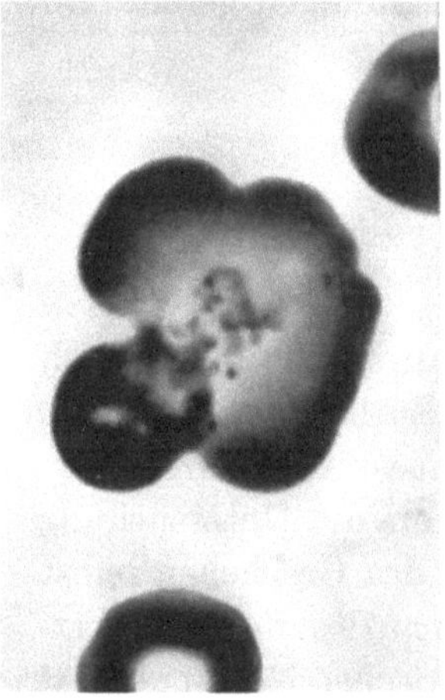
101 c

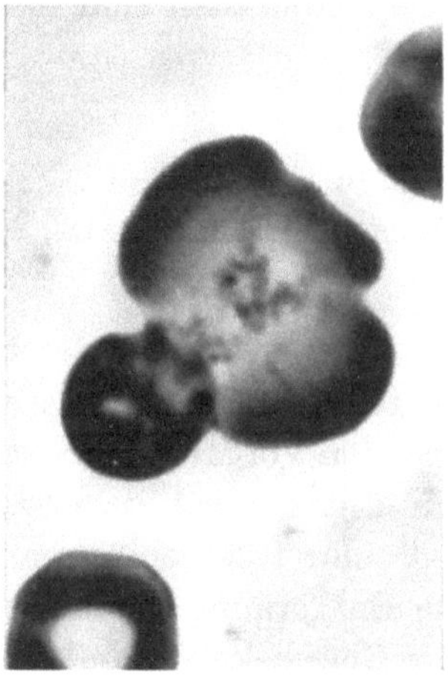
d

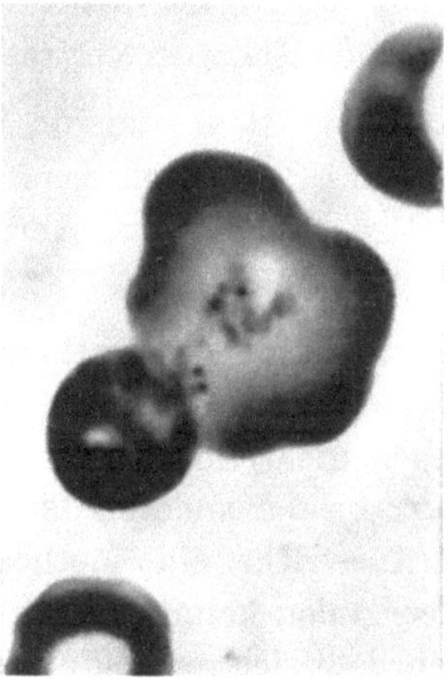
e

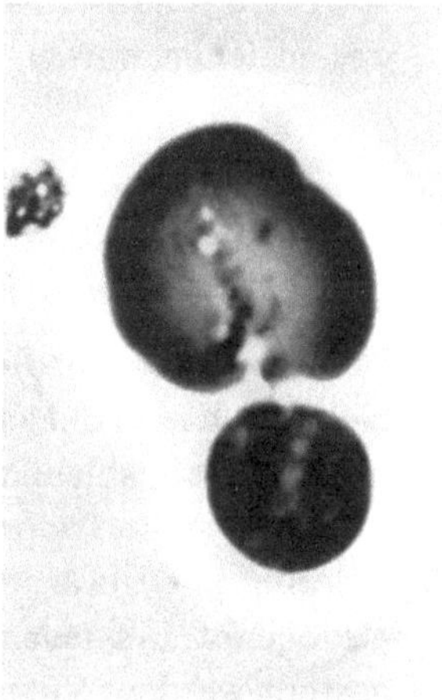
f × *2300*

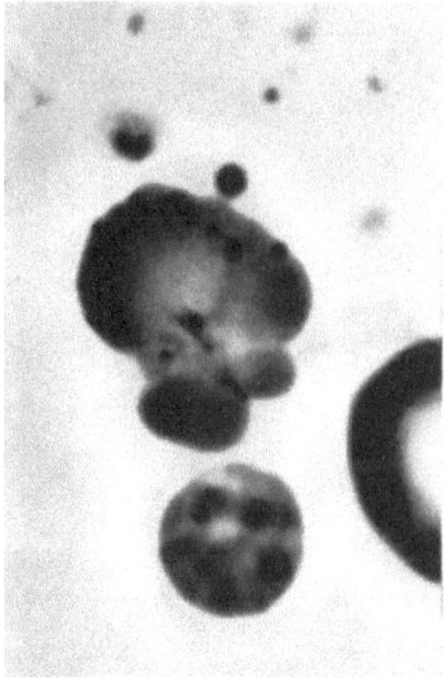
102 × *2300*

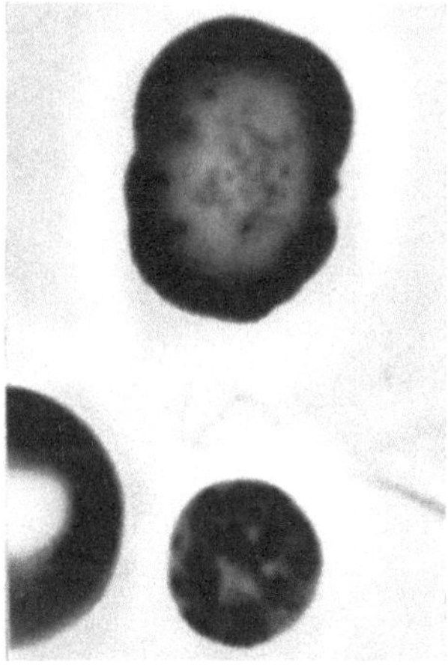
103 × *2300*

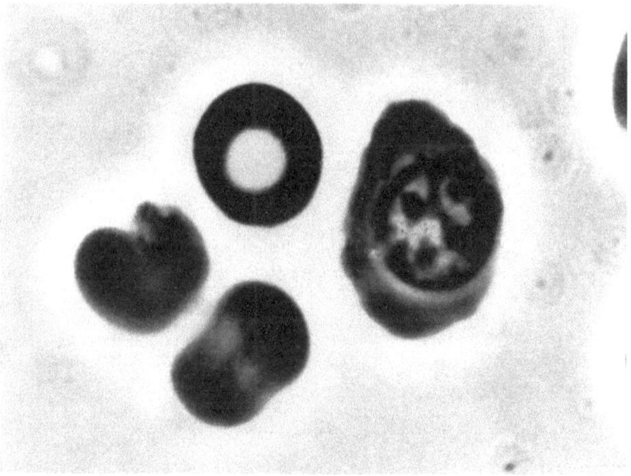
104 × *2300*

Erythroblastenentkernung (Fortsetzung)

Abbildung 105 a u. b — Kernausstoßung. Zeitabstand der Aufnahmen etwa 3 Minuten. Stark deformierter Kern, sein schmaler Plasmasaum (bei 9 Uhr) gleitet wellenförmig zurück. Die Zytoplasmagranula sind hinter dem Kern angeordnet. (Peripherblut, Morbus haemolyticus neonatorum)

Abbildung 106 a–c — Kernausstoßung bei zweikernigem Erythroblasten. Beide Kerne werden gleichzeitig unter starker Deformierung nach entgegengesetzten Richtungen ausgestoßen. Deutlich sichtbare Schnürfurche in Höhe der Zellmembran. Die Zytoplasmagranula liegen zwischen beiden Kernen. Rechts orthochromatischer Normoblast, Vorphase der Entkernung. (Peripherblut, Morbus haemolyticus neonatorum)

Abbildung 107 — Fast vollzogene Kernausstoßung. Dem Kern sitzt haubenförmig ein kleiner Plasmarest auf. (Knochenmark, hämolytisch-urämisches Syndrom, Gasser)

Abbildung 108 — Kernausstoßung. Degeneration nach Artefakt (Wärmeeinwirkung). Pyknotischer Kern. Tiefe Plasmaeinschnürungen, später Zellfragmentation. Im Zytoplasma zahlreiche kleine, phasennegative Vakuolen. (Knochenmark, Panmyelopathie – Randpartie des paraffinverschlossenen Präparates)

Abbildung 109 — Links oxyphiler Erythroblast mit schmalem Plasmasaum; daneben orthochromatischer Normoblast, Kernausstoßung; rechts orthochromatischer Normoblast, Vorphase der Entkernung. Zellanisozytose bei hämolytisch-urämischem Syndrom, Gasser.

Über die Art und Weise des Kernverlustes der Erythroblasten sind die Meinungen geteilt. Im wesentlichen werden folgende Theorien vertreten:

1. die Kernausstoßung (Rindfleisch, Maximow),
2. die Ablösung eines Plättchenkerns (Schilling),
3. die intrazelluläre, fermentative Kernauflösung (Pappenheim, Naegeli, Leitner, Heilmeyer u. a.).

Diese unterschiedliche Deutung des Entkernungsvorganges ist in der Hauptsache methodisch bedingt. Rindfleisch (1880) und Maximow (etwa 1900) beobachteten die Entkernung im Vitalpräparat (abgeblendetes Hellfeld) und konnten dabei den Vorgang der Kernausstoßung direkt verfolgen. Die Vertreter der beiden anderen Theorien stützten sich dagegen auf die Untersuchung fixierter und gefärbter Ausstriche, eine Methode, die nur Rückschlüsse auf das Geschehen selbst ermöglicht. An lebenden Zellen konnte bisher eine Entkernung durch Kernauflösung nicht festgestellt werden. Vielmehr läßt sich regelmäßig in der Gewebekultur und im frischen Nativpräparat nur die Kernausstoßung nachweisen (Albrecht, Bessis, Lettré, Rind).

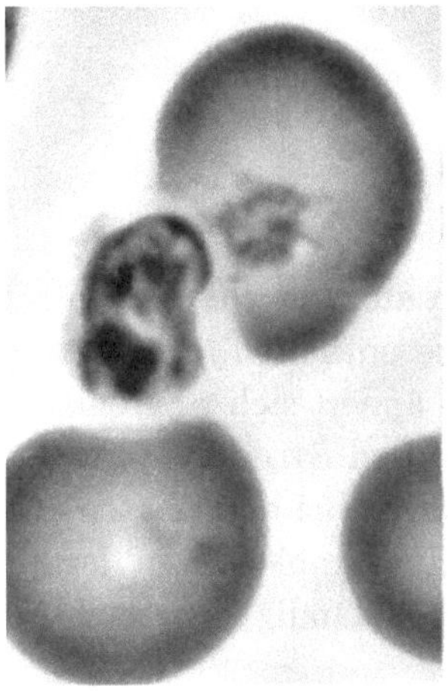

105 a

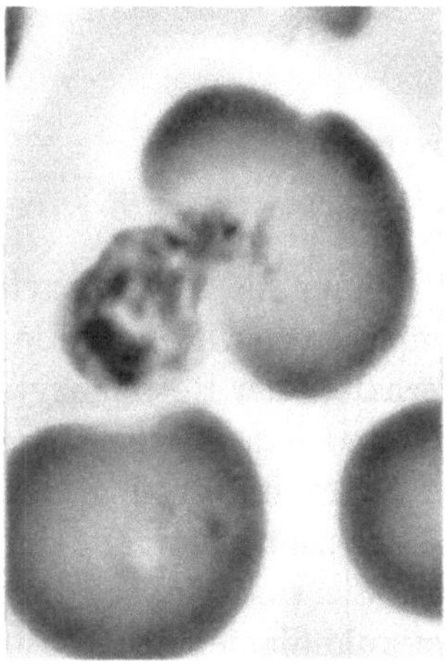

b × *2300*

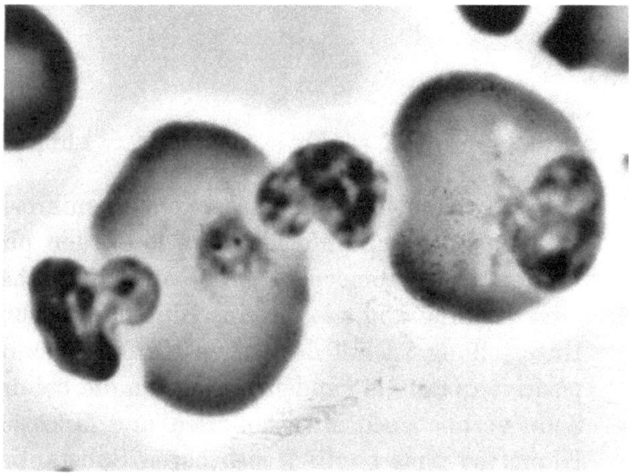

106 a × *2300*

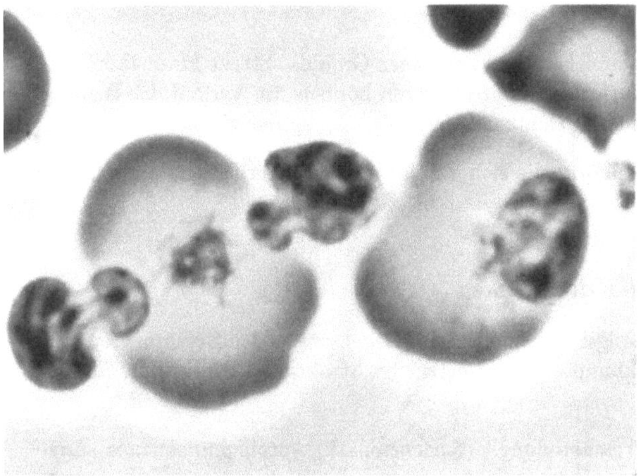

106 b

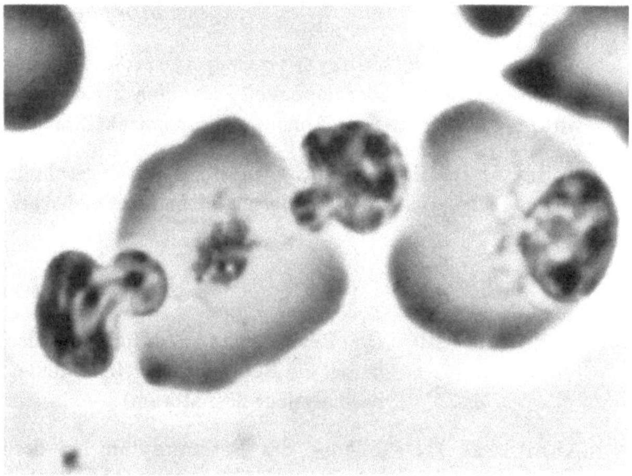

c × *2300*

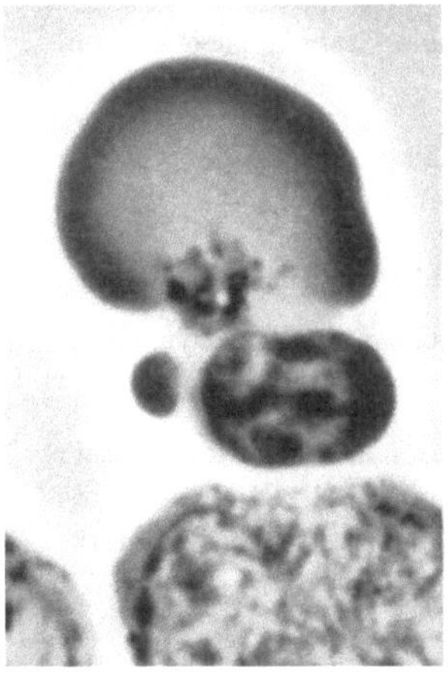

107 × *2300*

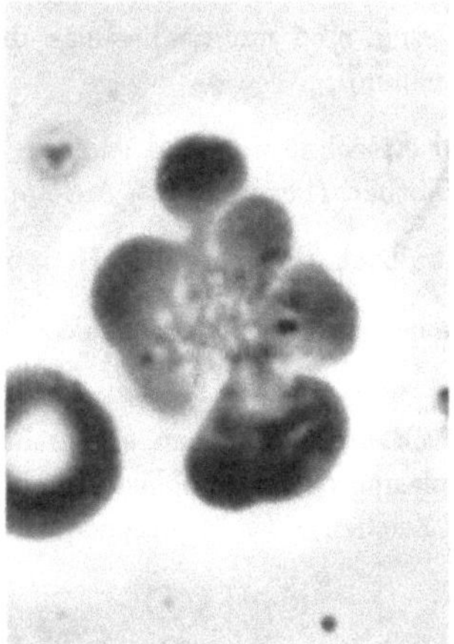

108 × *2300*

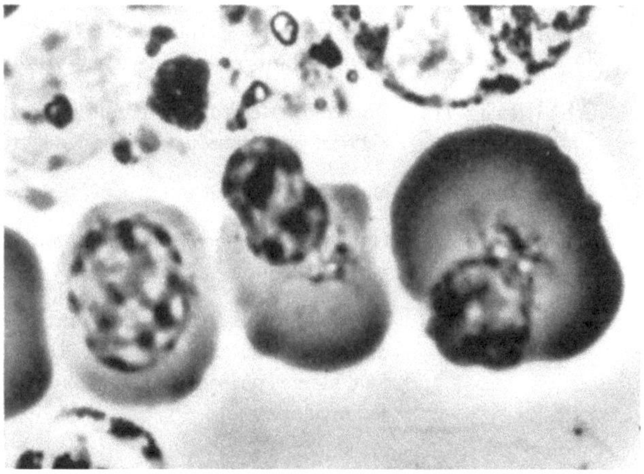

109 × *2300*

Retikulozyten

Abbildung 110–135

Bei Untersuchung im Phasenkontrastmikroskop können die Retikulozyten an ihrer charakteristischen Form und Motilität sowie an den phasenpositiven Granula, die sie enthalten, erkannt werden. Das zytomorphologische und kinetische Verhalten der Retikulozyten ändert sich während ihrer Reifung und erlaubt eine Einteilung in unreife und reife Formen (Rind und Stobbe). Diese Unterteilung ist mit derjenigen Heilmeyers nach Supravitalfärbung identisch. Bei den phasenpositiven Granula handelt es sich um die bei dem Entkernungsvorgang der Erythroblasten in der Zelle verbliebenen Mitochondrien und Mikrosomen. Sie sind ein Teil der vollständig erst nach Hämolyse phasenoptisch sichtbaren Substantia retikulo-filamentosa.

Auf Grund errechneter Daten nimmt Weicker regelmäßig eine Teilung der Retikulozyten an. Wir haben dagegen bisher nur in wenigen Fällen die vollständige Durchschnürung eines Retikulozyten, im Sinne einer Teilung, verfolgen können.

Morphologische Charakteristik

Unreifer Retikulozyt: Große, polymorphe Zelle mit zahlreichen dunklen, feinen Granula. Starke Plasmakontraktionen, die zu ein- oder doppelseitigen tiefen Einschnürungen (formes hilaires) führen können. Im Verlauf der Reifung wird, unter gleichzeitiger Abnahme der Kontraktilität, die Zahl der sichtbaren Granula ständig reduziert.

Reifer Retikulozyt: Entrundete, leicht eingeschnürte Zellform, die sich nur langsam und geringfügig ändert. Die Granula sind auch bei Fokussierung nicht mehr sichtbar.

Unreife und reife Retikulozyten

Abbildung 110 Drei Retikulozyten. Vitalpräparat nach Essigsäurehämolyse. Im Gegensatz zu den Erythrozyten enthalten die Retikulozyten eine dunkle, verklumpte, körnig-netzartige Struktur. (Peripherblut, Morbus haemolyticus neonatorum)

Abbildung 111 Bildung des Retikulozyten bei der Kernausstoßung. (Knochenmark, Autoimmunoanämie, Ausschnittsvergrößerung von Abb. 214)

Abbildung 112 Unreifer Retikulozyt mit zentralliegenden, dunklen Granula. Darunter ein Sphärozyt. (Peripherblut, Morbus haemolyticus neonatorum)

Abbildung 113 Zwei unreife Retikulozyten. Regellos in der Zelle verteilte, teilweise atypische, grobe Granula. Beachte die Formpolymorphie. (Knochenmark, Panmyelopathie nach ACTH-Behandlung)

Abbildung 114 Zwei halbreife Retikulozyten. Im Zytoplasma sind nur noch einige dunkle Granula zu erkennen. (Peripherblut, erworbene hämolytische Anämie)

Abbildung 115 Zwei reife Retikulozyten mit eigenartiger Einschnürung und leichter Einkerbung. In der unteren Zelle ist ein Granulum noch angedeutet sichtbar. (Peripherblut, Autoimmunoanämie)

Abbildung 116 Makrozyt, darüber ein großer, reifer Retikulozyt. (Peripherblut, Hepatitis epidemica)

Abbildung 117 Großer, fast reifer Retikulozyt mit drei eben erkennbaren Granula. Darunter ein Mikrozyt. (Peripherblut, Autoimmunoanämie)

Abbildung 118 Links unten extrem großer, unreifer Retikulozyt; daneben ein orthochromatischer Normoblast; darüber ein reifer Retikulozyt. Das Zytoplasma des Normoblasten und unreifen Retikulozyten enthält kleine, phasennegative Vakuolen als Zeichen einer beginnenden Degeneration. (Knochenmark, Panmyelopathie)

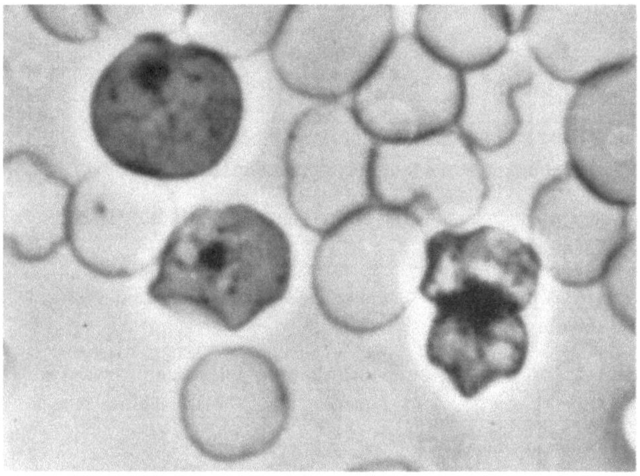

110 × *2300*

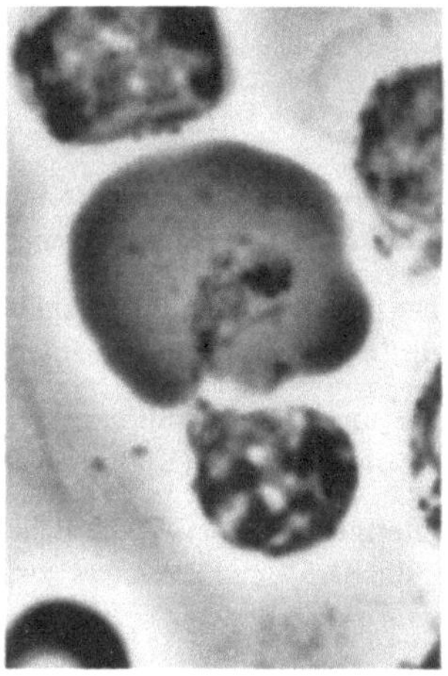

111 × *2300*

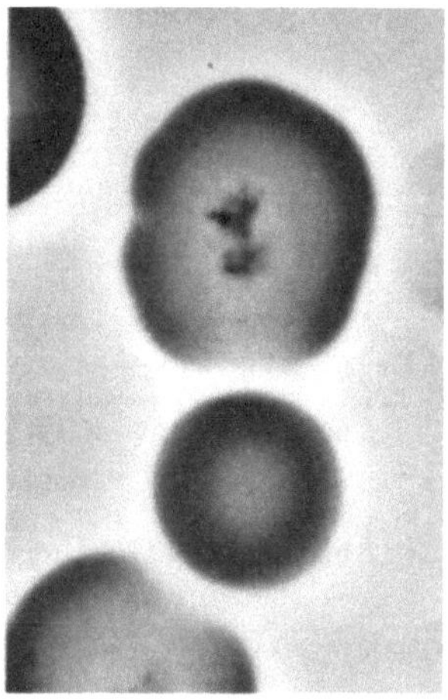

112 × *2300*

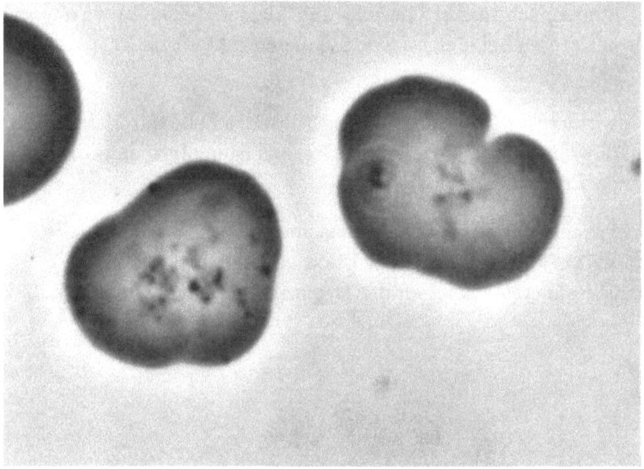

113 × *2300*

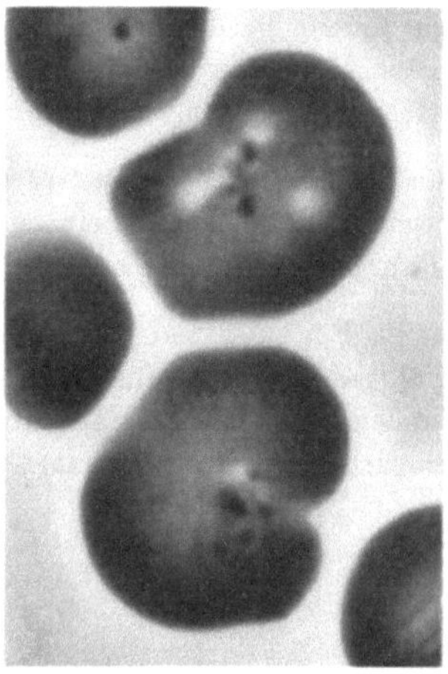

114 × *2300*

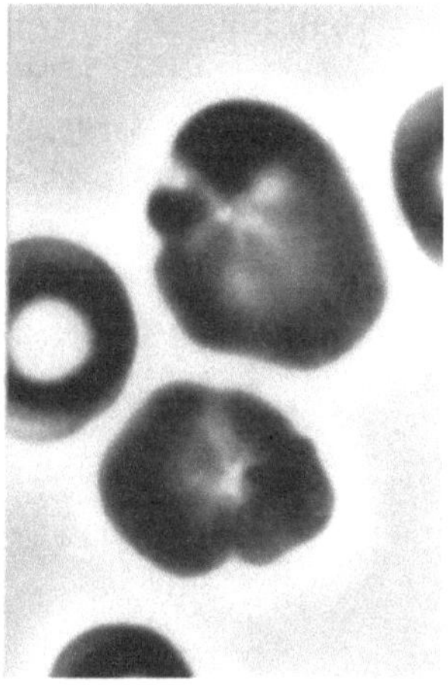

115 × *2300*

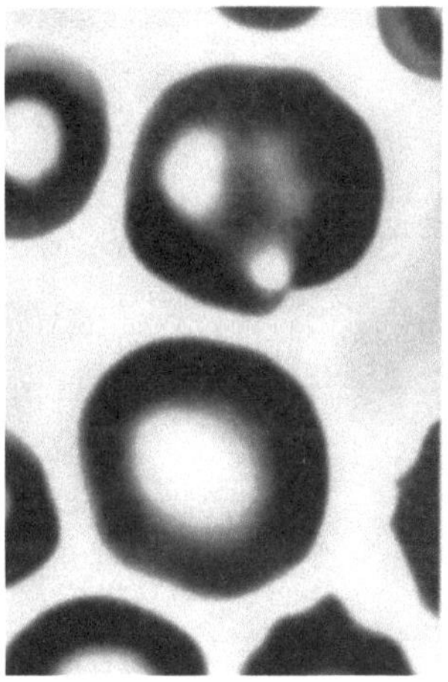

116 × *2300*

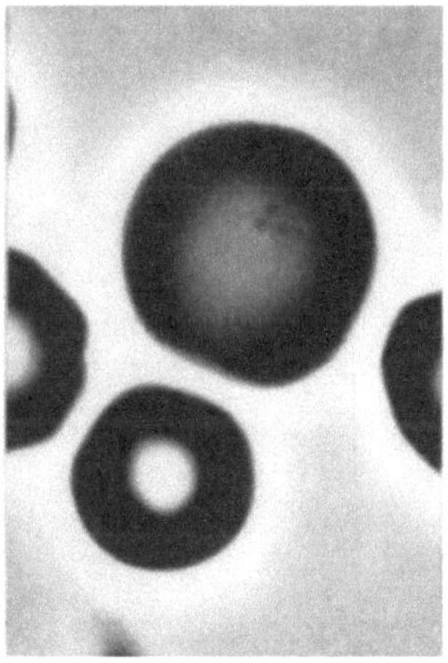

117 × *2300*

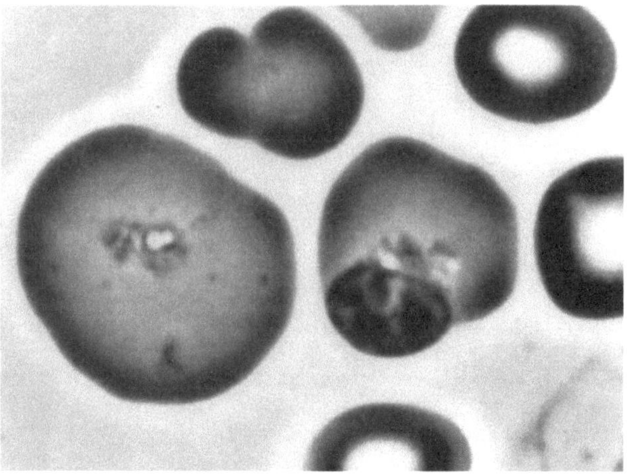

118 × *2300*

Retikulozyten (Fortsetzung)

Atypische unreife Retikulozyten

Abbildung 119 Großer unreifer und halbreifer Retikulozyt. Flach ausgebreitete, teilweise hämolysierte Zellen. Die dunkle Granulation ist gut zu erkennen. (Peripherblut, Morbus haemolyticus neonatorum)

Abbildung 120 Atypischer unreifer Retikulozyt, Teilhämolyse. Im Zytoplasma sind einige sehr grobe, dichte Granula enthalten. (Peripherblut, erworbene hämolytische Anämie)

Abbildung 121 Atypischer unreifer Retikulozyt, Teilhämolyse. Mehrfach eingekerbte Zelle, die zahlreiche grobe, dunkle Granula enthält. (Knochenmark, Panmyelopathie)

Abbildung 122 u. 123 Unreife Retikulozyten mit zahlreichen kleinen, grauen und einigen gröberen, schwarzen Granula. Beachte die Größenunterschiede zwischen Retikulozyten und Normozyten. (Peripherblut, Neugeborenes)

Abbildung 124 Unreifer, doppelseitig eingeschnürter Retikulozyt (forme hilaire) mit atypischen groben Granula. (Peripherblut, Autoimmunoanämie)

Abbildung 125 Unreifer und halbreifer atypischer Retikulozyt, Hämolyse. Die Größenunterschiede der Granula sind deutlich zu erkennen. (Peripherblut, Autoimmunoanämie, dasselbe Präparat wie Abb. 124 nach Saponinhämolyse)

Abbildung 126 u. 127 Atypische unreife Retikulozyten mit sehr groben, schwarzen Granula und kleinen, teilweise wurmartigen Plasmafortsätzen. Derartige Zellformen treten bei einigen Erkrankungen gehäuft im Präparat auf. (Knochenmark, Panmyelopathie)

Abbildung 128 Halbreifer Retikulozyt, Artefakt (Wärmeeinwirkung). Atypische, tief eingeschnürte Zelle mit kleinen, phasennegativen Vakuolen und einigen dunklen Granula. (Peripherblut, Morbus haemolyticus neonatorum. Randpartie des paraffinverschlossenen Präparates)

Abbildung 129 Zwei unreife Retikulozyten, Degenerationsformen mit zahlreichen phasennegativen Vakuolen, die eine auffällige Nachbarschaft zu den Granula aufweisen bzw. ihren Platz einnehmen (obere Zelle). Die Vakuolen bilden sich bei Sauerstoffmangel als erstes Zeichen der Degeneration. (Knochenmark, Panmyelopathie – älteres Präparat)

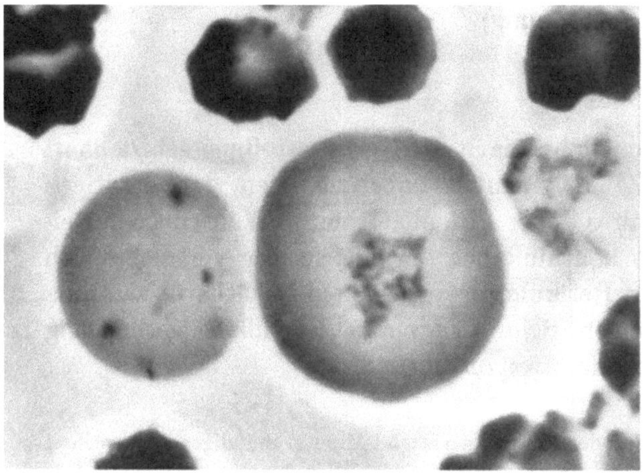
119 × *2300*

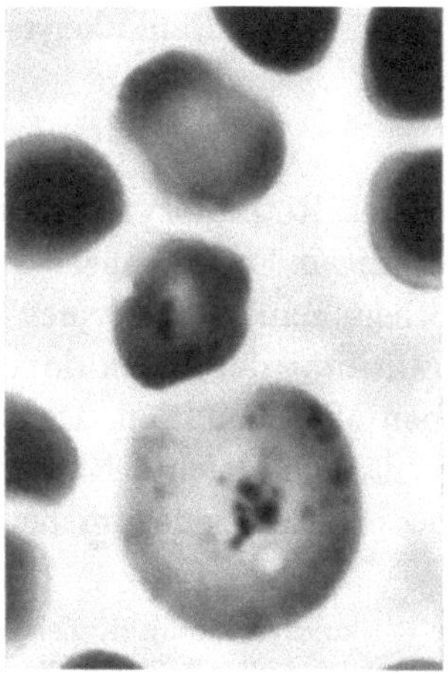
120 × *2300*

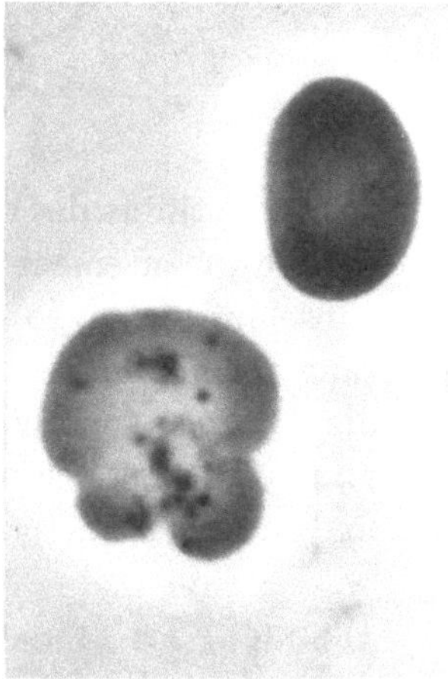
121 × *2300*

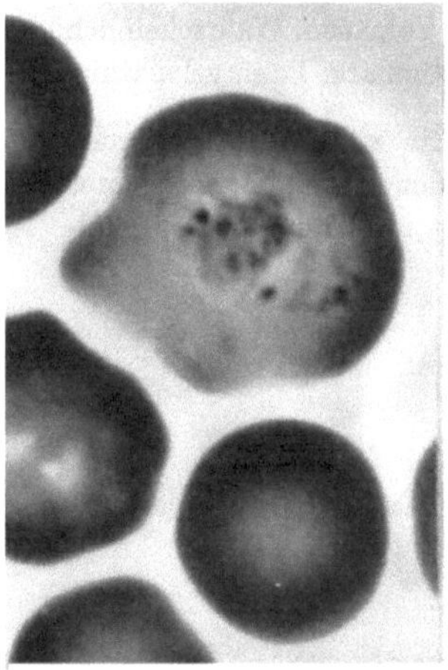
122 × *2300*

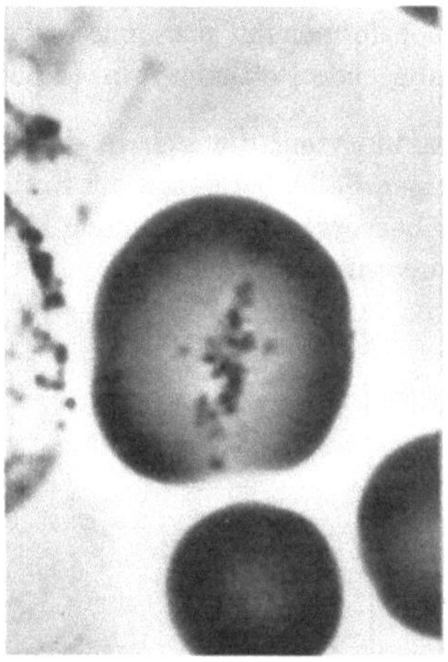
123 × *2300*

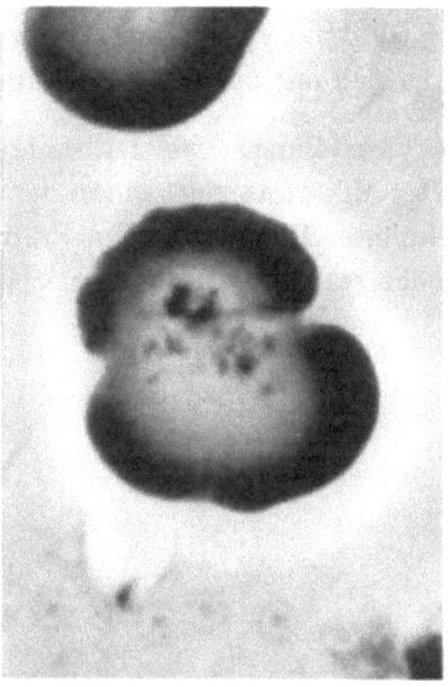
124 × *2300*

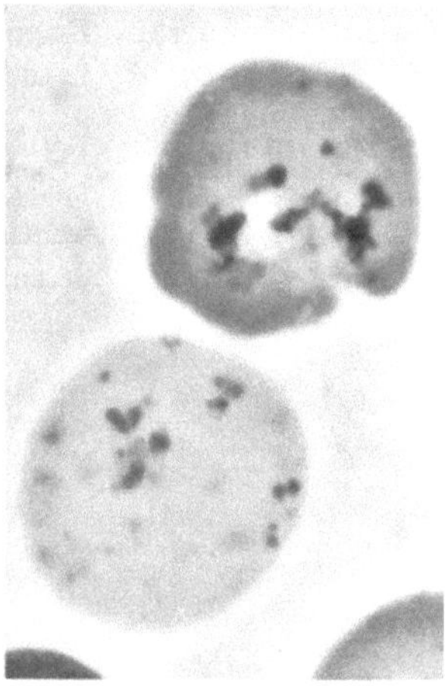
125 × *2300*

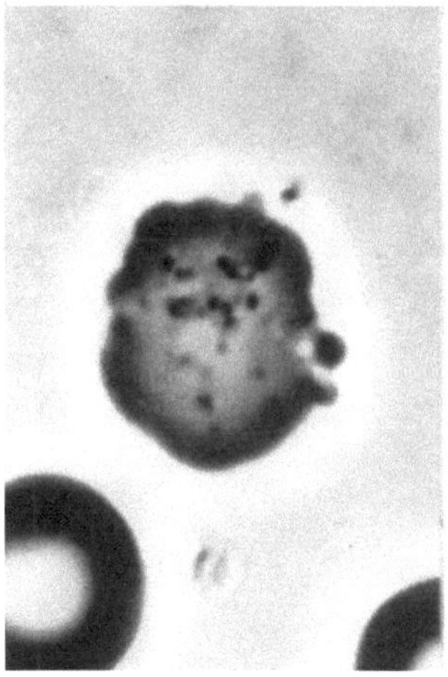
126 × *2300*

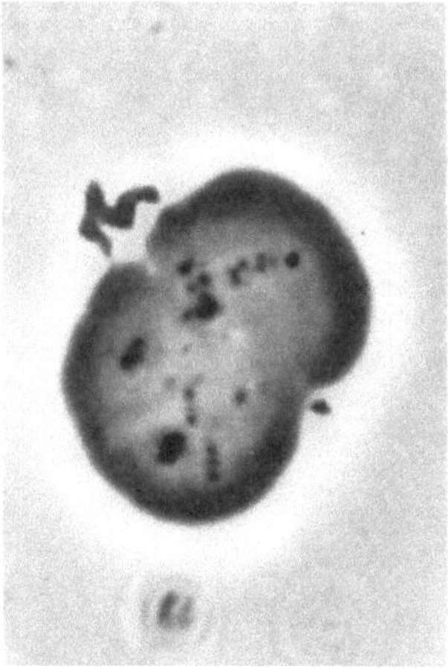
127 × *2300*

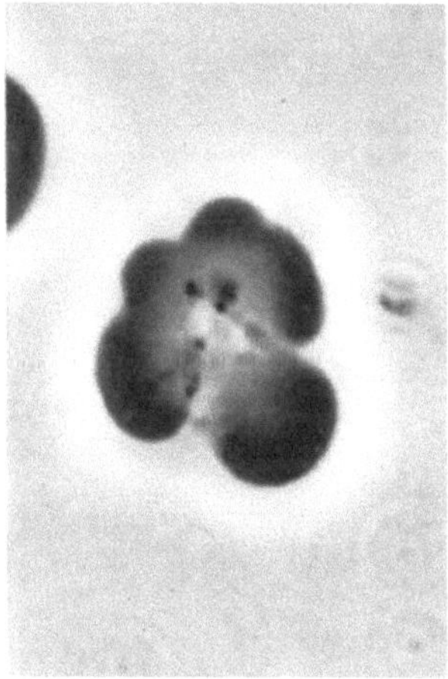
128 × *2300*

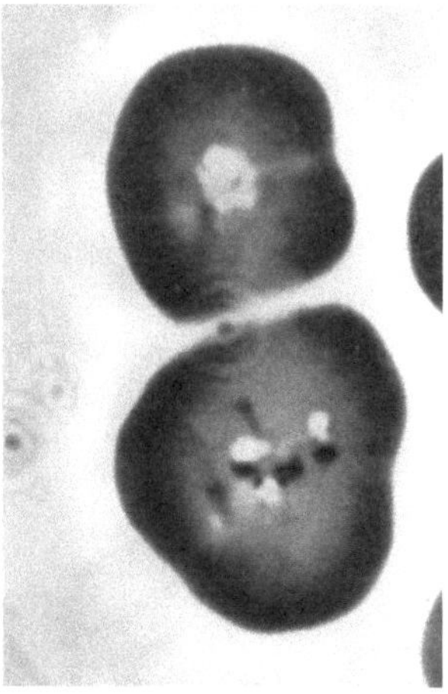
129 × *2300*

Retikulozyten (Fortsetzung)

Retikulozytenmotilität

Die Motilität des unreifen Retikulozyten ist unmittelbar nach der Kernausstoßung sehr lebhaft und führt zu einem ständigen Formwechsel der Zelle; kommt es dabei zu tiefen, doppelseitigen Einschnürungen, so spricht man von „formes hilaires" oder „Bündelformen". Während der Reifung nimmt die Kontraktilität der Retikulozyten kontinuierlich ab. Gleichzeitig verringert sich die Zahl der vorhandenen Mitochondrien. Der reife Retikulozyt enthält keine sichtbaren Granula und zeigt nur noch oberflächlich leichte Einkerbungen. Sein Formwechsel ist äußerst geringfügig und nur bei längerer Beobachtung oder im Zeitrafferfilm festzustellen.

Abbildung 130 a–h Unreifer Retikulozyt, Motilität. Zeitabstand der Aufnahmen etwa 1 Minute. Ständiger Formwechsel der Zelle infolge wellenförmiger Plasmabewegungen und tiefer ein- oder doppelseitiger Einschnürungen. Bei Abbildung g „forme hilaire"; keine aktive Ortsänderung. Beachte als Fixpunkt einen Glasfehler links unten im Bild. (Peripherblut, Morbus haemolyticus neonatorum)

Retikulozytenteilung

Abbildung 131 Fragliche Retikulozytenteilung, Degenerationsformen mit phasennegativen Vakuolen. Wahrscheinlich handelt es sich nur um zufällig zusammenliegende Retikulozyten. (Knochenmark, Panmyelopathie)

Abbildung 132 Retikulozytenteilung. Zwei halbreife Retikulozyten, die sich in der Mitte völlig durchgeschnürt haben. Das Mikrofoto zeigt einen der wenigen Fälle, bei denen die Retikulozytenteilung beobachtet werden konnte. Eine später im Präparat hervorgerufene Strömung führte zur Trennung der gebildeten Tochterzellen. (Knochenmark, Immunothrombopenie)

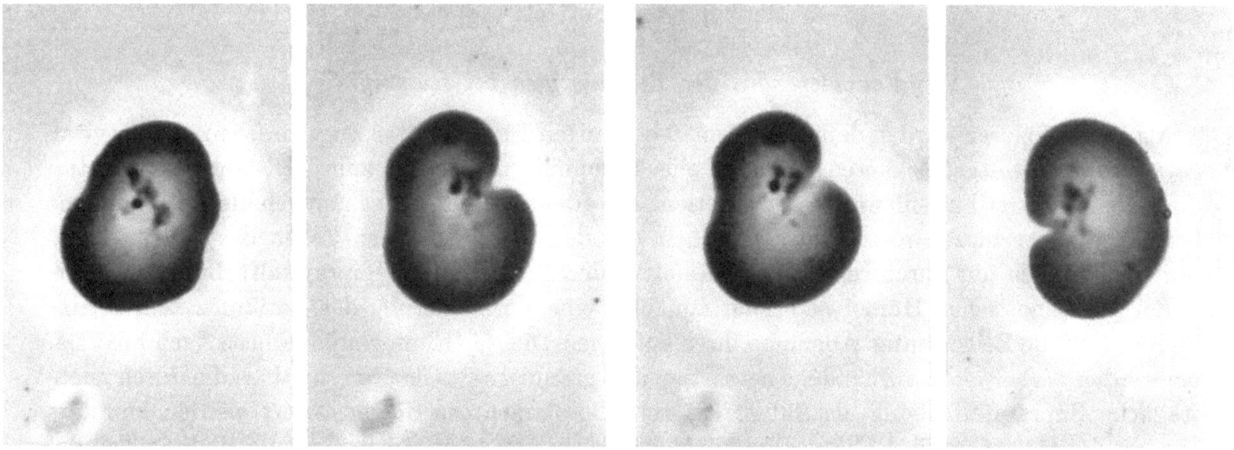

130a b c d × *2300*

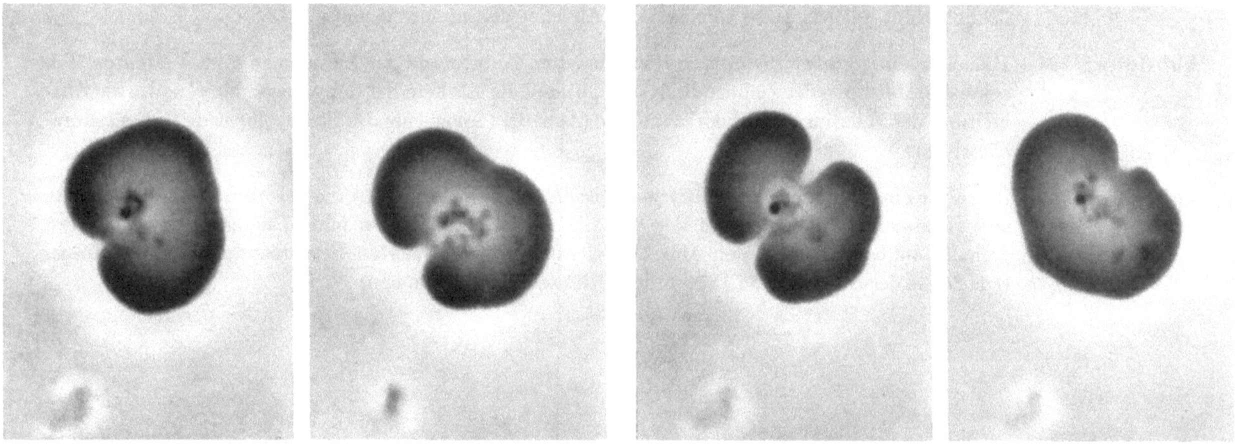

130e f g h × *2300*

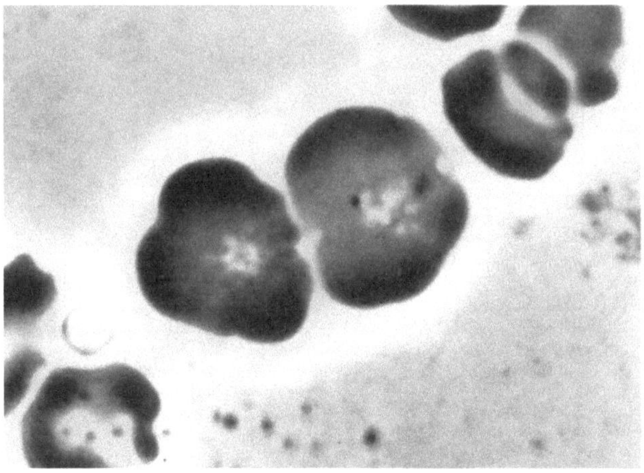

131 × *2300*

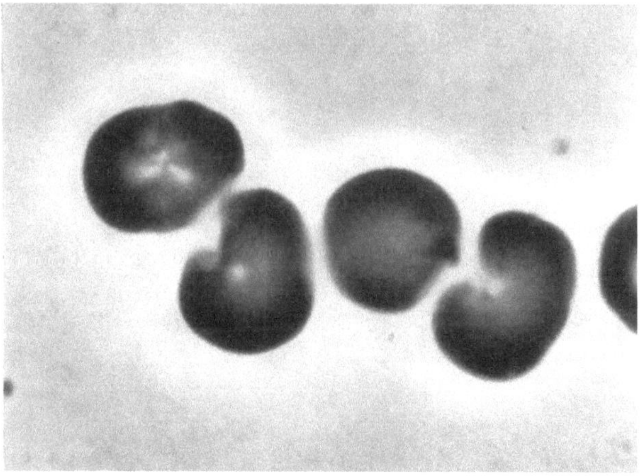

132 × *2300*

Retikulozyten (Fortsetzung)

Veränderungen der Retikulozyten bei Hämolyse

Als Retikulozyten werden definitionsgemäß diejenigen Erythrozyten angesprochen, die im vitalgefärbten und luftgetrockneten Präparat eine basophile, netzartige, zum Teil körnige Struktur, die Substantia retikulo-filamentosa aufweisen. Die Identität der phasenoptisch als Retikulozyten bezeichneten kernlosen roten Blutkörperchen mit den entsprechenden Zellen des Ausstrichpräparates läßt sich nur durch osmotische Hämolyse und nachträgliche Supravitalfärbung beweisen.

Bei der osmotischen Hämolyse erfolgt zunächst eine Verkleinerung der Retikulozyten. Später breiten sich die Zellen unter Abnahme ihrer optischen Dichte (Hämoglobinverlust) flach aus. Dabei werden vorher nicht vorhandene netzartige und granuläre Strukturen sichtbar, die durch nachträgliche Supravitalfärbung als Substantia retikulo-filamentosa diagnostiziert werden konnten. Die vor der Hämolyse im Retikulozyten nachweisbaren phasenpositiven Granula sind ein Teil der entstandenen Strukturelemente.

Abbildung 133 a–d: Hämolyse von zwei halbreifen Retikulozyten. Zeitabstand der Aufnahmen etwa 4 Minuten. Beide Retikulozyten werden zunächst kleiner und dichter (Abb. b). Bei weiterer Hämolyse breiten sie sich wieder aus. Gleichzeitig treten feine, netzförmige Strukturen und dichte Granula auf (Abb. c und d). (Peripherblut, idiopathische hämolytische Anämie – Essigsäurehämolyse)

Abbildung 134 a–d: Hämolyse eines großen, halbreifen Retikulozyten. Zeitabstand der Aufnahmen etwa 4 Minuten. Beachte die Abhebung der Zellmembran (Abb. b) und die stärkere Schrumpfung (Abb. c) sowie die Ausbreitung der Zelle im Verlauf der Hämolyse (Abb. d). (Knochenmark, Panmyelopathie – Essigsäurehämolyse)

Abbildung 135 a–d: Hämolyse eines unreifen Retikulozyten. Zeitabstand der Aufnahmen wie bei Abb. 134. Sehr schnelle und vollständige Hämolyse, bei der sich die zunächst gebildeten feinen, netzartigen Strukturen granulär auflösen. Die auf den Abb. b–d sichtbaren hämolysierten Erythrozyten sind strukturlos. (Die Zellen der Abb. 134 und 135 wurden gleichzeitig aufgenommen)

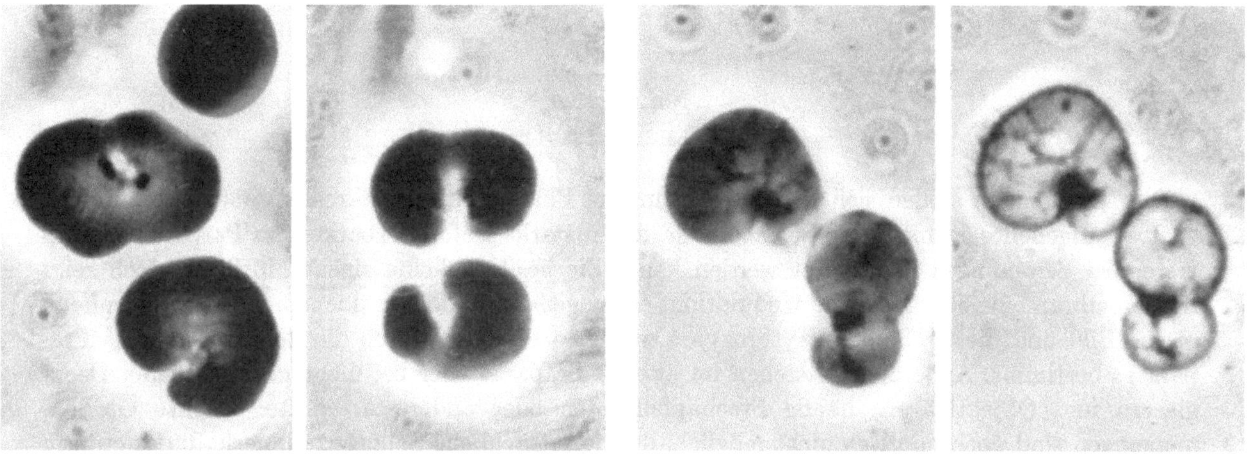

133a b c d *×2300*

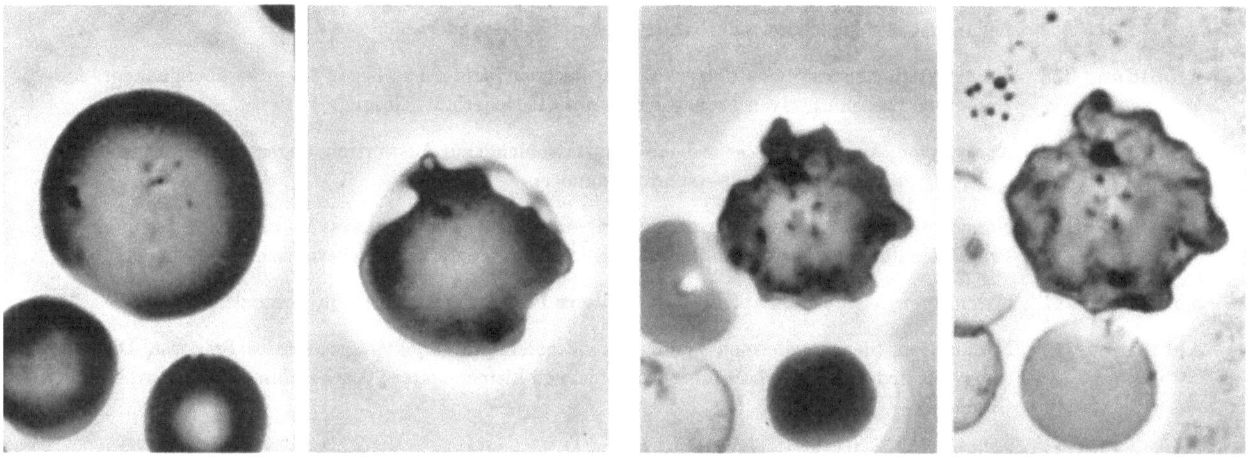

134a b c d *×2300*

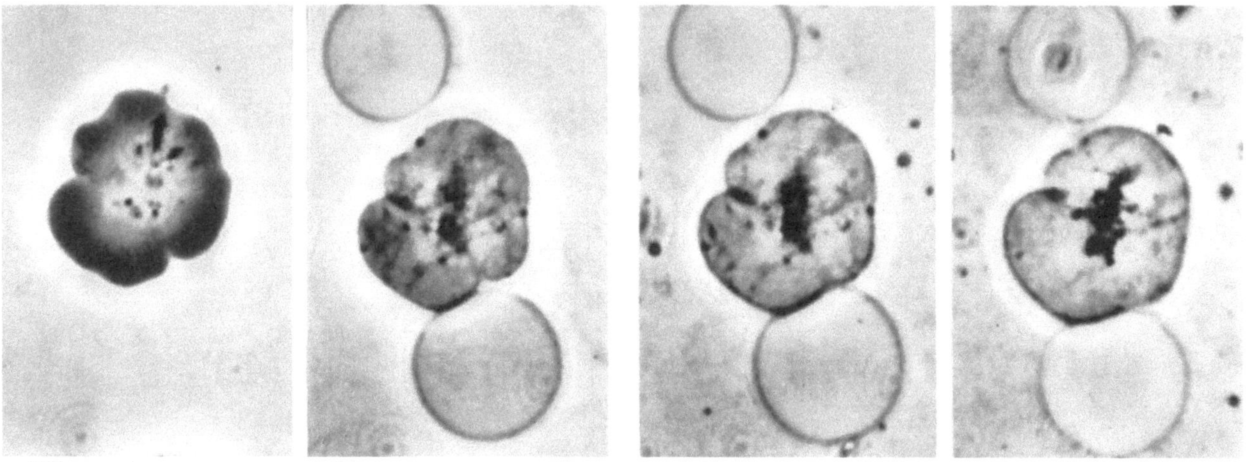

135a b c d *×2300*

Normozyten

Abbildung 136–143

Die Normozyten stellen sich bei Betrachtung im Phasenkontrastmikroskop als runde, dunkle, zentral aufgehellte, strukturlose Scheiben dar, deren starke Deformierbarkeit im Präparat bei auftretenden Strömungen beobachtet werden kann. Sie besitzen keine eigene Motilität, doch zeigt ihre Membran eine oberflächliche Undulation, das sogenannte „flicker phenomen“. Das morphologische Bild und die Größe der Erythrozyten werden wesentlich durch die Schichtdicke des Präparates bestimmt. Außerdem entstehen im älteren Präparat oder bei nicht ganz sauberen Deckgläsern und Objektträgern häufig Stechapfelformen oder andere Artefakte. Exakte Größenmessungen sind phasenoptisch nicht möglich, da die tatsächliche Zellgrenze innerhalb des optisch bedingten Lichthofes liegt und nicht sichtbar ist (s. S. 19).

Abbildung 136 Normozyten, Anisozytose – einwandfreies Präparat. Dunkle, runde strukturlose Zellen mit zentraler Aufhellung. Links oben ein Lymphozyt. (Peripherblut, Gesunder)

Abbildung 137 Normozyten, Anisozytose – schichtdünnes Präparat. Flach ausgebreitete Zellen. Die zentrale Aufhellung ist nur angedeutet sichtbar. (Peripherblut, Gesunder)

Abbildung 138 Normozyten, Anisozytose – dickere Präparatschicht. Die Zellen liegen teilweise übereinander. Auftreten von phasennegativen Pseudostrukturen. (Peripherblut, Gesunder)

Abbildung 139 Normozyten, Anisozytose – sehr dicke Präparatschicht; zur Auswertung ungeeignet, da Einzelheiten nicht zu erkennen sind. (Peripherblut, Gesunder)

Abbildung 140 Normozyten, hämoysiert – sehr dünne Präparatschicht. Die Hämolyse ist bei der Anfertigung des Präparates durch zu starkes Andrücken des Deckglases entstanden. (Peripherblut, Gesunder)

Abbildung 141 Normozyten, leichte Stechapfelformen – älteres Präparat. (Peripherblut, Gesunder)

Abbildung 142 Normozyten, Stechapfelformen – ungenügend gereinigte Objektträger, älteres Präparat. Die Erythrozyten sind, wie die Schale einer Kastanie, von kleinen spitzen Stacheln umgeben. (Peripherblut, Gesunder)

Abbildung 143 Pseudo-Targetzelle infolge atypischer Stechapfelformbildung – älteres Präparat. (Peripherblut, unspezifischer Infekt)

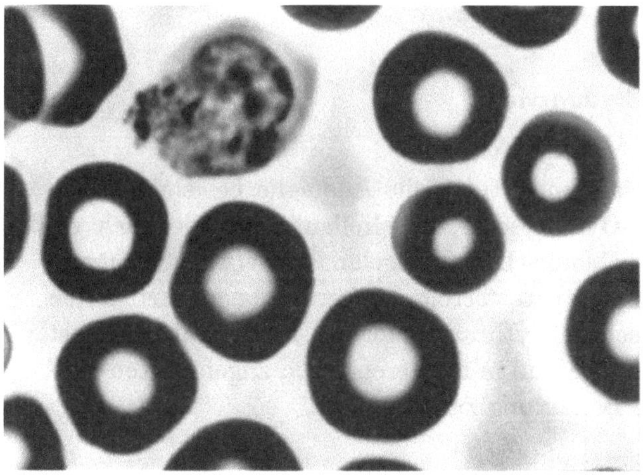

136 × *2300*

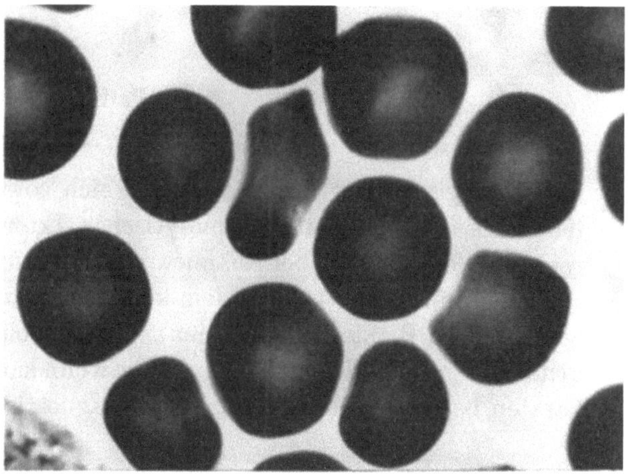

137 × *2300*

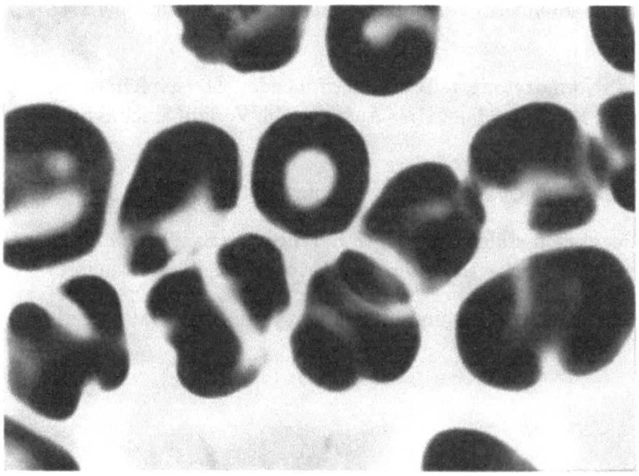

138 × *2300*

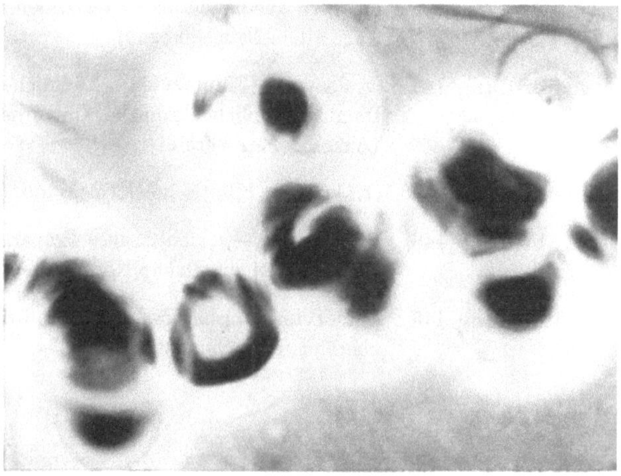

139 × *2300*

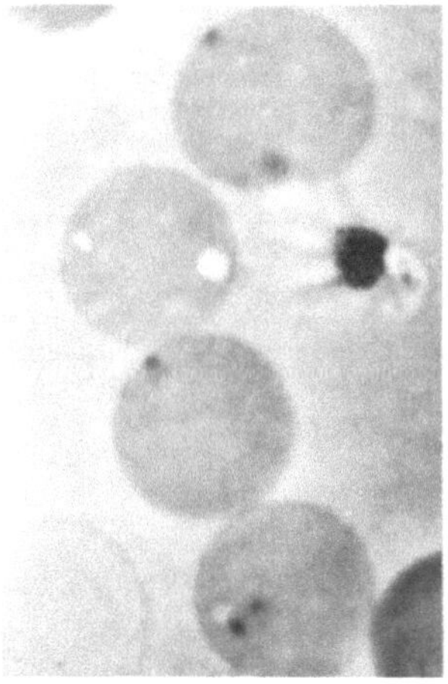

140 × *2300*

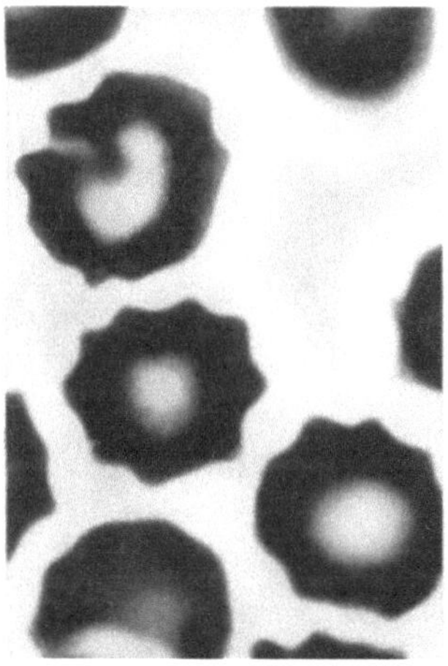

141 × *2300*

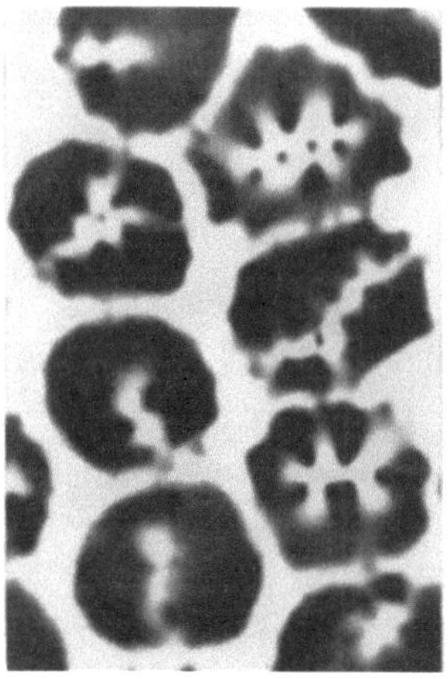

142 × *2300*

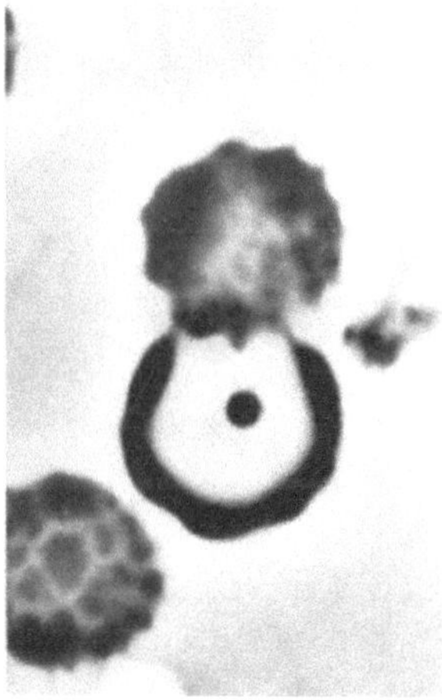

143 × *2300*

Pathologische Erythrozyten

Abbildung 144–157

Pathologische Erythrozyten finden sich sowohl als konstitutionelle Anomalie bei einigen erblichen Leiden (familiärer hämolytischer Ikterus, Ovalozytose, Sichelzellanämie), wie auch als reaktive Veränderung bei Anämien verschiedenster Genese (Eisenmangelanämie, erworbene hämolytische Anämie u. a.). Außerdem können sie im Vitalpräparat bereits bei geringfügigen Artefakten entstehen (z. B. Stechapfelformen). Bei pathologischen Erythrozytenformen ist deshalb zunächst kritische Zurückhaltung geboten. Erst wenn sich der Befund in mehreren frisch angefertigten Präparaten bestätigen läßt, kommt ihm diagnostische Bedeutung zu.

Abbildung 144 Anulozyten (Ring- oder Pessarformen). Charakteristisch ist die zentrale Aufhellung, die ohne fließenden Übergang – wie ausgestanzt – an die dunkle Randpartie grenzt. (Peripherblut, Eisenmangelanämie)

Abbildung 145 Anulozyten, Makrozytose. Schmale dunkle Randpartie mit schroffem Übergang zum phasennegativen Zentrum. Die brückenartigen Verbindungen zwischen den Zellen sind Pseudostrukturen, die durch das enge Aneinanderliegen der Zellen zustande kommen. (Peripherblut, Hepatitis congenita bei zwei Tage altem Neugeborenen)

Abbildung 146 Ovalozyten (Elliptozyten). Länglich-ovale Normozyten; teilweise beginnende Stechapfelformen. Dominant erbliche Anomalie. Im vorliegenden Fall nicht-familiäres Auftreten im Verlauf einer akuten Leukose. (Peripherblut)

Abbildung 147 Ovalozyten. Elliptische Normozyten. (Peripherblut, Ovalozytose, Teilträger)

Abbildung 148 Poikilozyten – schichtdünnes Präparat. Rechts ein stäbchenförmiger Erythrozyt (Bazillozyt), links daneben zwei entrundete Normozyten, darüber ein reifer Retikulozyt. (Peripherblut, akute Leukose)

Abbildung 149 Anulozyten, Anisozytose – dickere Präparatschicht. Rechts und links unten je ein Poikilozyt. (Peripherblut, Panmyelopathie)

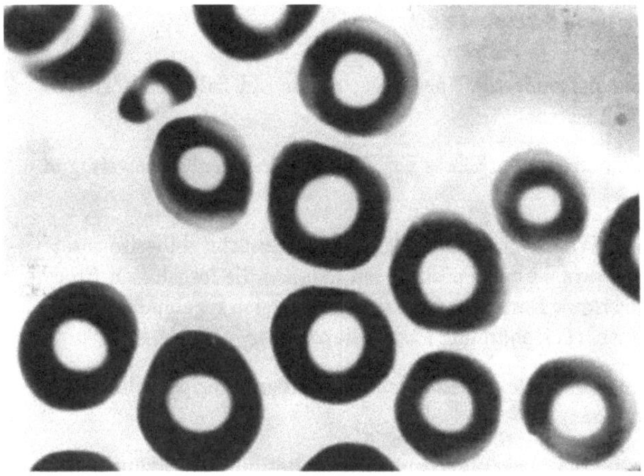

144 × *2300*

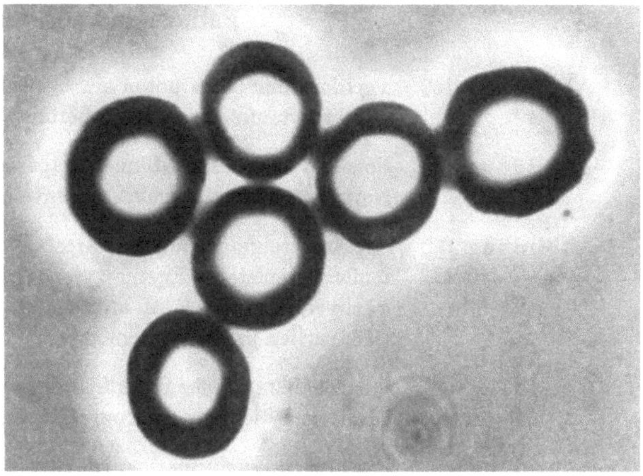

145 × *2300*

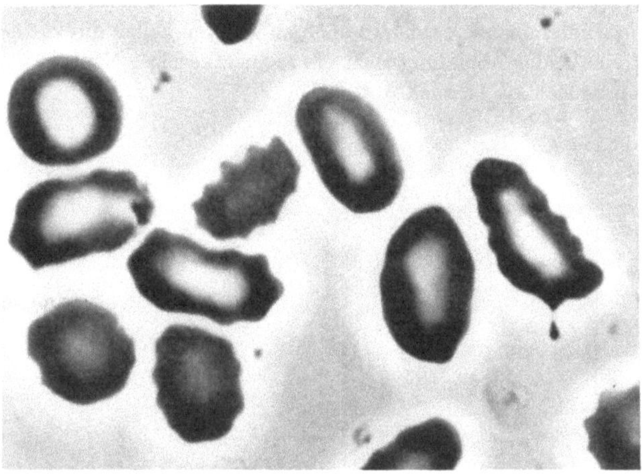

146 × *2300*

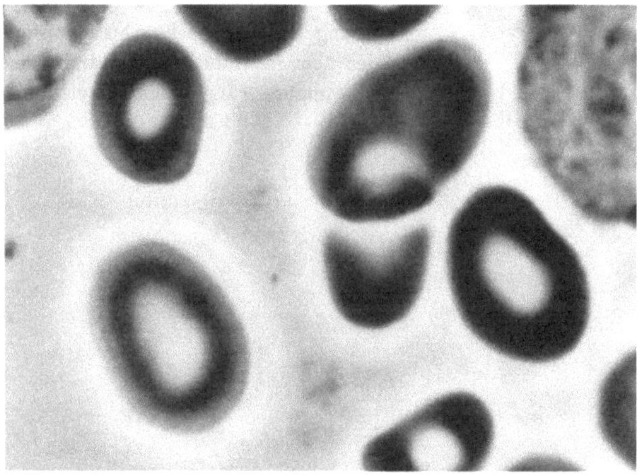

147 × *2300*

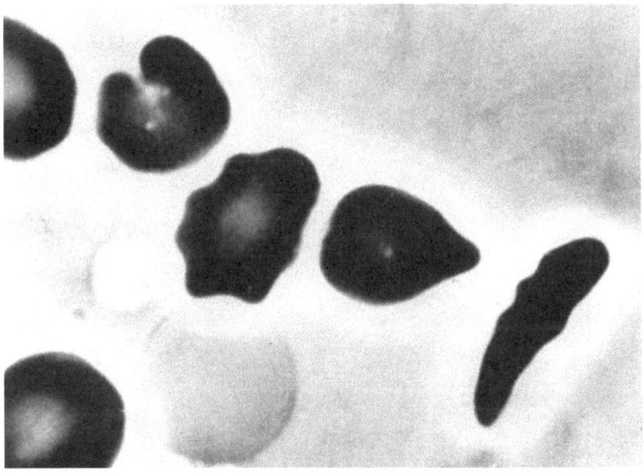

148 × *2300*

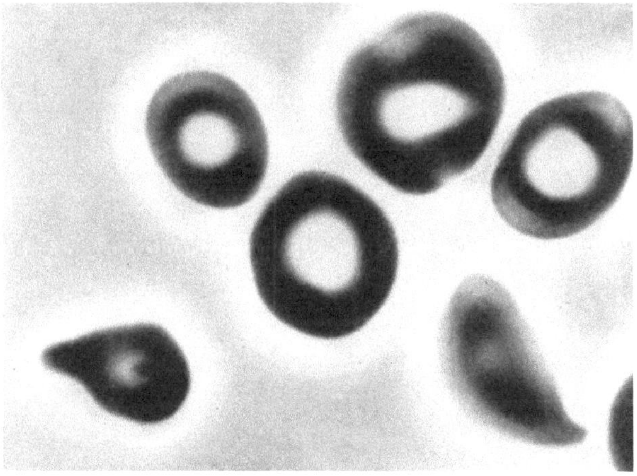

149 × *2300*

Pathologische Erythrozyten (Fortsetzung)

Abbildung 150 Poikilozyten. Links unten ein birnenförmig deformierter Normozyt; rechts ein halbmondförmiges Erythrozytenfragment. (Peripherblut, akute Leukose)

Abbildung 151 Poikilozyten – schichtdünnes Präparat. Kleineres und größeres Erythrozytenfragment neben einigen Normozyten. (Peripherblut, Panmyelopathie)

Abbildung 152 u. 153 Erythrozytenfragmentation, Artefakt infolge Wärmeeinwirkung. Tief eingeschnürte, teilweise rosettenförmig entstellte Erythrozyten. Im Gegensatz zu den Poikilozyten nehmen die losgelösten Fragmente eine kugelige Form an (Pseudosphärozyten). Derartige Artefakte finden sich regelmäßig in den Randpartien paraffinverschlossener Präparate. (Peripherblut, Panmyelopathie)

Abbildung 154 Pseudoadhärenz roter Blutkörperchen bei aneinanderliegenden Stechapfelformen. (Peripherblut, Morbus haemolyticus neonatorum – älteres Präparat)

Abbildung 155 Erythrozytenagglutination, in vitro Agglutination bei Blutgruppeninkompatibilität. Agglutinierte Erythrozyten haften fest aneinander; werden sie getrennt, so bilden sich zwischen den Zellen fadenförmige Verbindungen, ein Vorgang, der von Bessis als „phénomène du fil" bezeichnet wird

Abbildung 156 Erythrozytenagglutination, phénomène du fil (s. oben). Die Erythrozyten sind durch längere Fäden miteinander verbunden. (Peripherblut, paroxysmale Kältehämoglobinurie)

Abbildung 157 Erythrozyten-Anhängphänomen bei paroxysmaler Kältehämoglobinurie. Bei entsprechender Voraussetzung können die Erythrozyten nicht nur untereinander, sondern auch an anderen Zellen direkt oder über fadenförmige Verbindungen haften. In der Abbildung zieht ein segmentkerniger Neutrophiler mehrere angehängte Erythrozyten hinter sich her (s. auch Abb. 201)

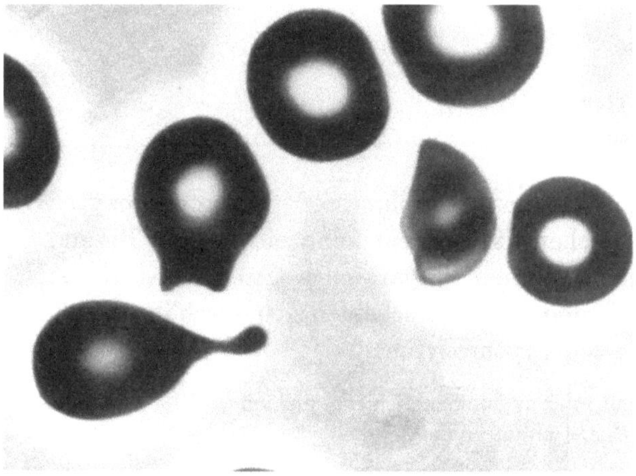

150 × *2300*

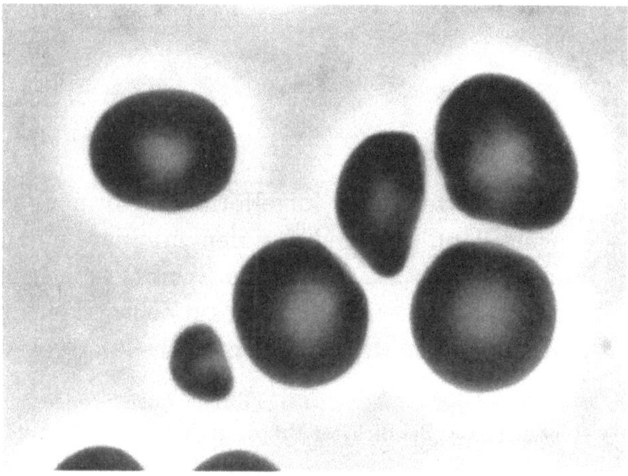

151 × *2300*

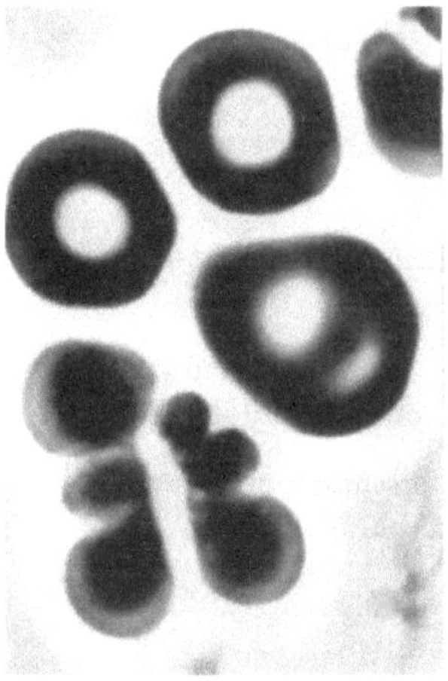

152 × *2000*

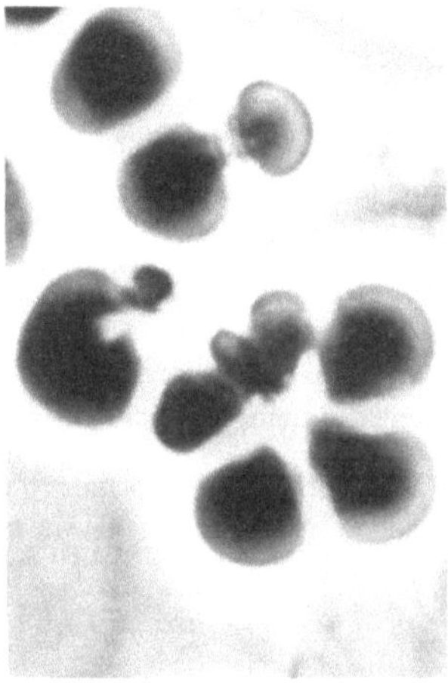

153 × *2000*

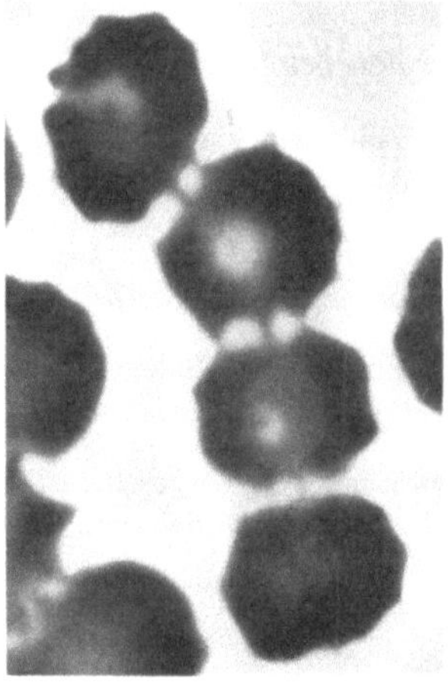

154 × *2000*

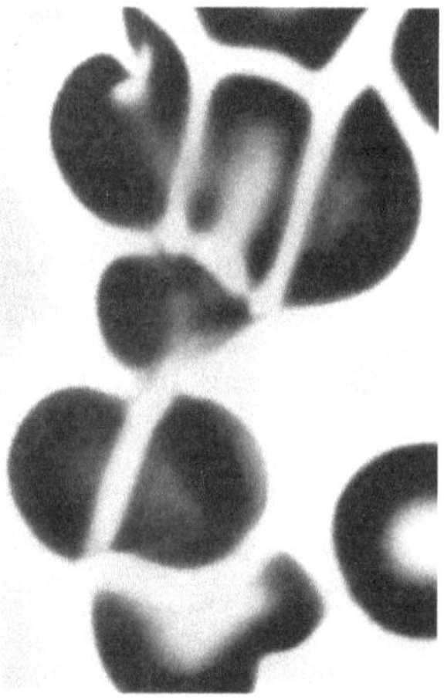

155 × *2000*

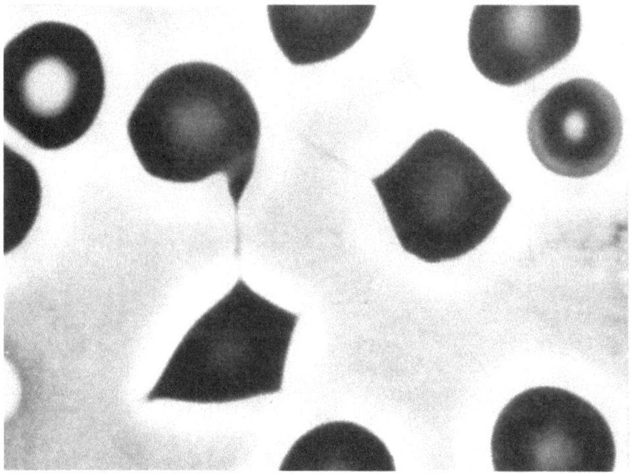

156 × *2000*

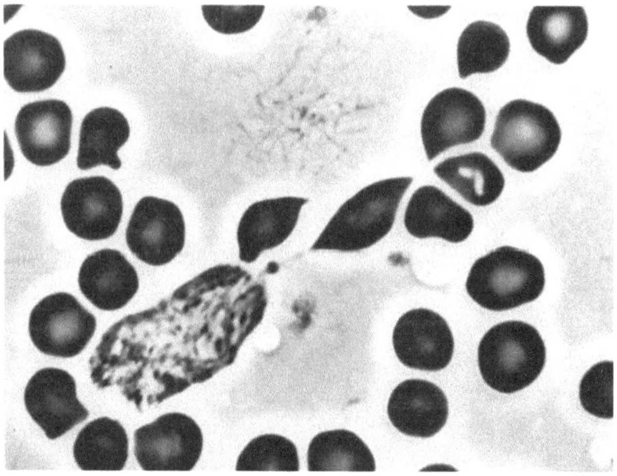

157 × *1100*

Sphärozyten

Abbildung 158–163

Sphärozyten sind kugelförmige Normozyten mit kleinem Durchmesser (Mikrosphärozyten, Kugelzellen). Sie sind für den familiären hämolytischen Ikterus ein kennzeichnender Befund. Phasenoptisch lassen sich die Sphärozyten in nicht zu dünnen Präparaten wegen ihrer stärkeren Überstrahlungserscheinungen am Zellrand leicht auffinden. Sie unterscheiden sich durch ihre Größe und das Fehlen der zentralen Aufhellung von normalen Erythrozyten.

Morphologische Charakteristik: Runde, kugelförmige Zellen mit intensiv dunklem Zentrum und aufgehellter Peripherie (Linseneffekt). Bei dickerer Präparatschicht entstehen starke Überstrahlungen am Zellrand.

Abbildung 158 Drei Sphärozyten, deren Kugelform infolge leichter Aufhellung am Zellrand deutlich zu erkennen ist. Rechts ein unreifer und ein reifer Retikulozyt. (Peripherblut, erworbene hämolytische Anämie)

Abbildung 159 Sphärozyten, Makrozyten und Poikilozyten. Extrem kleine Kugelzellen mit ausgeprägtem Linseneffekt. (Peripherblut, hämolytisch-urämisches Syndrom, Gasser)

Sphärozyten bei familiärem hämolytischem Ikterus — Peripherblut

Abbildung 160 Übersicht. Zahlreiche kleine Sphärozyten mit Linseneffekt und starken Überstrahlungserscheinungen am Zellrand. Daneben einige größere Sphärozyten

Abbildung 161 Sphärozyten, deutliche Anisozytose. Links unten ein Makrozyt. Schichtdünneres Präparat mit nur geringen Überstrahlungen am Zellrand

Abbildung 162 Übersicht. Zustand nach Splenektomie. Neben mehreren Sphärozyten einige Normozyten und Poikilozyten. Rechts oben eine Kugelzelle mit kleinem, rundem, phasennegativem Innenkörper (Jollykörper)

Abbildung 163 Sphärozyten mit Jollykörperchen. Der im Bild vorhandene Normozyt unterscheidet sich durch die zentrale Aufhellung deutlich von den Kugelzellen. (Dasselbe Präparat wie Abb. 162)

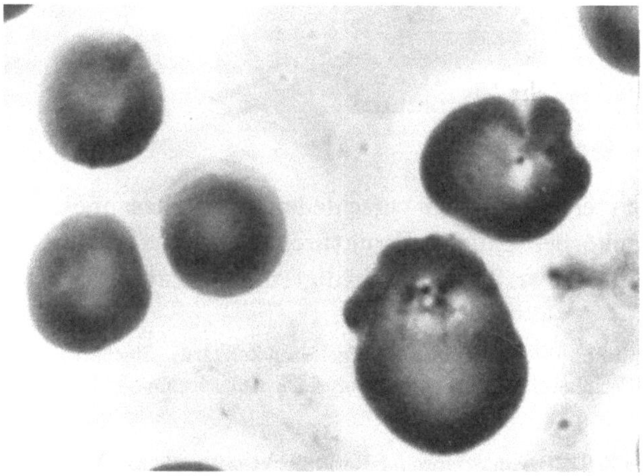

158 × *2300*

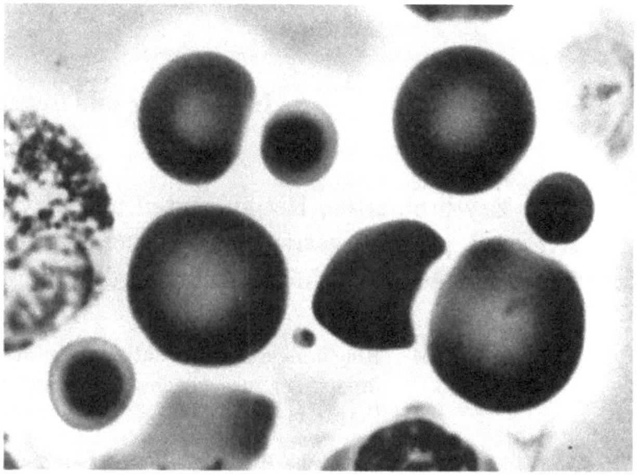

159 × *2300*

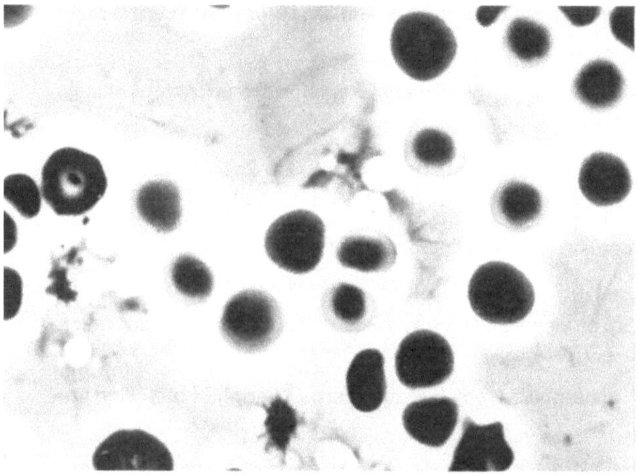

160 × *1600*

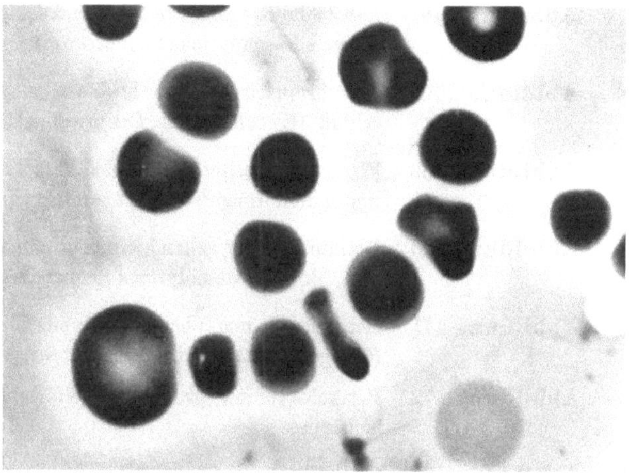

161 × *2000*

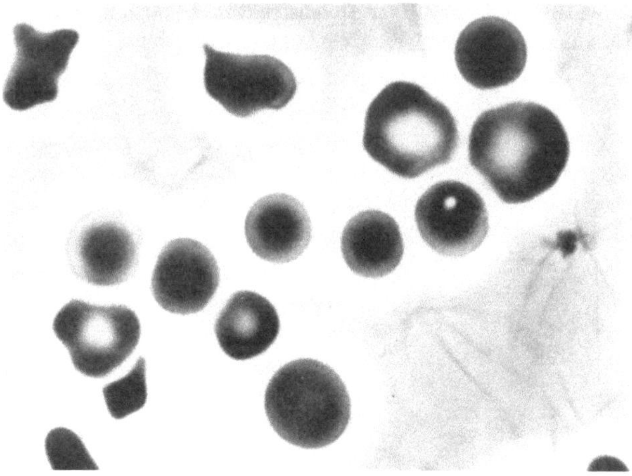

162 × *2000*

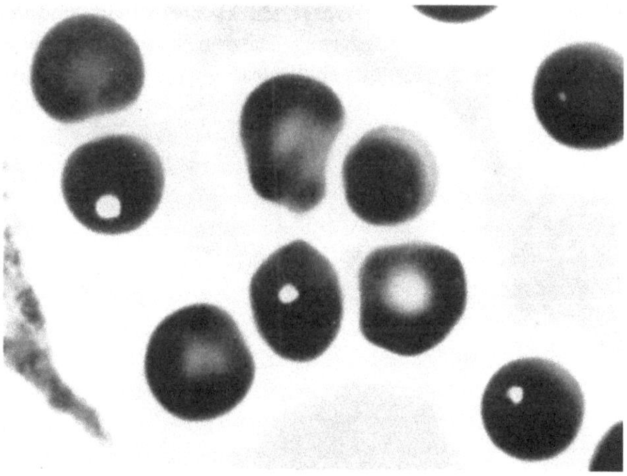

163 × *2300*

Innenkörper und innenkörperähnliche Strukturen

Abbildung 164–185

In Erythroblasten, Retikulozyten und Erythrozyten lassen sich verschiedenartige phasenpositive und phasennegative Innenkörper bzw. innenkörperähnliche Strukturen nachweisen. Man findet sie häufig bei einigen Anämien und in älteren oder artifiziell geschädigten Präparaten.

Abbildung 164 Ringförmige Innenstruktur, vorgetäuscht durch die Membran des aufgelösten Zellkerns. Stechapfelformen der umgebenden Erythrozyten. (Peripherblut, Morbus haemolyticus neonatorum – älteres Präparat)

Abbildung 165 Cabotsche Ringe in teilweise hämolysierter Zelle. Darunter unreifer Retikulozyt mit groben, schwarzen Granula. (Peripherblut, Morbus haemolyticus neonatorum)

Abbildung 166 Zweikerniger Erythroblast, Degenerationsform. Die deutlich sichtbaren Kernmembranen täuschen auf der Aufnahme Cabotsche Ringe vor. Bei direkter Betrachtung waren noch Kernstrukturen zu erkennen. (Peripherblut, Erythroleukämie)

Abbildung 167 Cabotsche Ringe. Zarte ring- und schleifenförmige Strukturen in einem Erythrozyten. (Peripherblut, Morbus haemolyticus neonatorum)

Abbildung 168 Polychromatischer Erythroblast mit größerem phasenpositivem, kugelförmigem Zytoplasmaeinschluß. (Knochenmark, Panmyelopathie)

Abbildung 169 Flach ausgebreiteter, teilweise hämolysierter Retikulozyt mit phasenpositivem Zytoplasmaeinschluß und fadenförmigen Strukturen. (Peripherblut, Morbus haemolyticus neonatorum)

Abbildung 170 Retikulozyt, der neben kleinen dunklen Granula reichlich fadenförmige Strukturen enthält. (Peripherblut, Morbus haemolyticus neonatorum)

Abbildung 171 Retikulozyt mit phasenpositiven Granula, phasennegativen Vakuolen, Glanzkörnern und fadenförmigen Strukturen. (Peripherblut, akute Leukose)

Abbildung 172 Retikulozyt mit groben, kugelförmigen, phasenpositiven Innenkörpern. (Peripherblut, Erythroleukämie)

Abbildung 173 Retikulozyt mit Glanzkörnern und zarten, fadenförmigen Strukturen. Darunter zwei Thrombozyten. (Peripherblut, Morbus haemolyticus neonatorum)

Abbildung 174 Retikulozyt mit mehreren zusammenliegenden, phasennegativen Vakuolen, einigen dunklen Granula und feinen ring- bzw. schleifenförmigen Strukturen, darunter Anulozyt. (Knochenmark, Panmyelopathie – älteres Präparat)

Abbildung 175 Makrozyt mit kleiner, runder und länglich-ovaler, phasennegativer Innenstruktur. Derartige Veränderungen sind in Erythrozyten bei Hepatitis häufiger nachweisbar (Nöller). (Peripherblut, Hepatitis epidemica)

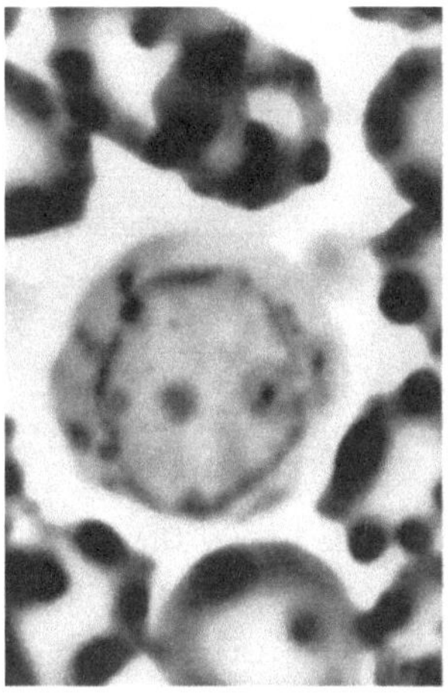

164 × *2300*

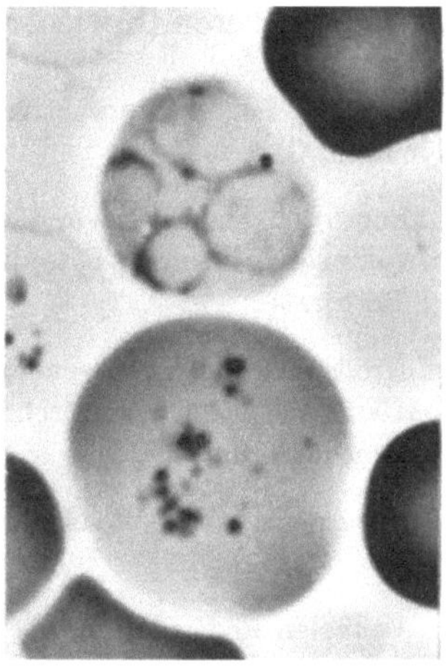

165 × *2300*

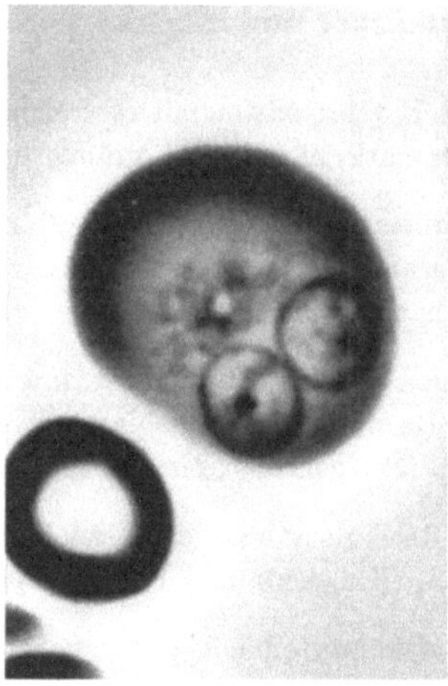

166 × *2300*

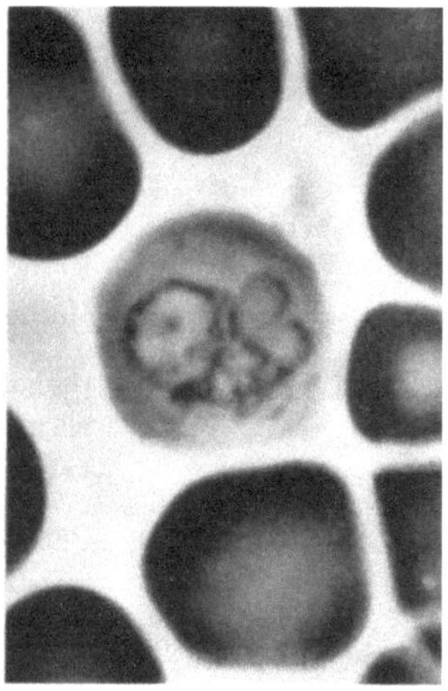

167 × *2300*

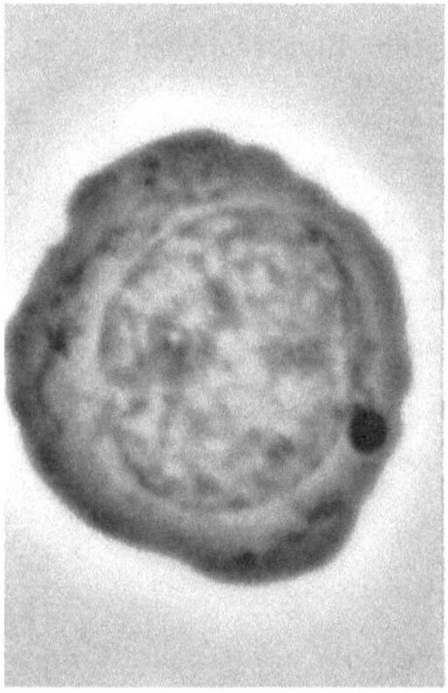

168 × *2300*

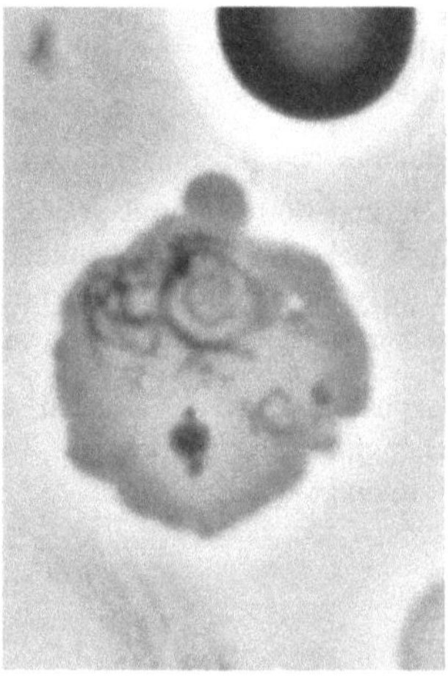

169 × *2300*

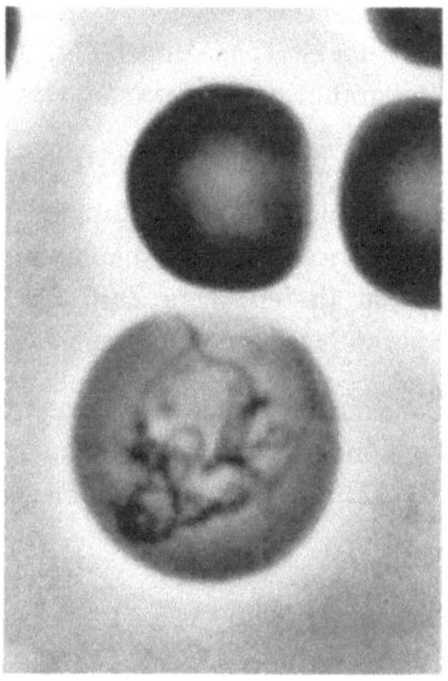

170 × *2300*

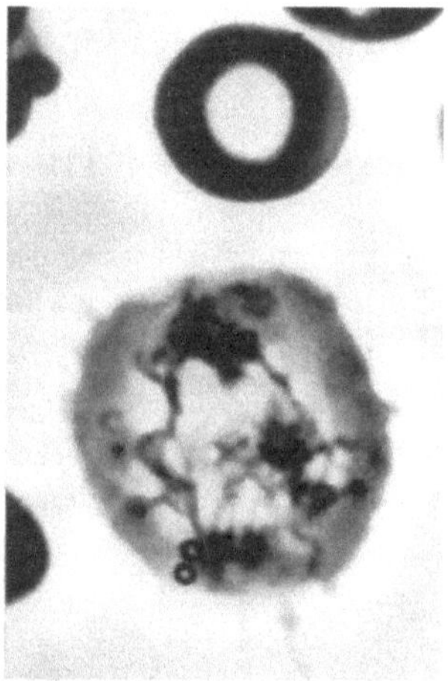

171 × *2300*

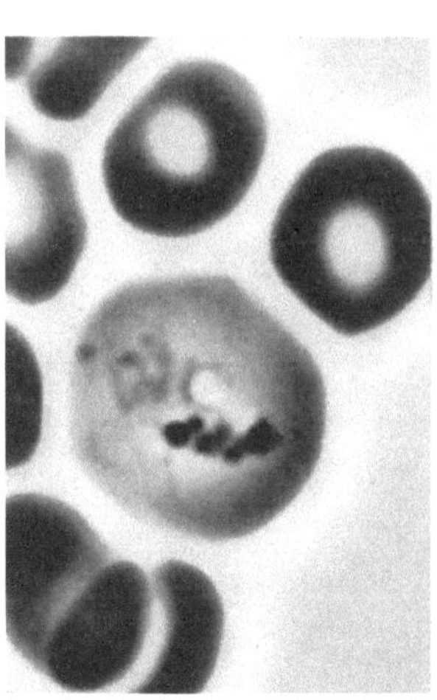

172 × *2300*

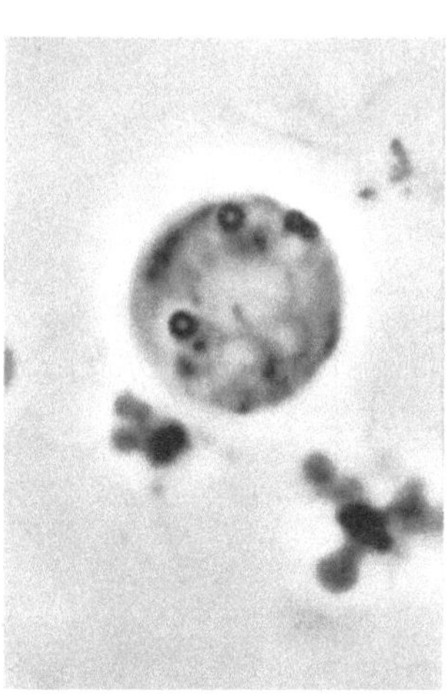

173 × *2300*

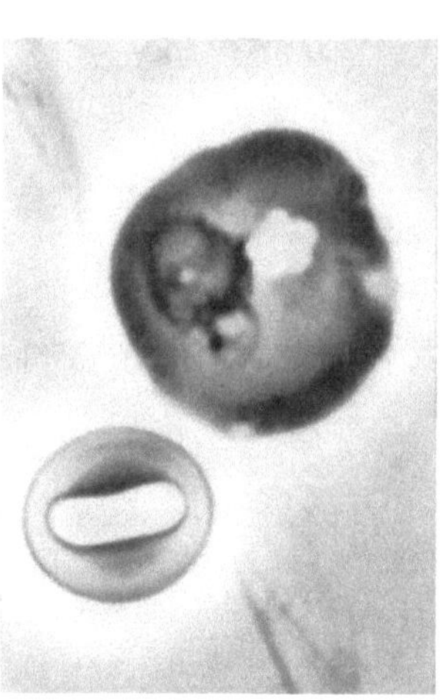

174 × *2300*

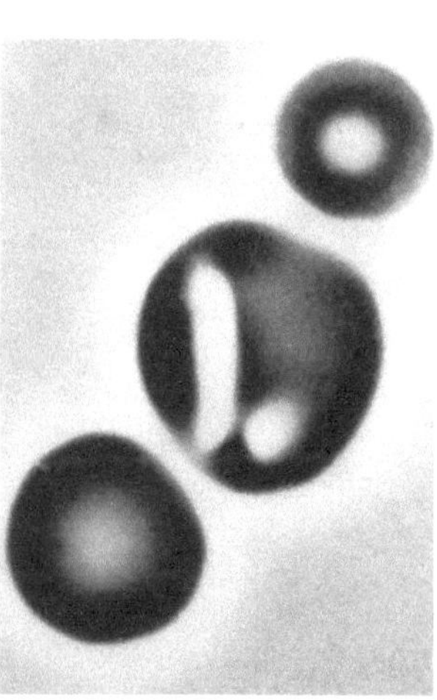

175 × *2300*

Innenkörper und innenkörperähnliche Strukturen (Fortsetzung)

Abbildung 176 Oxyphile Erythroblasten mit zahlreichen kleinen, runden, phasennegativen Vakuolen im Zytoplasma. (Knochenmark, hämolytisch-urämisches Syndrom, Gasser)

Abbildung 177 Orthochromatischer Normoblast – Degenerationsform. Flach ausgebreitete Zelle mit verdämmerndem Kern. Paranukleär mehrere phasennegative Vakuolen und dunkle Zytoplasmagranula. (Peripherblut, Morbus haemolyticus neonatorum – älteres Präparat)

Abbildung 178 Orthochromatischer Normoblast mit zwei größeren runden, phasennegativen Vakuolen im Zytoplasma. Darunter ein Normoblast mit exzentrisch gelegenem, pyknotischem Kern: Vorphase der Entkernung. (Peripherblut, Morbus haemolyticus neonatorum)

Abbildung 179 Unreife Retikulozyten, die zahlreiche runde, phasennegative Vakuolen und dunkle gröbere Granula enthalten. (Knochenmark, Panmyelopathie)

Abbildung 180 Reife Retikulozyten mit phasennegativen Vakuolen und wenigen, eben sichtbaren Granula. Abgerundete, flach ausgebreitete Zellen. (Knochenmark, dasselbe Präparat wie Abb. 178)

Abbildung 181 u. 182 Sphärozyten mit Jollykörperchen bei familiärem hämolytischem Ikterus nach Splenektomie

Abbildung 183 Heinzsche Innenkörper nach Supravitalfärbung mit Nilblausulfat. (Peripherblut, Sulfonamidüberdosierung)

Abbildung 184 Heinzsche Innenkörper, ungefärbt. Derselbe Patient wie Abb. 183. Links ein Blutbasophiler mit grober, blaßgrauer und schwarzer Granulation

Abbildung 185 Phasennegative Innenkörper im Peripherblut des Neugeborenen

Bei Neugeborenen finden sich gelegentlich kugelförmige und granuläre, phasennegative Innenkörper. Die granulären Elemente sind auch bei einigen Blutkrankheiten älterer Kinder und Erwachsener zu finden. Ihre Zahl im Erythrozyten nimmt bei längerer Beobachtung zu. Im Ausstrichpräparat lassen sie sich mit färberischen Methoden nicht nachweisen

Heinzsche Innenkörper, Jollykörperchen, phasennegative Vakuolen und Innenkörper bei Neugeborenen können phasenoptisch nicht sicher unterschieden werden. Zu ihrer Differenzierung sind deshalb die gebräuchlichen Färbemethoden unumgänglich

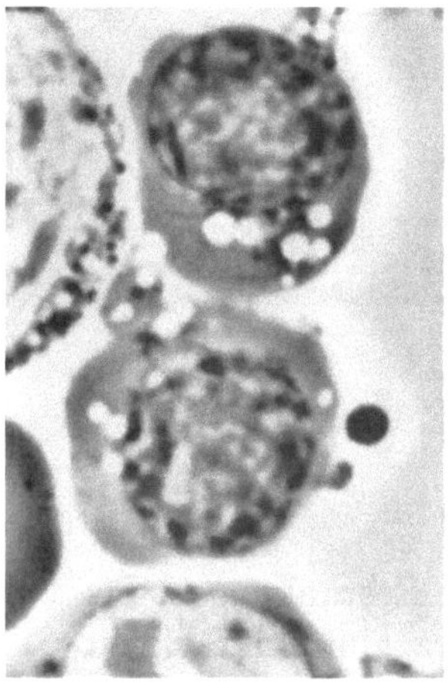

176 × *1900*

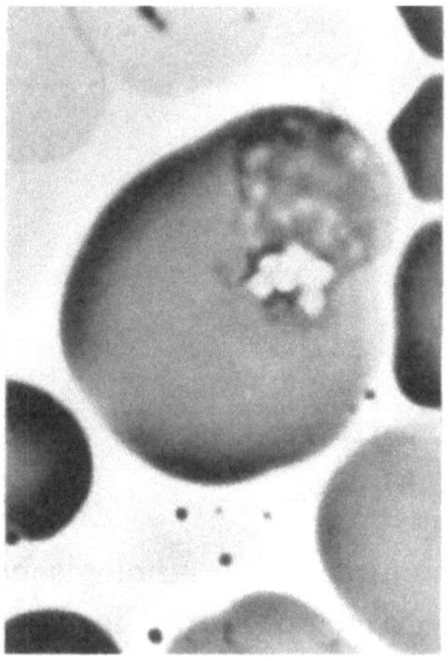

177 × *2300*

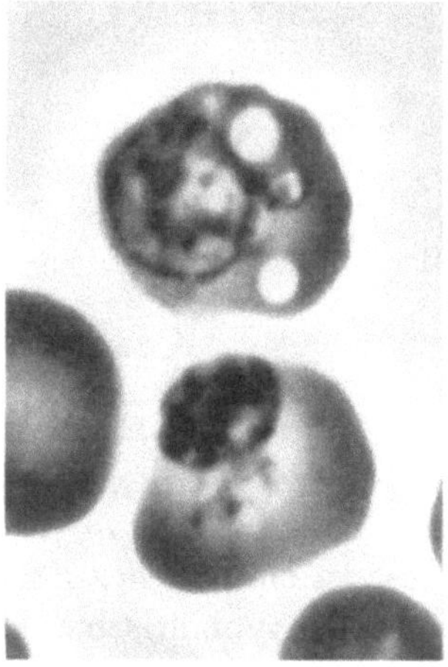

178 × *2300*

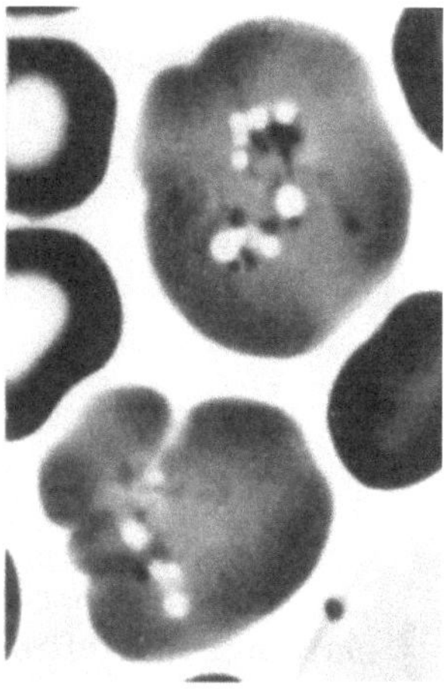

179 × *2300*

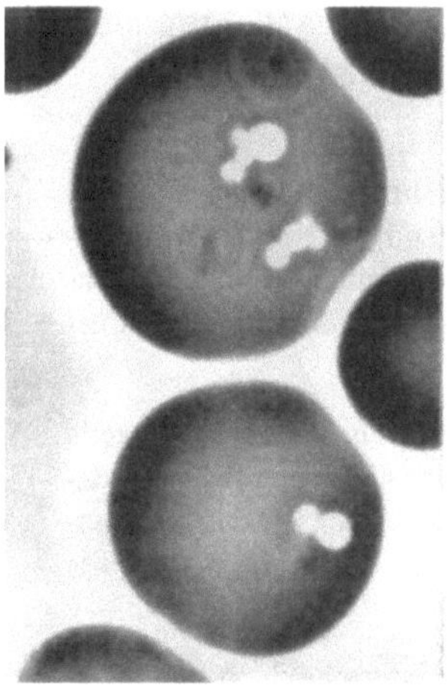

180 × *2300*

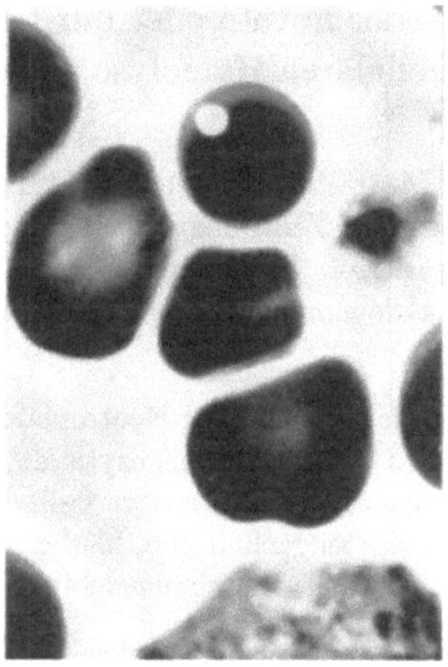

181 × *2300*

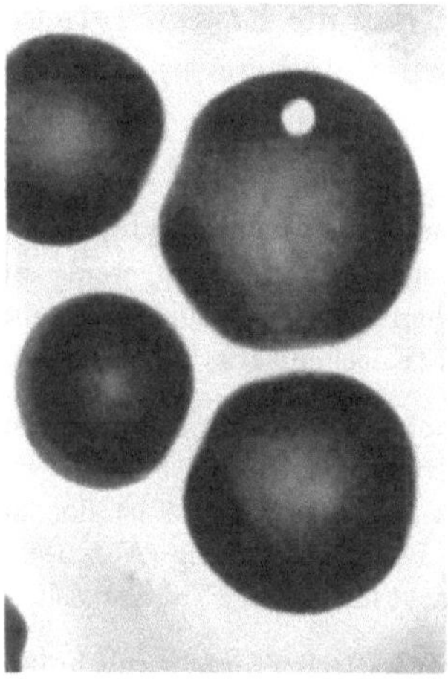

182 × *2300*

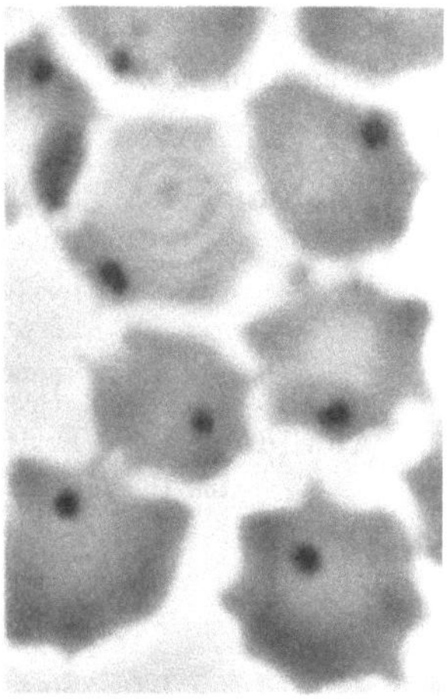

183 × *2300*

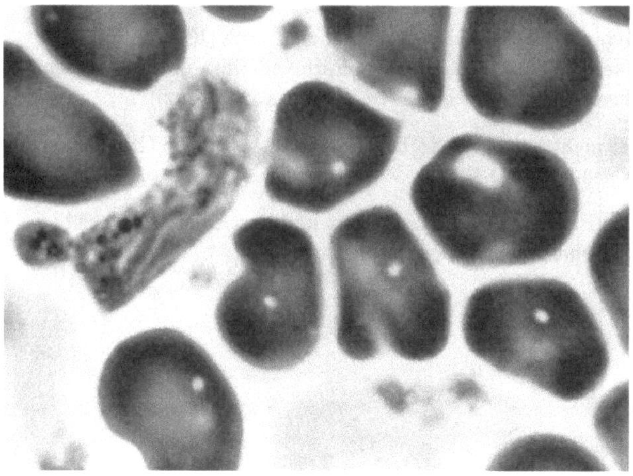

184 × *2300*

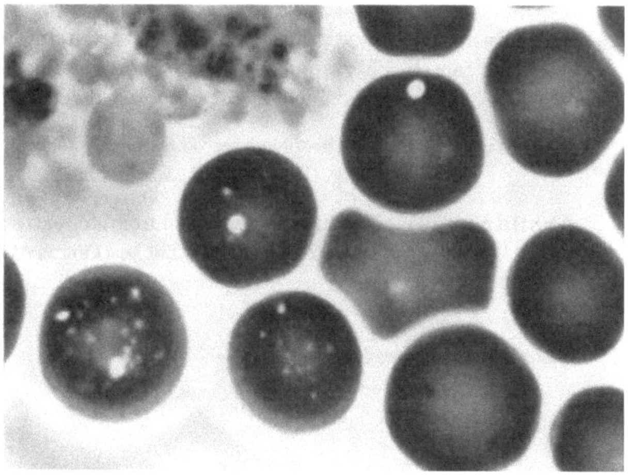

185 × *2300*

Krankheitsbilder

Erythrophagozytose

Abbildung 186–194

Die Erythrophagozytose ist ein häufiges Begleitsymptom immunologischer Erkrankungen. Bisher wurde ihr Auftreten bei der syphilitischen Kältehämoglobinurie, der Kälteagglutininkrankheit, der Wärme-Autoantikörperanämie und beim Morbus haemolyticus neonatorum, sowie nach Transfusionszwischenfällen, beschrieben (Literatur s. bei SCHUBOTHE). Die Phagozytose von Erythrozyten, Retikulozyten und orthochromatischen Normoblasten erfolgt dabei nicht nur durch die Retikulumzellen, sondern auch durch Makrophagen, Monozyten und Neutrophile. Als Ergebnis eingehender phasenoptischer Untersuchungen über den Vorgang der Erythrophagozytose konnte SCHUBOTHE feststellen, daß die Erythrozyten entweder in toto oder nur teilweise nach Fragmentation phagozytiert werden und später einer intrazellulären Hämolyse anheimfallen können.

Abbildung 186 Erythrophagozytose durch Lipophagen. Die rechte Zelle hat zwei Erythrozyten aufgenommen. Außerdem finden sich im Zytoplasma Kern- und Zelltrümmer weiterer phagozytierter Zellen. Lipophagen sind an den ovalen, wenig strukturierten, hellen Kernen mit 1–2 kleinen, dunklen Kernkörperchen und den zahlreichen, zentral aufleuchtenden, kugelförmigen Zytoplasmagranula zu erkennen. (Knochenmark, Sympathoblastom)

Abbildung 187 bis 189 Erythrophagozytose durch segmentkernige Neutrophile. Der Neutrophile in Abb. 187 enthält bereits einen Erythrozyten und ist im Begriff, einen zweiten zu phagozytieren, der dabei birnenförmig deformiert wird. In Abb. 188 ist der lang ausgezogene Erythrozyt weitgehend vom Zytoplasma umflossen. Bei der Bewegung (Abb. 189) liegt der aufgenommene, häufig infolge Hämolyse abgeblaßte Erythrozyt im hinteren Teil der Zelle. (Peripherblut, Kältehämoglobinurie)

Abbildung 190 Speichernde Retikulumzelle mit größerem Fetttropfen zum Vergleich. Die Unterscheidung von intrazellulär gelegenen Fetttropfen und Erythrozyten bereitet bei direkter Beobachtung keine Schwierigkeiten, da bei Fetttropfen deutliche Linseneffekte nachweisbar sind. (Knochenmark, Vitium cordis congenitum)

Abbildung 191 Erythrophagozytose durch Paramyelozyten bei Leukämie. Rechts oberhalb des Erythrozyten ist im Zytoplasma ein Auerstäbchen sichtbar. (Knochenmark)

Abbildung 192 a u. b Erythroblastenphagozytose durch Monozyten. Zeitabstand der Aufnahmen etwa 10 Minuten. Der Erythroblast ist teilhämolysiert, der Zellkern verdämmert. Bei der Formänderung des Monozyten wird auch der Erythroblast deformiert. (Peripherblut, Morbus haemolyticus neonatorum)

Abbildung 193 Erythrophagozytose durch Monozyten. Der nicht hämolysierte Erythrozyt enthält einen Cabotschen Ring. (Peripherblut, Morbus haemolyticus neonatorum)

Abbildung 194 Erythrophagozytose durch Monozyten. Der Erythrozyt ist hämolysiert und liegt in einer gut sichtbaren Resorptionsvakuole. (Peripherblut, Morbus haemolyticus neonatorum)

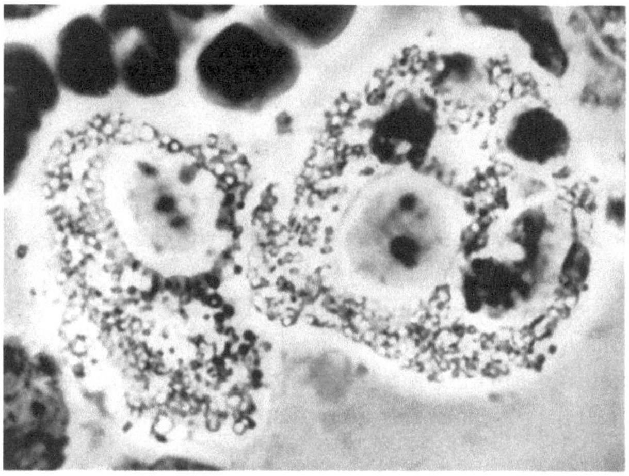

186 × *2000*

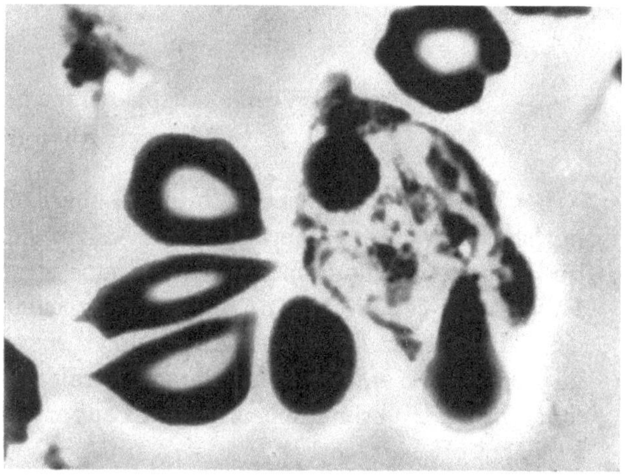

187 × *2300*

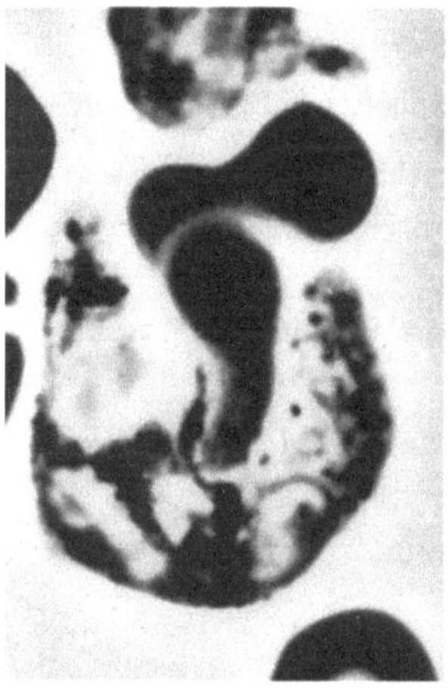

188 × *2300*

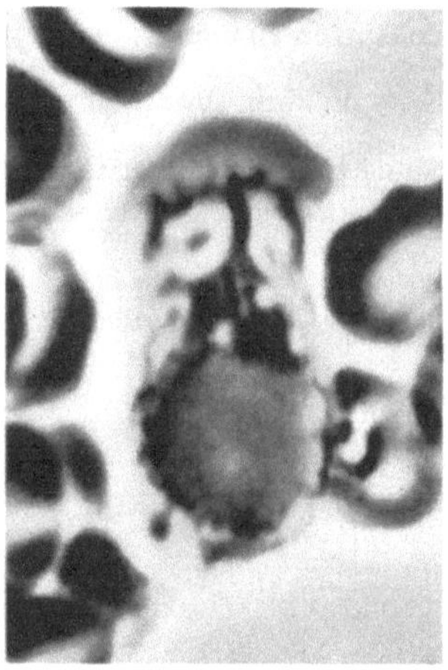

189 × *2300*

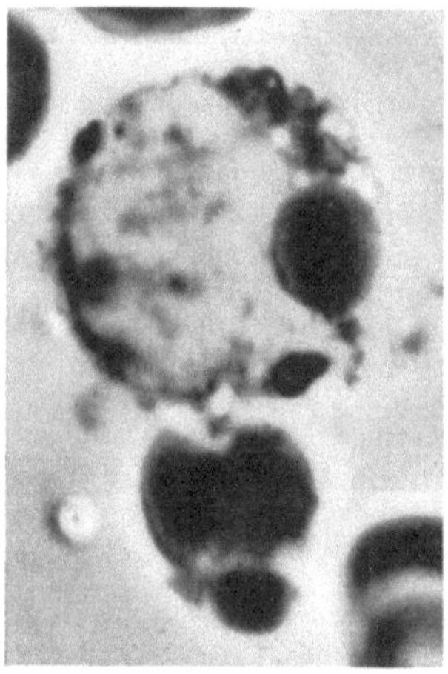

190 × *2300*

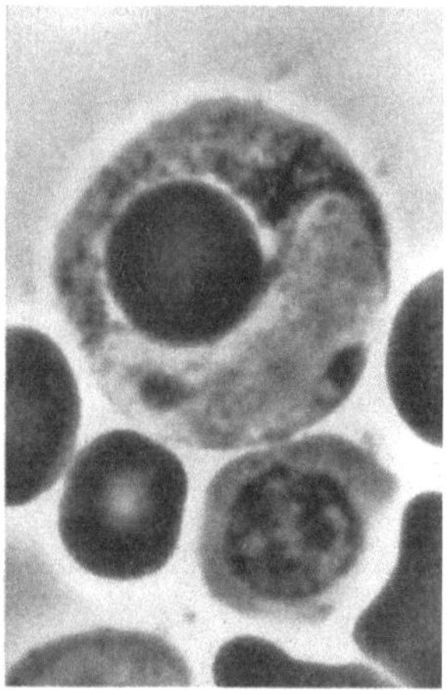

191 × *1700*

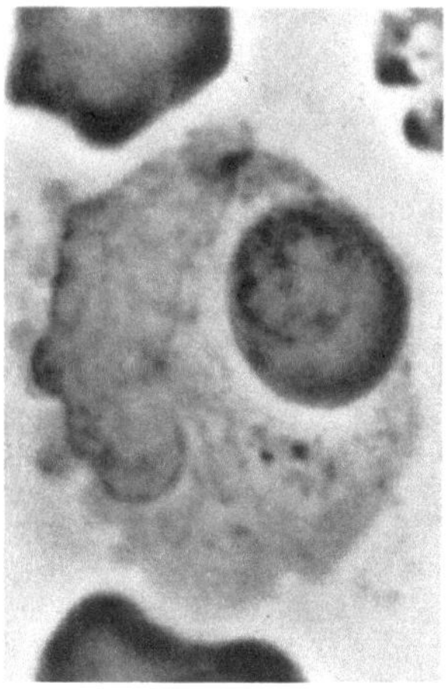

192 a

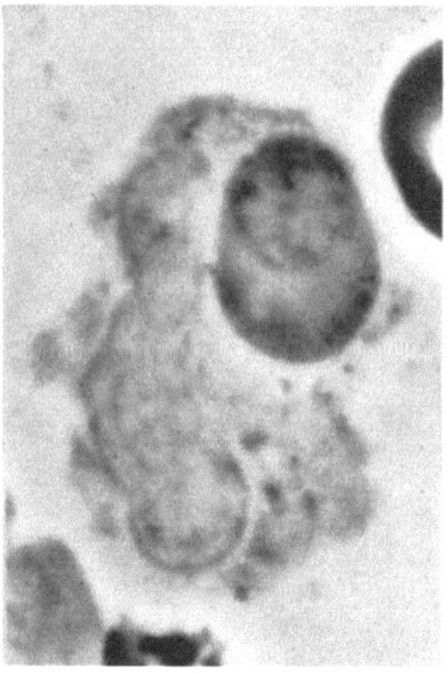

b × *2000*

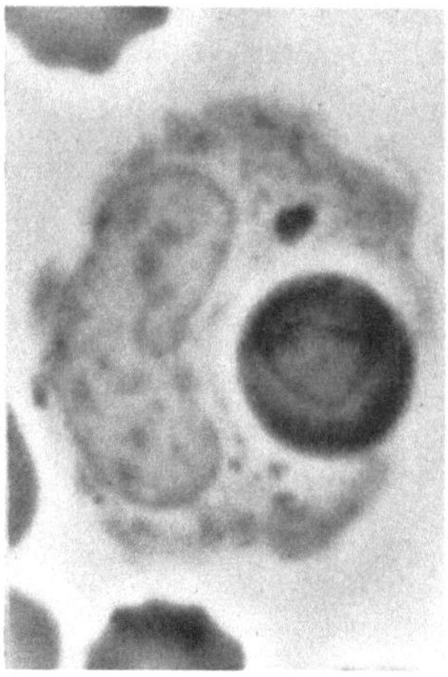

193 × *2000*

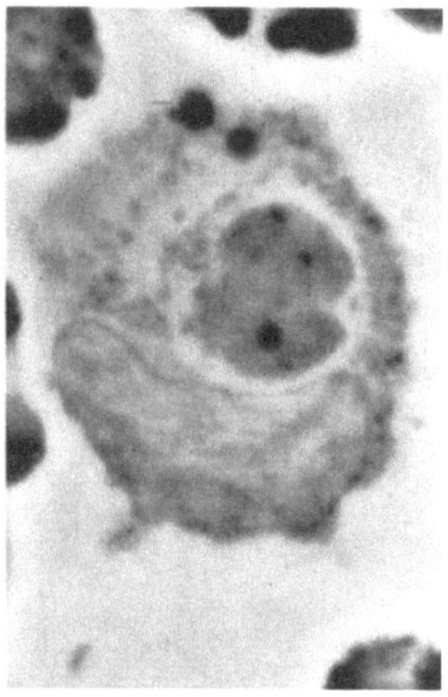

194 × *2000*

Erythrozytenanhängphänomen bei paroxysmaler Kältehämoglobinurie

Abbildung 195–202

Bei Veränderungen der Erythrozytenoberfläche, z. B. durch Kältehämolysine oder andere Antikörper, kann unter entsprechenden Bedingungen im Vitalpräparat, außer der Erythrophagozytose und Rosettenbildung um Leukozyten, eine eigenartige Erscheinung beobachtet werden, die wir als Erythrozytenanhängphänomen bezeichnet haben (Damerow und Rind). Dieses Phänomen ist dadurch charakterisiert, daß die Erythrozyten nach Kontakt mit weißen Blutkörperchen sich im allgemeinen unter Verlust ihrer zentralen Aufhellung abrunden und teils direkt, teils mittels fadenförmiger Verbindungen an den Leukozyten haften. Die Zahl der angehängten Erythrozyten ist dabei oft beträchtlich.

Die Abbildungen stammen von einem $6^3/_4$jähr. Patienten mit paroxysmaler Kältehämoglobinurie (Peripherblut). Das Erythrozytenanhängphänomen, sowie Erythrophagozytose und Rosettenbildung, konnten nur nach Abkühlung des Präparates auf 4° C (30 Min.) — nicht aber bei 37° C — beobachtet werden.

Abbildung 195 Segmentkerniger Neutrophiler mit drei angehängten und einem phagozytierten Erythrozyten.

Abbildung 196 Eosinophiler. Erythrophagozytose und mehrere, in Form einer Teilrosette, anhaftende Erythrozyten.

Abbildung 197 Lymphozyt. Längere fadenförmige Verbindung zu einem deformierten Erythrozyten. Fünf weitere rote Blutkörperchen sind durch kurze, auf dem Bild infolge Überstrahlung nicht sichtbare, Fäden ebenfalls an dem Lymphozyten angehängt.

Abbildung 198 Segmentkerniger Neutrophiler. Erythrophagozytose und deutlich sichtbare fadenförmige Verbindungen zu mehreren Erythrozyten.

Abbildung 199 Segmentkerniger Neutrophiler. Rosettenbildung und Phagozytose von drei Erythrozyten und einigen Staubpartikeln. Der Zellkern ist links oben teilweise sichtbar.

Abbildung 200 Monozyt. Rosettenbildung.

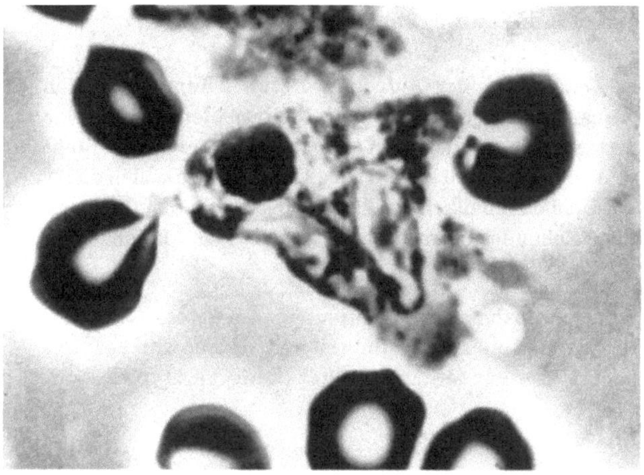

195 × *2300*

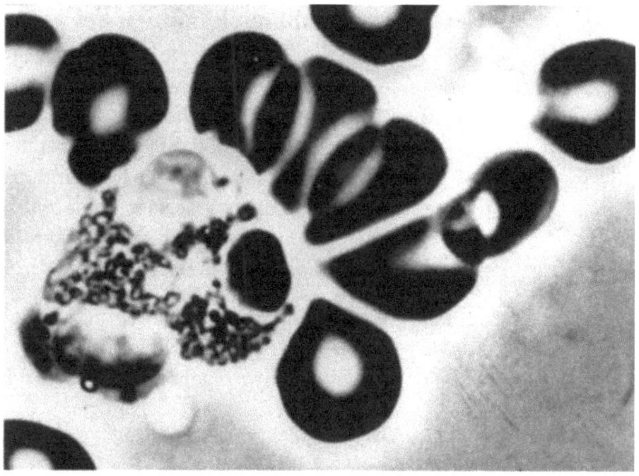

196 × *2300*

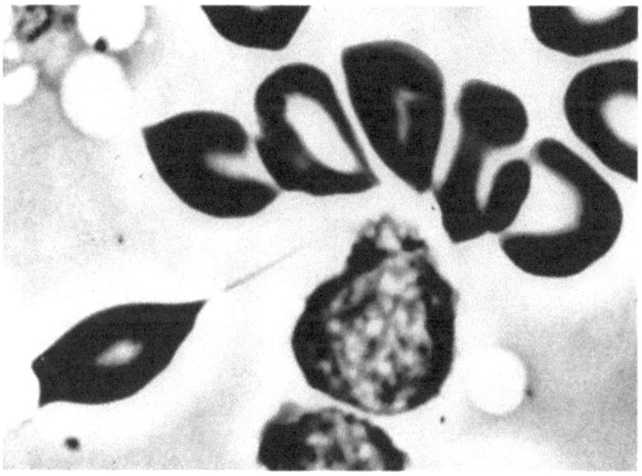

197 × *2300*

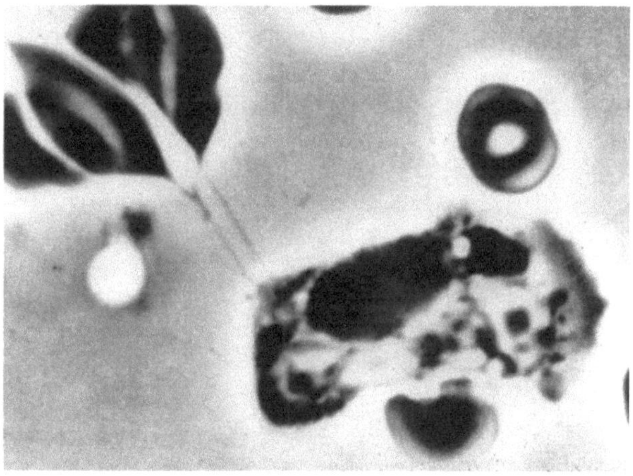

198 × *2300*

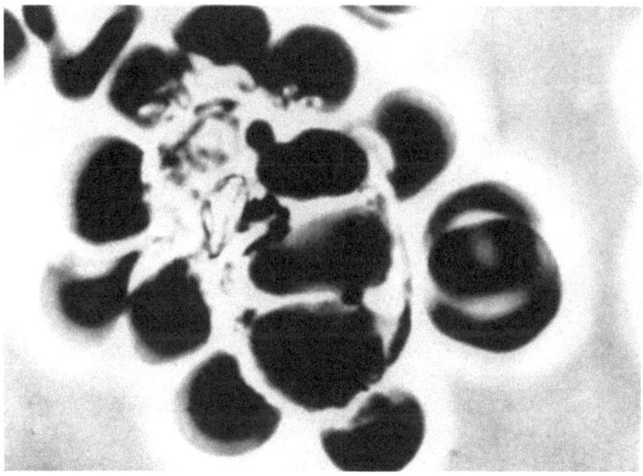

199 × *2300*

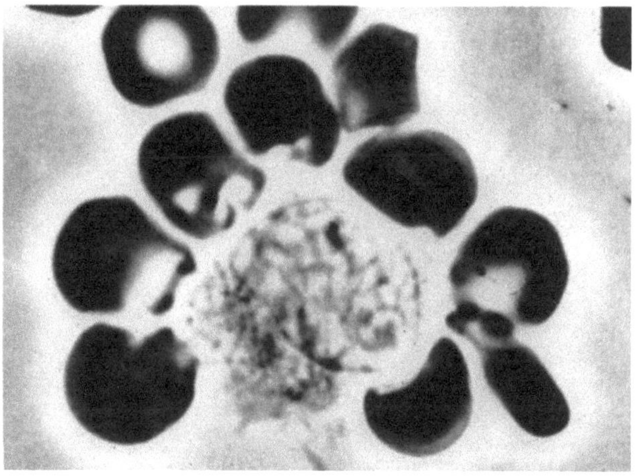

200 × *2300*

Erythrozytenanhängphänomen bei paroxysmaler Kältehämoglobinurie (Fortsetzung)

Abbildung 201 a–d Segmentkerniger Neutrophiler, Bewegung. Zeitabstand der Aufnahmen etwa 2 Minuten. Die in Abb. a seitlich anhaftenden Erythrozyten haben nach Kontakt mit dem Neutrophilen ihre zentrale Aufhellung verloren. Sie gleiten bei der Bewegung nach dem Zellende (Abb. b). Dort werden sie direkt oder mittels fadenförmiger Verbindungen an dem Leukozyten angehängt (Abb. c u. d). Da sich dieser Vorgang häufig wiederholt, schleppt der Neutrophile schließlich eine längere Kette von Erythrozyten nach (Abb. c), von der sich gelegentlich einige Zellen losreißen (Abb. d). Beachte als Fixpunkt den Thrombozytenhaufen rechts oben in Abb. a.

Abbildung 202 a–d Zwei Lymphozyten, Bewegung. Zeitabstand der Aufnahmen etwa 5 Minuten. Am unteren Lymphozyten (Bewegungstyp III) haften drei Erythrozyten (Abb. a u. b). Im weiteren Verlauf wird ein vierter Erythrozyt angehängt. Der obere Lymphozyt zeigt nur geringe Motilität (Bewegungstyp II).

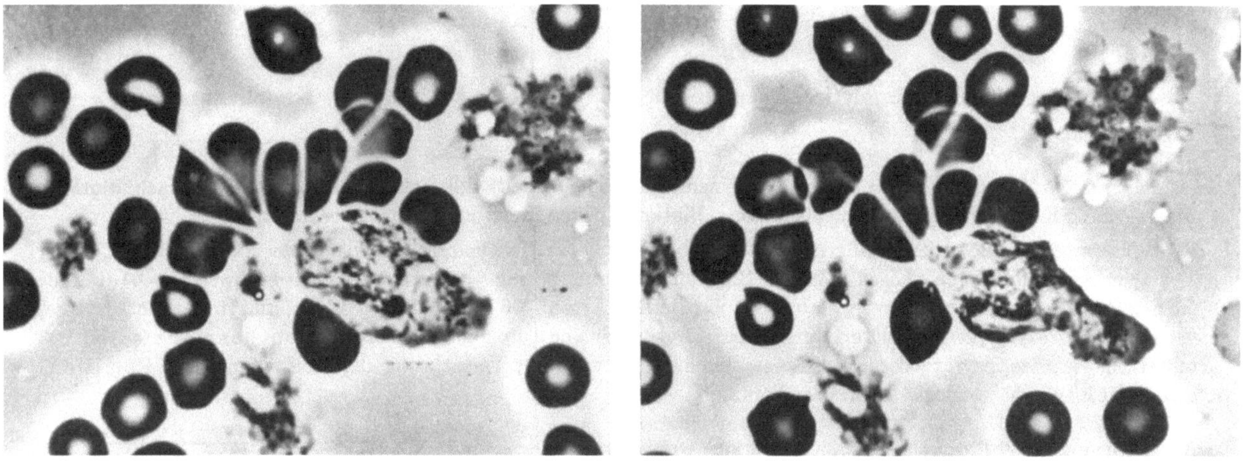

201 a b × *1300*

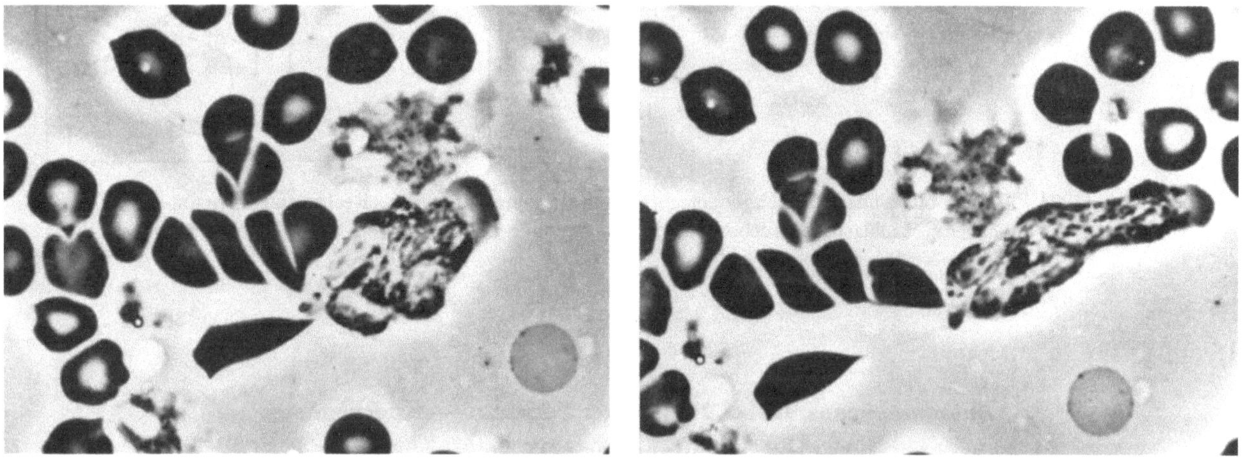

201 c d × *1300*

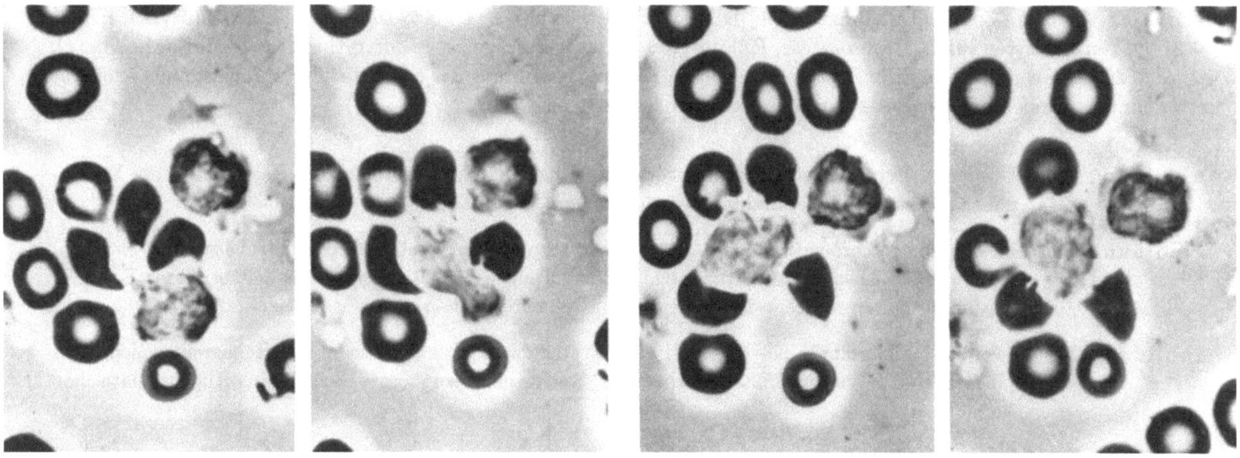

202 a b c d × *1300*

Idiopathische hämolytische Anämie bei $13^1/_2$jähriger Patientin — Knochenmark

Abbildung 203 u. 204

Anamnese: 5 Monate Nachlassen der allgemeinen Leistungsfähigkeit, gelegentlich leichter Ikterus. Nach Blutbilduntersuchung Krankenhauseinweisung als Anämie. Blutkrankheiten in der Familie nicht bekannt.

Aufnahmebefund: Reduzierter Allgemeinzustand; blaß-gelbliches Hautkolorit. Subikterus der Skleren. Milz 2, Leber $1^1/_2$ Querfinger unter Rippenbogen palpabel. Bilirubin im Serum 2,1 mg-%. Antikörper nicht nachweisbar. Blutbild: 6,6 g-% Hgb; 1,8 Mill. Erythrozyten; Hb_E = 37 γγ; Retikulozyten: 206 ‰. Anisozytose, Poikilozytose, Sphärozytose, vereinzelt Makrozyten, geringe Bluterythroblastose. Leukozyten und Thrombozyten normal. Knochenmark (s. Abb. 203 u. 204): gesteigerte Erythropoese; Myelopoese ohne Besonderheiten; Vermehrung der Retikulumzellen. Familienuntersuchung: hämatologisch normaler Befund.

Abbildung 203
1 Proerythroblast mit starker Granulierung des Zytoplasmas
2 polychromatischer Erythroblast
3 oxyphiler Erythroblast
4 Artefakt, Erythroblastenkern mit kleinen Plasmaresten
5 Artefakt, isolierter Zellkern eines polychromatischen Erythroblasten

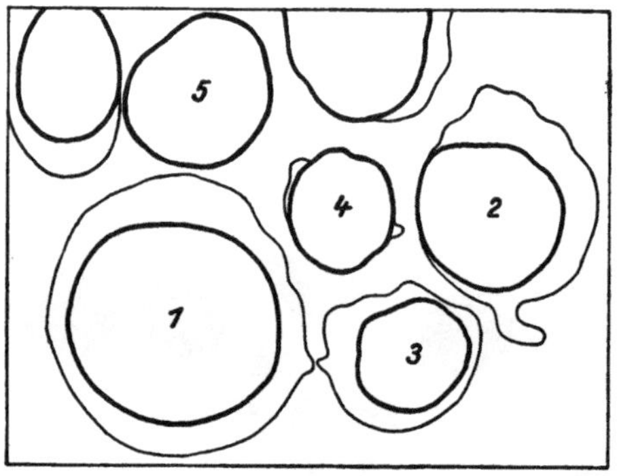

Abbildung 204 Erythroblastennest. Leicht gequetschte, flach ausgebreitete Zellen. Rechts und Mitte unten zwei basophile Erythroblasten. Daneben vorwiegend oxyphile Erythroblasten. Alle Zellkerne zeigen ein dichtes, grobes Chromatingerüst.

Autoimmunoanämie bei $9^3/_4$jähriger Patientin — Knochenmark

Abbildung 205–208

Anamnese: 4 Wochen zunehmende allgemeine Schwäche und leichte Gelbfärbung der Haut. Krankenhauseinweisung als Hepatitis epidemica. Blutkrankheiten in der Familie nicht bekannt.

Aufnahmebefund: Reduzierter Allgemeinzustand; blaß-gelbliches Hautkolorit. Subikterus der Skleren. Milz 2, Leber 1 Querfinger unter Rippenbogen palpabel. Bilirubin im Serum direkt 1,0 mg-%, indirekt 1,9 mg-%; endogener Bilirubinzufluß 11,1 mg-% pro Stunde; osmotische Resistenz der Erythrozyten normal. Etwas rechts verschobene Price-Jones-Kurve. Erythrozyten-Coombs Test direkt 1 : 4 +, indirekt 1 : 1 +. Blutbild: 4,7 g-% Hgb, 1,5 Mill. Erythrozyten, Hb_E = = 31 γγ, Retikulozyten 101 ‰. Anisozytose, Poikilozytose, Makrozytose, geringe Bluterythroblastose. Knochenmark (s. Abb. 205–208): stark gesteigerte Erythropoese mit auffälliger Vermehrung der basophilen Erythroblasten. Myelopoese etwa normal. Vermehrung der Retikulumzellen; Erythrophagozytose.

Abbildung 205 Übersicht. Erythroblastennest mit vorwiegend basophilen Erythroblasten. Rechts oben ein Eosinophiler mit starken Überstrahlungserscheinungen.

Abbildung 206 Basophile, polychromatische und oxyphile Erythroblasten. Rechts Mitose eines basophilen Erythroblasten, Metaphase. Beachte die langen fadenförmigen Mitochondrien. Die Zellkerne der Erythroblasten enthalten mehrere dunkle, auffällige Kernkörperchen.

Abbildung 207 Zwei basophile und ein polychromatischer Erythroblast. Lockere, helle, scharf begrenzte Zellkerne mit mehreren polymorphen Kernkörperchen. Rechts ein Lymphozyt, darüber ein orthochromatischer Normoblast.

Abbildung 208 Proerythroblast. Rechts zwei orthochromatische Normoblasten; links zwei Metamyelozyten.

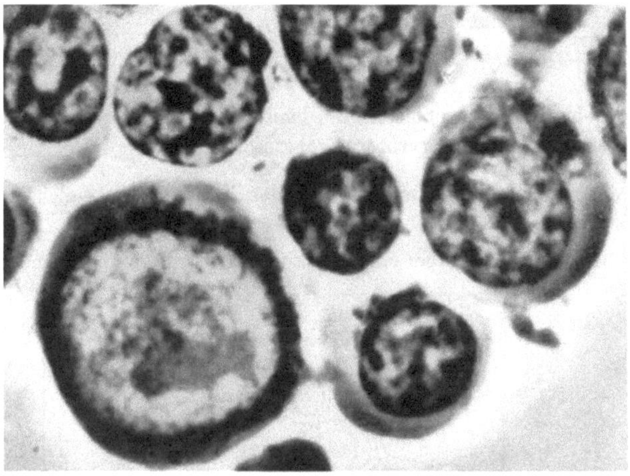

203 × *2000*

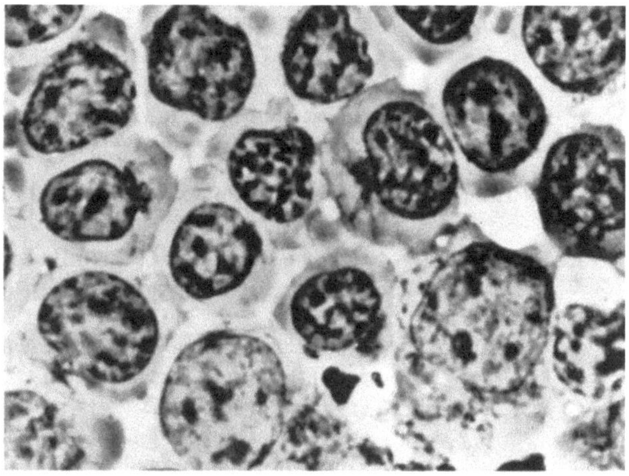

204 × *1500*

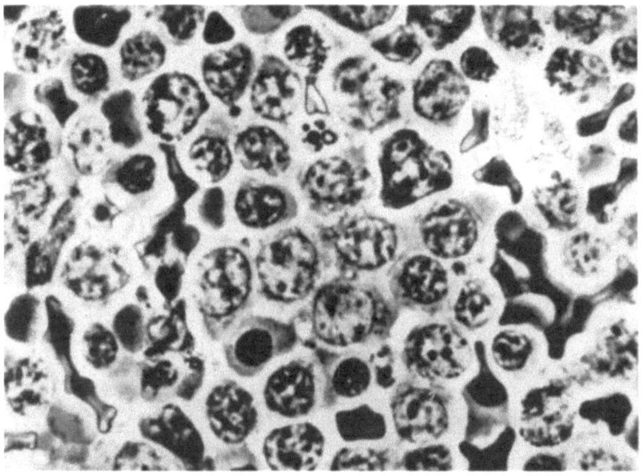

205 × *900*

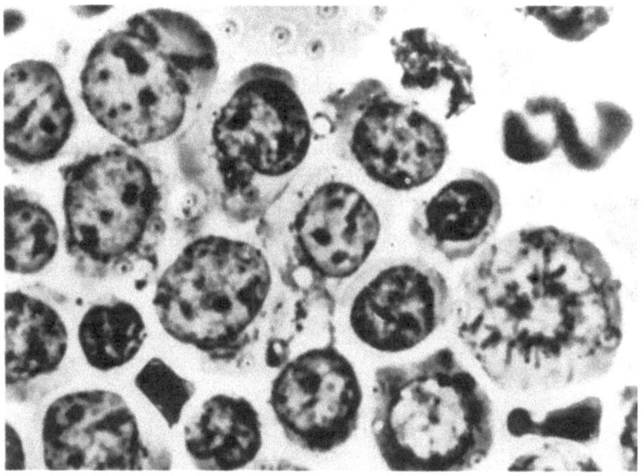

206 × *1300*

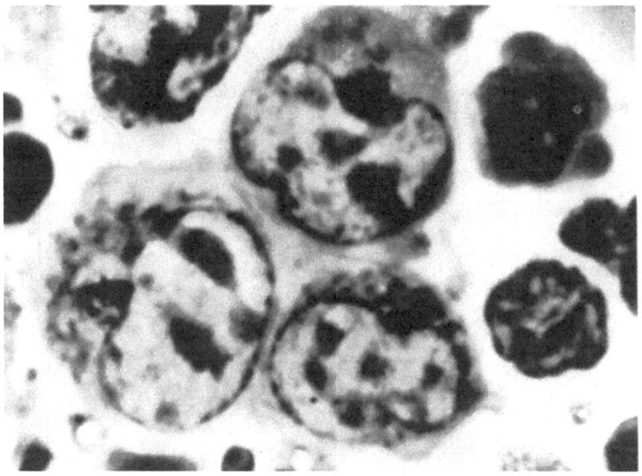

207 × *2300*

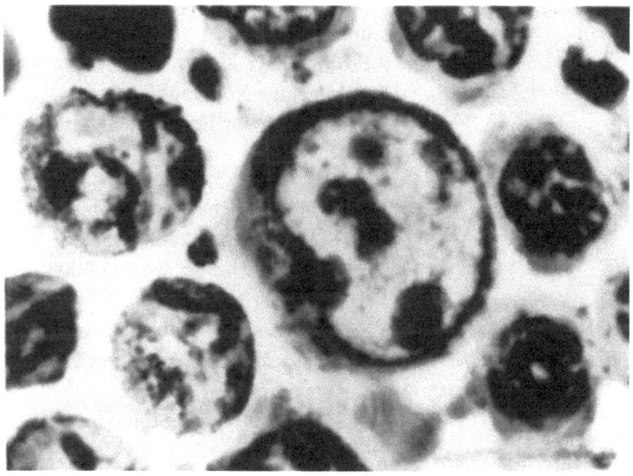

208 × *2300*

Autoimmunoanämie bei $1^1/_2$jährigem Patienten — Knochenmark

Abbildung 209–214

Knochenmarkbefund: Extrem gesteigerte Erythropoese, vermehrt Proerythroblasten, die häufig deutliche Bewegung erkennen lassen; Myelopoese: etwa normal; Vermehrung der Retikulumzellen; Erythrophagozytose.

Abbildung 209 Übersicht. Fast ausschließlich Erythroblasten, nur vereinzelt myeloische Zellen. Die größeren Zellen mit den hellen Kernen sind Proerythroblasten.

Abbildung 210 Erythroblastennest. Rechts ein Proerythroblast. Links darüber eine Retikulumzelle mit zahlreichen phasennegativen Plasmavakuolen.

Abbildung 211
1 Proerythroblasten, Bewegungsformen
2 polychromatische Erythroblasten
3 oxyphiler Erythroblast
4 orthochromatische Normoblasten
5 Erythroblast, Vorphase der Entkernung
6 großer, eosinophiler Metamyelozyt mit angedeutet segmentiertem Kern
7 Myelozyt
8 segmentkerniger Neutrophiler

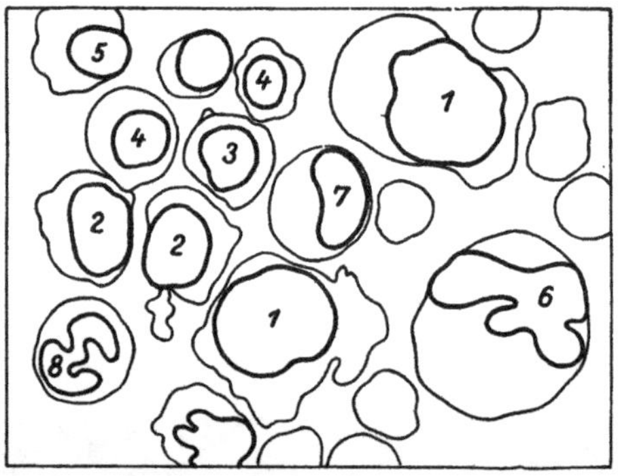

Abbildung 212
1 basophiler Erythroblast
2 polychromatischer Erythroblast
3 polychromatischer Erythroblast mit flach ausgebreitetem Zytoplasma
4 oxyphile Erythroblasten
5 orthochromatische Normoblasten
6 Mitose eines polychromatischen Erythroblasten
7 Metamyelozyt

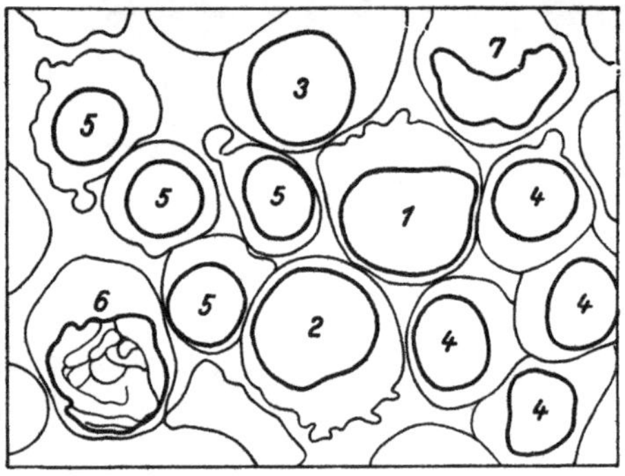

Abbildung 213
1 Proerythroblast, Bewegungsform – kleine Zelle
2 großer Proerythroblast
3 polychromatischer Erythroblast
4 atypischer polychromatischer Erythroblast
5 oxyphile Erythroblasten
6 oxyphiler Erythroblast, Mitose – Prophase
7 orthochromatischer Normoblast
8 unreifer Retikulozyt
9 Promyelozyt II
10 stabkernige Neutrophile
11 Artefakt, freier Erythroblastenkern

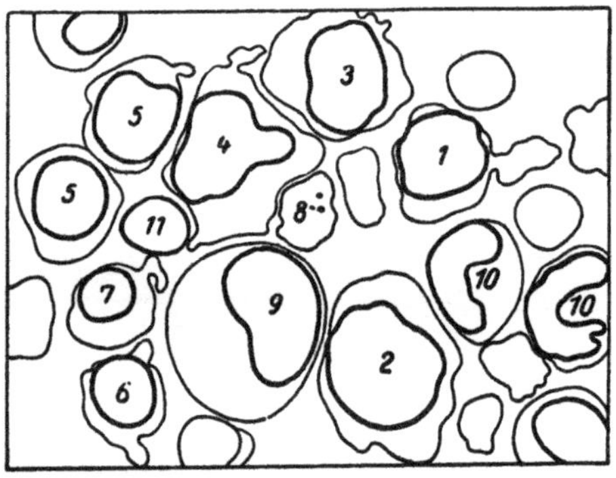

Abbildung 214
1 polychromatische Erythroblasten mit phasennegativen Zytoplasmavakuolen
2 orthochromatischer Normoblast, Vorphase der Entkernung
3 Erythroblast, Kernausstoßung (s. Abb. 111)
4 Myelozyt mit segmentiertem Kern
5 Metamyelozyt
6 stabkerniger Neutrophiler mit deutlichen Kernkörperchen
7 Monozyt
(älteres Präparat)

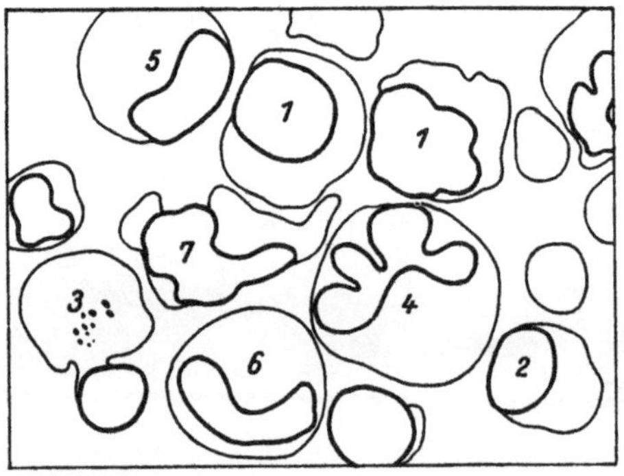

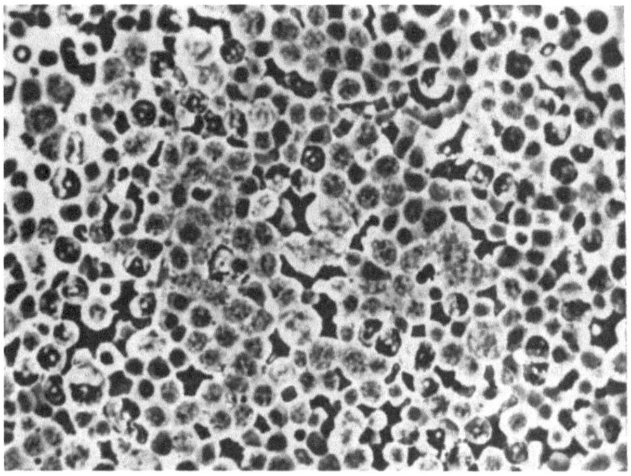

209 × *300*

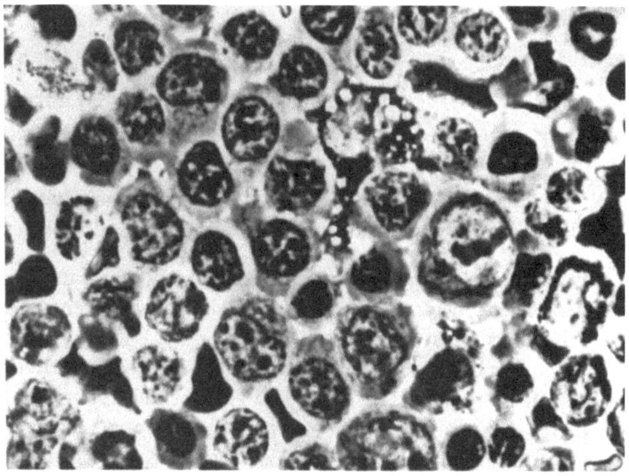

210 × *900*

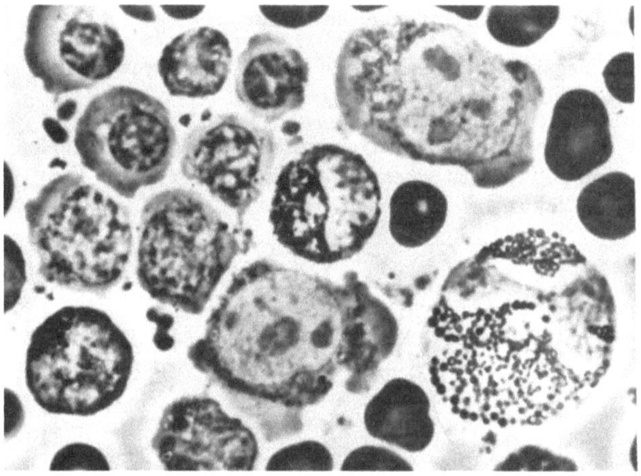

211 × *1100*

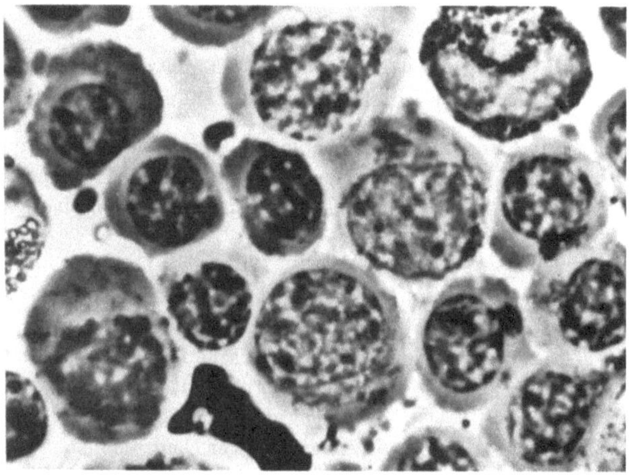

212 × *1900*

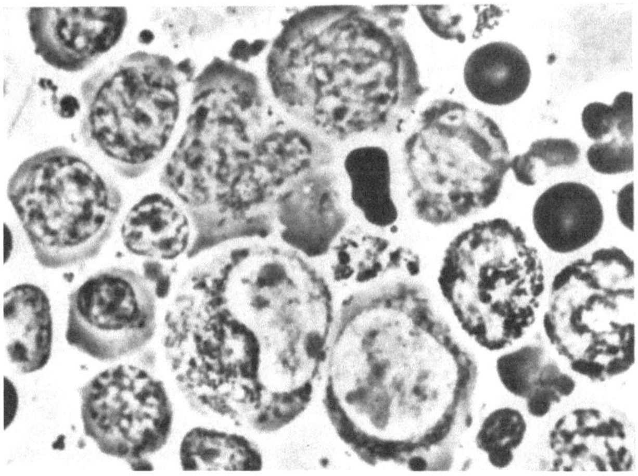

213 × *1100*

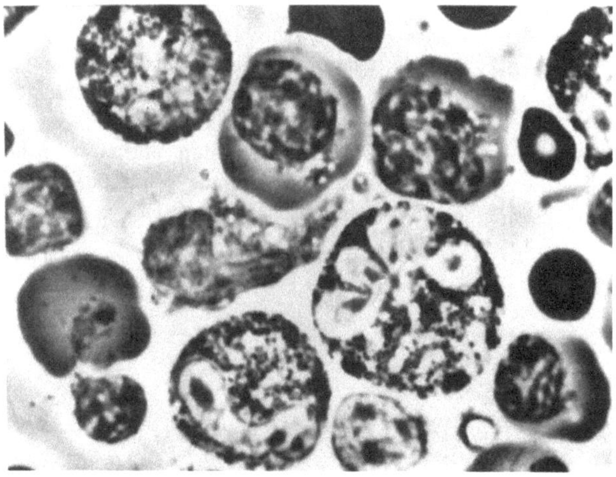

214 × *1900*

Hämolytisch-urämisches Syndrom, Gasser, bei 6 1/2jährigem Patienten

Abbildung 215–220

Anamnese: 14 Tage nach einer Angina akut mit heftigen Leibschmerzen, Erbrechen und Somnolenz erkrankt. Nach Urinuntersuchung Krankenhauseinweisung als Glomerulonephritis.

Aufnahmebefund: Schwerkrankes, somnolentes Kind mit fahl-gelblich, schmutzigem Hautkolorit. Vereinzelt Petechien. Nierenlager beiderseits druckschmerzhaft. Systolisches Geräusch über allen Ostien; Blutdruck 135/90. BKS stark beschleunigt. Rest-N 178 mg-%; Kreatinin 4,8 mg-%; Bilirubin im Serum 1,8 mg-%; osmotische Resistenz der Erythrozyten herabgesetzt. Oligurie, dunkel, braunrötlicher Urin mit starker Hämaturie und Zylindrurie. Blutbild: 5,8g-% Hgb; 1,7 Mill. Erythrozyten; $Hb_E = 34\,\gamma\gamma$; Retikulozyten 64‰. Anisozytose, Poikilozytose, Fragmentozytose, reichlich sehr kleine Mikrosphärozyten, vereinzelt Makrozyten, mäßige Bluterythroblastose. Leukozytose und Thrombopenie. Knochenmark (s. Abb. 217–220): gesteigerte Erythropoese; fast alle Erythroblasten enthalten phasennegative Zytoplasmavakuolen. Myelopoese: mäßige Zellatypien und toxische Granulation. Erythrophagozytose.

Abbildung 215 Peripherblut. Normozyten, sehr kleine Sphärozyten und Fragmentozyten. Links oben ein halbreifer Retikulozyt, links unten ein Makrozyt mit phasennegativem Innenkörper. Rechts ein Lymphozyt.

Abbildung 216 Peripherblut. Zwei segmentkernige Neutrophile. Dazwischen ein Metamyelozyt mit segmentiertem Kern. Beachte die grobe, schwarze Zytoplasmagranulation (toxische Granulation).

Abbildung 217 Übersicht, Knochenmark. In Bildmitte ein Megakaryozyt. Gesteigerte Erythropoese, vorwiegend reifere Formen. Zahlreiche myeloische Zellen.

Abbildung 218 Knochenmark. Zwei Mitosen, Metaphase und Anaphase von polychromatischen Erythroblasten. Daneben Erythroblastenentkernung. Links ein polychromatischer, rechts unten ein oxyphiler Erythroblast mit kleinen runden, phasennegativen Vakuolen.

Abbildung 219 Knochenmark

1 Proerythroblast, Bewegungsform
2 basophiler Erythroblast
3 polychromatische Erythroblasten
4 oxyphile Erythroblasten
5 orthochromatischer Normoblast
6 segmentkerniger Neutrophiler
Fast alle Erythroblasten enthalten phasennegative Zytoplasmavakuolen (frisches Präparat)

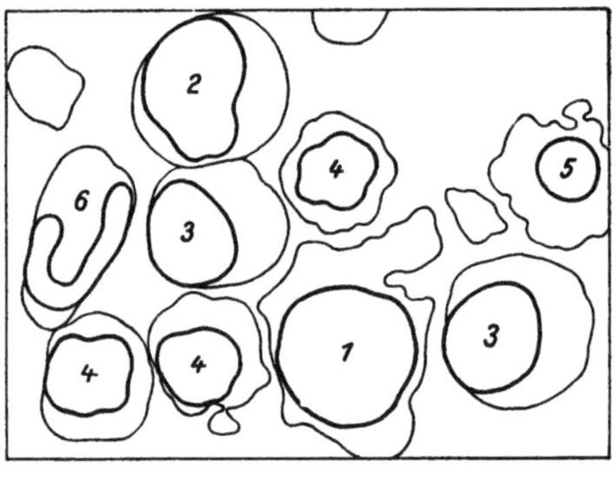

Abbildung 220 Knochenmark

1 Proerythroblasten
2 basophiler Erythroblast
3 polychromatische Erythroblasten
4 halbreifer Retikulozyt
Die Erythroblasten enthalten zahlreiche grobe Zytoplasmagranula und phasennegative Vakuolen (frisches Präparat)

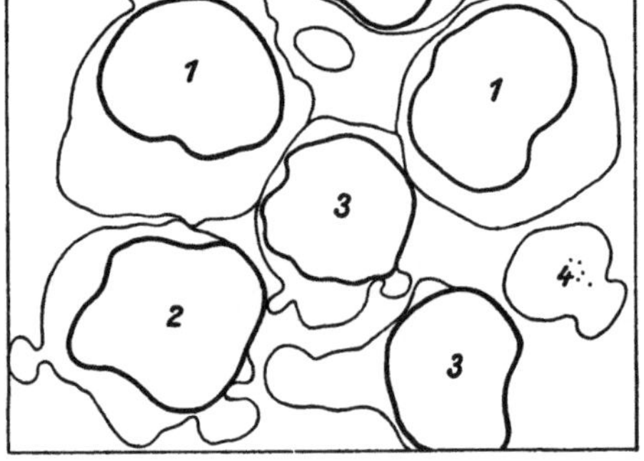

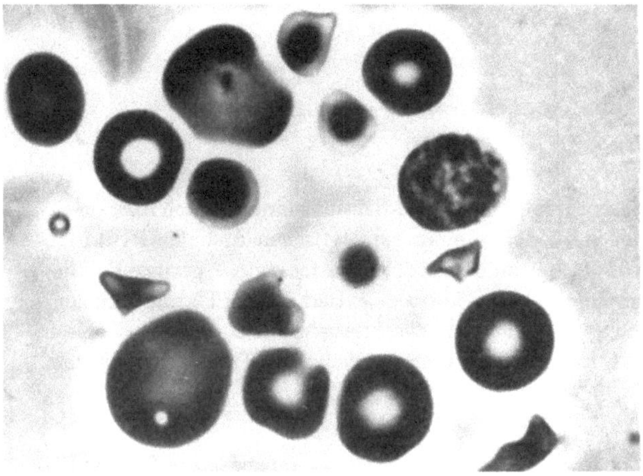

215 × *1900*

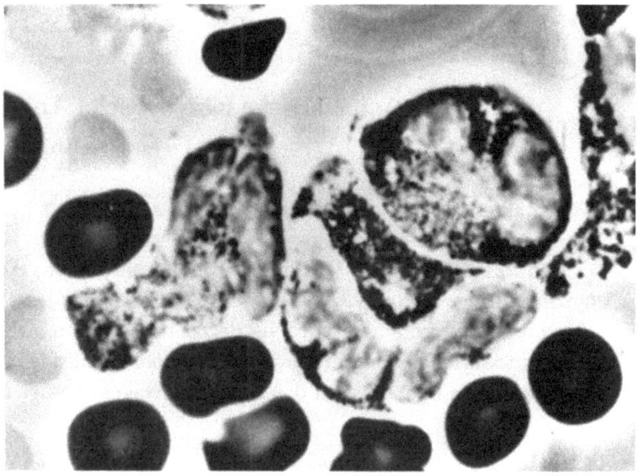

216 × *1900*

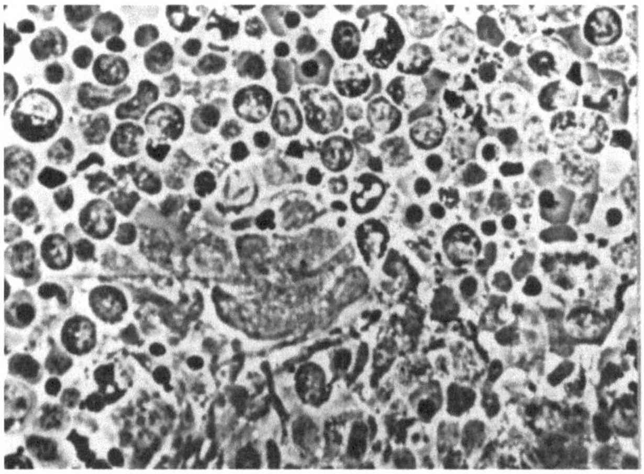

217 × *900*

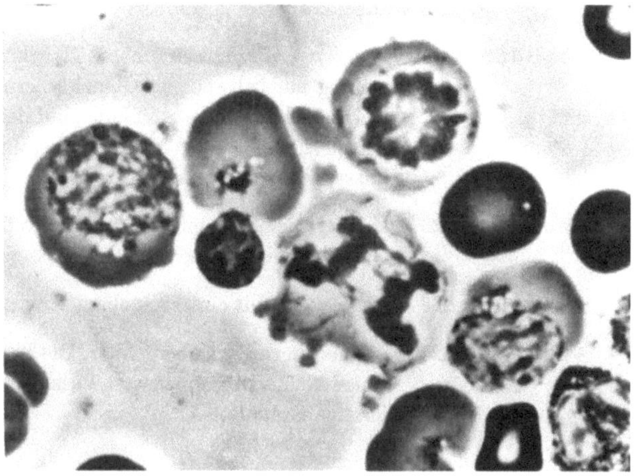

218 × *1600*

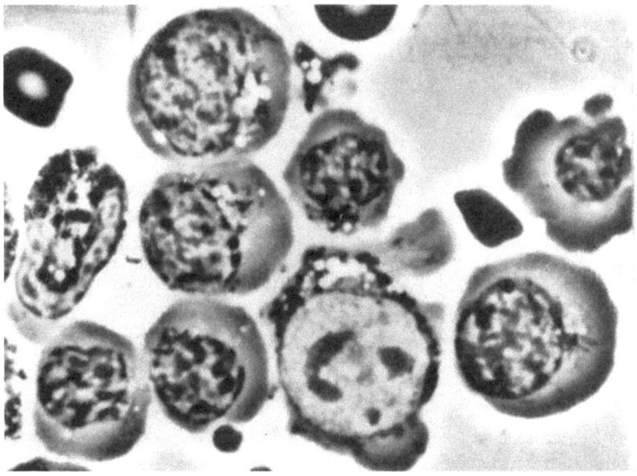

219 × *1600*

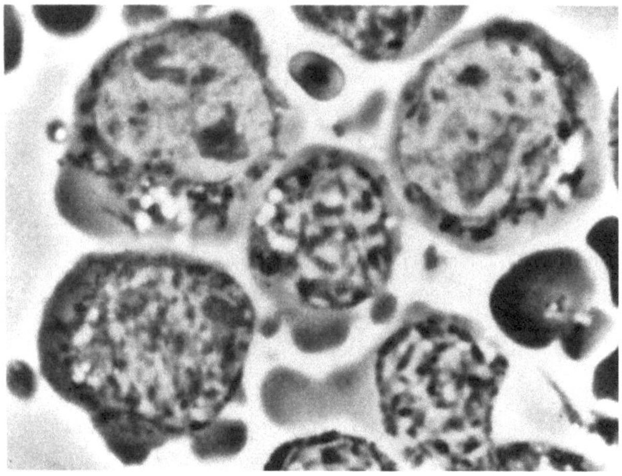

220 × *2100*

Symptomatische hämolytische Anämie beim Neugeborenen — Peripherblut

Abbildung 221–227

Krankenhausaufnahme wegen Morbus haemolyticus neonatorum infolge D- und E-Sensibilisierung. Nach Austauschtransfusion mit Blut von zwei Spendern zunehmender Ikterus und Zeichen einer hämolytischen Anämie. Blutbild (s. Abb. 221–227): 12,5 g-% Hgb; 3,3 Mill. Erythrozyten; $Hb_E = 34\gamma\gamma$; Retikulozyten 202$^0/_{00}$. Anisozytose, geringe Poikilozytose, geringe Makrozytose, Sphärozytose. Leukozyten: Neutrophile teilweise übersegmentiert, häufig Plasmavakuolen; Erythrophagozytose. Als Ursache der hämolytischen Erkrankung nach der Austauschtransfusion konnten serologisch Kälteautoantikörper mit erhöhter Temperaturamplitude bis 37° C nachgewiesen werden, die bei der Transfusion mit dem Blut des einen Spenders auf das Kind übertragen worden sind.

Abbildung 221 Anisozytose. Zwei Makrozyten, mehrere Sphärozyten und ein Normozyt (angedeutete Stechapfelform).

Abbildung 222 Mehrere Sphärozyten und einige Poikilozyten. Rechts oben ein unreifer Retikulozyt mit einigen sehr groben, schwarzen und zahlreichen kleinen, dunklen Granula.

Abbildung 223 Erythrophagozytose durch Monozyten. Der Erythrozyt links unten enthält einen phasennegativen Innenkörper.

Abbildung 224 Monozyt mit reichlich groben Glanzkörnern. Infolge Fokussierung auf den Kern ist die zentrale Aufhellung nur bei wenigen Glanzkörnern zu sehen. Rechts ein segmentkerniger Neutrophiler. Die drei Kernsegmente sind durch feine, auf dem Bild nicht sichtbare, fadenförmige Brücken verbunden. Das Zytoplasma enthält reichlich grobe, dunkle und einige kugelförmige, schwarze Granula, sowie kleine phasennegative Vakuolen.

Abbildung 225 Monozytoide Zelle mit zahlreichen groben Glanzkörnern. Im dichten Zytoplasma außer feinen, grauen Granula einige phasennegative Vakuolen.

Abbildung 226 Plasmazelle mit einigen groben, schwarzen, kugelförmigen Granula.

Abbildung 227 Segmentkerniger Neutrophiler. Die Kernsegmente sind schlecht zu erkennen. Das Zytoplasma enthält einige kleine, phasennegative Vakuolen und vorwiegend grobe, dichte sowie zahlreiche schwarze, kugelförmige Granula.

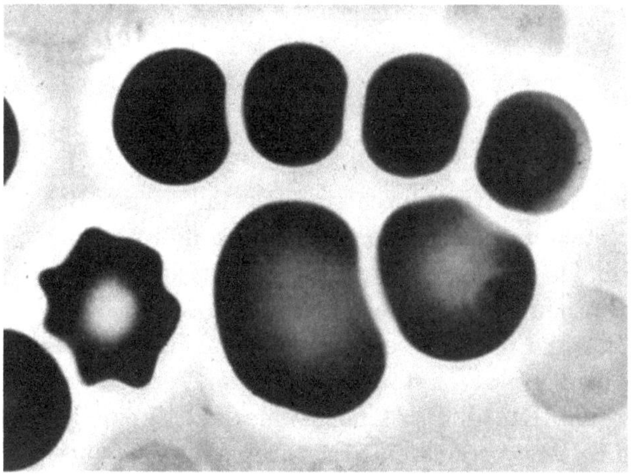

221 × *2300*

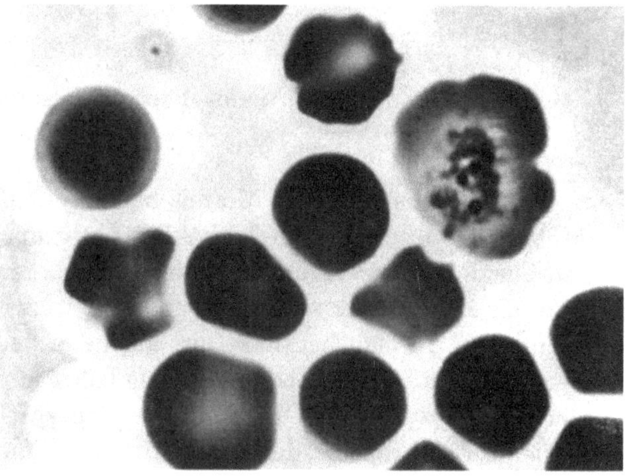

222 × *2300*

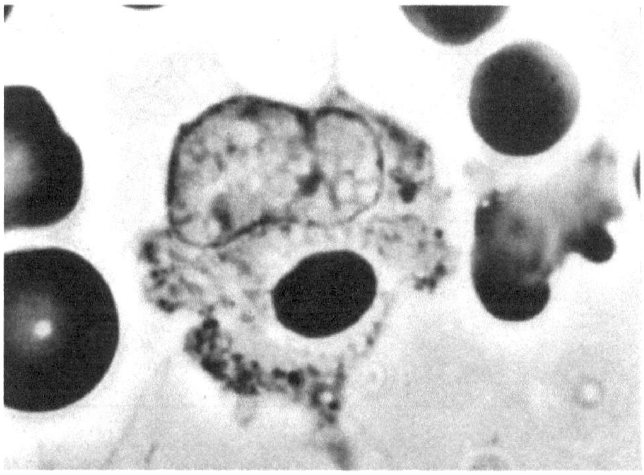

223 × *2300*

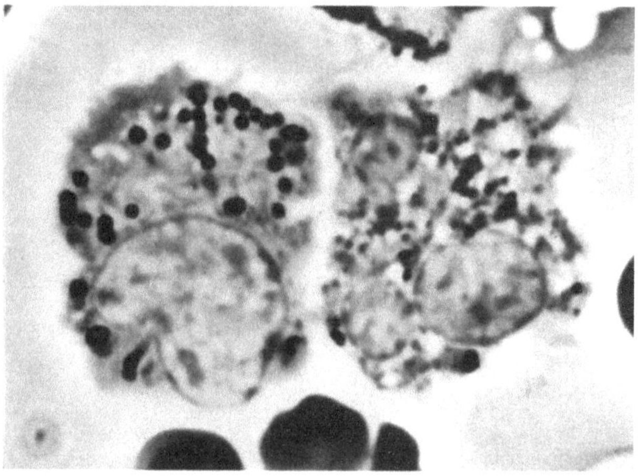

224 × *2300*

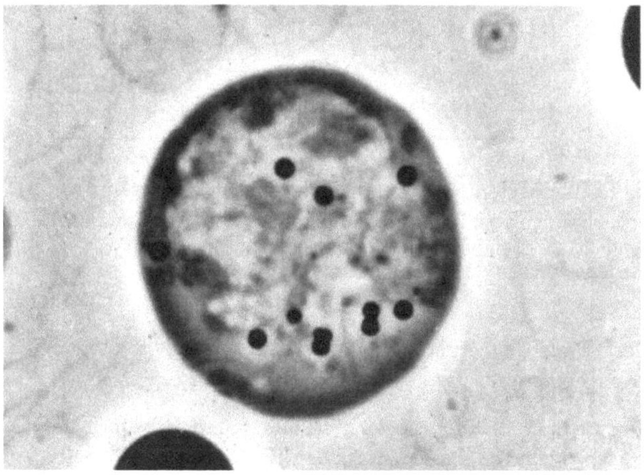

225 × *2300*

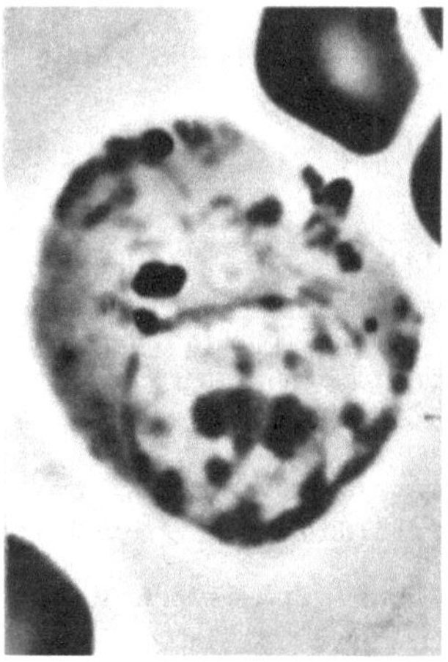

226 × *2300*

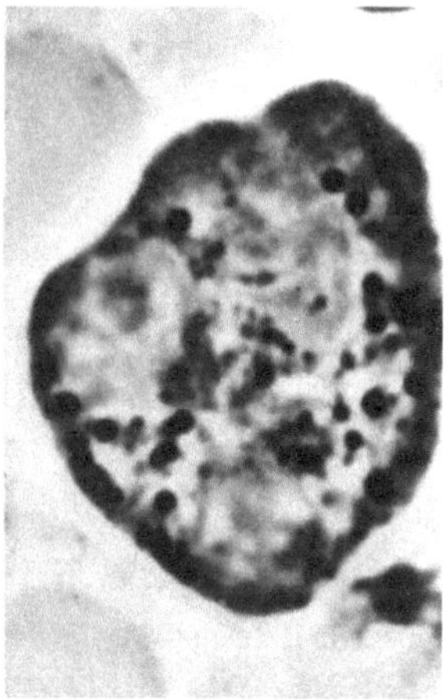

227 × *2300*

Morbus haemolyticus neonatorum — Peripherblut

Abbildung 228–246

Das Krankheitsbild des Morbus haemolyticus neonatorum wird durch eine Sensibilisierung der Mutter vorwiegend im Rh- oder ABO-Blutgruppensystem und Übergang der gebildeten Antikörper auf den Fötus hervorgerufen. Beim Neugeborenen findet man deshalb eine hämolytische Anämie und, als Zeichen der intensiven und überstürzten Blutneubildung, Bluterythroblastose und Retikulozytose. In manchen Fällen ist auch das weiße Blutbild im Sinne einer Pseudoleukämie verändert. Die bestehende Leberschädigung führt ferner zu einer Makrozytose und zu einer Vermehrung der Lymphozyten, die Glanzkörner enthalten (Dost und Rind). Das Knochenmark zeigt eine gesteigerte Erythropoese, die in der dritten bis fünften Lebenswoche in eine Erythroblastopenie übergehen kann (Gasser).

Die hämatologischen Befunde des Morbus haemolyticus neonatorum: hämolytische Anämie, Bluterythroblastose und Glanzkornwert variieren bei den einzelnen Fällen oft beträchtlich. Sie sind keineswegs für das Krankheitsbild beweisend, da sie auch bei anderen Erkrankungen des Neugeborenen, wie z. B. Toxoplasmose, Hepatitis congenita, Lues, Sepsis, Zytomegalie, Embryopathia diabetica u. a. m., vorkommen können.

Abbildung 228
1 basophiler Erythroblast
2 polychromatischer Erythroblast
3 orthochromatischer Normoblast
4 reifer Retikulozyt
5 segmentkernige Neutrophile
6 Lymphozyt
(4 Stunden altes Neugeborenes)

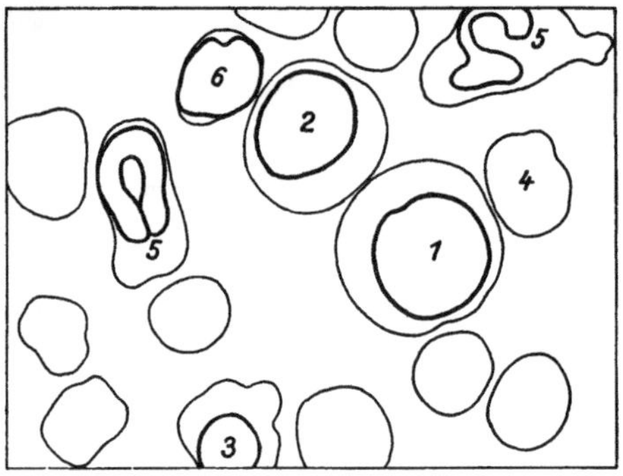

Abbildung 229
1 oxyphiler Erythroblast
2 orthochromatischer Normoblast
3–5 Erythroblastenentkernung
3 Vorphase der Entkernung
4 beginnende Kernausstoßung
5 Kernausstoßung
6 unreife Retikulozyten
7 Lymphozyt
(Dasselbe Präparat wie Abb. 228)

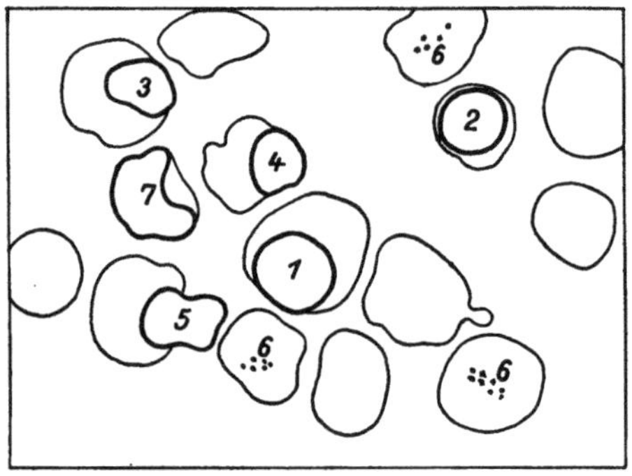

Abbildung 230 Übersicht. Anisozytose. Mehrere unreife Retikulozyten und ausgestoßene Erythroblastenkerne. Rechts ein Sphärozyt mit Überstrahlungserscheinungen am Zellrand. (40 Stunden altes Neugeborenes)

Abbildung 231 Drei Erythroblastenentkernungen. Verschiedene Phasen der Kernausstoßung. (16 Stunden altes Neugeborenes)

Abbildung 232 Zweikerniger orthochromatischer Normoblast. Daneben mehrere unreife Retikulozyten sowie Sphärozyten und Makrozyten. (30 Stunden altes Neugeborenes)

Abbildung 233 Mehrere unreife und ein reifer Retikulozyt sowie ein teilhämolysierter Retikulozyt mit fadenförmiger Innenstruktur. Links unten zwei Sphärozyten, rechts unten ein oxyphiler Erythroblast. (Dasselbe Präparat wie Abb. 232)

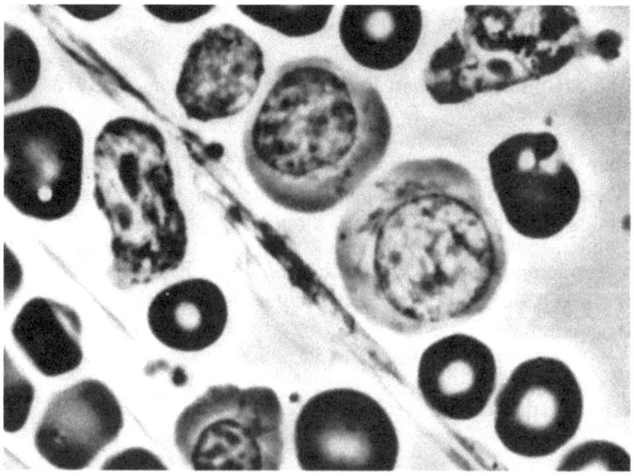

228 × *1600*

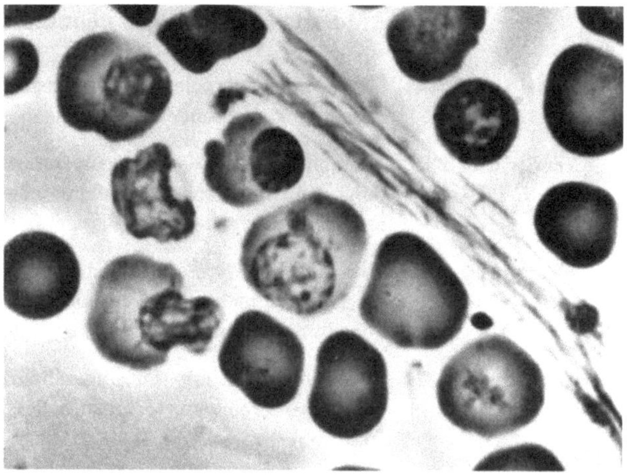

229 × *1600*

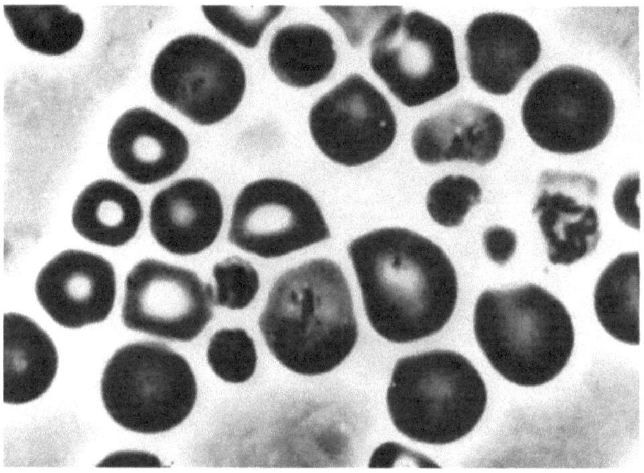

230 × *1200*

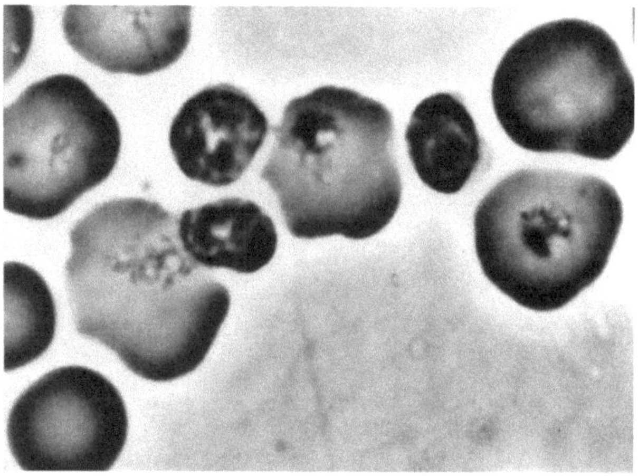

231 × *2000*

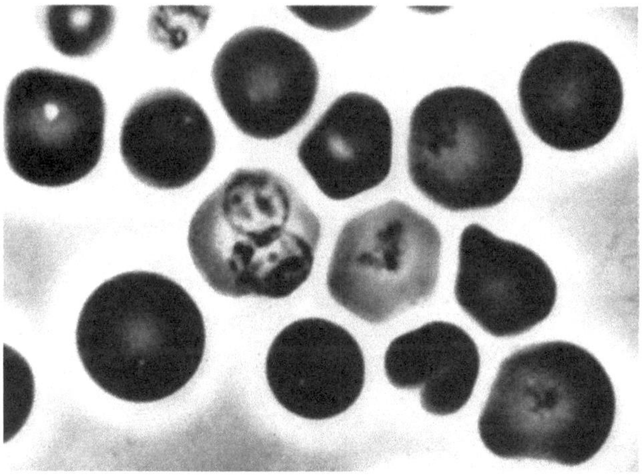

232 × *2000*

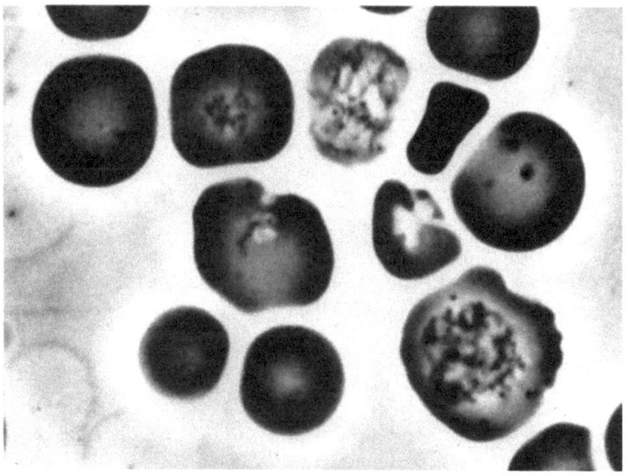

233 × *2000*

Morbus haemolyticus neonatorum — Peripherblut (Fortsetzung)

Abbildung 234 Mitose eines oxyphilen Erythroblasten, frühe Anaphase. Daneben Erythroblastenentkernung, Kernausstoßung. (4 Stunden altes Neugeborenes)

Abbildung 235 Zustand nach Mitose eines polychromatischen Erythroblasten. Die Tochterzellen sind getrennt. Bildung der Ruhekerne. Als Zeichen einer Mitosestörung ist die Plasmadurchschnürung asymmetrisch erfolgt. In der rechten Zelle lange, fadenförmige Mitochondrien. (2 Tage altes Neugeborenes)

Abbildung 236 Zwei unreife, atypische Zellen. Bei der rechten handelt es sich vermutlich um einen Promonozyten, die linke ist nicht sicher einzuordnen. Dazwischen segmentierter Neutrophiler, forme étalée. Links oben unreifer Retikulozyt. (3 Tage altes Neugeborenes)

Abbildung 237 Zwei Monozyten mit tief eingeschnürten Zellkernen und dunklen Zytoplasmagranula. Links oben atypischer Promonozyt, dessen heller, lockerer Kern leicht eingeschnürt ist. (Dasselbe Präparat wie Abb. 236)

Abbildung 238 Zahlreiche segmentkernige Neutrophile mit grober, schwarzer Granulation (toxische Granulation). Rechts ein Monozyt, links unten zwei basophile Erythroblasten. (Dasselbe Präparat wie Abb. 236)

Abbildung 239 Atypische, nicht sicher identifizierbare, unreife Zelle mit nierenförmigem, hellem, lockerem Zellkern, der zwei dunkle Kernkörperchen enthält. Im dichten Zytoplasma reichlich dunkle, grobe Granula. Vermutlich atypischer Promyelozyt I. Rechts Erythroblastenentkernung, Vorphase der Entkernung. (16 Stunden altes Neugeborenes, ante finem)

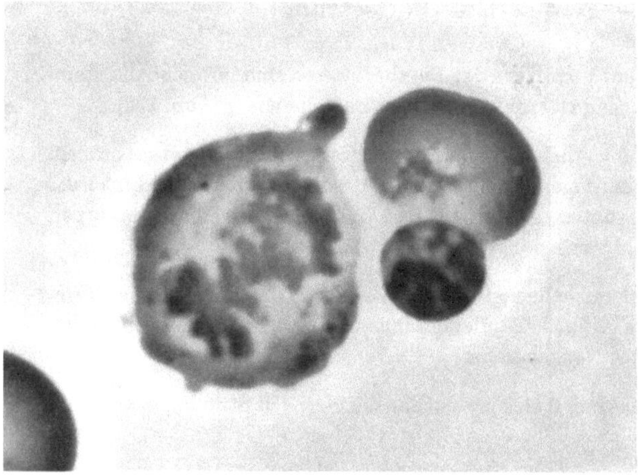

234 × *2300*

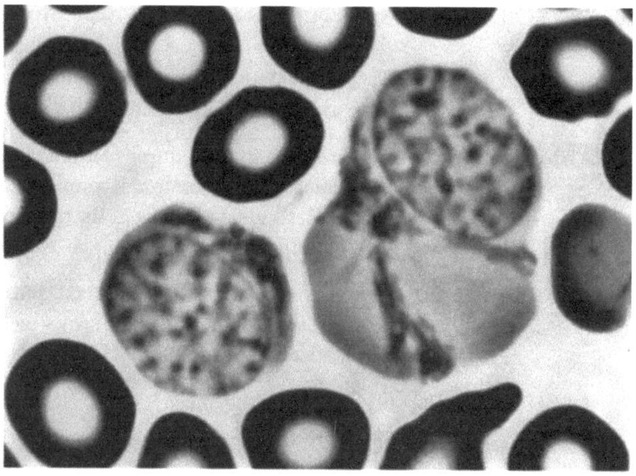

235 × *2300*

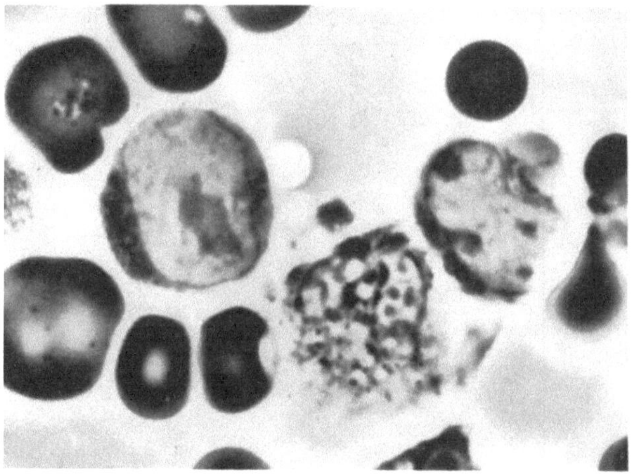

236 × *1900*

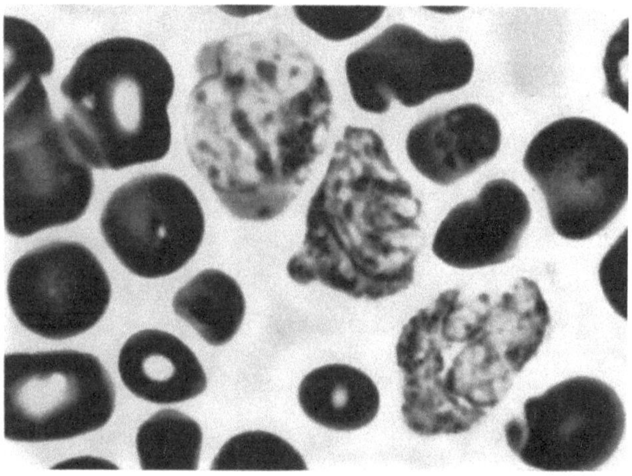

237 × *1900*

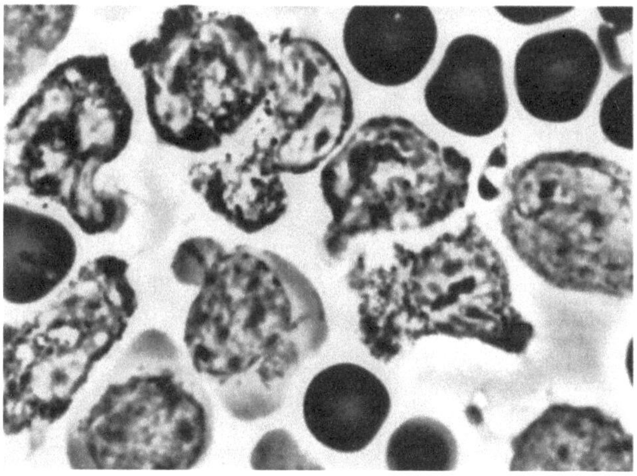

238 × *1600*

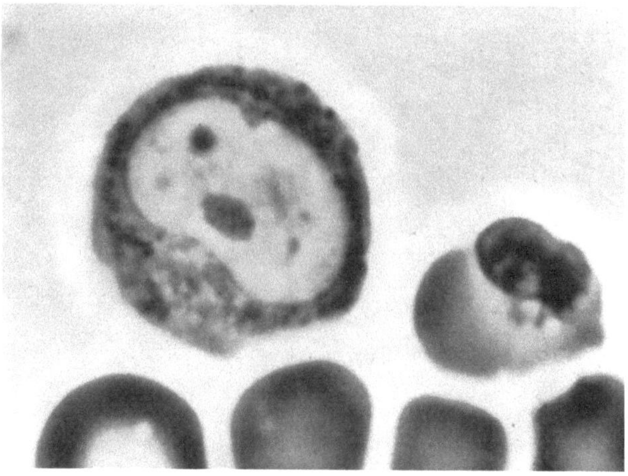

239 × *2300*

Morbus haemolyticus neonatorum — Peripherblut (Fortsetzung)

Abbildung 240 Erythroblastenphagozytose durch Monozyten. Vom Kern des Erythroblasten sind nur noch die Membran und die gröberen Chromatinverdichtungen zu erkennen. (Dieselbe Zelle wie in Abb. 192)

Abbildung 241 Erythrophagozytose durch Monozyten. Links neben dem phagozytierten Erythrozyten größere phasennegative Vakuole mit dunkler, bandförmiger Innenstruktur (Resorptionsvakuole). Links daneben Retikulozyt, forme hilaire. Rechts unten Erythrozyt mit phasennegativem Innenkörper. (3 Tage altes Neugeborenes nach Austauschtransfusion)

Abbildung 242 Unreifer atypischer Erythroblast mit ovalem, hellem, lockerem Zellkern, der polymorphe Kernkörperchen enthält. Im Zytoplasma mehrere grobe, hellaufleuchtende Glanzkörner. Rechts ein orthochromatischer Normoblast. (16 Stunden altes Neugeborenes)

Abbildung 243 Myelozyt mit atypisch grober Granulation. Bei 6 Uhr zwei Glanzkörner. (30 Stunden altes Neugeborenes)

Abbildung 244 Segmentkerniger Neutrophiler mit mehreren hellaufleuchtenden Glanzkörnern, schichtdickeres Präparat. (18 Stunden altes Neugeborenes)

Abbildung 245 Lymphozyt mit zwei Glanzkörnern. (5 Stunden altes Neugeborenes)

Abbildung 246 Teilhämolysierter Retikulozyt mit zwei Glanzkörnern und fadenförmigen Innenstrukturen. Daneben Erythroblastenentkernung, Schlußphase der Entkernung. Der ausgestoßene Kern ist pyknotisch. (14 Stunden altes Neugeborenes)

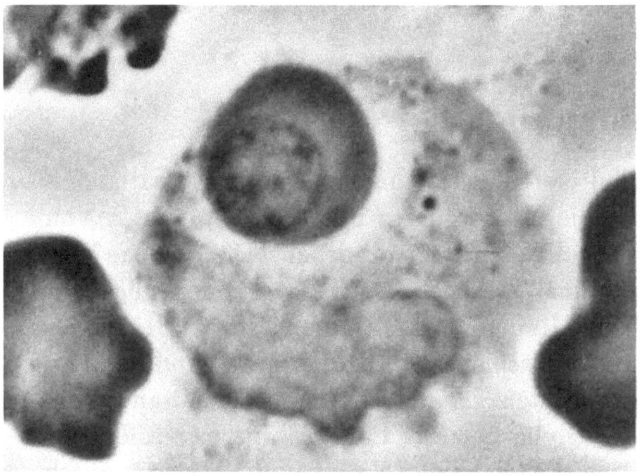

240 × *2700*

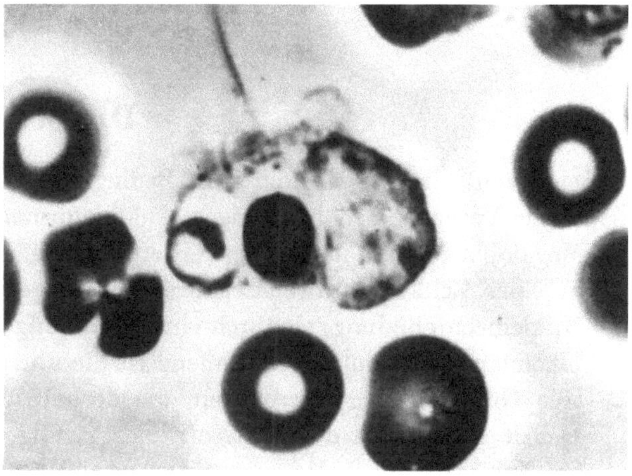

241 × *2000*

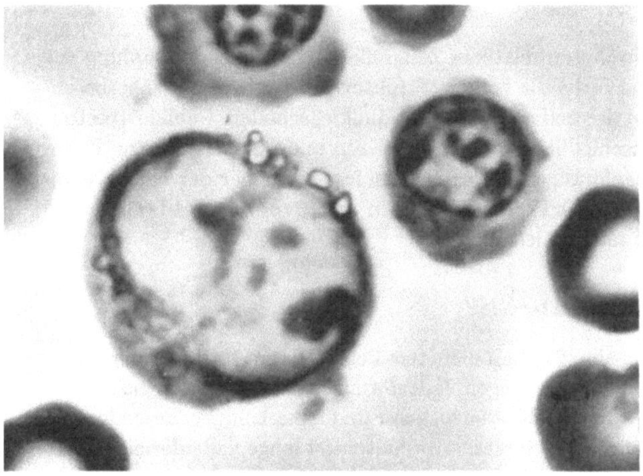

242 × *2300*

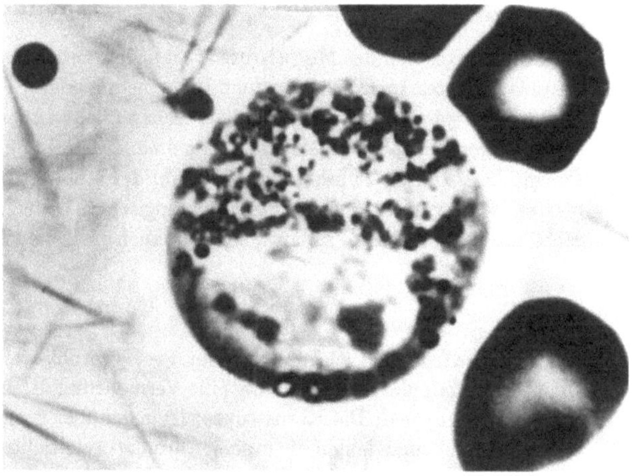

243 × *2300*

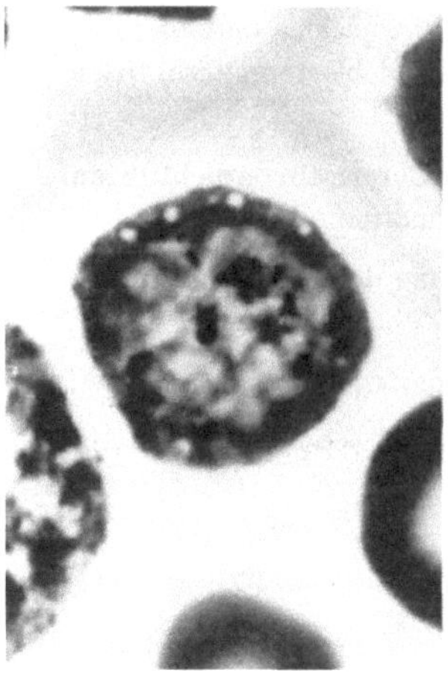

244 × *2300*

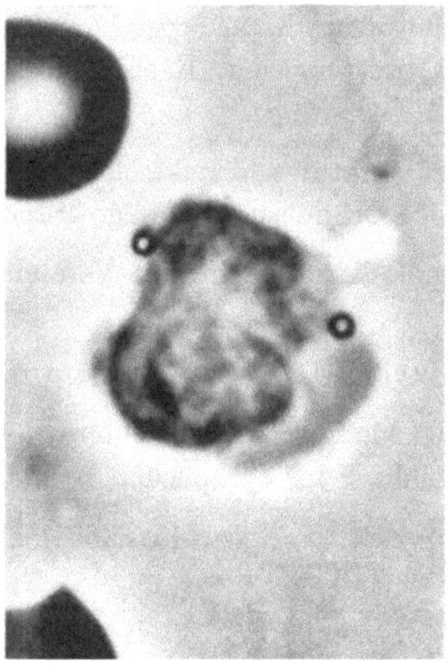

245 × *2300*

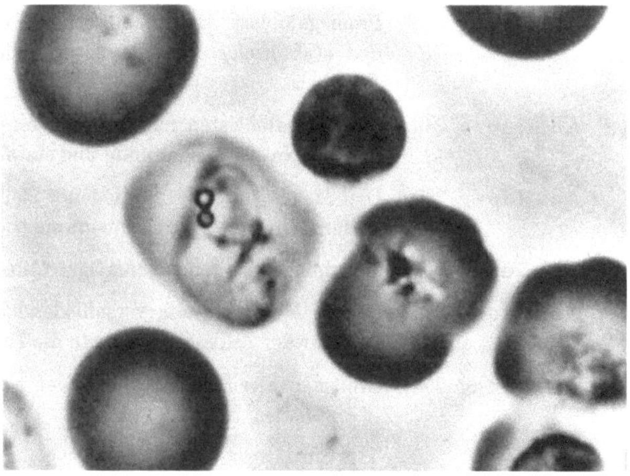

246 × *2300*

Die Megalozyten

Sowohl unter physiologischen Bedingungen in den ersten Fetalmonaten, wie unter pathologischen Verhältnissen bei einigen Anämieformen, ist die Erythropoese durch das Auftreten von Megaloblasten und ihren ausgereiften Formen, den Megalozyten, gekennzeichnet. Die Ursache liegt in einer Zellkernstoffwechselstörung: Infolge Vitamin B_{12}-Mangel kommt es zu ungenügender Nukleinsäurebildung, wodurch eine Hemmung der vier Reifeteilungen (bei ungestörter Hämoglobineinlagerung) eintritt. Auffallend ist die unregelmäßige, sehr lockere Kernstruktur und die relative Größe der Erythroblasten, die deshalb Megaloblasten genannt werden. Ein Vitamin B_{12}-Defizit entsteht 1. durch Resorptionsstörung: bei Achylia gastrica (Morbus Biermer-Addison); bei Zuständen nach Magenresektion; bei Magen-Darm-Fisteln; bei Zöliakie und Sprue; 2. durch mangelndes Angebot, z. B. bei Ziegenmilchanämie und Gerbasi-Anämie; 3. durch vermehrten Aufbrauch, z. B. bei unreifzelligen Leukosen.

Megalopoese

Abbildung 247–254

Die Kennzeichen der Megaloblasten liegen neben der erwähnten relativen Zellgröße in einer feinen Knüpfung des Chromatinnetzes im Kern, der auch bei zunehmender Reifung nicht die balkige Struktur der Erythroblastenkerne annimmt. Die phasenpositiven Kernkörperchen bleiben auch bei den reiferen Zellen als dunkle, schollige Gebilde (postnukleäre Chromatinschollen) sichtbar. Regelmäßig ist eine unterschiedliche Reifung von Kern und Zytoplasma, eine Kern-Plasma-Dissoziation zu erkennen. Die Zahl der stab- und fadenförmigen Mitochondrien ist, gegenüber der bei Erythroblasten, eher vermehrt. Die zytomorphologischen Unterschiede von Proerythroblasten und Promegaloblasten sind nicht nur im gefärbten Präparat, sondern auch phasenoptisch sehr unsicher.

Morphologische Charakteristik

Promegaloblast: Gegenüber dem Proerythroblasten (s. Abb. 21) bestehen fast keine Unterscheidungsmerkmale. Beim Promegaloblasten fällt häufig eine Vermehrung der hier besonders langen, fadenförmigen Mitochondrien auf.

Megaloblasten: Die Kernstruktur ist gegenüber normalen Erythroblasten lockerer und feinscholliger. Besonders bei den reiferen Formen fehlen die groben Chromatinverdichtungen. Das Zytoplasma enthält meist lange, fadenförmige Mitochondrien. Die Kern-Plasmarelation ist bei den reiferen Entwicklungsstadien zugunsten des Zytoplasmas verschoben.

Megalozyt: Eigentlich Makrozyt von überwiegend ovaler Form.

Abbildung 247 Übersicht, Knochenmark. Vier Megaloblasten und zwei Myelozyten, wobei einer einen eingekerbten Zellkern besitzt. Links oben zwei degenerierte Megaloblasten. (Abb. 247–253 Knochenmark, Morbus Biermer-Addison)

Abbildung 248 Promegaloblast. Heller Zellkern mit bandförmigen Kernkörperchen. Das Zytoplasma enthält runde und stabförmige Granula sowie fädige Mitochondrien. Rechts eine Megaloblastenmitose, frühe Anaphase.

Abbildung 249 Zwei Megaloblasten mit feinfleckiger Kernstruktur und nukleolenartigen Chromatinverdichtungen. Im Zytoplasma einige runde und stabförmige Granula sowie fädige Mitochondrien.

Abbildung 250 Drei Megaloblasten verschiedener Reifungsstadien. Beachte die Veränderung der Kernstruktur und Reduzierung der Zytoplasmagranulation.

Abbildung 251 Megaloblast mit nukleolenartigen Chromatinverdichtungen und langen, fadenförmigen Mitochondrien.

Abbildung 252 u. 253 Reifere Megaloblasten, verschiedene Entwicklungsstadien. Dichtere, teilweise schollige Chromatinstruktur der Zellkerne. Beachte die Rückbildung der Zytoplasmagranula.

Abbildung 254 Großer, ovaler Megalozyt, daneben Normozyten. (Peripherblut, Zöliakie)

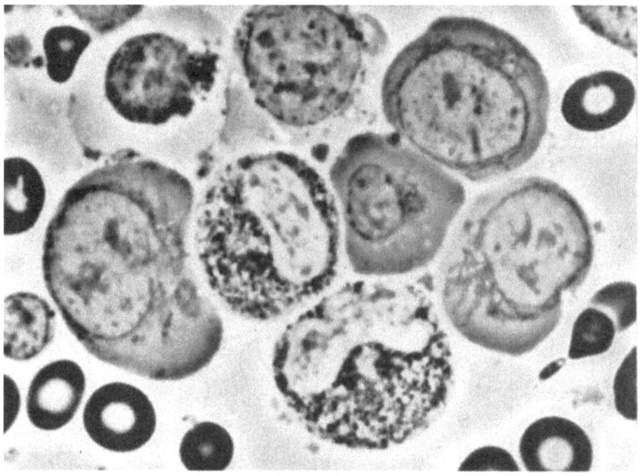

247 × *1000*

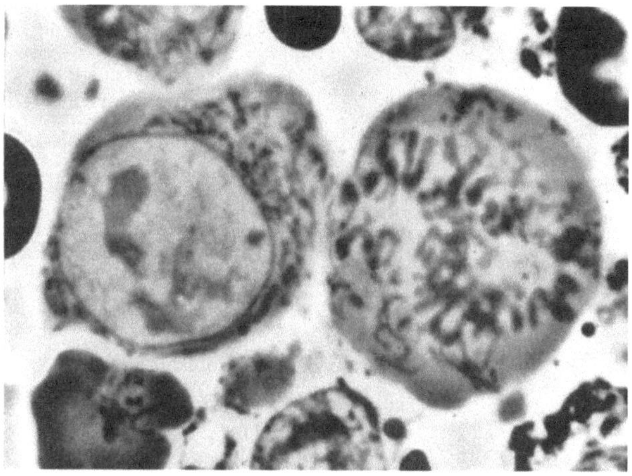

248 × *2300*

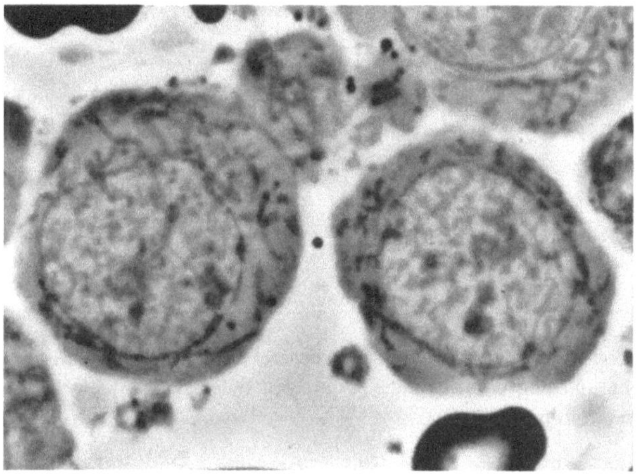

249 × *2300*

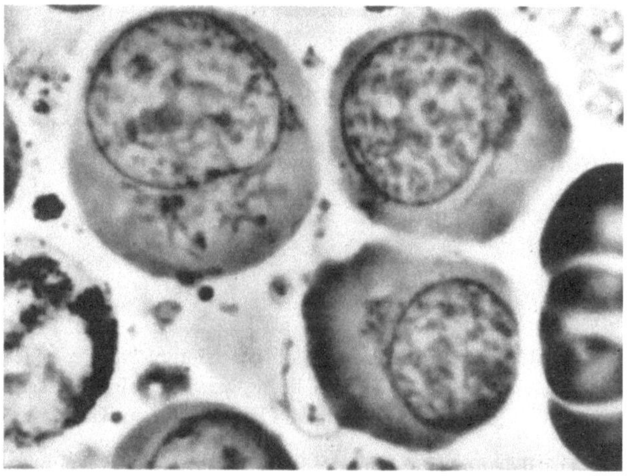

250 × *2300*

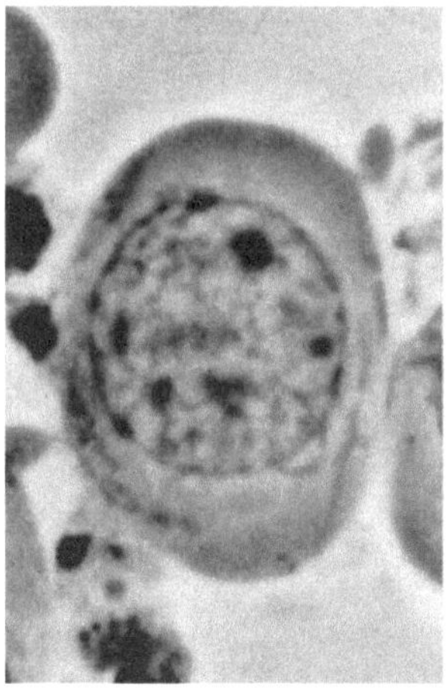

251 × *2300*

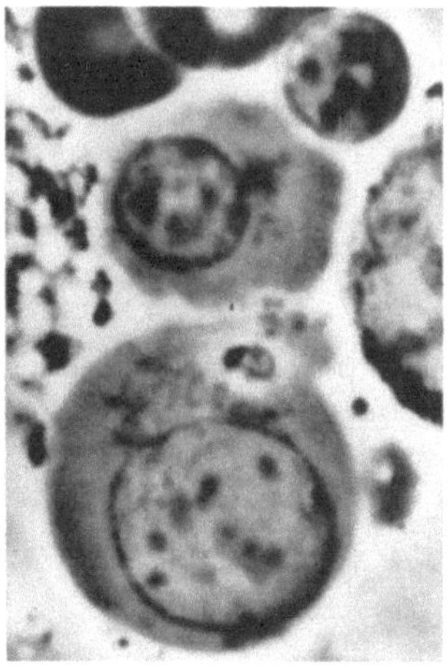

252 × *2300*

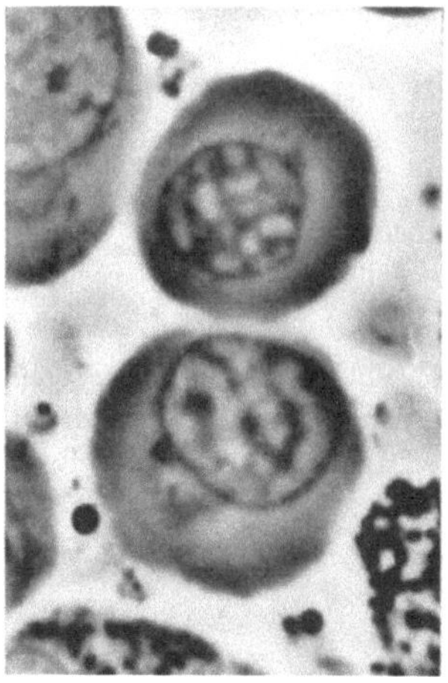

253 × *2300*

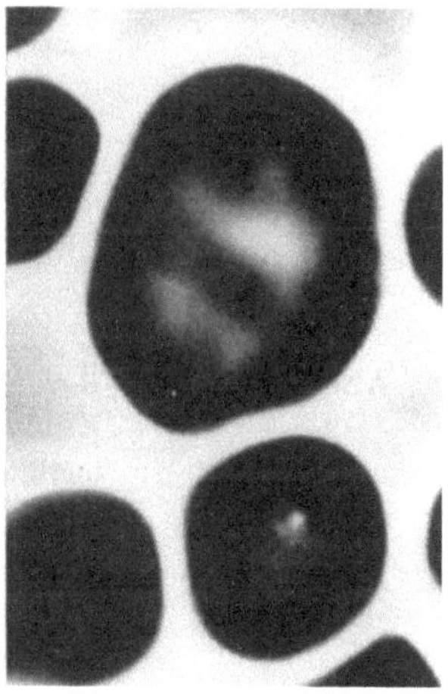

254 × *2300*

Morbus Biermer-Addison — Knochenmark

(62jähr. Patient, I. Med. Univ.-Klinik der Charité, Berlin)

Abbildung 255–260

Abbildung 255 *1* Promegaloblasten
2 unreife Megaloblasten
3 reifer Megaloblast
4 unreifer Retikulozyt
5 isolierter Megaloblastenkern
6 Megaloblast, Degenerationsform
7 Myelozyten
8 übersegmentierter Neutrophiler
9 Lymphozyt

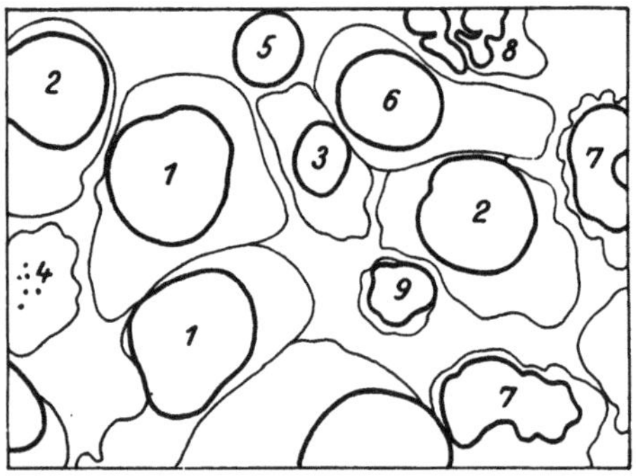

Abbildung 256 *1* Promegaloblast
2 halbreifer Megaloblast
3 reifere Megaloblasten
4 unreifer Retikulozyt
5 Megalozyt

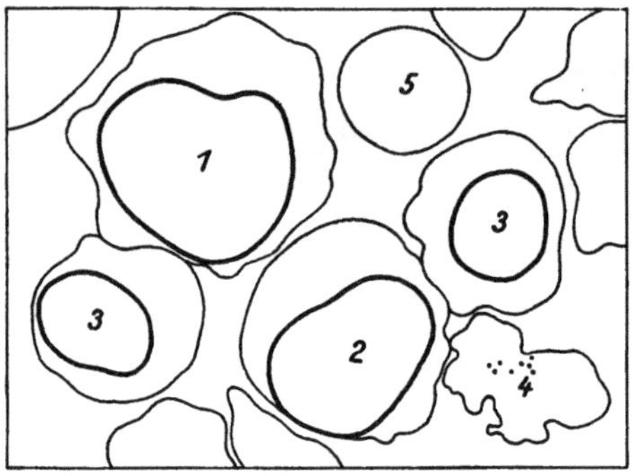

Abbildung 257 Promegaloblast. Nierenförmiger, heller Zellkern mit bandförmigen Kernkörperchen. Die Zytoplasmagranula liegen vor allem in der Kernbucht und eng paranukleär. Rechts ein reiferer Megaloblast. Beachte die Dissoziation in Kern- und Plasmareifung

Abbildung 258 Megaloblasten verschiedener Reifungsstadien

Abbildung 259 *1* Megaloblast
2 reiferer Megaloblast
3 Megaloblastenmitose, Metaphase
4 Metamyelozyt, Riesenform
5 degenerierter Neutrophiler mit grober Granulation

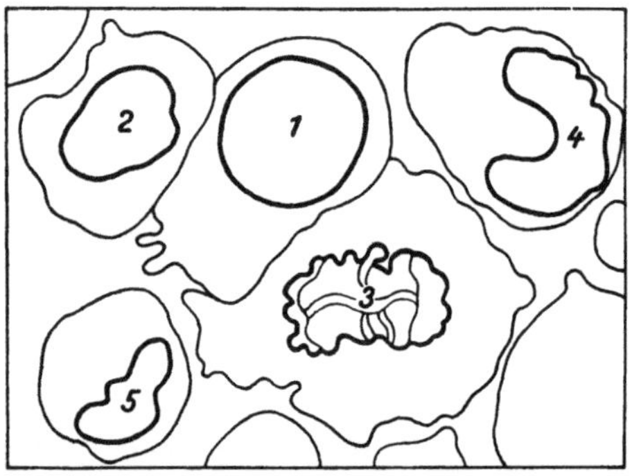

Abbildung 260 Reifer Megaloblast mit sehr lockerem, relativ kleinem Zellkern. Geringe Zytoplasmagranulation. Kennzeichnende Verschiebung der Kern-Plasma-Relation. Bei Beobachtung deutliche Plasmamotilität. Daneben Megalozyten. Rechts oben ein Schizozyt

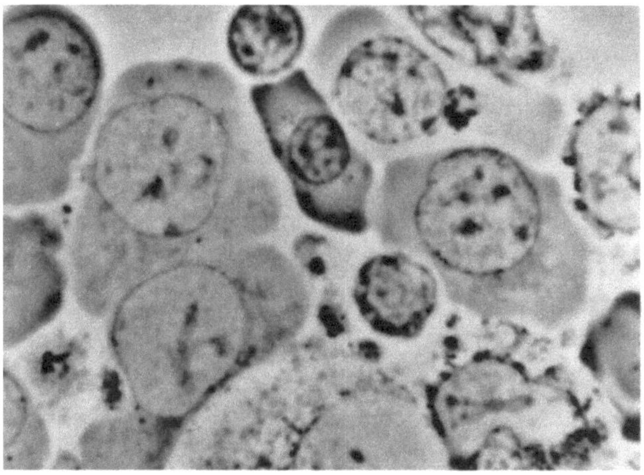

255 × *1200*

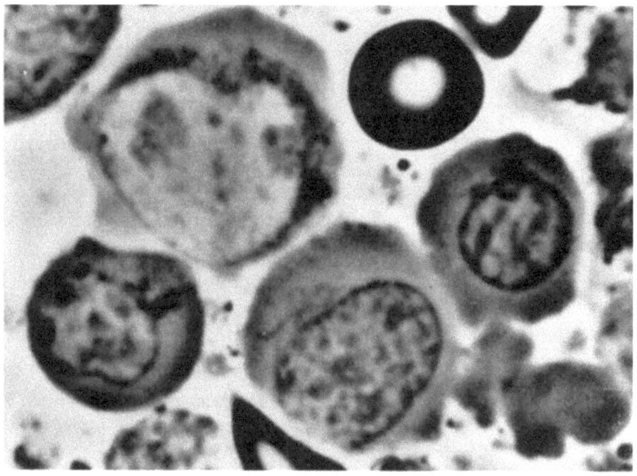

256 × *2300*

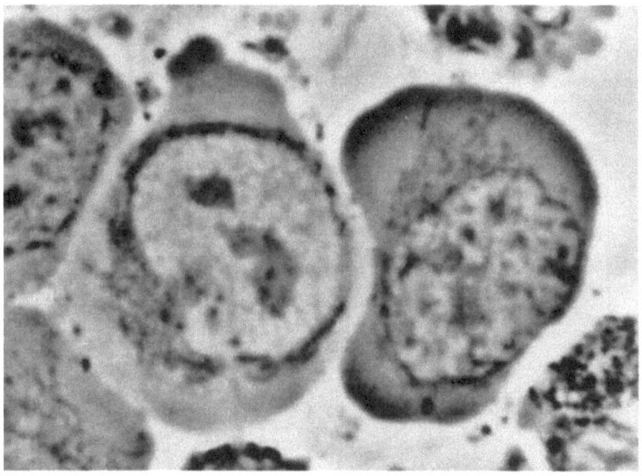

257 × *2300*

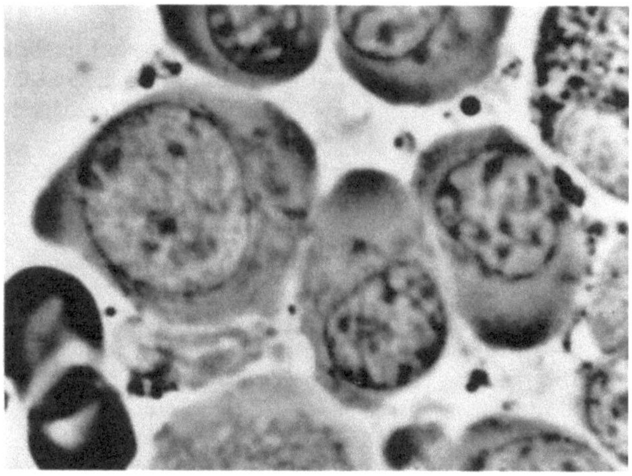

258 × *2300*

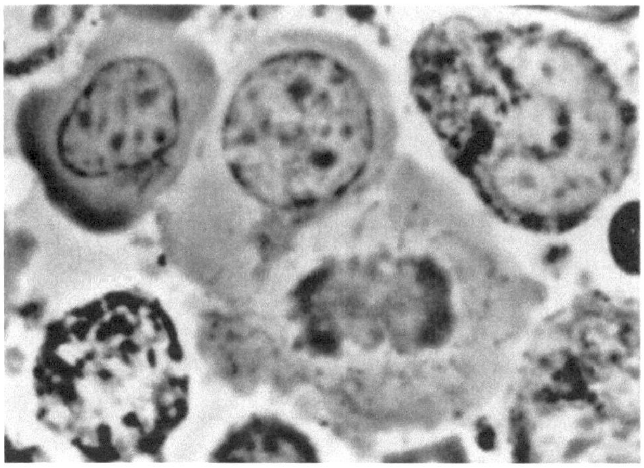

259 × *2300*

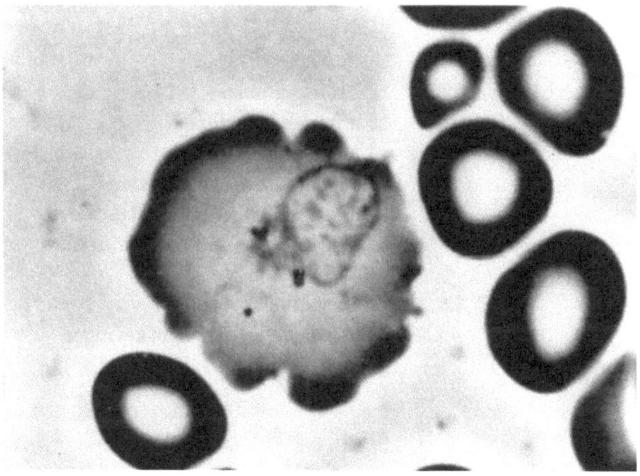

260 × *2300*

Megaloblastenmark bei Zöliakie — $2^1/_2$jähriger Patient

Abbildung 261–265

Abbildung 261 a u. b Zeitabstand der Aufnahmen etwa 35 Minuten.

1 Promegaloblasten
2 unreife Megaloblasten
3 Megaloblast, polyploide Zelle, wahrscheinlich Hgb-haltig
4 reiferer Megaloblast
5 reife Megaloblasten
6 ausgereifter Megaloblast
7 Myelozyt
8 Metamyelozyt
9 stabkerniger Neutrophiler
10 übersegmentierte Neutrophile

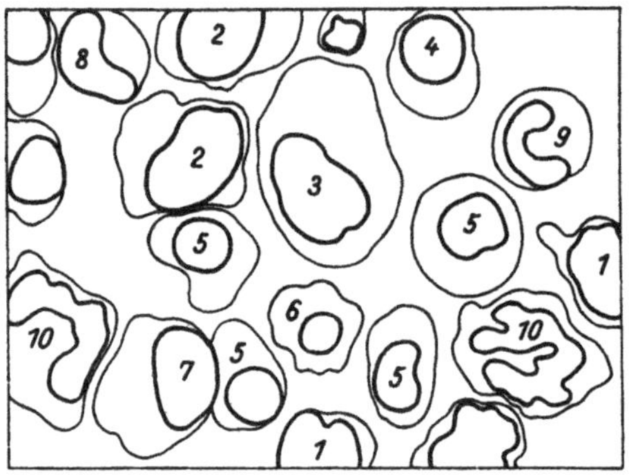

Abbildung 262

1 Promegaloblasten
2 unreifer Megaloblast (polyploide Zelle?)
3 reiferer Megaloblast
4 Megaloblast mit pyknotischem Zellkern
5 Megaloblast, Kernausstoßung-Schlußphase
6 freie Zellkerne unreifer Megaloblasten
7 Metamyelozyt
8 stabkerniger Neutrophiler
9 übersegmentierte Neutrophile
10 Myelozytenmitose-Metaphase

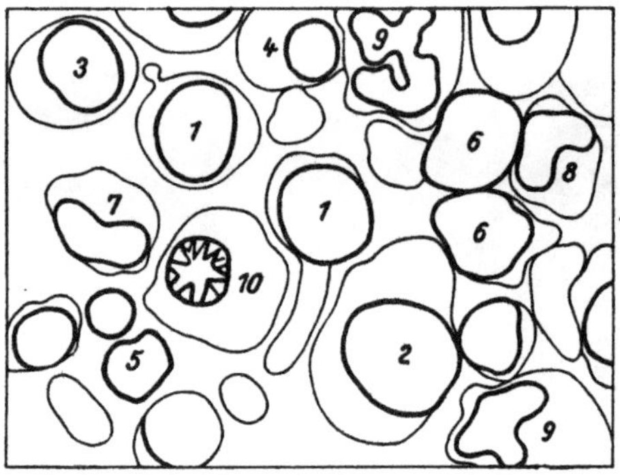

Abbildung 263

1 Promegaloblast, große, polyploide (?) Zelle
2 Promegaloblasten
3 unreife Megaloblasten
4 isolierter Kern
5 Metamyelozyt und stabkerniger Neutrophiler
6 übersegmentierter Neutrophiler
7 segmentkernige Eosinophile
8 Myelozytenmitose-Metaphase
9 Lymphozyten

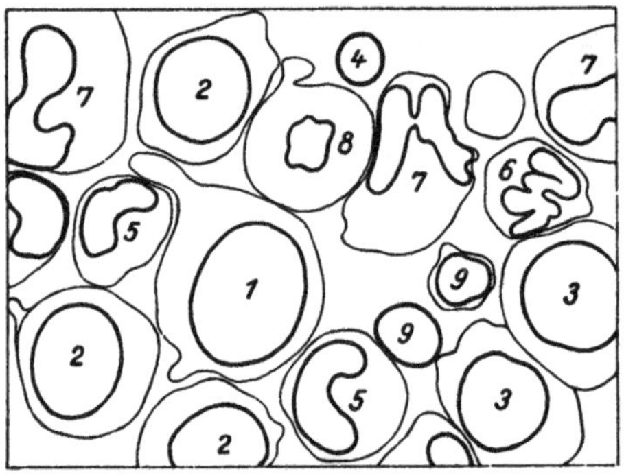

Abbildung 264

1 Promegaloblast
2 unreifer Megaloblast
3 Megaloblasten
4 ausgereifte Megaloblasten
5 Megaloblast, Degenerationsform
6 Megaloblastenmitose-Metaphase
7 Myelozyten
8 Metamyelozyt
9 neutrophiler Segmentkerniger
10 Monozyt

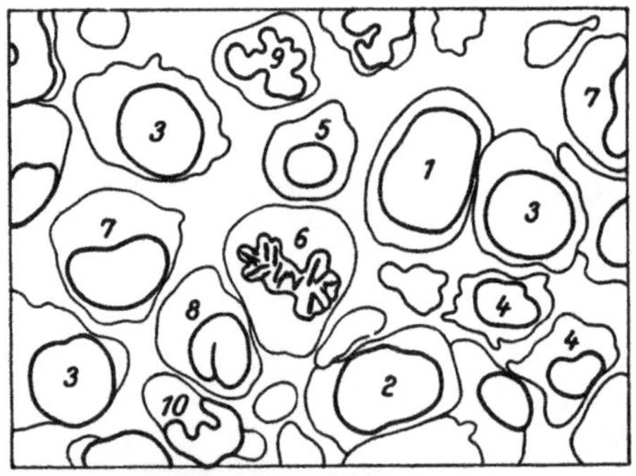

Abbildung 265 Megaloblast mit reichlich groben, fädigen Mitochondrien.

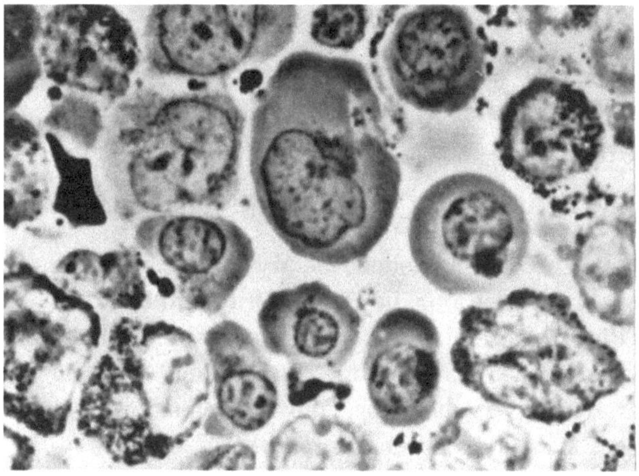

261a

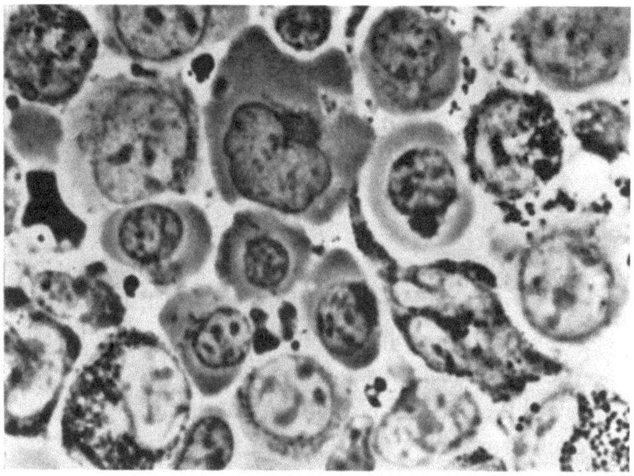

b × *1000*

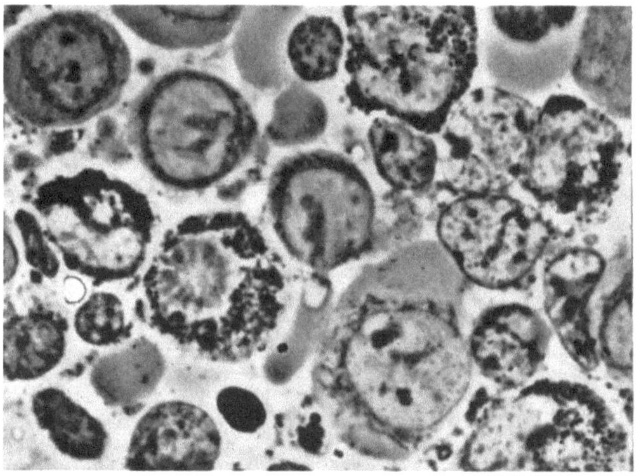

262 × *1000*

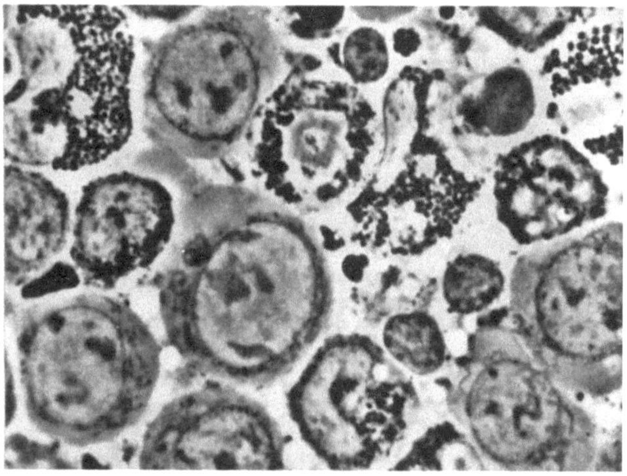

263 × *1000*

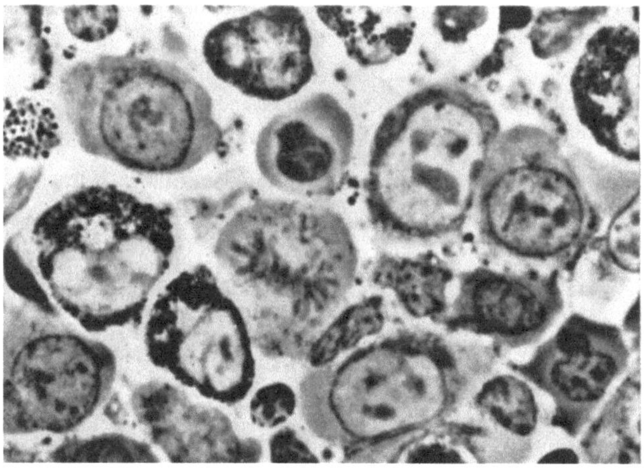

264 × *1000*

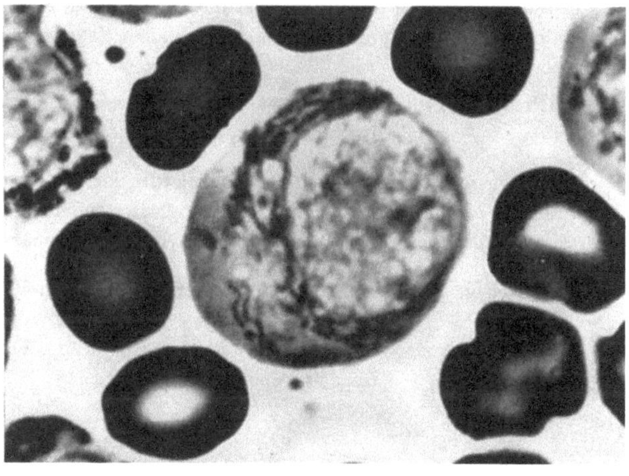

265 × *2300*

Die Leukozyten

Neutrophile, Entwicklungsstadien

Abbildung 266–286

Die Neutrophilen werden im Knochenmark gebildet. Ihre Stammzellen, die Myeloblasten, leiten sich vom undifferenzierten Retikulum ab. Normalerweise treten nur die reifen Formen in das Blut über, deren lebhafte Motilität und gegebenenfalls Phagozytose sich im Vitalpräparat auf geheiztem Objekttisch eindrucksvoll beobachten läßt. Während der Entwicklung durchlaufen die Neutrophilen eine Reihe gut voneinander abgrenzbarer Reifungsstadien, die vom Myeloblasten über den Promyelozyten I, Promyelozyten II, Myelozyten, Metamyelozyten und stabkernigen Neutrophilen zum reifen segmentkernigen Neutrophilen führen.

Myeloblasten

Morphologische Charakteristik: Relativ großer, scharf begrenzter, unregelmäßig geformter Zellkern mit zarter, fleckig-retikulärer Chromatinstruktur und ein bis drei dunklen Kernkörperchen. Der schmale, dichte Zytoplasmasaum enthält zahlreiche dunkle Granula. Geringe Zellmotilität. Bei der Reifung wird die Zelle größer und ist stärker granuliert. Gleichzeitig nimmt der Kern eine nierenförmige Gestalt an.

Abbildung 266 Myeloblast. Relativ großer, scharf begrenzter Zellkern mit feiner retikulärer Chromatinstruktur und zwei dunklen Kernkörperchen. Im dichten Zytoplasmasaum einige atypisch grobe Granula. Vermutlich Eosinophiloblast. (Knochenmark, unspezifischer Infekt)

Abbildung 267 Myeloblast mit eingebuchtetem, unregelmäßig begrenztem Zellkern. Das dichte Zytoplasma enthält einige schwarze Granula. (Knochenmark, Immunothrombopenie)

Abbildung 268 Myeloblast, Bewegungsform. Scharf begrenzter, strukturarmer Zellkern, der sich der Zellform anpaßt. Die Zytoplasmagranula sind in dem vorgeschobenen Plasmafortsatz angesammelt. (Knochenmark, multiple Mißbildungen)

Abbildung 269 Reiferer Myeloblast. Nierenförmiger Zellkern mit retikulär-streifiger, feinfleckiger Chromatinstruktur und drei dunklen, relativ scharf begrenzten Kernkörperchen. Das mitteldichte Zytoplasma enthält zahlreiche dunkle Granula. (Knochenmark, Infektarthritis)

Promyelozyten I

Morphologische Charakteristik: Nierenförmiger oder ovaler, scharf begrenzter, heller Zellkern mit feinfleckig-streifiger Chromatinstruktur und ein bis vier dunklen, runden Kernkörperchen. Breiter Zytoplasmasaum mit reichlich grauen und einigen schwarzen, groben Granula. Deutliches Zytozentrum. Keine Zellbewegung.

Abbildung 270 Promyelozyt I mit sehr grober, dunkler Zytoplasmagranulation. Vermutlich eosinophiler Promyelozyt I. (Knochenmark, dasselbe Präparat wie Abb. 266)

Abbildung 271 Promyelozyt I. Ovaler, heller, fast strukturloser (atypisch) Zellkern mit zwei dunklen, runden Kernkörperchen. Im Zytoplasma reichlich graue und einige grobe, schwarze Granula. Links ein orthochromatischer Normoblast. (Knochenmark, Eisenmangelanämie)

Abbildung 272 Promyelozyt I. Nierenförmiger, heller Zellkern mit zarter, streifiger Chromatinstruktur und drei dunklen Kernkörperchen. Das Zytoplasma enthält vorwiegend graue und einige grobe, schwarze Granula. Rechts ein Myelozyt zum Vergleich. Beachte die verschiedene Granulation. (Knochenmark, Hepatitis epidemica)

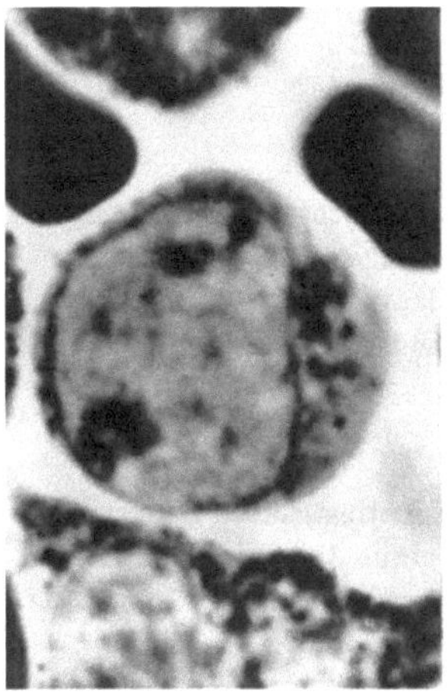

266 × *2300*

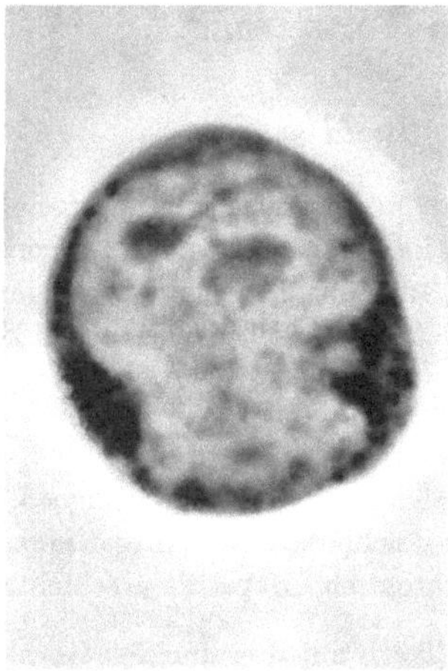

267 × *2300*

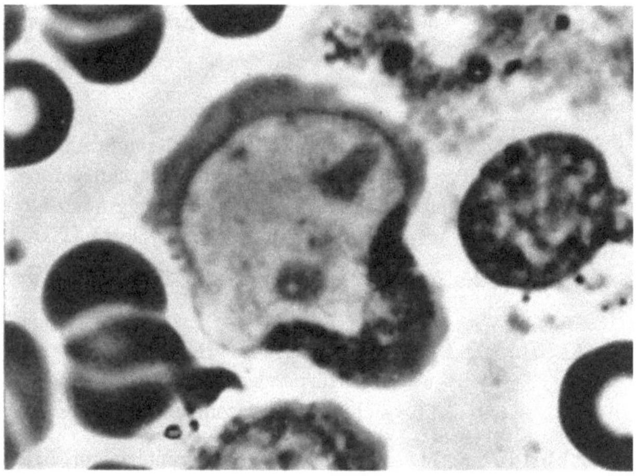

268 × *2300*

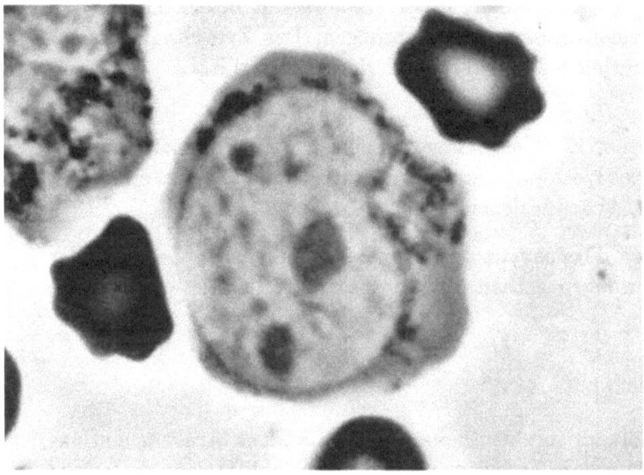

269 × *2300*

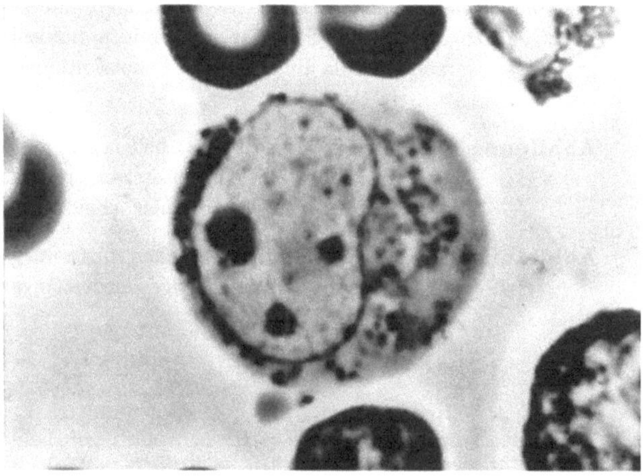

270 × *2300*

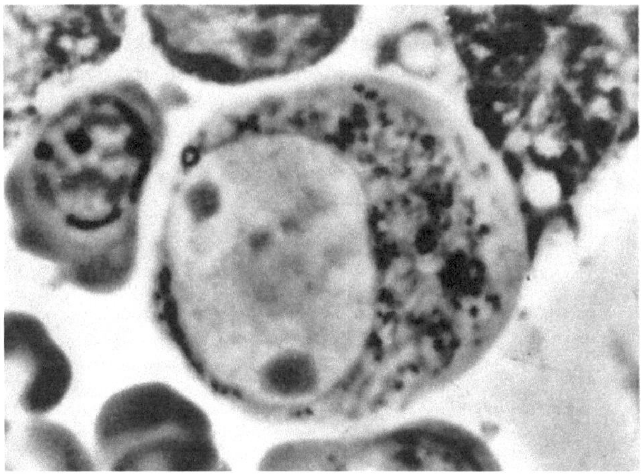

271 × *2300*

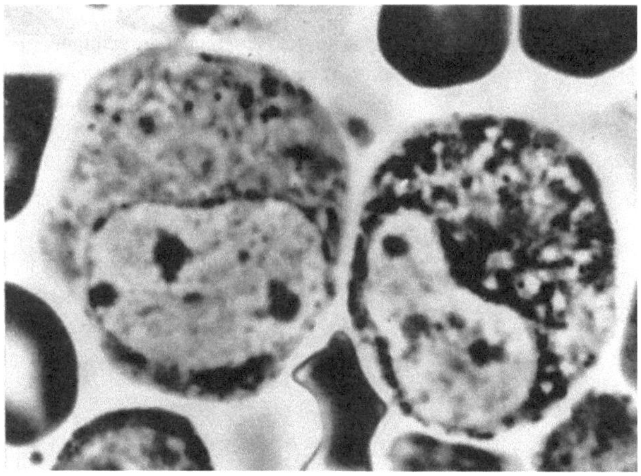

272 × *2000*

Entwicklungsstadien (Fortsetzung)

Promyelozyten II

Morphologische Charakteristik: Heller, nierenförmiger Zellkern mit zarter, streifig-fleckiger, längsgerichteter Chromatinstruktur und zwei bis drei dunklen, runden Kernkörperchen, die im allgemeinen an den Kernenden liegen. Das Zytoplasma ist blaßgrau und mit schwarzen sowie einigen grauen Granula angefüllt, die sich in ständiger Bewegung zwischen Zytozentrum und Peripherie befinden. Der Promyelozyt II ist die größte myeloische Zelle; er zeigt keine Bewegung.

Differentialdiagnose: *Myelozyt* (s. Abb. 276).

Abbildung 273 Promyelozyt II. Heller, nierenförmiger Zellkern mit streifig-fleckiger Chromatinstruktur und zwei Kernkörperchen. Das Zytoplasma enthält reichlich schwarze und einige graue Granula. Deutlich sichtbares Zytozentrum. (Knochenmark, chronische Hepatitis – schichtdünnes Präparat)

Abbildung 274 Promyelozyt II. Nierenförmiger, heller Zellkern mit drei dunklen Kernkörperchen. Im Zytoplasma reichlich schwarze und einige graue Granula. Rechts ein stabkerniger Neutrophiler, darüber ein orthochromatischer Normoblast. (Knochenmark, unspezifischer Infekt – schichtdickes Präparat)

Myelozyten

Morphologische Charakteristik: Nierenförmiger, oft stärker eingebuchteter, heller Zellkern mit deutlicher streifig-fleckiger, längsgerichteter Struktur und einigen nukleolenartigen Chromatinverdichtungen. Das Zytoplasma ist mit groben, schwarzen Granula angefüllt. Bei Fokussierung gut sichtbares Zytozentrum. Geringe Zellmotilität.

Abbildung 275 Junger Myelozyt mit hellem, nierenförmigem Kern, der einige nukleolenartige Chromatinverdichtungen enthält. Im Zytoplasma reichlich grobe, schwarze und einige graue Granula. Links ein junger stabkerniger Neutrophiler. (Knochenmark, Abdominaltumor)

Abbildung 276 Myelozyt mit zahlreichen phasennegativen Plasmavakuolen. Nierenförmiger heller Zellkern, der mehrere nukleolenartige Chromatinverdichtungen enthält. (Knochenmark, Hepatitis epidemica – älteres Präparat)

Metamyelozyten

Morphologische Charakteristik: Hörnchenförmiger, heller Zellkern mit deutlicher streifig-fleckiger Struktur und nukleolenartigen Chromatinverdichtungen. Das Zytoplasma enthält vorwiegend schwarze und einige dunkle Granula. Geringe Zellmotilität.

Differentialdiagnose: *Myelozyt* (s. Abb. 276).

Abbildung 277 Promyelozyt II, Myelozyt und Metamyelozyt (von links nach rechts). Beachte die verschiedene Kernform und Kernstruktur. (Knochenmark, multiple Mißbildungen)

Abbildung 278 Metamyelozyt. Hörnchenförmiger, heller Zellkern mit deutlicher, streifig-fleckiger Struktur und einigen nukleolenartigen Chromatinverdichtungen. Im Zytoplasma vorwiegend schwarze und einige dunkle Granula. Rechts ein segmentkerniger Neutrophiler. (Knochenmark, Osteomyelitis)

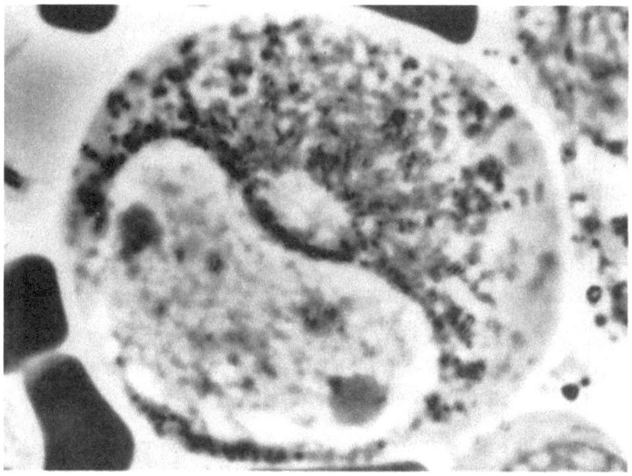

273 × *2300*

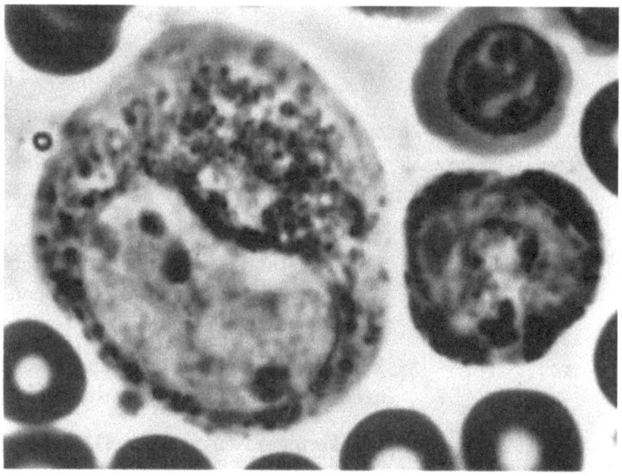

274 × *2300*

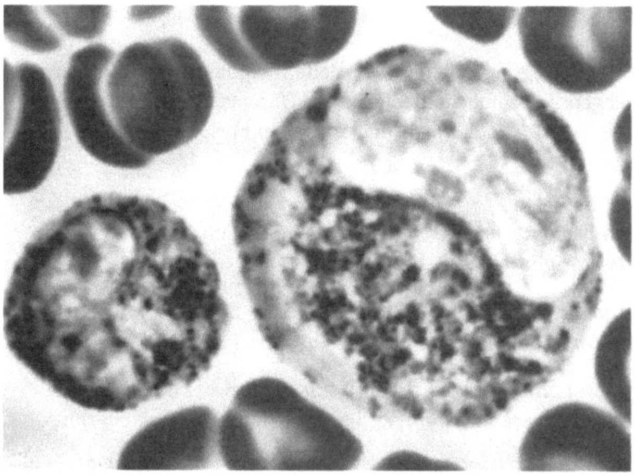

275 × *2300*

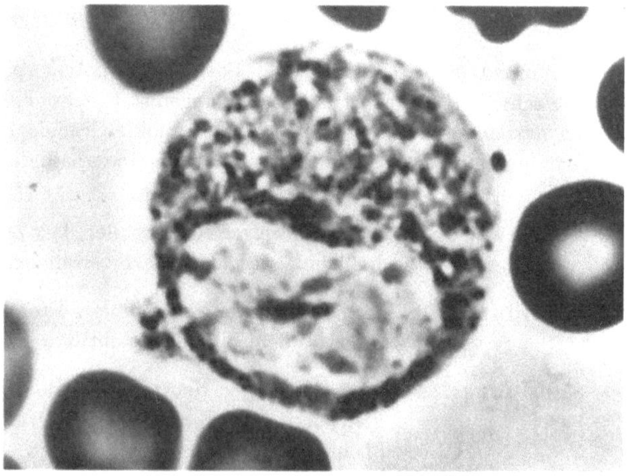

276 × *2300*

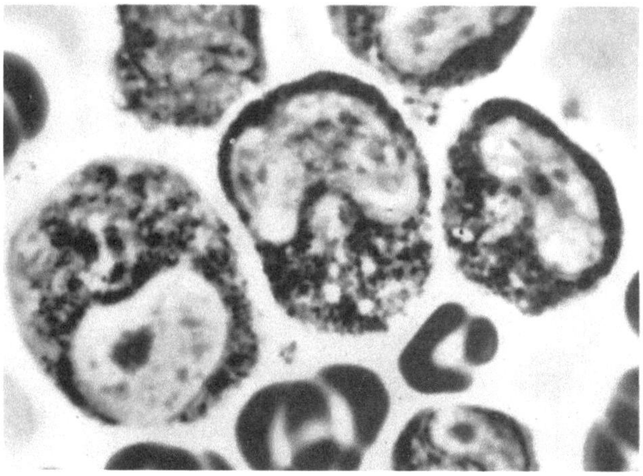

277 × *1700*

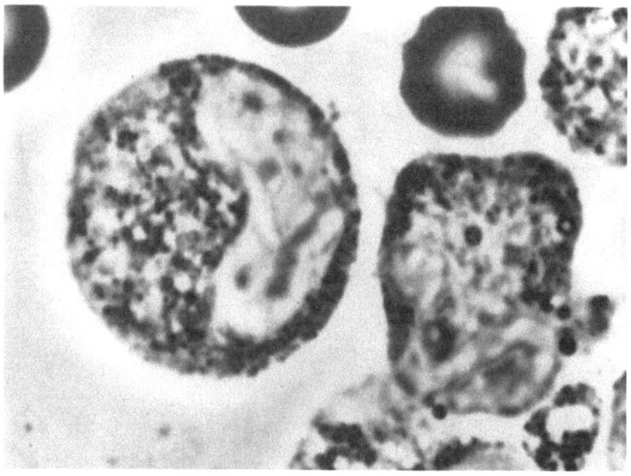

278 × *2300*

Entwicklungsstadien (Fortsetzung)

Stabkernige Neutrophile

Morphologische Charakteristik: Schlanker, heller, lockerer, hörnchenförmiger Zellkern mit unregelmäßiger, fleckig-streifiger Chromatinstruktur. Das Zytoplasma ist vorwiegend mit dunklen Granula angefüllt, die der Granulation des reifen segmentkernigen Neutrophilen entsprechen. Deutliche Zellbewegung.

Abbildung 279 Reifer Metamyelozyt, Übergangsform zum stabkernigen Neutrophilen. Heller, lockerer, hörnchenförmiger Zellkern mit unregelmäßiger, fleckig-streifiger Chromatinstruktur. Das Zytoplasma enthält vorwiegend dunkle und einige schwarze Granula. (Knochenmark, Osteomyelitis)

Zwischen Metamyelozyten und stabkernigen Neutrophilen lassen sich alle Übergangsformen beobachten, da die Entwicklung durch Zellreifung und nicht durch Zellteilung erfolgt.

Abbildung 280 Stabkerniger Neutrophiler. Der schlanke, helle, leicht eingebuchtete Zellkern besitzt eine vorwiegend fleckige Struktur. Das Zytoplasma enthält fast ausschließlich dunkle Granula. (Knochenmark, dasselbe Präparat wie Abb. 279)

Abbildung 281 Stabkerniger Neutrophiler, Übergangsform zum Segmentkernigen. Schlanker, angedeutet segmentierter Zellkern mit fleckig-scholliger Chromatinstruktur. (Peripherblut, Osteomyelitis)

Segmentkernige Neutrophile

Morphologische Charakteristik: Starke Formpolymorphie bei Bewegung. Schlanker, heller, segmentierter Zellkern mit schollig-fleckiger Struktur (Schlangenhautzeichnung); gelegentlich auch nukleolenartige Chromatinverdichtungen. Im mitteldichten Zytoplasma reichlich dunkle Granula, die sich in ständiger Bewegung zwischen Peripherie und Zytozentrum befinden und häufig ihre Verteilung innerhalb der Zelle ändern.

Abbildung 282 Segmentkerniger Neutrophiler. Der Zellkern besteht aus zwei langgezogenen, hellen Segmenten, die durch eine schmale Brücke verbunden sind. (Peripherblut, Gesunder)

Abbildung 283 Segmentkerniger Neutrophiler. Drei abgerundete Kernsegmente mit fleckiger Struktur, die durch feine, auf dem Bild nicht sichtbare, Fäden zusammenhängen. (Peripherblut, unspezifischer Infekt)

Abbildung 284 Segmentkerniger Neutrophiler, Bewegungsform mit „bürzelartigem" Plasmafortsatz am Zellende. Vier polymorphe Kernsegmente. Das Zytozentrum ist in Zellmitte deutlich sichtbar. (Peripherblut, Pneumonie)

Abbildung 285 Segmentkerniger Eosinophiler und Neutrophiler. Deutliche Unterschiede in Kernstruktur und Granulation. Die Zellkerne der Eosinophilen sind hell und nur angedeutet strukturiert. Die groben, eosinophilen Granula leuchten, bei entsprechender Fokussierung, zentral auf. (Peripherblut, Sepsis)

Abbildung 286 Segmentkerniger Neutrophiler und Blutbasophiler. Der Blutbasophile besitzt einen fleckigen, oft sehr blassen Zellkern und enthält nur wenige grobe, graue und schwarze Granula. (Peripherblut, Nephritis)

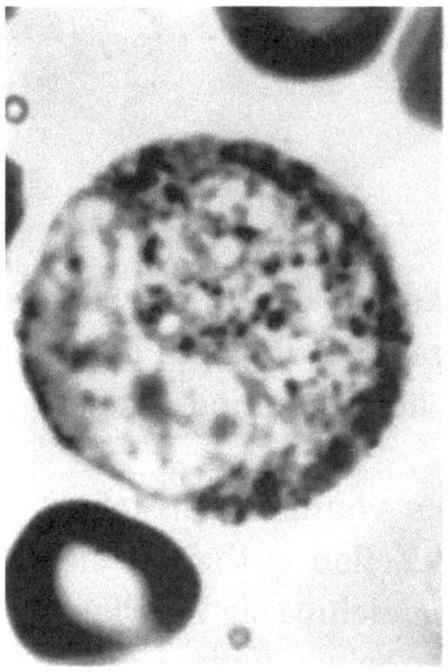

279 × *2300*

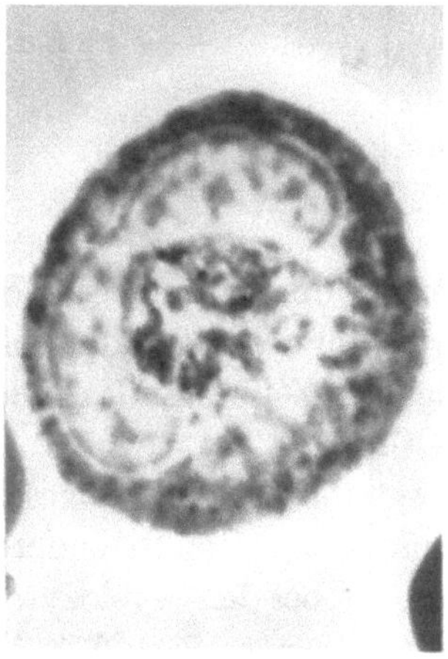

280 × *2300*

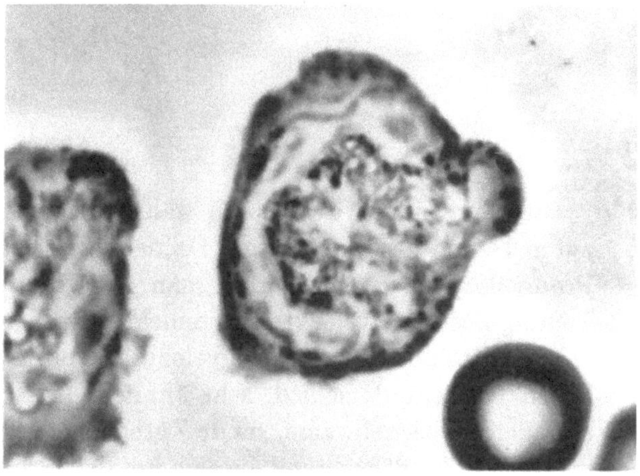

281 × *2300*

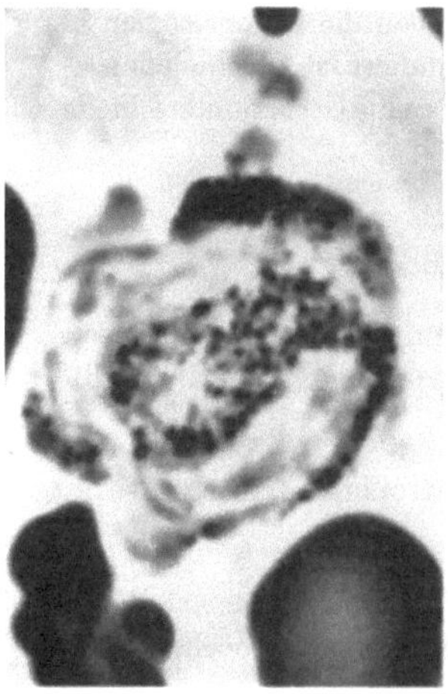

282 × *2300*

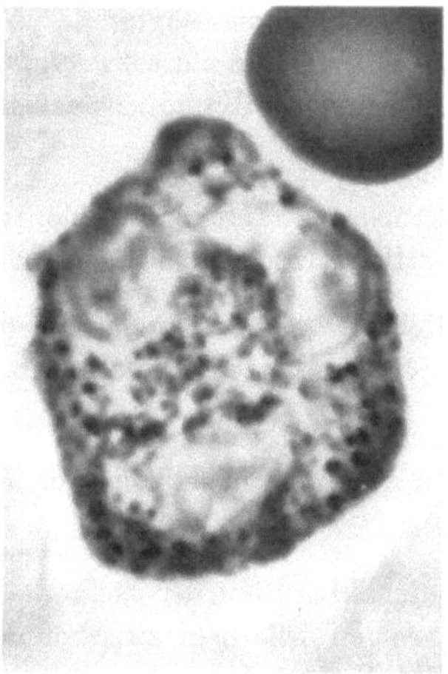

283 × *2300*

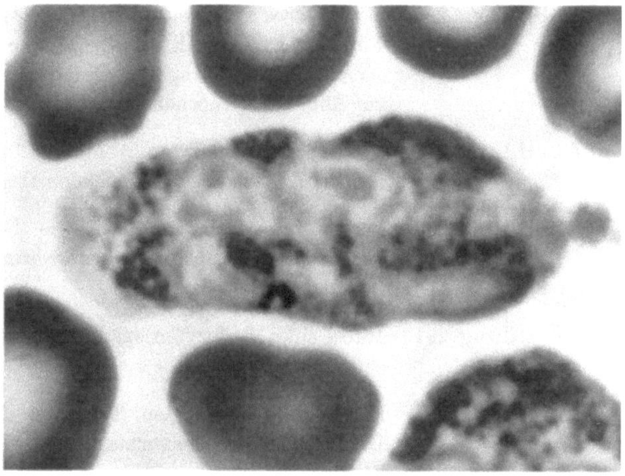

284 × *3000*

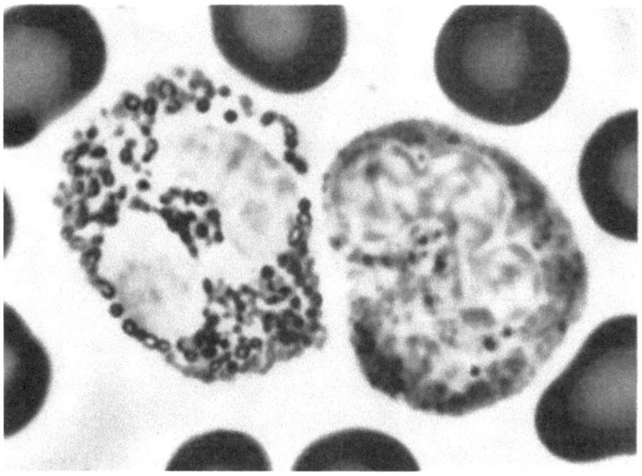

285 × *2300*

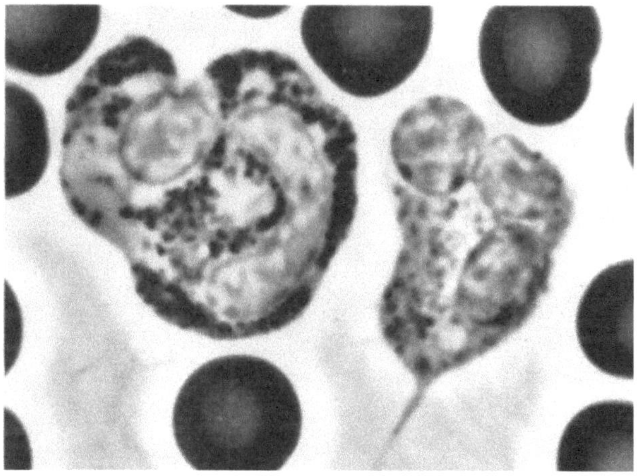

286 × *2300*

Mitosen

Abbildung 287–292

Die Neutrophilen teilen sich während ihrer Reifung nur zweimal: im Stadium des Promyelozyten II und des Myelozyten. Da nach den heutigen Vorstellungen die obligate Myelopoese beim Promyelozyten beginnt, muß man zur Erhaltung des Zellbestandes eine hemi-homoplastische Teilung des Promyelozyten II annehmen (Weicker).

Die Mitoseformen der Promyelozyten und Myelozyten sehen sich, abgesehen von dem beträchtlichen Größenunterschied, sehr ähnlich. Im Gegensatz zu Mitosen anderer Zellen enthalten sie reichlich grobe, schwarze, runde Zytoplasmagranula, die bei den Myelozyten gleichmäßig im Plasma verteilt sind, während sie sich bei den Promyelozyten vorwiegend in Form eines Kranzes um die Chromosomen anordnen.

Abbildung 287 Mitose eines Myelozyten, Metaphase. Die schwarzen, groben Granula sind weitgehend gleichmäßig im Zytoplasma verteilt. Rechts ein segmentkerniger Neutrophiler. (Knochenmark, Sepsis)

Abbildung 288 Mitose eines Promyelozyten II, Metaphase. Die Zytoplasmagranula umgeben die Chromosomen in Form eines dichten Kranzes, während die Zellperipherie nur schwach granuliert ist. Rechts ein segmentkerniger Neutrophiler. Beachte unter Wertung des Abbildungsmaßstabes die Größenunterschiede zur Abb. 287. (Knochenmark, Osteomyelitis)

Abbildung 289 Mitose eines Myelozyten, Anaphase. Im Zytoplasma zahlreiche kleine, runde, phasennegative Vakuolen als Zeichen einer beginnenden Degeneration. (Knochenmark, Morbus Boeck)

Abbildung 290 Mitose eines Myelozyten, Prophase. Der Kern löst sich in Chromosomen auf, die Kernform ist noch erhalten. Im Zytoplasma mehrere runde, phasennegative Vakuolen. (Knochenmark, multiple Mißbildungen)

Abbildung 291 Mitose eines Myelozyten, späte Prophase. Rechts unten ein stabkerniger Neutrophiler. (Knochenmark, chronische Hepatitis)

Abbildung 292 Mitose eines Myelozyten, Telophase und Rekonstitution der Zellkerne. Keine Zytoplasmateilung. Das Zytozentrum der entstandenen zweikernigen Zelle liegt zwischen den Kernen. (Knochenmark, Zöliakie)

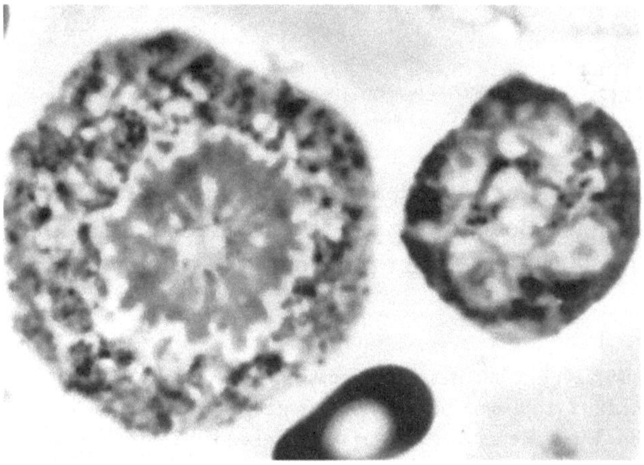

287 × *2300*

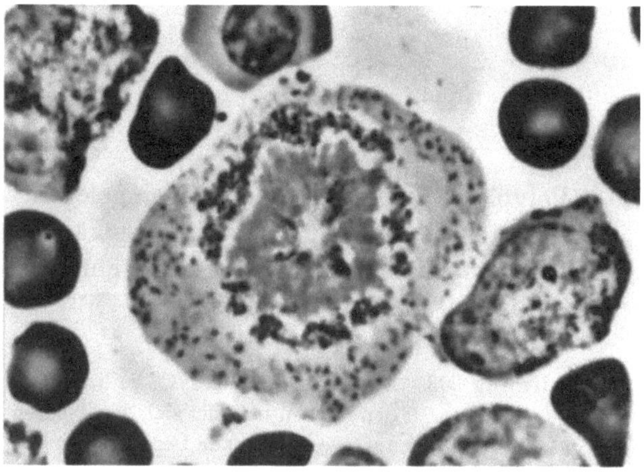

288 × *1400*

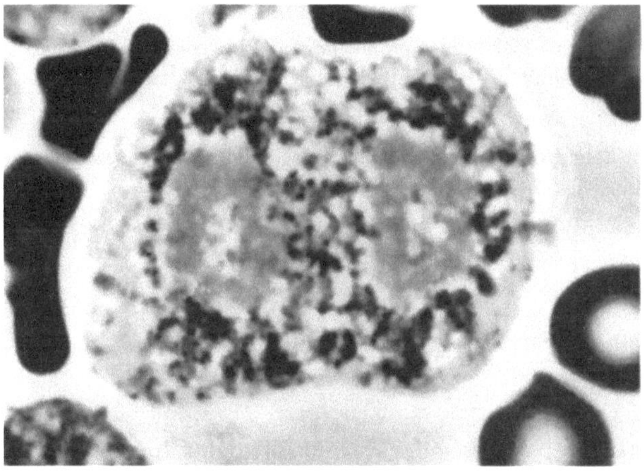

289 × *2300*

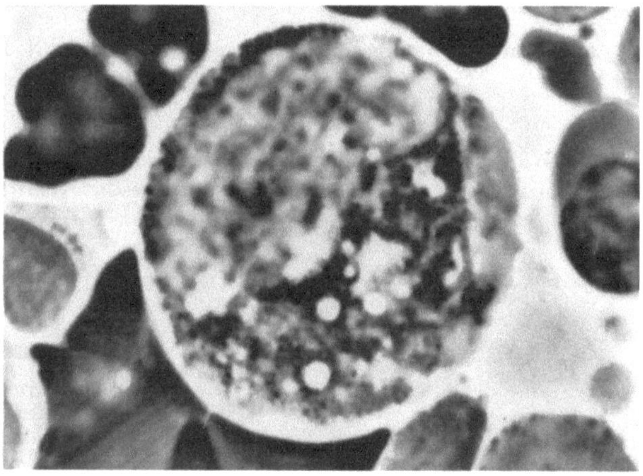

290 × *2300*

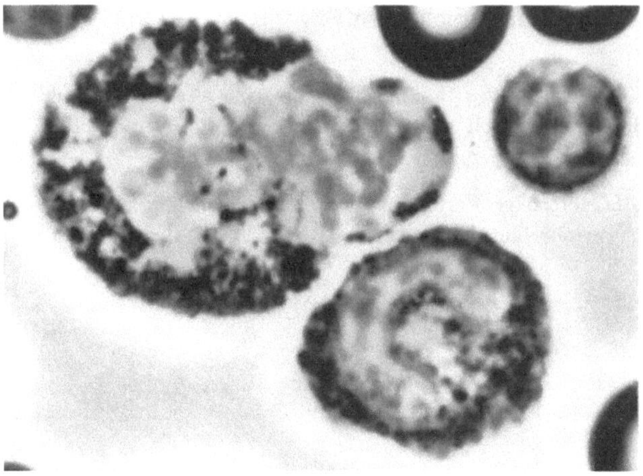

291 × *2300*

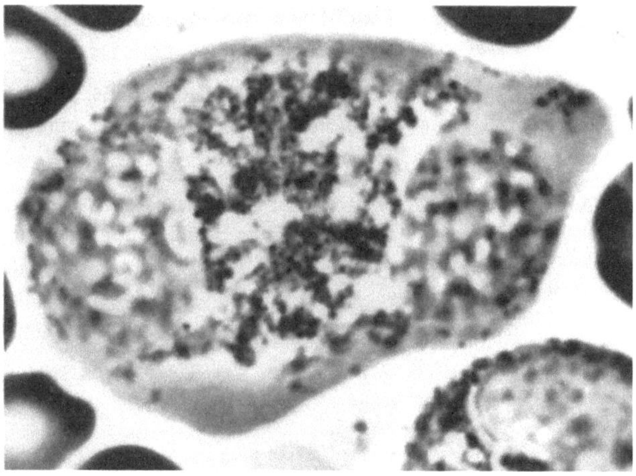

292 × *2300*

Polyploidie

Abbildung 293–297

Polyploide Neutrophile finden sich gelegentlich auch beim Gesunden. Mit einer gewissen Häufung treten sie bei Panmyelopathie, Leukämie, sowie nach Behandlung mit zytostatischen Mitteln, auf. Oft ist die sichere Klassifizierung unreifer polyploider Zellen nicht möglich, da Kernform und Granulation häufig atypisch sind.

Abbildung 293 Zweikerniger Myelozyt. Der linke Zellkern ist tief eingebuchtet, die Kernstruktur atypisch. Zwischen den Kernen befindet sich das Zytozentrum. Im Zytoplasma zahlreiche phasennegative Vakuolen, die auf eine beginnende Degeneration hindeuten. Ein weiteres Zeichen des bevorstehenden Zelltodes sind die feinen Plasmafortsätze, die nach allen Seiten ausgestreckt werden. (Knochenmark, Panmyelopathie)

Abbildung 294 Zweikerniger atypischer Myelozyt. Scharf begrenzte, runde Zelle, deren Zytoplasma grobe, schwarze Granula und phasennegative Vakuolen sowie ein Glanzkorn enthält. (Knochenmark, Leukose nach 6-Mercaptopurinbehandlung)

Abbildung 295 Zweikerniger Metamyelozyt. Atypische Zellkerne mit nukleolenartigen Chromatinverdichtungen. Im Zytoplasma zahlreiche kleine, phasennegative Vakuolen. (Peripherblut, Panmyelopathie)

Abbildung 296 Tetraploider, junger, stabkerniger Neutrophiler mit lockeren, nierenförmigen Zellkernen. Das Zytozentrum befindet sich zwischen den Kernen in Zellmitte. (Peripherblut, Morbus haemolyticus neonatorum)

Abbildung 297 Tetraploider, segmentkerniger Neutrophiler. Sehr große Zelle, die nahezu spiegelbildlich aufgebaut ist. Die Zellmotilität war ungestört. (Peripherblut, Panmyelopathie)

Kernsatelliten

Abbildung 298 u. 299

Als Kernsatelliten (drumstick) bezeichnet man kleine, runde oder birnenförmige Chromatinbestandteile, die mit dem Zellkern der segmentkernigen Neutrophilen durch einen dünnen, fadenförmigen Stiel verbunden sind. Die morphologische Geschlechtsbestimmung gründet sich auf das Vorkommen derartiger Kernanhänge, die beim Mann praktisch fehlen, beim weiblichen Geschlecht hingegen sich bei mehr als 1% aller Segmentkernigen finden.

Phasenoptisch ist das Geschlechtschromatin nur bei flacher Ausbreitung der Zellen im schichtdünnen Präparat sichtbar und von einem Kernsegment zu unterscheiden.

Abbildung 298 Neutrophiler mit Kernsatellit. Der fadenförmige Stiel des Geschlechtschromatins setzt seitlich am Zellkern an. Der Kernanhang unterscheidet sich dadurch von einem Kernsegment. (Peripherblut, Otitis media)

Abbildung 299 Neutrophiler mit Kernsatellit. Die längere fadenförmige Verbindung zum Geschlechtschromatin ist nur bei direkter Beobachtung zu erkennen. (Peripherblut, Nephritis)

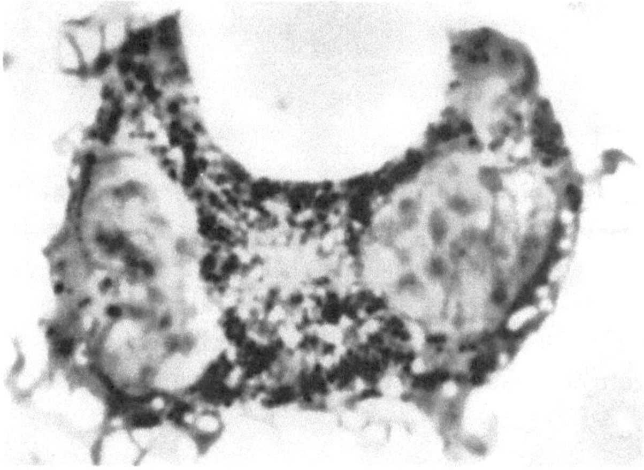

293 × *2300*

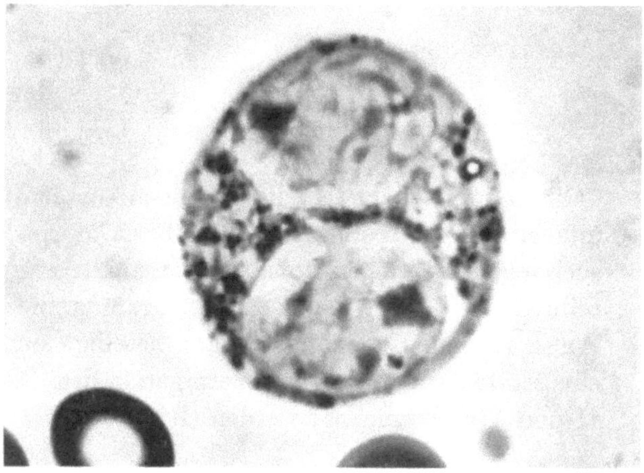

294 × *2300*

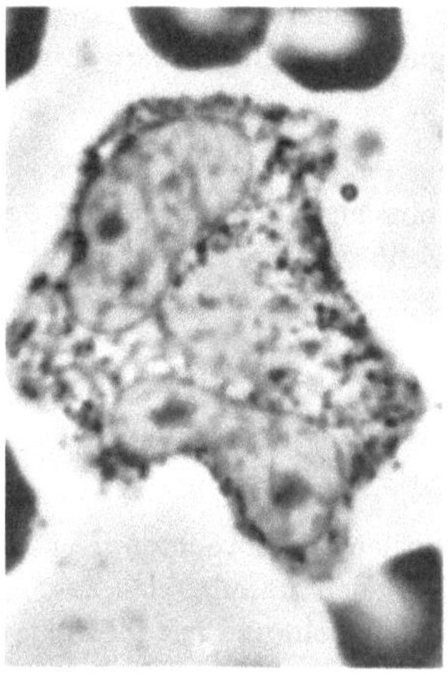

295 × *1600*

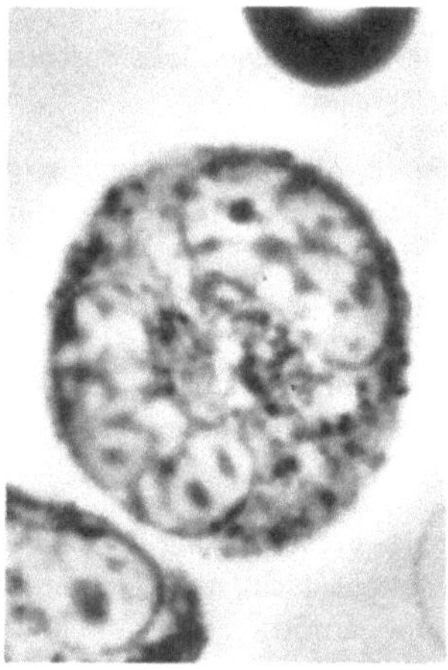

296 × *2300*

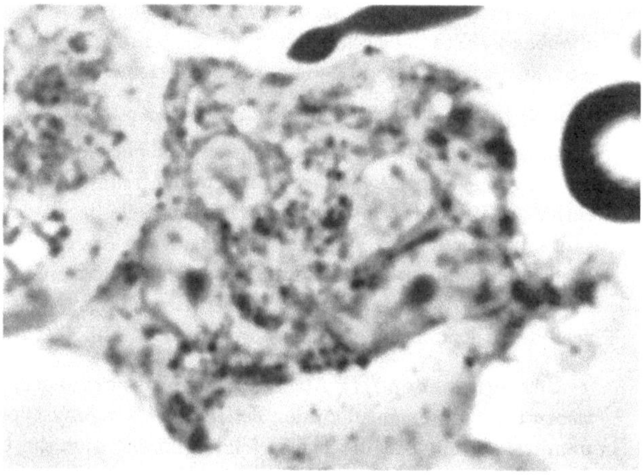

297 × *2300*

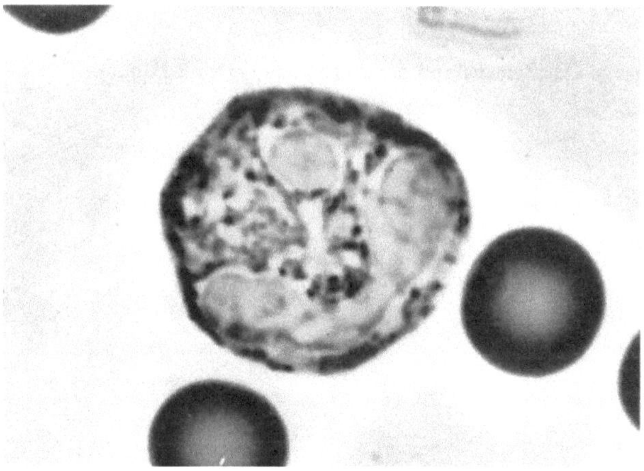

298 × *2300*

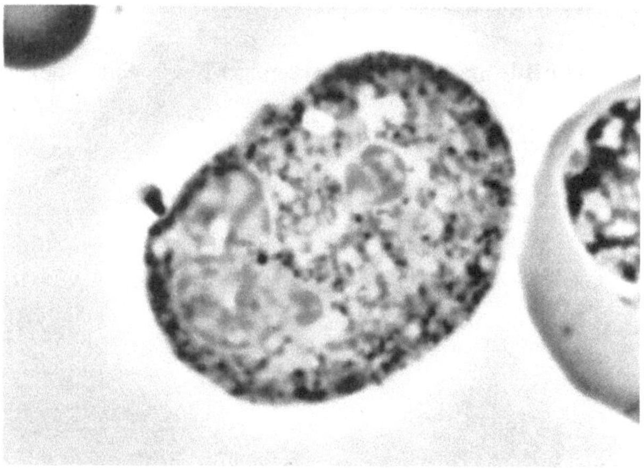

299 × *2300*

Bewegung

Abbildung 300–302

Phasenoptisch bieten die einzelnen segmentkernigen Neutrophilen, je nach ihrer Bewegungsintensität, ein bestimmtes dynamisch-morphologisches Bild, das unter den gegebenen Untersuchungsbedingungen konstant beibehalten wird. Sie unterscheiden sich dabei durch die intrazelluläre Verteilung von Kern und Granula, die in unterschiedlicher, jeweils aber charakteristischer Weise an dem Bewegungsvorgang beteiligt sind. Unter Berücksichtigung dieses Verhaltens kann eine Einteilung der Segmentkernigen in drei Bewegungsformen erfolgen, die als „Bewegungstyp I, II und III" bezeichnet werden (RIND).

Morphologische Charakteristik

Bewegungstyp I: Mehr oder weniger abgerundete Zellen, bei denen der Kern mitten oder exzentrisch in der Zelle liegt und von den Zytoplasmagranula umgeben ist, die fast den ganzen Plasmasaum einnehmen. Nur nach längerer Beobachtung oder im Zeitrafferfilm ist eine langsame Bewegung der Zelle festzustellen. Sie entsteht dadurch, daß das Plasma einen Zellfortsatz bildet, in den sich allmählich Granula und auch Teile des Kerns verlagern. Da sich dieser Vorgang offenbar wahllos nach allen Seiten hin wiederholen kann, resultiert keine eigentliche Fortbewegung der Zelle, sondern ein sehr langsames Umherkriechen auf begrenztem Raum (s. Abb. 300a–d).

Bewegungstyp II: Deutlich sichtbare Fortbewegung der im allgemeinen langgestreckten Zelle, die ein kleines Plasmaanhängsel (Bürzel) am hinteren Ende erkennen läßt. Während der Bewegung besteht eine charakteristische Anordnung der Zellbestandteile: einem granulafreien Plasmasaum (vorausgehender Teil) folgt ein Zellbezirk, der nur Granula enthält (Mittelteil). Im hinteren Anteil der Zelle liegen der Kern und die übrigen Granula. Nur vorübergehend, bei Richtungsänderungen, wird diese charakteristische Anordnung der Zellbestandteile geändert. Dabei kann man an derjenigen Stelle des Segmentkernigen eine besonders lebhafte Granulabewegung feststellen, an der eine Plasmaausstülpung kurz bevorsteht. Charakteristisch für diesen Bewegungstyp ist die intensive Beteiligung der Granula an der Bewegung, während der Kern nur träge nachgezogen wird (s. Abb. 301a–d).

Bewegungstyp III: Auch bei diesem Bewegungstyp ist die Fortbewegung der Zelle deutlich zu beobachten. Der wesentliche Unterschied zu den Zellen des Bewegungstyps II besteht darin, daß dem vorausgehenden granulafreien Teil unmittelbar ein Teil des Kerns folgt, während sich die Granula im mittleren Zellabschnitt ansammeln und mit diesem nachgezogen werden. Sie dringen nur manchmal in geringer Zahl in den vorgeschobenen Plasmateil vor. Bei der Betrachtung der Zellen hat man den Eindruck, daß auch der Kern aktiv an den Bewegungsvorgängen beteiligt ist (s. Abb. 302a–d).

Abbildung 300 a–d — Segmentkerniger Neutrophiler, Bewegungstyp I. Zeitabstand der Aufnahmen etwa 2 Minuten.

Abbildung 301 a–d — Segmentkerniger Neutrophiler, Bewegungstyp II. Zeitabstand der Aufnahmen etwa 2 Minuten.

Abbildung 302 a–d — Segmentkerniger Neutrophiler, Bewegungstyp III. Zeitabstand der Aufnahmen etwa 2 Minuten.

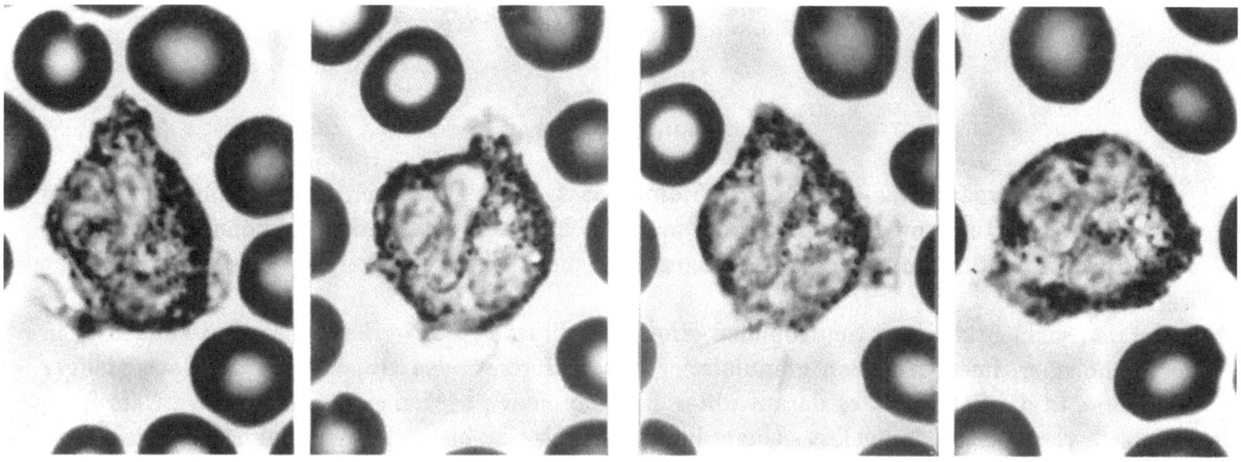

300 a b c d × *2000*

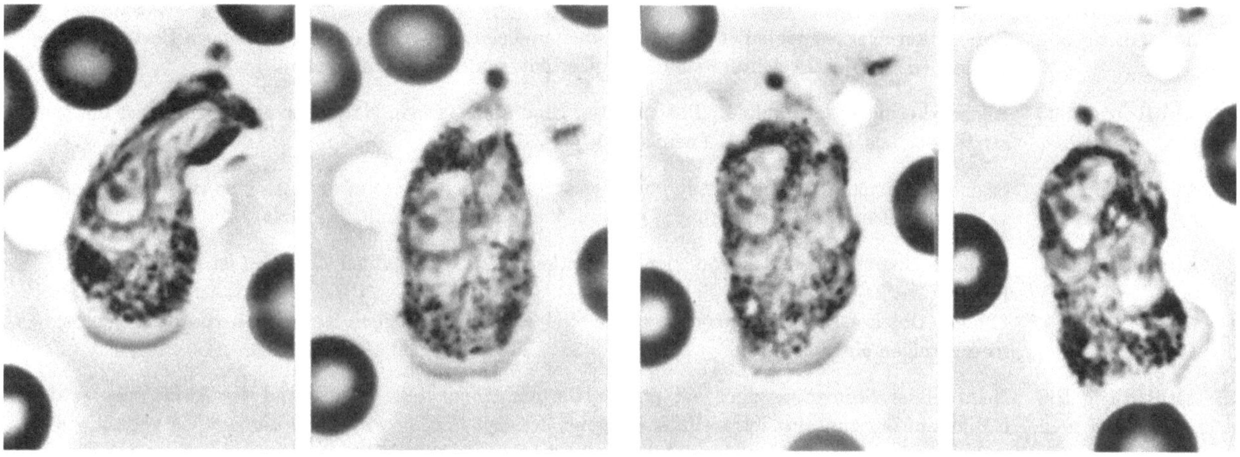

301 a b c d × *2000*

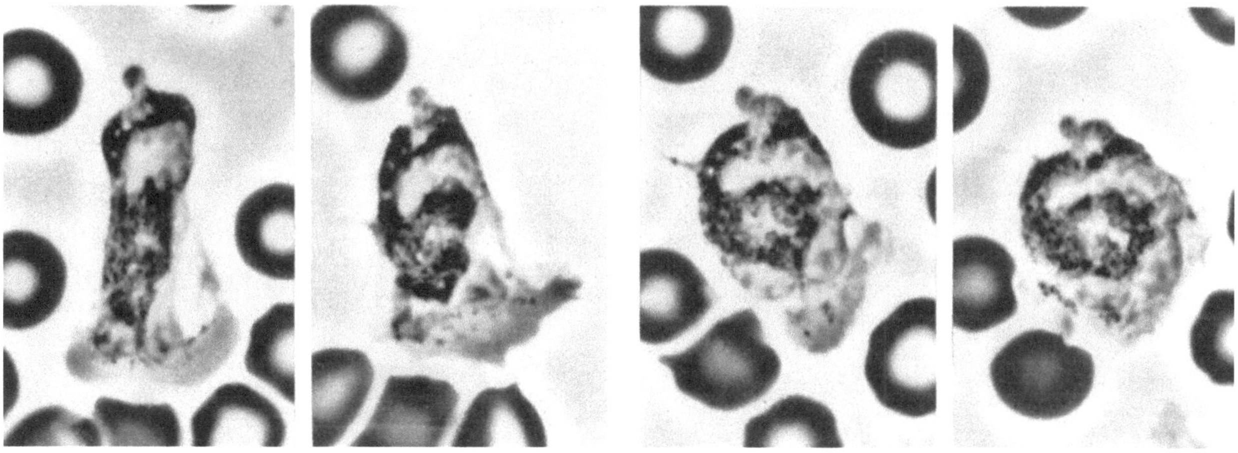

302 a b c d × *2000*

Phagozytose

Abbildung 303–308

Phagozytosevorgänge lassen sich im Vitalpräparat am besten nach Zusatz von abgetöteten Bakterien oder Ruß untersuchen. Sofern man die Methode standardisiert, können auch weitgehend exakte und reproduzierbare Aussagen über die Phagozytoseaktivität der Zellen gemacht werden.

Bei den segmentkernigen Neutrophilen erfolgt die Phagozytose in der Weise, daß zunächst ein vorgeschobener, im allgemeinen granulafreier, Plasmafortsatz das Objekt umgibt. Nach völliger Aufnahme in die Zelle wird es darauf unter Bildung einer phasennegativen, runden „Nahrungsvakuole“ verdaut und aufgelöst. Unverdauliches Material bleibt in der Vakuole zurück. Das Phagozytosevermögen der Einzelzelle ist sehr groß, man findet deshalb nicht selten Segmentkernige, die zahlreiche Nahrungsvakuolen enthalten.

Abbildung 303 Segmentkerniger Neutrophiler mit zahlreichen Nahrungsvakuolen. Der Zellkern ist lang ausgezogen und liegt sichelförmig am Plasmarand. (Peripherblut, Sepsis)

Abbildung 304 Segmentkerniger Neutrophiler mit zwei kleinen und einer großen Vakuole, in der noch Reste des aufgenommenen Objektes sichtbar sind. (Peripherblut, multiple Mißbildungen)

Abbildung 305 Segmentkerniger Neutrophiler, Phagozytose. Eine große, runde Nahrungsvakuole füllt fast die gesamte Zelle aus. (Peripherblut, Pneumonie)

Abbildung 306 Segmentkerniger Neutrophiler mit phagozytiertem Rußteilchen, um das sich eine runde Nahrungsvakuole gebildet hat. (Peripherblut, Otitis media – Rußzusatz zum Präparat)

Abbildung 307 Größeres Staubteilchen, das von vier segmentkernigen Neutrophilen umgeben ist. (Knochenmark, Sepsis)
Größere Objekte, deren Phagozytose durch eine Zelle nicht möglich ist, werden von mehreren Segmentkernigen eingeschlossen.

Abbildung 308 a–d Neutrophiler Segmentkerniger mit phagozytiertem Monozyten. Zeitabstand der Aufnahmen etwa 5 Minuten. Der zunächst intrazellulär gelegene Monozyt (a u. b) wird nicht verdaut. Er verläßt vielmehr den Segmentkernigen, der dabei zerstört wird (c u. d). Beachte den erst vitalen, später blasig gequollenen Kern des Neutrophilen. (Blutmischung)

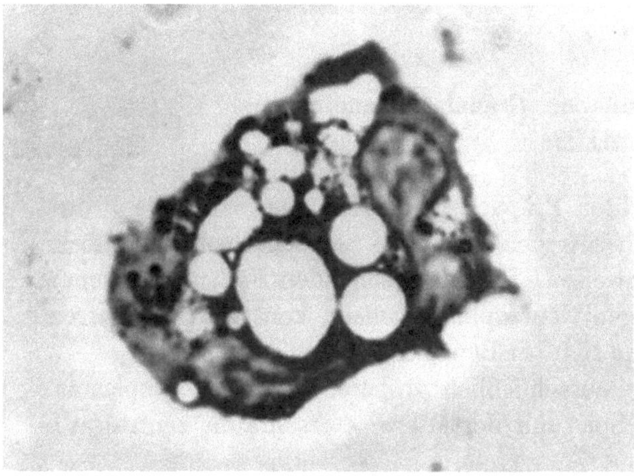

303 × *2300*

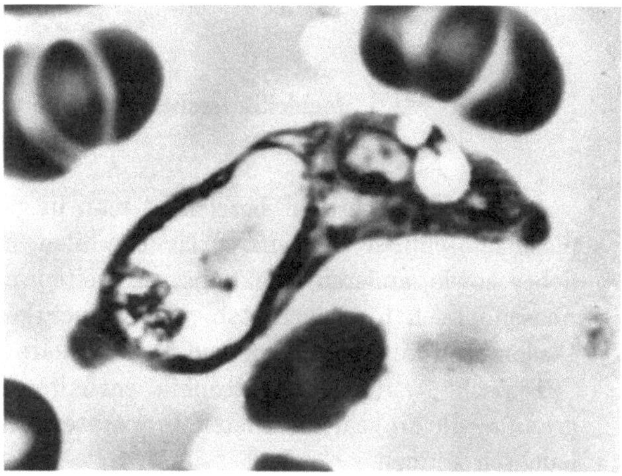

304 × *2300*

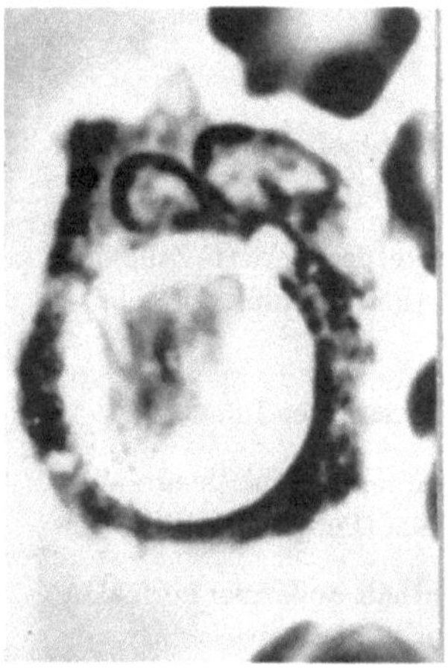

305 × *2300*

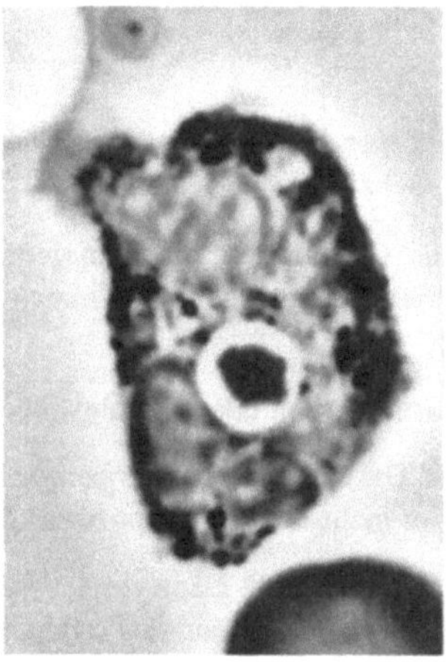

306 × *2300*

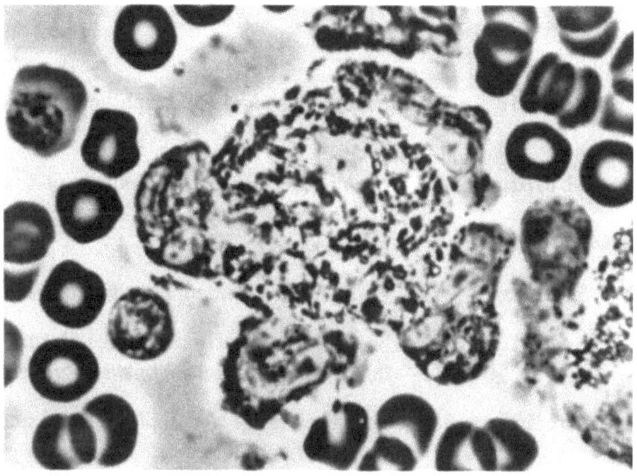

307 × *1100*

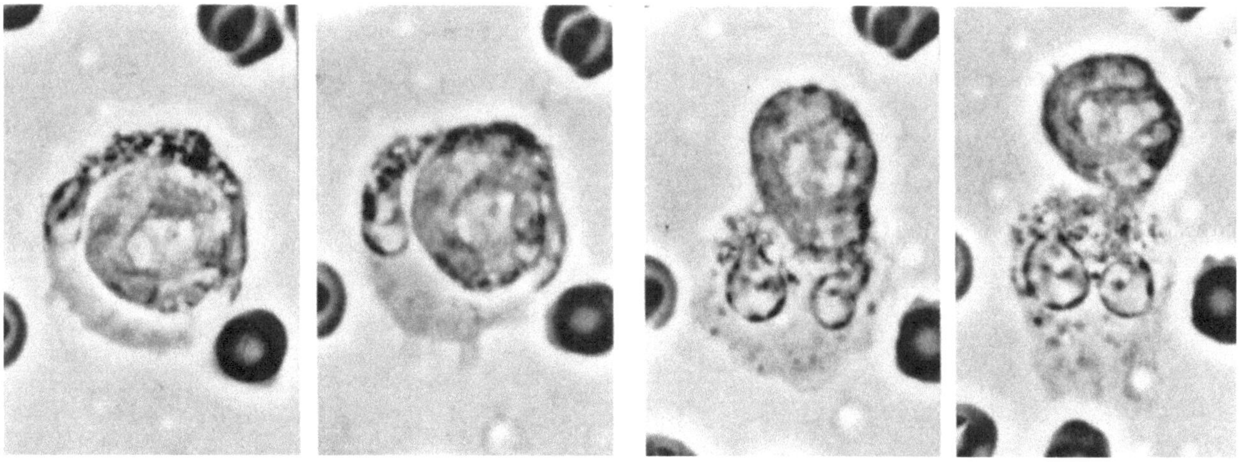

308 a b c d × *1200*

Doehlekörperchen, toxische Granulation, Granulationsanomalie

Abbildung 309–316

Als Doehlekörperchen bezeichnet man in gefärbten Präparaten polymorphe, basophile Protoplasmaeinschlüsse bei reiferen Neutrophilen. Sie lassen sich vor allem bei Scharlach und Fleckfieber sowie anderen Infektionskrankheiten nachweisen. Bei entsprechenden Fällen findet man phasenoptisch in einigen stab- und segmentkernigen Neutrophilen hellere, konstant granulafreie Plasmabezirke, deren Form und intrazelluläre Lage sich bei Bewegung ändert.

Toxisch granulierte Neutrophile enthalten fast ausschließlich gröbere, schwarze Zytoplasmagranula, die in schichtdickeren Präparaten beim Spiel mit der Mikrometerschraube zentral aufleuchten können.

Die Aldersche und Reillysche Granulationsanomalie läßt sich bei Untersuchung im Phasenkontrastmikroskop nicht nachweisen bzw. von der toxischen Granulation unterscheiden.

Bei Patienten mit schweren Stoffwechselstörungen findet man häufig Segmentkernige, die neben der gewöhnlichen Granulation zahlreiche große, schwarze Zytoplasmagranula enthalten. Diese offenbar reaktiven Veränderungen können nur im übertragenen Sinne als „Granulationsanomalie“ bezeichnet werden.

Abbildung 309 Segmentkerniger Neutrophiler mit Doehlekörperchen. Das Zytoplasma enthält mehrere polymorphe, helle, granulafreie Bezirke. (Peripherblut, Scharlach)

Abbildung 310 Segmentkerniger Neutrophiler mit toxischer Granulation. Flach ausgebreitete, degenerierte Zelle mit groben, schwarzen Granula und zahlreichen phasennegativen Vakuolen. (Peripherblut, Urämie – gequetsches Präparat)

Abbildung 311 Stabkerniger Neutrophiler mit toxischer Granulation. (Peripherblut, hochfieberhafter Infekt)

Abbildung 312 bis 314 Segmentkernige Neutrophile mit toxischer Granulation. Die groben, schwarzen Zytoplasmagranula liegen so dicht, daß sie teilweise voneinander nicht abgegrenzt werden können. (Peripherblut, Sepsis)

Abbildung 315 u. 316 Segmentkernige Neutrophile mit abnormer Granulation. Das Zytoplasma enthält außer der normalen dunklen Granulation zahlreiche sehr grobe, schwarze Granula. (Peripherblut, Coma hepaticum)

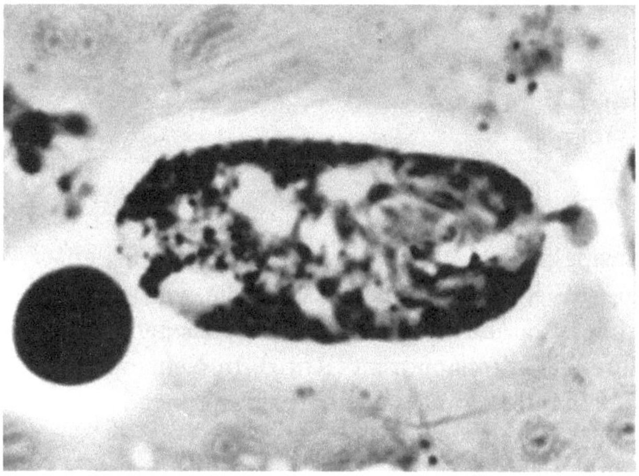

309 × *2300*

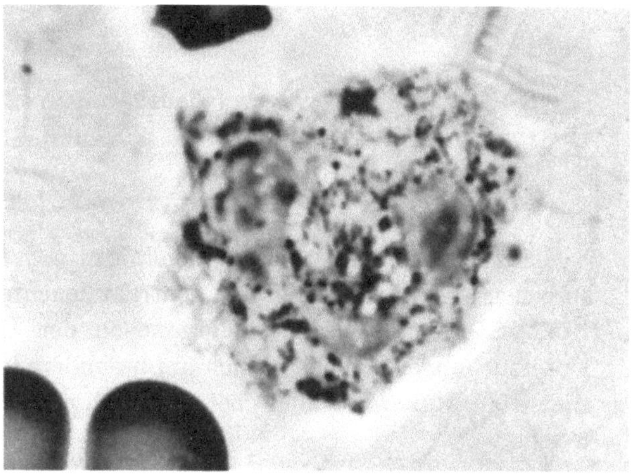

310 × *2300*

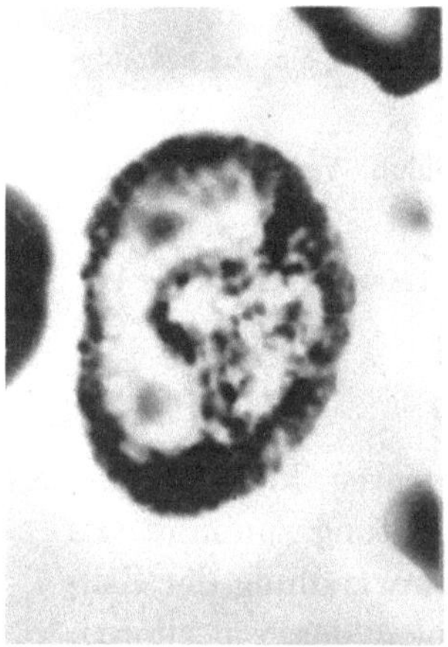

311 × *2300*

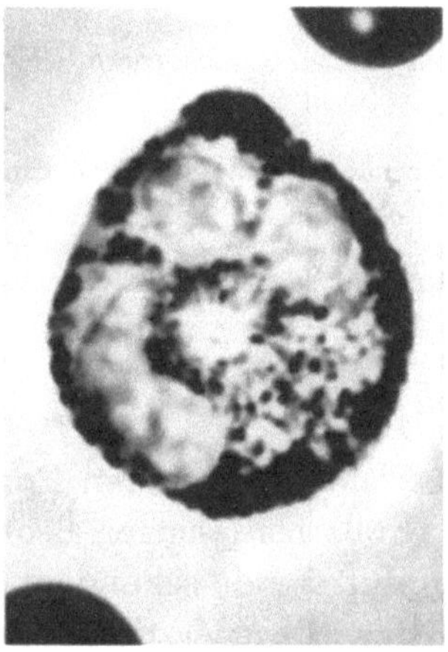

312 × *2300*

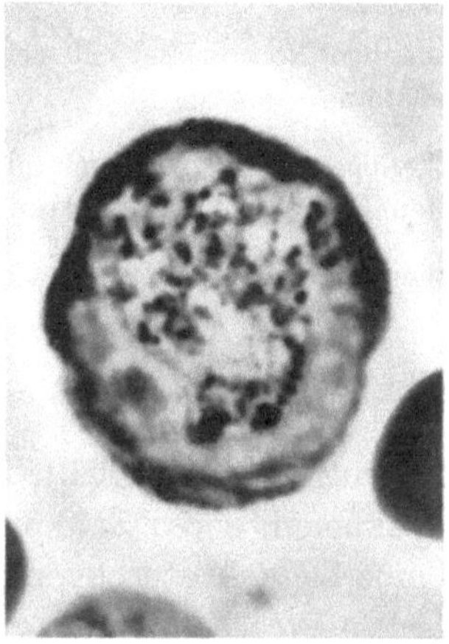

313 × *2300*

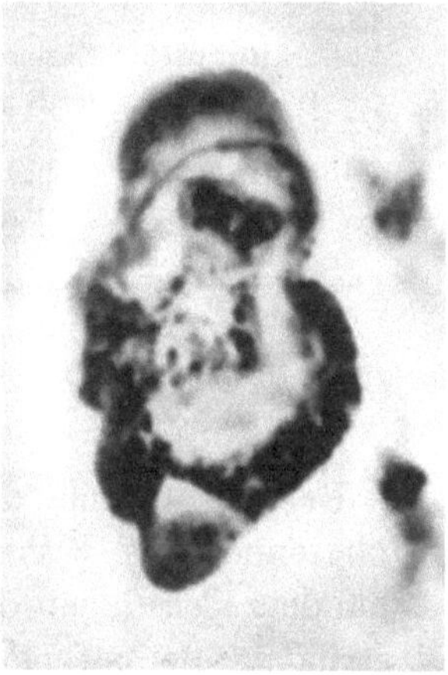

314 × *2300*

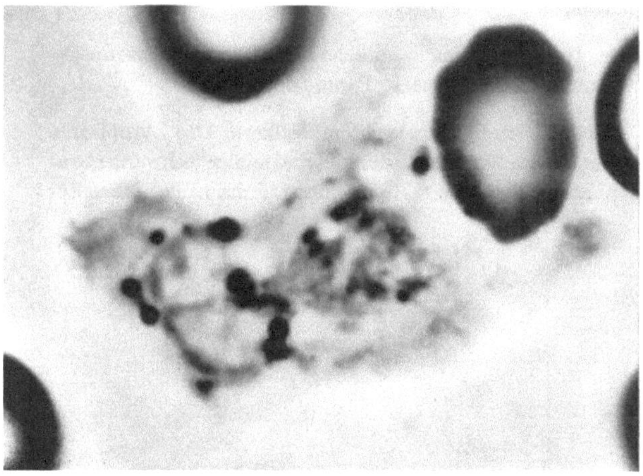

315 × *3100*

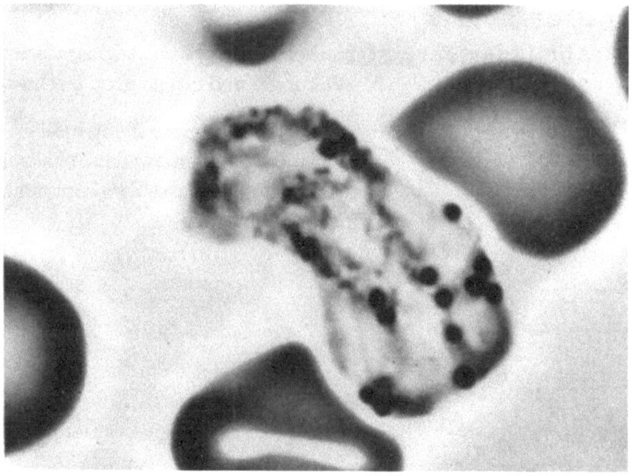

316 × *3100*

Varia (Glanzkörner, Vakuolen, formes étalées usw.)

Abbildung 317–331

Glanzkörner

Glanzkörner sind besondere kugelförmige Zytoplasmagranula verschiedener Größe, die bei entsprechender Fokussierung eine zentrale, leuchtende Aufhellung erkennen lassen. Sie wurden von Nöller erstmals als Plasmaorganellen der Lymphozyten beschrieben. Nach histochemischen Untersuchungen handelt es sich um besondere lipoidreiche Mitochondrien (Rind). In Neutrophilen sind Glanzkörner vor allem bei chronisch-entzündlichen oder akut toxischen Erkrankungen nachweisbar.

Abbildung 317 Zwei segmentkernige Neutrophile mit abnormer Granulation zum Vergleich. In der linken Zelle, bei 12 Uhr, ein Glanzkorn. Die übrigen groben, schwarzen Granula lassen auch bei entsprechender Fokussierung keine zentrale Aufhellung erkennen. (Peripherblut, Leberzirrhose)

Abbildung 318 Segmentkerniger Neutrophiler mit zahlreichen sehr großen Glanzkörnern. Auf dem Mikrofotogramm sind die zentralen Aufhellungen der Granula nur angedeutet sichtbar. (Peripherblut, Toxikose)

Abbildung 319 Segmentkerniger Neutrophiler mit mehreren kleinen Glanzkörnern. (Peripherblut, Morbus haemolyticus neonatorum)

Abbildung 320 Segmentkerniger Neutrophiler mit glanzkornähnlichem größerem Einschluß. Vermutlich kleiner Fetttropfen. (Peripherblut, rheumatische Infektion)

Abbildung 321 Segmentkerniger Neutrophiler mit mehreren Glanzkörnern. (Peripherblut, Infektarthritis)

Vakuolen

Das Zytoplasma der Neutrophilen enthält, insbesondere in älteren Präparaten, kleine runde, phasennegative Plasmavakuolen, deren Zahl und Größe bei längerer Beobachtung zunimmt. Es handelt sich dabei um eine beim Absterbevorgang auftretende sekundäre Umwandlung der Zellstruktur. Bei pathologischen Prozessen treten derartige „Degenerationsvakuolen" auch in vitalen, oft atypischen Zellen frischer Präparate auf und lassen auf eine Störung des intrazellulären Stoffwechsels schließen. Die Unterscheidung von Nahrungsvakuolen bereitet gelegentlich Schwierigkeiten.

Abbildung 322 Segmentkerniger Neutrophiler mit mehreren Glanzkörnern und zahlreichen runden, phasennegativen Plasmavakuolen. (Peripherblut, Panmyelopathie)

Abbildung 323 Atypischer Myelozyt mit segmentiertem Kern. Im Zytoplasma zahlreiche kleine, runde, phasennegative Vakuolen und einige grobe, schwarze Granula. (Knochenmark, Panmyelopathie)

Abbildung 324 Atypischer stabkerniger Neutrophiler mit lockerem, leicht eingekerbtem Zellkern. Das Zytoplasma enthält außer einigen runden, phasennegativen Vakuolen grobe, dunkle und einige schwarze Granula. Deutlich sichtbares Zytozentrum. (Peripherblut, Leukose – Remissionsstadium nach 6-Meraptopurinbehandlung)

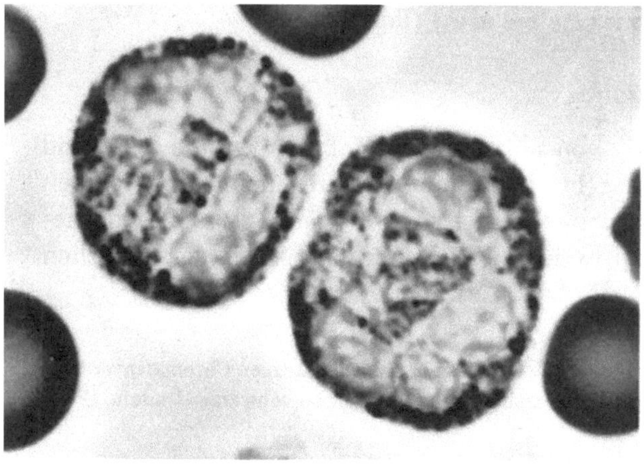

317 × *2300*

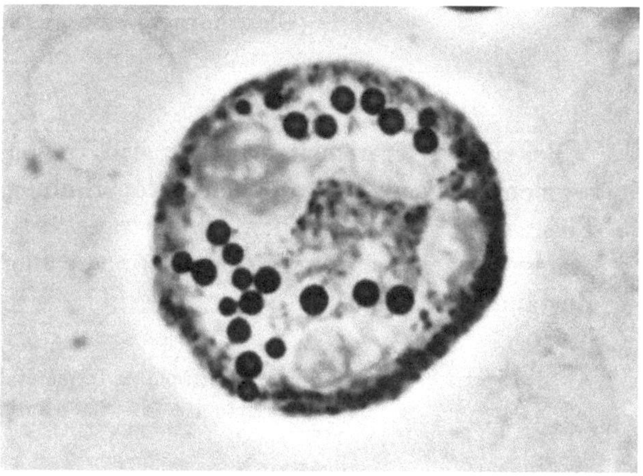

318 × *2300*

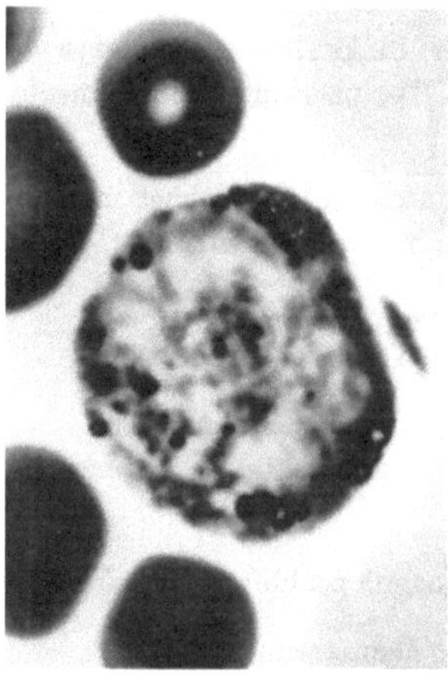

319 × *2300*

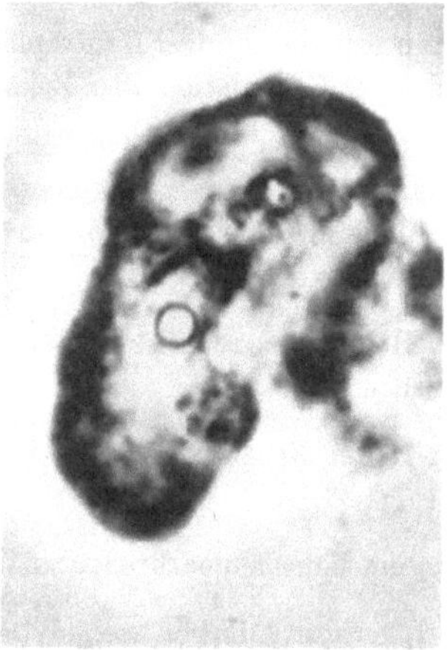

320 × *2300*

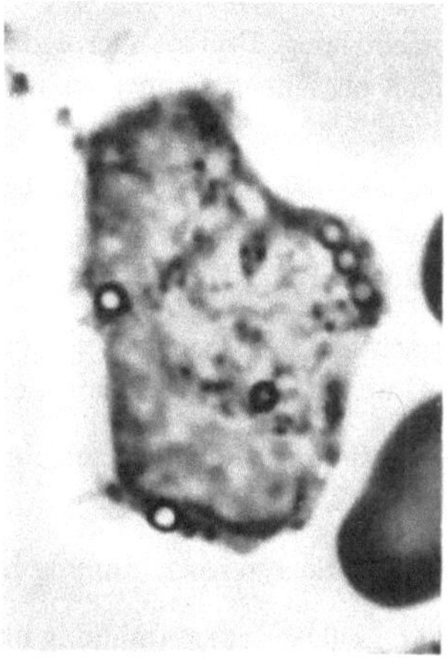

321 × *2300*

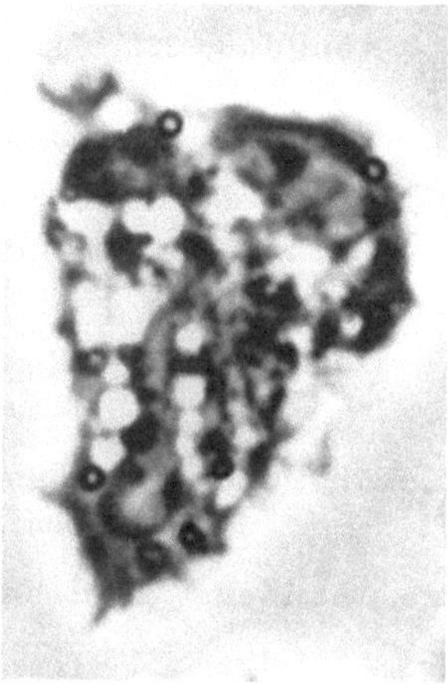

322 × *2300*

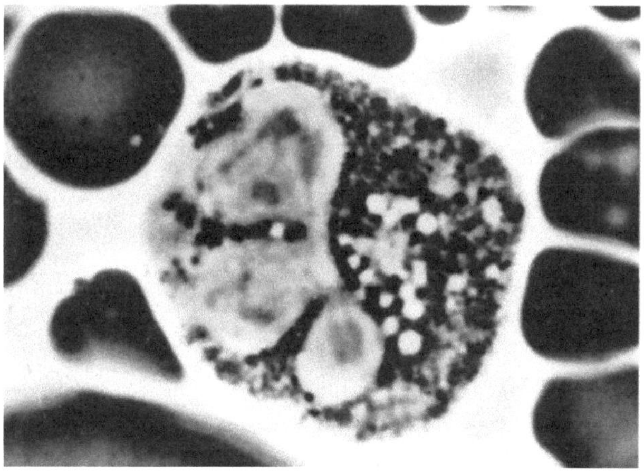

323 × *2300*

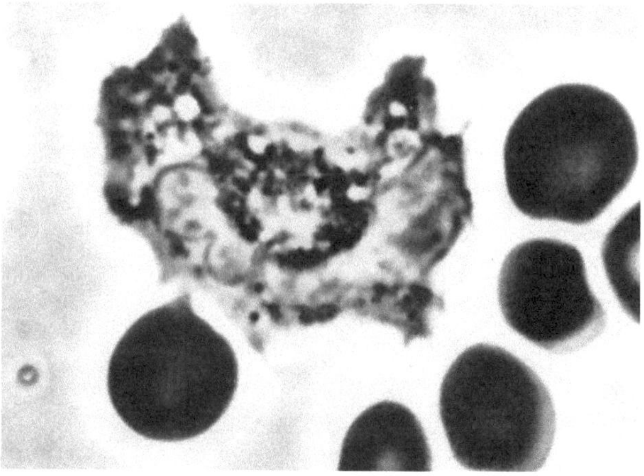

324 × *2300*

Varia (Glanzkörner, Vakuolen, formes étalées usw.) (Fortsetzung)

formes étalées

Bei einigen Krankheiten breiten sich, unabhängig von präparativen Maßnahmen, die stab- und segmentkernigen Neutrophilen unter Bildung eines breiten, dünnen, unregelmäßig begrenzten Plasmasaums flach auf dem Objektträger aus. Derartige Zellformen, die von BESSIS als „formes étalées" bezeichnet werden, haben wir vor allem bei toxischen Prozessen und schweren septischen Zuständen gefunden.

Abbildung 325 Stabkerniger Neutrophiler, forme étalée. Lockerer Zellkern mit nukleolenartigen Chromatinverdichtungen. Das Zytoplasma ist flach ausgebreitet und enthält nur wenige grobe, schwarze Granula. (Peripherblut, Sepsis)

Abbildung 326 Segmentkernige Neutrophile, formes étalées. Lockere Zellkerne, die von einem breiten, unregelmäßig begrenzten Plasmasaum umgeben sind. Zahlreiche große, schwarze Zytoplasmagranula (abnorme Granulation) und einige phasennegative Plasmavakuolen. (Dasselbe Präparat wie Abb. 325)

Linksverschiebung, Übersegmentierung, Leukergie

Abbildung 327 Linksverschiebung. Drei stabkernige und ein segmentkerniger Neutrophiler. Links ein Metamyelozyt mit einigen phasennegativen Vakuolen. Toxische Granulation aller Zellen. (Peripherblut, Zahnkeimentzündung)

Als Linksverschiebung (ARNETH) oder regenerative Kernverschiebung (SCHILLING) bezeichnet man die Vermehrung von stabkernigen Neutrophilen im Blut. Dabei können auch unreifere Formen, z. B. Metamyelozyten und Myelozyten, peripher auftreten.

Abbildung 328 Übersegmentierung (Rechtsverschiebung). Reifer Neutrophiler mit sieben Kernsegmenten und abnormer Granulation. (Peripherblut, chronische Hepatitis)

Abbildung 329 Übersegmentierung (Rechtsverschiebung). Reifer Neutrophiler mit vier Kernsegmenten. (Peripherblut, Morbus Biermer-Addison)

Abbildung 330 Leukergie. Leukozytenansammlung in älterem Knochenmarkpräparat. (Coagulopathie)

Abbildung 331 Leukergie. Leukozytenansammlung im Peripherblut. (Morbus haemolyticus neonatorum)

Die Ansammlung und Verklumpung gleichartiger weißer Blutzellen wird als Leukergie bezeichnet (FLECK). Im Vitalpräparat läßt sich dieses Phänomen gelegentlich beobachten. Dabei wandern die segmentkernigen Neutrophilen von verschiedenen Richtungen aufeinander zu und ballen sich zu einem fest zusammenhängenden Zellaggregat.

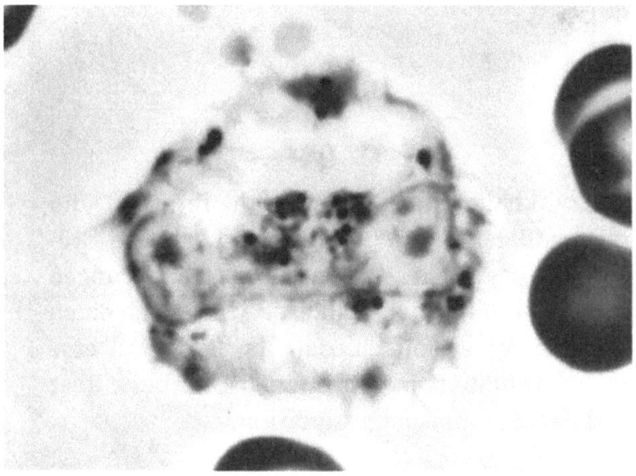

325 × *2500*

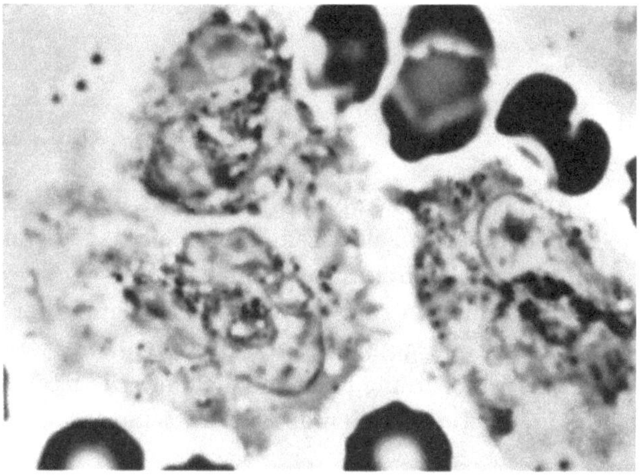

326 × *2000*

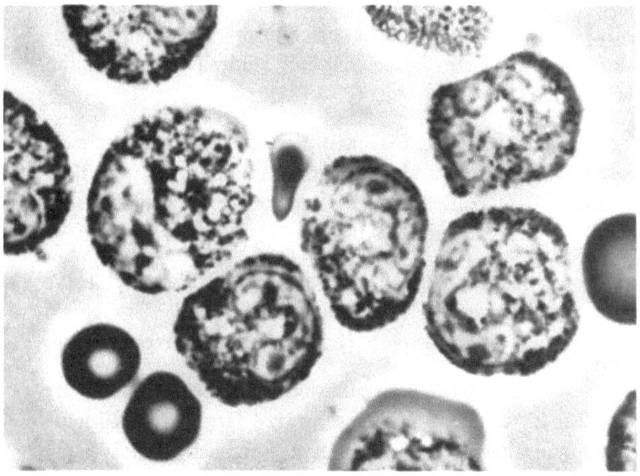

327 × *1600*

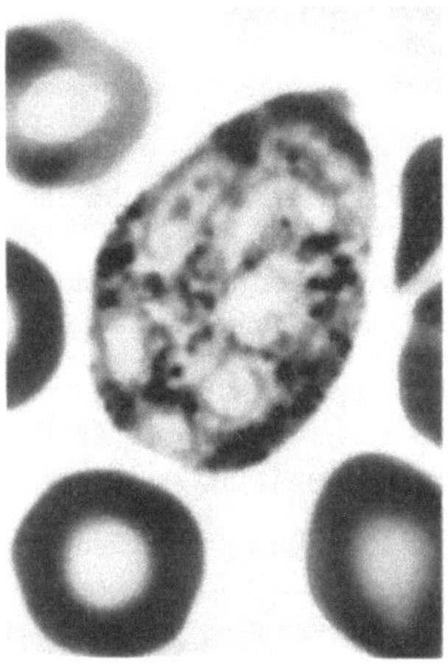

328 × *2300*

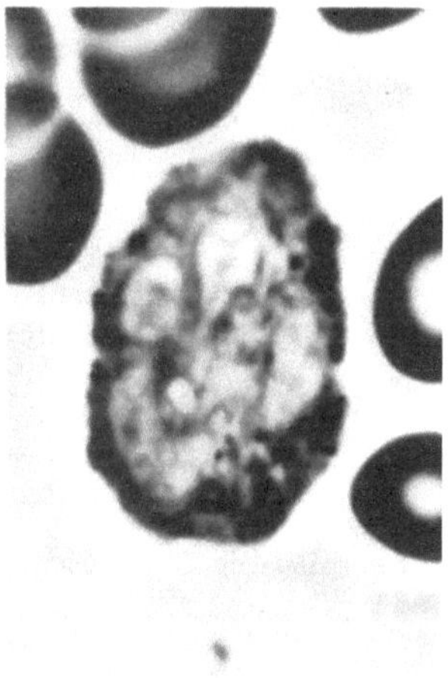

329 × *2300*

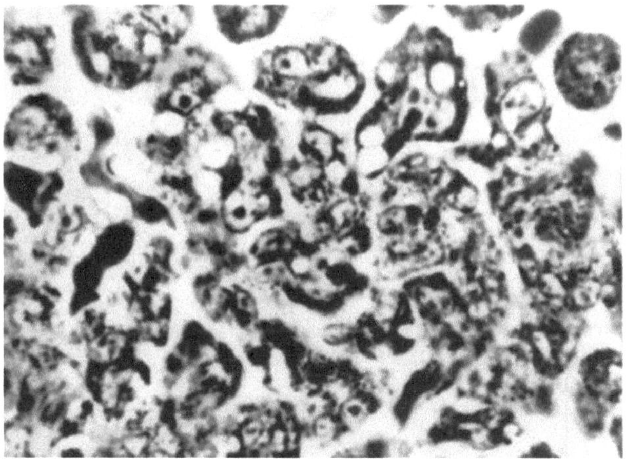

330 × *1400*

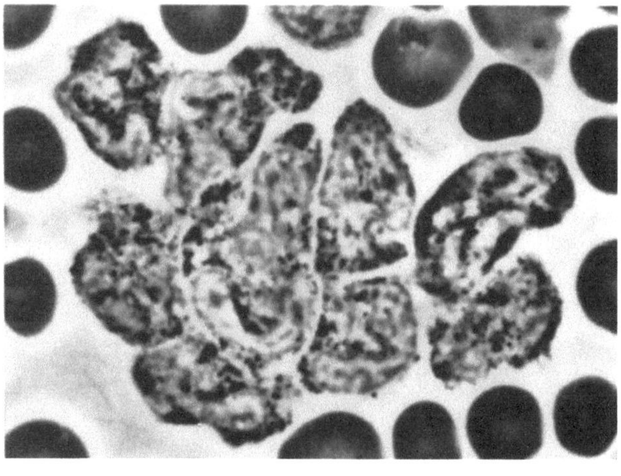

331 × *1600*

Atypische Zellen

Abbildung 332–345

Atypische Neutrophile lassen sich bei fast allen Krankheiten in geringer Zahl im Blut und Knochenmark nachweisen. Treten sie dagegen als regelmäßiger Befund auf, so sind schwere Störungen der Zellreifung vorhanden. Ein häufiges Merkmal atypischer Zellen sind Veränderungen der Granulation und die vorzeitige Segmentierung oder Lappung der Zellkerne. Im allgemeinen wird aber die gesamte Zelle betroffen und wandelt dabei oft so entschieden ihr Bild, daß eine sichere Einordnung nicht möglich ist. Die nachfolgenden Abbildungen geben einen Überblick über die häufigsten Atypien des Kerns, seiner Struktur und der Zytoplasmagranulation.

Abbildung 332 Myeloblast mit gelapptem Zellkern. Das dichte Zytoplasma enthält nur wenige Granula. (Knochenmark, Panmyelopathie)

Abbildung 333 Myeloblast mit großem, tief eingekerbtem Zellkern und auffallender, streifig-retikulärer Chromatinstruktur. Der Nukleolus ist sehr klein. (Knochenmark, Panmyelopathie)

Abbildung 334 Promyelozyt I. Lockerer, eingebuchteter, scharf begrenzter Zellkern mit zwei dunklen, runden Kernkörperchen und blasser Chromatinstruktur. Das Zytoplasma enthält atypisch grobe, schwarze Granula, sowie einige kleine phasennegative Vakuolen. Links ein Myeloblast mit zahlreichen schwarzen Zytoplasmagranula. (Knochenmark, Panmyelopathie)

Abbildung 335 Fraglicher Promyelozyt I. Leicht eingebuchteter, ovaler, heller, fast strukturloser Zellkern mit zwei sehr dichten Kernkörperchen. Im Zytoplasma grobe, schwarze und einige graue Granula, die vor allem am Zytozentrum konzentriert sind. Rechts neben dem Zellkern zwei Glanzkörner. (Knochenmark, akute Leukose – Remissionsstadium nach 6-Mercaptopurinbehandlung)

Abbildung 336 Atypischer unreifer Neutrophiler. Ovaler, lockerer, scharf begrenzter Zellkern mit zentralem Nukleolus und zahlreichen nukleolenartigen Chromatinverdichtungen. Das Zytoplasma enthält vorwiegend grobe, dunkle Granula und zahlreiche runde, phasennegative Vakuolen. (Knochenmark, Toxoplasmose)

Abbildung 337 Atypischer Promyelozyt I mit eingebuchtetem, fast strukturlosem, scharf begrenztem Zellkern, der mehrere sehr dichte Kernkörperchen enthält. Im Zytoplasma grobe, schwarze Granula und kleine phasennegative Vakuolen. Links ein ebenfalls atypischer Promonozyt. (Knochenmark, hämolytisch-urämisches Syndrom, Gasser)

Abbildung 338 Atypischer Promyelozyt I. Ovaler, lockerer, scharf begrenzter Zellkern mit unregelmäßig begrenztem Nukleolus. Sehr grobe Granulierung des Zytoplasmas. Vermutlich atypischer eosinophiler Promyelozyt I. (Knochenmark, Mediastinaltumor)

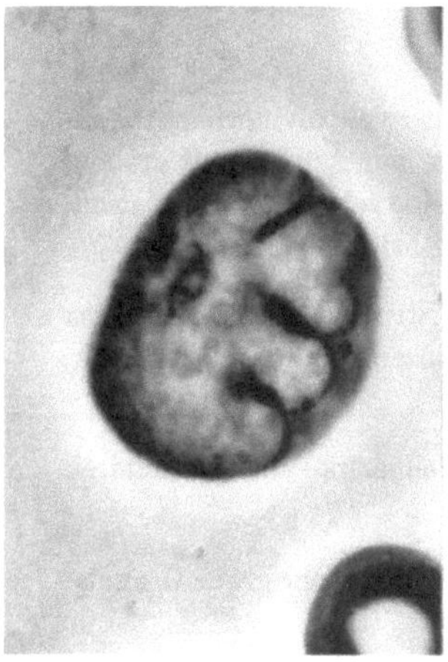

332 × *2300*

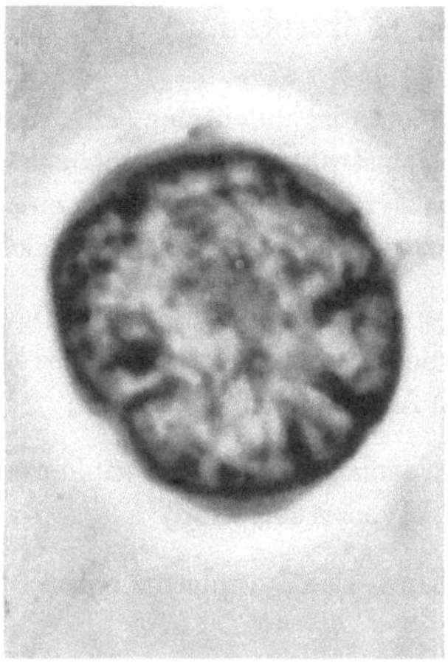

333 × *2300*

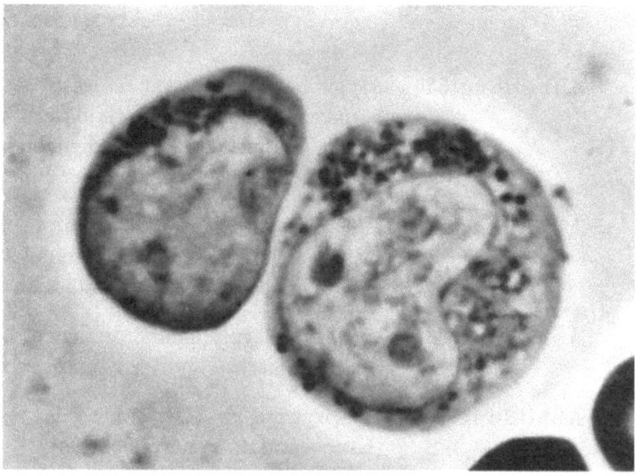

334 × *2300*

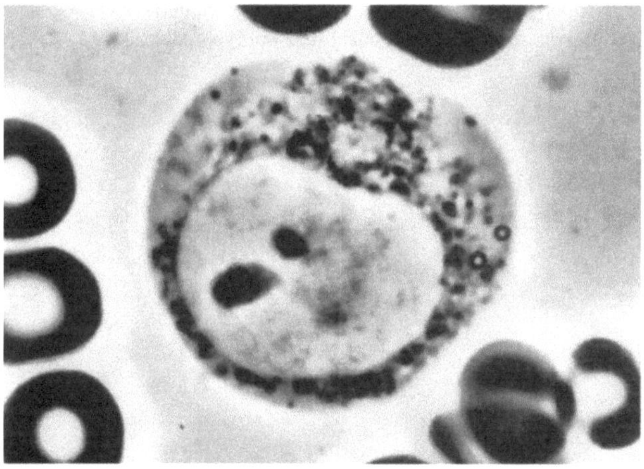

335 × *2300*

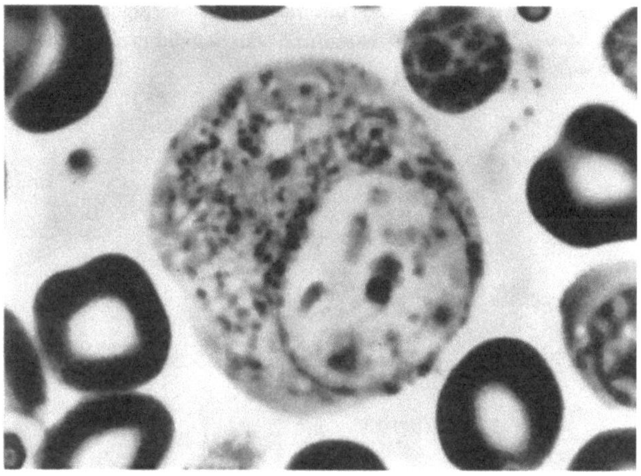

336 × *2300*

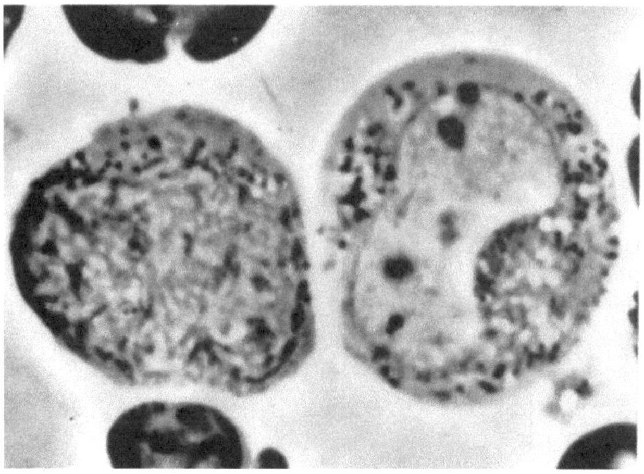

337 × *2300*

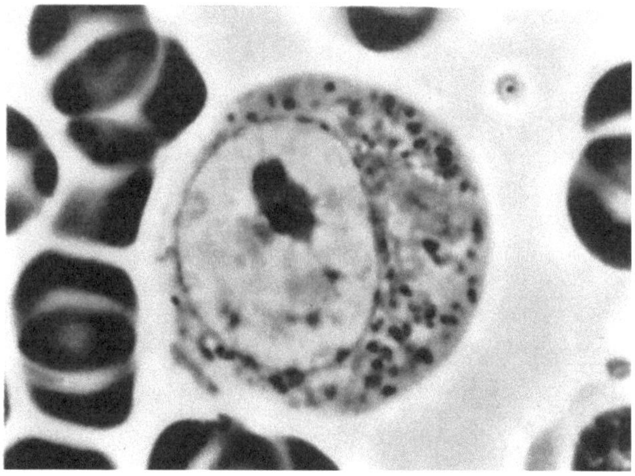

338 × *2300*

Atypische Zellen (Fortsetzung)

Abbildung 339 Atypischer Promyelozyt II. Gestreckter, leicht eingebuchteter Zellkern mit zwei polymorphen Kernkörperchen und streifig-retikulärer Chromatinstruktur. Das Zytoplasma ist nur spärlich mit groben, grauen Granula angefüllt; lediglich um das Zytozentrum findet sich eine feine schwarze Granulation. Fraglich atypischer eosinophiler Promyelozyt II. (Knochenmark, Infektarthritis)

Abbildung 340 Myelozyt, Riesenform. Schmaler, leicht gebogener Zellkern mit streifiger Struktur. Das Zytoplasma enthält die charakteristische Granulation des Myelozyten. Sehr großes Zytozentrum. (Knochenmark, akute Leukose – Remissionsstadium nach Aminopterinbehandlung)

Abbildung 341 Myelozyt. Atypische Anordnung der Zytoplasmagranula. Die peripheren Zellbezirke sind granulafrei. (Knochenmark, Polyhypovitaminose bei Polyposis intestinii)

Abbildung 342 Myelozyt mit kleeblattförmig gelapptem Kern. Das Zytoplasma enthält teilweise sehr grobe Granula. (Knochenmark, Panmyelopathie)

Abbildung 343 Myelozyt mit segmentiertem Kern. Dissoziation der Zellreifung. Die Kernstruktur entspricht einem Metamyelozyten, die Zytoplasmagranula einem Myelozyten. (Knochenmark, Immunothrombopenie)

Abbildung 344 Vermutlich Metamyelozyt; fast ungranulierte Zelle. Lockerer Zellkern, neben dem einige grobe Granula sichtbar sind. (Knochenmark, akute Leukose – Remissionsstadium nach 6-Mercaptopurinbehandlung)

Abbildung 345 Atypischer segmentkerniger Neutrophiler. Große, fast strukturlose, blasig aufgetriebene Kernsegmente und vorwiegend grobe, schwarze Zytoplasmagranula. (Peripherblut, Panmyelopathie)

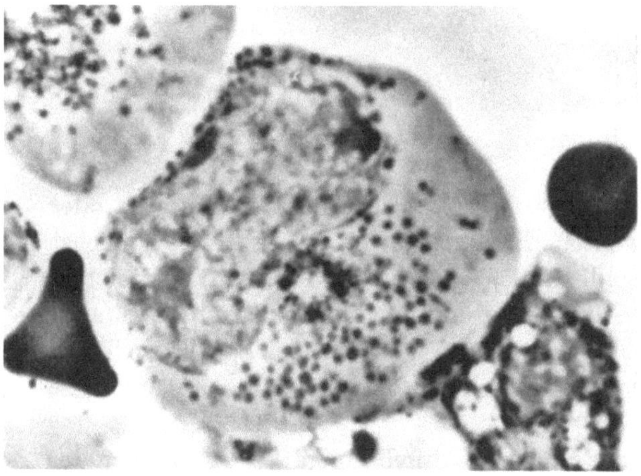

339 × *1800*

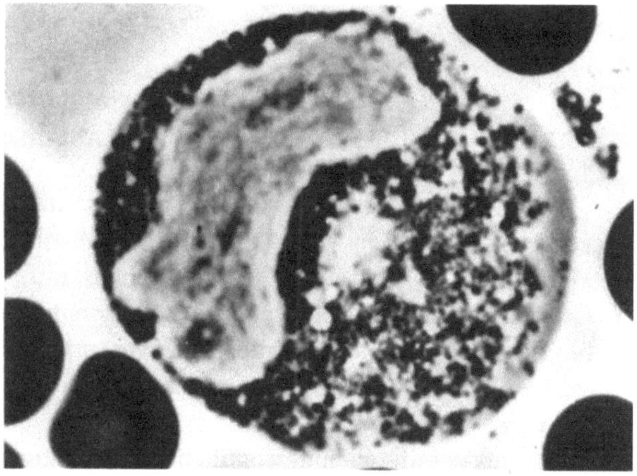

340 × *2300*

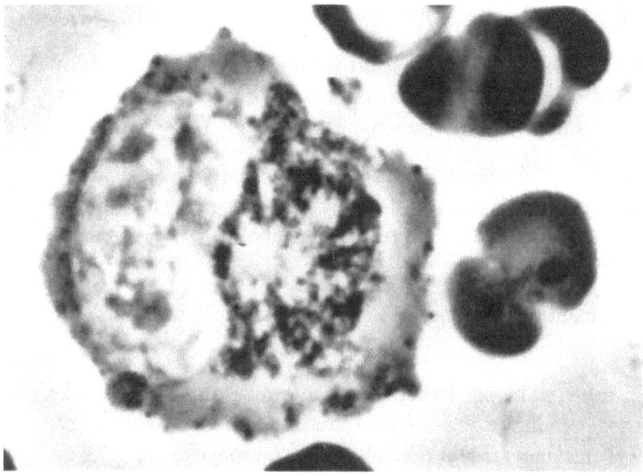

341 × *2300*

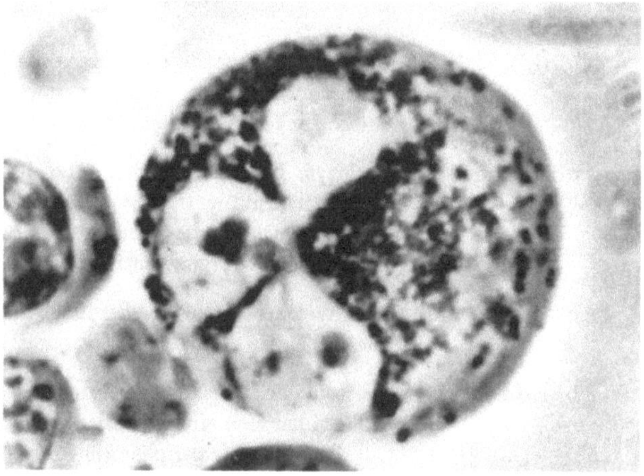

342 × *2300*

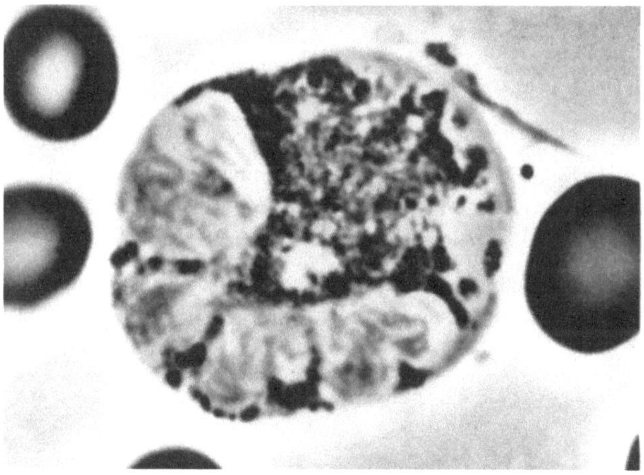

343 × *2300*

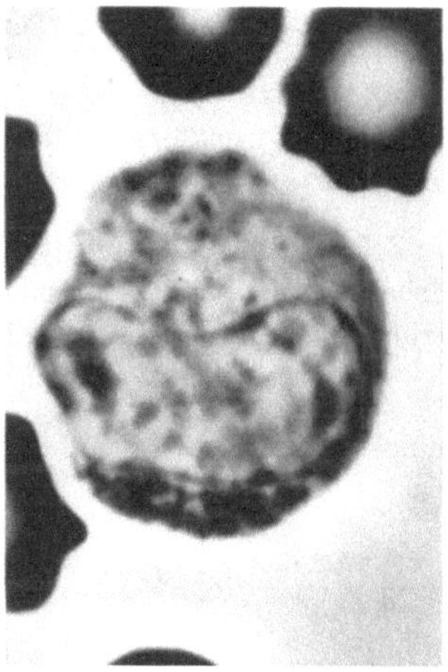

344 × *2300*

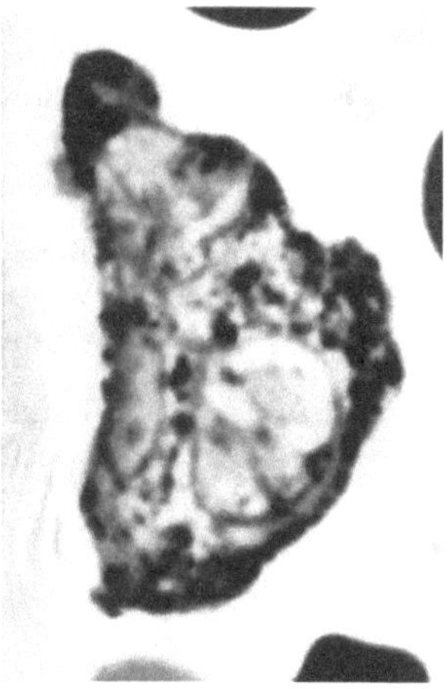

345 × *2300*

Degenerationsformen und Artefakte

Abbildung 346–354

Die Degeneration der Neutrophilen kann nach erfolgtem Zelltod in älteren Präparaten oder vorzeitig, als Folge von Artefakten, beobachtet werden. Im Zytoplasma treten dabei zunächst kleine, runde, phasennegative Vakuolen auf, die allmählich größer werden und konfluieren. Gleichzeitig macht sich am Zellkern entweder eine Abblassung und nachfolgende trübe Umwandlung seines Chromatins (trübe Kernveränderung nach ZOLLINGER) oder eine mäßige Verdichtung seiner Struktur (glänzender Kerntyp nach ZOLLINGER) bemerkbar, der später die Kernpyknose folgt.

Artefakte entstehen gewöhnlich bei Anfertigung der Präparate durch zu starkes Andrücken des Deckglases. In den komprimierten Zellen erfolgt zunächst eine trübe Schwellung, später Auflösung des Kerns, der von den erhaltengebliebenen gequollenen Granula umgeben ist. Stärkere Wärmeeinwirkung, z. B. in den randnahen Bezirken paraffinverschlossener Präparate, führt zur Fragmentierung der Zellen. Dabei abgetrennte kernlose Plasmateile lassen noch längere Zeit unkoordinierte Bewegungen erkennen.

Abbildung 346 Myelozyt, beginnende Degeneration. Der Zellkern ist blaß, seine Struktur verschwommen. Das Zytoplasma enthält zahlreiche, phasennegative Vakuolen, die teilweise gequollene, dunkle Granula enthalten. Links ein unreifer Retikulozyt. (Knochenmark, Autoimmunoanämie)

Abbildung 347 Myelozyt, Degenerationsform. Leicht pyknotischer Zellkern (glänzender Kerntyp) mit deutlicher Chromatinstruktur. Das Zytoplasma ist, bis auf einen zentralen Bezirk, mit phasennegativen Vakuolen ausgefüllt. Die noch vorhandenen Granula sind gequollen und zusammengeballt. (Knochenmark, unspezifische Lymphadenitis – älteres Präparat)

Abbildung 348 Metamyelozyt, Artefakt. Beginnende Zellfragmentation infolge Wärmeeinwirkung. (Knochenmark, Infektarthritis – randnaher Präparatbezirk)

Abbildung 349 Neutrophiler, Degenerationsform; Artefakt nach mäßigem Druck. Im abgerundeten, pyknotischen Zellkern hat sich eine phasennegative Vakuole gebildet, die ein feines kristallähnliches Gebilde enthält. Quellung der peripher angeordneten Zytoplasmagranula. (Peripherblut, Dyspepsie)

Abbildung 350 Neutrophiler, Artefakt. Zellfragmentation mit Kernwandhyperchromatose infolge Wärmeeinwirkung. Im Zytoplasma des unteren Zellteiles zahlreiche phasennegative Vakuolen. (Peripherblut, Pneumonie – randnaher Präparatbezirk)

Abbildung 351 Segmentkerniger Neutrophiler, Artefakt; zerquetschte Zelle. Der Zellkern ist fast strukturlos, aber in seiner Form noch erhalten. Die Zytoplasmagranula sind gequollen und miteinander verbunden. Eine scharfe Zellbegrenzung fehlt. (Peripherblut, Ekzem)

Abbildung 352 Neutrophile, Artefakt; zerquetschte Zellen. Beachte die paranukleären, phasennegativen Vakuolen. Links unten ein Segmentkerniger, der später an diese Präparatstelle gekommen ist. (Knochenmark, Abdominaltumor)

Abbildung 353 Kernloses Zellfragment, abgesprengt von einem Neutrophilen bei Wärmeeinwirkung. In Richtung des vorgeschobenen granulafreien Plasmafortsatzes zeigt der kernlose Plasmateil deutliche Bewegung. (Peripherblut, Nephritis – randnaher Präparatbezirk)

Abbildung 354 Kernloses Zellfragment, Artefakt infolge Wärmeeinwirkung. Geringe unkoordinierte Bewegungserscheinungen. (Peripherblut, Morbus haemolyticus neonatorum – randnaher Präparatbezirk)

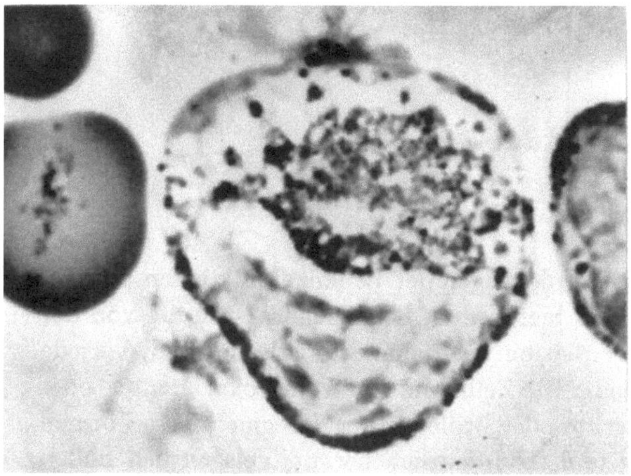

346 × *2300*

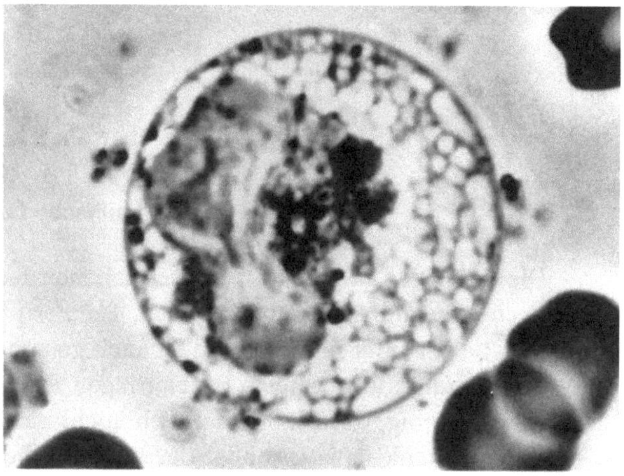

347 × *2300*

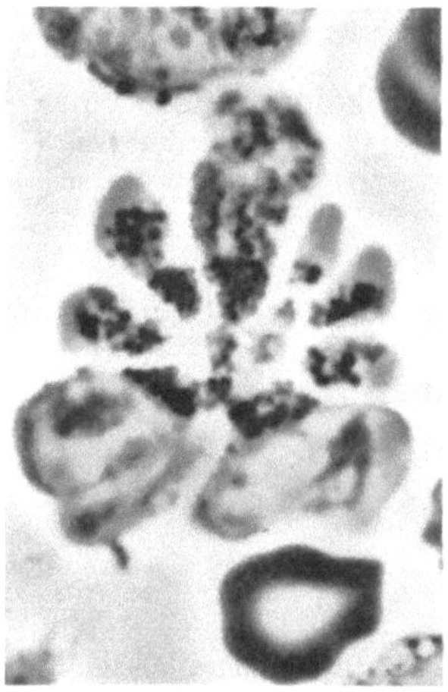

348 × *2000*

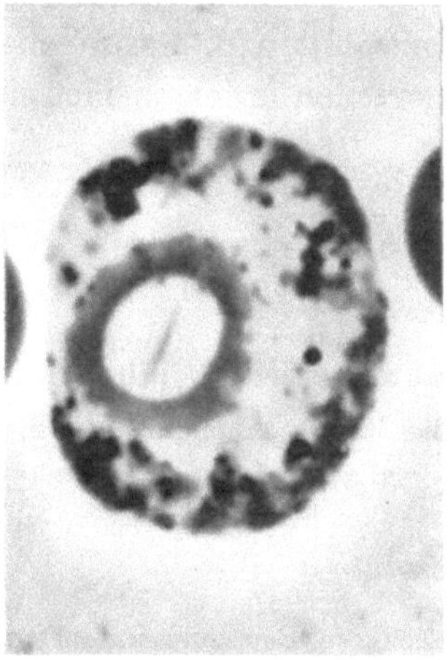

349 × *2300*

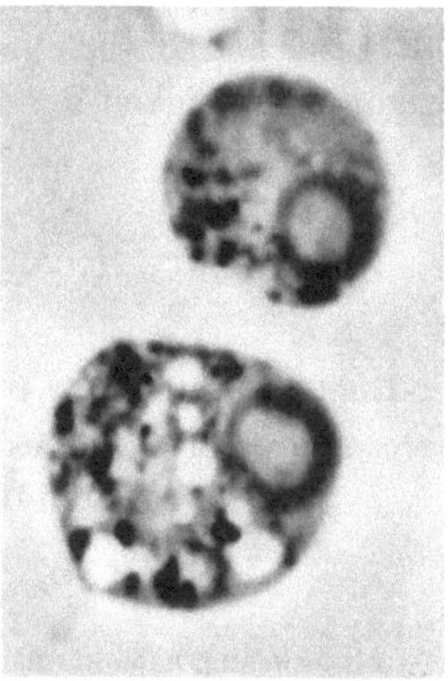

350 × *2300*

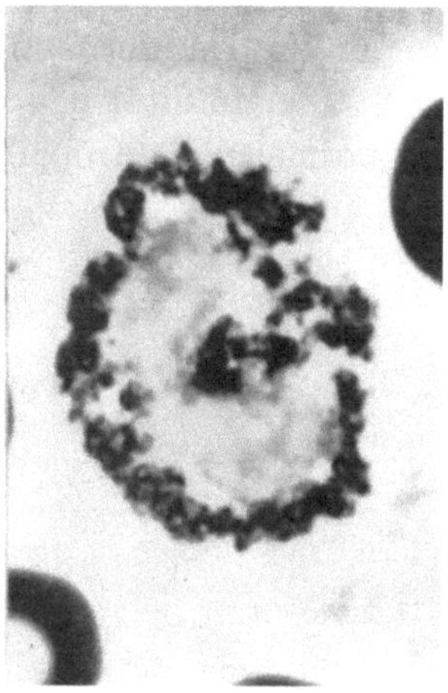

351 × *2300*

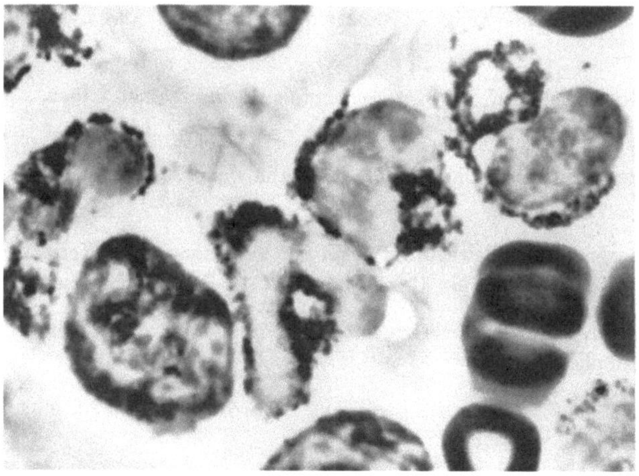

352 × *2000*

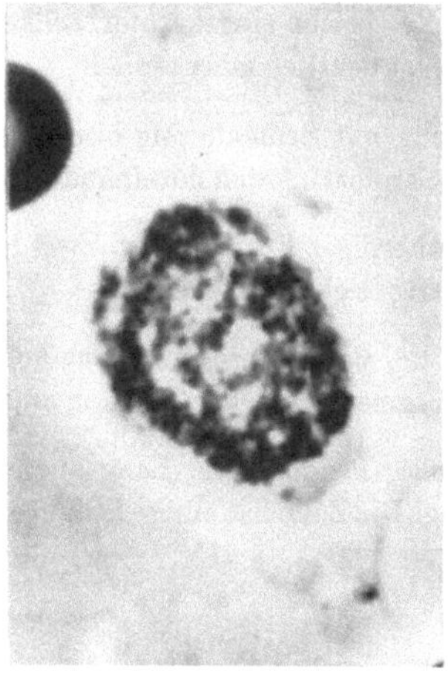

353 × *2300*

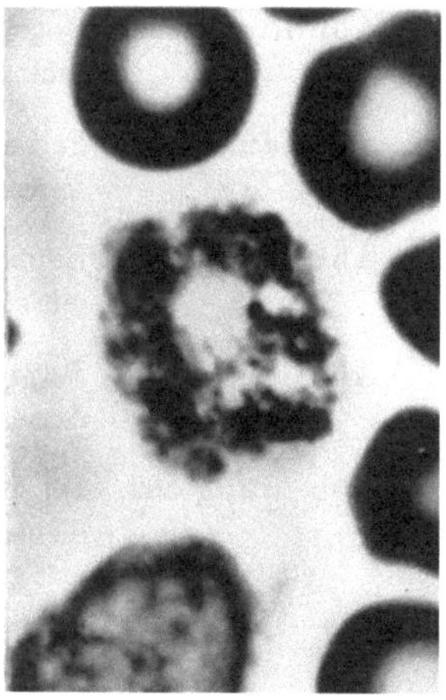

354 × *2300*

Krankheitsbilder

Pelger-Huëtsche familiäre Kernanomalie

Die von PELGER und HUËT beschriebenen Kernveränderungen der Leukozyten können phasenoptisch einwandfrei erkannt werden. Im Peripherblut bieten die „Pelgerzellen“, wie die von der Anomalie betroffenen Neutrophilen auch genannt werden, ein ganz charakteristisches Bild, das jede Verwechslung mit normalen Stabkernigen ausschließt. Die Zellkerne sind rund, oval, hantel- oder hörnchenförmig, doch kommen auch leicht eingekerbte oder brillenförmig bisegmentierte Formen vor. Ihre Struktur ist grobfleckig, streifig-schollig und tritt deutlich hervor; gelegentlich finden sich auch nukleolenartige Chromatinverdichtungen. Die Eosinophilen und Blutbasophilen zeigen ähnliche Kernveränderungen. Bei den Lymphozyten und Monozyten ist die Chromatinstruktur der Zellkerne ebenfalls sehr grob und auffallend.

Im Knochenmark lassen sich Veränderungen der Kernstruktur bereits bei den Promyelozyten nachweisen. Die reiferen Metamyelozyten und Stabkernigen sind schwer voneinander abzugrenzen, da ihre Kernform und Struktur beträchtlich vom gewohnten Bild abweichen.

Die Motilität und Phagozytosefähigkeit der Pelgerzellen unterscheidet sich in keiner Weise von normalen Neutrophilen.

Pelger-Huëtsche familiäre Kernanomalie bei $4\,^3/_4$jähr. Patienten

(Heterozygoter Teilträger der Anomalie. Weitere Abbildungen s. S. 347)

Abbildung 355–370

Peripherblut

Abbildung 355 Pelgerzelle mit lockerem, hantelförmigem Zellkern. Bewegungsunschärfe der Zytoplasmagranulation. Links ein reifer Metamyelozyt.

Abbildung 356 Zwei Pelgerzellen mit hörnchenförmigem Zellkern. Beachte die grobfleckig-streifige Kernstruktur. Flach ausgebreitete Zellen.

Abbildung 357 Pelgerzelle. Ovaler Zellkern mit auffallender, streifig-fleckiger Chromatinstruktur.

Abbildung 358 Pelgerzelle. Leicht eingekerbter Zellkern mit nukleolenartigen Chromatinverdichtungen. Das Zytozentrum ist deutlich zu erkennen.

Abbildung 359 Pelgerzelle mit brillenförmig bisegmentiertem Zellkern. Die Kernsegmente sind durch einen feinen, kurzen Chromatinfaden miteinander verbunden.

Abbildung 360 Segmentkerniger Eosinophiler. Zwei runde, durch einen Chromatinfaden verbundene, Kernsegmente mit streifig-fleckiger Struktur.

Abbildung 361 Pelgerzelle, Bewegungsform. Lang ausgezogene Zelle (Bewegungstyp II) mit bisegmentiertem Kern, dessen Segmente sich der Zellform anpassen. Am Zellende ein kleines, bürzelartiges Plasmaanhängsel.

Abbildung 362 Pelgerzelle, Phagozytose. Lang ausgezogener, schmaler Zellkern mit fadenförmiger Chromatinverdichtung. Die Zelle hat einige Staubpartikel phagozytiert.

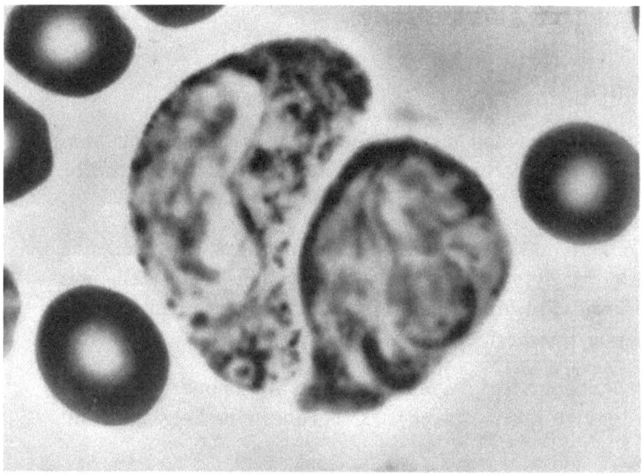
355 × 2300

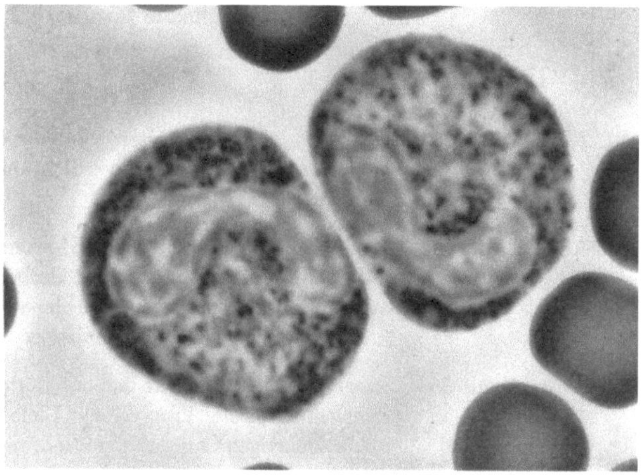
356 × 2300

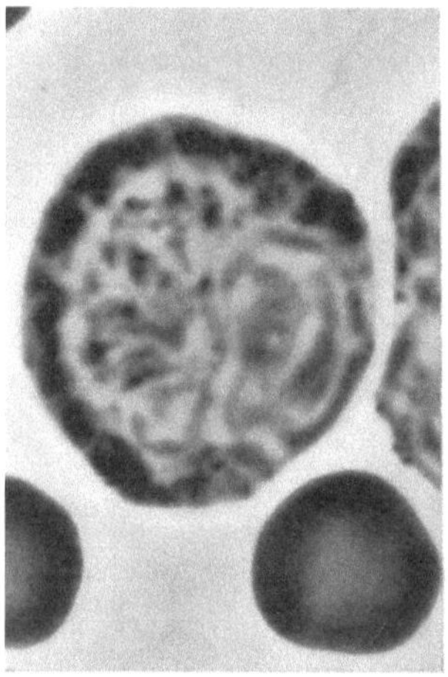
357 × 2300

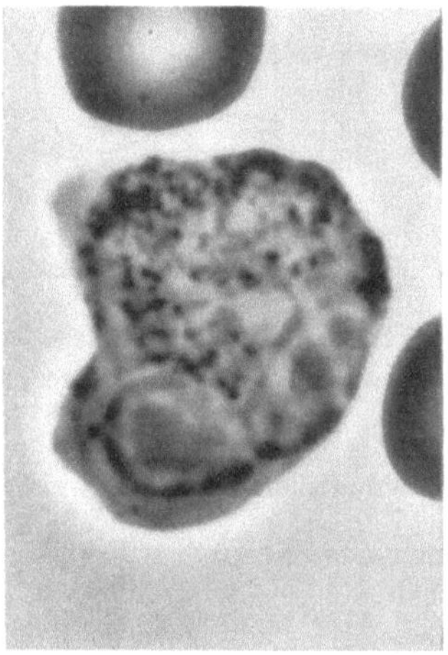
358 × 2300

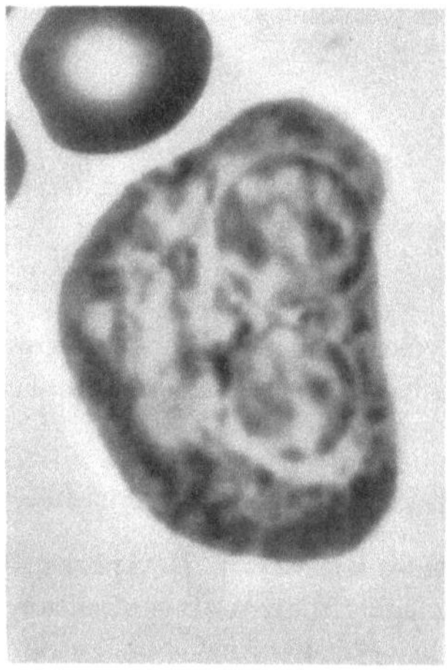
359 × 2300

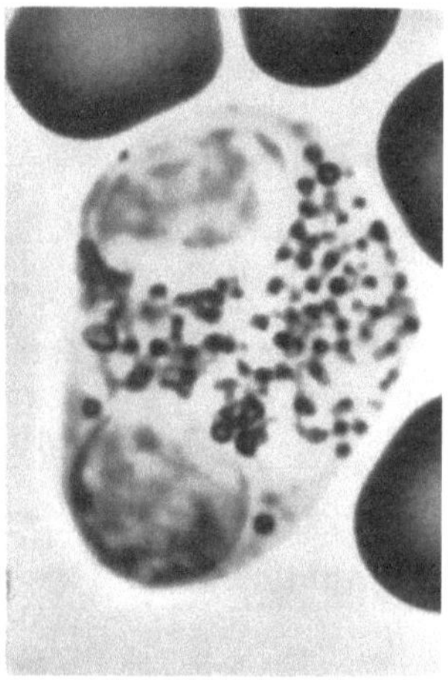
360 × 2300

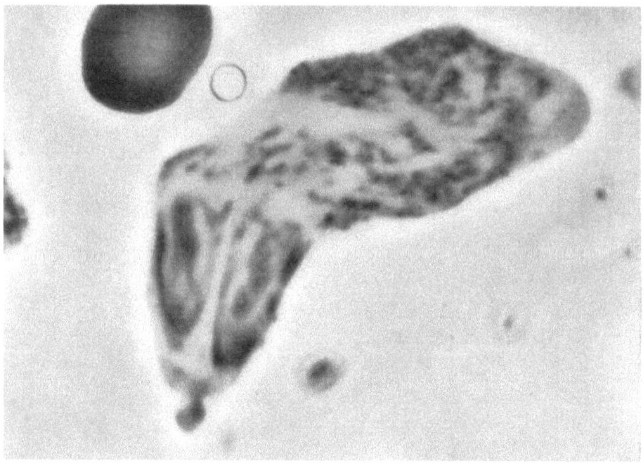
361 × 2300

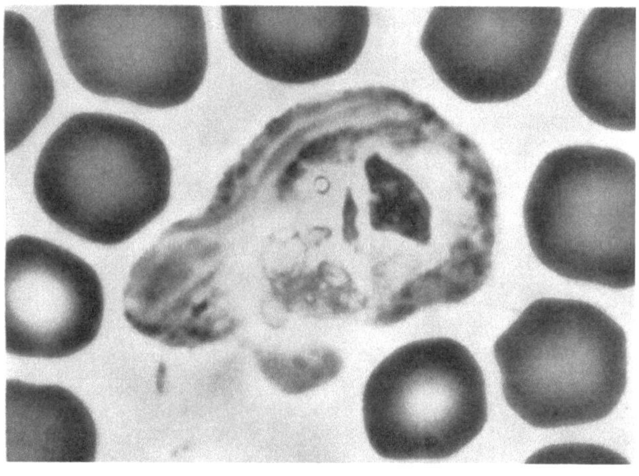
362 × 2300

Pelger-Huëtsche familiäre Kernanomalie (Fortsetzung)

Knochenmark

Abbildung 363 Übersicht. Metamyelozyten, Stabkernige und Pelgerzellen mit auffallenden Kernkörperchen bzw. nukleolenartigen Chromatinverdichtungen, Bewegungsformen. In Bildmitte unten eine Plasmazelle, rechts darüber ein Monozyt.

Abbildung 364 Promyelozyt I. Nierenförmiger, lockerer Zellkern mit zwei dunklen, runden Kernkörperchen und retikulärer Chromatinstruktur. Grobe, schwarze Zytoplasmagranula. Rechts eine Pelgerzelle mit ovalem Zellkern, der zwei nukleolenartige Chromatinverdichtungen enthält. Die schwarzen Granula im Zytoplasma sind, infolge lebhafter Bewegung, unscharf.

Abbildung 365 Proerythroblast. Beachte den bandförmigen Nukleolus und die fadenförmigen Mitochondrien. Rechts daneben ein älterer Promyelozyt I mit vier dunklen Kernkörperchen. Links oben eine Pelgerzelle mit nukleolenartigen Chromatinverdichtungen.

Abbildung 366 *1* Promyelozyt II
2 Metamyelozyt
3 Metamyelozyt, Übergangsform zum Stabkernigen
4 Lymphozyt
5 Erythroblast
6 unreifer Retikulozyt

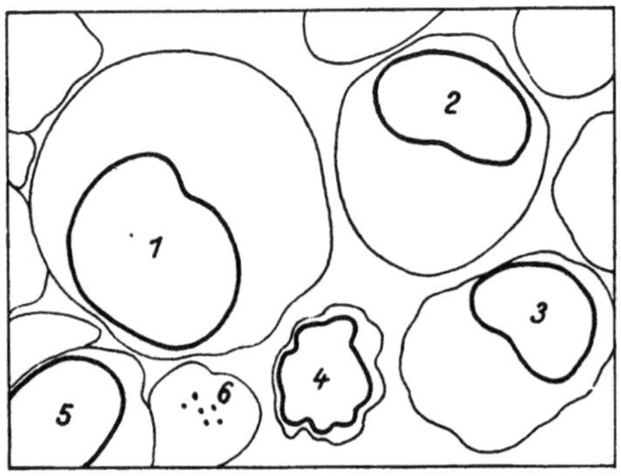

Abbildung 367 Zwei Myelozyten. Helle, scharf begrenzte Zellkerne mit polymorphen, teilweise fadenförmig ausgezogenen Kernkörperchen. Im Zytoplasma der oberen Zelle ein größerer, scharf begrenzter, granulafreier Plasmabezirk.

Abbildung 368 Metamyelozyt mit hellen, granulafreien Plasmabezirken. Darunter zwei Pelgerzellen.

Abbildung 369 Mitose eines Myelozyten, Metaphase. Darunter eine Pelgerzelle mit rundem Zellkern, der eine größere, nukleolenartige Chromatinverdichtung enthält.

Abbildung 370 Atypischer Myelozyt mit spärlicher Granulation. Darüber zwei orthochromatische Normoblasten und eine Erythroblastenmitose in Metaphase.

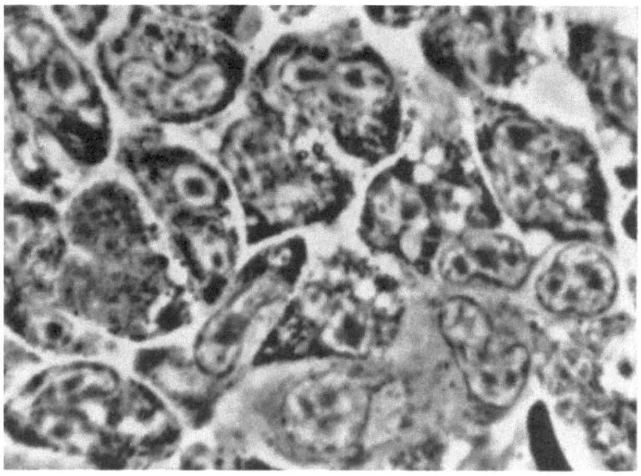

363 × *1300*

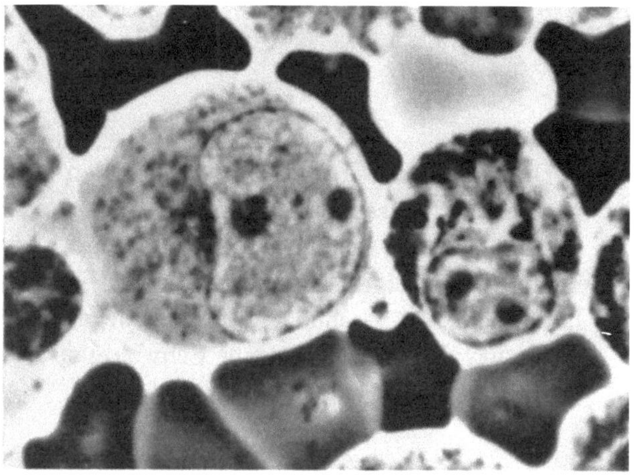

364 × *2000*

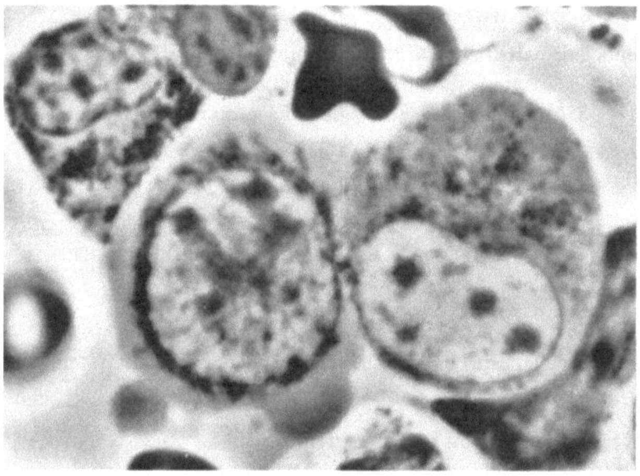

365 × *2000*

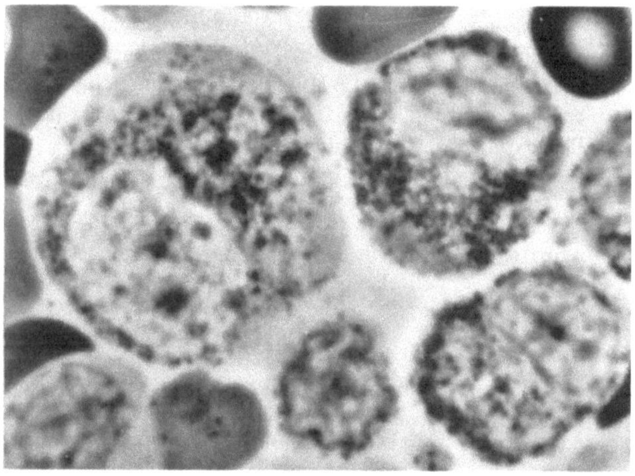

366 × *2000*

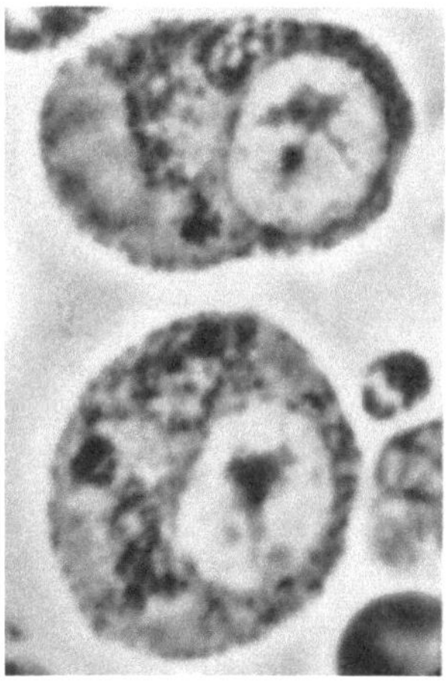

367 × *1600*

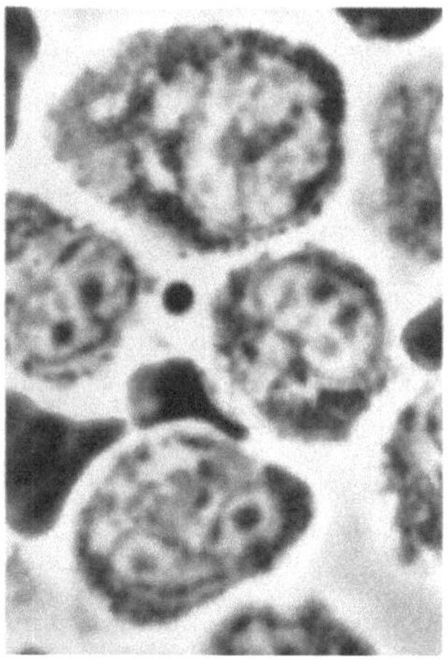

368 × *1600*

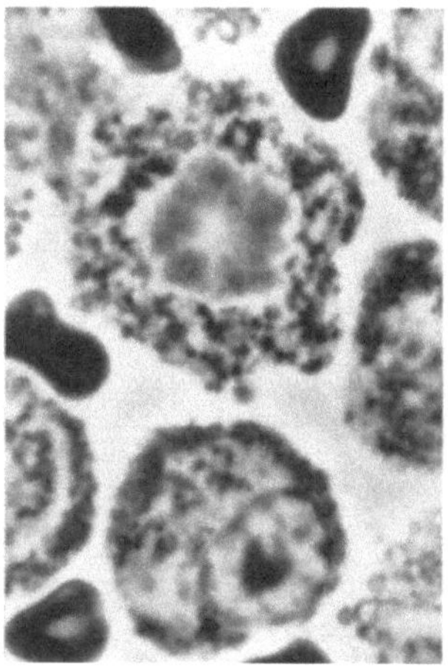

369 × *1600*

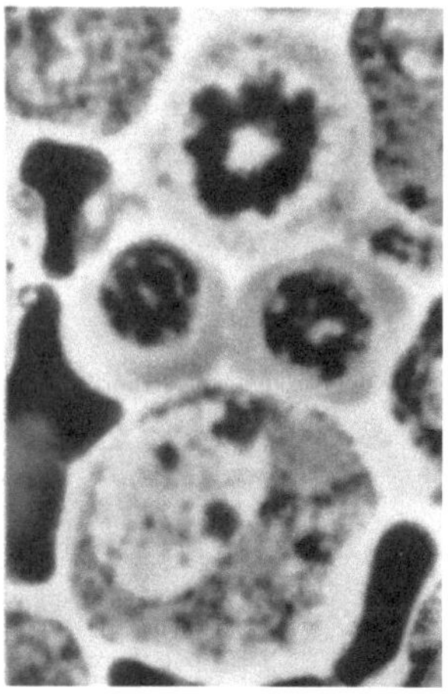

370 × *1600*

Panmyelopathie

Die strukturellen und morphologischen Veränderungen des Knochenmarks bei der Panmyelopathie sind phasenoptisch sehr eindrucksvoll. In ausgeprägten Fällen findet sich ein leeres, zellarmes Mark, das reichlich Fetttropfen und Fasern enthält. Je nach Punktionstechnik ist außerdem mehr oder weniger Blut beigemischt. Die wenigen vorhandenen Zellen sind atypisch und zeigen häufig, auch in frischen Präparaten, degenerative Stigmata. Gelegentlich bereitet die Einordnung dieser atypischen Zellen große Schwierigkeiten. Die nachfolgenden Aufnahmen demonstrieren das charakteristische Knochenmarkbild.

Panmyelopathie bei 12jähr. Patienten — Knochenmark

Abbildung 371–374

Anamnese: Im Anschluß an eine Hepatitis epidemica mit Angina und rechtsseitiger Otitis media purulenta hochfieberhaft erkrankt. Nach Blutbilduntersuchung Krankenhauseinweisung als Panzytopenie.

Aufnahmebefund: Desolater Allgemeinzustand; Subikterus der Skleren; Otorrhoe rechts; ulzeröse Angina; Petechien an Haut und Schleimhäuten. Leber 1 Querfinger unter Rippenbogen palpabel; stark beschleunigte BKS. Hämatologisch: 6,4 g-% Hgb; 1,8 Mill. Erythrozyten; $Hb_E = 36\,\gamma\gamma$; 500 Leukozyten, davon 94% Lymphozyten; 1800 Thrombozyten. Retikulozyten 0,3‰. Knochenmark (s. Abb. 371–374): Zellarmes Fett- und Fasermark, vorwiegend Plasmazellen und Retikulumzellen.

Verlauf: 3 Wochen nach Krankenhausaufnahme Exitus letalis.

Abbildung 371 Übersicht. Mehrere größere Fetttropfen und einzelne Faserzüge. Neben zahlreichen Erythrozyten erkennt man die größeren Plasmazellen.

Abbildung 372 Vier Plasmazellen; rechts oben eine zweikernige Zelle. In Bildmitte ein Lymphozyt, links unten ein Gewebsbasophiler. Beachte bei den Plasmazellen die hellen Zellkerne und den granulafreien, paranukleären Plasmabezirk (Archoplasma).

Abbildung 373 Faserzüge im Knochenmark. Die Erythrozyten stammen von beigemengtem Blut.

Abbildung 374 Mehrere Retikulumzellen, die verbandartig zusammenhängen. In Bildmitte zweikernige Zelle mit atypischer Kernstruktur und fadenförmigen Mitochondrien. Die Retikulumzellen liegen an eben erkennbaren Faserzügen (rechts). Sie enthalten zahlreiche, phasennegative Plasmavakuolen. Charakteristisch für Retikulumzellen sind die runden oder ovalen Zellkerne mit ein bis zwei kleinen, dichten Kernkörperchen (rechts oben und links unten).

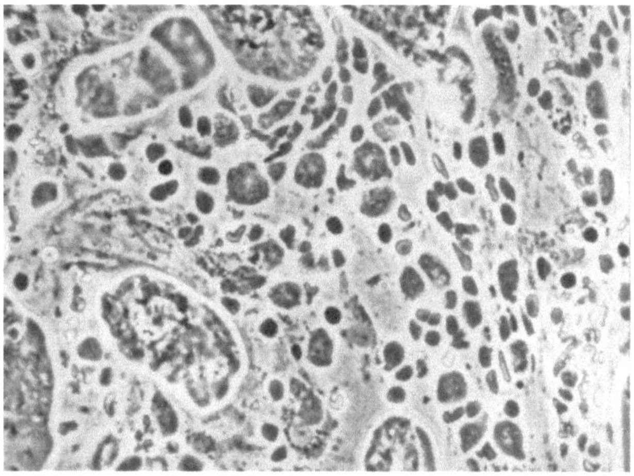

371 × *300*

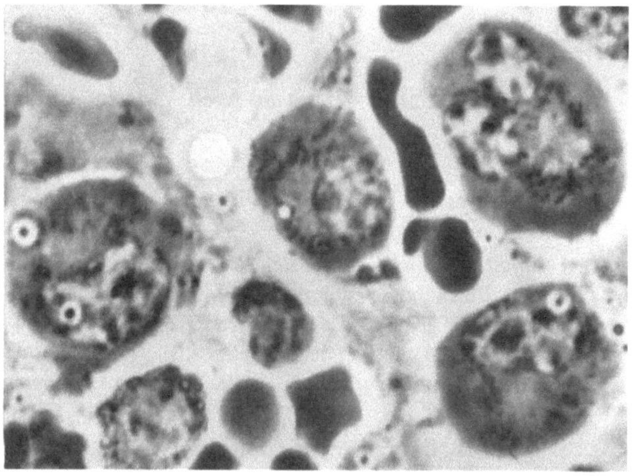

372 × *1400*

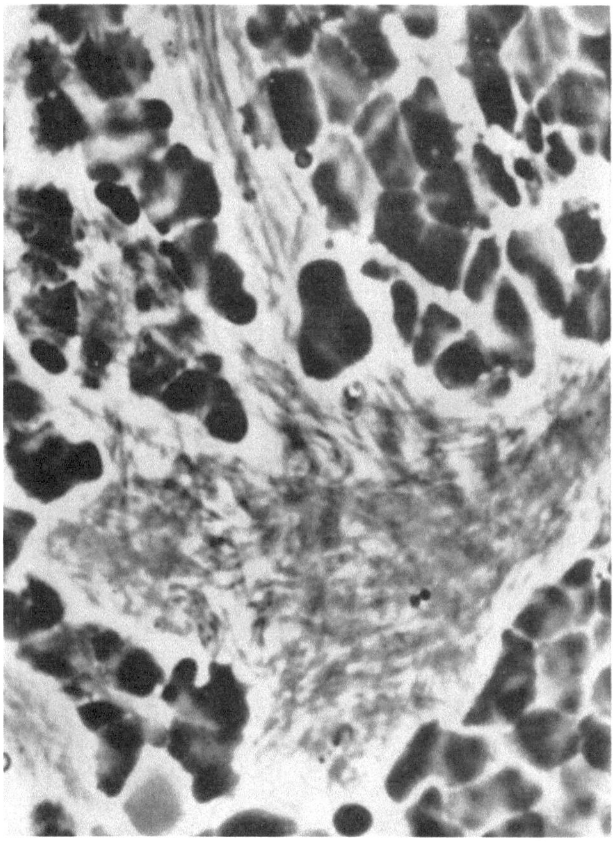

373 × *1400*

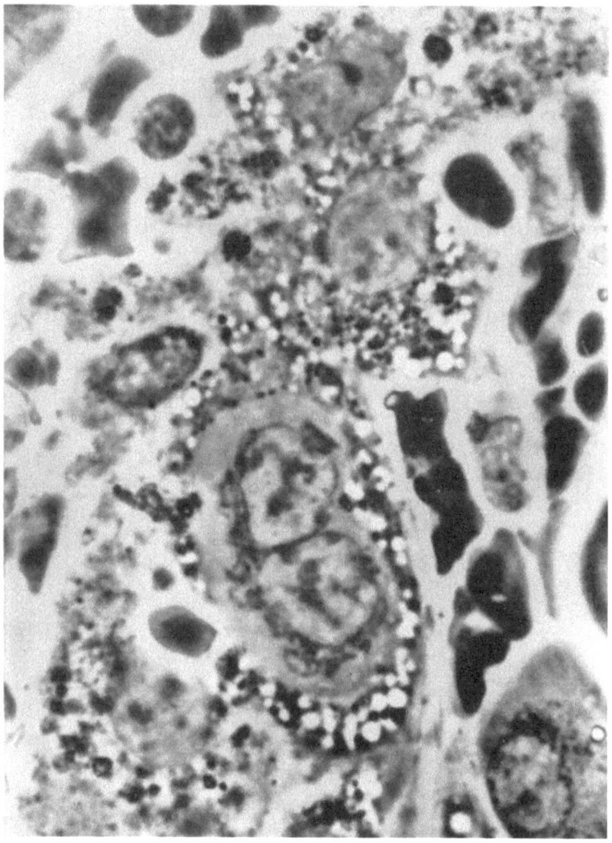

374 × *1400*

Panmyelopathie nach Viruspneumonie bei 13jähr. Patientin — Knochenmark

Abbildung 375–379

Anamnese: Im Verlauf einer Viruspneumonie trat eine Anämie und Leukopenie auf, weshalb die Verlegung in die Kinderklinik erfolgte.

Aufnahmebefund: Reduzierter Allgemeinzustand. An Haut und Schleimhäuten einige Petechien. Milz und Leber nicht tastbar. Stark beschleunigte BKS. Kälteagglutination 1:256; Leukozytenagglutination positiv. Hämatologisch: 7,8g-% Hgb; 1,9 Mill. Erythrozyten; $Hb_E = 41\,\gamma\gamma$; 900 Leukozyten, davon 59% Lymphozyten und 11% Monozyten. 25000 Thrombozyten; Retikulozyten $10^0/_{00}$. Knochenmark (s. Abb. 375–377): Die Erythropoese ist mäßig, die Granulopoese und Thrombopoese stark gehemmt. Vermehrung der Retikulum- und Plasmazellen.

Verlauf: Längere Remission, vorwiegend im roten Blutbild nach Bluttransfusionen, Folsäure, Vitamin B_{12} und ACTH/Cortisonbehandlung. Später bei Infekten gelegentlich Rezidive (s. Abb. 378 u. 379). Heilung nach 3 Jahren.

Abbildung 375
1 Monozyt mit hörnchenförmigem Zellkern
2 Plasmazelle
3 Gewebsbasophiler
4 Retikulumzellen
5 speichernde Retikulumzelle
6 Fibroblasten
7 Fetttropfen

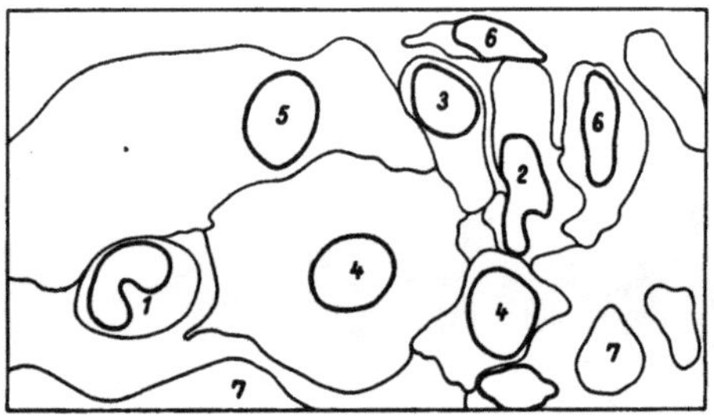

Abbildung 376 Atypische Plasmazelle mit spärlicher Granulation. Rechts ein Lymphozyt, Bewegungsform.

Abbildung 377 Gewebsbasophiler. Flach ausgebreitete große Zelle, bei der sich einige Granula auf den Zellkern projizieren.

Abbildung 378
1 atypische, nicht identifizierbare Zelle, vermutlich eosinophiler Promyelozyt
2 Gewebsbasophiler
3 basophile Erythroblasten
4 polychromatische Erythroblasten
5 oxyphiler Erythroblast
6 Lymphozyt
(Rezidiv nach unspezifischem Infekt)

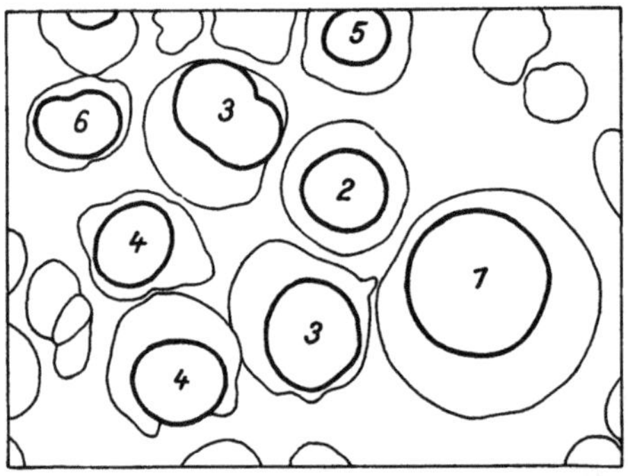

Abbildung 379
1 Monozyt
2 Plasmazellen
3 Lymphozyten
4 atypischer Metamyelozyt
5 kernloser, abgesprengter Plasmateil
(dasselbe Präparat wie Abb. 378)

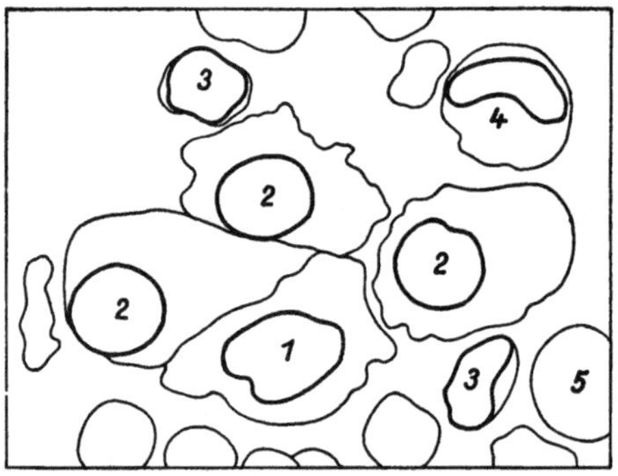

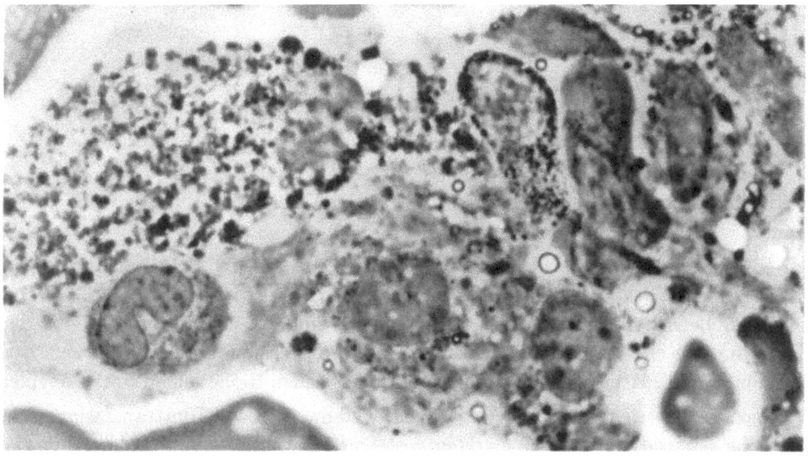

375 × *1300*

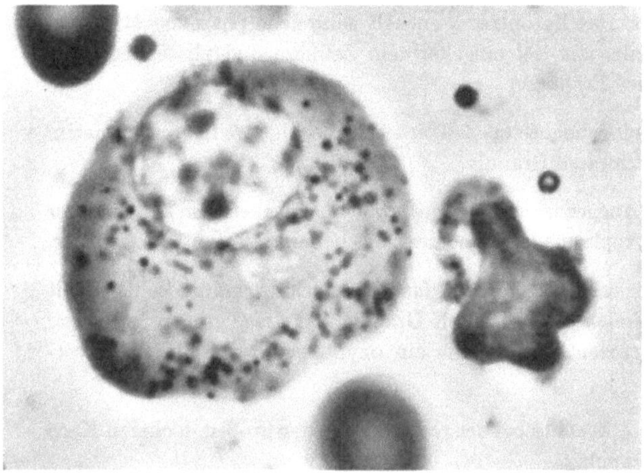

376 × *2300*

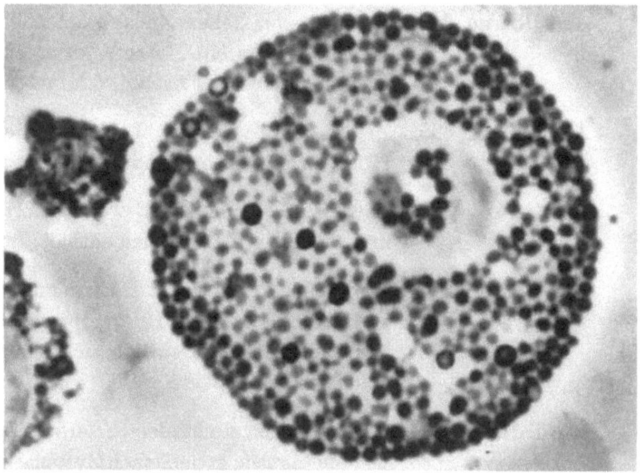

377 × *2300*

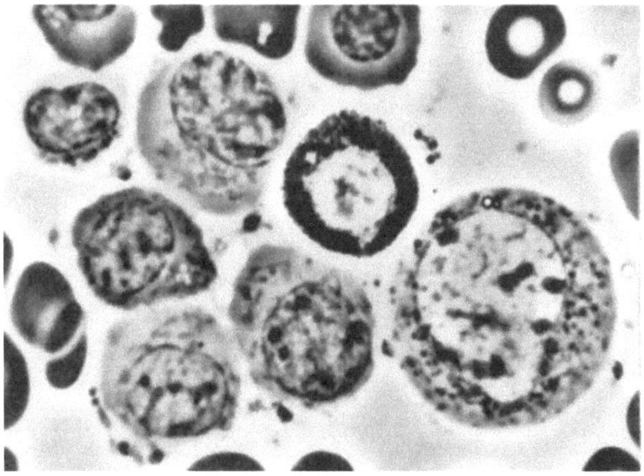

378 × *2000*

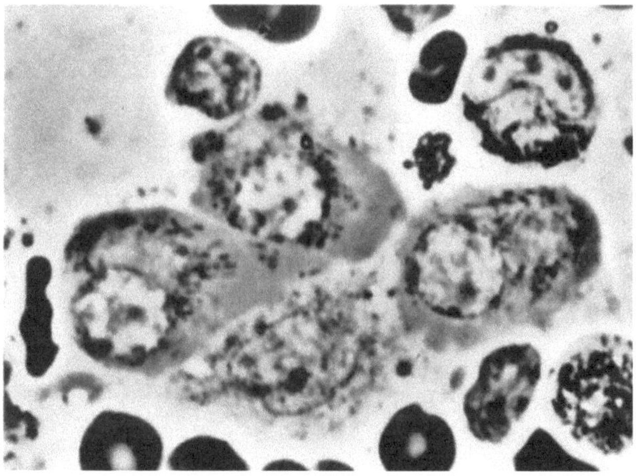

379 × *1600*

Panmyelopathie bei $2\,^3/_4$jähr. Patienten — Knochenmark

Abbildung 380–393

Anamnese: Nach unspezifischem, hochfieberhaftem Infekt treten Petechien am ganzen Körper auf. Krankenhauseinweisung als Purpura.

Aufnahmebefund: Schwerkrankes, blasses Kleinkind; Petechien an Haut und Schleimhäuten; Milz 2, Leber 1/2 Querfinger unter Rippenbogen palpabel. Stark beschleunigte BKS. Hämatologisch: 6,4 g-% Hgb; 1,5 Mill. Erythrozyten; $Hb_E = 43\gamma\gamma$, 2000 Leukozyten, davon 61% Lymphozyten und 16% Monozyten. 29000 Thrombozyten; Retikulozyten $10^0/_{00}$. Knochenmark: mäßiges Fettmark. Die Erythropoese ist wenig, die Granulopoese stark gehemmt. Vermehrung der Retikulum- und Plasmazellen. Die Zellen der myeloischen Reihe zeigen starke Atypien (s. Abb. 380–385).

Verlauf: Vorübergehendes Ansteigen der Hgb- und Erythrozytenwerte nach Bluttransfusionen und ACTH/Cortisonbehandlung. Im Knochenmark fand sich dabei eine extrem gesteigerte Erythropoese mit zahlreichen atypischen Zellformen (s. Abb. 386–388). Die Granulozytopenie war therapierefraktär. 5 Monate nach Krankenhausaufnahme Exitus letalis unter septischen und hämorrhagischen Erscheinungen.

Abbildung 380 Zelldetritus. Links daneben toxisch granulierter, stabkerniger Neutrophiler mit nukleolenartigen Chromatinverdichtungen an beiden Enden des Zellkerns.

Abbildung 381 Myelozyt mit hellem, gelapptem Zellkern. Das Zytoplasma enthält zahlreiche phasennegative Vakuolen. Rechts ein Metamyelozyt, ebenfalls mit tief eingekerbtem Zellkern und phasennegativen Plasmavakuolen. (Frisches, 5 Minuten altes Präparat)

Abbildung 382 Atypischer Myeloblast. Lockerer, leicht eingebuchteter Zellkern mit fleckig-streifiger Chromatinstruktur. Das Zytoplasma enthält grobe, schwarze Granula.

Abbildung 383 Atypischer Myeloblast, Bewegungsform. Langgezogene Zelle mit grauem, eingekerbtem Zellkern, der drei runde Kernkörperchen enthält. Im Zytoplasma ist angedeutet das hellere Zytozentrum sichtbar.

Abbildung 384 Atypischer Promyelozyt I. Eingebuchteter, scharf begrenzter, fast strukturloser, grauer Zellkern mit zwei Kernkörperchen. Im Zytoplasma zahlreiche grobe, dunkle Granula und einige größere, schwarze Plasmaorganellen. Deutlich sichtbares Zytozentrum. Rechts ein oxyphiler Erythroblast mit verdämmerndem Zellkern.

Abbildung 385 Drei atypische, nicht identifizierbare Zellen. Beachte bei der rechten Zelle den großen, lockeren Kern und die blassen, gequollenen Zytoplasmagranula.

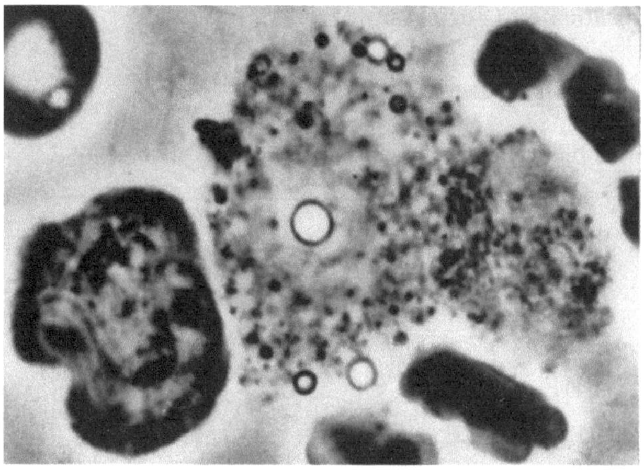

380 × *2300*

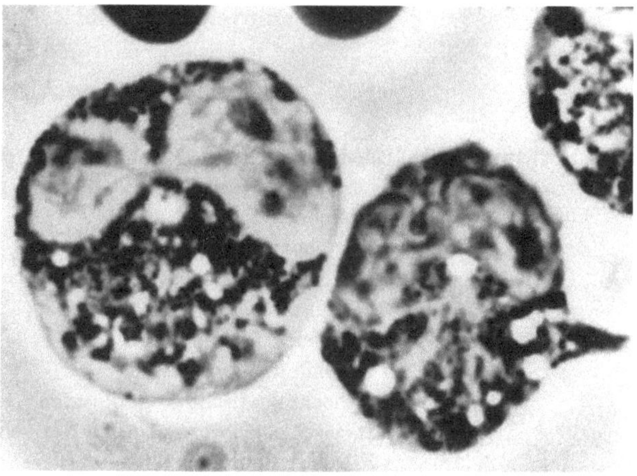

381 × *2300*

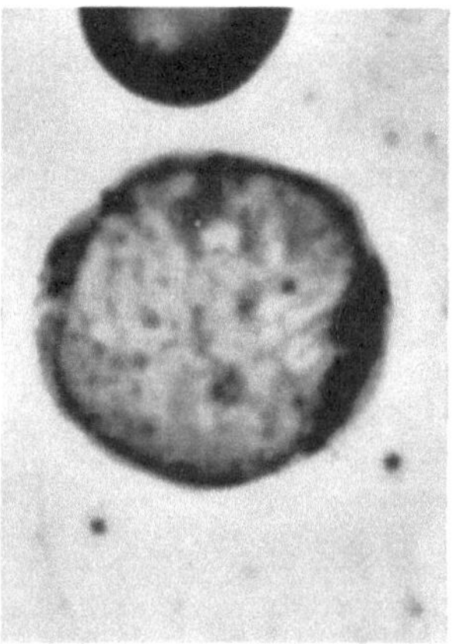

382 × *2300*

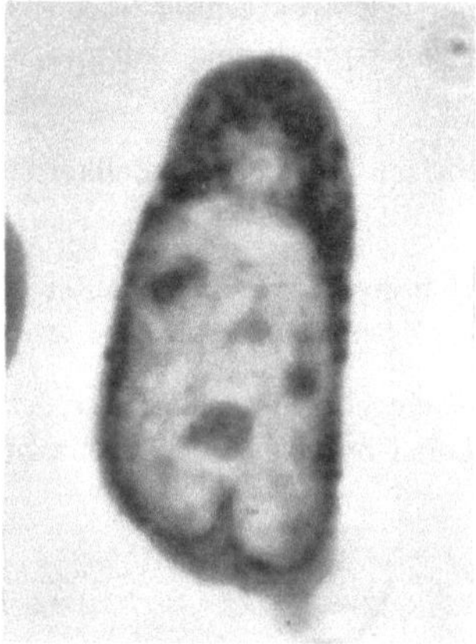

383 × *2300*

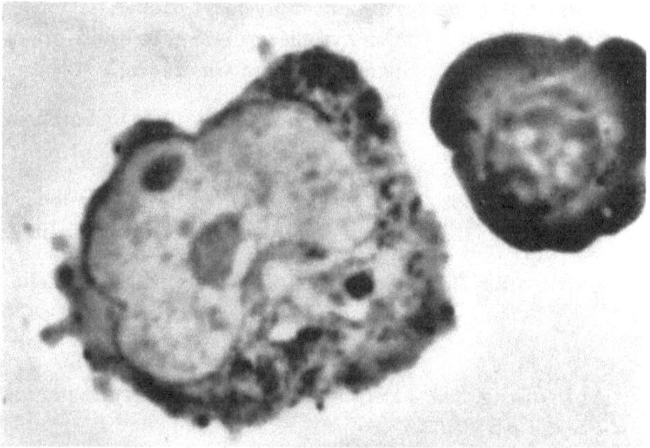

384 × *2300*

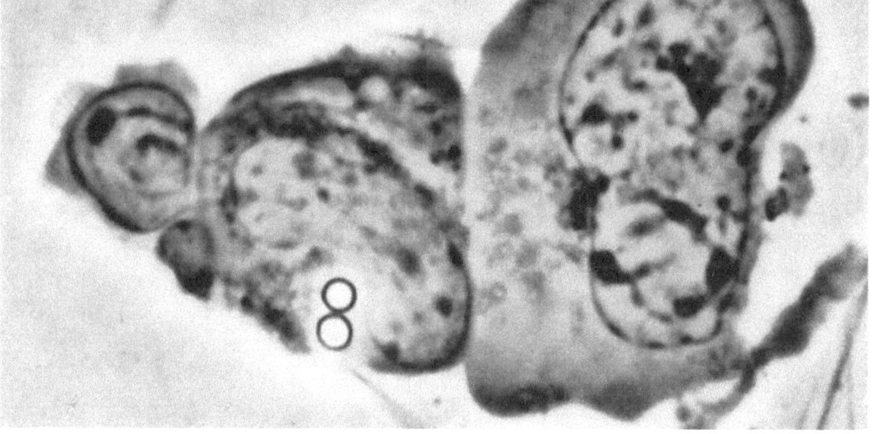

385 × *2300*

Panmyelopathie bei $2\,^{3}/_{4}$jähr. Patienten (Fortsetzung)

Knochenmark nach ACTH/Cortisonbehandlung

Abbildung 386 Übersicht. Vorwiegend reifere Erythroblasten. Im unteren und linken Bildteil einige Fetttropfen.

Abbildung 387
1 Promonozyt
2 Lymphozyten
3 Monozyt mit segmentiertem Zellkern
4 polychromatische Erythroblasten, polyploide Riesenformen
5 oxyphile Erythroblasten
6 orthochromatische Normoblasten
7 atypische orthochromatische Normoblasten
8 halbreife Retikulozyten

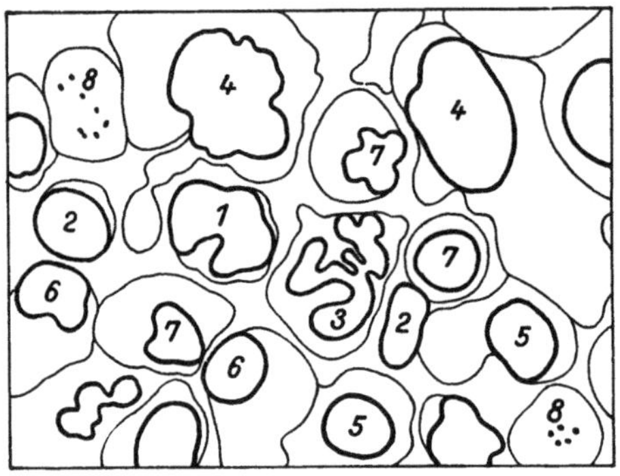

Abbildung 388 Zweikerniger Erythroblast mit einem sehr großen, lockeren und einem kleinen, pyknotischen Zellkern.

Abbildung 389 Atypischer Myelozyt. Heller, tief eingekerbter, fast strukturloser Zellkern mit einem großen Nukleolus. Das Zytoplasma ist nur teilweise granuliert; die Granula sind blaßgrau, wenige schwarz. Links unten paranukleär ein Glanzkorn.

Abbildung 390 Atypischer Myeloblast mit blaßgrauem, mehrfach eingekerbtem Zellkern und einigen runden, dunklen Granula.

Abbildung 391 Atypische unreife Zelle mit hellem, scharf begrenztem, eingebuchtetem Zellkern, der zwei runde, dunkle Kernkörperchen enthält. Im dichten Zytoplasma zahlreiche grobe, schwarze Granula.

Abbildung 392 Atypische, nicht identifizierbare Zelle. Tief eingebuchteter, lockerer, scharf begrenzter Zellkern mit drei dunklen Kernkörperchen. Das blaßgraue Zytoplasma enthält zahlreiche grobe, runde, dichte Granula.

Abbildung 393 Degenerationsform mit Kernfragmentation.

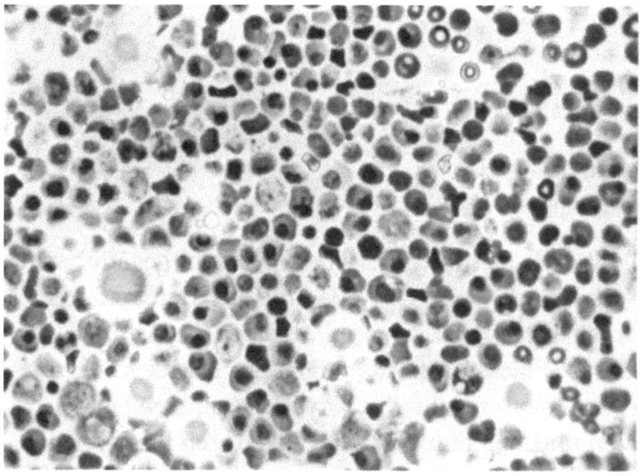

386 × *320*

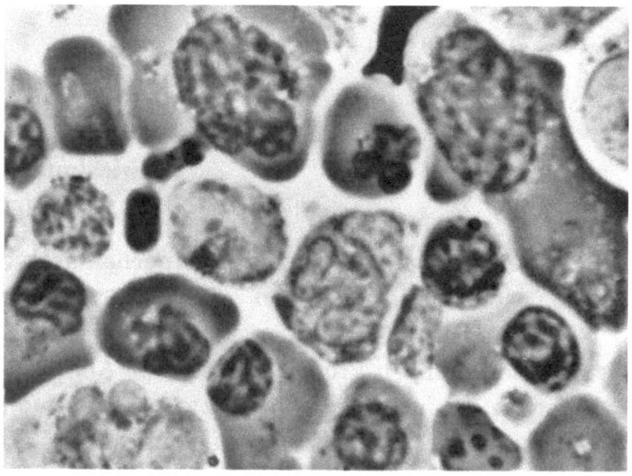

387 × *1400*

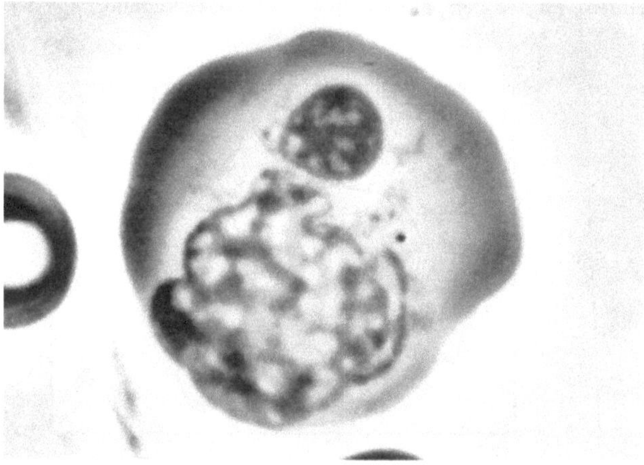

388 × *2300*

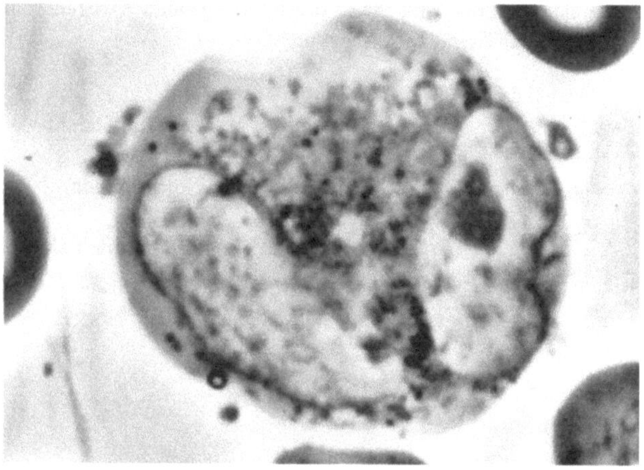

389 × *2300*

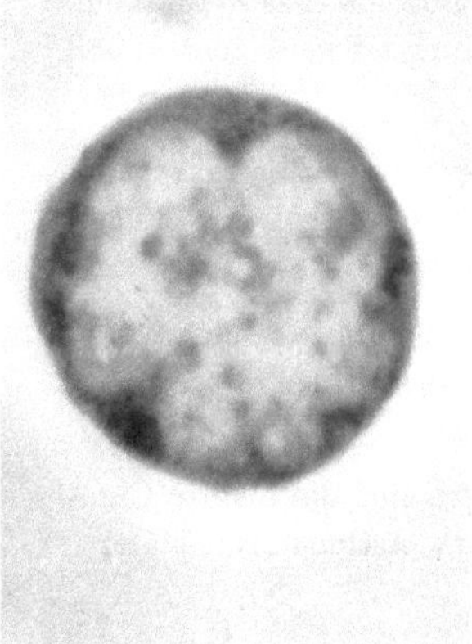

390 × *2300*

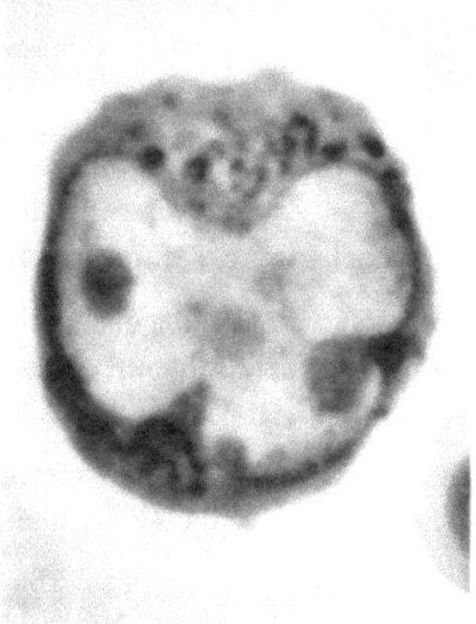

391 × *2300*

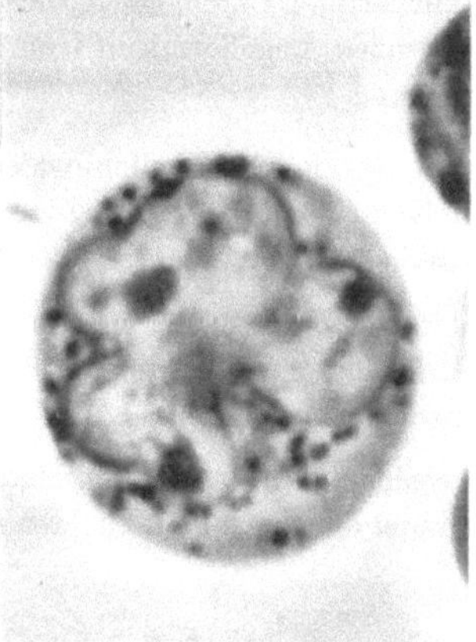

392 × *2300*

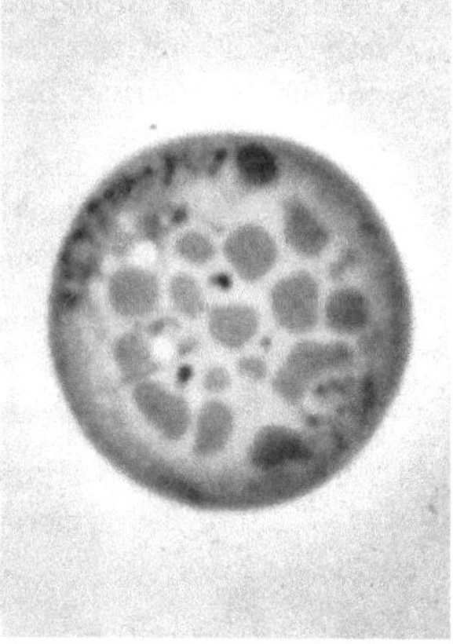

393 × *2300*

Die Eosinophilen

Entwicklungsstadien und Mitosen

Abbildung 394–408

Die Eosinophilen werden im Knochenmark gebildet. Als charakteristisches Merkmal gegenüber den Neutrophilen besitzen sie grobe, runde oder ovale, schwarze Granula, die bei den reiferen Formen zentral hell aufleuchten (Inversion). Mit Ausnahme der Eosinophiloblasten (s. Abb. 266) und eosinophilen Promyelozyten I (s. Abb. 270 und 1059) lassen sich die folgenden Entwicklungsstadien: eosinophile Promyelozyten II, eosinophile Myelozyten und Metamyelozyten, sowie stab- und segmentkernige Eosinophile einwandfrei erkennen und von den Neutrophilen durch ihre Kernstruktur und charakteristische Granulation unterscheiden.

Eosinophile Promyelozyten II

Morphologische Charakteristik: Sehr große Zellen. Ovaler oder nierenförmiger, heller Zellkern mit blaß-wolkiger, streifig-fleckiger Chromatinstruktur und ein bis drei wenig auffallenden Kernkörperchen. Das mitteldichte Zytoplasma enthält in der Umgebung des relativ großen Zytozentrums kleinere, an der Peripherie größere, schwarze, kugelförmige Granula. Keine Zellbewegung.

Abbildung 394 *1* eosinophiler Promyelozyt II
2 eosinophiler Myelozyt mit leicht eingekerbtem Zellkern
3 segmentkerniger Neutrophiler
4 Lymphozyt
(Knochenmark, Asthma bronchiale)

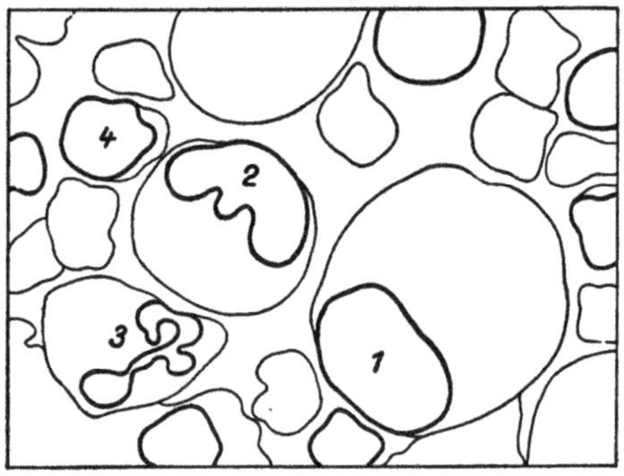

Abbildung 395 Eosinophiler Promyelozyt II. Ovaler, heller Zellkern mit zarter, streifig-fleckiger Chromatinstruktur und wenig auffälligem, rundem Nukleolus. Beachte die Größenunterschiede der Zytoplasmagranula. (Knochenmark, Immunothrombopenie)

Eosinophile Myelozyten

Morphologische Charakteristik: Länglich-ovaler, leicht eingebuchteter, heller Zellkern mit blasser, streifig-fleckiger Struktur und nukleolenartigen Chromatinverdichtungen oder einem persistierenden Nukleolus. Das Zytoplasma ist angefüllt mit verschieden großen, kugelförmigen Granula, die bei entsprechender Fokussierung teilweise zentral hell aufleuchten. Geringe Zellbewegung.

Abbildung 396 Eosinophiler Myelozyt. Länglich-ovaler, eingebuchteter Zellkern mit geringer Chromatinstruktur und dunklem Nukleolus. Deutliches Zytozentrum. Das Zytoplasma enthält homogen schwarze, kugelförmige und zentral aufleuchtende Granula. (Knochenmark, Immunothrombopenie)

Abbildung 397 Eosinophiler Myelozyt, schichtdünnes Präparat. In flach ausgebreiteten Zellen ist das charakteristische Aufleuchten der Granula im allgemeinen nicht nachweisbar, dafür lassen sich aber ihre Größenunterschiede deutlich erkennen. (Knochenmark, unspezifische Lymphadenitis)

Abbildung 398 u. 399 Mitosen eosinophiler Myelozyten, Metaphase und Anaphase. Charakteristisch sind die blassen Chromosomen und die zentral aufleuchtenden Zytoplasmagranula. (Knochenmark, Asthma bronchiale)

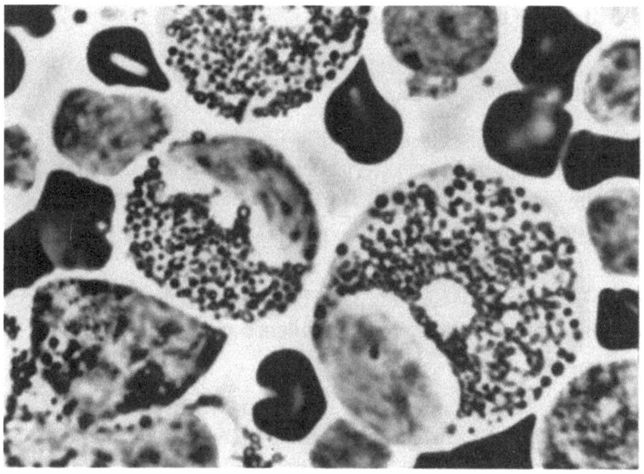

394 × *1400*

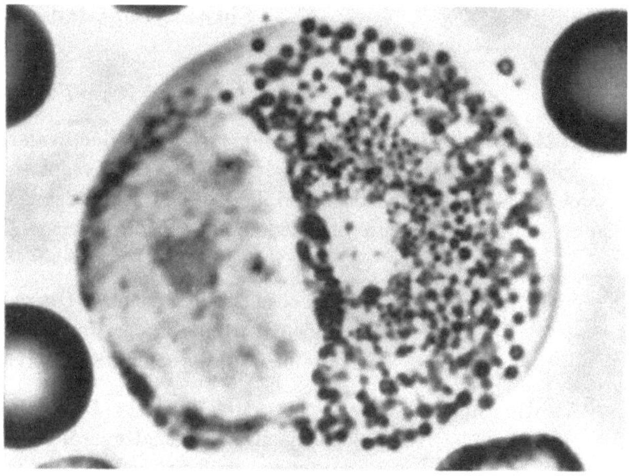

395 × *2300*

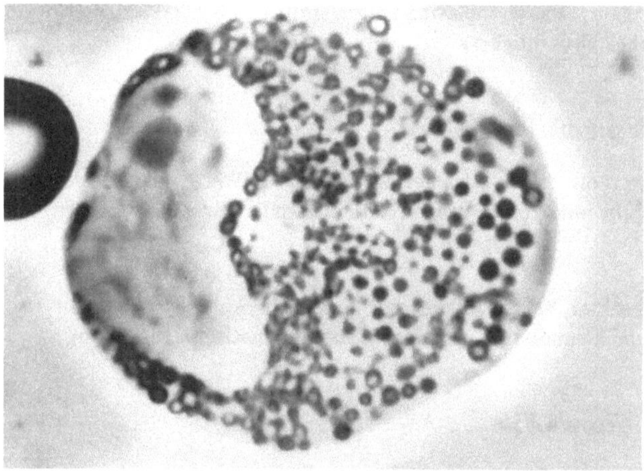

396 × *2300*

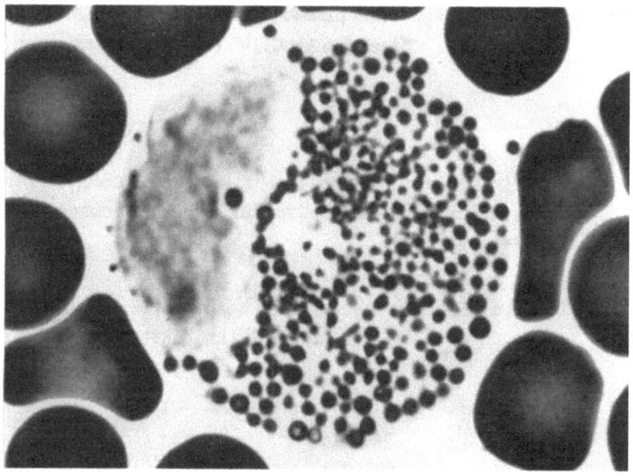

397 × *2300*

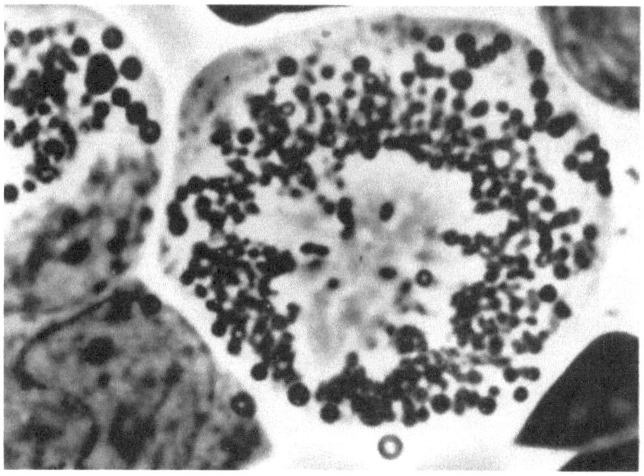

398 × *2300*

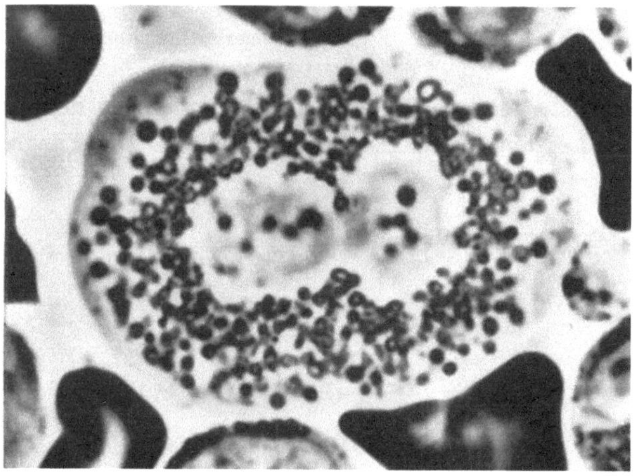

399 × *2300*

Entwicklungsstadien und Mitosen (Fortsetzung)

Eosinophile Metamyelozyten

Morphologische Charakteristik: Länglich-ovaler, heller Zellkern mit blasser, streifig-fleckiger Struktur und nukleolenartigen Chromatinverdichtungen. Das Zytoplasma ist angefüllt mit den charakteristisch aufleuchtenden, eosinophilen Granula, die in der Peripherie größer, nahe dem Zytozentrum etwas kleiner, sind. Im Verlauf der Reifung nimmt die Zahl der kleineren (bleibenden) Granula zu. Geringe Zellbewegung.

Abbildung 400 Reiferer eosinophiler Myelozyt, Übergangsform zum Metamyelozyten. Länglich-ovaler, heller Zellkern mit nukleolenartiger Chromatinverdichtung. Im Zytoplasma kleinere und größere eosinophile Granula. (Knochenmark, idiopathische hämolytische Anämie)

Abbildung 401 Eosinophiler Metamyelozyt. Länglich-ovaler, heller Zellkern mit blasser, streifiger Struktur und drei nukleolenartigen Chromatinverdichtungen. Das Zytoplasma enthält vorwiegend kleine und, nur in den Randpartien, größere, eosinophile Granula. Dazwischen einige phasennegative Plasmavakuolen. (Knochenmark, hämolytisch-urämisches Syndrom, Gasser)

Abbildung 402 Atypischer eosinophiler Metamyelozyt mit sehr grober Granulation und einem schmalen Zytoplasmafortsatz. (Knochenmark, Zöliakie)

Abbildung 403 Eosinophiler Metamyelozyt, Übergangsform zum Stabkernigen. Leicht eingekerbter, heller Zellkern mit blasser, streifig-fleckiger Chromatinstruktur. Das Zytoplasma ist angefüllt mit zentral aufleuchtenden Granula. (Knochenmark, Pfeiffersches Drüsenfieber)

Stabkernige Eosinophile

Morphologische Charakteristik: Schmaler, gestreckter, oft leicht eingekerbter, heller Zellkern mit blasser, fleckig-streifiger Chromatinstruktur. Das Zytoplasma ist angefüllt mit groben, zentral aufleuchtenden Granula. Geringe Zellbewegung.

Abbildung 404 Stabkerniger Eosinophiler. Schmaler, gestreckter, heller Zellkern mit blasser, fleckiger Struktur. Im Zytoplasma die charakteristische eosinophile Granulation. (Peripherblut, rheumatische Infektion)

Segmentkernige Eosinophile

Morphologische Charakteristik: Segmentierter heller Zellkern mit kaum auffallender, fleckig-scholliger Chromatinstruktur. Im Zytoplasma runde, gelegentlich auch ovale, zentral aufleuchtende, grobe Granula. Im allgemeinen enthalten die Zellen zwei Kernsegmente, die durch einen feinen Chromatinfaden verbunden sind. Deutliche Zellbewegung.

Abbildung 405 bis 407 Segmentkernige Eosinophile mit zwei Kernsegmenten. In Abb. 405 einige ovale, eosinophile Granula. (Peripherblut, Gesunder)

Abbildung 408 Segmentkerniger Eosinophiler mit drei Kernsegmenten. (Peripherblut, Ekzem)

In älteren Präparaten bilden sich bei dem Zerfall der Eosinophilen die sogenannten Charcot-Leydenschen Kristalle (s. Abb. 944). Die Phagozytoseaktivität der Eosinophilen ist gering.

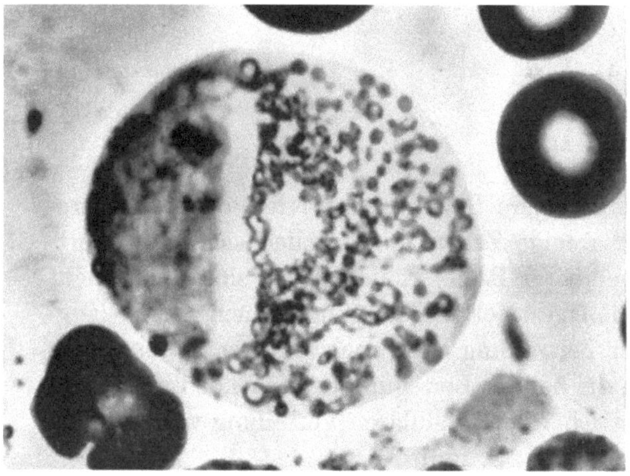

400 × 2300

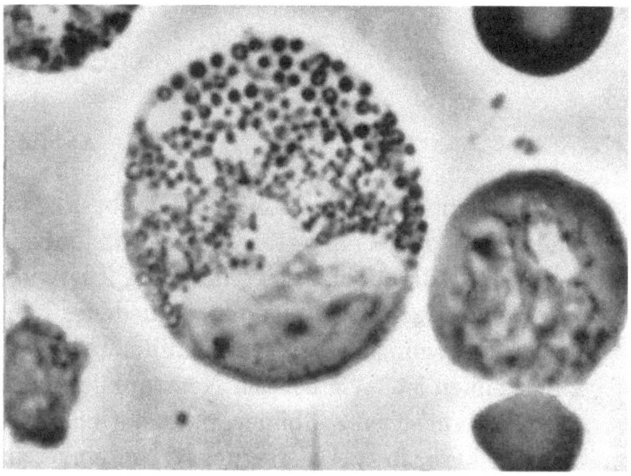

401 × 2300

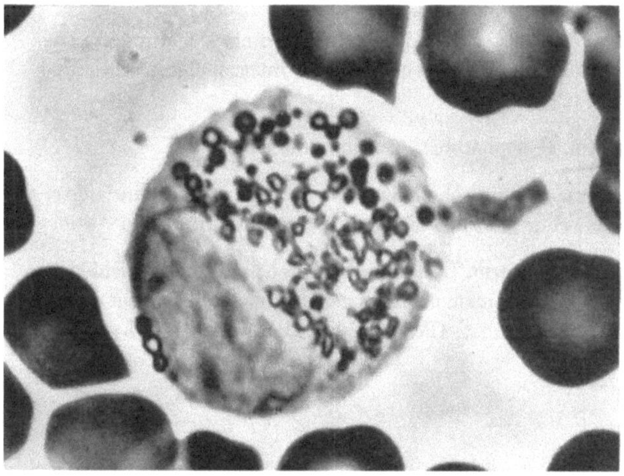

402 × 2300

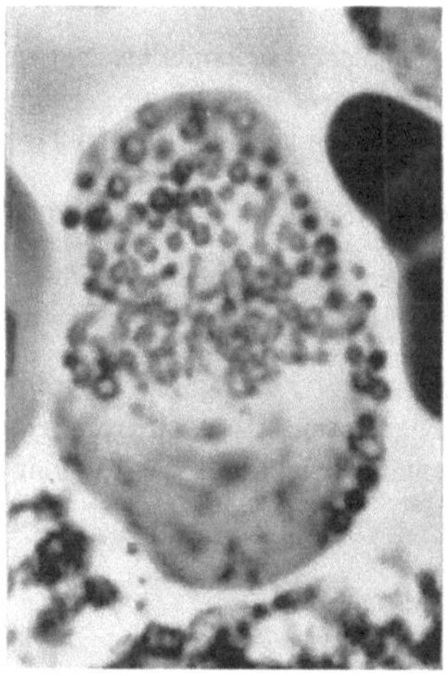

403 × 2300

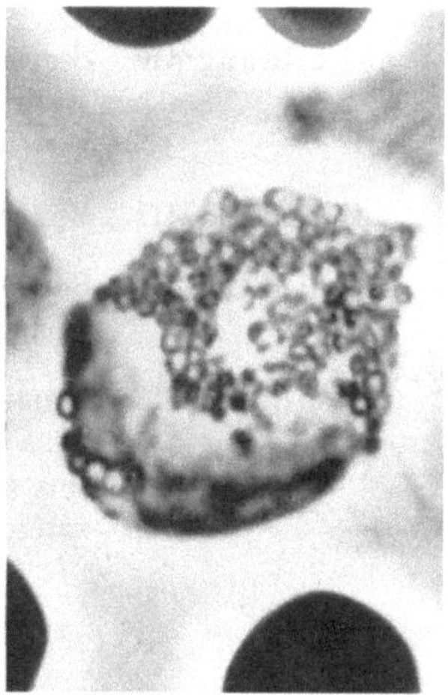

404 × 2300

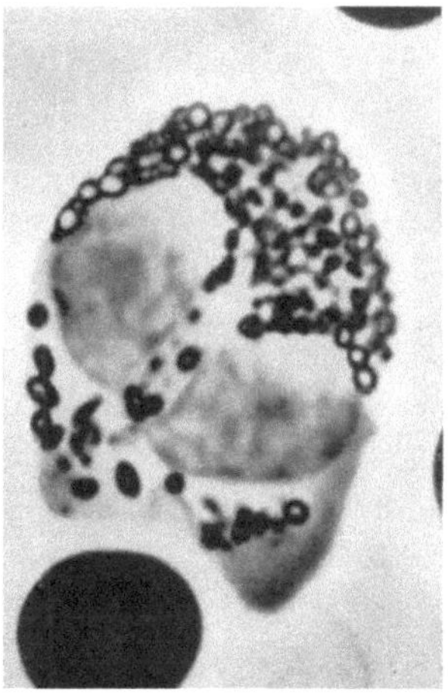

405 × 2300

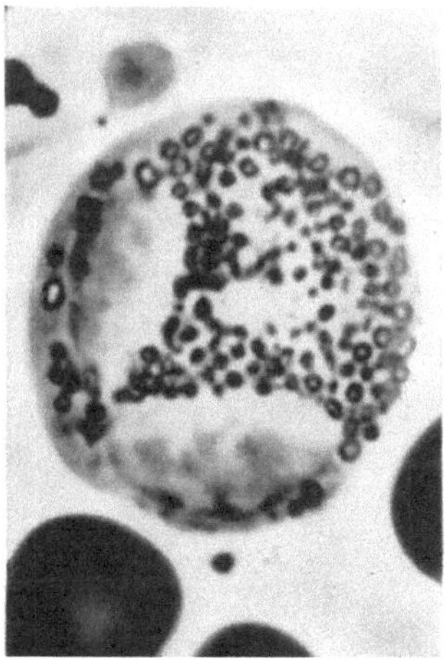

406 × 2300

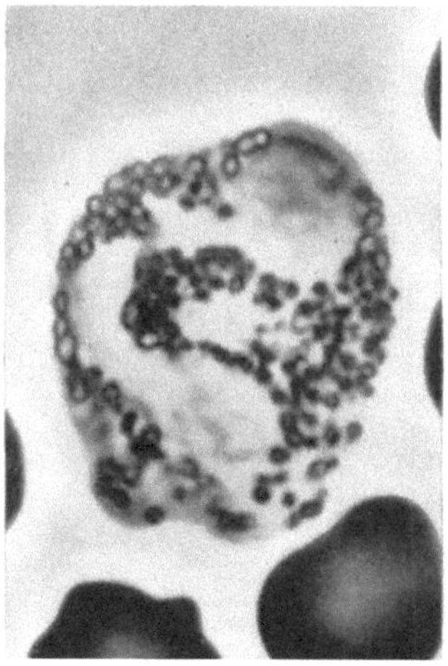

407 × 2300

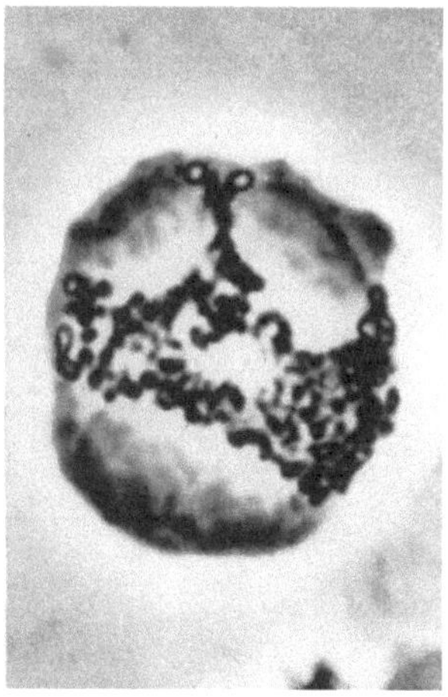

408 × 2300

Bewegung

Abbildung 409–413

Die segmentkernigen Eosinophilen besitzen eine geringere Bewegungsaktivität als die Neutrophilen. In den Präparaten findet man daher nur wenige Zellen mit deutlich sichtbarer Fortbewegung; die Mehrzahl verharrt im Zustand scheinbarer Ruhe. Einige Zellen sind dabei nicht abgerundet, sondern zeigen verschiedene, häufig langgestreckte Bewegungsformen, deren langsamer Bewegungsablauf erst im Film bei stärkerer Zeitraffung oder nach längerer Beobachtung zu erkennen ist. Wie bei den Neutrophilen können die bei der Bewegung entstehenden morphologisch-dynamischen Zellbilder, nach der charakteristischen intrazellulären Verteilung von Granula und Zellkern, in drei Bewegungstypen eingeteilt werden (s. S. 126).

Abbildung 409 a–d Segmentkerniger Eosinophiler, Bewegungstyp II. Zeitabstand der Aufnahmen etwa 5 Minuten. Langgestreckte Zelle mit bürzelartigem Plasmaanhängsel. Bei der Bewegung wird die intrazelluläre Anordnung von Granula und Zellkern ständig beibehalten. Beachte als Fixpunkt einen Thrombozytenhaufen. (Peripherblut, Scharlach)

Abbildung 410 a u. b Segmentkerniger Eosinophiler, Bewegungstyp I. Zeitabstand der Aufnahmen etwa 5 Minuten. Zustand scheinbarer Ruhe, nur geringe Änderung der Zellkontur und der intrazellulären Granulaverteilung. (Peripherblut, Gesunder)

Abbildung 411 Segmentkerniger Eosinophiler, Bewegungsform. (Peripherblut, Autoimmunoanämie)

Abbildung 412 Segmentkerniger Eosinophiler, Bewegungsform. Bei der sehr langsamen Bewegung wird ein langer, schmaler Plasmafortsatz nachgezogen. (Peripherblut, Morbus haemolyticus neonatorum)

Abbildung 413 Segmentkerniger Eosinophiler, atypische Bewegungsform. Der Zellkern besteht aus zwei verschieden großen Segmenten. Das kleinere Kernsegment liegt in einem nachgezogenen Plasmateil, das nur durch eine schmale Brücke mit der übrigen Zelle verbunden ist. (Peripherblut, akute infektiöse Lymphozytose)

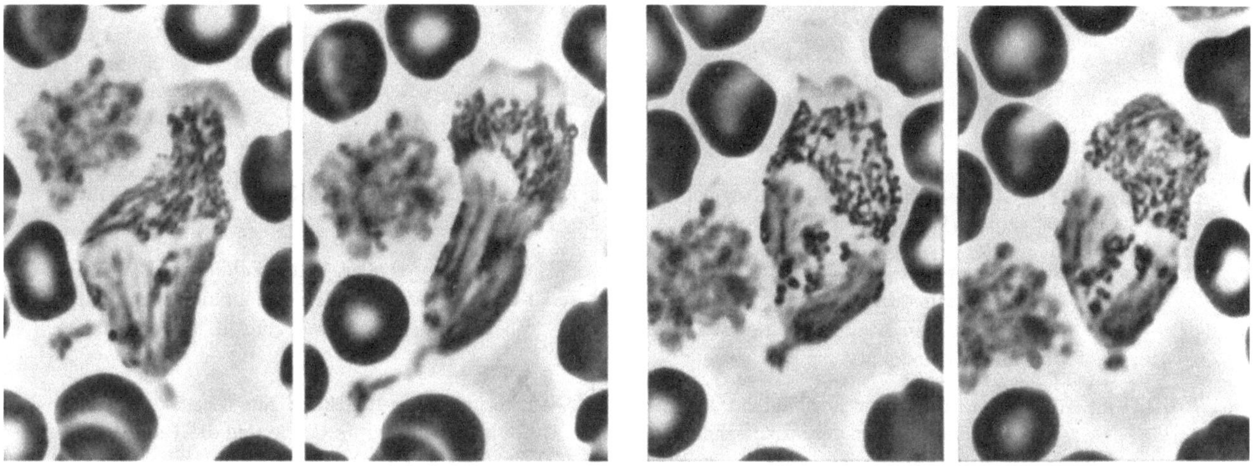

409 a b c d × *1700*

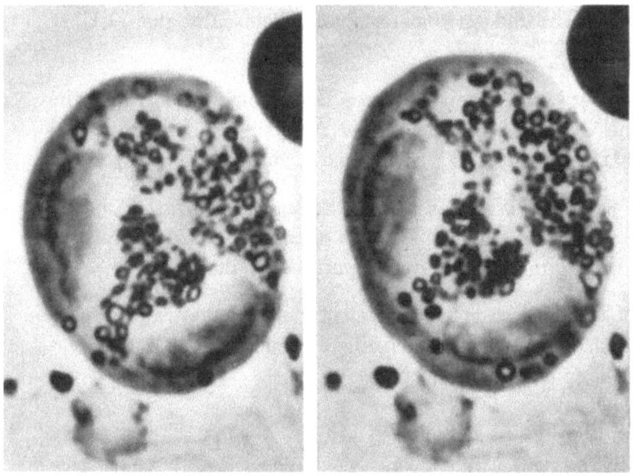

410 a b × *2300*

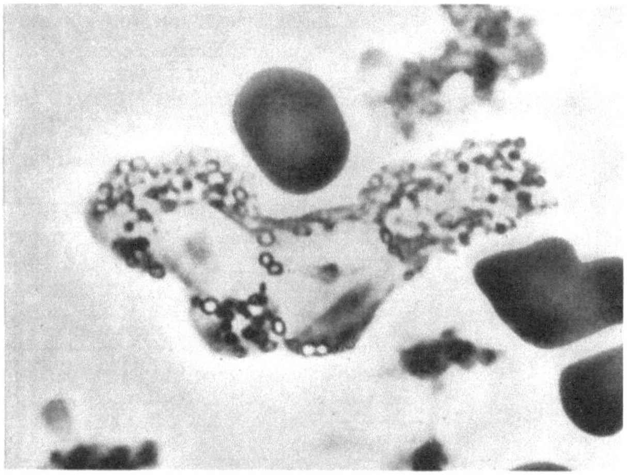

411 × *2300*

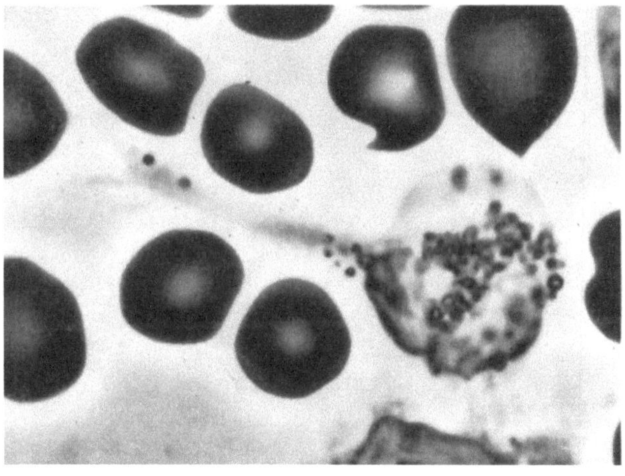

412 × *2300*

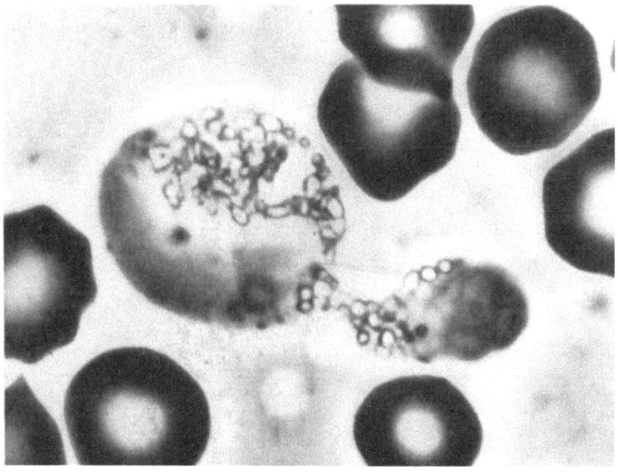

413 × *2800*

Varia (Vakuolen, Glanzkörner usw.)

Abbildung 414–421

Abbildung 414 Kernloser Plasmarest eines segmentkernigen Eosinophilen. Zellfragmentation infolge Wärmeeinwirkung. (Peripherblut, Infektarthritis, randnaher Präparatbezirk)

Abbildung 415 Eosinophiler Myelozyt mit phasennegativen Plasmavakuolen. Ovaler, heller Zellkern mit fleckiger Chromatinstruktur. Das Zytoplasma enthält außer der charakteristischen eosinophilen Granulation und einigen homogen schwarzen Granula zwei größere phasennegative Vakuolen. (Knochenmark, Morbus Hodgkin)

Abbildung 416 Segmentkerniger Eosinophiler mit mehreren Glanzkörnern. Die randständigen Glanzkörner unterscheiden sich von der spezifischen eosinophilen Granulation durch ihre Größe und die Intensität der zentralen Inversionserscheinung. (Peripherblut, Hepatitis epidemica)

Abbildung 417 Stabkerniger Eosinophiler mit phagozytiertem Fetttropfen, seltener Befund. Der Linseneffekt des Fetttropfens ist auf der Aufnahme nicht zu erkennen. (Knochenmark, Morbus Boeck)

Abbildung 418 Atypischer eosinophiler Myelozyt. Ovaler, heller Zellkern mit nukleolenartigen Chromatinverdichtungen, dessen Randbezirke durch die Lichthöfe der angrenzenden Granula teilweise überstrahlt werden. Im Zytoplasma mehrere abnorm große Granula und ein kugelförmiger Zelleinschluß (bei 11 Uhr). (Knochenmark, Morbus Boeck)

Abbildung 419 Atypischer eosinophiler Myelozyt. Ovaler, heller Zellkern mit mehreren nukleolenartigen Chromatinverdichtungen. Ausgesprochene Granulaanisozytose. Die Zelle ist bei Anfertigung des Präparates lädiert worden, deshalb liegen einige Granula extrazellulär. (Knochenmark, Morbus Hodgkin)

Abbildung 420 Atypischer eosinophiler Myelozyt. Ovaler, heller Zellkern mit blasser, fleckiger Chromatinstruktur. Das Zytoplasma ist teilweise ungranuliert; die vorhandenen Granula umgeben das Zytozentrum. (Knochenmark, akute Leukose – Remissionsstadium nach 6-Mercaptopurinbehandlung)

Abbildung 421 Atypischer eosinophiler Metamyelozyt mit segmentiertem Kern. Heller, tief eingekerbter, streifigfleckig strukturierter Zellkern mit einigen nukleolenartigen Chromatinverdichtungen. Das Zytoplasma enthält vorwiegend kleinere Granula. (Knochenmark, Panmyelopathie)

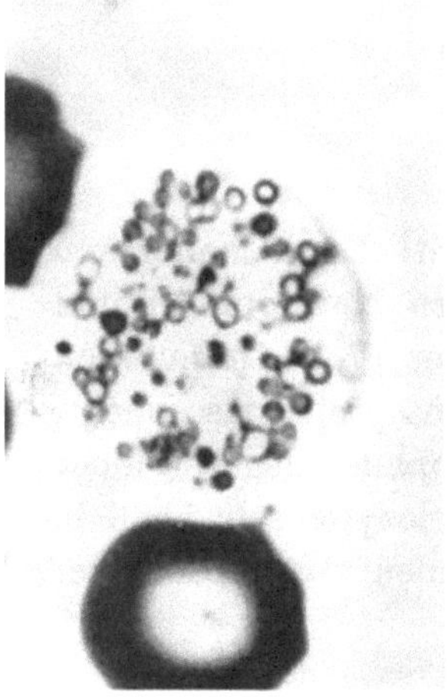

414 × *2300*

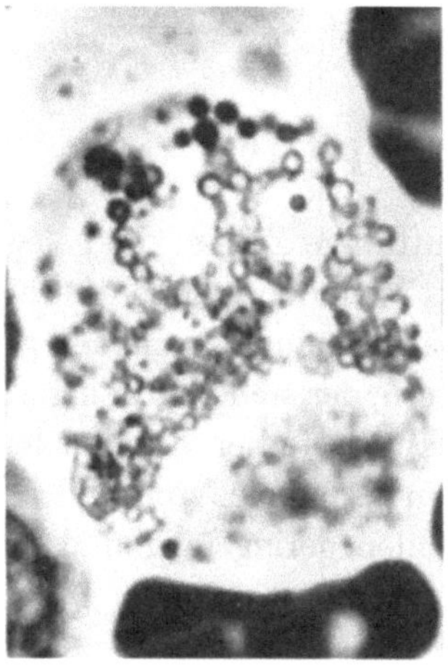

415 × *2300*

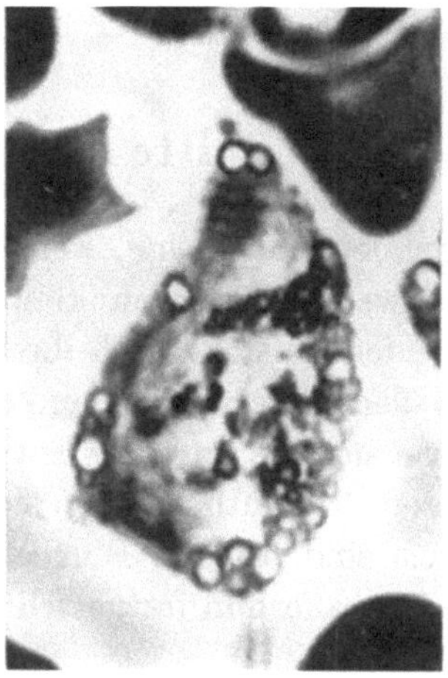

416 × *2300*

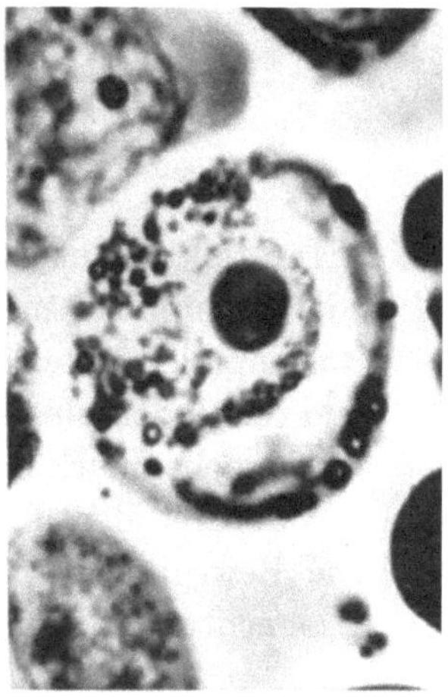

417 × *2100*

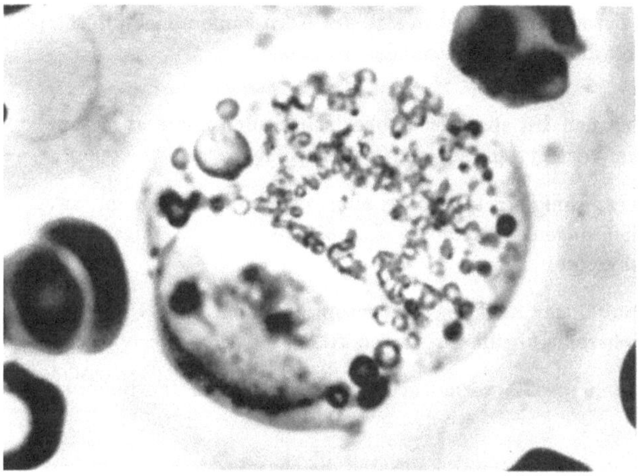

418 × *2300*

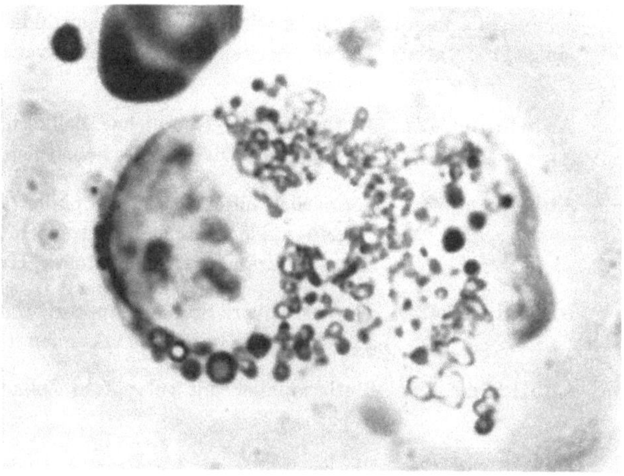

419 × *2300*

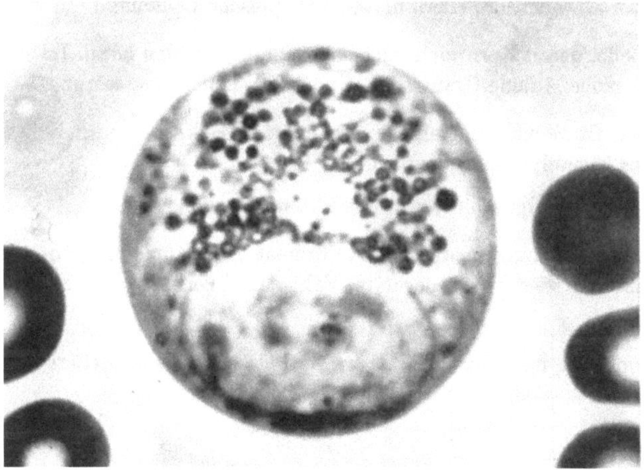

420 × *2300*

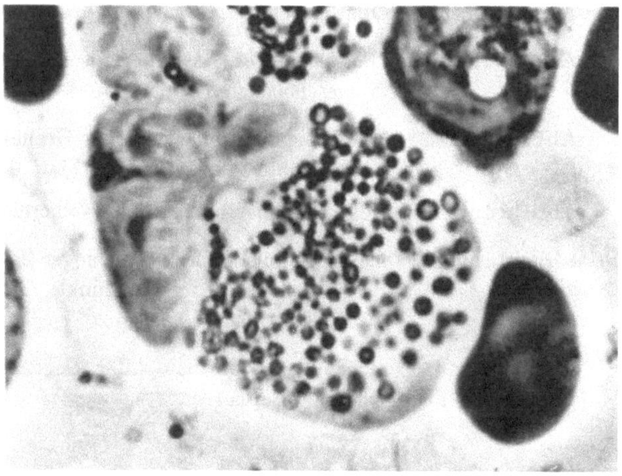

421 × *2300*

Die Blutbasophilen

Die reifen Blutbasophilen sind kleine, wenig auffällige Zellen, die gelegentlich mit Monozyten oder Lymphozyten verwechselt werden können. Von den segmentkernigen Neutrophilen und Eosinophilen unterscheiden sie sich durch ihre spärliche, im allgemeinen graue, grobe Granulation und durch den blassen, fleckig-verwaschenen Zellkern, der sich nur wenig vom Zytoplasma abhebt. Im Knochenmark lassen sich die unreifen Entwicklungsstadien der Blutbasophilen dagegen nicht einwandfrei identifizieren. Vermutlich sehen sie den Promyelozyten und Myelozyten sehr ähnlich. Die Bewegungsvorgänge sind bei den Blutbasophilen geringfügig und können nur bei längerer Beobachtung oder im Zeitrafferfilm festgestellt werden.

Verschiedene Zellformen

Abbildung 422–433

Morphologische Charakteristik: Im allgemeinen mehrfach segmentierter, polymorpher Zellkern mit verwaschener, fleckig-grauer Chromatinstruktur. Das mitteldichte Zytoplasma, von dem sich der Kern kaum abhebt, enthält einige grobe, graue Granula. Bei den einzelnen Zellen variiert oft die Dichte und Zahl der Granula.

Abbildung 422 Blutbasophiler. Rundlicher Zellkern, der auch bei direkter Beobachtung nur schwer abgegrenzt werden kann. Die Granula heben sich kaum vom Zytoplasma ab. (Peripherblut, Sepsis)

Abbildung 423 Vermutlich unreifer Blutbasophiler. Grauer, wenig strukturierter, eingebuchteter Zellkern mit zwei kleinen nukleolenartigen Chromatinverdichtungen. Das dichte Zytoplasma enthält einige grobe, schwarze Granula. (Knochenmark, Hypothyreose)

Abbildung 424 Blutbasophiler. Stark gelappter, wenig auffälliger Zellkern. Im Zytoplasma sind bei 6 Uhr einige grobe, dunkle Granula zu erkennen. (Peripherblut, rheumatische Infektion)

Abbildung 425 Blutbasophiler mit gelapptem Zellkern. Sehr große, vermutlich jugendliche Zelle. (Peripherblut, Nephrose)

Abbildung 426 Blutbasophiler mit Kernsatellit. In der flach ausgebreiteten Zelle sind die charakteristischen groben, grauen Zytoplasmagranula deutlich zu erkennen. (Peripherblut, Osteomyelitis)

Abbildung 427 Blutbasophiler, Bewegungsform. Drei größere polymorphe Kernsegmente mit fleckig-verwaschener Chromatinstruktur. Das Zytoplasma enthält einige schwarze und zahlreiche graue, grobe Granula. (Peripherblut, Lues)

Abbildung 428 Blutbasophiler mit atypisch grober, dichter Granulation. (Peripherblut, myeloische Leukämie)

Abbildung 429 Blutbasophiler, Bewegungsform. Blasse Zelle, deren Kern nicht sicher abgegrenzt werden kann. Im vorgeschobenen Zytoplasmafortsatz einige grobe, dunkle Granula. (Peripherblut, Ernährungsstörung)

Abbildung 430 Blutbasophiler mit atypischer Granulation. Hörnchenförmiger, unsegmentierter Zellkern. Deutliche Granulaanisozytose. (Peripherblut, Morbus haemolyticus neonatorum)

Abbildung 431 Blutbasophiler, vermutlich zweikerniger Zelle. (Peripherblut, multiple Mißbildungen)

Abbildung 432 Blutbasophiler. Kleeblattförmiger Zellkern mit fleckig-verwaschener Chromatinstruktur. Im Zytoplasma zahlreiche grobe, dunkle Granula und vier phasennegative Vakuolen. (Peripherblut, Ernährungsstörung)

Abbildung 433 Jugendlicher Blutbasophiler, Degenerationsform mit phasennegativen Zytoplasmavakuolen. (Peripherblut, Sepsis)

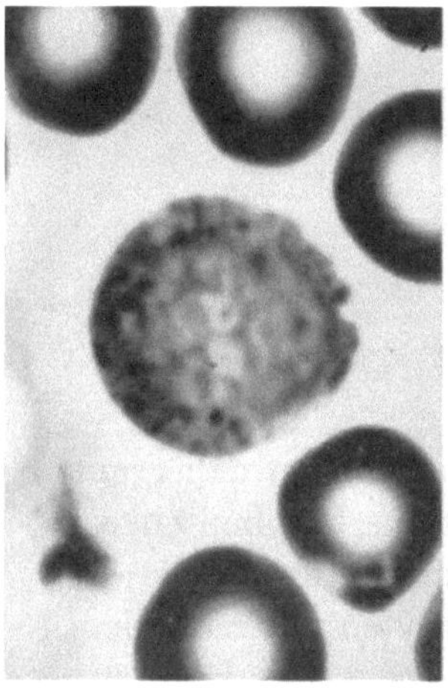

422 × *2300*

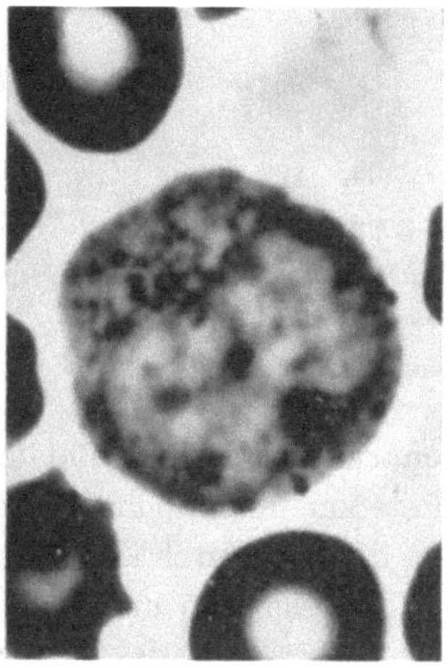

423 × *2300*

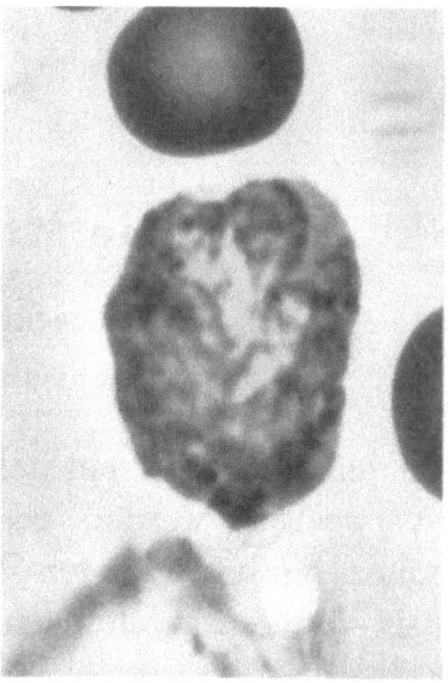

424 × *2300*

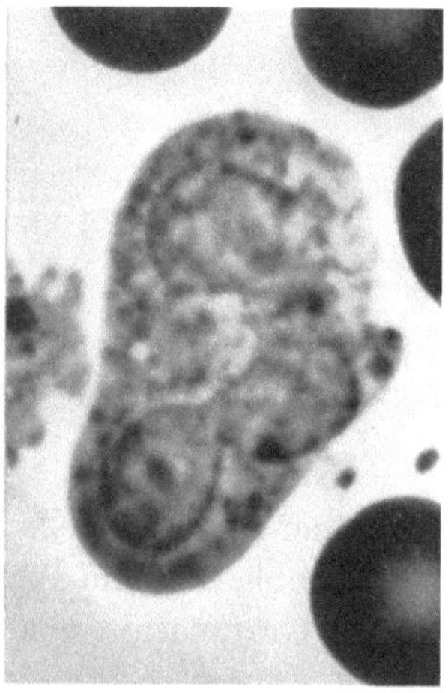

425 × *2300*

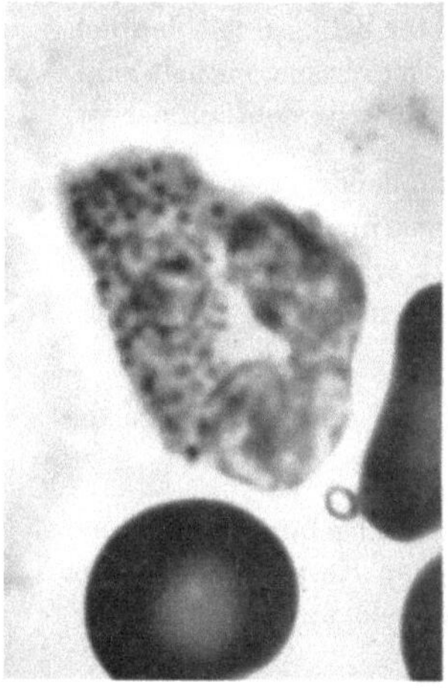

426 × *2300*

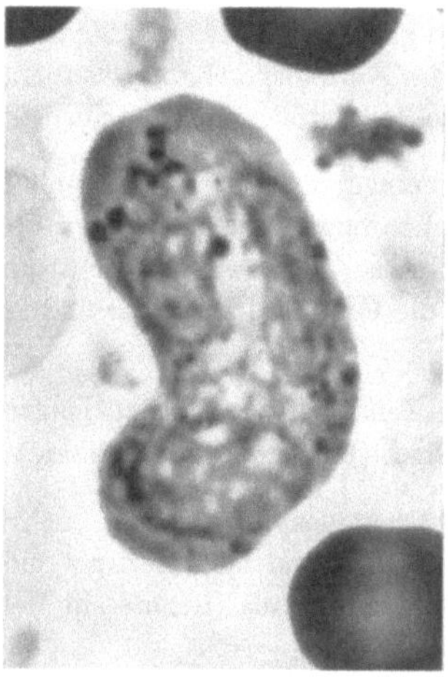

427 × *2300*

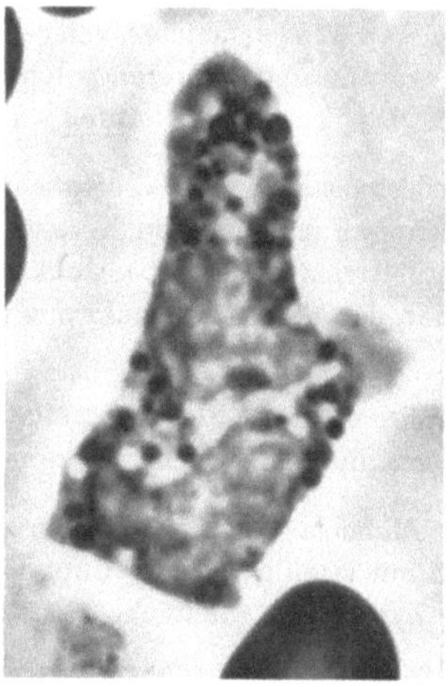

428 × *2300*

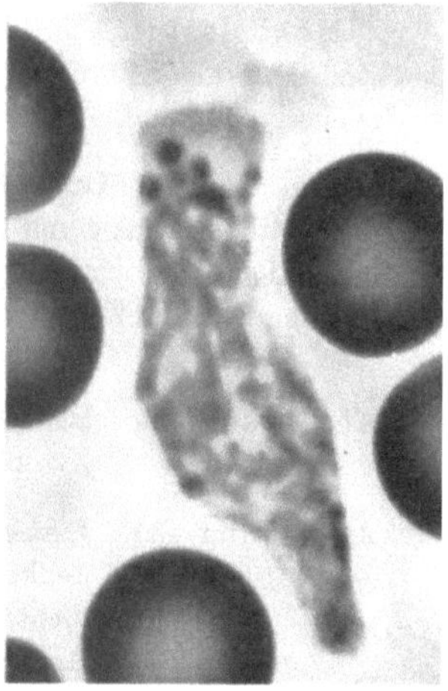

429 × *2300*

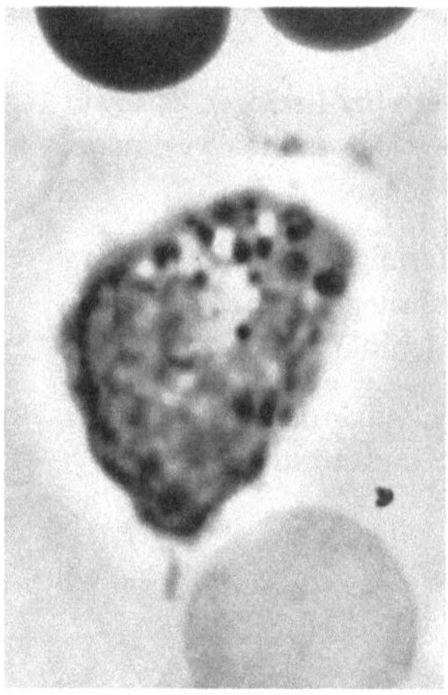

430 × *2300*

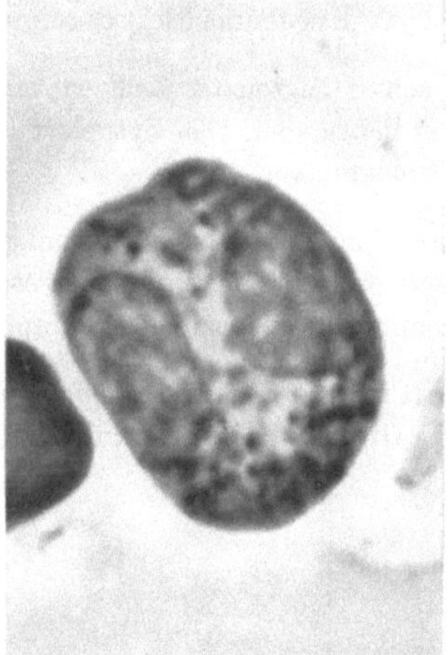

431 × *2300*

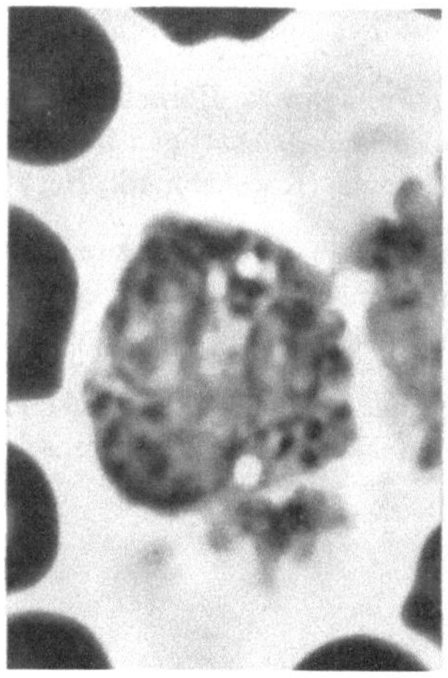

432 × *2300*

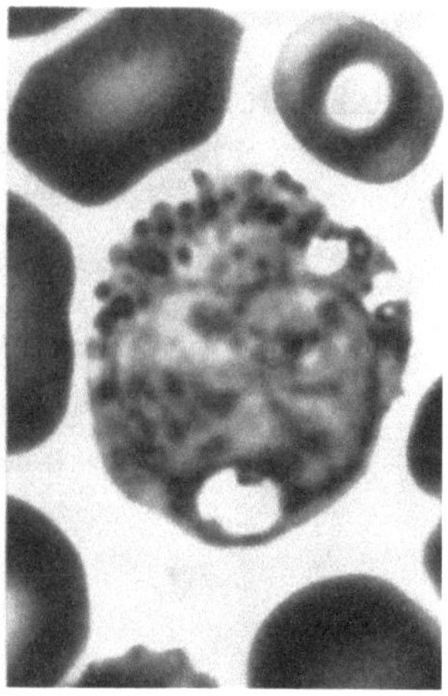

433 × *2300*

Die Monozyten

Entwicklungsstadien

Abbildung 434–440

Die Monozyten bieten phasenoptisch ein ganz charakteristisches Bild und können daher mit keiner anderen Zellart verwechselt werden. Sie entstehen im Knochenmark aus bestimmten, als Monoblasten und Promonozyten bezeichneten Zellen, die sich durch ihre Kernstruktur und die Art der Granulation eindeutig von den Myeloblasten, Promyelozyten und Myelozyten unterscheiden.

Die unreifen Vorstufen der Monozyten, die Monoblasten und Promonozyten lassen sich, insbesondere bei entzündlichen Erkrankungen im Säuglings- und Kleinkindesalter, im Knochenmark regelmäßig nachweisen. Bei größeren Kindern und Erwachsenen sind sie dagegen seltener anzutreffen.

Morphologische Charakteristik

Monoblast (s. Abb. 13 u. 14): Eingebuchteter, gelegentlich gelappter, unregelmäßig geformter Zellkern mit deutlich streifig-fleckiger Chromatinstruktur und mehreren polymorphen Kernkörperchen. Das dichte Zytoplasma enthält zahlreiche grobe, dunkle Granula. Im Verlauf der Reifung wird die Zelle größer und die Kernstruktur tritt deutlich hervor.

Promonozyt: Große Zelle. Lockerer, breiter, oft mehrfach eingebuchteter Zellkern mit auffallender, streifig-fleckig-retikulärer Struktur und mehreren polymorphen Kernkörperchen bzw. nukleolenartigen Chromatinverdichtungen. Das mitteldichte Zytoplasma enthält zahlreiche grobe, dunkle Granula. Oft ist ein Zytozentrum zu erkennen. Bei weiterer Reifung wird die Zelle kleiner, der Kern hörnchenförmig und die Granulation blasser und feinkörniger.

Abbildung 434 Reiferer Promonozyt. Flach ausgebreitete Zelle, bei der die fleckig-streifige Kernstruktur und die Zytoplasmagranula deutlich zu erkennen sind. (Knochenmark, Zöliakie)

Abbildung 435 Reiferer Monoblast; Übergangsform zum Promonozyten. Großer, mehrfach eingebuchteter, grauer Zellkern mit streifig-fleckiger Chromatinstruktur und mehreren polymorphen Kernkörperchen. Im dichten Zytoplasma zahlreiche grobe, schwarze Granula. Rechts ein Metamyelozyt. (Knochenmark, Anämie)

Abbildung 436 Promonozyt mit eingebuchtetem, hörnchenförmigem Zellkern, der eine deutlich streifig-fleckig-retikuläre Struktur und zwei polymorphe Kernkörperchen erkennen läßt. Das Zytoplasma enthält zahlreiche grobe, dunkle und schwarze Granula. (Knochenmark, Anämie)

Abbildung 437 Reiferer Promonozyt. Hörnchenförmiger Zellkern mit streifig-feinfleckiger Struktur und spindelförmiger Chromatinverdichtung. Im Zytoplasma zahlreiche graue und einige schwarze Granula. Angedeutetes Zytozentrum. Rechts ein Monozyt. (Knochenmark, Coagulopathie)

Abbildung 438 Reiferer Promonozyt. Hörnchenförmiger, scharf begrenzter Zellkern mit streifig-fleckiger Struktur und einigen nukleolenartigen Chromatinverdichtungen. Das Zytoplasma enthält zahlreiche dunkle, runde Granula. (Knochenmark, Hepatitis epidemica)

Abbildung 439 Promonozyt, Übergangsform zum Monozyten (junger Monozyt). Hörnchenförmiger, lockerer Zellkern mit unregelmäßig streifig-fleckiger Struktur und einigen Chromatinverdichtungen. Im Zytoplasma zahlreiche kleine, dunkle Granula. (Knochenmark, unspezifische Lymphadenitis)

Abbildung 440 Monozyt mit eingebuchtetem, lockerem, zart streifig-fleckig strukturiertem Zellkern. Im Zytoplasma kleine, dunkle und einige gröbere, schwarze Granula. (Peripherblut, Ernährungsstörung)

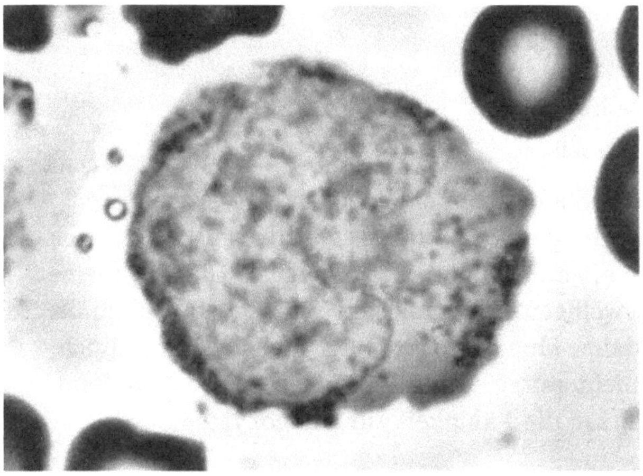

434 × *2300*

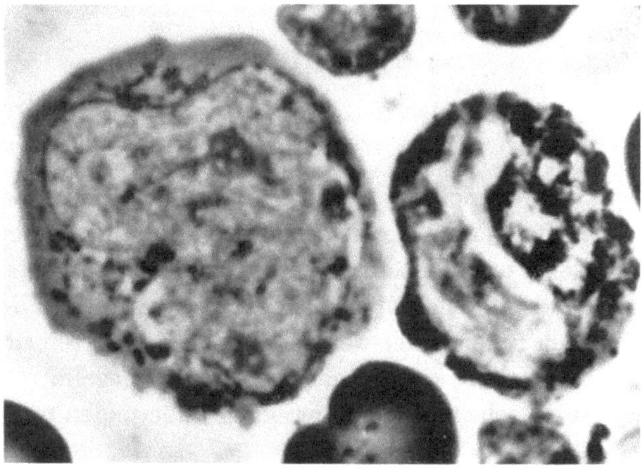

435 × *2300*

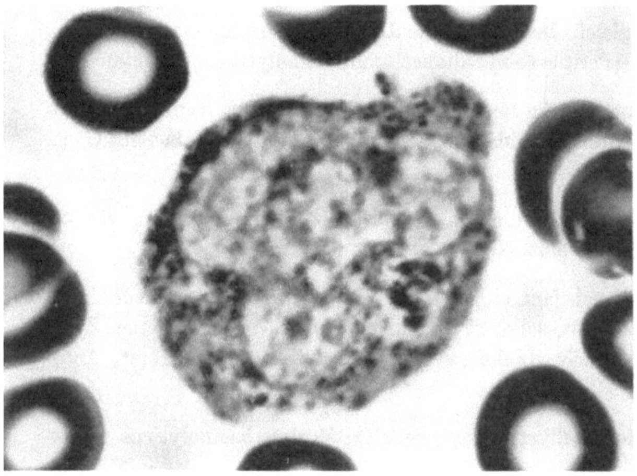

436 × *2300*

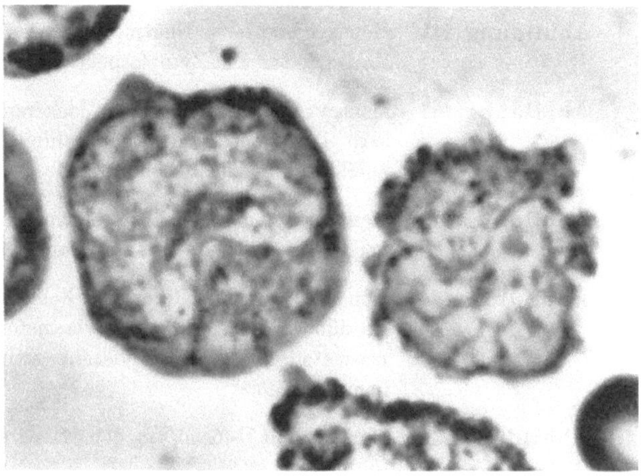

437 × *2300*

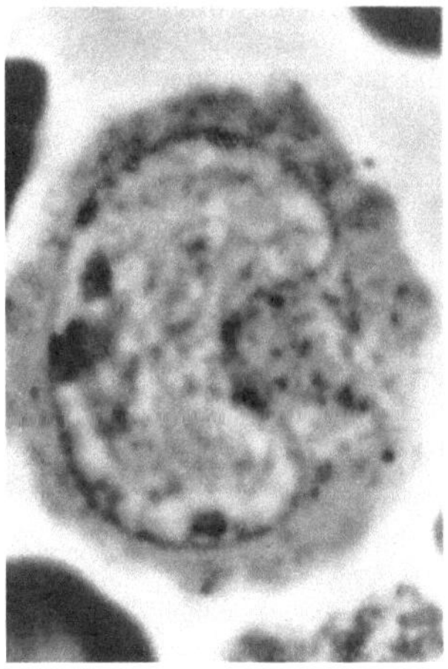

438 × *2300*

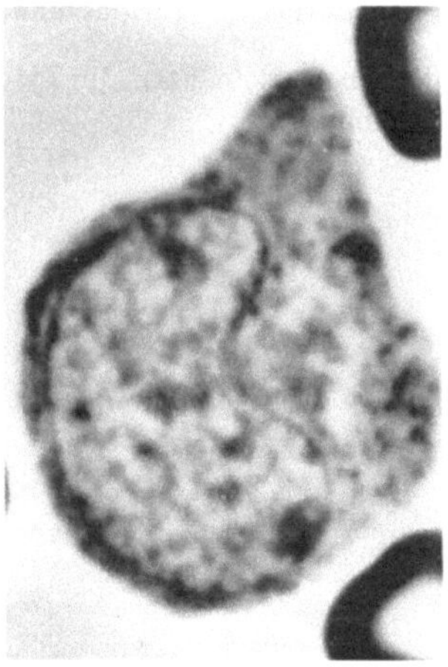

439 × *2300*

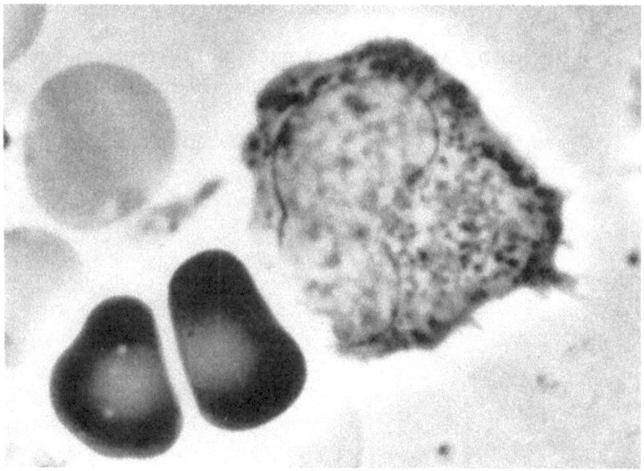

440 × *2300*

Verschiedene Zellformen

Abbildung 441–460

Die Monozyten sind große, sehr polymorphe Zellen. Sie besitzen einen scharf begrenzten, wenig auffälligen, lockeren Zellkern und ein mitteldichtes, deutlich granuliertes Zytoplasma, das durch kleine und kleinste, allseitig vorgestreckte Fortsätze oft unregelmäßig begrenzt ist. Die allgemeine Zellform, der sich der Kern anpaßt, wird von der jeweiligen Bewegungsaktivität stark beeinflußt. Außer mehr oder weniger runden Monozyten sind daher langgestreckte oder mehrfach eingebuchtete Zellen, sowie sogenannte Handspiegelformen, nicht selten. Im allgemeinen zeigen die Monozyten sehr langsame Bewegungsäußerungen und besitzen die Fähigkeit zur Phagozytose.

Morphologische Charakteristik: Polymorphe, oft eingebuchtete oder hörnchenförmige, große, lockere, scharf begrenzte Zellkerne mit blaß-verwaschener, streifig-retikulärer Struktur und gelegentlich vorhandenen kleinen, nukleolenartigen Chromatinverdichtungen. Das mitteldichte Zytoplasma, von dem sich der Kern nur wenig abhebt, enthält zahlreiche, im allgemeinen feine, dunkle, mitunter auch dichtere, runde Granula. Die Zellkontur erscheint häufig durch kleine Plasmafortsätze wie ausgefranst.

Abbildung 441 Monozyt und reifer Neutrophiler zum Vergleich. Beachte die deutlichen Unterschiede in Kernform, Kernstruktur und Zytoplasmagranulation. (Peripherblut, idiopathische hämolytische Anämie)

Abbildung 442 Monozyt mit eingebuchtetem, lockerem, zart streifig-fleckig strukturiertem, scharf begrenztem Zellkern. Das Zytoplasma enthält zahlreiche dunkle Granula und kleine phasennegative Vakuolen. (Peripherblut, multiple Mißbildungen)

Abbildung 443 Monozyt mit unregelmäßig geformtem Zellkern. Im dichten Zytoplasma vorwiegend kleine, dunkle und einige größere, schwarze Granula. (Peripherblut, Nephrose)

Abbildung 444 Monozyt, Bewegungsform. Der Zellkern ist mehrfach eingebuchtet. In der Bewegungsrichtung wird ein dünner, schleierförmiger Plasmafortsatz vorgeschoben (rechts unten). Im nachgezogenen Zytoplasmateil eine größere, phasennegative Vakuole. Links zwei Thrombozyten. (Peripherblut, Autoimmunoanämie)

Abbildung 445 Monozyt mit U-förmigem, scharf begrenztem Zellkern. (Peripherblut, Morbus haemolyticus neonatorum)

Abbildung 446 Monozyt, Degenerationsform. Hörnchenförmiger Zellkern mit fleckig-verwaschener Chromatinstruktur. Das unregelmäßig begrenzte, dichte Zytoplasma enthält eine größere und zahlreiche kleine, phasennegative Vakuolen, sowie einige grobe, dunkle Granula. (Peripherblut, rheumatische Infektion)

Abbildung 447 Monozyt, Bewegungsform. Scharf begrenzter Zellkern mit feinfleckiger Chromatinstruktur. Beachte die zarten, fächerförmig vorgeschobenen Plasmafortsätze. (Peripherblut, Ernährungsstörung)

Abbildung 448 Monozyt mit scharf begrenztem, leicht eingebuchtetem Zellkern. Im Zytoplasma vorwiegend gröbere, dunkle Granula. (Peripherblut, Immunothrombopenie)

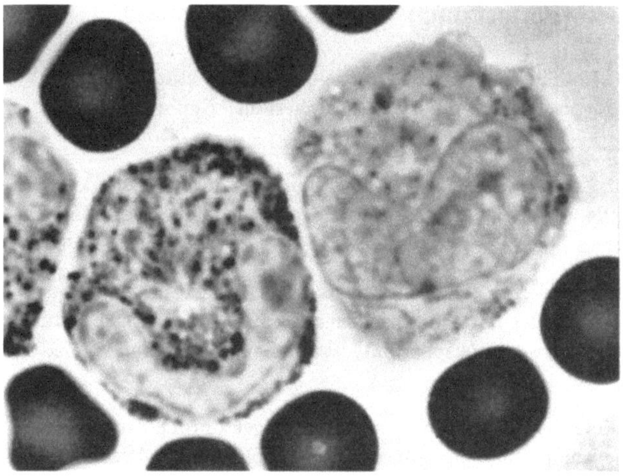

441 × *2300*

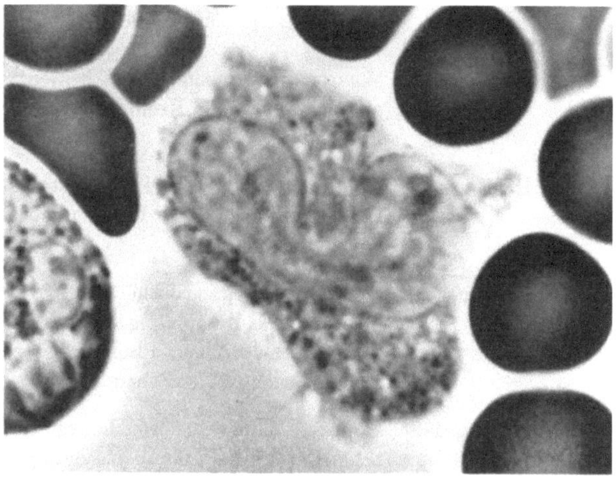

442 × *2300*

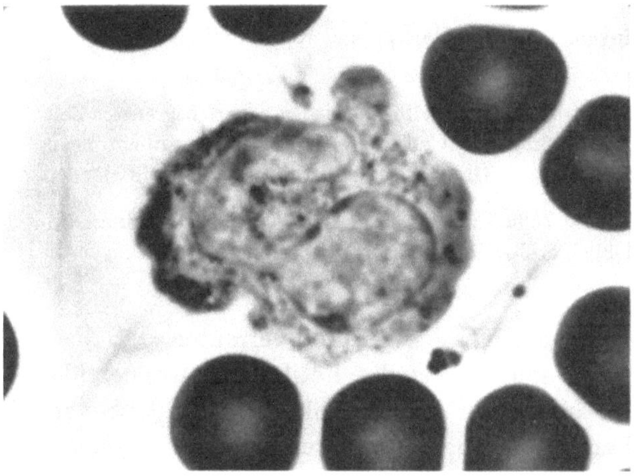

443 × *2300*

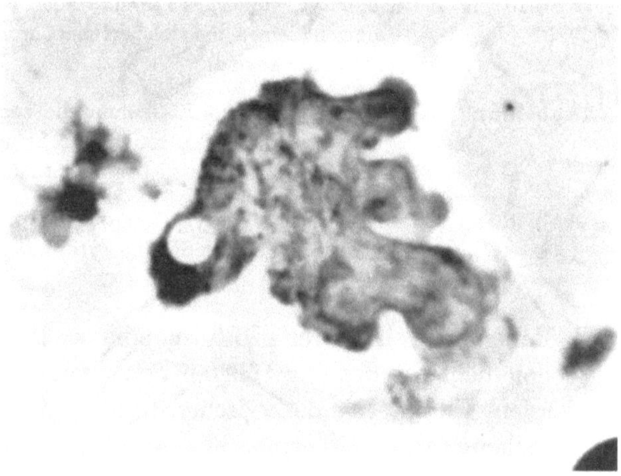

444 × *2300*

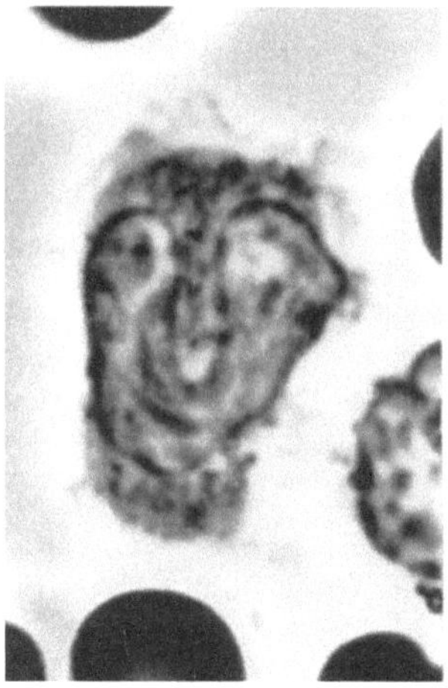

445 × *2300*

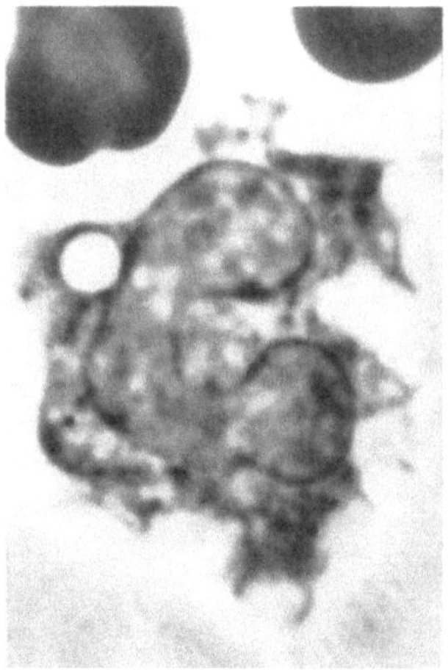

446 × *2300*

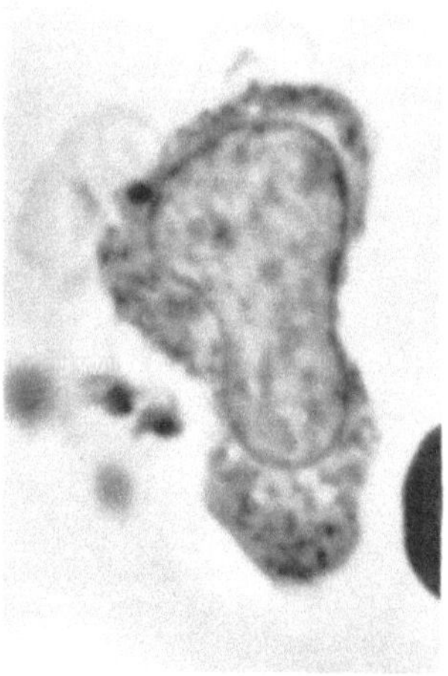

447 × *2300*

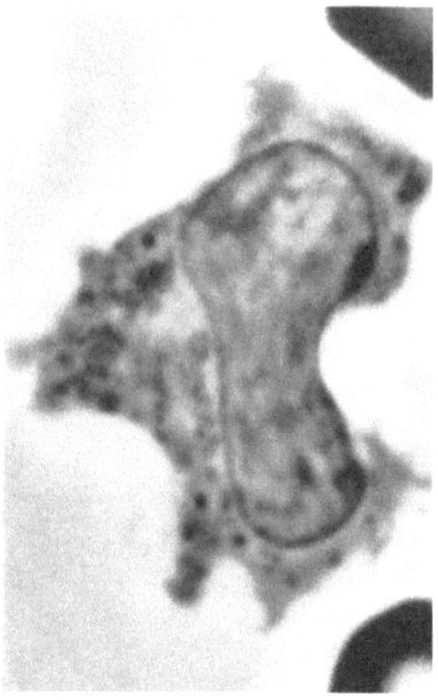

448 × *2300*

Verschiedene Zellformen (Fortsetzung)

Abbildung 449 Monozyt mit großem, scharf begrenztem, streifig-fleckig strukturiertem Kern und stärkerer Zytoplasmagranulation. Rechts daneben ein atypischer Lymphozyt. (Peripherblut, Nephritis, älteres Präparat)

Abbildung 450 Monozyt. Ovaler, scharf begrenzter, heller Zellkern mit feinfleckig-retikulärer Chromatinstruktur. Das Zytoplasma enthält feine, dunkle Granula und einige kleine, phasennegative Vakuolen. (Peripherblut, Neugeborenes)

Abbildung 451 Monozyt, Bewegungsform. Scharf begrenzter, lockerer Zellkern mit nukleolenartiger Chromatinverdichtung. Das Zytoplasma ist stark granuliert. In der Bewegungsrichtung (nach rechts oben) wird ein zarter, fächerförmiger Plasmafortsatz vorgeschoben. (Peripherblut, akute Leukose – Remissionsstadium nach ACTH-Behandlung)

Abbildung 452 Monozyt, Bewegungsform. Lockerer, abgeknickter Zellkern mit nukleolenartiger Chromatinverdichtung. Das stärker granulierte Zytoplasma enthält einige phasennegative Vakuolen und hat nach verschiedenen Richtungen kleine Fortsätze gebildet. (Peripherblut, Autoimmunoanämie)

Abbildung 453 Monozyt. Lockerer, scharf begrenzter Zellkern mit nukleolenartiger Chromatinverdichtung. Das Zytoplasma enthält zahlreiche feine, graue und einige gröbere, schwarze Granula. (Peripherblut, Morbus haemolyticus neonatorum)

Abbildung 454 Monozyt, Handspiegelform. Heller, scharf begrenzter Zellkern mit streifig-fleckiger Struktur und einigen kleinen, nukleolenartigen Chromatinverdichtungen. Stark granuliertes Zytoplasma. (Peripherblut, Herpangina)

Abbildung 455 Kleine lymphoide Retikulumzelle zum Vergleich, Handspiegelform. Ovaler, scharf begrenzter Zellkern mit feinfleckig-retikulärer Struktur und einigen nukleolenartigen Chromatinverdichtungen. Das Zytoplasma ist dicht und enthält grobe, schwarze Granula. (Peripherblut, Osteomyelitis)

Abbildung 456 Atypischer Monozyt, Handspiegelform. Lockerer Zellkern mit mehreren nukleolenartigen Chromatinverdichtungen. Im dichten Zytoplasma reichlich grobe, dunkle Granula. (Peripherblut, Vitium cordis congenitum)

Bei einem Teil der reifen Blutmonozyten läßt das morphologische Kernbild vermuten, daß diese Zellen nicht von den angeführten Vorstufen abstammen, sondern von den Retikulumzellen gebildet werden. Entsprechende Zwischenstufen konnten wir bisher nur im Lymphknoten, nicht aber im Knochenmark oder Peripherblut nachweisen. Es handelt sich dabei um Monozyten, deren Kerne homogen erscheinen und eine nukleolenartige Chromatinverdichtung aufweisen, wie sie in ähnlicher Weise als charakteristisches Merkmal bei Makrophagen (s. Abb. 900—902) oder Retikulumzellen (s. Abb. 903) vorkommt. Die phasenoptischen Befunde sprechen damit im wesentlichen für die von Kiyono, Hittmair, Piechl u. a. vertretenen Auffassung einer nicht einheitlichen Herkunft der Blutmonozyten.

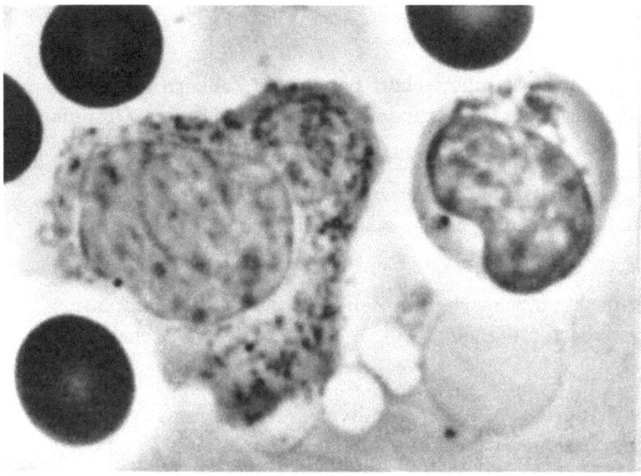

449 × *2300*

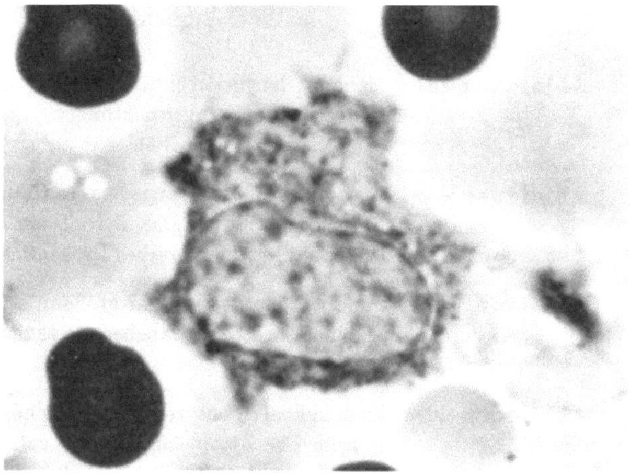

450 × *2300*

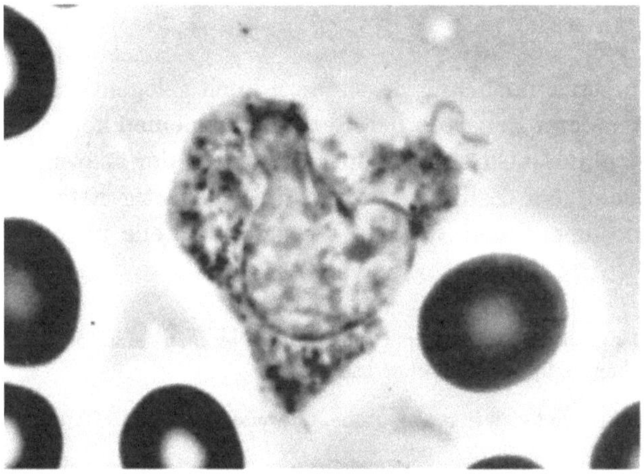

451 × *2300*

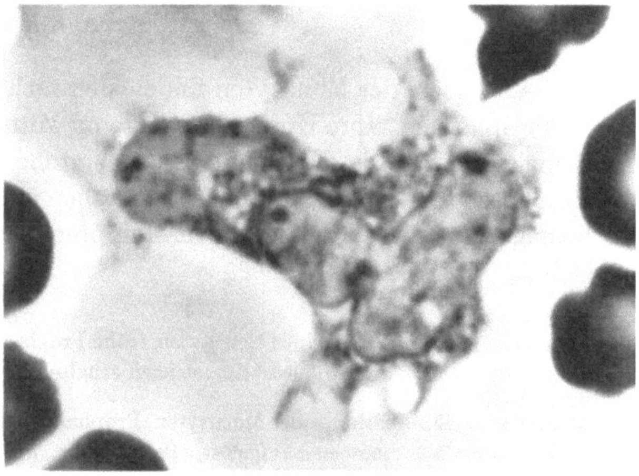

452 × *2300*

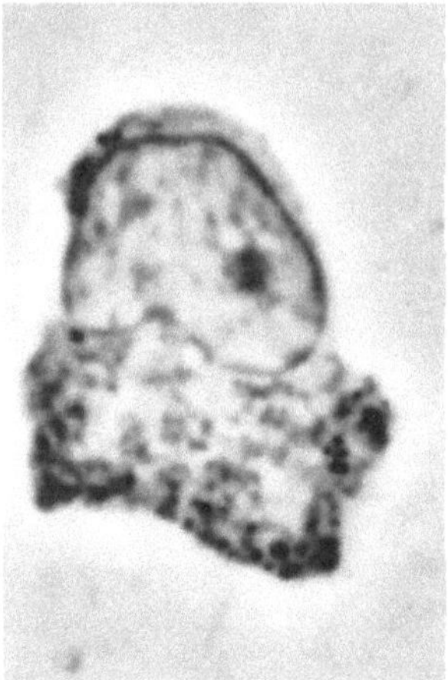

453 × *2300*

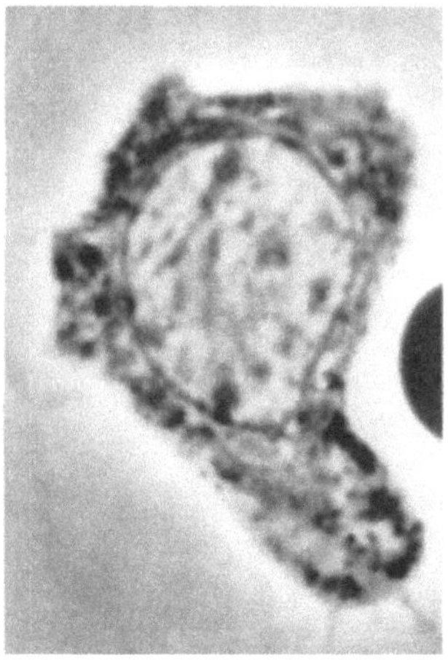

454 × *2300*

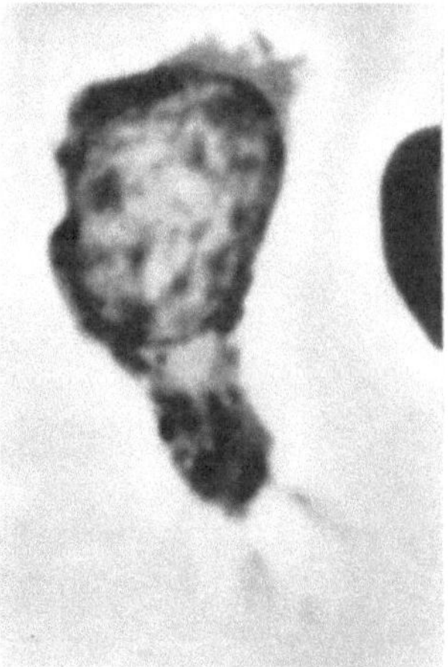

455 × *2300*

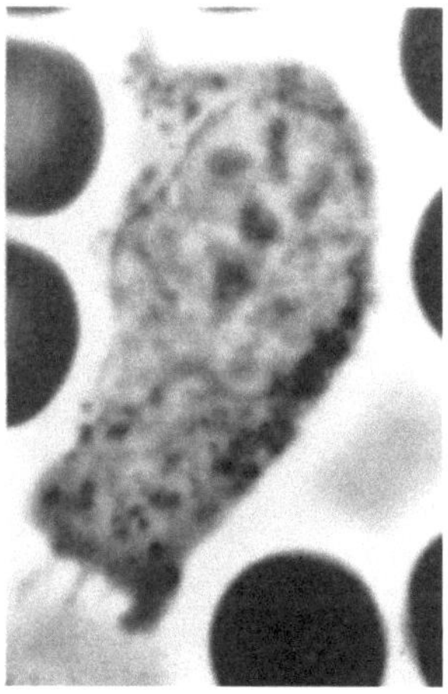

456 × *2300*

Verschiedene Zellformen (Fortsetzung)

Abbildung 457 Monozyt, langgestreckte Handspiegelform. Homogen grauer, scharf begrenzter Zellkern mit unauffälligen Chromatinverdichtungen. Das Zytoplasma enthält runde und stäbchenförmige Granula. (Peripherblut, Nephritis)

Abbildung 458 Atypischer Monozyt, angedeutete Handspiegelform. Ovaler Zellkern mit auffallender, streifig-fleckiger Chromatinstruktur. Das Zytoplasma enthält runde und einige stäbchenförmige, dunkle Granula. (Peripherblut, Pfeiffersches Drüsenfieber)

Abbildung 459 Junger Monozyt mit sehr großem, streifig-fleckig strukturiertem Zellkern und grober Zytoplasmagranulation. Rechts daneben ein toxisch granulierter, segmentkerniger Neutrophiler. (Knochenmark, Osteomyelitis)

Abbildung 460 Zwei kleine Monozyten. Polymorphe, scharf begrenzte Zellkerne mit mehreren Chromatinverdichtungen. Das Zytoplasma enthält zahlreiche phasennegative Vakuolen. Links unten ein Lymphozyt mit sehr dichtem Zellkern. (Peripherblut, Herpangina)

Mitosen

Abbildung 461–463

Die Mitosen der Monozyten finden sich nicht nur im Knochenmark, sondern auch gelegentlich im Peripherblut. Ihre Unterscheidung von Mitosen anderer Zellarten bereitet im allgemeinen keine Schwierigkeiten, da die Monozyten sehr große und plumpe Chromosomen besitzen. In der späten Prophase und frühen Metaphase entstehen ungewöhnliche Zellbilder durch die eigenartig netzförmige Anordnung der meist verklumpten Chromosomenfäden, die fast die gesamte Zelle überziehen.

Abbildung 461 Mitose eines Monozyten, frühe Prophase. Der große Zellkern beginnt sich in Chromosomen aufzulösen. Die Zellmembran ist noch erhalten. (Knochenmark, unspezifischer Infekt)

Abbildung 462 Mitose eines Monozyten, Prophase. Der Zellkern hat sich in große, grobe, teilweise verklumpte Chromosomen aufgelöst. (Peripherblut, unspezifische Lymphadenitis)

Abbildung 463 Mitose eines Monozyten, frühe Metaphase. Die groben, teilweise verklumpten Chromosomen überziehen netzartig die Zelle, in der die Zytoplasmagranula regellos verteilt sind. (Peripherblut, Nabelsepsis)

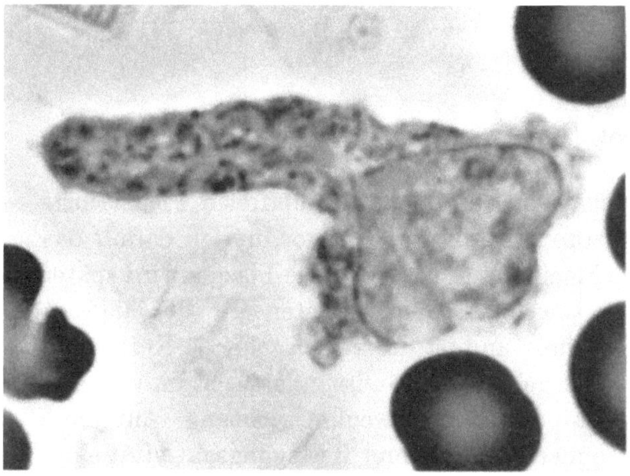
457 × *2300*

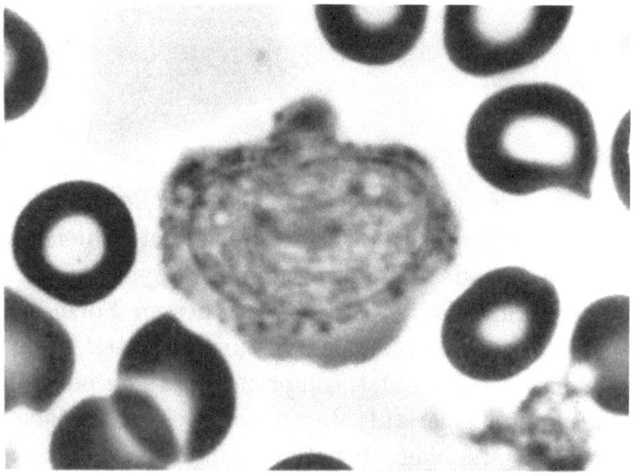
458 × *2300*

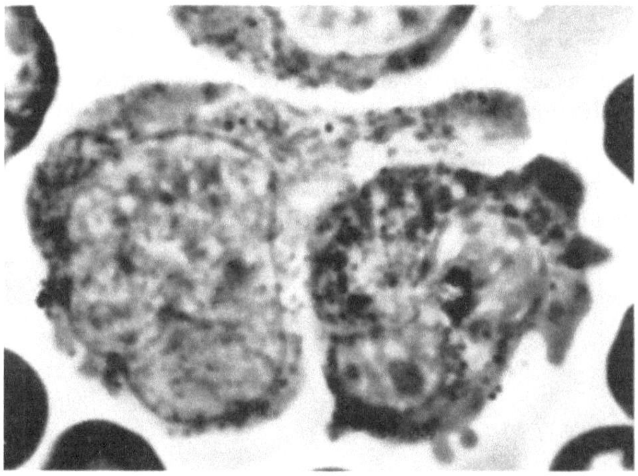
459 × *2300*

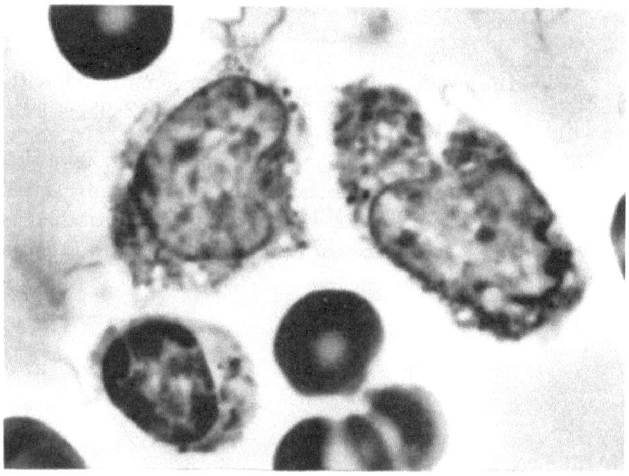
460 × *2300*

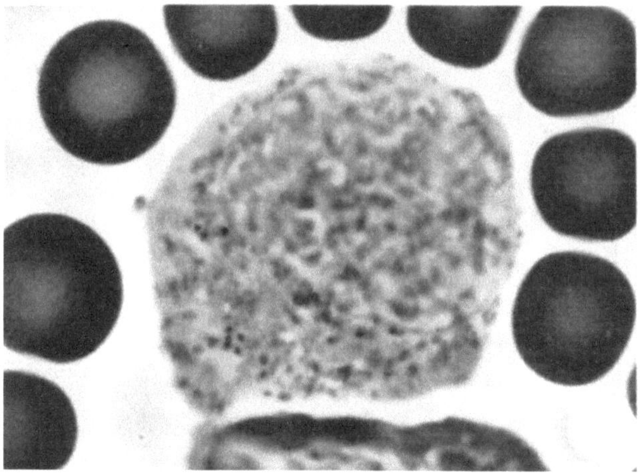
461 × *2300*

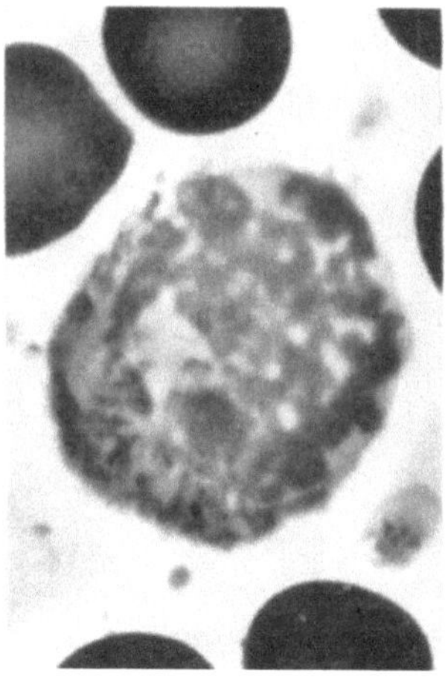
462 × *2300*

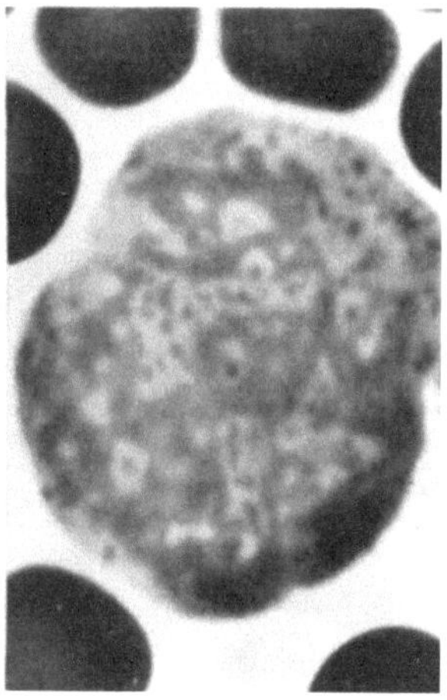
463 × *2300*

Bewegung

Abbildung 464–466

Die Monozyten schieben bei der Bewegung zunächst einen dünnen, granulafreien Plasmafortsatz „wie einen im Winde wehenden Schleier" (Hirschfeld), breitflächig vor, in den darauf das angrenzende, dichtere, granulierte Zytoplasma träge hineinfließt. Das restliche Plasma wird später zusammen mit dem Zellkern, dessen Form sich den jeweiligen Gegebenheiten anpaßt, langsam nachgezogen. Bleibt dabei ein Plasmateil stielartig zurück, und ist der vorausgehende Kern weitgehend abgerundet, so spricht man von einer „Handspiegelform". Häufig ändert sich im weiteren Bewegungsverlauf, durch eine seitliche Plasmaausstülpung, die Bewegungsrichtung. Auf diese Weise entstehen oft polymorphe Zellbilder, die ein Kennzeichen größerer Bewegungsaktivität sind.

Im allgemeinen ist die Motilität der Monozyten gering, doch erfolgt z. B. während der „monozytären Überwindungsphase" (Schilling) und bei septischen Prozessen jüngerer Kinder, eine deutliche Steigerung ihrer Aktivität.

Abbildung 464 Zwei Monozyten, Bewegungsformen. Die linke Zelle ist langgestreckt und zieht an einem dünnen Plasmafaden ein kleines, rundes Plasmaanhängsel nach. (Peripherblut, Monozytenleukämie)

Abbildung 465 Monozyt, Bewegungsform. Durch seitliche Plasmaausstülpung ist eine Richtungsänderung erfolgt, an der der lang ausgezogene Zellkern teilnimmt. (Peripherblut, Osteomyelitis)

Abbildung 466 a–h Monozyt, Bewegungsphasen. Zeitabstand der Aufnahmen etwa 3 Minuten. Beachte den fächerförmig vorgeschobenen, granulafreien Plasmasaum (Abb. b, c, e, g) und die starke Deformierung des Zellkerns während des Bewegungsablaufes. Als Fixpunkt ist ein Thrombozyt (bei Abb. d links unten) und ein Poikilozyt auf allen Bildern sichtbar. (Peripherblut, Sepsis)

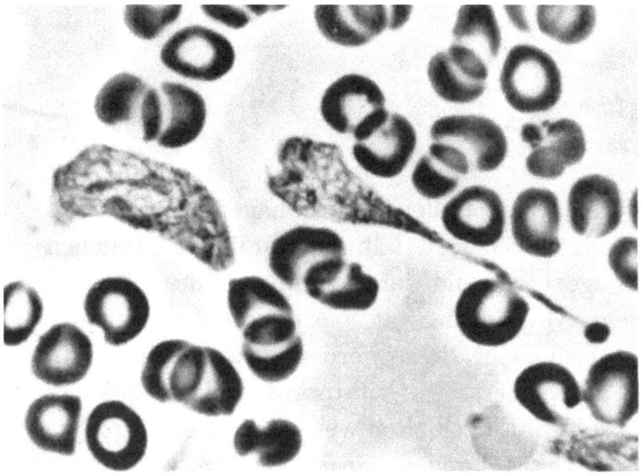

464 × *1100*

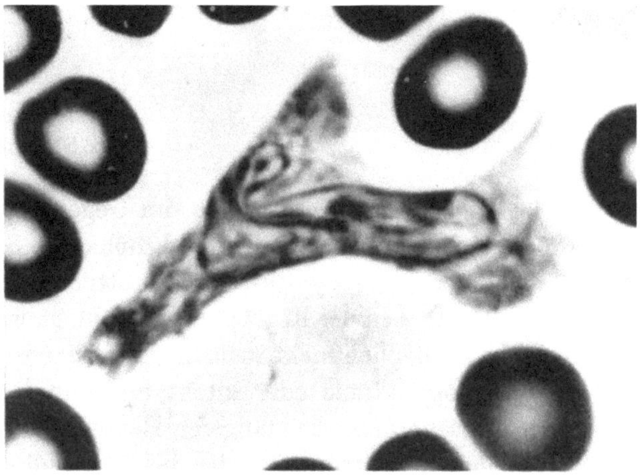

465 × *2300*

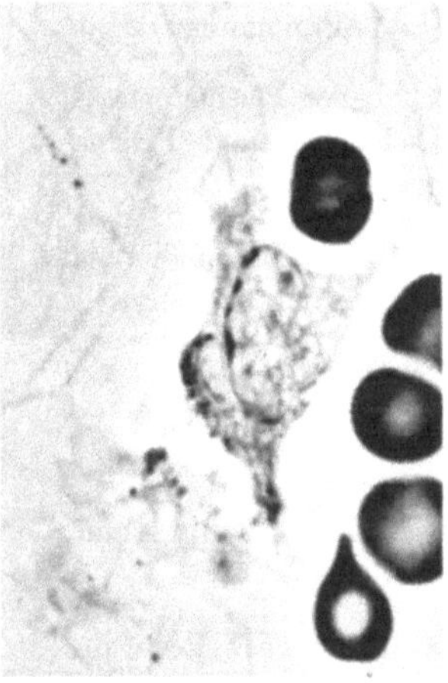

466a

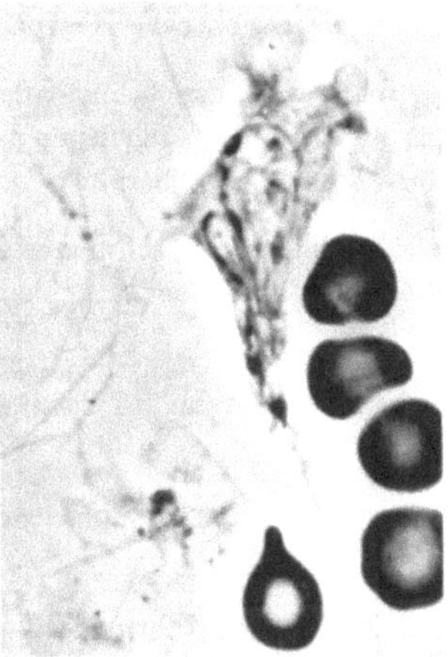

b

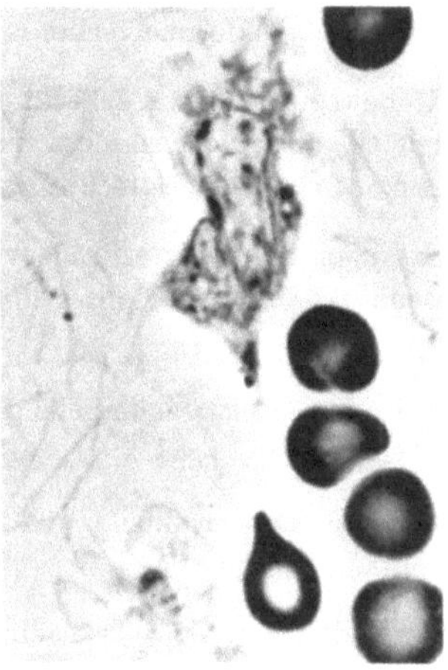

c

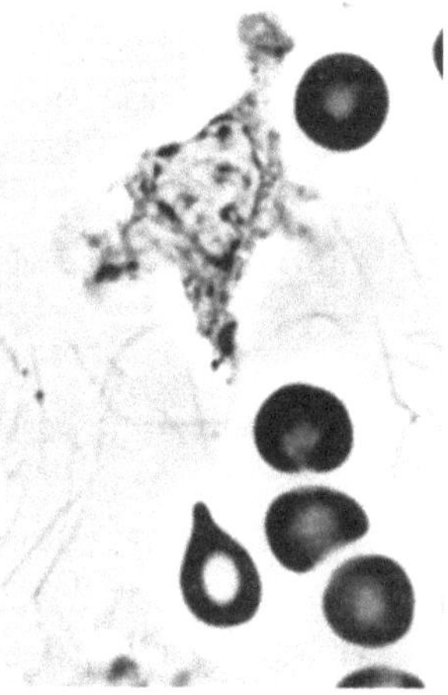

d × *1100*

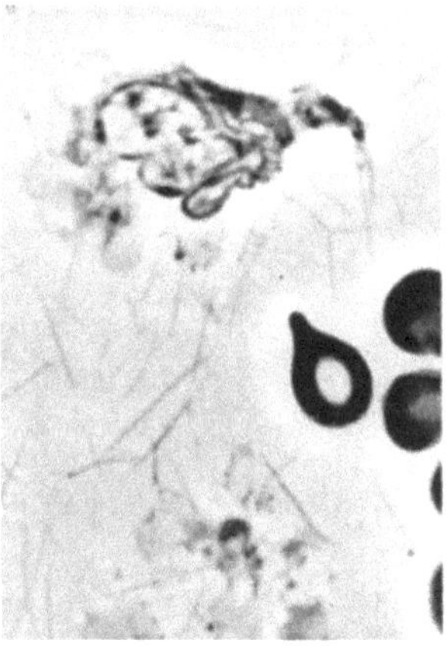

466e

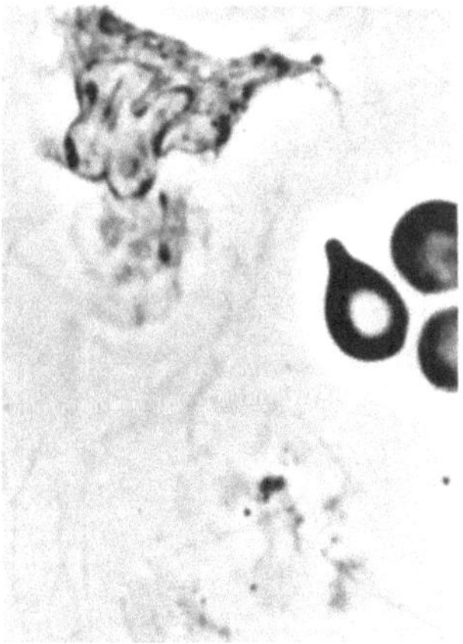

f

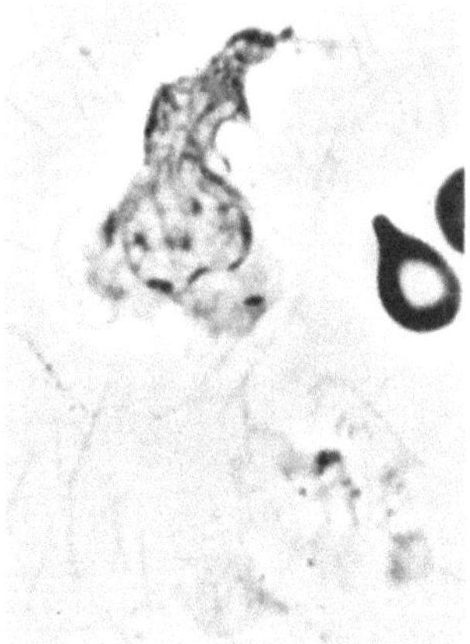

g

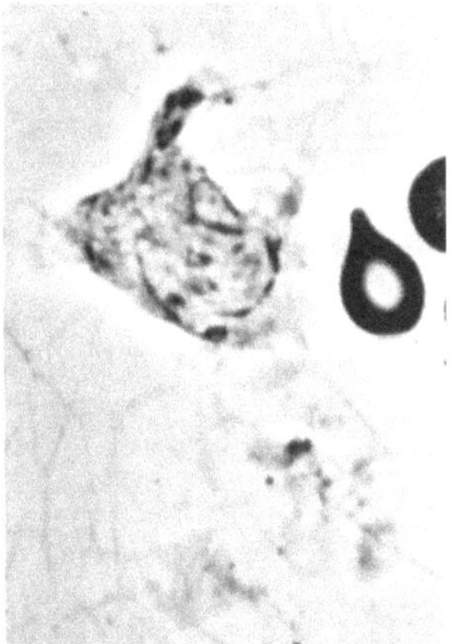

h × *1100*

Phagozytose

Abbildung 467–472

Die Monozyten phagozytieren, im Gegensatz zu den Neutrophilen (Mikrophagen), vorwiegend größere korpuskuläre Partikel (Makrophagie). Sie besitzen ferner die Fähigkeit kolloidale Teilchen aufzunehmen (Athrozytose). Nach stattgehabter Phagozytose, die durch Umfließen des Objektes erfolgt, entsteht in der Regel zunächst eine phasennegative Nahrungsvakuole, die oft später kleiner wird und schließlich nicht mehr nachweisbar ist. Unverdauliche Reste werden entweder innerhalb der Nahrungsvakuole oder direkt im Zytoplasma gespeichert. Im Vitalpräparat läßt sich der Phagozytosevorgang bei längerer Beobachtung in seinen Einzelheiten verfolgen, wenn größere Staubteilchen, Zelltrümmer oder, bei immunologischen Erkrankungen, ganze Zellen, z. B. Erythrozyten, phagozytiert werden.

Abbildung 467 a u. b — Monozyt, Zelltrümmerphagozytose. Der Monozyt hat Plasmabestandteile und Granula eines zerquetschten Neutrophilen phagozytiert (Abb. a) und im nachfolgenden hinteren Zellanteil (links) gespeichert. Auf der 5 Minuten vorher angefertigten Aufnahme (Abb. b) ist das aufgenommene Material noch oberhalb und rechts neben dem Kern sichtbar. (Peripherblut, Autoimmunoanämie)

Abbildung 468 — Monozyt, Bewegungsform. Fächerförmiger, in Bewegungsrichtung vorgeschobener Plasmafortsatz, dem unmittelbar der Zellkern folgt. Im hinteren Anteil der Zelle liegen zwei schwarze, runde Plasmaeinschlüsse und eine langgestreckte Nahrungsvakuole. (Peripherblut, Pneumonie)

Abbildung 469 — Zwei Monozyten. Die erfolgte Phagozytose ist an den groben, schwarzen Zytoplasmaeinschlüssen und der phasennegativen Vakuole der linken Zelle zu erkennen. (Peripherblut, Morbus haemolyticus neonatorum)

Abbildung 470 — Monozyt. Im Zytoplasma zahlreiche gespeicherte, grobgranuläre Partikel. (Peripherblut, Osteomyelitis)

Abbildung 471 — Monozyt mit Nahrungsvakuole und mehreren schwarzen Zytoplasmaeinschlüssen. (Peripherblut, Osteomyelitis)

Abbildung 472 — Monozyt mit dunklem Zytoplasmaeinschluß und großer Nahrungsvakuole, in der noch Reste des phagozytierten Objektes sichtbar sind. (Peripherblut, Morbus haemolyticus neonatorum)

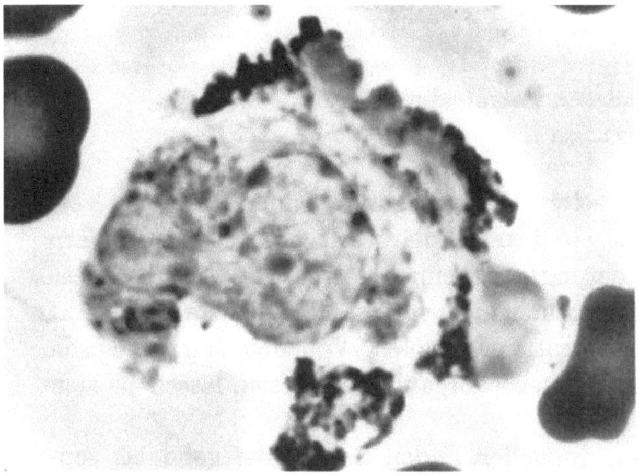

467 a

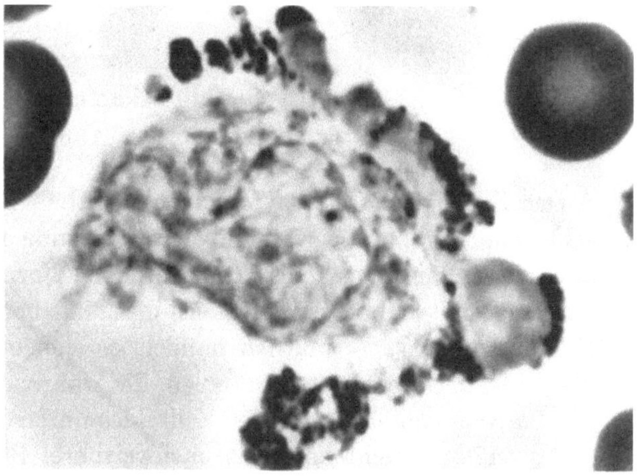

b × *2300*

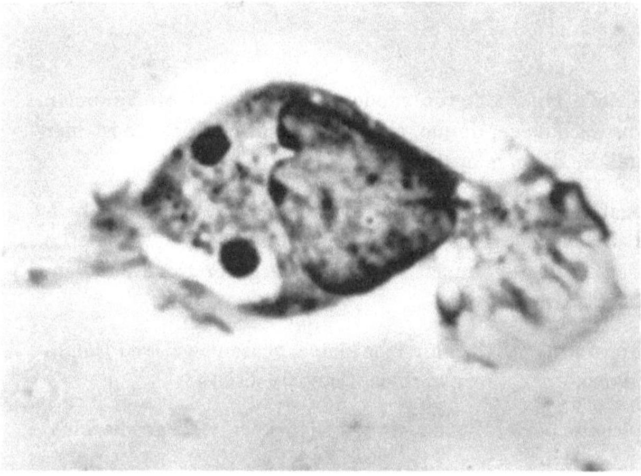

468 × *2300*

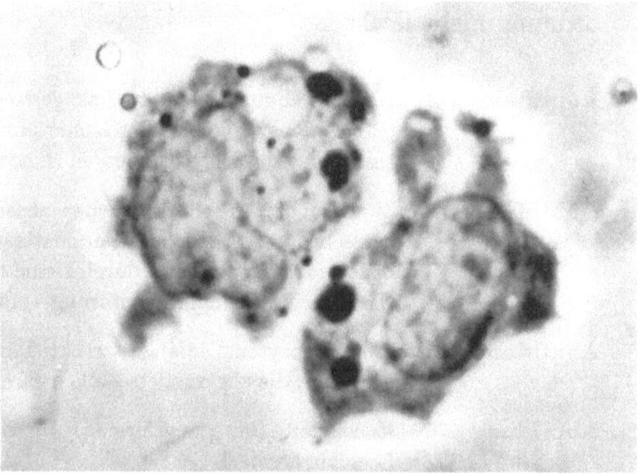

469 × *2300*

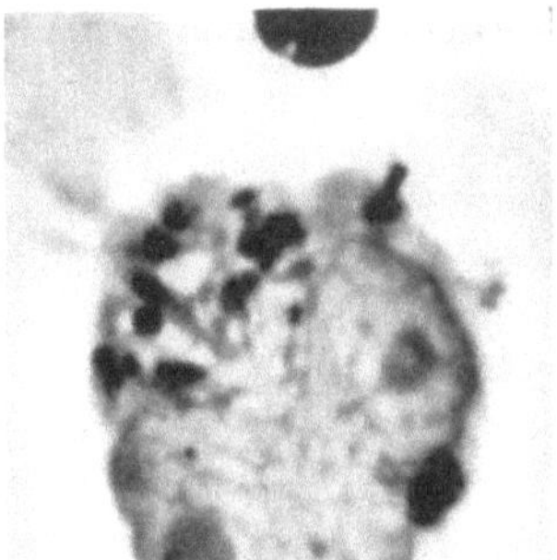

470 × *2300*

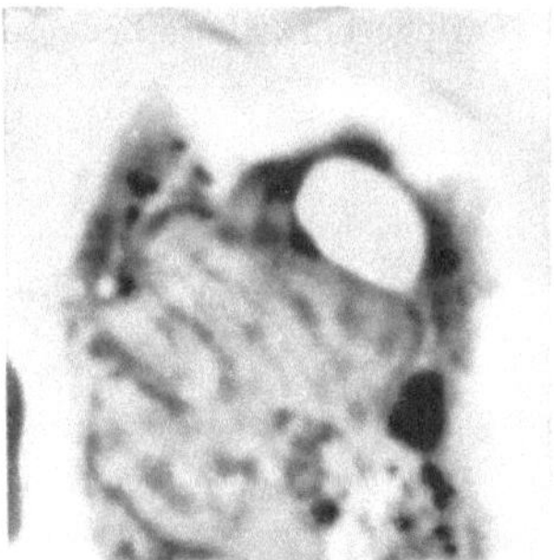

471 × *2300*

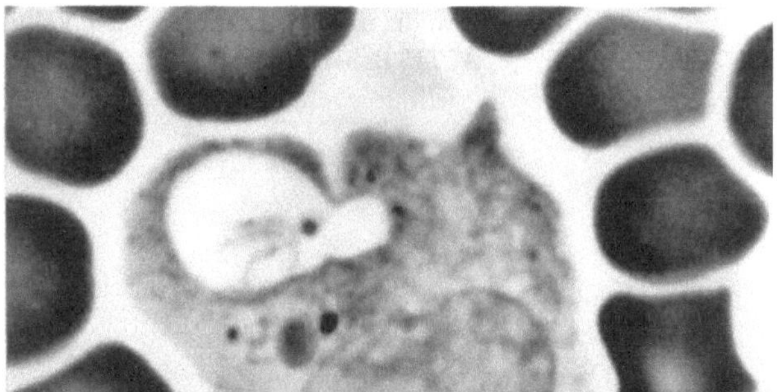

472 × *2300*

Varia (Vakuolen, Glanzkörner, Polyploidie)

Abbildung 473–480

Das Zytoplasma vitaler Monozyten enthält nicht selten phasennegative, runde Vakuolen verschiedener Größe, die während der Bewegung nicht nur intrazellulär verlagert werden, sondern auch sehr langsame kontraktionsähnliche Formänderungen erkennen lassen. Bessis, der diese Vorgänge mit Hilfe des Zeitrafferfilmes eingehend untersucht hat, spricht deshalb von „kontraktilen Vakuolen“. Vermutlich handelt es sich um Resorptionsvakuolen. Von den morphologisch identischen Degenerationsvakuolen, die während des Absterbevorganges auftreten, lassen sie sich nur bei Wertung des gesamten Zellbildes unterscheiden.

Als weitere, nicht konstant nachweisbare, Plasmaorganellen finden sich, vorwiegend bei septischen und toxischen Prozessen, in den Monozyten Glanzkörner. Sie sind beim Spiel mit der Mikrometerschraube an dem charakteristischen zentralen Aufleuchten leicht zu erkennen und von atypischen, groben Granula abzugrenzen.

Polyploide, mehrkernige Zellen sind bei den Monozyten selten und nur gelegentlich im Peripherblut anzutreffen. Häufig handelt es sich um atypische Formen mit Kernanisozytose, deren Einordnung nicht leicht ist.

Abbildung 473 Monozyt, Bewegungsform. Langgestreckte Zelle mit mehreren runden, phasennegativen Vakuolen (Resorptionsvakuolen). Der fächerförmig vorgeschobene, dünne, granulafreie Plasmafortsatz ist hier besonders deutlich zu erkennen. (Knochenmark, Panmyelopathie)

Abbildung 474 Zwei Monozyten mit zahlreichen phasennegativen Plasmavakuolen. Lockere, scharf begrenzte Zellkerne mit hervortretender Chromatinstruktur. Die Zytoplasmagranula sind teilweise gequollen. Die Zellbegrenzung erscheint durch kleine Fortsätze wie ausgefranst. Vermutlich Degenerationsvakuolen. (Peripherblut, Ernährungsstörung – älteres Präparat)

Abbildung 475 Zwei Monozyten. Die langgestreckte Bewegungsform enthält zahlreiche kleine, phasennegative Plasmavakuolen; die abgerundete Zelle mehrere Glanzkörner. (Peripherblut, Osteomyelitis)

Abbildung 476 u. 477 Monozyten, Bewegungsformen. Im Zytoplasma beider Zellen einige Glanzkörner. (Peripherblut, Leberzirrhose)

Abbildung 478 Atypischer zweikerniger Monozyt. Kernanisozytose. Das Zytoplasma enthält grobe, schwarze Granula und einige phasennegative Vakuolen. (Knochenmark, Panmyelopathie)

Abbildung 479 Zweikerniger Monozyt. Im Zytoplasma drei phasennegative Vakuolen. (Peripherblut, Morbillen)

Abbildung 480 Atypischer zweikerniger Monozyt. Kernanisozytose. Das Zytoplasma enthält neben einigen dunklen Granula mehrere phasennegative Vakuolen. (Peripherblut, akute Leukose – Remissionsstadium nach ACTH-Behandlung)

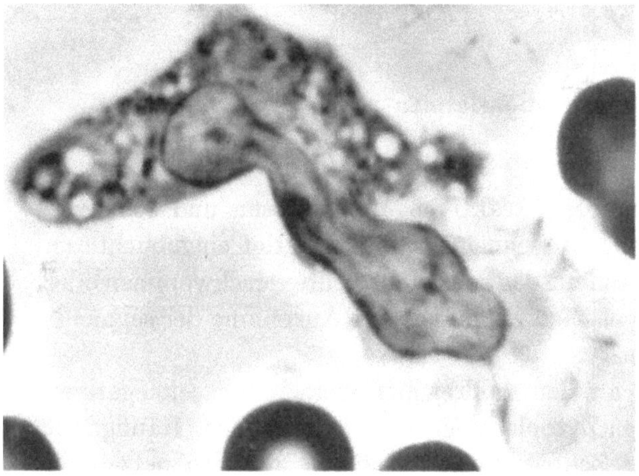

473 × *2300*

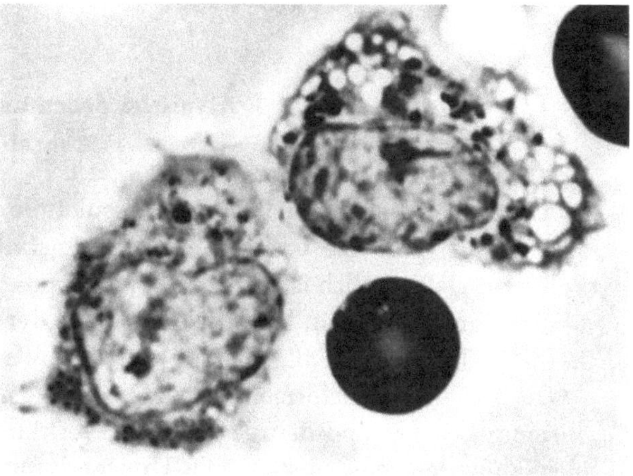

474 × *2300*

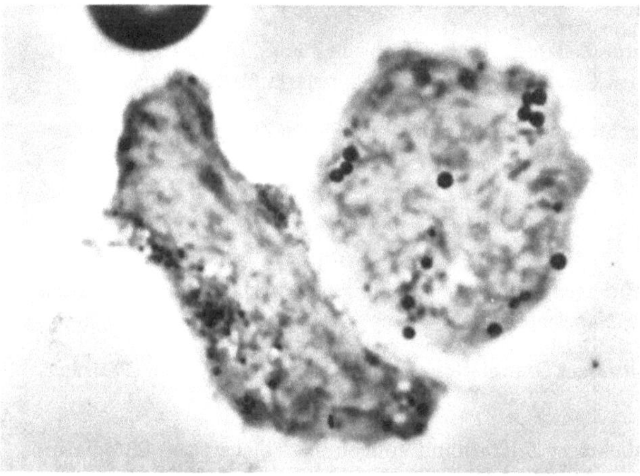

475 × *2300*

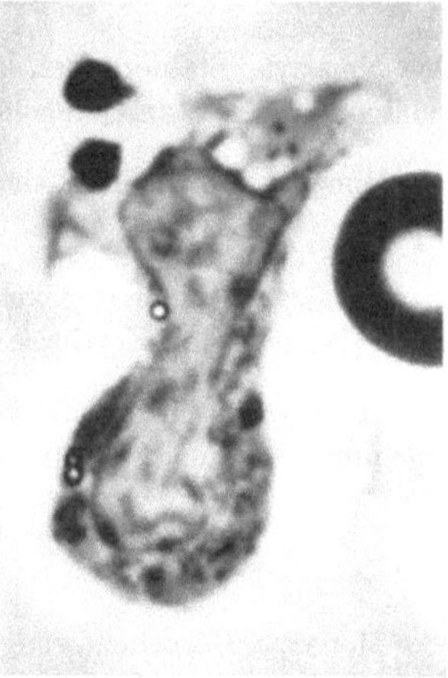

476 × *2300*

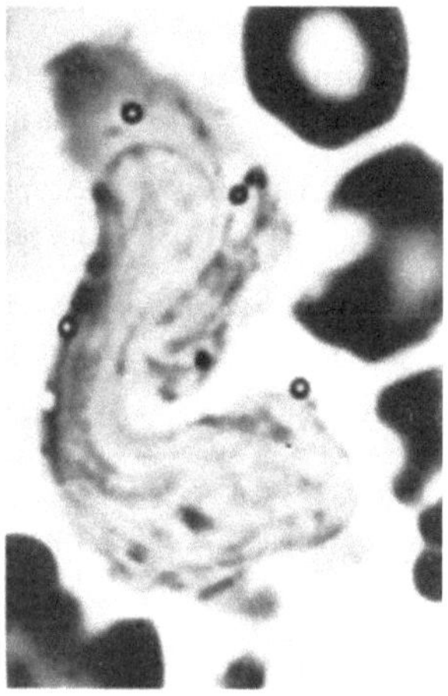

477 × *2300*

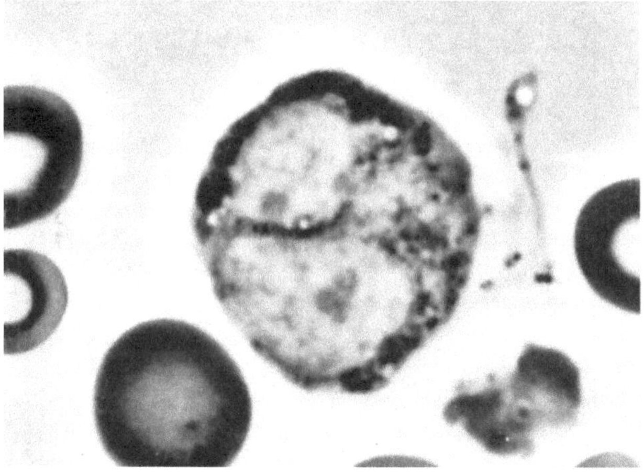

478 × *2300*

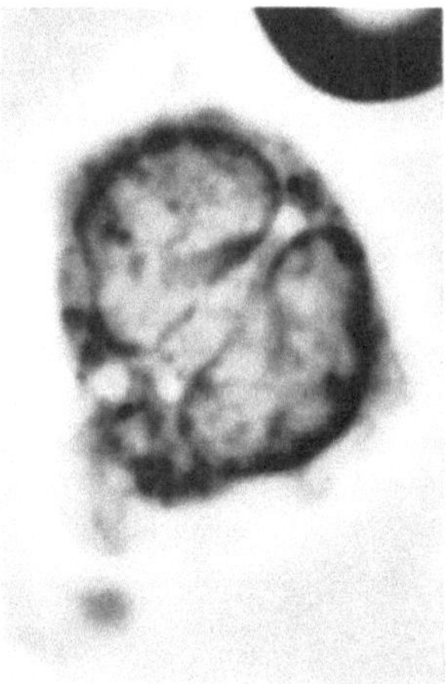

479 × *3000*

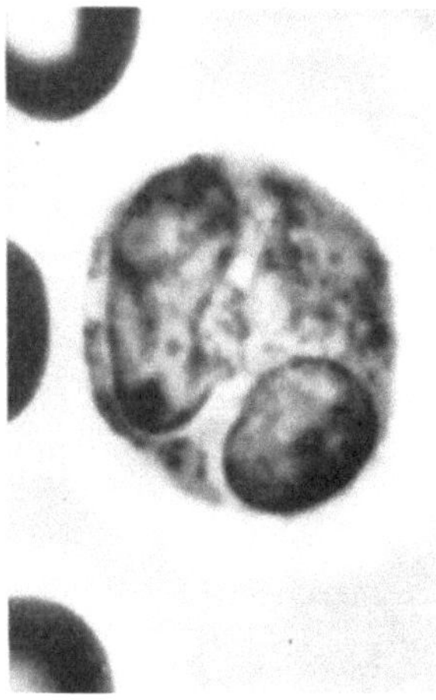

480 × *2300*

Atypische Zellen und Degenerationsformen

Abbildung 481–497

Atypische Monozyten treten bei Leukämie, Tumoren, reaktiven Monozytosen und schweren Hepatitiden auf. Sie besitzen einen verunstalteten, oft segmentierten bzw. tief eingebuchteten Zellkern. Gelegentlich ist auch das Zytoplasma verändert, das sehr dicht, trüb-verschwommen oder abnorm granuliert sein kann. Die Motilität der atypischen Zellen ist, mit Ausnahme der segmentkernigen Formen, im allgemeinen stark beeinträchtigt.

Die Degenerationsformen der Monozyten sind an den zahlreichen kleinen, phasennegativen Plasmavakuolen und den gequollenen, verklumpten Zytoplasmagranula zu erkennen. Häufig läßt sich außerdem eine strukturelle Umwandlung der Zellperipherie feststellen, die sich netz- oder lamellenförmig auflockert und zerfällt. Der Zellkern zeigt dabei im allgemeinen eine trübe Schwellung oder Auflösung seines Chromatins. Kernpyknosen sind selten.

Abbildung 481 Atypischer zweikerniger Monozyt mit großen, lockeren, wenig strukturierten Zellkernen. Das Zytoplasma ist dicht und enthält einige kleine, phasennegative Vakuolen. (Knochenmark, Panmyelopathie)

Abbildung 482 Atypischer Monozyt. Stabförmiger, lockerer Zellkern. Trüb verschwommenes, dichtes Zytoplasma, das nur einige grobe, schwarze, kugelförmige Granula enthält. (Knochenmark, Mediastinaltumor)

Abbildung 483 Atypischer Monozyt mit lockerem, eingebuchtetem Zellkern und sehr dichtem Zytoplasma. (Knochenmark, Sepsis)

Abbildung 484 Atypischer Monozyt. Schmaler, lockerer, U-förmig gebogener Zellkern. Dichtes, spärlich granuliertes Zytoplasma. (Peripherblut, Erythroleukämie)

Abbildung 485 Atypischer Monozyt mit hochgradig segmentiertem Zellkern, Bewegungsform. Im dichten Zytoplasma nur wenige dunkle Granula. (Peripherblut, Nabelsepsis)

Abbildung 486 Zwei Monozyten mit atypischer, grober, schwarzer Granulation. Flach ausgebreitete Zellen. (Peripherblut, akute Leukose)

Abbildung 487 Atypischer Monozyt. Hörnchenförmiger, dichterer Zellkern mit einigen nukleolenartigen Chromatinschollen. Im sehr lockeren, blaßgrauen Zytoplasma feine und gröbere Granula. (Peripherblut, akute Leukose)

Abbildung 488 Atypischer zweikerniger Monozyt. Flach ausgebreitete Zelle. Zart strukturierte, ovale Zellkerne. Das Zytoplasma enthält zahlreiche kleine, phasennegative Vakuolen und einige, teilweise verklumpte, Granula. (Peripherblut, akute Leukose – Remissionsstadium nach Aminopterinbehandlung)

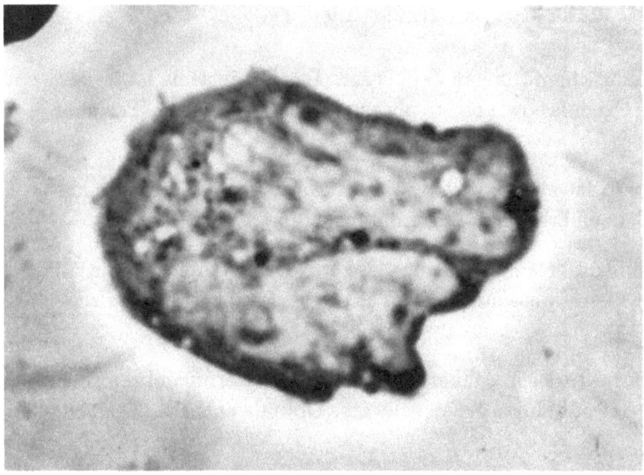

481 × *2300*

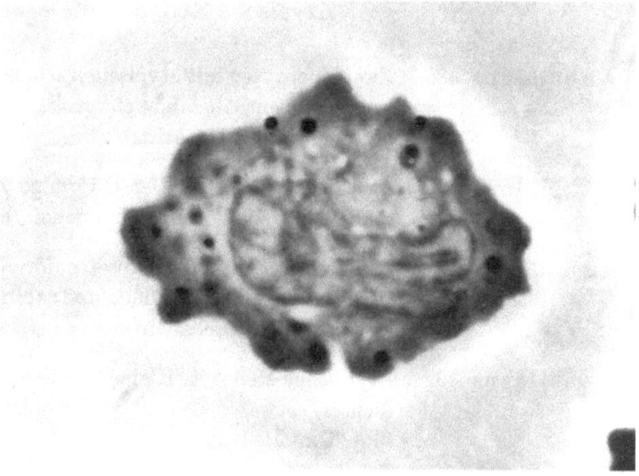

482 × *2300*

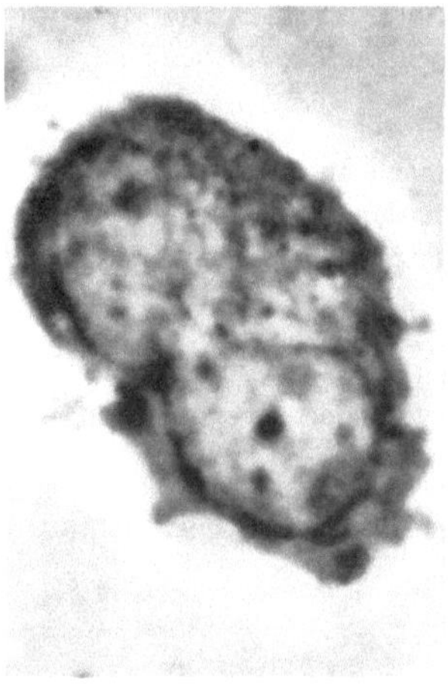

483 × *2300*

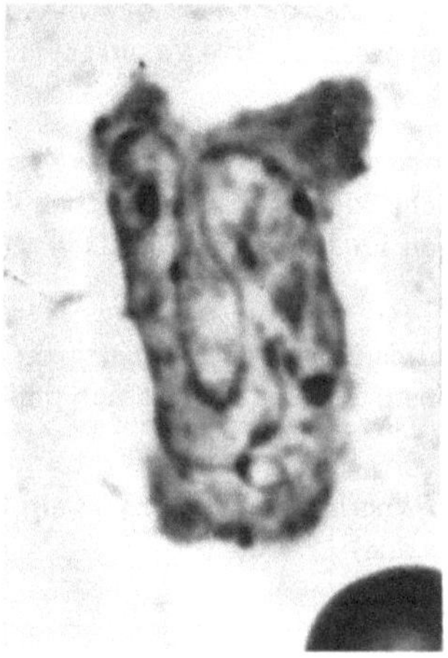

484 × *2300*

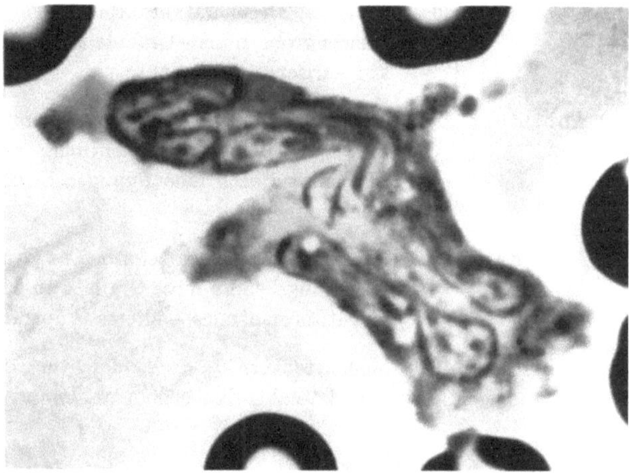

485 × *2300*

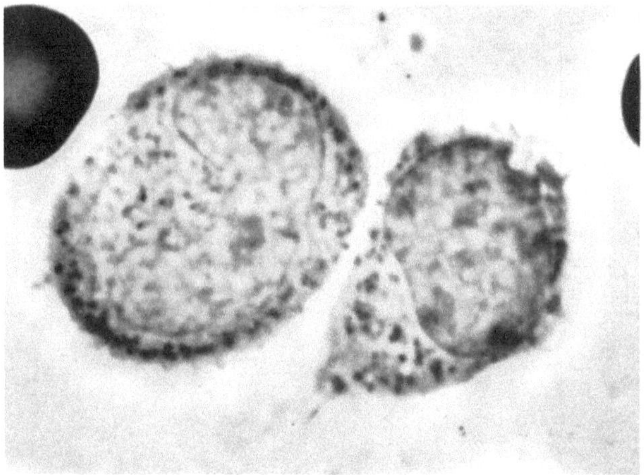

486 × *2300*

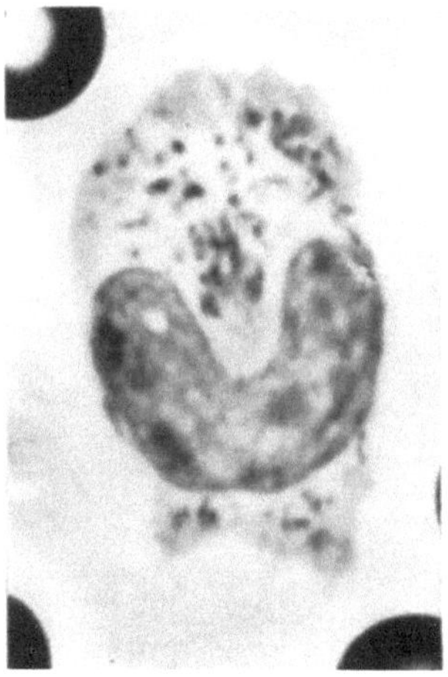

487 × *2300*

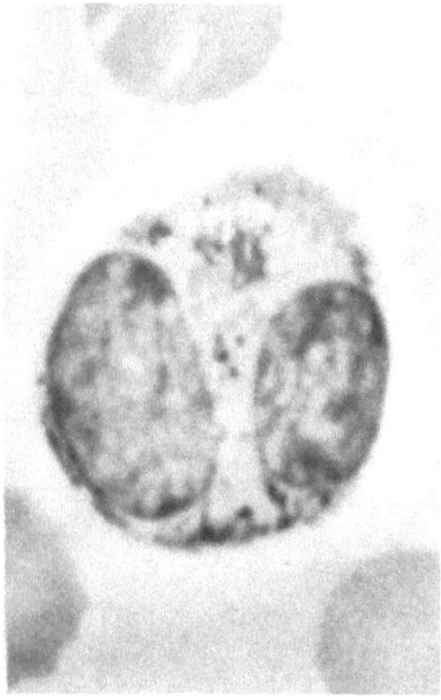

488 × *2300*

Atypische Zellen und Degenerationsformen (Fortsetzung)

Abbildung 489 Zwei Monozyten mit atypischen schmalen, hörnchenförmigen Zellkernen. Das Zytoplasma ist fleckig-wolkig und enthält zahlreiche grobe, dunkle Granula sowie einige phasennegative Vakuolen. (Peripherblut, chronische Hepatitis)

Abbildung 490 Atypischer Monozyt. Der U-förmige Zellkern ist streifig-fleckig strukturiert. Im Zytoplasma ausschließlich fadenförmige Organellen. (Knochenmark, Immunothrombopenie)

Abbildung 491 Atypischer Monozyt mit rosettenförmig segmentiertem, lockerem Zellkern. Das Zytoplasma enthält einige grobe, dunkle Granula und zahlreiche kleine, phasennegative Vakuolen. (Peripherblut, toxischer Leberparenchymschaden)

Abbildung 492 Atypischer Monozyt. Kleiner, ovaler, fast strukturloser Zellkern mit deutlicher Kernmembran. Sehr dichtes, verwaschenes, trübes Zytoplasma, das nur einige grobe, schwarze Granula enthält. (Peripherblut, Tumorleukämie)

Abbildung 493 Promonozyt. Degenerationsform mit lamellenartiger Auflockerung der peripheren Zytoplasmabezirke, einigen phasennegativen Vakuolen und sehr groben, schwarzen Granula. Der Zellkern ist leicht eingebuchtet und enthält zwei Kernkörperchen. Links ein Monozyt mit feinvakuoliger Plasmaumwandlung und grober, schwarzer Granulation. (Knochenmark, Abdominaltumor – frisches Präparat)

Abbildung 494 Monozyt, Degenerationsform. Eingebuchteter Zellkern mit verschwommener Struktur. Im Zytoplasma grobe, dunkle Granula und mehrere phasennegative Vakuolen. (Knochenmark, Morbus Hodgkin – frisches Präparat)

Abbildung 495 Monozyt, Degenerationsform. Lockerer, strukturarmer Zellkern. Das Zytoplasma enthält, vorwiegend in Gegend der Kerneinbuchtung, zahlreiche kleine, phasennegative Vakuolen. Rechts unten ein Thrombozyt. Die fadenförmigen Strukturen im Bild sind Fibrinfäden. (Peripherblut, rheumatische Infektion)

Abbildung 496 Monozyt, Degenerationsform. Das Zytoplasma ist weitgehend netzartig aufgelöst. Paranukleär sind noch einige verklumpte Granula zu erkennen. Der Zellkern ist nur wenig verändert. (Peripherblut, Hepatitis epidemica – älteres Präparat)

Abbildung 497 Monozytenkern. In der Einbuchtung des pyknotischen Zellkerns ist ein Rest des Zytoplasmas sichtbar. Artefakt. (Knochenmark, Panmyelopathie)

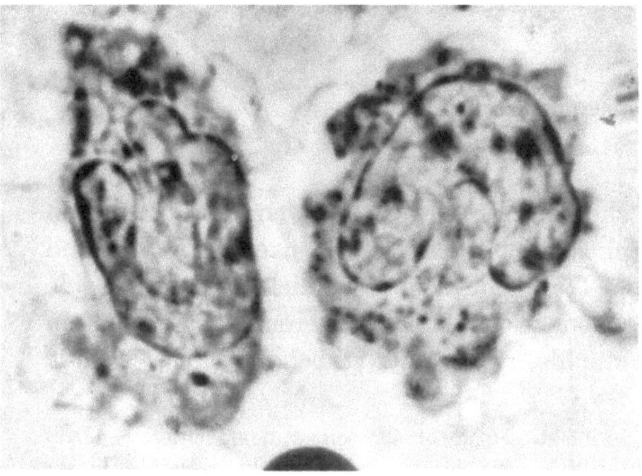

489 × *2300*

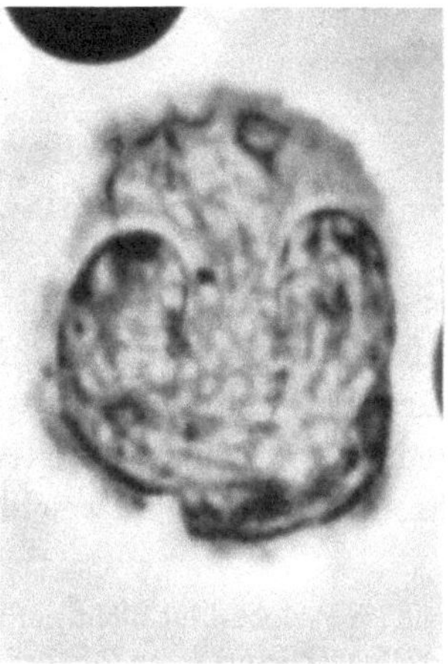

490 × *2300*

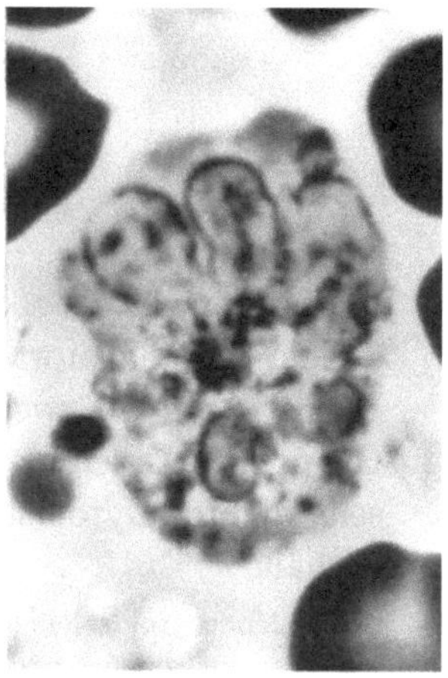

491 × *2300*

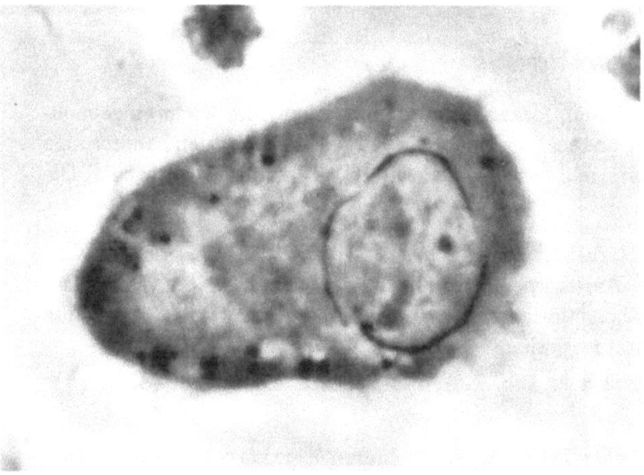

492 × *2300*

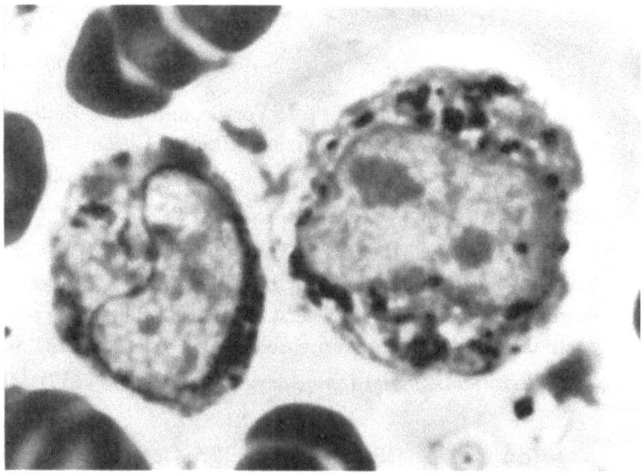

493 × *2300*

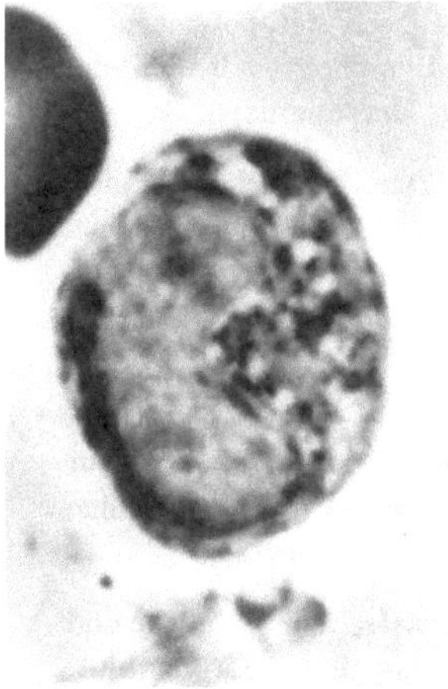

494 × *2300*

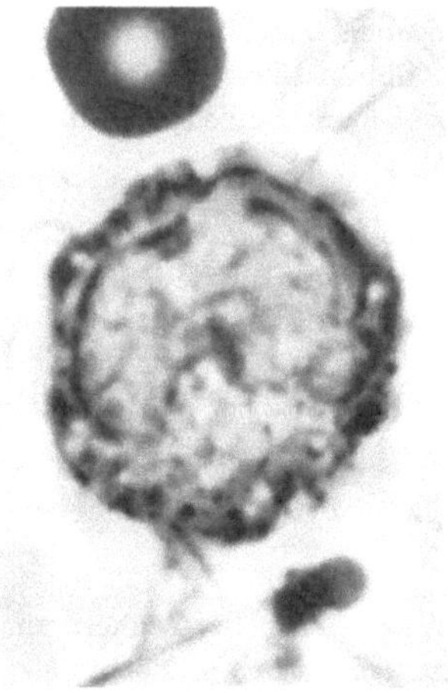

495 × *2300*

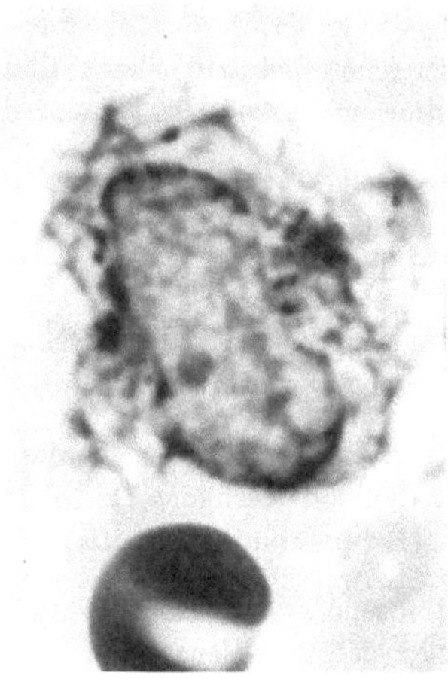

496 × *2300*

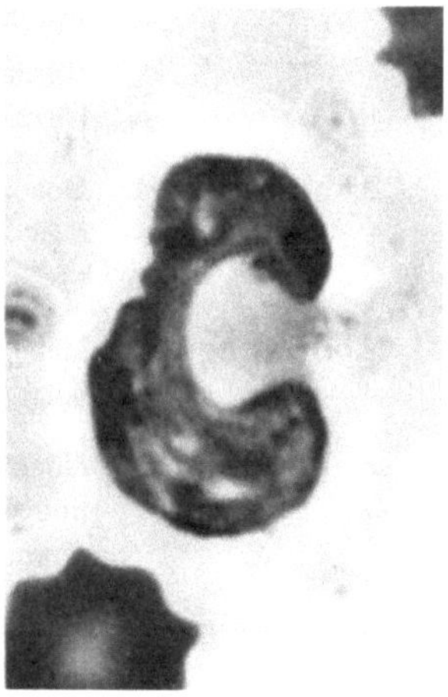

497 × *2300*

Monozytoidzellen (Drüsenfieberzellen)

Abbildung 498–504

Die Monozytoid- oder Drüsenfieberzellen entsprechen in ihrer Größe etwa den Monozyten, von denen sie aber einwandfrei abzugrenzen sind. Morphologisch lassen sie sich nach Kernform und Kernstruktur in zwei Gruppen einteilen, die wir als Typ I und Typ II bezeichnet haben. Beide Gruppen besitzen als gemeinsame charakteristische Kennzeichen einen lockeren Zellkern und ein sehr dichtes Zytoplasma, das nicht allzu reichlich dunkle, runde oder stäbchenförmige Granula enthält.

Die Monozytoidzellen treten im Peripherblut nicht nur bei der infektiösen Mononukleose bzw. dem Pfeifferschen Drüsenfieber auf, sondern finden sich auch in größerer Zahl bei der Hepatitis sowie bei anderen Virusinfekten. Darüber hinaus können sie ferner bei anderen Erkrankungen als gelegentlicher Einzelbefund vorkommen. Die morphologische Einordnung der Monozytoidzellen und ihre Abstammung ist heute noch umstritten. Auch ihr phasenoptisches Bild erlaubt keine Rückschlüsse auf ihre Herkunft. Wenn wir dennoch die Monozytoidzellen bei den Monozyten aufgeführt haben, so waren dafür allein differentialdiagnostische Erwägungen maßgebend, da hier für den Ungeübten wegen der Zellgröße und Kernform Unterscheidungsschwierigkeiten entstehen können.

Morphologische Charakteristik

Monozytoidzellen Typ I: Vorwiegend große Zellen mit hellem, lockerem, rundem, ovalem oder leicht eingebuchtetem Zellkern, der eine deutliche retikuläre Chromatinstruktur und mehrere polymorphe, gelegentlich auch bandförmige Kernkörperchen aufweist. Im dichten Zytoplasma finden sich einige dunkle, runde, selten stäbchenförmige Granula. Die Zellmotilität ist gering.

Monozytoidzellen Typ II: Zellen verschiedener Größe. Hörnchenförmiger, heller, lockerer, scharf begrenzter Zellkern mit auffallenden dichten, runden oder lang ausgezogenen Kernkörperchen und sehr zarter, retikulärer Chromatinstruktur. Das dichte Zytoplasma enthält dunkle, runde oder stäbchenförmige, selten kugelförmige, schwarze Granula, die perinukleär oder in der Kerneinbuchtung liegen. Die Zellmotilität ist gering.

Differentialdiagnose: *Lymphozyten* (s. Abb. 515–517); *Monozyten* (s. Abb. 449); *Plasmazellen* (s. Abb. 836–838).

Abbildung 498 Monozytoidzelle Typ I. Ovaler, lockerer, heller Zellkern mit mehreren Kernkörperchen und bandartiger sowie streifig-retikulärer Chromatinstruktur. Das dichte Zytoplasma enthält einige dunkle, runde, kleine und gröbere Granula sowie kleinste phasennegative Vakuolen. (Peripherblut, Varizellen)

Abbildung 499 Monozytoidzelle Typ I. Großer, ovaler, lockerer, heller Zellkern mit auffallender, fleckig-retikulärer Chromatinstruktur und zwei polymorphen Kernkörperchen. Im dichten Zytoplasma zahlreiche runde und stäbchenförmige Granula. (Peripherblut, Morbus haemolyticus neonatorum)

Abbildung 500 Monozytoidzelle Typ I. Großer, leicht eingebuchteter, lockerer, heller Zellkern mit polymorphen Kernkörperchen und deutlicher retikulärer Chromatinstruktur. Rechts ein Lymphozyt mit dichtem, hörnchenförmigem Zellkern. Beachte die Größenunterschiede. (Peripherblut, Herpangina)

Abbildung 501 Monozytoidzelle Typ II. Hörnchenförmiger, lockerer, heller, scharf begrenzter Zellkern mit feiner, retikulärer Struktur und mehreren nukleolenartigen Chromatinverdichtungen. Im Zytoplasma vorwiegend dunkle, stäbchenförmige und einige schwarze, runde Granula. (Peripherblut, Varizellen)

Abbildung 502 Monozytoidzelle Typ II. Kleine Zelle mit lockerem, hellem, hörnchenförmigem Zellkern, der einige langgezogene Chromatinverdichtungen enthält. (Peripherblut, Varizellen)

Abbildung 503 Monozytoidzelle Typ II. Hörnchenförmiger, lockerer, heller Zellkern mit feiner, retikulärer Struktur und vier dunklen Kernkörperchen. Im dichten Zytoplasma zahlreiche runde und stäbchenförmige Granula. (Peripherblut, Hepatitis)

Abbildung 504 Monozytoidzelle Typ II. Hörnchenförmiger, lockerer, heller Zellkern mit grob-streifiger Struktur und langgezogenen, nukleolenartigen Chromatinverdichtungen. Rechts ein Eosinophiler. (Peripherblut, Herpangina)

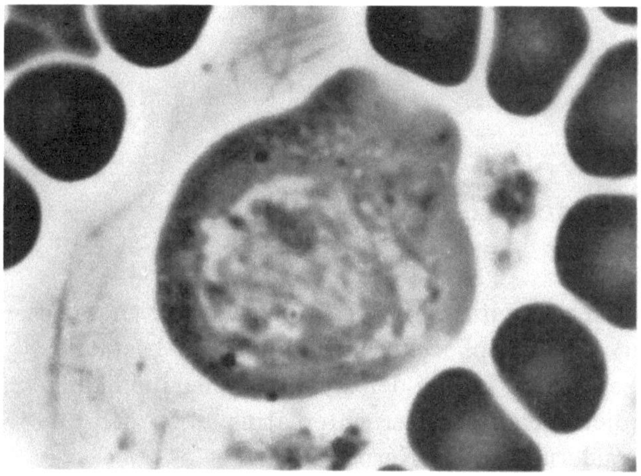

498 × *2300*

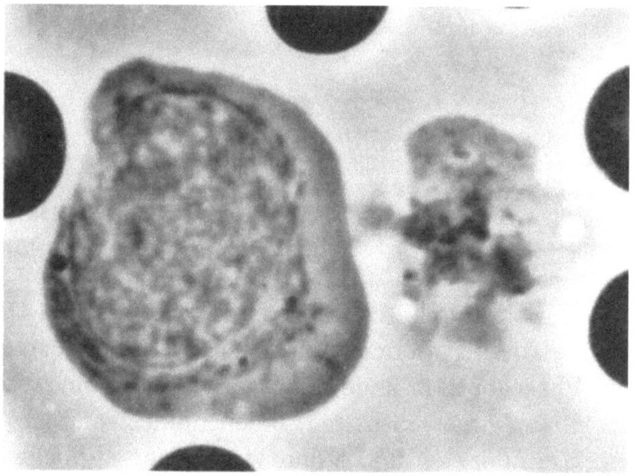

499 × *2300*

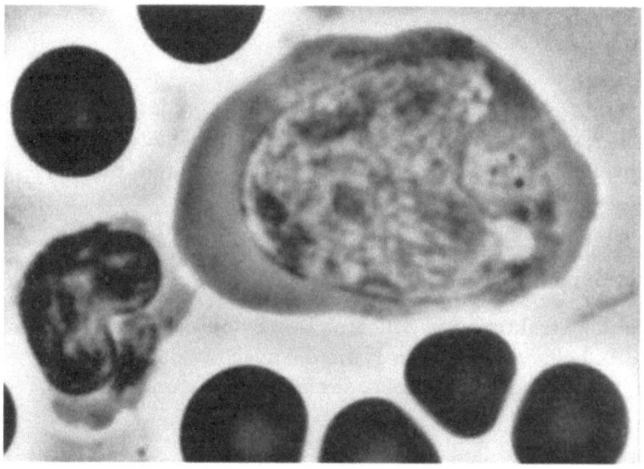

500 × *2300*

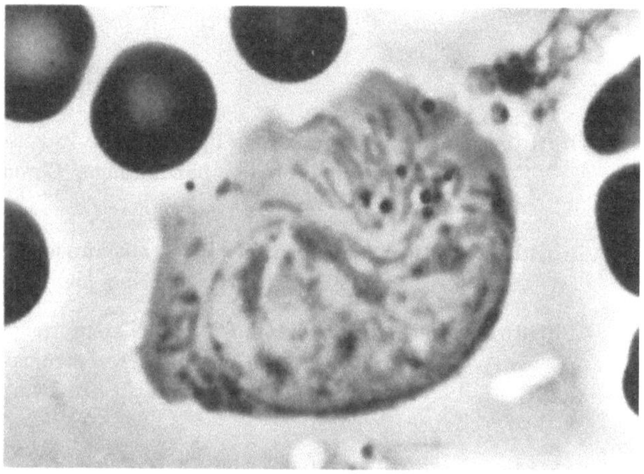

501 × *2300*

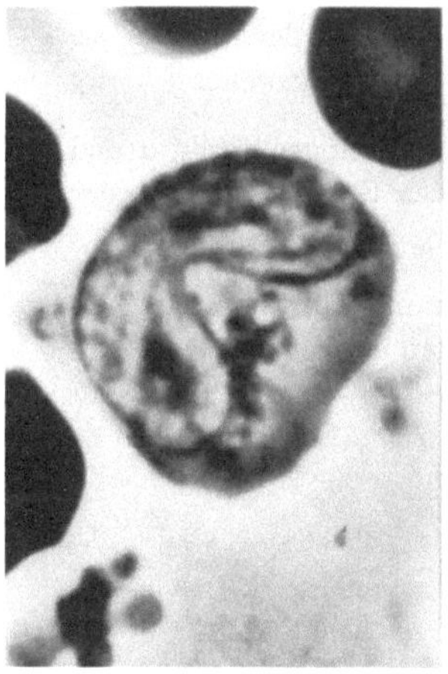

502 × *2300*

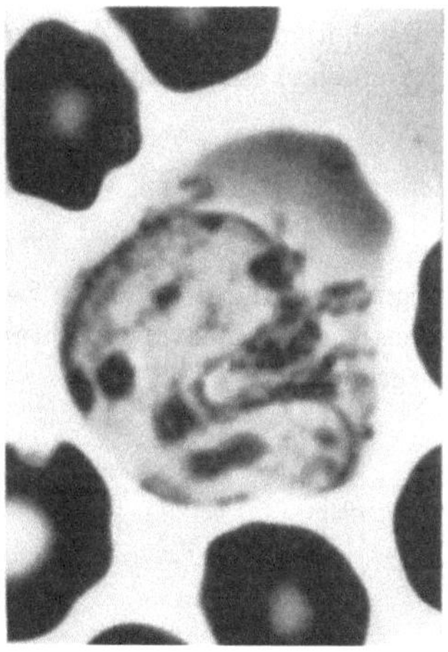

503 × *2300*

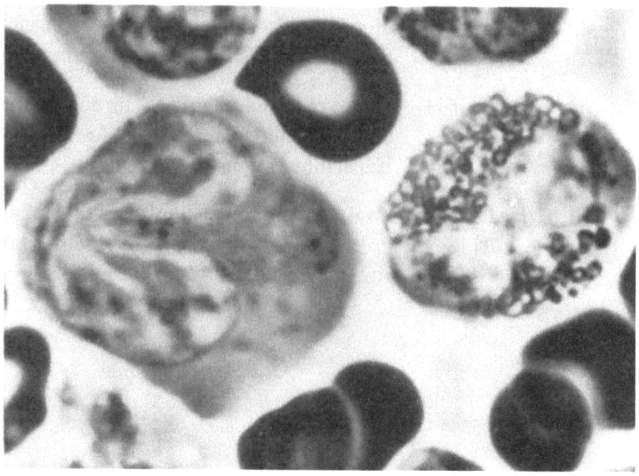

504 × *2300*

Pfeiffersches Drüsenfieber

Abbildung 505–526

Die klinische Diagnose eines Pfeifferschen Drüsenfiebers wird durch den Nachweis der charakteristischen Monozytoidzellen (Drüsenfieberzellen) im Peripherblut hämatologisch bestätigt. Phasenoptisch findet man vorwiegend Monozytoidzellen Typ II. Bei den Lymphozyten, die häufig Glanzkörner enthalten, fallen nukleolenartige Verdichtungen des Kernchromatins auf. Auch die Granulozyten und Monozyten zeigen ähnliche Veränderungen der Kernstruktur.

Im Knochenmark bestand bei unseren Fällen eine mäßige Linksverschiebung der Granulopoese und eine leichte Vermehrung der Retikulumzellen. Monozytoidzellen waren nur in geringer Zahl vorhanden; sie stammten aus dem beigemengten Blut. Die Zellkerne der Erythroblasten, Retikulumzellen und Promonozyten enthielten im allgemeinen auffällige Kernkörperchen. Nicht selten war bei diesen Zellen auch eine atypische Granulation nachweisbar.

Peripherblut

Abbildung 505 Monozytoidzelle Typ I. Ovaler, lockerer, heller, scharf begrenzter Zellkern mit fein-retikulärer Struktur und breiter, bandförmiger Chromatinverdichtung. Das Zytoplasma enthält mehrere dunkle, grobe Granula.

Abbildung 506 Monozytoidzelle Typ I mit rundem, lockerem, hellem Zellkern und nukleolenartiger Chromatinverdichtung. Im Zytoplasma kleine, dunkle Granula.

Abbildung 507 Monozytoidzelle Typ I. Nierenförmiger, fleckig strukturierter Zellkern. Das Zytoplasma ist kaum granuliert. Beachte die zytozentrumartige Aufhellung neben dem Kern, die auch auf den Abb. 505 und 506 sichtbar ist. Links ein Lymphozyt mit hörnchenförmigem, fleckig-streifig strukturiertem Zellkern.

Abbildung 508 Monozytoidzelle Typ I. Großer, scharf begrenzter, lockerer, heller Zellkern mit deutlicher retikulärer Chromatinstruktur und mehreren polymorphen Kernkörperchen. Im dichten Zytoplasma zahlreiche grobe, dunkle Granula.

Abbildung 509 Atypische Monozytoidzelle. Ovaler, lockerer Zellkern mit mehreren kleinen, dunklen Kernkörperchen und blasser, retikulärer Chromatinstruktur. Im dichten Zytoplasma einige grobe, runde und zahlreiche stäbchenförmige Granula.

Abbildung 510 Monozytoidzelle Typ II, Bewegungsform. Der hörnchenförmige Zellkern ist stark deformiert. Das dichte Zytoplasma enthält dunkle, runde Granula und einige fadenförmige Plasmaorganellen.

Abbildung 511 Monozytoidzelle Typ II. Hörnchenförmiger, lockerer, heller Zellkern mit feinstreifiger Struktur und dunklen, nukleolenartigen Chromatinverdichtungen. Die feinen, verklumpten Granula liegen in der Kerneinbuchtung.

Abbildung 512 Zwei Monozytoidzellen Typ II. Links Bewegungsform; rechts kleine Zelle mit hörnchenförmigem, lockerem Zellkern, der vier kleine, nukleolenartige Chromatinverdichtungen enthält. In der Kerneinbuchtung dunkle, verklumpte Zytoplasmagranula.

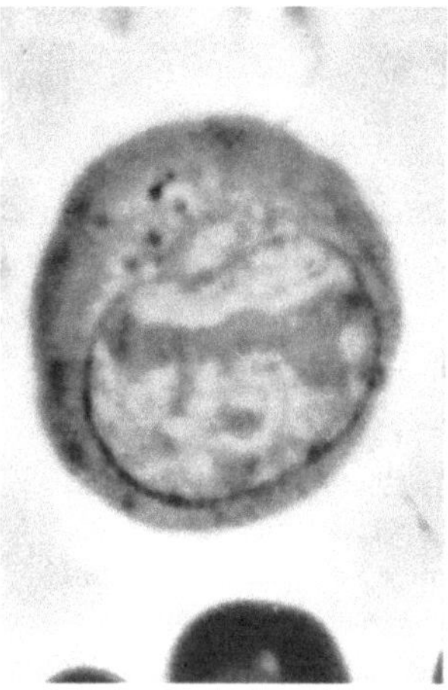

505 × *2300*

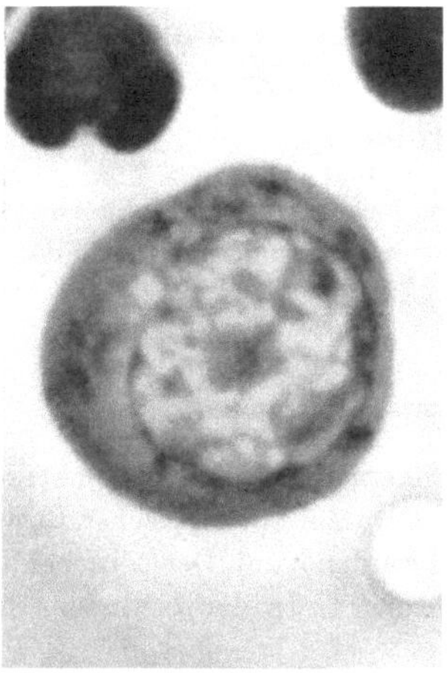

506 × *2300*

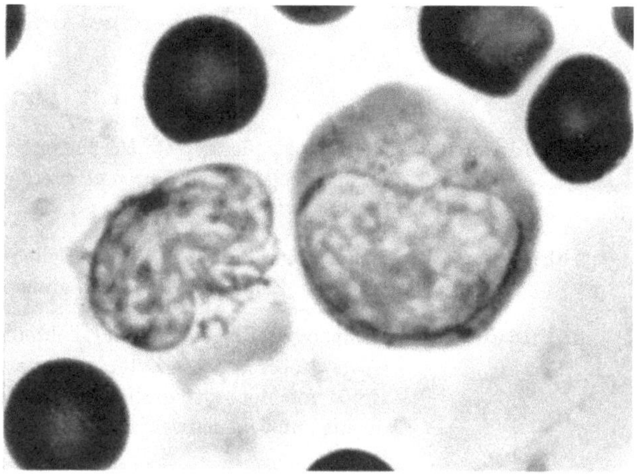

507 × *2300*

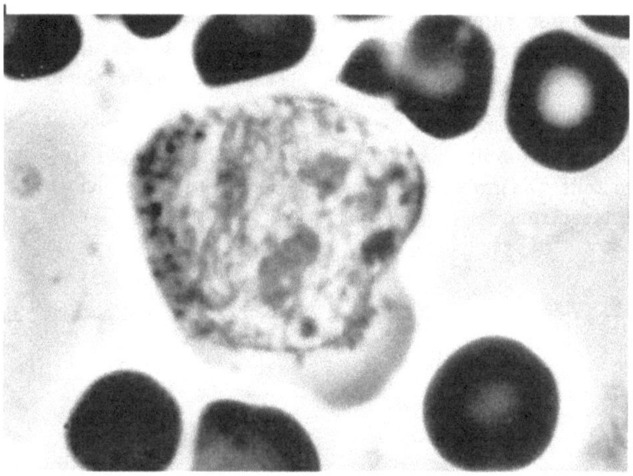

508 × *2300*

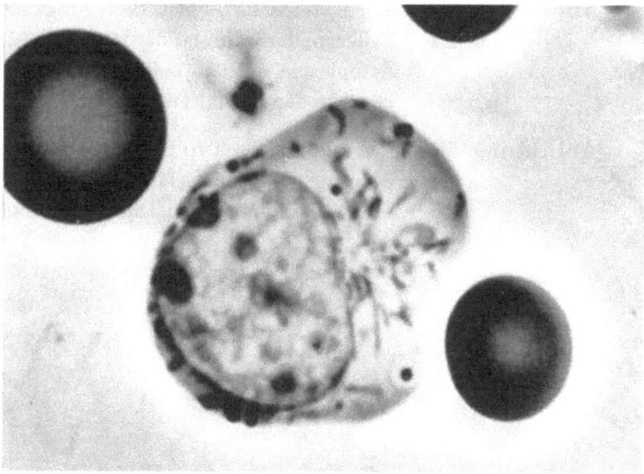

509 × *2300*

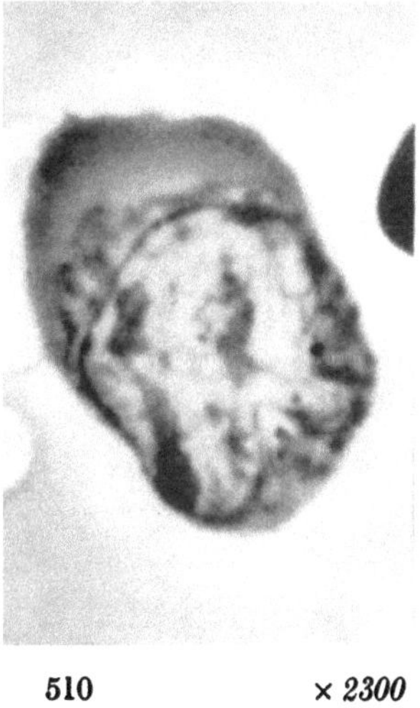

510 × *2300*

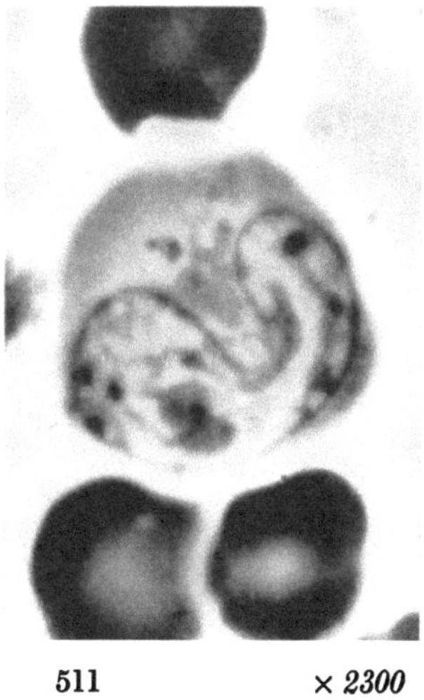

511 × *2300*

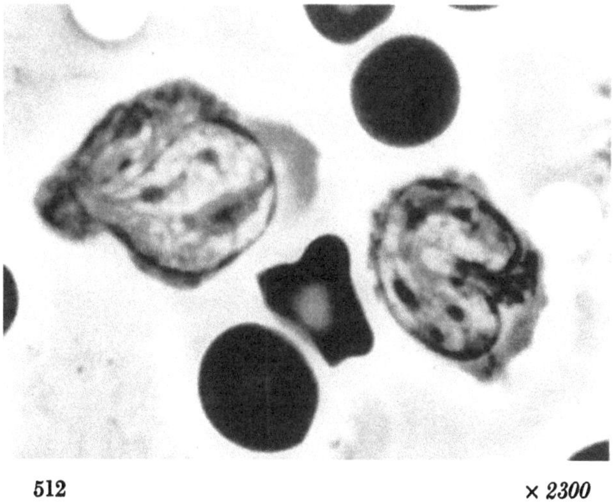

512 × *2300*

Pfeiffersches Drüsenfieber (Fortsetzung)

Peripherblut

Abbildung 513 Monozytoidzelle Typ II. Hörnchenförmiger, lockerer, heller Zellkern mit streifig-fleckiger Struktur und nukleolenartigen Chromatinverdichtungen. Paranukleär und in der Kerneinbuchtung feine und gröbere Zytoplasmagranula.

Abbildung 514 Monozytoidzelle Typ II. Kleine Zelle mit hörnchenförmigem, lockerem, hellem, streifig-fleckig strukturiertem Zellkern und einigen groben Zytoplasmagranula.

Abbildung 515 Lymphozyt. Eingebuchteter, dichterer Zellkern mit fleckiger Struktur. Im Zytoplasma feine und einige gröbere, dichte Zytoplasmagranula. Darunter ein atypischer Lymphozyt, der nur durch seine Größe von Monozytoidzellen unterschieden werden kann. Der hörnchenförmige Zellkern enthält fünf dunkle, nukleolenartige Chromatinverdichtungen. In der Kerneinbuchtung mehrere Zytoplasmagranula.

Abbildung 516 Zwei Lymphozyten, deren Zellkerne einige nukleolenartige Chromatinverdichtungen enthalten. Im Zytoplasma mehrere dunkle Granula.

Abbildung 517 Lymphozyt mit Glanzkorn. Dichter, rundlicher Zellkern mit nukleolenartigen Chromatinverdichtungen. Das Zytoplasma enthält einige ovale, grobe, schwarze und feine, dunkle Granula.

Abbildung 518 a u. b Monozytoidzelle Typ II, Bewegung. Zeitabstand der Aufnahmen etwa 4 Minuten. Hörnchenförmiger Zellkern, der während der langsamen Bewegung (nach rechts) deutlich seine Form ändert. Das dichte Zytoplasma enthält neben einigen dunklen Granula zahlreiche kleine, phasennegative Vakuolen. Beachte das Verhalten der bandförmigen Chromatinverdichtung.

Abbildung 519 a u. b Monozytoidzelle Typ II, Bewegung. Zeitabstand der Aufnahmen etwa 6 Minuten. Beachte die Umlagerung des Zellkerns innerhalb der großen Zelle. Die groben, dichten Zytoplasmagranula verbleiben in ihrer paranukleären Lage. Deutliches Zytozentrum.

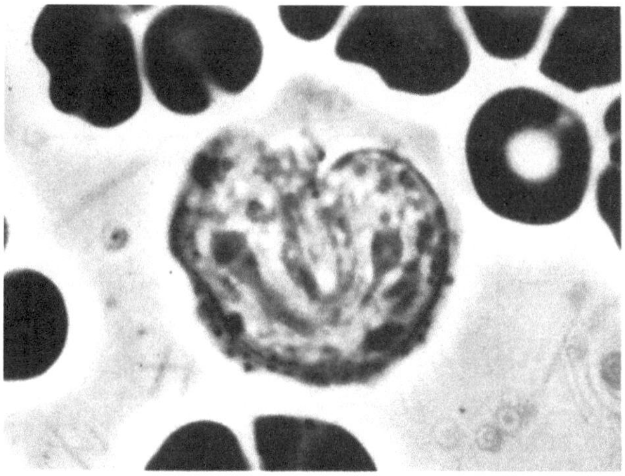

513 × *2300*

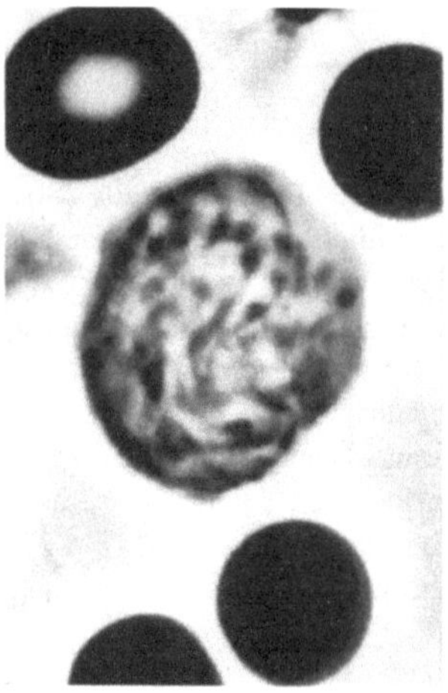

514 × *2300*

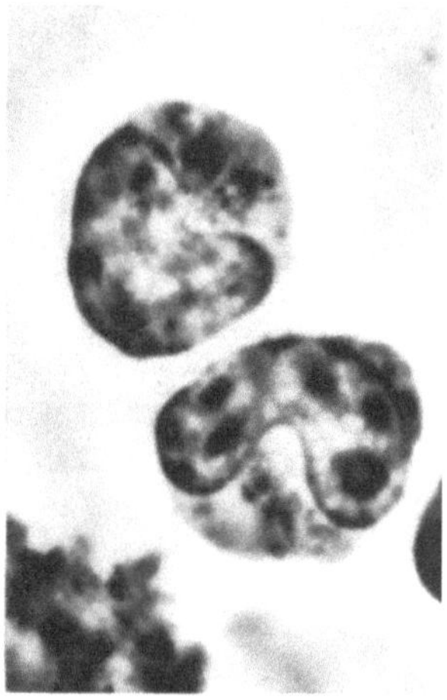

515 × *2300*

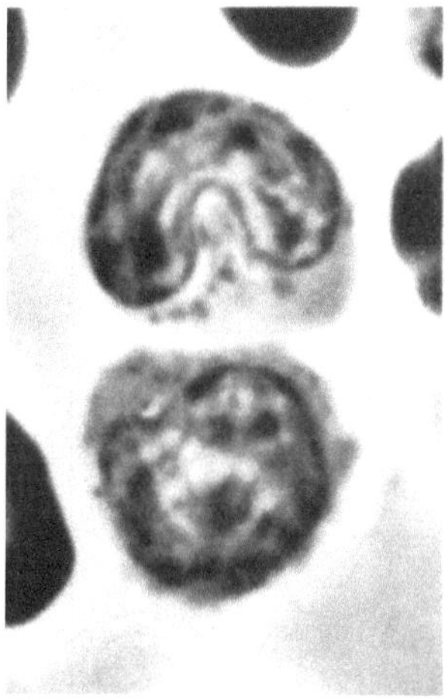

516 × *2300*

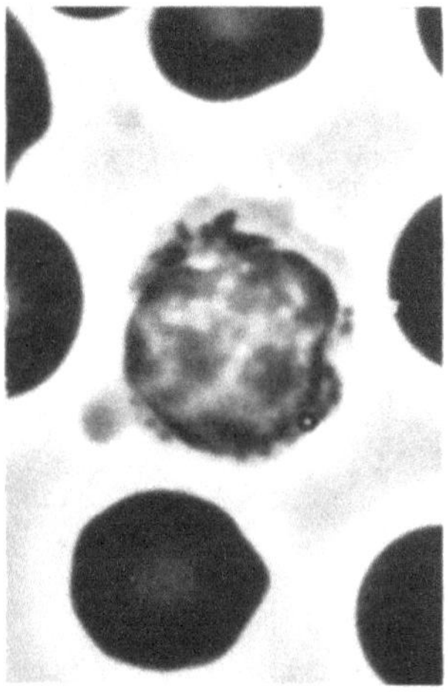

517 × *2300*

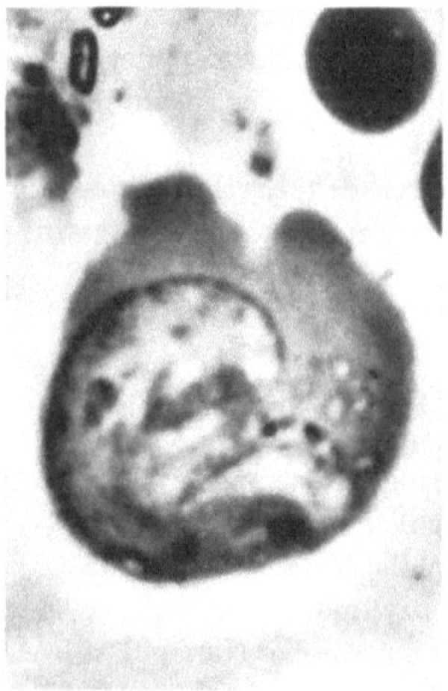

518 a

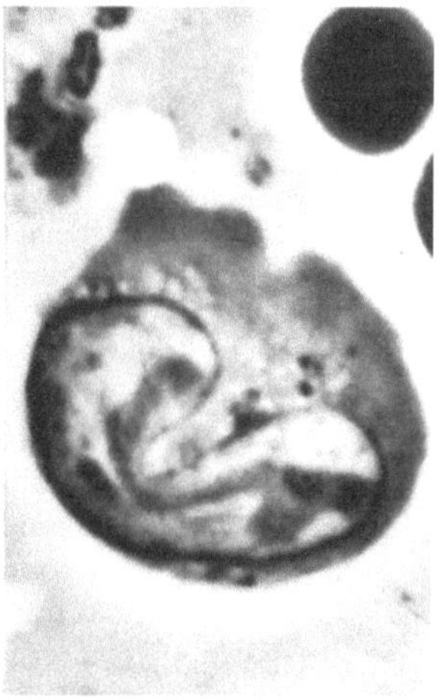

b × *2300*

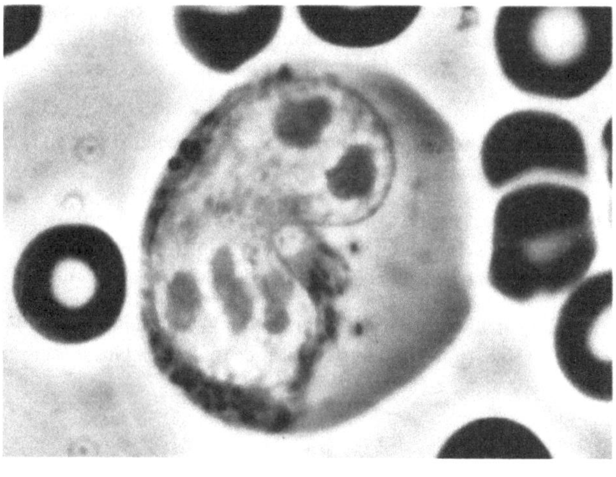

519 a

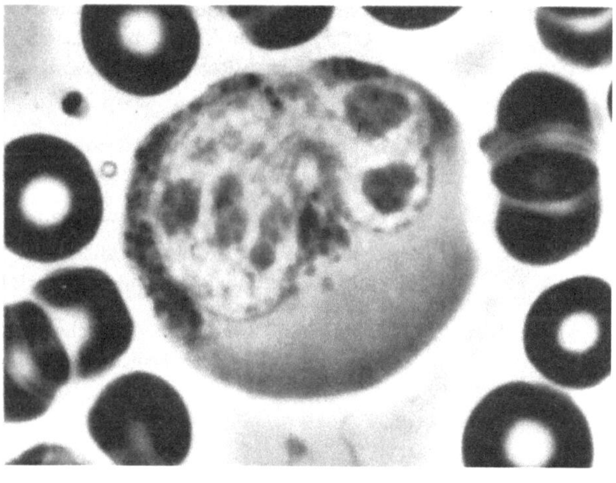

b × *2300*

Pfeiffersches Drüsenfieber (Fortsetzung)

Knochenmark

Abbildung 520 *1* große, unreife Retikulumzelle (Stammzelle) mit mehreren dunklen, polymorphen Kernkörperchen
2 Monozyt
3 Degenerationsform, nicht bestimmbar
4 eosinophiler Myelozyt
5 Metamyelozyten
6 stabkernige Neutrophile
7 segmentkernige Neutrophile
8 oxyphiler Erythroblast
9 orthochromatischer Normoblast

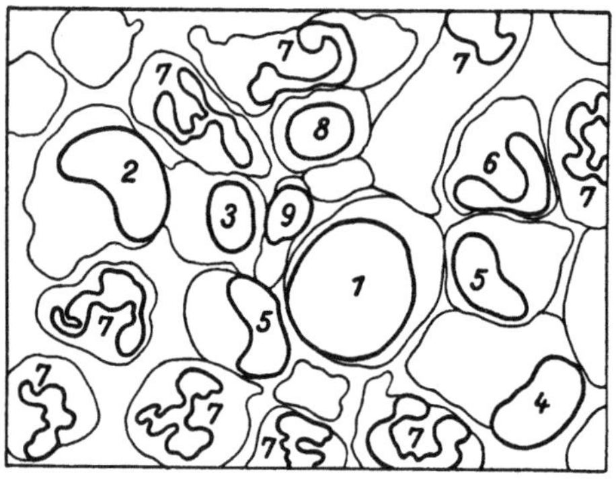

Abbildung 521 *1* polychromatische Erythroblasten
2 oxyphile Erythroblasten
3 orthochromatische Normoblasten
4 Erythroblastenmitose, Metaphase
5 stabkernige Neutrophile
6 segmentkerniger Neutrophiler
7 atypischer basophiler Erythroblast
8 Monozyt
Beachte bei den Erythroblasten die zahlreichen kleinen, nukleolenartigen Chromatinverdichtungen (s. auch Abb. 80–82)

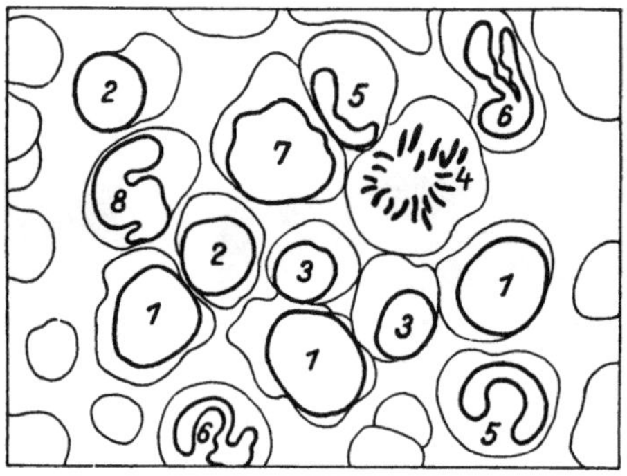

Abbildung 522 *1* Myelozyt
2 Metamyelozyt
3 stabkerniger Neutrophiler
4 eosinophiler Myelozyt
5 eosinophiler Metamyelozyt
6 Lymphozyt mit Glanzkorn
7 orthochromatischer Normoblast
8 Degenerationsform, polychromatischer Erythroblast
9 Degenerationsform, Neutrophiler

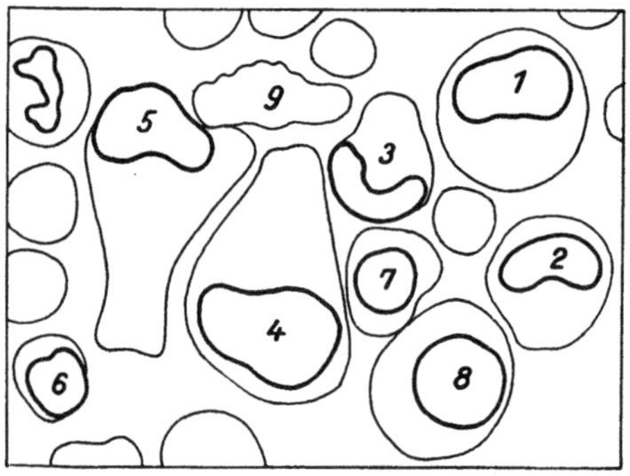

Abbildung 523 Atypischer basophiler Erythroblast. Ovaler, heller, fast strukturloser Zellkern mit drei dunklen Kernkörperchen. Im dichten Zytoplasma zahlreiche schwarze, teilweise verklumpte Granula und einige fadenförmige Mitochondrien. Darüber orthochromatischer Normoblast mit nukleolenartigen Chromatinverdichtungen.

Abbildung 524 Stammzelle mit kleeblattförmigem, hellem, fast strukturlosem Zellkern, der vier Kernkörperchen enthält. Im dichten Zytoplasma sehr grobe, schwarze Granula.

Abbildung 525 Zwei atypische basophile Erythroblasten. Die hellen, fast strukturlosen Zellkerne enthalten mehrere kleine Kernkörperchen. Im dichten Zytoplasma grobe, schwarze, teilweise verklumpte Granula und einige fadenförmige Mitochondrien. Darüber Metamyelozyt mit toxischer Granulation.

Abbildung 526 Atypischer Promonozyt. Hörnchenförmiger, heller, strukturloser Zellkern mit zwei dunklen Kernkörperchen. Das Zytoplasma enthält zahlreiche schwarze, runde und dunkle, stäbchenförmige Granula.

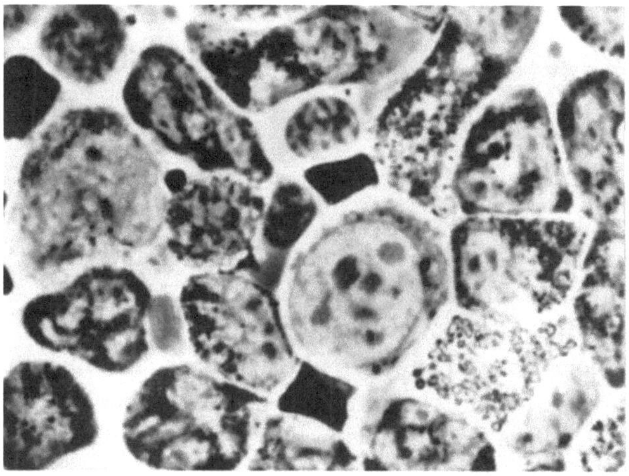

520 × *1600*

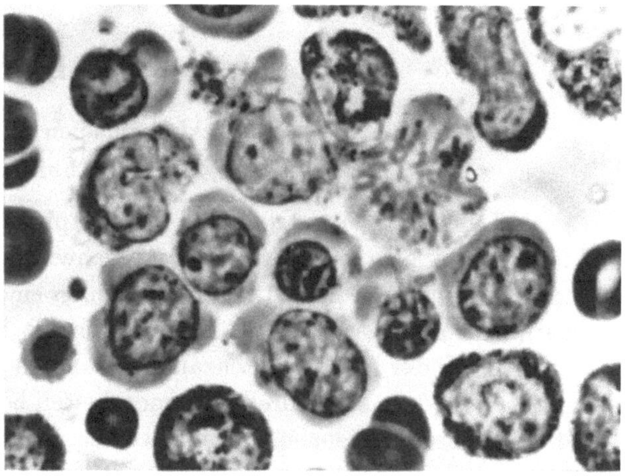

521 × *1600*

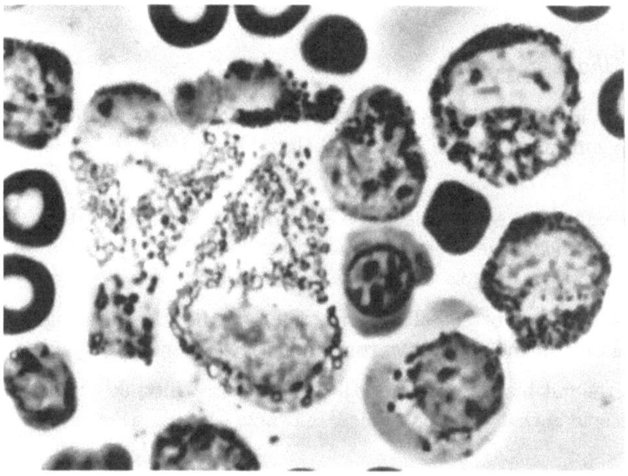

522 × *1600*

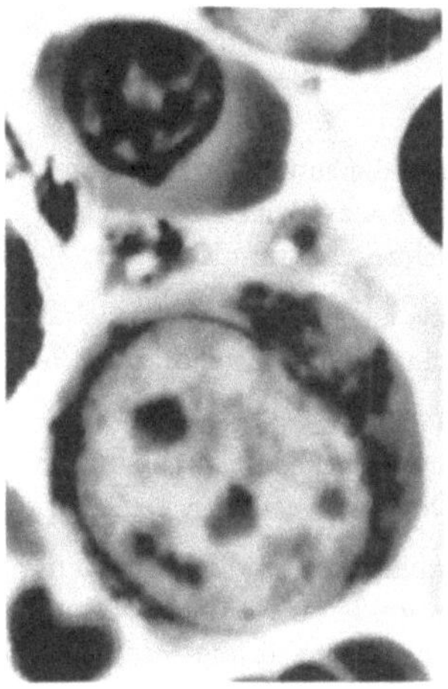

523 × *2300*

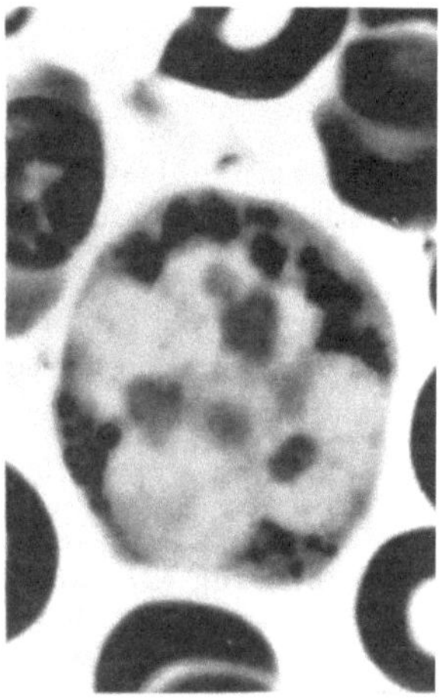

524 × *2300*

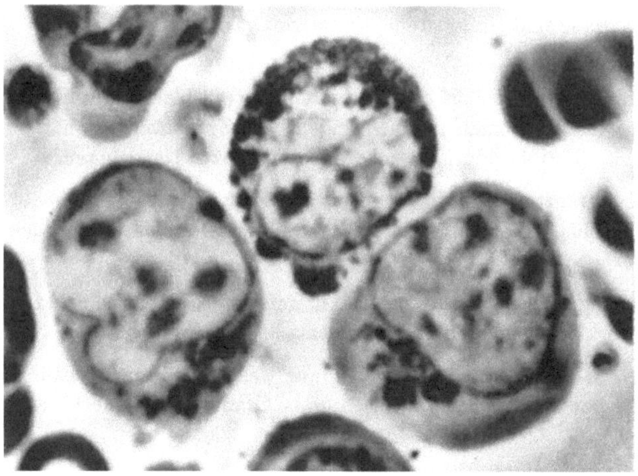

525 × *2300*

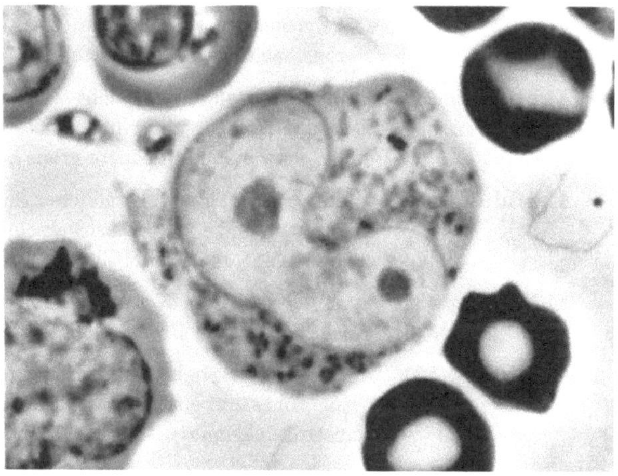

526 × *2300*

Die Lymphozyten

Entwicklungsstadien und verschiedene Zellformen

Abbildung 527–586

Die Lymphozyten entstammen den lymphatischen Geweben des Körpers. Phasenoptisch stellen sie sich als relativ polymorphe, kleine, schwach granulierte Zellen mit geringer Bewegungsaktivität dar. Die einzelnen Zelltypen unterscheiden sich durch die Breite ihres Plasmasaumes, durch ihre Kernform und Kernstruktur sowie durch die Art und Zahl der Zytoplasmagranula. Neben Veränderungen der Lymphozytenzahl im Rahmen der biologischen Leukozytenkurve lassen sich auch qualitative, d. h. strukturelle Besonderheiten bei verschiedenen Erkrankungen, z. B. Virusinfekten und Tumoren, erkennen. Normalerweise treten nur reifere Lymphozyten im Peripherblut auf, während Lymphoblasten lediglich bei pathologischen Prozessen und beim Neugeborenen darin vorkommen können. Im Knochenmark des Gesunden finden sich regelmäßig reife und unreife Lymphozyten, gelegentlich auch in Form von Lymphknötchen. Über die Funktion der Lymphozyten ist bisher kaum etwas Sicheres bekannt, doch wird ihnen eine Cofunktion im Antigen-Antikörpergeschehen zugesprochen (s. bei Frenger).

Morphologische Charakteristik

Lymphoblasten: Ovaler oder rundlicher, oft eingebuchteter, lockerer Zellkern mit blasser, vorwiegend streifenförmig-retikulärer Struktur und ein bis zwei Kernkörperchen. Der schmale Zytoplasmasaum enthält zahlreiche kleine runde, dunkle sowie einige grobe, schwarze Granula.

Prolymphozyten (große Lymphozyten): Ovale oder nierenförmige, scharf begrenzte Zellkerne mit blasser, streifig-fleckiger Struktur und ein bis zwei nukleolenartigen Chromatinverdichtungen oder persistierenden Kernkörperchen. Vorwiegend in der Kernbucht liegen zahlreiche runde, graue und schwarze Zytoplasmagranula.

Lymphozyten: Runder, ovaler oder hörnchenförmiger, scharf begrenzter Zellkern mit dichterer, fleckiger, fleckig-streifiger oder retikulärer Chromatinstruktur. Das Zytoplasma enthält mehrere feine, runde oder ovale, dunkle Granula.

Abbildung 527 u. 528 — Lymphoblasten. Rundliche, lockere Zellkerne mit blasser, streifig-retikulärer Chromatinstruktur und je einem größeren Nukleolus. Das Zytoplasma enthält reichlich grobe, schwarze Granula. (Peripherblut, Ernährungsstörung)

Abbildung 529 — Lymphoblast, Bewegungsform mit tief eingebuchtetem Zellkern und groben, schwarzen Zytoplasmagranula. (Peripherblut, Hepatitis epidemica)

Abbildung 530 — Kleiner Lymphoblast, dessen hörnchenförmiger Zellkern einen kleinen, schwarzen Nukleolus besitzt. Im Zytoplasma liegen mehrere sehr grobe Granula. (Peripherblut, Aspirationspneumonie)

Abbildung 531 — Lymphoblast. Ovaler, feinfleckig-retikulär gezeichneter Zellkern mit rundem, dichtem Nukleolus. Das Zytoplasma enthält zahlreiche kleine, graue und einige grobe, schwarze Granula. (Peripherblut, Morbus haemolyticus neonatorum)

Abbildung 532 u. 533 — Prolymphozyten. Ovale, leicht eingebuchtete, lockere, scharf begrenzte Zellkerne mit blasser, streifig-fleckiger Struktur und einigen nukleolenartigen Chromatinverdichtungen. Das Zytoplasma enthält grobe, schwarze und kleinere graue Granula. (Peripherblut, Neugeborenensepsis bzw. Neugeborenes)

Abbildung 534 — Älterer Prolymphozyt. Rundlicher, scharf begrenzter Zellkern mit etwas dichterer, fleckiger Chromatinstruktur und kleinem, schwarzem Nukleolus. Im Zytoplasma liegen zahlreiche dunkle Granula. (Peripherblut, multiple Mißbildungen)

Abbildung 535 u. 536 — Lymphoblasten bei Neugeborenen. Bewegungsformen mit unregelmäßig geformten Zellkernen und groben, schwarzen Granula, die teilweise verklumpt im dichten Zytoplasma liegen. (Peripherblut)

Abbildung 537 u. 538 — Atypische Lymphoblasten. Große, mehrfach eingekerbte, homogen graue Zellkerne. Der schmale Zytoplasmasaum enthält zahlreiche dichte bzw. in Abb. 538 atypisch grobe Granula. (Peripherblut, Hepatitis epidemica)

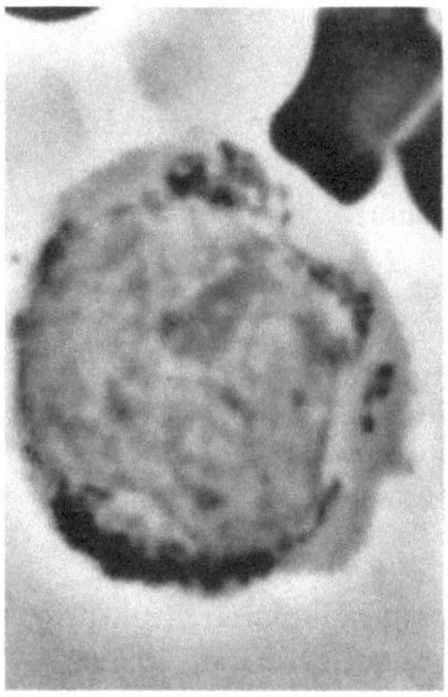

527 × *2300*

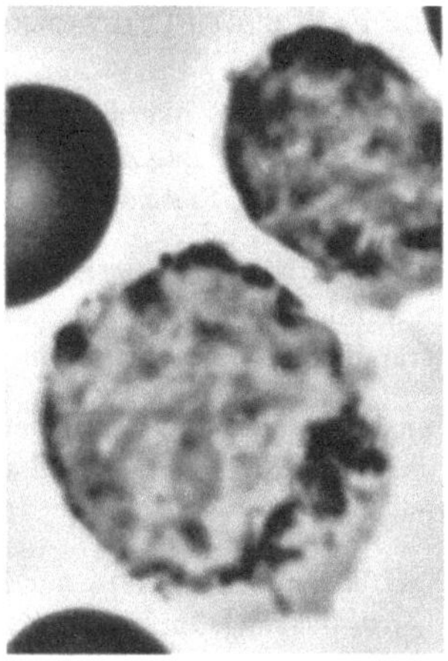

528 × *2300*

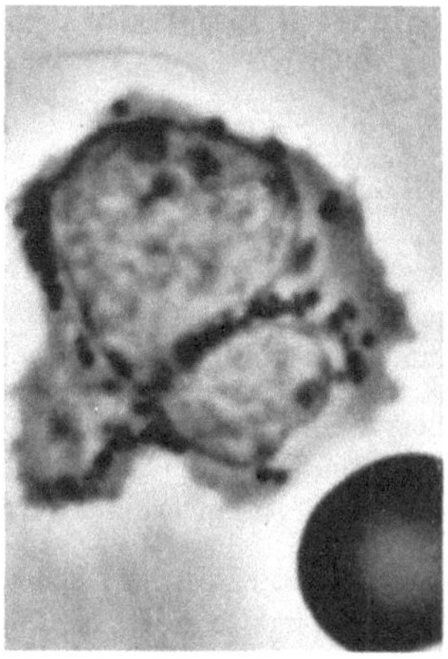

529 × *2300*

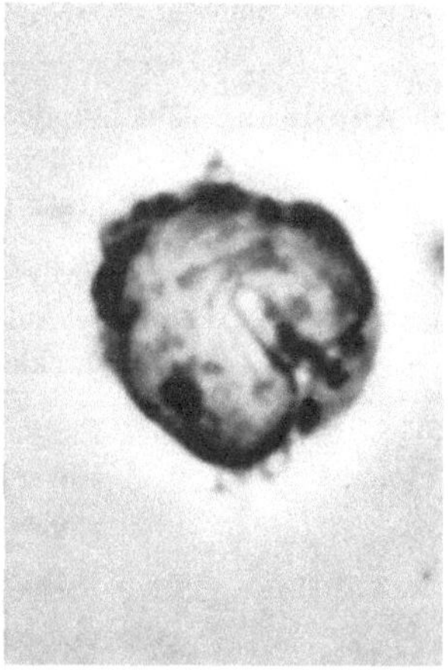

530 × *2300*

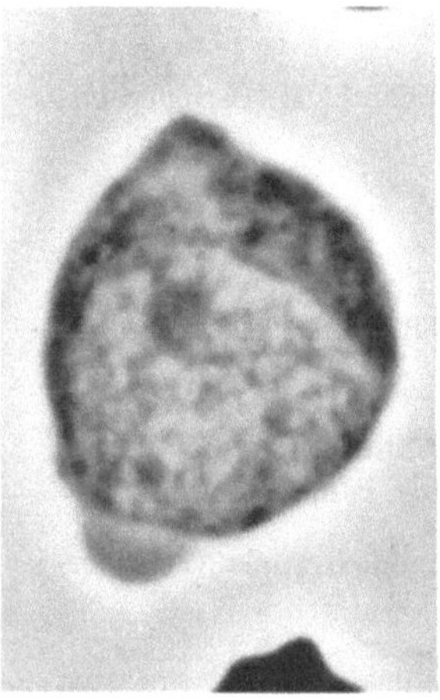

531 × *2300*

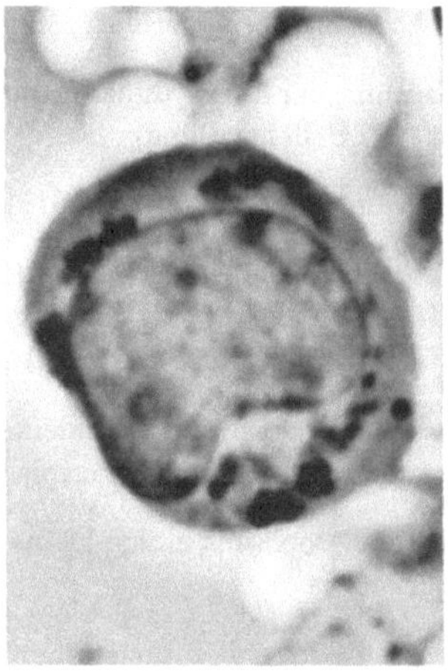

532 × *2300*

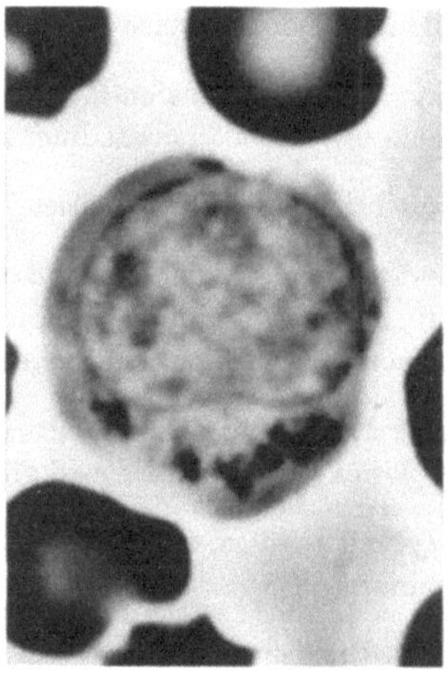

533 × *2300*

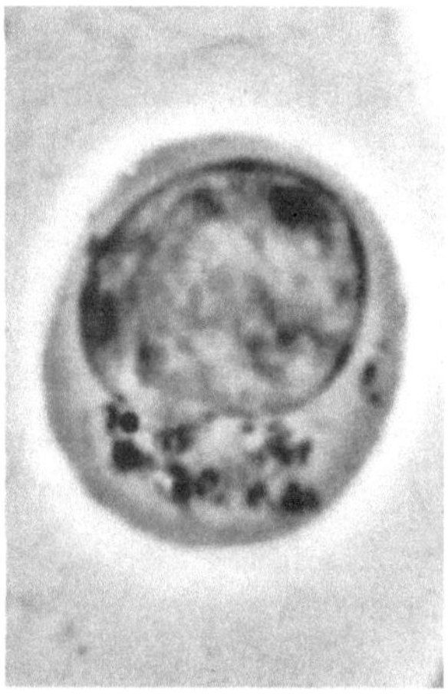

534 × *2300*

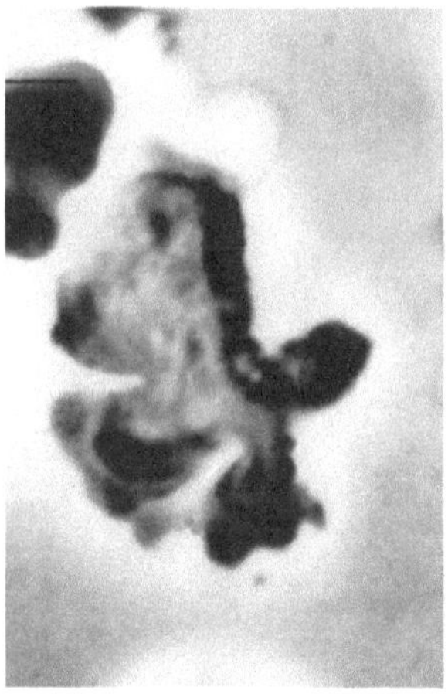

535 × *2300*

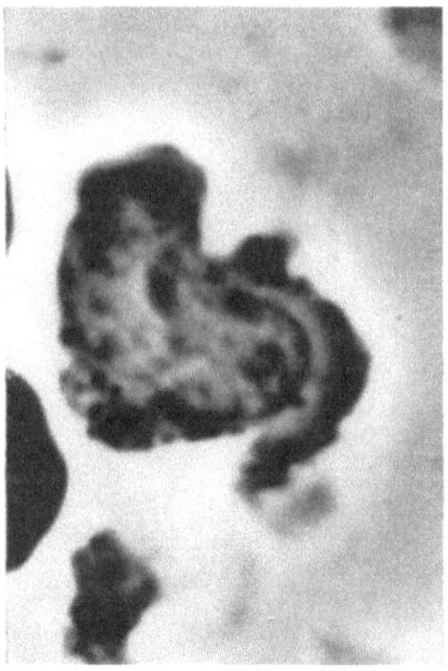

536 × *2300*

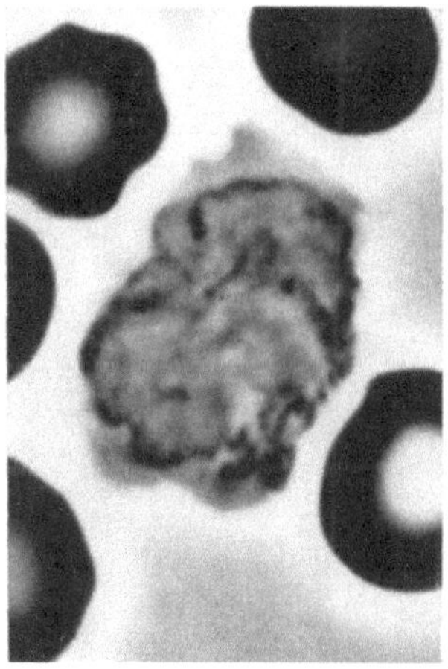

537 × *2300*

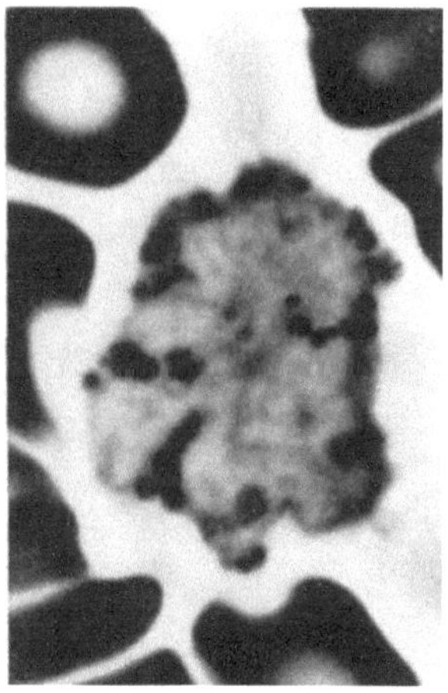

538 × *2300*

Entwicklungsstadien und verschiedene Zellformen (Fortsetzung)

Abbildung 539 Prolymphozyt, Übergangsform zum Lymphozyten. Ovaler Zellkern mit feinretikulärer Grundstruktur und vorwiegend streifenförmigen Chromatinverdichtungen. Das Zytoplasma enthält zahlreiche feine, graue und einige grobe, schwarze Granula. (Peripherblut, Erythema infectiosum)

Abbildung 540 Prolymphozyt, Übergangsform zum Lymphozyten. Nierenförmiger, lockerer Zellkern mit blasser, retikulärer Struktur und wenig auffälligen Chromatinverdichtungen. Im Zytoplasma zahlreiche dunkle, runde und einige stäbchenförmige Granula. (Peripherblut, Panmyelopathie)

Abbildung 541 Prolymphozyt. Lockerer, heller, scharf begrenzter Zellkern mit deutlichen nukleolenartigen Chromatinverdichtungen. Das Zytoplasma enthält vorwiegend feine, graue und einige schwarze Granula sowie ein Glanzkorn. (Peripherblut, Herpangina)

Abbildung 542 Prolymphozyt. Ovaler, lockerer, heller, scharf begrenzter Zellkern mit fleckig-retikulärer Struktur und einer blassen, nukleolenartigen Chromatinverdichtung. Im breiten Zytoplasma zahlreiche kleine, runde und einige stäbchenförmige Granula. (Peripherblut, Varizellen)

Abbildung 543 Zwei Lymphozyten mit ovalen, dichten, fleckig-streifig strukturierten Zellkernen. Die obere Zelle enthält ein Glanzkorn. Im breiten Zytoplasmasaum der unteren Zelle zahlreiche runde und stäbchenförmige Granula. (Peripherblut, Hepatitis epidemica)

Abbildung 544 Zwei Lymphozyten mit ovalen, dichten Zellkernen, die eine fleckige Struktur aufweisen. Im Zytoplasma kleine, runde, teilweise verklumpte Granula. (Peripherblut, Mumps)

Abbildung 545 Lymphozyt mit sehr schmalem Zytoplasmasaum, der einige dunkle Granula enthält. (Peripherblut, akute Leukose – Remissionsstadium nach ACTH-Behandlung)

Abbildung 546 Lymphozyt bei Pfeifferschem Drüsenfieber, zum Vergleich (s. Abb. 517).

Abbildung 547 Lymphozyt mit ovalem, dichtem Zellkern, der einige kleine, nukleolenartige Chromatinverdichtungen enthält. Im Zytoplasma gröbere, schwarze Granula und ein wenig auffälliges Glanzkorn. (Peripherblut, akute Leukose – Remissionsstadium nach 6-Mercaptopurinbehandlung)

Abbildung 548 Lymphozyt. Rundlicher Zellkern mit retikulärer Struktur und zwei kleinen Chromatinverdichtungen. Das Zytoplasma enthält vorwiegend gröbere, schwarze Granula. (Peripherblut, Panmyelopathie)

Abbildung 549 Lymphozyt mit rundem, dichtem Zellkern. Im Zytoplasma einige kleine, dunkle Granula. (Peripherblut, Gesunder)

Abbildung 550 Lymphozyt. Runder Zellkern mit einigen Chromatinverdichtungen. Sehr schmaler Zytoplasmasaum mit einigen Granula; sogenannte nacktkernige Form. (Peripherblut, Ernährungsstörung)

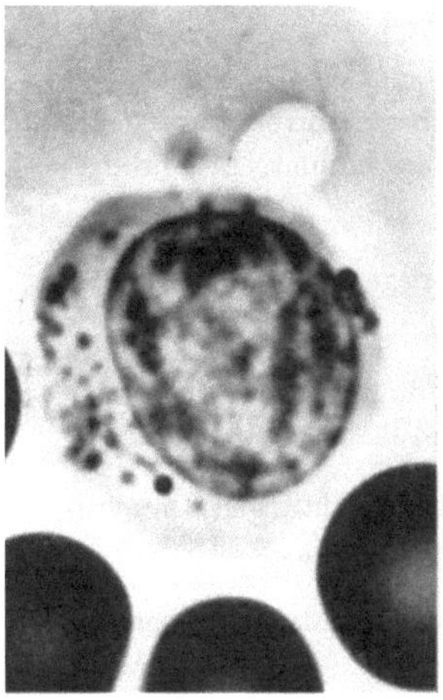
539 × *2300*

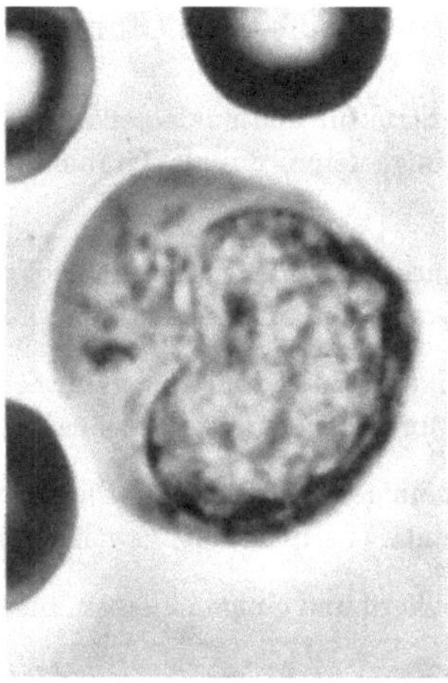
540 × *2300*

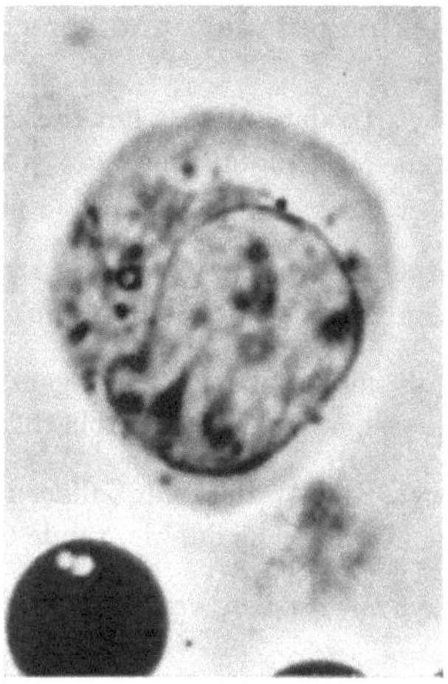
541 × *2300*

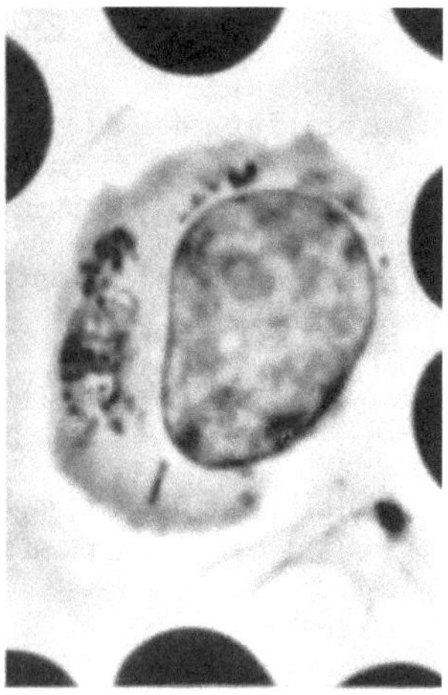
542 × *2300*

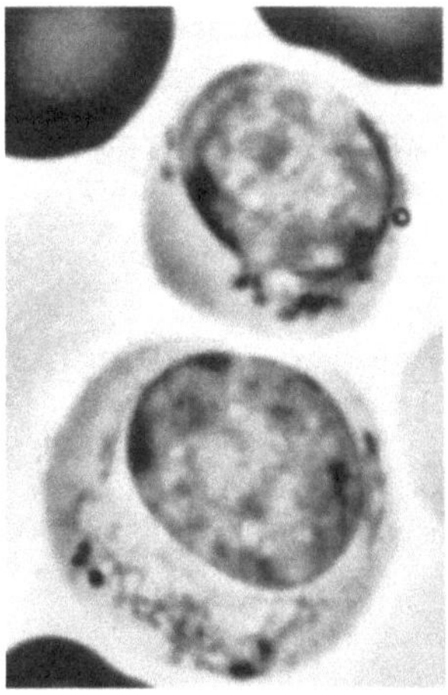
543 × *2300*

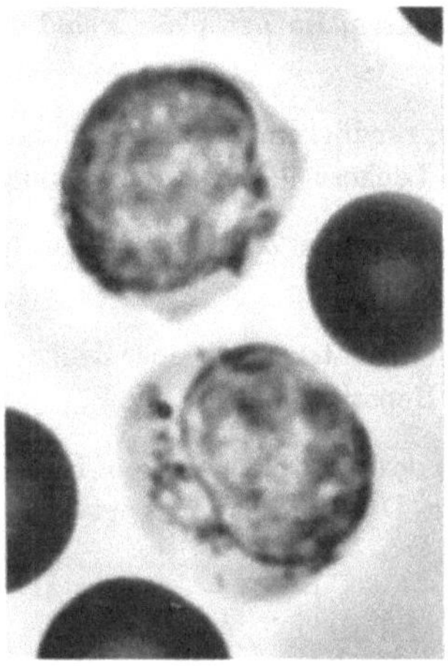
544 × *2300*

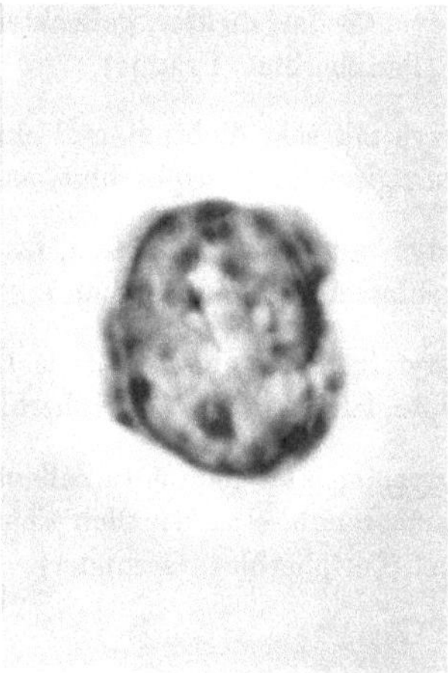
545 × *2300*

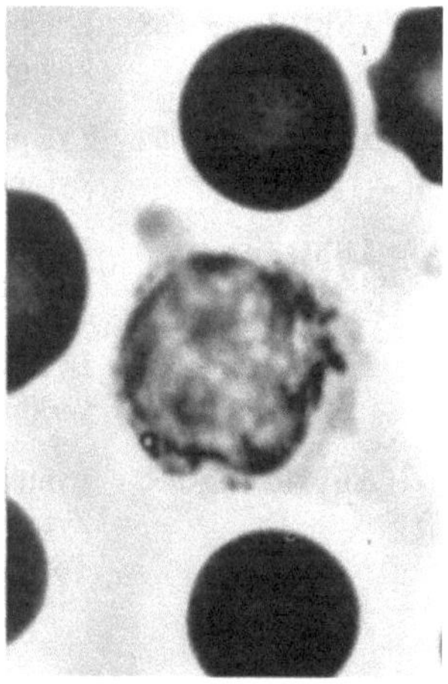
546 × *2300*

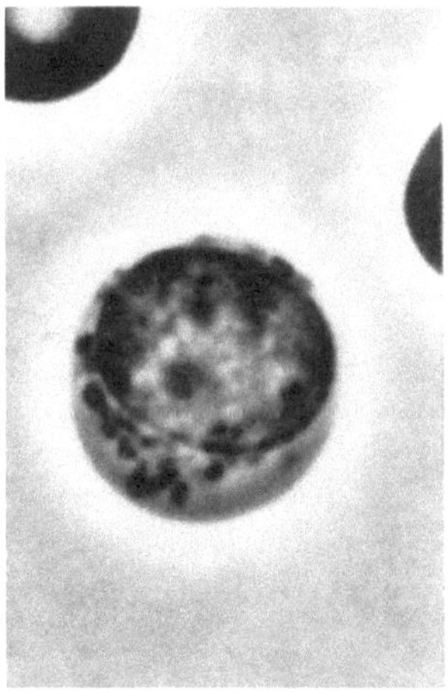
547 × *2300*

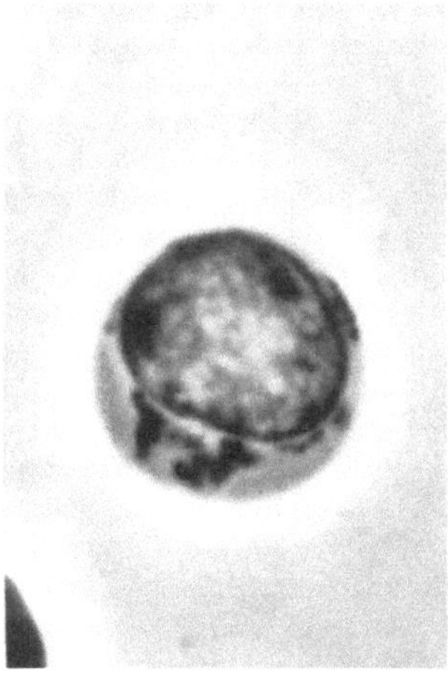
548 × *2300*

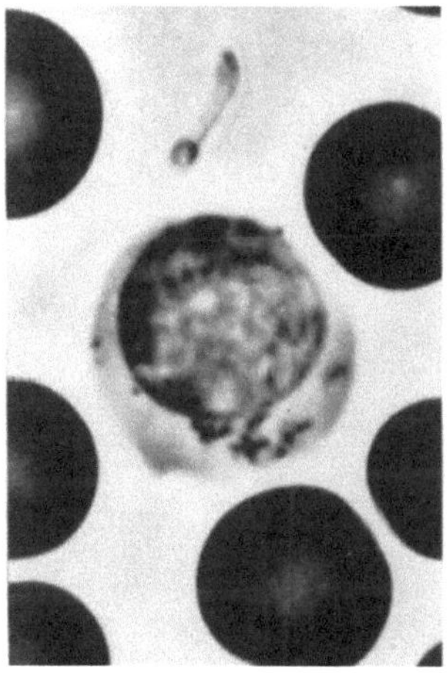
549 × *2300*

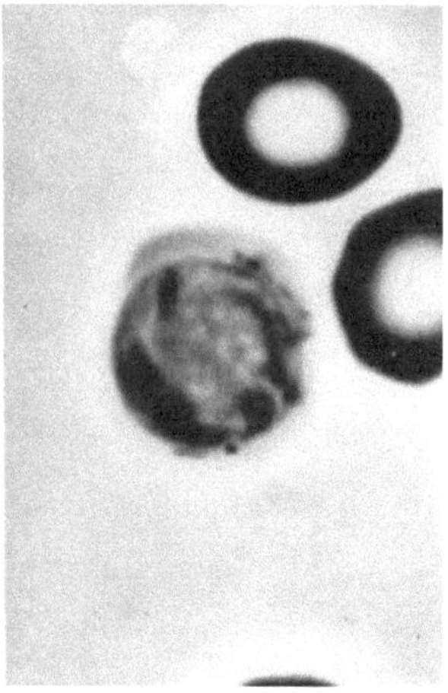
550 × *2300*

Entwicklungsstadien und verschiedene Zellformen (Fortsetzung)

Abbildung 551 Lymphozyt. Ovaler Zellkern mit fleckiger Struktur und nukleolenartiger Chromatinverdichtung. Im Zytoplasma ein grobes, schwarzes und einige feine, dunkle Granula. (Peripherblut, Ernährungsstörung)

Abbildung 552 Lymphozyt. Ovaler, streifig-fleckig strukturierter Zellkern mit nukleolenartigen Chromatinverdichtungen. Im Zytoplasma mehrere dunkle Granula. (Peripherblut, Atrophie)

Abbildung 553 Lymphozyt mit rundlichem, fleckigem Zellkern. Im Zytoplasma zahlreiche dunkle, runde und einige stäbchenförmige Granula. (Peripherblut, Morbus haemolyticus neonatorum)

Abbildung 554 Lymphozyt. Runder, fleckiger Zellkern mit einigen randständigen Chromatinverdichtungen. Im Zytoplasmasaum zahlreiche dunkle, runde Granula. (Peripherblut, Erythema infectiosum)

Abbildung 555 Lymphozyt mit rundem, verwaschenem Zellkern und einigen kleinen, blassen Granula. (Peripherblut, Atrophie)

Abbildung 556 Lymphozyt. Dichter, fast homogener Zellkern. Im Zytoplasma mehrere dunkle Granula. (Peripherblut, Morbus haemolyticus neonatorum)

Abbildung 557 Lymphozyt mit ovalem, dichtem, fleckigem Zellkern. Das Zytoplasma enthält einige schwarze, runde Granula. (Peripherblut, Hepatitis epidemica)

Abbildung 558 Lymphozyt. Ovaler, dichter, gefleckter Zellkern. Im Zytoplasma sind die Granula weitgehend verklumpt. (Peripherblut, Urämie)

Abbildung 559 Lymphozyt mit sehr dichtem, geflecktem, rundlichem Zellkern und zahlreichen groben, schwarzen Zytoplasmagranula. (Peripherblut, akute Leukose – Remissionsstadium nach ACTH-Behandlung)

Abbildung 560 Lymphozyt mit ovalem, dichtem, fast homogenem Zellkern und verklumpten Zytoplasmagranula. (Peripherblut, Autoimmunoanämie)

Abbildung 561 Lymphozyt, flach ausgebreitete Zelle. Ovaler, dichter, homogener Zellkern. Im Zytoplasma zahlreiche verklumpte, feine Granula. (Peripherblut, Hepatitis epidemica)

Abbildung 562 Lymphozyt, flach ausgebreitete Zelle nach dosierter Kompression. Rundlicher, dichter Zellkern. Die Zytoplasmagranula sind deutlich sichtbar. Das Zytoplasma zeigt mehrere unregelmäßig geformte Fortsätze. (Peripherblut, Gesunder)

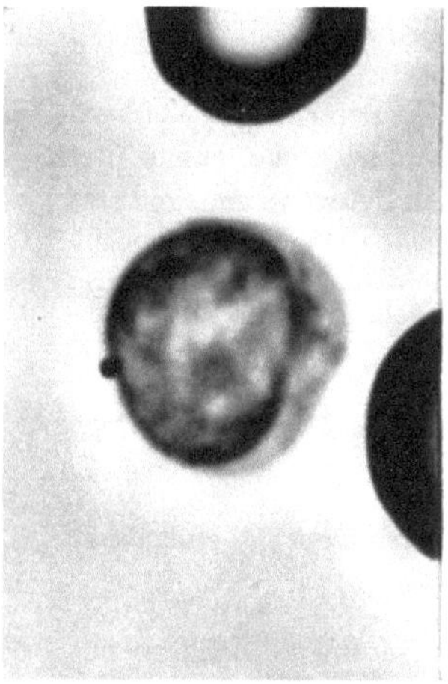

551 × *2300*

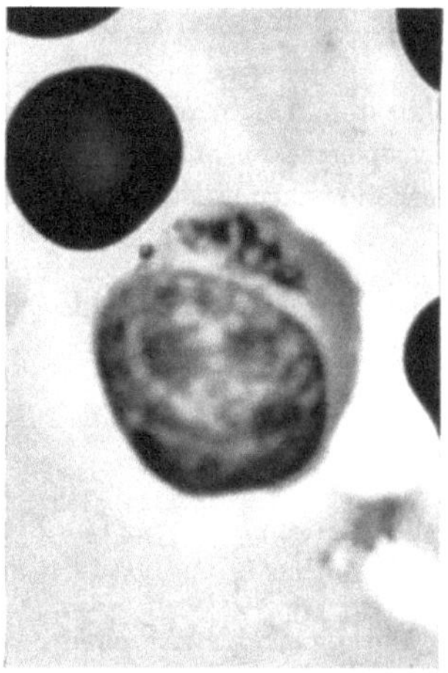

552 × *2300*

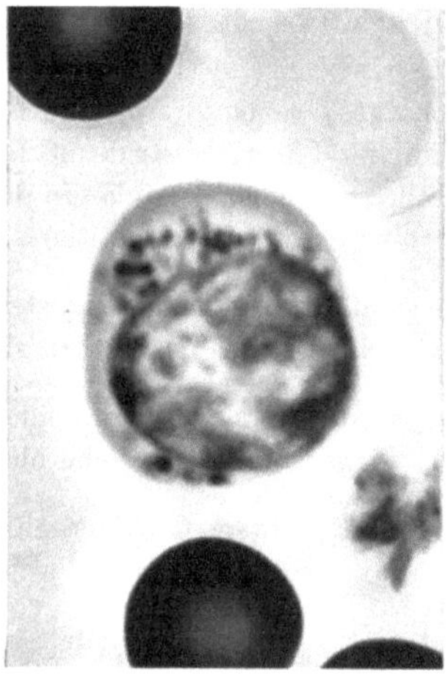

553 × *2300*

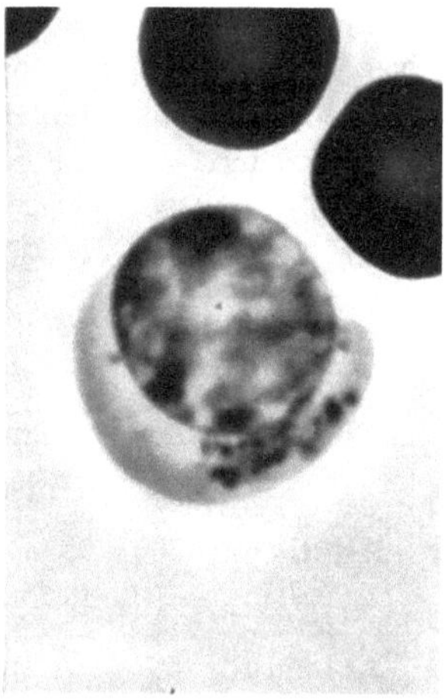

554 × *2300*

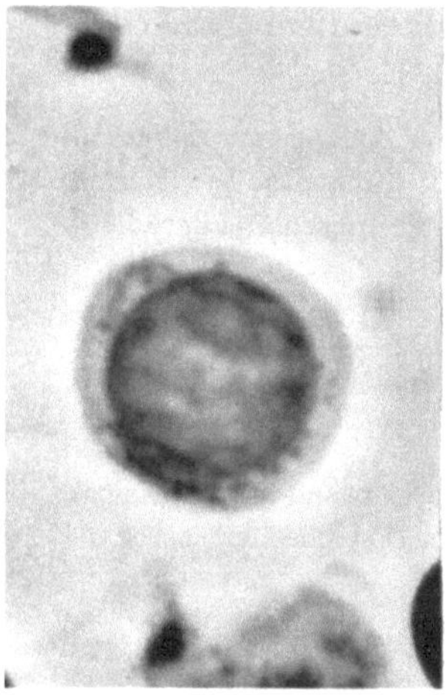

555 × *2300*

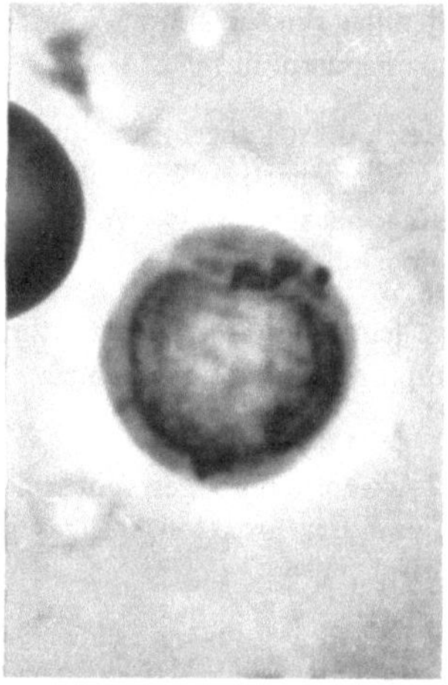

556 × *2300*

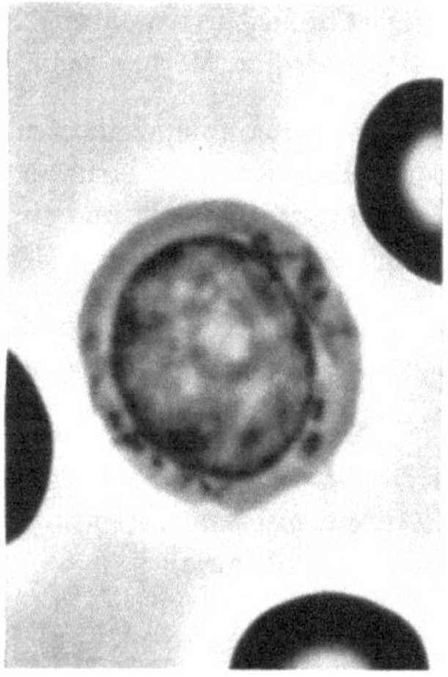

557 × *2300*

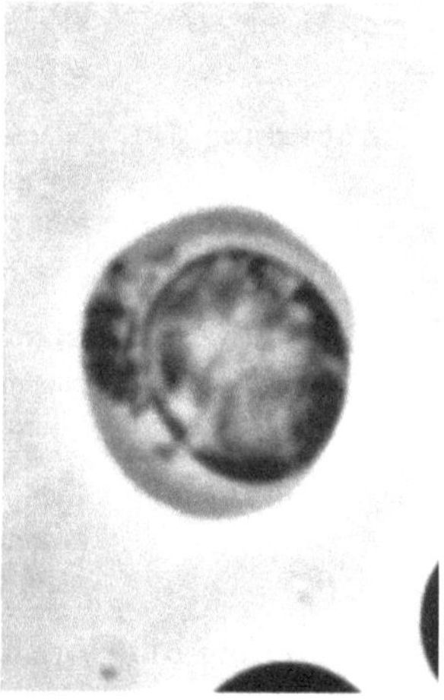

558 × *2300*

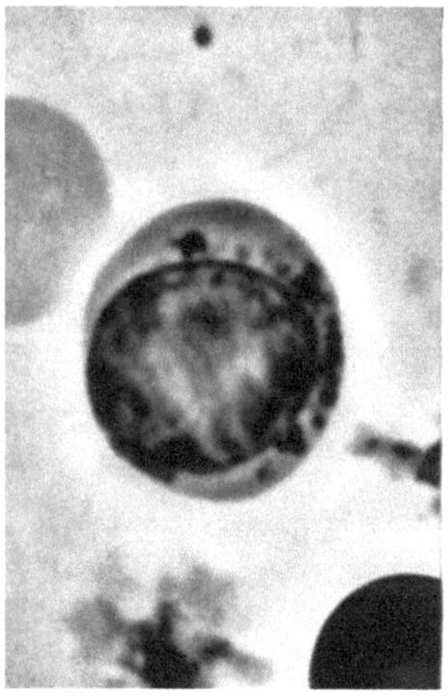

559 × *2300*

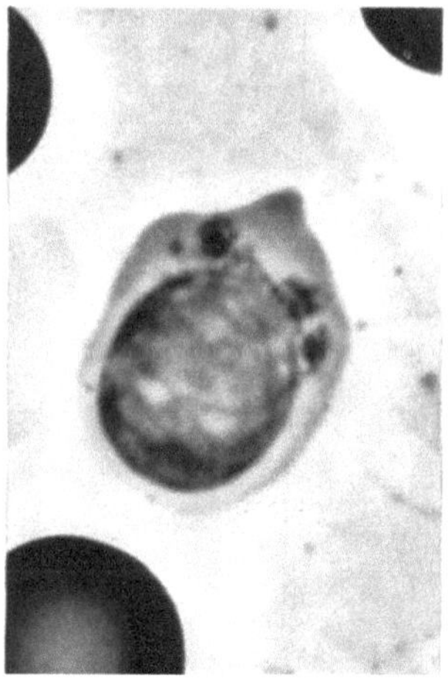

560 × *2300*

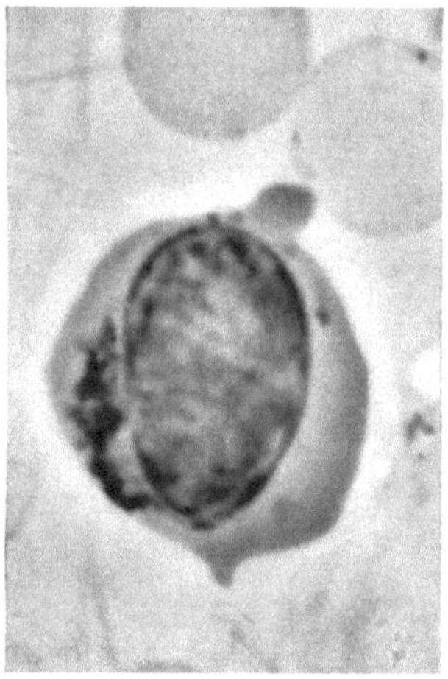

561 × *2300*

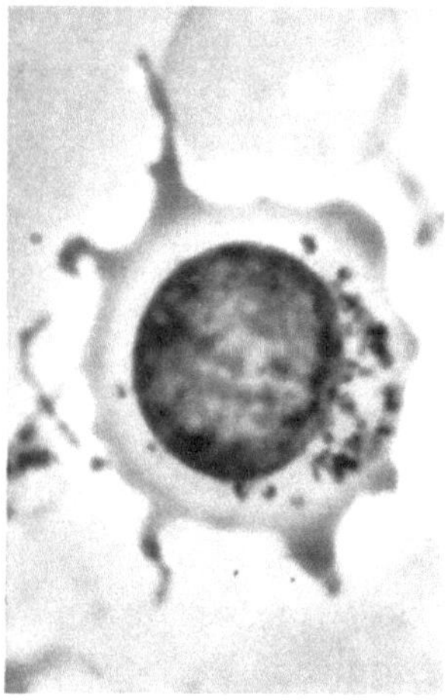

562 × *2300*

Entwicklungsstadien und verschiedene Zellformen (Fortsetzung)

Abbildung 563 Prolymphozyt, Übergangsform zum Lymphozyten. Leicht eingebuchteter, lockerer, heller Zellkern mit retikulärer Chromatinstruktur. Das Zytoplasma enthält zahlreiche dunkle, grobe, runde und einige stäbchenförmige Granula. In der Kerneinbuchtung ist angedeutet ein Zytozentrum sichtbar. (Peripherblut, chronische Hepatitis)

Abbildung 564 Lymphozyt mit ovalem, feinfleckig strukturiertem Zellkern und zahlreichen sehr groben Zytoplasmagranula. (Peripherblut, Infektarthritis)

Abbildung 565 Lymphozyt. Rundlicher Zellkern mit fleckig-streifiger Chromatinstruktur. Im Zytoplasma einige grobe, schwarze Granula. (Peripherblut, Pleuropneumonie)

Abbildung 566 Lymphozyt mit dichtem, fleckig-streifig strukturiertem Zellkern. Das Zytoplasma enthält einige sehr grobe, schwarze, runde Granula. (Peripherblut, Morbus haemolyticus neonatorum)

Abbildung 567 Lymphozyt, Handspiegelform (Bewegungsrichtung nach links oben). Nierenförmiger Zellkern mit fleckig-streifiger Chromatinstruktur. Die Zytoplasmagranula liegen hinter dem Zellkern. (Peripherblut, Varizellen)

Abbildung 568 Zwei Lymphozyten. Die obere Zelle besitzt nur einen schmalen Zytoplasmasaum. Deutliche Handspiegelform der unteren Zelle. (Peripherblut, Ruhr)

Abbildung 569 Lymphozyt, Bewegungsform. Ovaler Zellkern mit fleckig-feinretikulärer Struktur und blasser, nukleolenartiger Chromatinverdichtung. Die dunklen, runden Granula werden mit dem Zytoplasma nachgezogen. (Peripherblut, Morbus haemolyticus neonatorum)

Abbildung 570 Kleine lymphoide Retikulumzelle zum Vergleich. Bewegungsform. Rundlicher Zellkern mit auffallender grober, fleckig-streifiger Struktur und nukleolenartiger Chromatinverdichtung. Im Zytoplasma sehr grobe, schwarze Granula und einige feine, phasennegative Vakuolen. (Peripherblut, akute Leukose – Remissionsstadium nach 6-Mercaptopurinbehandlung)

Abbildung 571 Lymphozyt, Handspiegelform. Rundlicher, feinfleckig-streifig strukturierter Zellkern. Das Zytoplasma enthält zahlreiche, teilweise verklumpte Granula und einige phasennegative Vakuolen. (Peripherblut, Hepatitis epidemica)

Abbildung 572 Lymphozyt. Bewegungsform mit dichtem Zellkern und einigen sehr groben, schwarzen Zytoplasmagranula. An einem Plasmafortsatz werden zwei Erythrozyten nachgezogen. (Peripherblut, paroxysmale Kältehämoglobinurie)

Abbildung 573 Lymphozyt, Bewegungsform. Unregelmäßig geformter Zellkern mit einigen kleinen, nukleolenartigen Chromatinverdichtungen. Das Zytoplasma enthält grobe, schwarze, runde und einige stäbchenförmige Granula. (Peripherblut, Hepatitis)

Abbildung 574 Zwei Lymphozyten mit auffallender Chromatinstruktur und groben, schwarzen Granula. (Peripherblut, akute infektiöse Lymphozytose)

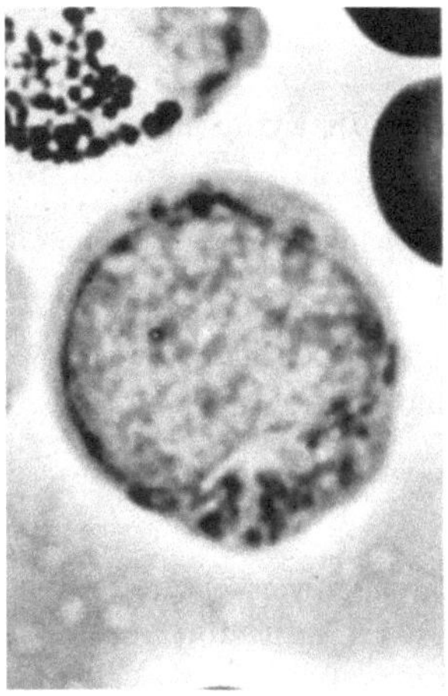
563 × *2300*

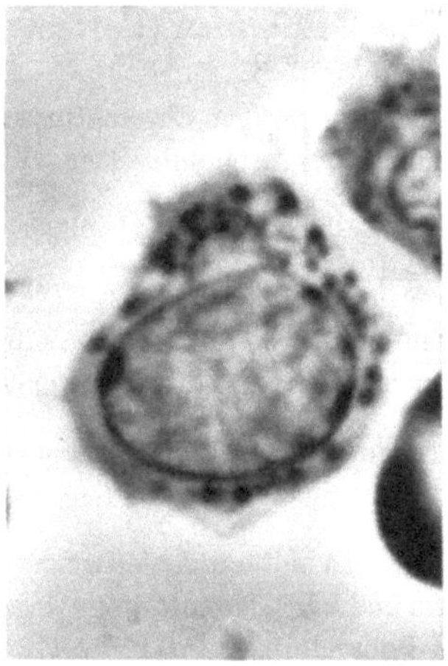
564 × *2300*

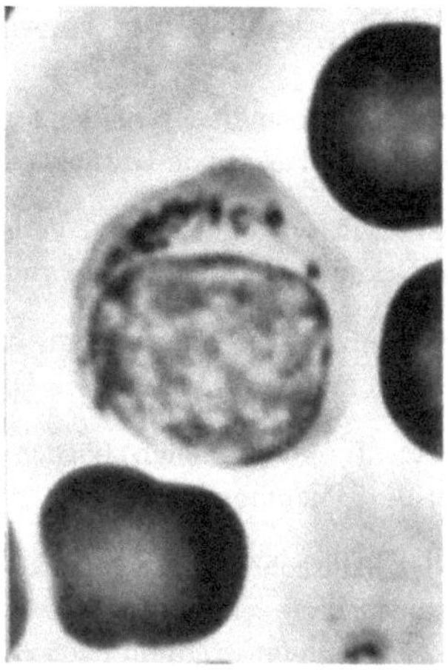
565 × *2300*

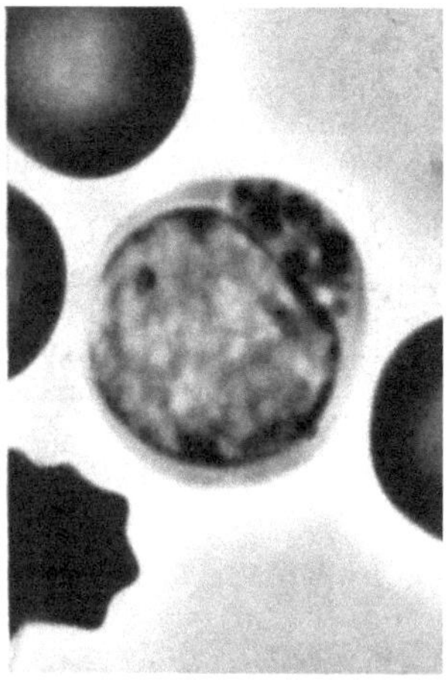
566 × *2300*

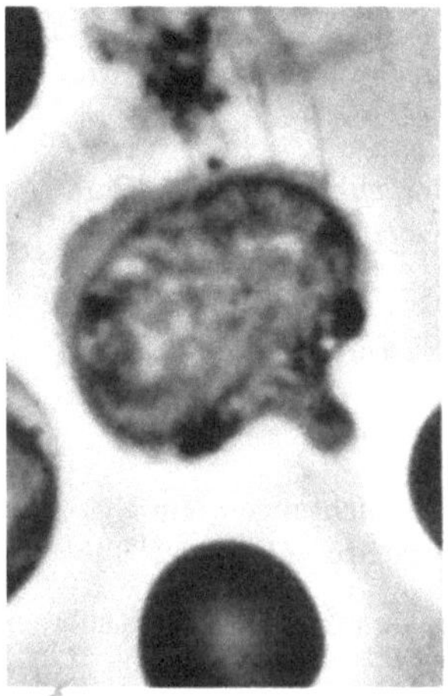
567 × *2300*

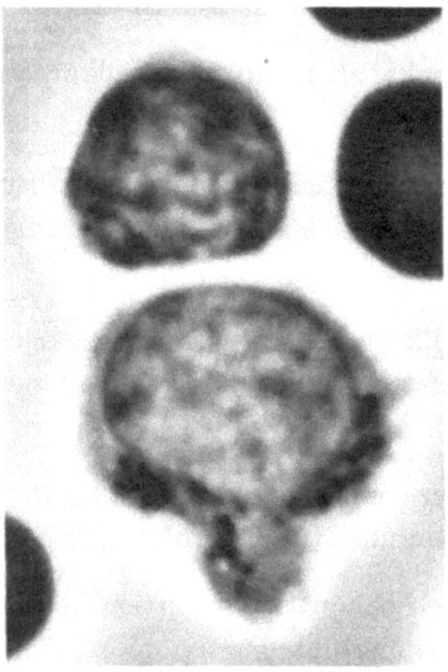
568 × *2300*

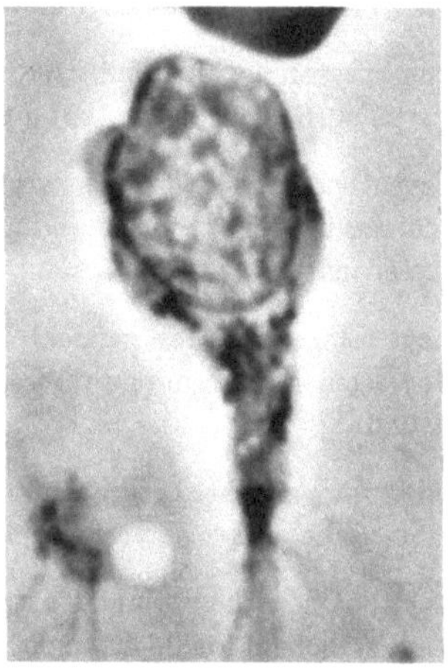
569 × *2300*

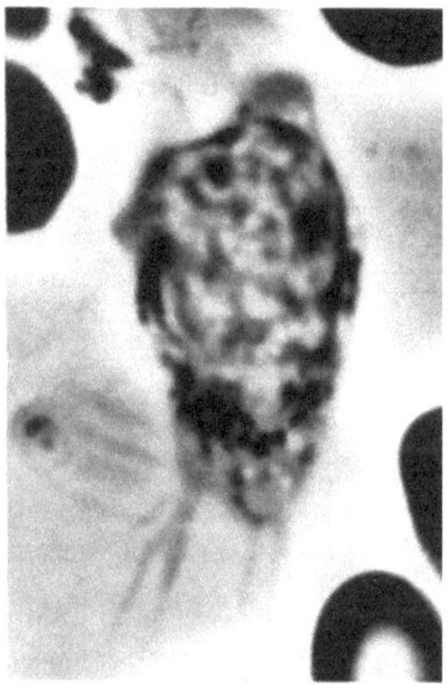
570 × *2300*

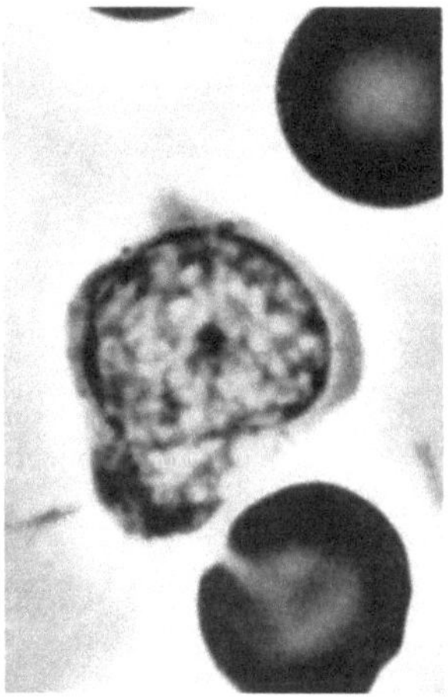
571 × *2300*

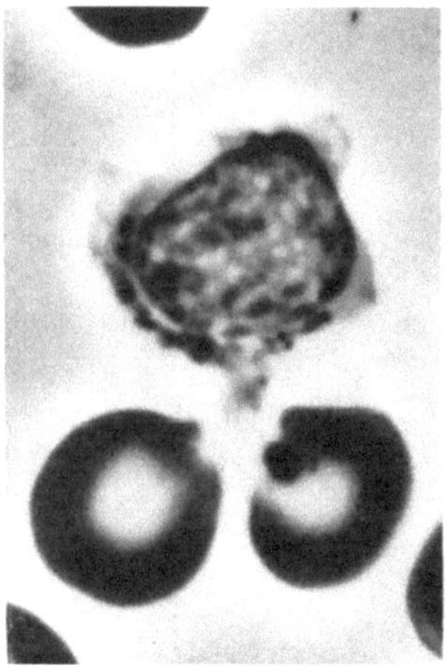
572 × *2300*

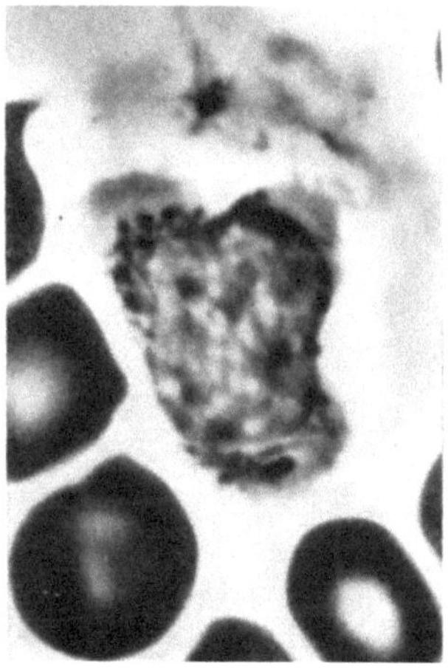
573 × *2300*

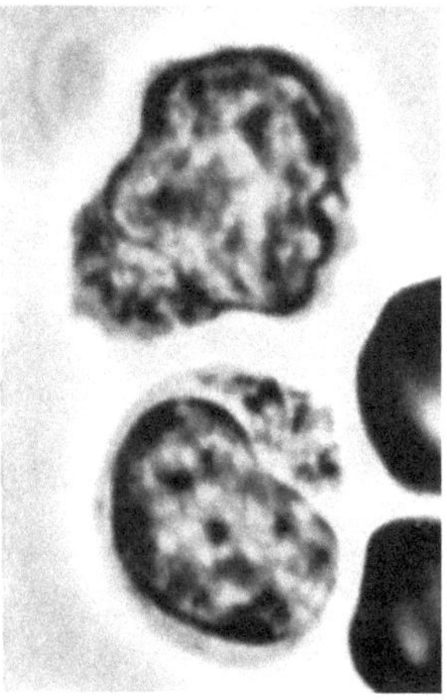
574 × *2300*

Entwicklungsstadien und verschiedene Zellformen (Fortsetzung)

Abbildung 575 Lymphozyt. Eingebuchteter Zellkern mit fleckig-streifiger Chromatinstruktur. Im Zytoplasma vier sehr grobe, schwarze, runde Granula. (Knochenmark, Abdominaltumor)

Abbildung 576 Lymphozyt mit eingebuchtetem, geflecktem Zellkern. Das Zytoplasma enthält zahlreiche grobe, schwarze Granula. (Peripherblut, Panmyelopathie)

Abbildung 577 Lymphozyt mit hörnchenförmigem, dichtem Zellkern. In der Kerneinbuchtung liegen zahlreiche dunkle, verklumpte Granula und ein Glanzkorn. (Peripherblut, Viruspneumonie)

Abbildung 578 Lymphozyt. Lockerer, heller, hörnchenförmiger Zellkern mit streifig-fleckiger Chromatinstruktur. (Peripherblut, Pneumonie)

Abbildung 579 Lymphozyt. Hörnchenförmiger, lockerer Zellkern mit nukleolenartiger Chromatinverdichtung. Im Zytoplasma mehrere schwarze, runde Granula und feine, fadenförmige Organellen. (Peripherblut, akute Leukose – Remissionsstadium nach ACTH-Behandlung)

Abbildung 580 Lymphozyt mit hörnchenförmigem, homogen grauem Zellkern, der einige blasse, streifenförmige Chromatinverdichtungen besitzt. Im Zytoplasma mehrere dunkle Granula. (Peripherblut, akute Leukose – Remissionsstadium nach Aminopterinbehandlung)

Abbildung 581 Lymphozyt. Eingebuchteter dichter Zellkern mit streifig-retikulärer Chromatinstruktur. Im Zytoplasma zahlreiche stäbchenförmige und einige runde, dunkle Granula. (Peripherblut, Mediastinaltumor)

Abbildung 582 Zwei Lymphozyten mit dichten, streifig-fleckig strukturierten Zellkernen und groben, dunklen Zytoplasmagranula. (Knochenmark, Panmyelopathie)

Abbildung 583 Lymphozyt. Ovaler, homogener, scharf begrenzter Zellkern mit kleiner, runder, nukleolenartiger Chromatinverdichtung. Im Zytoplasma einige dunkle Granula und fadenförmige Organellen. (Peripherblut, Autoimmunoanämie)

Abbildung 584 Lymphozyt. Eingebuchteter, gefleckter Zellkern mit kleiner, nukleolenartiger Chromatinverdichtung. Das Zytoplasma enthält einige dunkle Granula und fadenförmige Organellen. (Peripherblut, Panmyelopathie)

Abbildung 585 Lymphozyt. Eingebuchteter grauer Zellkern mit polymorphen Chromatinverdichtungen. Im Zytoplasma zahlreiche, teilweise verklumpte Granula. (Peripherblut, Pfeiffersches Drüsenfieber)

Abbildung 586 Lymphozyt mit hörnchenförmigem, streifig-fleckig strukturiertem Zellkern. Das Zytoplasma enthält vorwiegend stäbchenförmige Granula. (Peripherblut, Pneumonie)

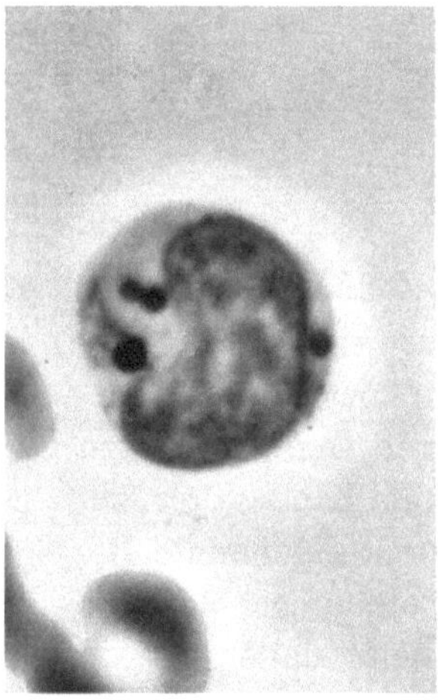

575 × *2300*

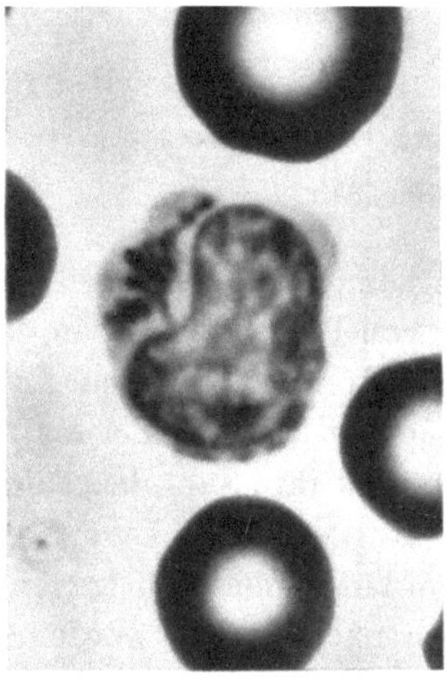

576 × *2300*

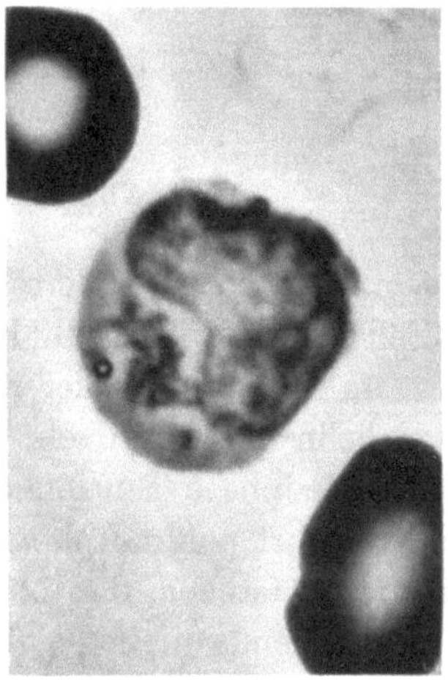

577 × *2300*

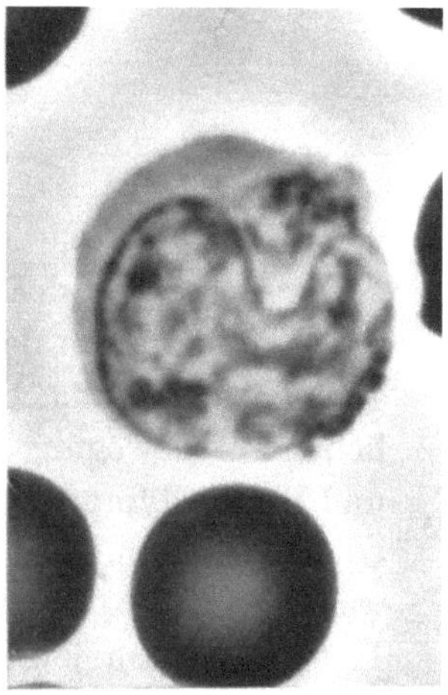

578 × *2300*

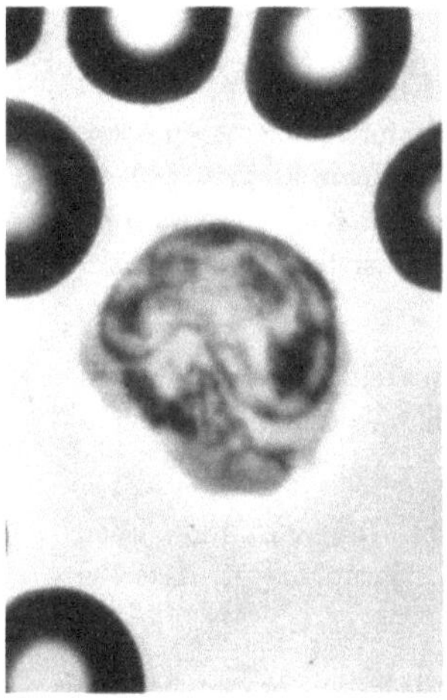

579 × *2300*

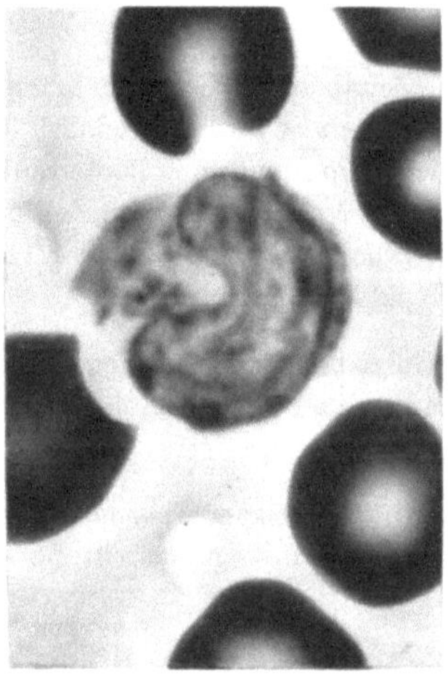

580 × *2300*

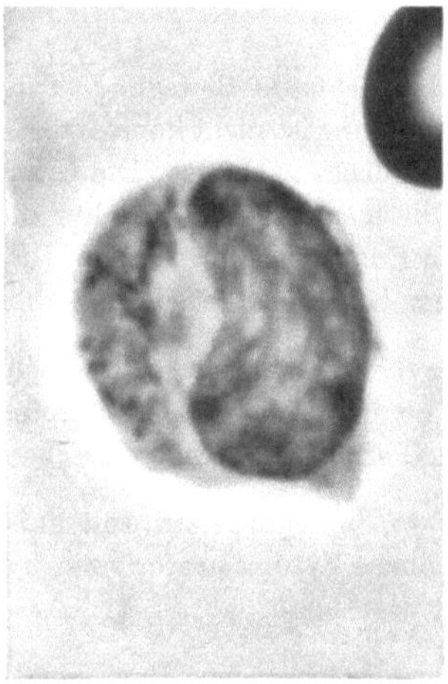

581 × *2300*

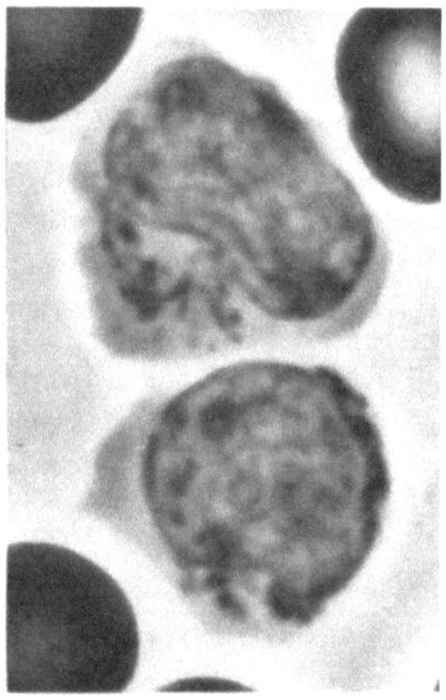

582 × *2300*

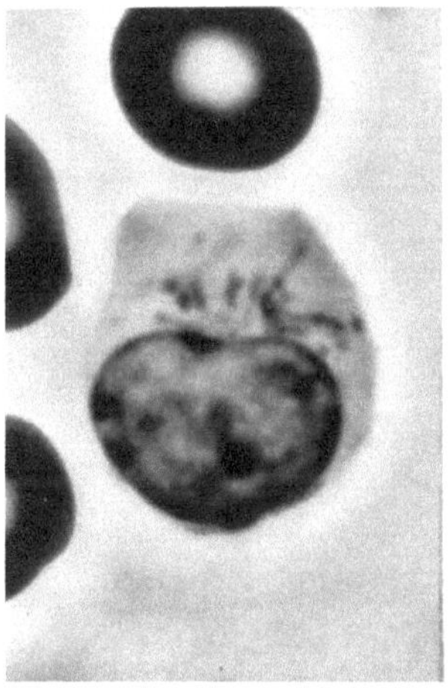

583 × *2300*

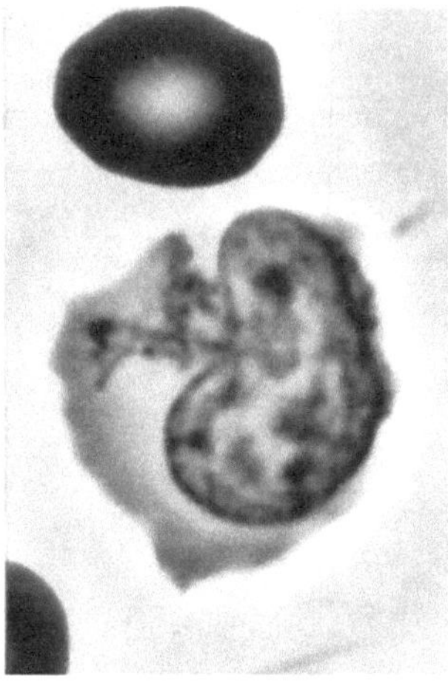

584 × *2300*

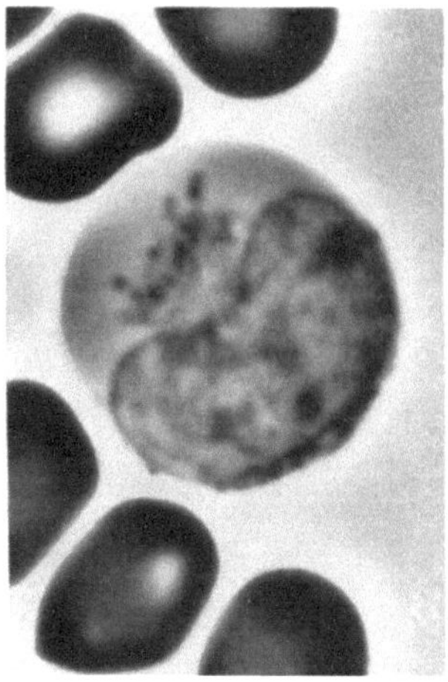

585 × *2300*

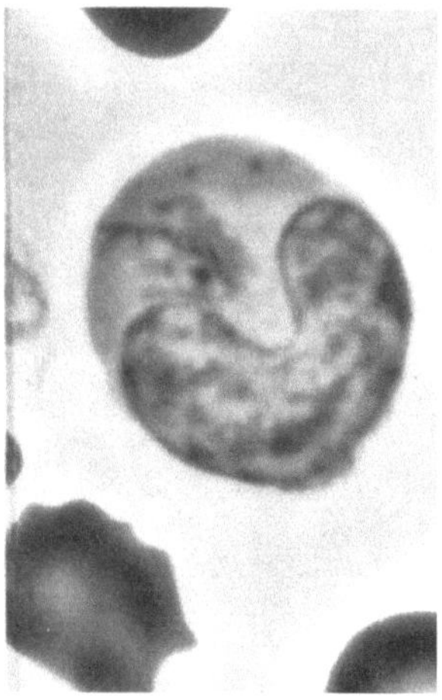

586 × *2300*

Bewegung

Abbildung 587–593

Die Bewegung der Lymphozyten ist äußerst langsam. Veränderungen der Zellform oder Lage und Konfiguration des Zellkerns, sowie die Bildung von Plasmafortsätzen, lassen sich nur bei längerer Beobachtung, bzw. im Film bei stärkerer Zeitraffung, nachweisen. Lymphozyten mit deutlicher Fortbewegung sind beim Gesunden sehr selten anzutreffen. Bei reaktiven Lymphozytosen und bei der lymphozytären Heilphase (SCHILLING) nimmt ihre Zahl, besonders im Kindesalter, zu. Gleichzeitig findet man vermehrt polymorphe oder langgestreckte Lymphozyten, sogenannte Bewegungsformen, die dadurch entstehen, daß bei dem langsamen und trägen Bewegungsablauf die Plasmateile am jeweiligen Zellende nicht so schnell nachgezogen werden. Bleibt dabei nur ein kurzer, schmaler Plasmafortsatz zurück, während die übrige Zelle weitgehend abgerundet ist, so spricht man von einer Handspiegelform.

Nach dem Verhalten von Kern und Zytoplasma während der Bewegung lassen sich drei Bewegungstypen bei den Lymphozyten unterscheiden, deren morphologisch-dynamische Kriterien auf der folgenden Seite beschrieben und abgebildet sind (Abb. 591—593).

Abbildung 587 a–h Lymphozyt, lebhafte Bewegung (Typ III). Zeitabstand der Aufnahmen etwa 5 Minuten. Die Bewegungsrichtung ist nicht konstant. Bei der Bewegung wird ein kleiner Plasmafortsatz vorgeschoben, dem der Zellkern nachfolgt. Die Granula liegen im hinteren Zellanteil und in einem kleinen, bürzelartigen Plasmaanhängsel. Beachte die ständige Veränderung von Zellform und Kernkonfiguration sowie die Handspiegelform in Abb. d. Als Fixpunkt dient ein kleiner Thrombozytenhaufen mit anhaftendem Erythrozyten. (Peripherblut, Hepatitis epidemica)

Abbildung 588 Lymphozyt, Bewegungsform. Der Zellkern folgt dem vorgeschobenen Plasmateil. Das übrige Zytoplasma mit den teilweise verklumpten Granula und einigen kleinen, runden Vakuolen wird nachgezogen. (Peripherblut, rheumatische Infektion)

Abbildung 589 Lymphozyt, Bewegungsform mit größerem, bürzelartigem Plasmaanhängsel. Der nach links oben vorgeschobene Zytoplasmafortsatz deutet die neue Bewegungsrichtung an. (Peripherblut, dasselbe Präparat wie Abb. 588)

Abbildung 590 Lymphozyt, langgezogene Bewegungsform, die dadurch zustande kommt, daß die vorausgehenden Plasmaanteile schneller vorgeschoben werden als die am Zellende gelegenen nachströmen. (Peripherblut, Ekzem)

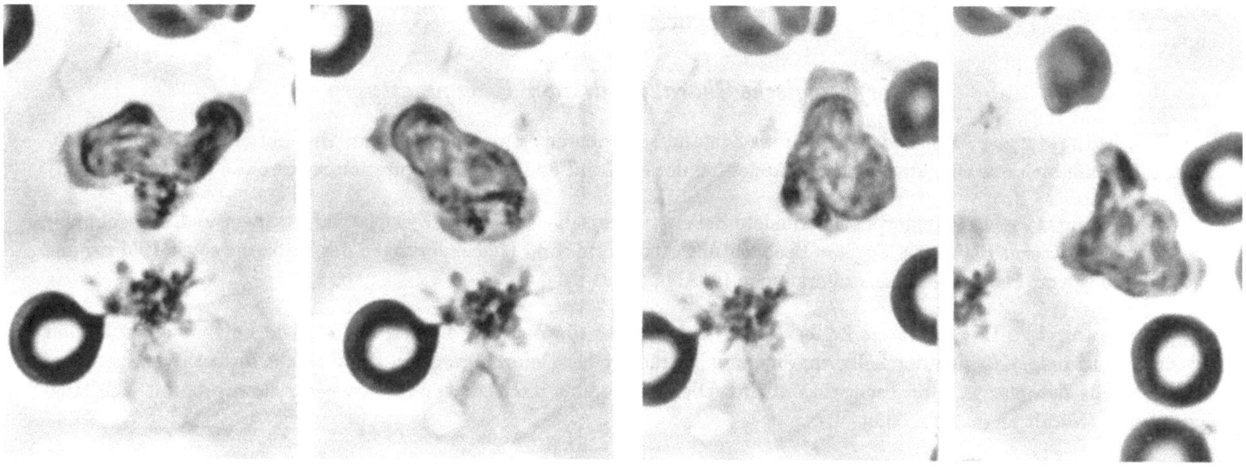

587a b c d × *1700*

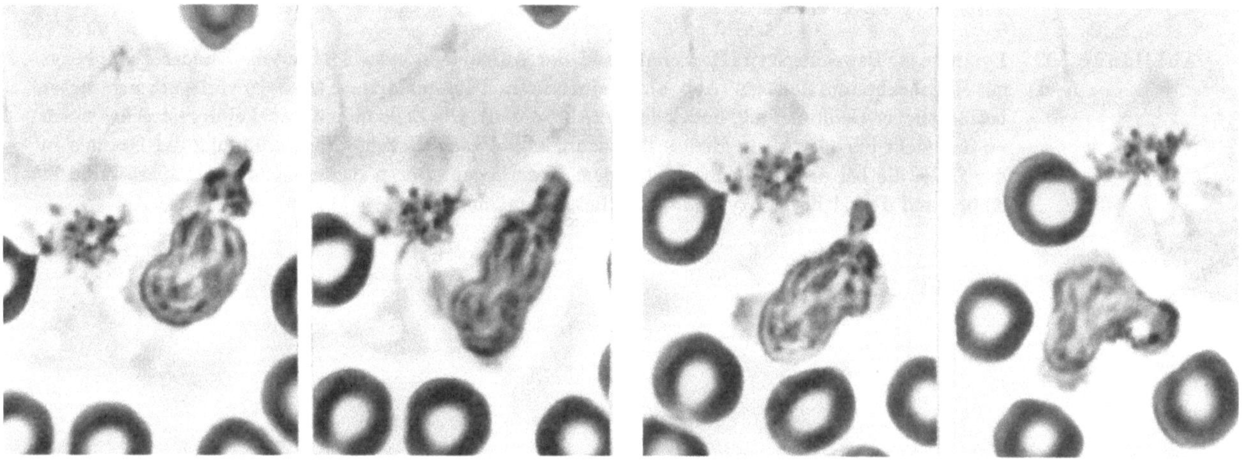

587e f g h × *1700*

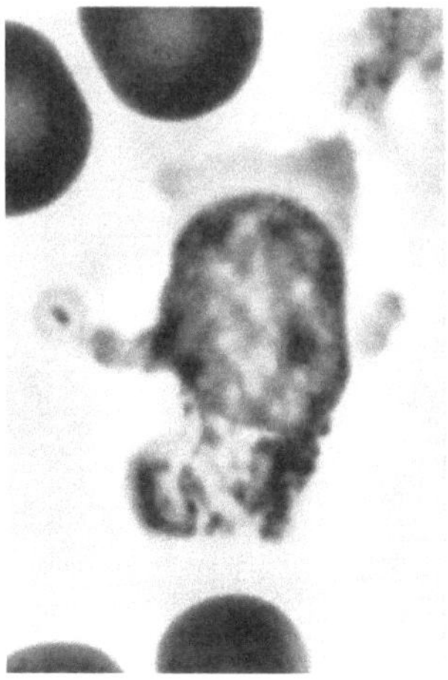

588 × *2300*

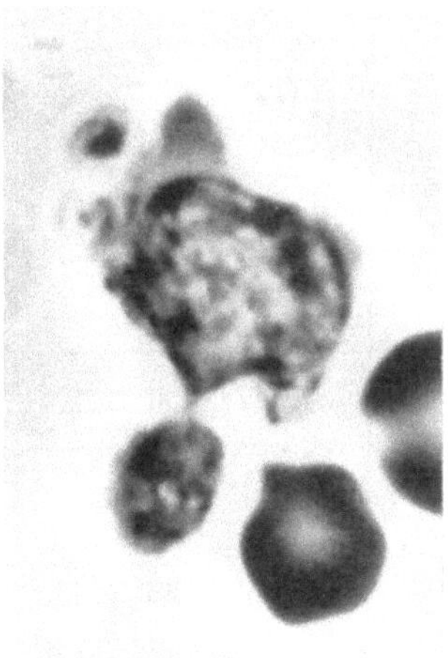

589 × *2300*

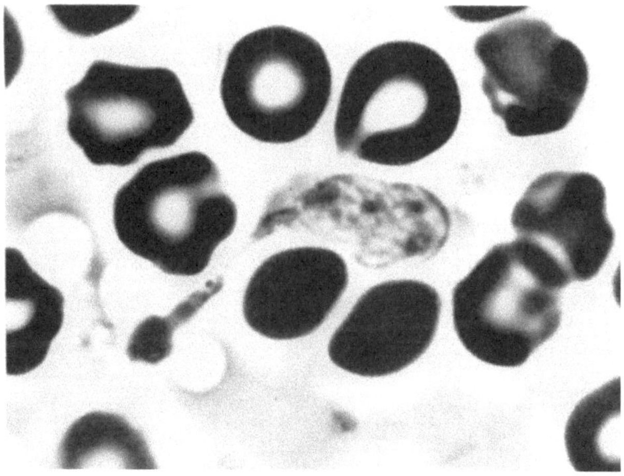

590 × *2300*

Bewegung (Fortsetzung)

Morphologische Charakteristik der Bewegungstypen

Bewegungstyp I: Abgerundete Zellen im Zustand scheinbarer Bewegungslosigkeit. Auf Serienfotos oder im Zeitrafferfilm läßt sich nur eine unwesentliche Änderung der Zellform und Kernkonfiguration nachweisen (s. Abb. 591a–d).

Bewegungstyp II: Polymorphe, entrundete Zellen mit verschiedenartigen Zytoplasmafortsätzen und unregelmäßig geformtem Zellkern. Bei etwas längerer Beobachtung sind Form- und Lageänderungen des Zellkerns sowie Bildung und Rückbildung von Plasmafortsätzen zu erkennen (s. Abb. 592a–d).

Bewegungstyp III: Langsame Zellbewegung, bei der sich die Zellform ständig ändert. Die Fortbewegung kommt dadurch zustande, daß sich der Zellkern, oft unter beträchtlicher Deformierung, in einen Plasmafortsatz verlagert und das restliche Zytoplasma dann nachgezogen wird. Die Zelle nimmt infolgedessen im Laufe der Bewegung oft eine langgestreckte Gestalt an (s. Abb. 593a–d).

Abbildung 591 a–d: Lymphozyt, Bewegungstyp I. Zeitabstand der Aufnahme etwa 4 Minuten. Zustand scheinbarer Bewegungslosigkeit, bei dem sich nur geringfügig die Zellkontur verändert.

Abbildung 592 a–d: Lymphozyt, Bewegungstyp II. Zeitabstand der Aufnahmen etwa 4 Minuten. Ständige Änderung der Kernkonfiguration. Das Zytoplasma bildet nach allen Richtungen kurze Fortsätze, die bald darauf wieder eingezogen werden.

Abbildung 593 a–d: Lymphozyt, Bewegungstyp III. Zeitabstand der Aufnahmen etwa 4 Minuten. Runder Lymphozyt mit eingebuchtetem Zellkern (Abb. a). In einen breiten Plasmafortsatz (Abb. b) verlagert sich, unter beträchtlicher Deformierung, der Zellkern (Abb. c u. d). Die Zelle nimmt dabei eine gestreckte Form an und zieht bürzelartig ein kleines Plasmaanhängsel nach. Beachte die Anordnung der Granula in der Zelle, die bei der Bewegung hinter dem Kern liegen. Durch Strömungen im Präparat sind in Abb. c und d zwei Erythrozyten in das Blickfeld gekommen.

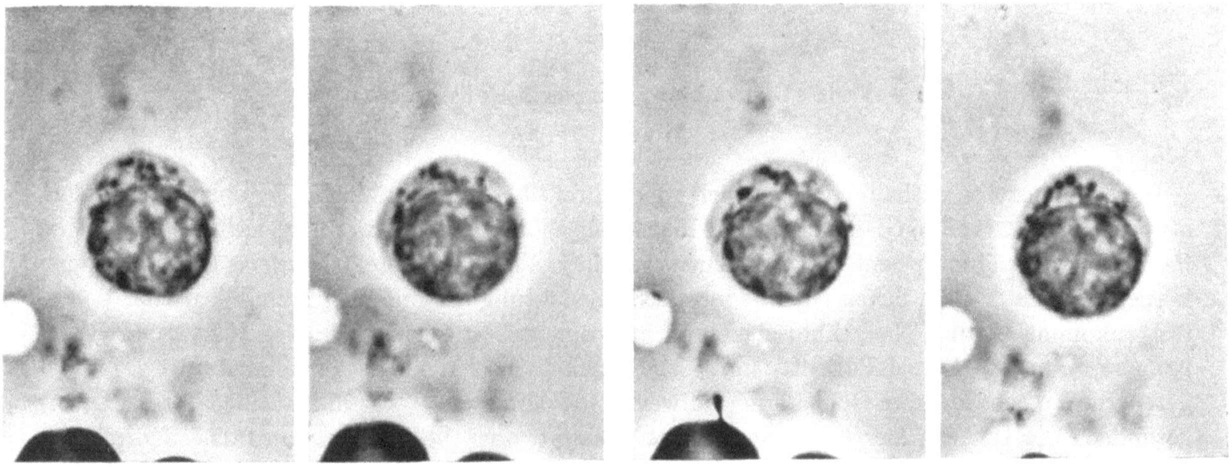

591 a　　b　　c　　d　　× *2000*

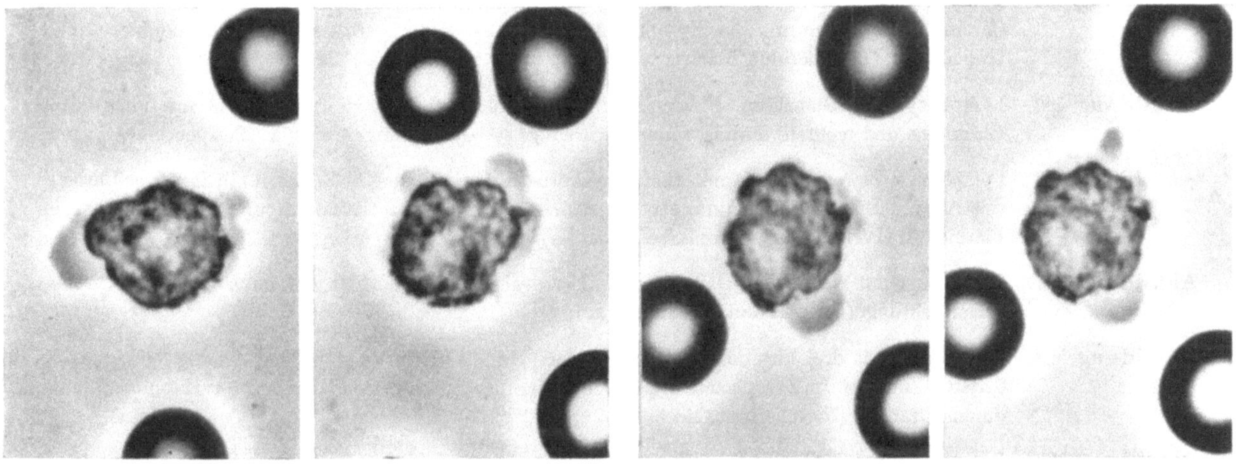

592 a　　b　　c　　d　　× *2000*

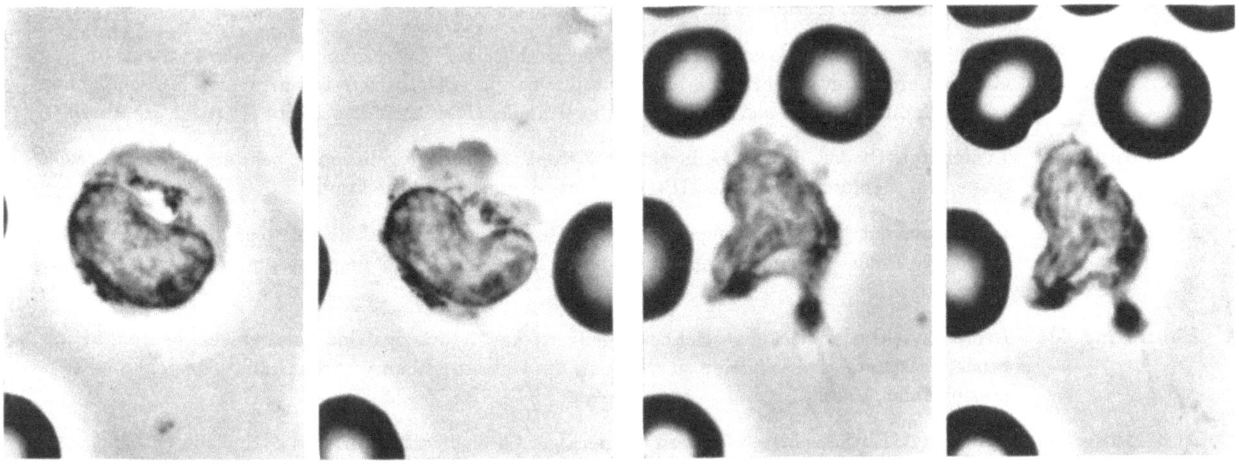

593 a　　b　　c　　d　　× *2000*

Varia (Glanzkörner, Plasmaeinschlüsse usw.)

Abbildung 594–605

Die Lymphozyten enthalten gelegentlich neben ihrer üblichen Granulation Zytoplasmavakuolen, atypisch grobe Granula, Glanzkörner und Plasmaeinschlüsse; außerdem finden sich auch in einigen Fällen vorwiegend stäbchenförmige Plasmaorganellen. Von besonderem Interesse sind die Glanzkörner (s. auch S. 132), denen eine diagnostische Bedeutung als einfacher hämatologischer Lebertest zukommt (RIND). Nach klinischen und experimentellen Untersuchungen (DOST und RIND, NÖLLER, WENNIG) ist bei Patienten mit Leberparenchymschäden der Prozentsatz der Lymphozyten, die ein oder mehrere Glanzkörner aufweisen (*Glanzkornwert*), signifikant höher als bei Lebergesunden. Die Ursache hierfür ist noch nicht bekannt, doch besteht eine auffällige Korrelation zwischen dem Glanzkornwert und dem Lipoperoxydspiegel des Blutes (WENNIG). Die von GALL beschriebenen Granula sind nach unseren vergleichenden Untersuchungen nicht mit den Glanzkörnern identisch.

Abbildung 594 Lymphozyt mit Glanzkorn. Leicht eingebuchteter Zellkern mit feinretikulärer Struktur und zwei Chromatinverdichtungen. Das Zytoplasma weist außer dem Glanzkorn zahlreiche kleine, dunkle Granula auf. (Peripherblut, Malaria tertiana)

Abbildung 595 Lymphozyt mit Glanzkorn. Fleckig-streifig strukturierter Zellkern. Das Zytoplasma enthält ein Glanzkorn und mehrere dunkle, runde sowie einige stäbchenförmige Granula. (Peripherblut, Urämie)

Abbildung 596 Lymphozyt, Bewegungsform mit zwei Glanzkörnern. Großer, dichter Zellkern mit fleckiger Chromatinstruktur. Die Zytoplasmagranula liegen neben dem linken Glanzkorn und im nachgezogenen Plasmateil. (Peripherblut, chronische Hepatitis)

Abbildung 597 Lymphozyt mit zahlreichen Glanzkörnern. Der ovale Zellkern enthält eine nukleolenartige Chromatinverdichtung. (Peripherblut, Leberzirrhose)

Abbildung 598 Lymphozyt mit drei kugelförmigen, schwarzen Granula. Hörnchenförmiger, streifig-fleckig strukturierter Zellkern. Im Zytoplasma drei kugelförmige, grobe, schwarze und mehrere verklumpte, kleine, dunkle Granula. (Peripherblut, Morbillen)

Abbildung 599 Lymphozyt mit vier kugelförmigen, schwarzen Granula. Ovaler Zellkern mit fleckig-retikulärer Struktur. Das Zytoplasma enthält außer den kugelförmigen, groben, schwarzen auch zahlreiche verklumpte, kleine, dunkle Granula. (Peripherblut, Ernährungsstörung)

Abbildung 600 Lymphozyt mit Zytoplasmaeinschluß. Hörnchenförmiger, streifig-fleckig strukturierter Zellkern. Im Zytoplasma sind eine größere und drei kleinere, dichte Zytoplasmaeinschlüsse sowie mehrere feine Granula sichtbar. (Peripherblut nach Demecolcinbehandlung)

Abbildung 601 Lymphozyt mit Zytoplasmaeinschluß. Hörnchenförmiger Zellkern mit retikulärer Struktur und einigen Chromatinverdichtungen. Das Zytoplasma enthält einen größeren, ovalen Einschluß und zahlreiche dunkle, runde und stäbchenförmige Granula. (Peripherblut, dasselbe Präparat wie Abb. 600)

Abbildung 602 Lymphozyt. Ovaler, dichter Zellkern. Im Zytoplasma fünf kugelförmige, schwarze und zahlreiche graue, stäbchenförmige Granula. (Peripherblut, rheumatische Infektion)

Abbildung 603 Lymphozyt mit hörnchenförmigem Zellkern. Das Zytoplasma enthält vorwiegend stäbchenförmige und einige runde Granula. (Peripherblut, akute Leukose – Remissionsstadium nach ACTH-Behandlung)

Abbildung 604 Lymphozyt. Ovaler, fleckig gezeichneter Zellkern. Im Zytoplasma sind paranukleär mehrere kleine, runde, phasennegative Vakuolen zu erkennen, die von den groben, dichten Granula umgeben werden. (Peripherblut, Urämie)

Abbildung 605 Lymphozyt. Eingebuchteter Zellkern mit fleckiger Chromatinstruktur. Das Zytoplasma enthält zahlreiche grobe und feine Granula. In der Kernbucht liegen mehrere kleine, runde, phasennegative Vakuolen. (Peripherblut, Osteomyelitis)

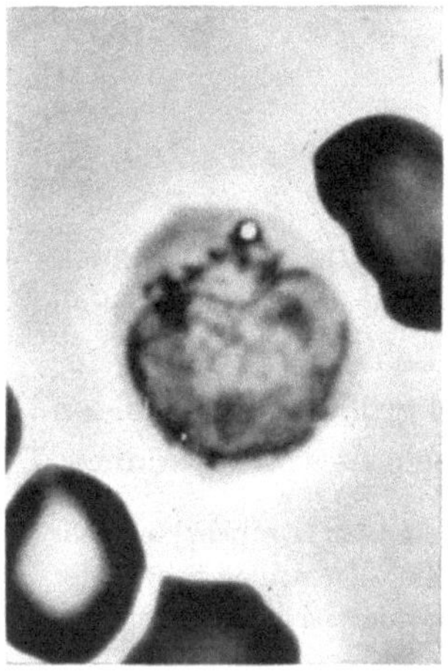
594 × *2300*

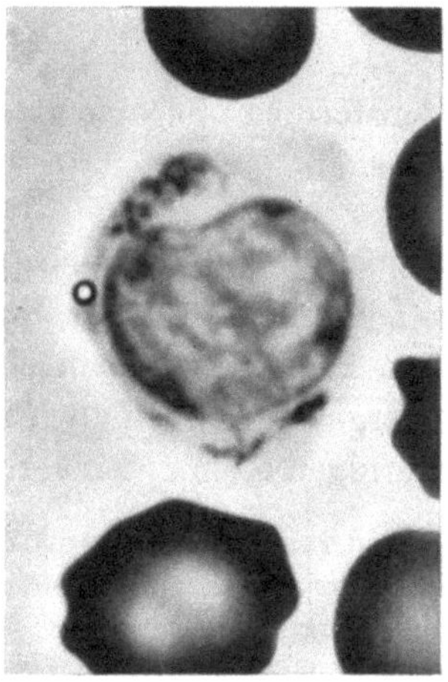
595 × *2300*

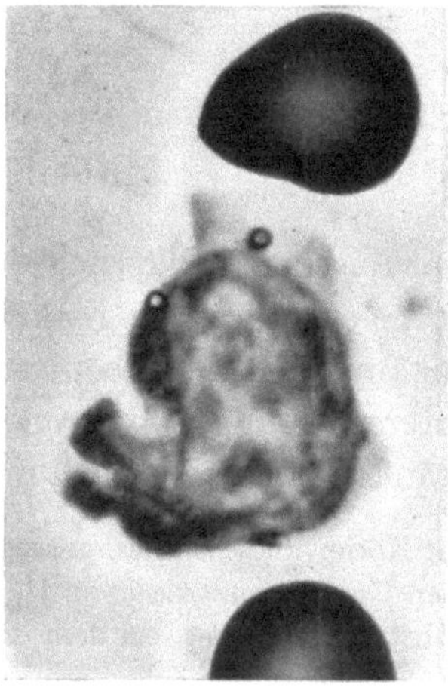
596 × *2300*

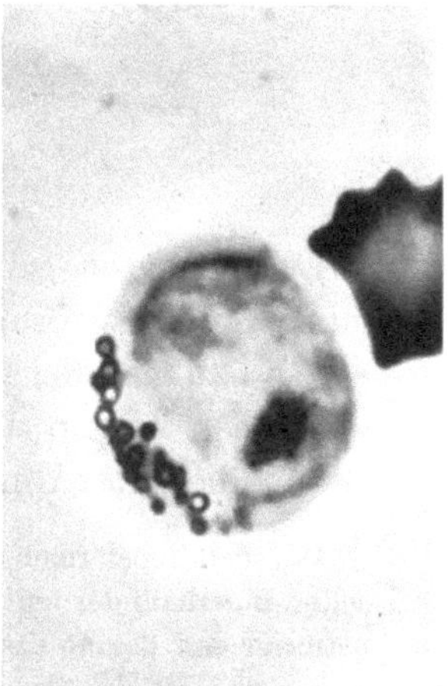
597 × *2300*

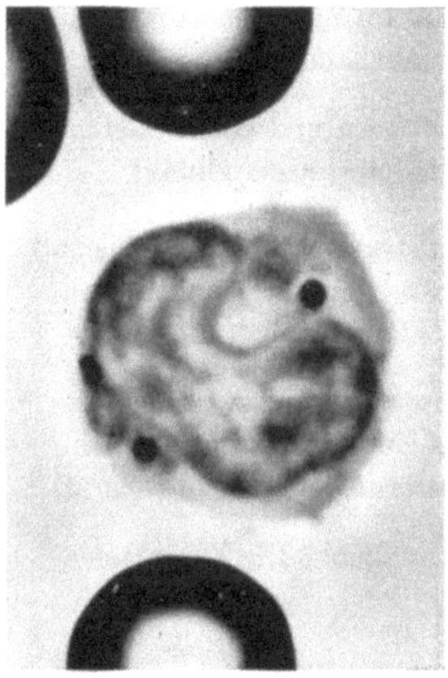
598 × *2500*

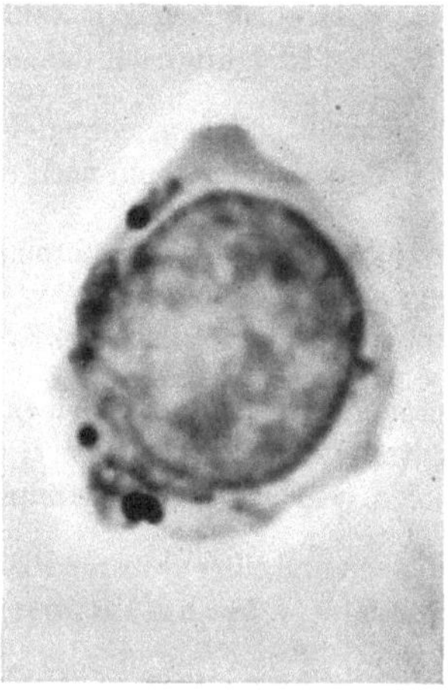
599 × *2500*

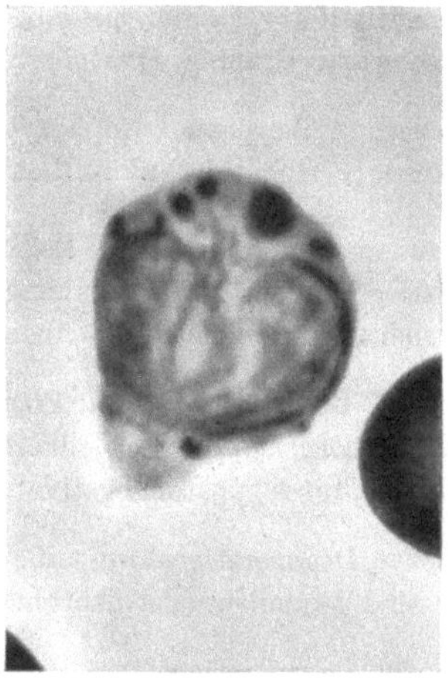
600 × *2300*

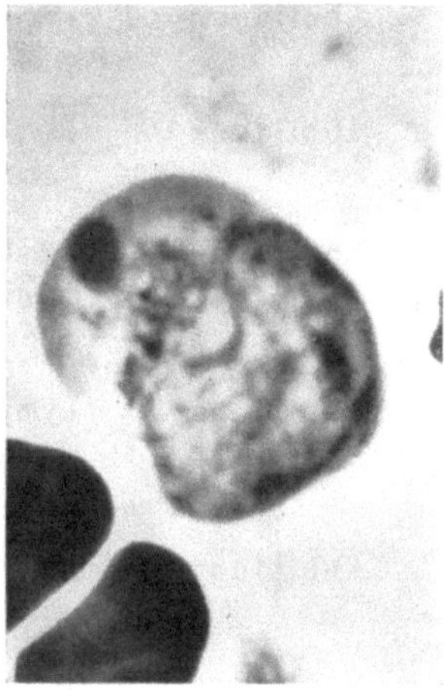
601 × *2300*

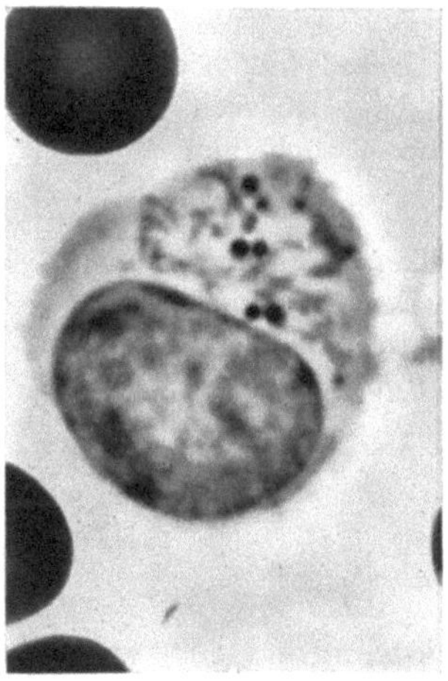
602 × *2300*

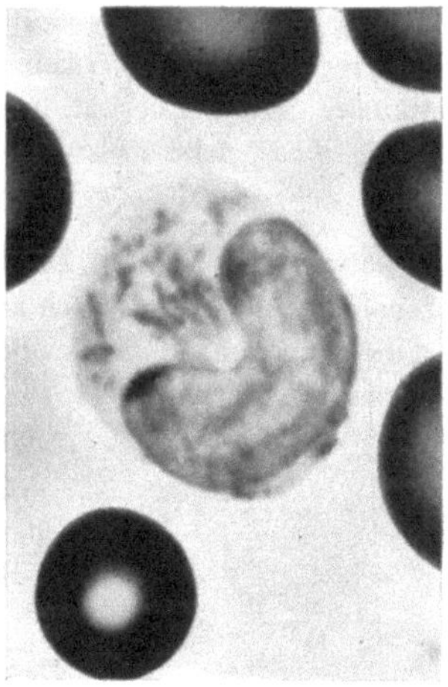
603 × *2300*

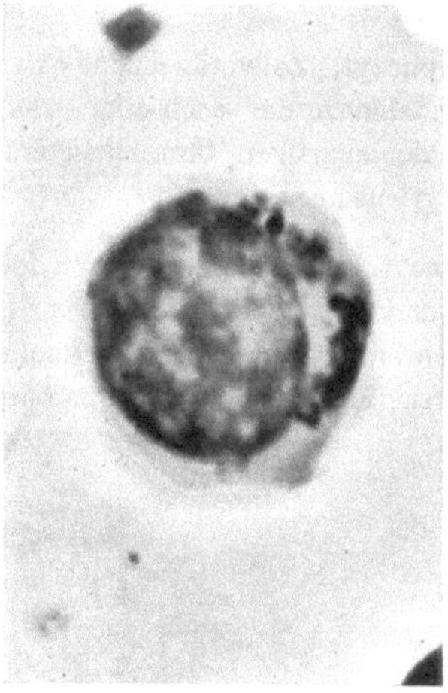
604 × *2300*

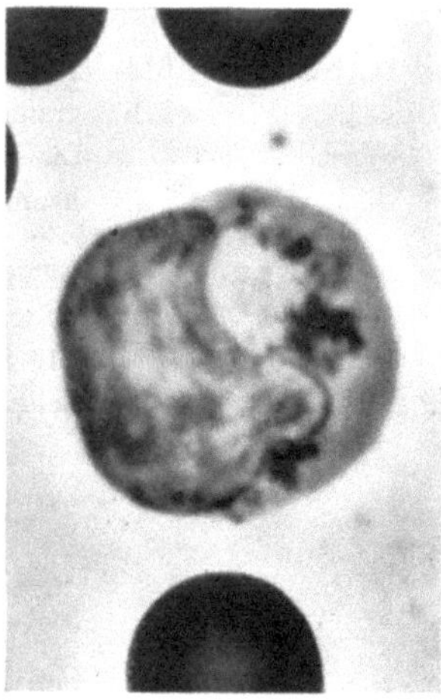
605 × *2300*

Atypische Zellen, Degenerationsformen und Artefakte

Abbildung 606–615

Lymphozyten mit atypischen Zellkernen, sowie polyploide Lymphozyten, sind als Ausdruck einer Reifungsstörung gelegentlich bei reaktiven Lymphozytosen nachweisbar. Sie finden sich etwas häufiger bei leukämischen und neoplastischen Prozessen oder nach Behandlung mit zytostatischen Mitteln. Unterscheidungsschwierigkeiten ergeben sich lediglich bei größeren polyploiden Zellen, die unter Umständen mit atypischen, mehrkernigen Monozyten verwechselt werden können.

Degenerationsformen mit Kernpyknose und ausgeprägte Veränderungen der Zellstruktur sind bei Lymphozyten sehr selten innerhalb der üblichen Untersuchungszeit von $1^1/_2$ Stunden im Präparat anzutreffen. Im allgemeinen beobachtet man nur den Beginn des Absterbevorganges, bei dem im Zytoplasma zahlreiche kleine, phasennegative Vakuolen entstehen und oft eine flache Ausbreitung der Zellen erfolgt. Die Degenerationserscheinungen nach Artefakten bieten dagegen, je nach Art und Stärke der Schädigung, ein sehr verschiedenartiges Bild.

Abbildung 606 Atypischer Lymphozyt. Beiderseitig eingebuchteter, hantelförmiger Zellkern mit einigen streifenförmigen Chromatinverdichtungen. (Peripherblut, Pfeifferscher Drüsenfieber)

Abbildung 607 Lymphozyt mit atypischem, tief eingekerbtem, kleeblattförmigem Zellkern. Im Zytoplasma mehrere grobe, schwarze Granula. (Peripherblut, Morbus Hodgkin nach Sanamycinbehandlung)

Abbildung 608 Atypischer, zweikerniger Lymphozyt mit einem rundlichen, normalen Zellkern und einem kleinen Nebenkern. (Peripherblut, akute Leukose – Remissionsstadium nach Aminopterinbehandlung)

Abbildung 609 Zweikerniger Lymphozyt. Beide Zellkerne besitzen eine fleckige Chromatinstruktur. Das Zytoplasma ist stärker granuliert. Differentialdiagnose: zweikerniger Monozyt. Auf Grund der Kernstruktur handelt es sich aber vermutlich um einen Lymphozyten. (Peripherblut, Lymphknotentuberkulose)

Abbildung 610 Lymphozyt, Degenerationsform. Flach ausgebreitete Zelle mit kleinen, tropfenförmigen Plasmafortsätzen. Der hörnchenförmige Zellkern ist streifig-fleckig strukturiert; das Zytoplasma enthält zahlreiche kleine, runde, phasennegative Vakuolen. (Peripherblut, Ernährungsstörung – älteres Präparat)

Abbildung 611 Lymphozyt, Degenerationsform mit zwei kleinen und einer größeren Plasmavakuole. Die Zytoplasmagranula sind gequollen. (Peripherblut, Präzöliakie – frisches Präparat)

Abbildung 612 Lymphozyt, Degenerationsform. Pyknotischer Zellkern, der von einer phasennegativen, fast das ganze Zytoplasma ausfüllenden Vakuole umgeben wird. (Peripherblut, Morbus haemolyticus neonatorum – 5 Stunden altes Präparat)

Abbildung 613 Artefakt. Gequollener Lymphozytenkern mit beginnender Kernwandhyperchromatose. Paranukleär liegen mehrere gequollene Granula. Das Zytoplasma ist aufgelöst. (Peripherblut, Morbus haemolyticus neonatorum – gequetschtes Präparat)

Abbildung 614 a u. b Prolymphozyt. Zellveränderung nach stärkerer Kompression (Abb. b). Neben dem homogenen, grauen Zellkern, der noch eine streifig-retikuläre Struktur besitzt, liegen die gequollenen Granula. Die nukleolenartigen Chromatinverdichtungen sind nicht mehr sichtbar. (Peripherblut, Morbus haemolyticus neonatorum)

Abbildung 615 a u. b Lymphozyt. Zellveränderung nach dosierter Kompression (Abb. b). Der Zellkern ist dichter geworden, seine Struktur tritt deutlich hervor (glänzender Kerntyp). Das flach ausgebreitete Zytoplasma enthält mehrere phasennegative Vakuolen und die gequollenen Granula. Beachte die Formänderung des Zellkerns. (Peripherblut, Morbus haemolyticus neonatorum)

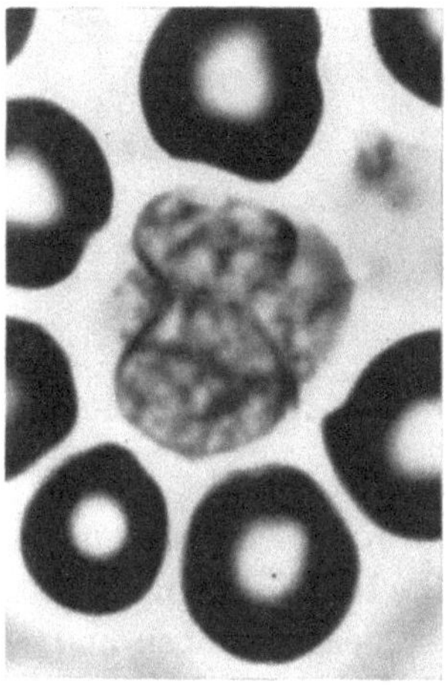

606 × *2300*

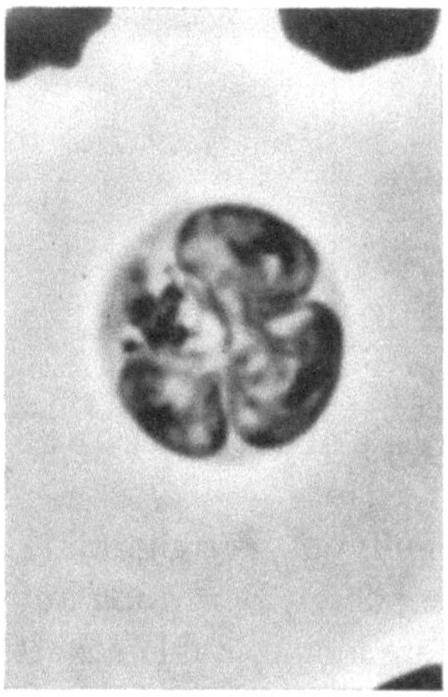

607 × *2300*

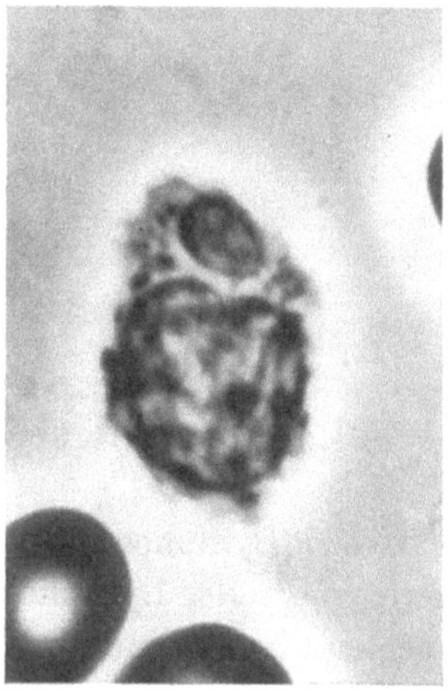

608 × *2300*

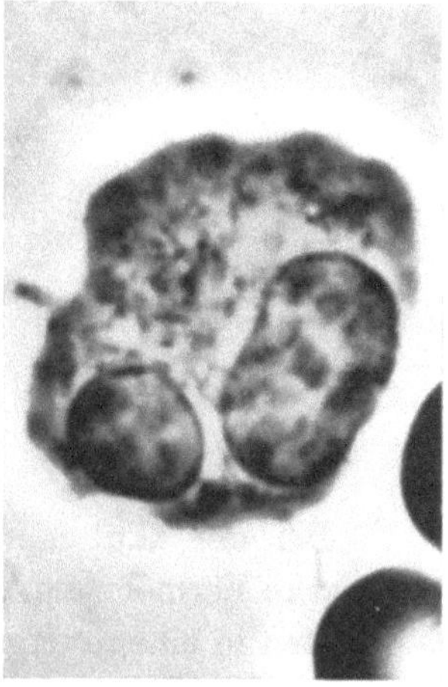

609 × *2300*

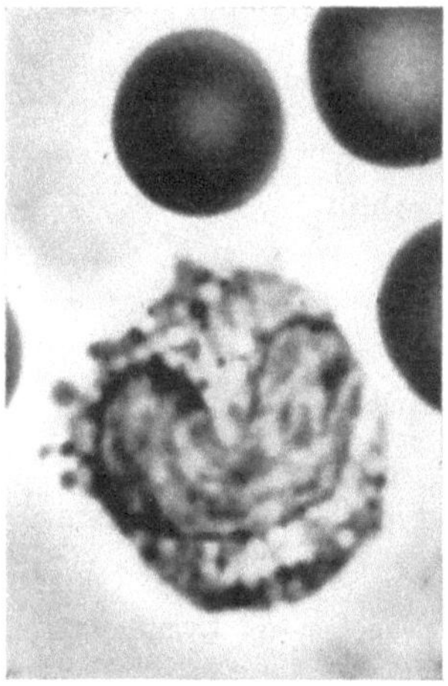

610 × *2300*

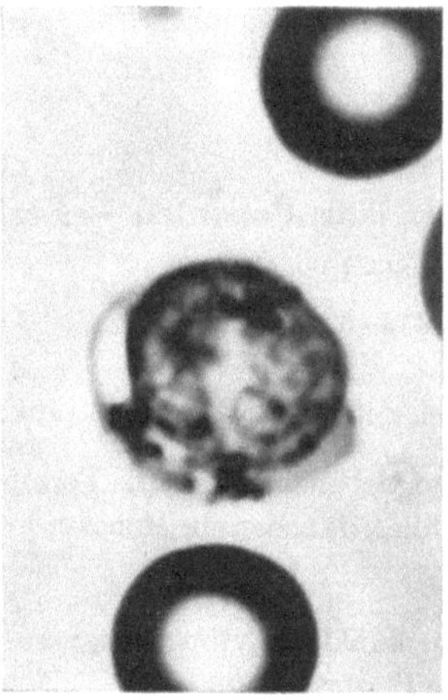

611 × *2300*

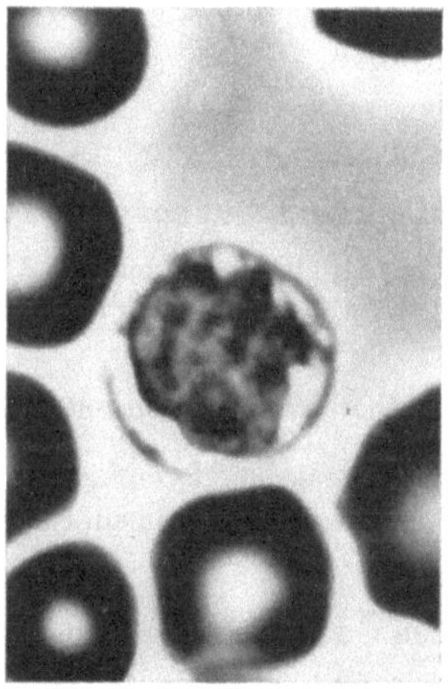

612 × *2300*

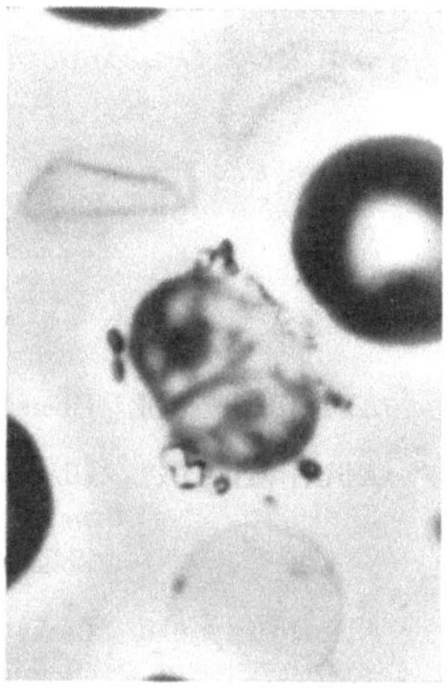

613 × *2300*

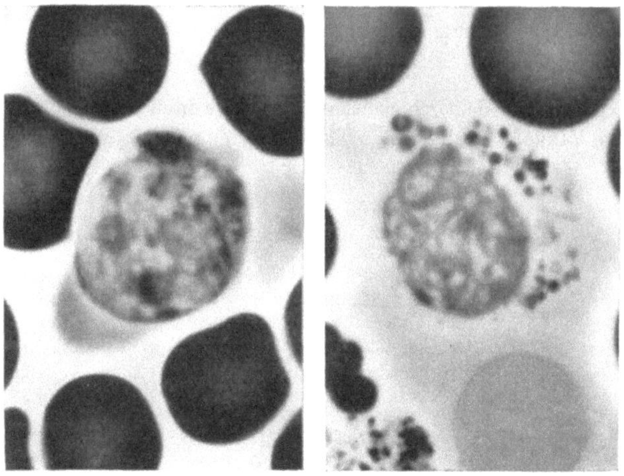

614a b × *2300*

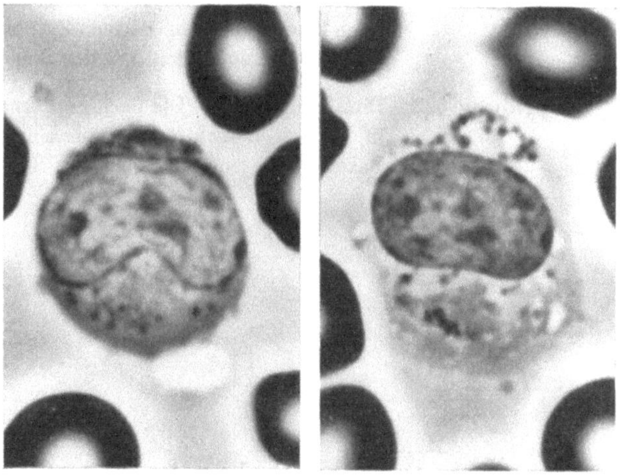

615a b × *2300*

Akute infektiöse Lymphozytose

Bei der akuten infektiösen Lymphozytose besteht im Peripherblut und Knochenmark eine starke Vermehrung vorwiegend reifer Lymphozyten, deren Bewegung auffällt. Ihre Zellkerne enthalten in einem vergröberten Chromatinnetz mehrere kleine, nukleolenartigen Verdichtungen und besitzen dadurch ein fleckiges Aussehen. Charakteristisch ist, im Gegensatz zur lymphatischen Leukämie, das gleichzeitige Vorkommen verschiedener Lymphozytentypen. Lymphoblasten mit meist dunklen, sehr großen Granula sind in geringer Zahl vorhanden. Unter den Monozyten fallen häufig Zellen mit atypischen Kernformen und kleinen Plasmavakuolen auf.

Differentialdiagnose: *Lymphozytose bei Pertussis*: nur durch klinisches Bild abgrenzbar; *Lymphatische Leukämie*: s. S. 246.

Akute infektiöse Lymphozytose bei 1 1/2jähr. Patienten — Peripherblut

(Knochenmark s. Abb. 1086–1088, S. 358)

Abbildung 616–622

Abbildung 616 Übersicht. Vier Lymphozyten mit dichtem, geflecktem Zellkern. Links Handspiegelform.

Abbildung 617 Übersicht. Verschiedene Lymphozytentypen nebeneinander. Die Formpolymorphie ist durch die Bewegung bedingt. Rechts oben ein Neutrophiler, daneben ein Monozyt mit atypischem, bandförmigem Zellkern.

Abbildung 618 Links oben ein Lymphoblast mit großen, dunklen Zytoplasmagranula. Daneben ein Lymphozyt (Bewegungsform). Rechts unten eine große Plasmazelle.

Abbildung 619 Kleiner Lymphozyt mit sehr dichtem Zellkern und schmalem Zytoplasmasaum. Darunter eine Plasmazelle.

Abbildung 620 Zweikerniger Lymphoblast. Das Zytoplasma enthält zahlreiche grobe, dunkle Granula.

Abbildung 621 Monozyt mit lockerem, stabförmigem, an den Enden keulenartig aufgetriebenem Zellkern und mehreren kleinen, phasennegativen Zytoplasmavakuolen. Rechts ein Lymphoblast. Die groben, dunklen Zytoplasmagranula liegen in der Einbuchtung des Kerns.

Abbildung 622 Drei Lymphozyten. Die fleckige Kernstruktur ist hier deutlich sichtbar. Bei der rechten Zelle liegt in der Kerneinbuchtung eine phasennegative Vakuole. Rechts unten Thrombozyten mit zwei großen Vakuolen (Degenerationszeichen).

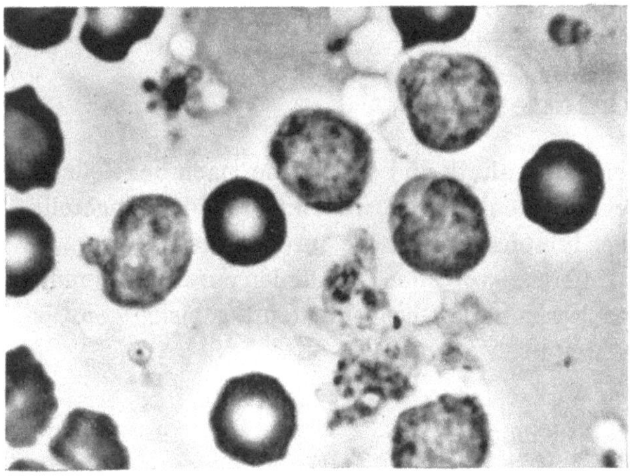

616 × *1400*

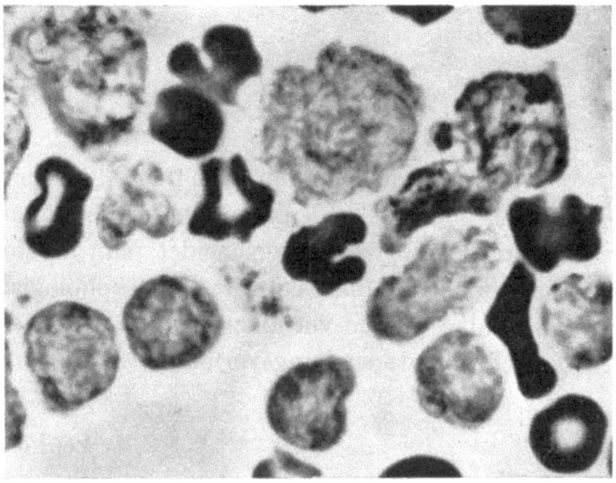

617 × *1400*

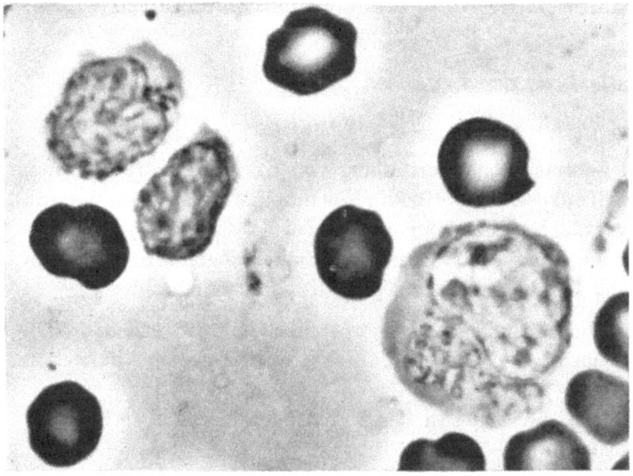

618 × *1400*

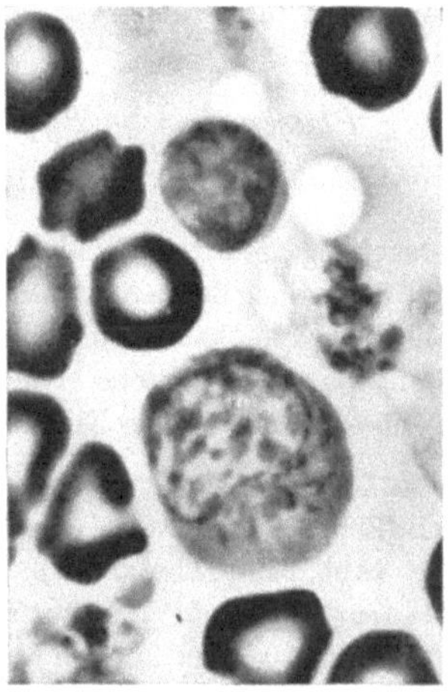

619 × *1400*

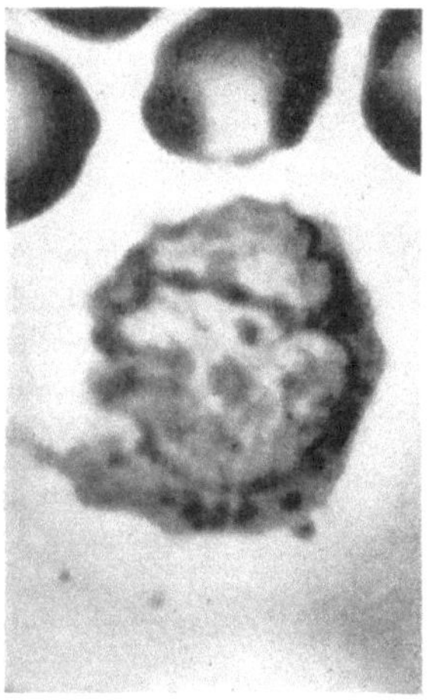

620 × *2300*

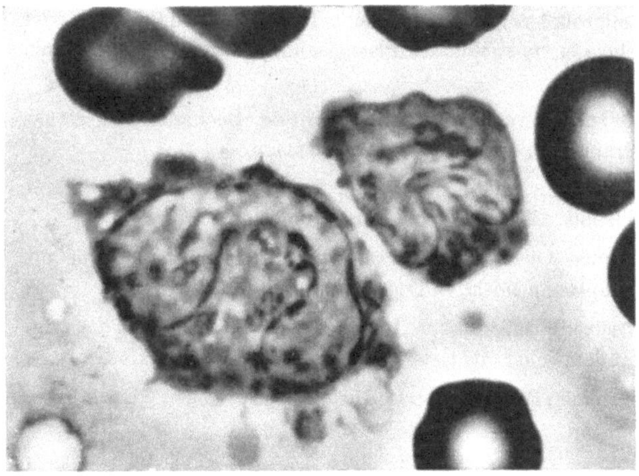

621 × *2300*

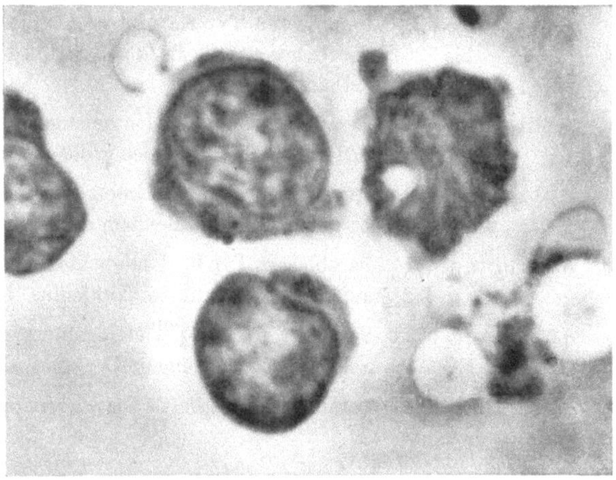

622 × *2300*

Die Leukämien

Die Leukämien werden nach dem klinischen Verlauf in akute und chronische, nach der Zellzahl im Peripherblut in leukämische, subleukämische und aleukämische Krankheitsbilder eingeteilt. Zytomorphologisch unterscheidet man myeloische, lymphatische sowie unreifzellige Formen. Im Phasenkontrastmikroskop ist die morphologische Differenzierung der Leukämien einwandfrei möglich; dabei werden vor allem bei den unreifzelligen Formen die Gegebenheiten der bisherigen färberischen Untersuchungsverfahren ergänzt und erweitert.

Leukosen beim Kind

Im Kindesalter tritt die Leukämie bevorzugt unter dem Krankheitsbild der akuten unreifzelligen Leukose auf. Chronisch myeloische und lymphatische Leukämien sind selten und werden fast nur in der Präpubertät bzw. Pubertät beobachtet. Die zytologische Diagnose einer akuten Leukose kann im Phasenkontrastmikroskop leicht und mit großer Sicherheit gestellt werden, da sich phasenoptisch die Leukosezellen eindeutig von normalen Blut- und Knochenmarkelementen unterscheiden.

Phasenoptische Typeneinteilung der Leukosen

Abbildung 623–634

Bei Phasenkontrastuntersuchung gestattet die klare und kontrastreiche Darstellung von Kern, Kernstruktur und Zytoplasmagranulation eine Unterteilung des Sammelbegriffes „Leukosezellen" (RIND). Von unreifen Zellen (Parablasten), die weder der myeloischen noch der lymphatischen Reihe zugeordnet werden können, lassen sich sowohl atypische Lymphozyten und Lymphoblasten, wie auch atypische Myeloblasten, Promyelozyten und Myelozyten abgrenzen. Außerdem ist nach Kern- und Nukleolenbeschaffenheit eine Einteilung der Parablasten in folgende 3 Typen möglich:

Parablasten Typ A: Zellen mit strukturiertem Kern ohne auffallende Kernkörperchen (Abb. 623–628 und 633).

Parablasten Typ B: Zellen, deren Kerne deutlich sichtbare, meist runde, dunkle Kernkörperchen aufweisen (Abb. 629–632 und 634).

Atypische Parablasten: sehr große polymorphe Zellen, die weder in den Typ A noch in den Typ B eingeordnet werden können (Abb. 690–703).

Bei dem Typ A und B ergeben sich nach Granulazahl und Kernform jeweils 3 Untergruppen:

Typ A_1 bzw. B_1: wenig granulierte Zellen (Abb. 623–626 bzw. Abb. 629, 630, 634).

Typ A_2 bzw. B_2: stärker granulierte Zellen (Abb. 627, 628 bzw. Abb. 631, 632).

Typ A_3 bzw. B_3: Zellen mit tief eingebuchteten, rosettenförmigen Kernen (Abb. 633).

Abbildung 623 bis 626 Parablasten Typ A_1. Unterschiedliche Zellgröße; runde bzw. eingebuchtete Kerne mit zarter oder deutlicher streifig-fleckiger Struktur. Schmaler, mitteldichter Plasmasaum, der nur wenig Granula enthält.

Abbildung 627 u. 628 Parablasten Typ A_2. Unterschiedliche Zellgröße; runde oder eingebuchtete, fleckig-streifig strukturierte Kerne. Reichlich grobe, dichte Granula im mitteldichten Plasmasaum.

Abbildung 629 u. 630 Parablasten Typ B_1. Unterschiedliche Zellgröße. Runde oder ovale Kerne mit zarter retikulärer Struktur und auffallendem dunklem Nukleolus. Geringe Zytoplasmagranulation.

Abbildung 631 u. 632 Parablasten Typ B_2. Unterschiedliche Zellgröße. Ovale, zart strukturierte, scharf begrenzte Kerne mit auffallendem, dunklem Nukleolus. Im Zytoplasma reichlich grobe, dichte Granula.

Abbildung 633 Parablasten Typ A_3. Tiefeingebuchtete, rosettenförmige Kerne. In den Kerneinschnürungen, die während der Beobachtung im Deckglaspräparat deutlicher und tiefer werden, liegen einige dunkle Granula.

Abbildung 634 Parablast Typ B_1 mit 4 Glanzkörnern. Bei einigen Fällen finden sich in sehr vielen Zellen Glanzkörner.

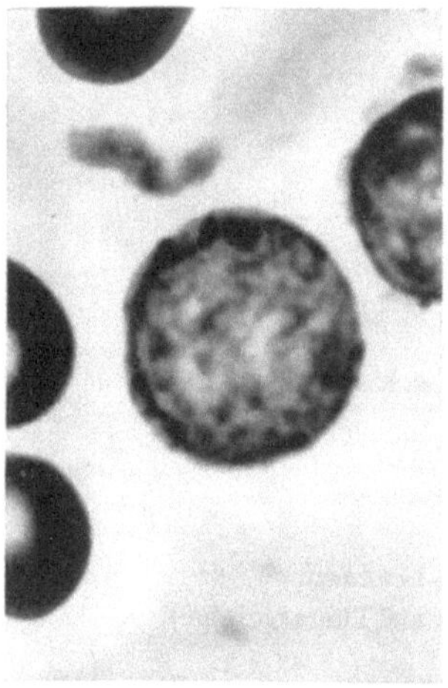
623 × *2300*

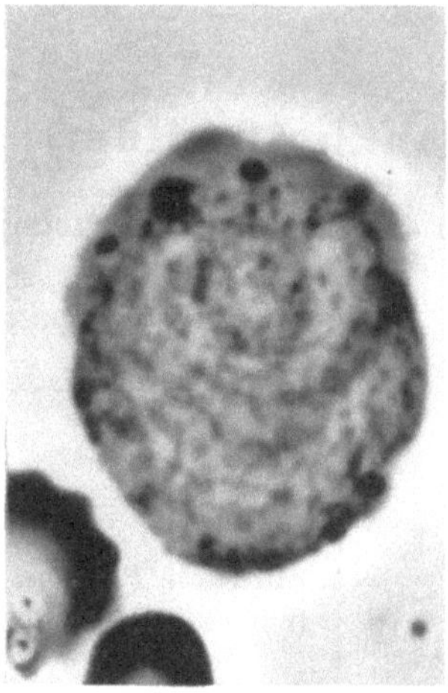
624 × *2300*

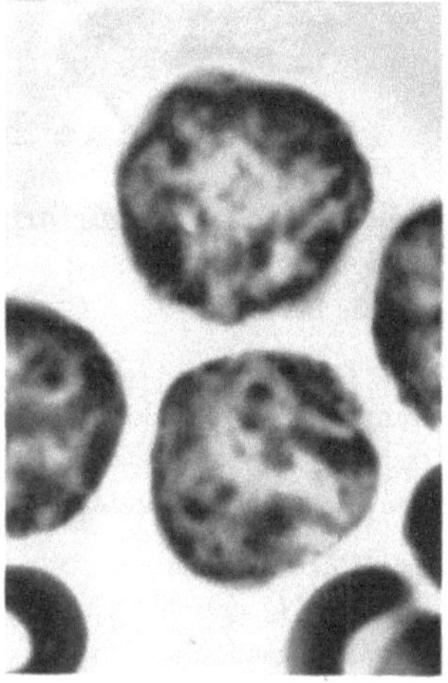
625 × *2300*

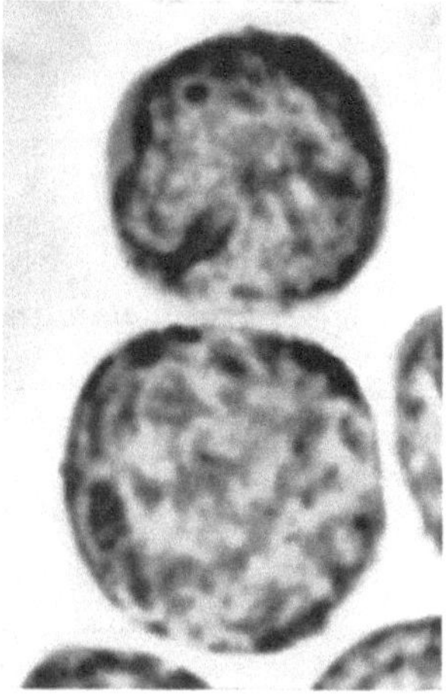
626 × *2300*

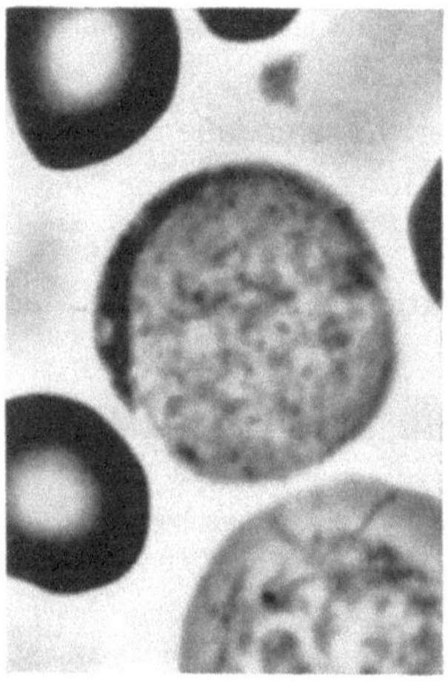
627 × *2300*

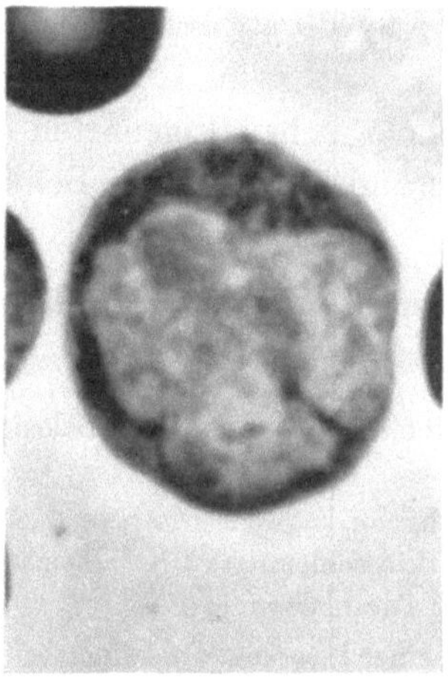
628 × *2300*

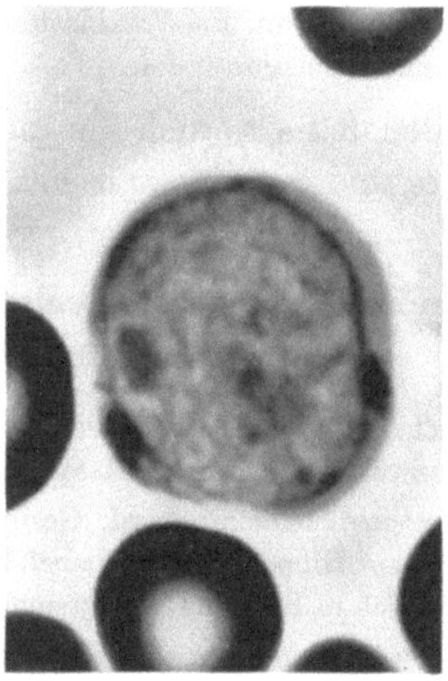
629 × *2300*

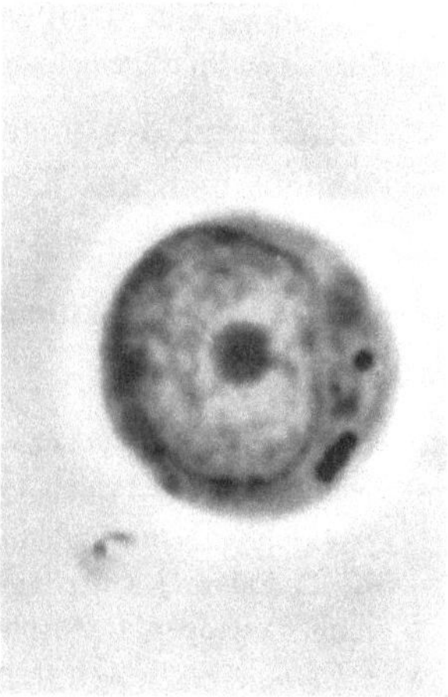
630 × *2300*

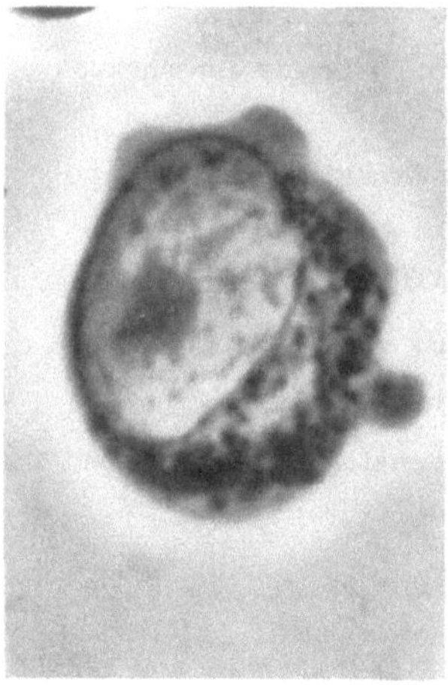
631 × *2300*

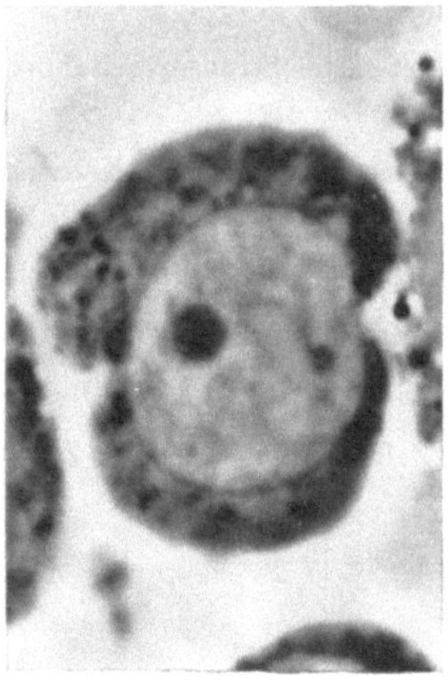
632 × *2300*

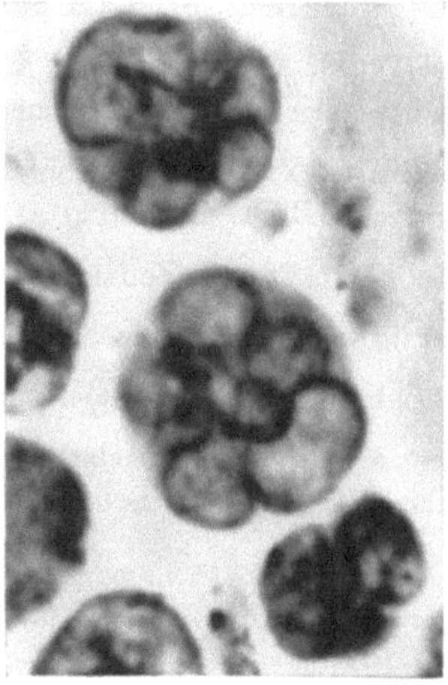
633 × *2300*

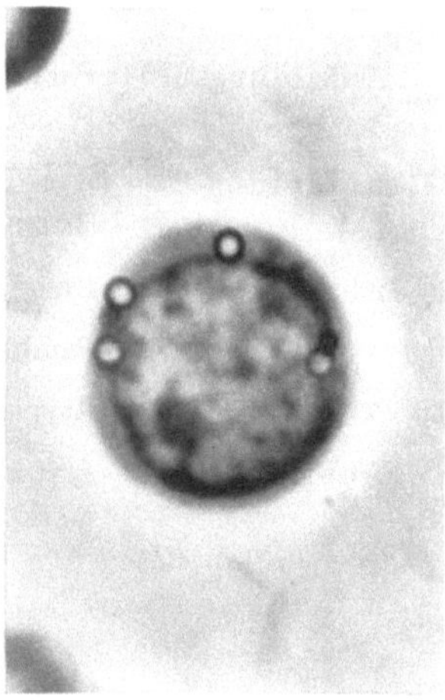
634 × *2300*

Verschiedene Krankheitsbilder

Einteilung der Leukämieformen des Kindes (Vitalzytologie)

1. *akute lymphatische Leukämie*
2. *akute myeloische Leukämie*
   a) akute Paramyeloblasten-Leukämie
   b) akute Parapromyelozyten-Leukämie
   c) akute Paramyelozyten-Leukämie
3. *akute Parablasten-Leukämie*
   a) akute Parablasten-Leukämie Typ A_{1-3}
   b) akute Parablasten-Leukämie Typ B_{1-3}
   c) akute atypische Parablasten-Leukämie

1. *chronische lymphatische Leukämie*
2. *chronische myeloische Leukämie*
3. *chronische Parablasten-Leukämie*
   (nur nach Behandlung als Therapiefolge)

Bei der weitgehend spezifischen Wirkung der modernen antileukämischen Mittel auf die verschiedenen Zellarten ist die vorstehende Einteilung nicht nur von theoretisch-wissenschaftlichem Interesse, sondern auch von praktisch-klinischer Bedeutung, da nach unseren bisherigen Erfahrungen bei einigen Gruppen des Schemas eine Voraussage hinsichtlich der Verlaufsart und Therapieempfindlichkeit möglich ist. So spricht z. B. die akute Parablastenleukämie Typ A_1 gut auf eine Behandlung mit ACTH oder Cortison an. Bei Parablasten Typ B_2 oder atypischen Parablasten läßt sich hingegen mit Hormonen im allgemeinen keine Remission erzielen.

An Hand der folgenden Fälle werden die morphologischen Eigenarten der verschiedenen Leukämieformen des Kindes und die zytologischen Veränderungen nach Behandlung gezeigt.

Akute aleukämische Parablastenleukämie Typ A_1 bei $5\,^1/_2$jähr. Patientin

Abbildung 635–647

Anamnese: 4 Wochen uncharakteristische Allgemeinsymptome in Form von Appetitlosigkeit, Müdigkeit, Blässe und Nachtschweiß. Krankenhauseinweisung wegen unklarer Anämie.

Aufnahmebefund: Reduzierter Allgemeinzustand. Geringe hämorrhagische Diathese. Keine Lymphknotenschwellung. Milz 2, Leber $^1/_2$ Querfinger unter Rippenbogen palpabel. Stark beschleunigte BKS. Hämatologisch: Anämie, Thrombopenie, Leukopenie. Morphologisch in Blut und Knochenmark: Parablasten Typ A_1.

Verlauf: Nach ACTH-Therapie totale Remission, die unter einer Intervallbehandlung mit Aminopterin 10 Monate anhält. I. Rezidiv: subleukämische Parablastenleukämie Typ B_1. Nach Cortisonbehandlung partielle Remission. Intervallbehandlung mit Aminopterin. II. Rezidiv nach 4 Monaten: aleukämische atypische Parablastenleukämie. Erneute Cortison/ACTH-Behandlung ohne Erfolg. Im Finalstadium tritt eine Meningopathia und Iridopathia leucaemica auf.

Abbildung 635 Parablast Typ A_1. Lockerer, streifig-fleckig strukturierter Kern. Dichtes Zytoplasma mit einigen Granula. (Peripherblut vor ACTH-Behandlung)

Abbildung 636 Parablast Typ B_1. Großer, lockerer Kern mit zarter Struktur und dunklem Nukleolus. Im schmalen Plasmasaum einige Granula. (Peripherblut, I. Rezidiv)

Abbildung 637 Zwei Parablasten Typ A_1. Unregelmäßige, leicht eingebuchtete Kerne mit fleckiger Struktur. (Knochenmark vor ACTH-Behandlung)

Abbildung 638 Drei Parablasten Typ A_1. Zellanisozytose. (Dasselbe Präparat wie Abb. 637)

Abbildung 639 Parablast Typ A_1. Sehr große Zelle. (Peripherblut vor ACTH-Behandlung)

Abbildung 640 Atypischer Promyelozyt im Knochenmark nach 14 Tagen ACTH-Behandlung.

Abbildung 641 Atypischer Myelozyt mit eingebuchtetem Zellkern und allseitigen Zytoplasmafortsätzen. (Knochenmark nach 14 Tagen ACTH-Behandlung)

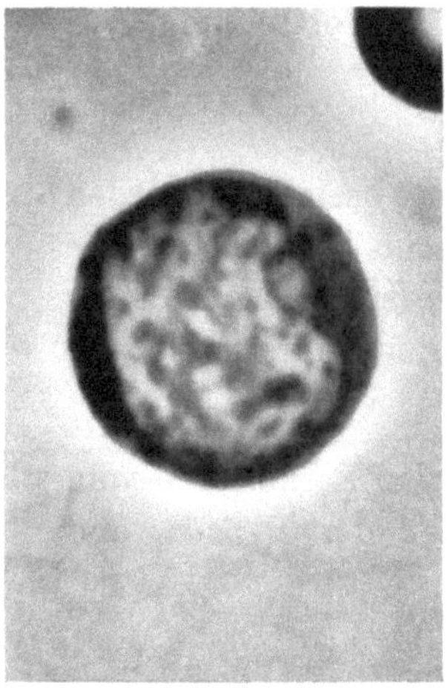

635 × *2500*

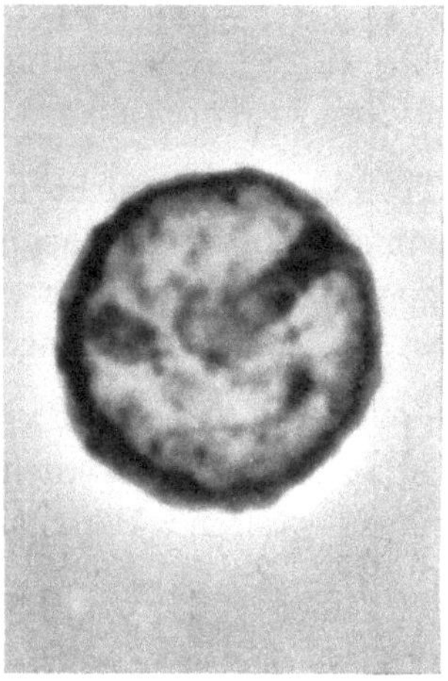

636 × *2500*

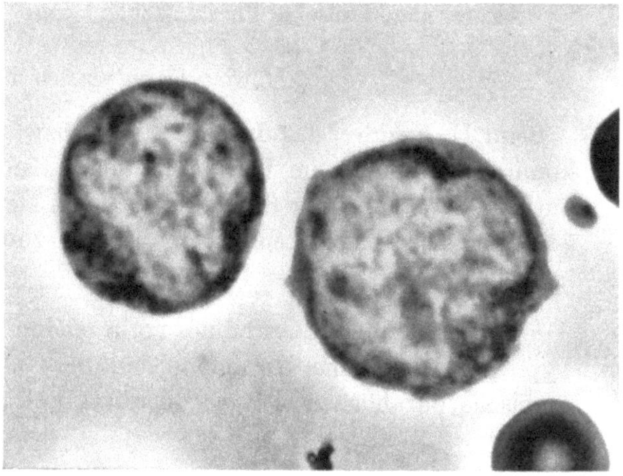

637 × *2500*

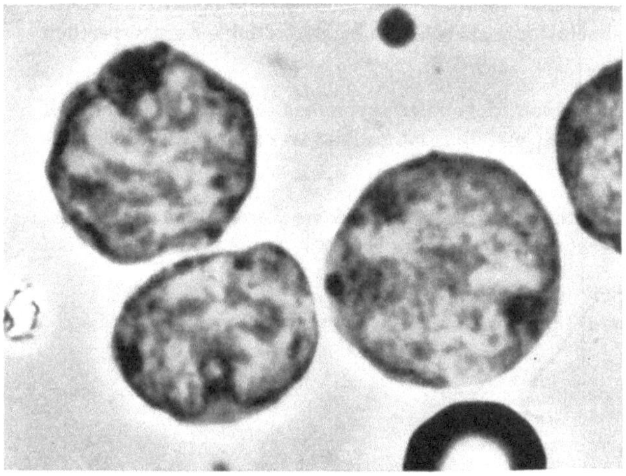

638 × *2500*

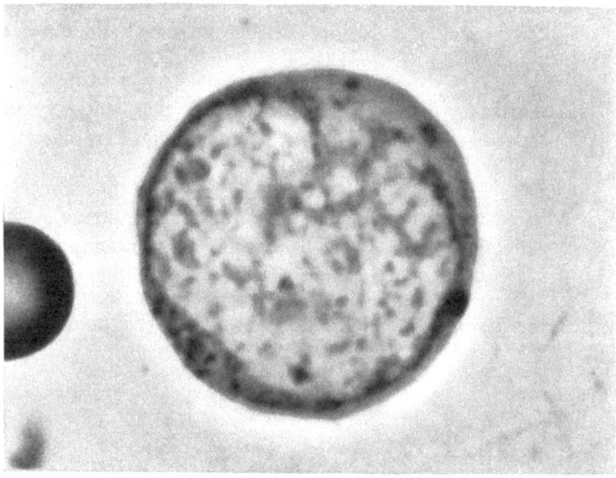

639 × *2500*

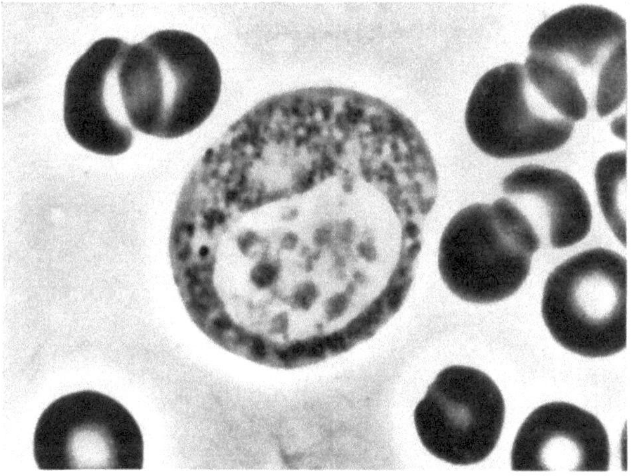

640 × *2000*

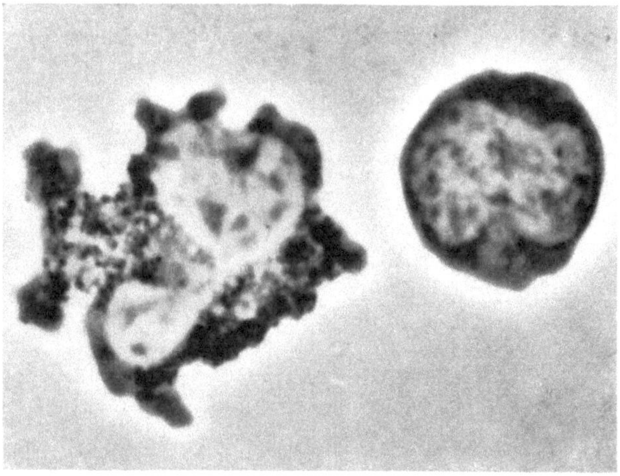

641 × *2300*

Akute aleukämische Parablastenleukämie Typ A_1 bei $5^1/_2$jähr. Patientin (Fortsetzung)

II. Rezidiv: atypische Parablasten — Knochenmark

Beim II. Rezidiv, das durch Cortison- bzw. ACTH-Behandlung nicht mehr beeinflußt werden konnte, fanden sich im Peripherblut und Knochenmark vorwiegend atypische Parablasten, die auch im Liquor bei der final aufgetretenen Meningopathie nachgewiesen wurden (s. Abb. 739 bis 743). Die Therapieresistenz gegenüber den zunächst wirksamen Hormonen findet ihre Erklärung in dem Typenwandel der Leukosezellen.

Allgemein kann auf Grund des vorliegenden Materials festgestellt werden, daß Parablasten vom Typ A_1 gut auf eine Hormonbehandlung ansprechen, während Parablasten des Typs B_2 und atypische Parablasten weitgehend refraktär sind.

Abbildung 642 Atypischer Parablast. Großer, heller, U-förmiger, strukturloser Kern mit dunklem, rundem Nukleolus. Im dichten, unregelmäßig begrenzten Plasmasaum sind die Granula kaum sichtbar.

Abbildung 643 Atypischer Parablast. Großer, mehrfach eingekerbter, lockerer, fleckig-strukturierter Kern. Schmaler, dichter Plasmasaum mit einigen gröberen Granula.

Abbildung 644 Zwei atypische Parablasten. Links große Zelle mit U-förmigem, streifig-fleckig strukturiertem Kern. Rechts daneben kleinere Zelle, deren eingebuchteter, lockerer Kern mehrere dunkle Kernkörperchen enthält.

Abbildung 645 Zwei Parablasten Typ B_1 mit polymorphen Kernen. Neben den atypischen Parablasten finden sich im Präparat auch einige Parablasten vom Typ A_1 und B_1. Das Zellbild ist dadurch im ganzen uneinheitlich.

Abbildung 646 Atypischer Parablast mit unregelmäßig geformtem Kern, der zwei dunklere Kernkörperchen enthält. Das Zytoplasma ist stärker granuliert. Rechts unten ein Parablast vom Typ A_1; rechts oben ein Monozyt.

Abbildung 647 Nekrobiotische Abbauform eines Parablasten. Links ein zweikerniger Parablast.

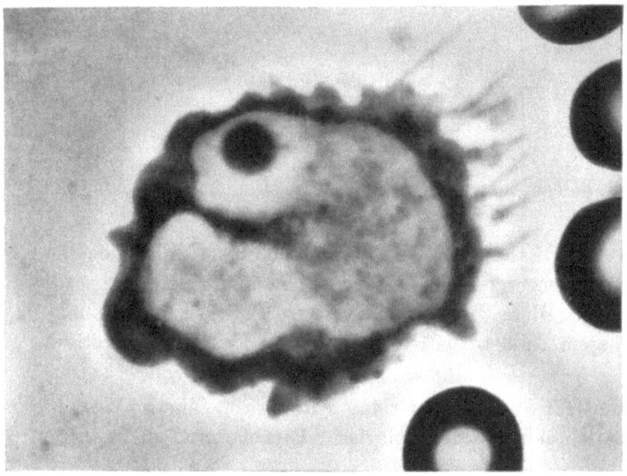

642 × *2300*

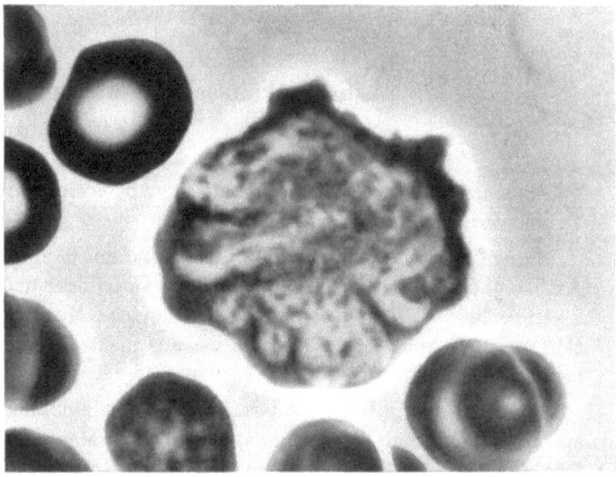

643 × *2300*

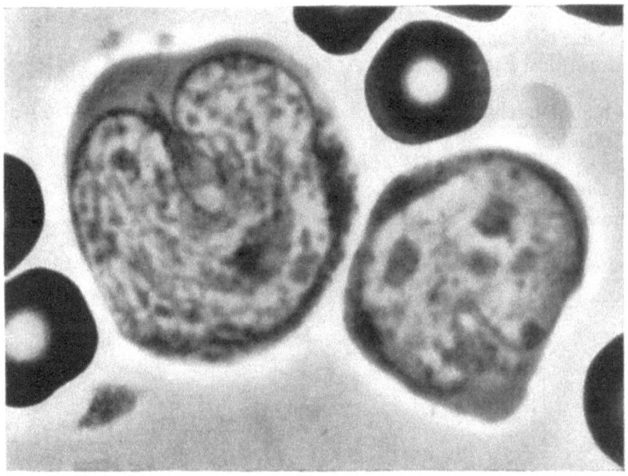

644 × *2300*

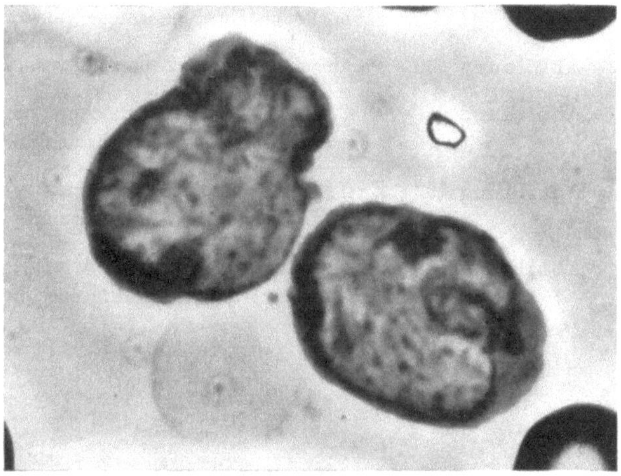

645 × *2300*

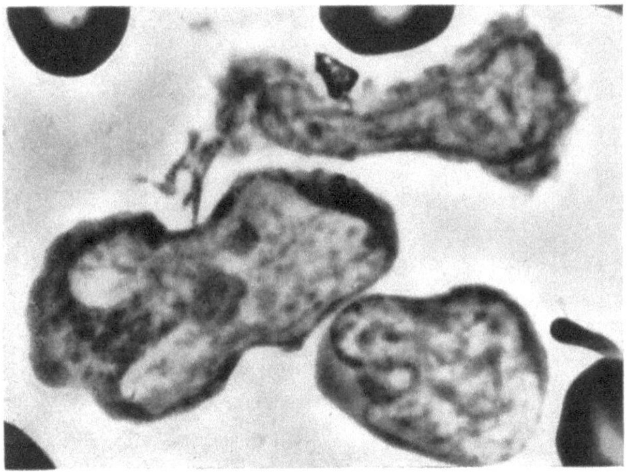

646 × *2300*

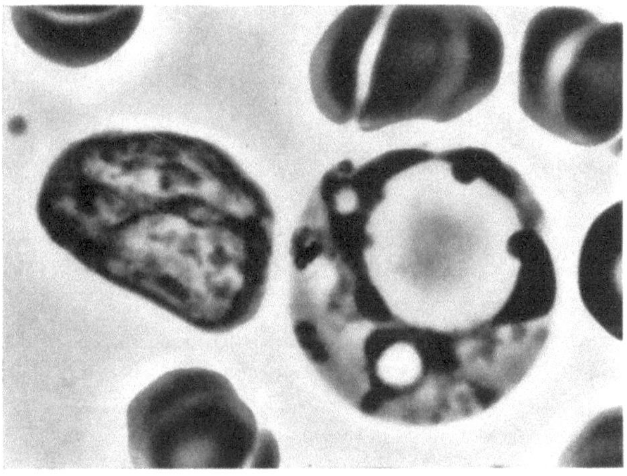

647 × *2300*

Akute leukämische Parablastenleukämie Typ A_1 bei 2jähr. Patientin

Abbildung 648–653

Anamnese: 14 Tage uncharakteristische Allgemeinsymptome, gelegentlich hohes Fieber. Krankenhauseinweisung als Typhusverdacht bzw. Sepsis.

Aufnahmebefund: Schwerkrankes Kleinkind mit hämorrhagischer Diathese. Größere Lymphknoten am Hals, in beiden Axillae und Leistenbeugen. Milz 2, Leber 1 Querfinger unter Rippenbogen palpabel. Stark beschleunigte BKS. Hämatolisch: Anämie, Thrombopenie, hohe Leukozytose. Morphologisch im Blut: Parablasten Typ A_1. Bei Knochenmarkpunktion wird nur wenig Mark aspiriert, das aus nicht differenzierbarem Zelldetritus (Artefakt infolge kräftiger Aspiration) besteht.

Verlauf: Nach initialen Bluttransfusionen Behandlung mit ACTH, die zu einer totalen Remission führt. 4 Wochen später, im Anschluß an Morbillen, Rezidiv mit Meningopathia leucaemica. Morphologisch: Parablasten Typ B_2. Eine Cortison- bzw. ACTH-Behandlung bleibt ohne Erfolg.

Abbildung 648 Übersicht. Parablasten Typ A_1. Deutliche Zellanisozytose. Lockere, unregelmäßig geformte Kerne mit nukleolenartigen Chromatinverdichtungen. Das Zytoplasma enthält nur einige Granula.

Abbildung 649 Übersicht. Parablasten Typ A_1 mit streifig-fleckig strukturiertem Kern und sehr schmalem Plasmasaum. Rechts ein stabkerniger Neutrophiler.

Abbildung 650 Parablasten Typ A_1. Zellanisozytose. Kernform und Struktur nicht einheitlich.

Abbildung 651 Drei Parablasten Typ A_1. Lockere, mehrfach eingebuchtete Kerne mit streifig-fleckiger Struktur. Im schmalen Plasmasaum vereinzelt dunkle Granula.

Abbildung 652 Zwei Parablasten Typ A_1. Zellanisozytose. Die Kerne sind scharf begrenzt und fleckig-streifig strukturiert. Im Zytoplasma einige dunkle Granula. (Abb. 648–652, Peripherblut vor Behandlung)

Abbildung 653 Knochenmark, Zelldetritus; Artefakt infolge kräftiger Aspiration. Derartige Befunde sprechen für eine Ausmauerung des Markraumes mit Leukosezellen (weißes Mark).

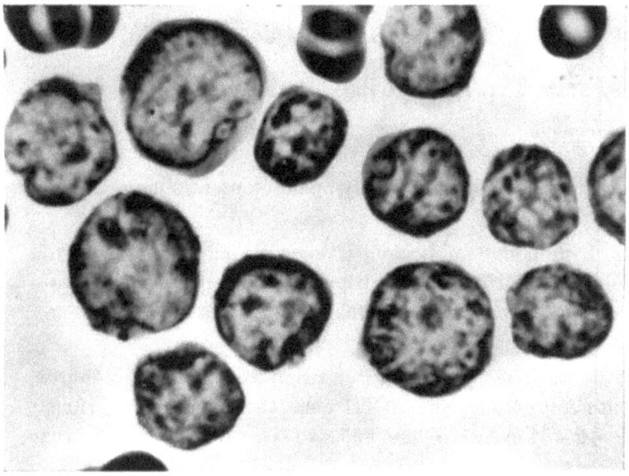

648 × *1400*

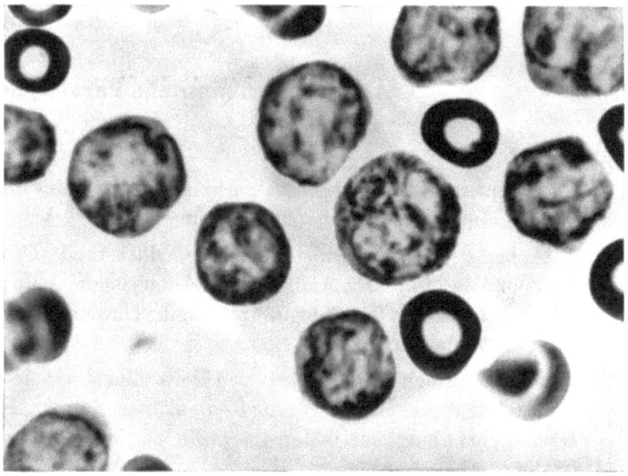

649 × *1400*

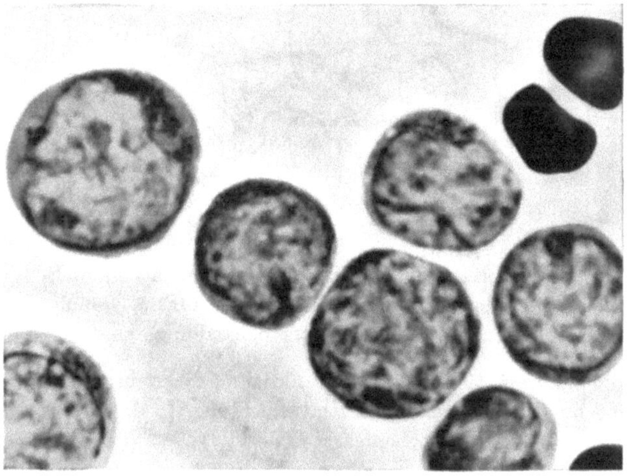

650 × *1800*

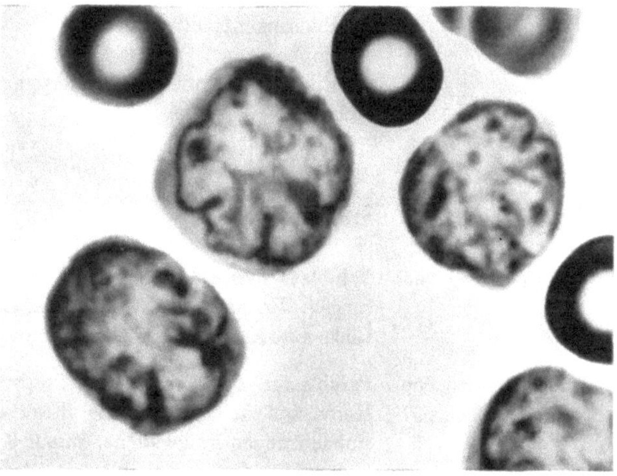

651 × *2300*

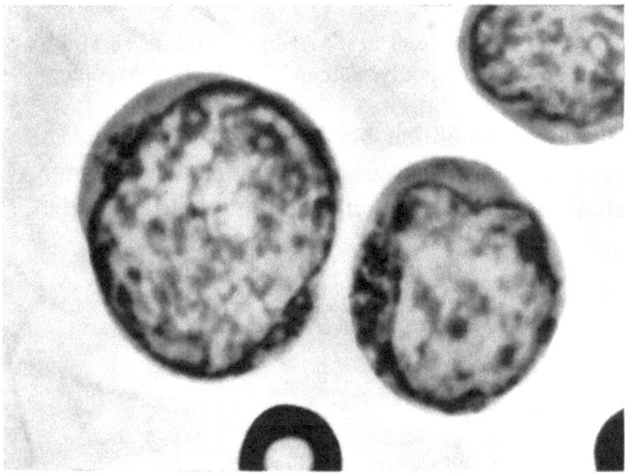

652 × *2300*

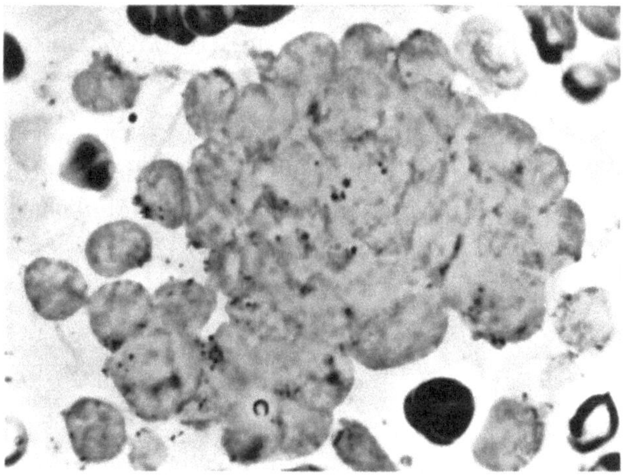

653 × *1400*

Akute subleukämische Parablastenleukämie Typ A_1 bei 6jähr. Patientin

Abbildung 654–662

Anamnese: 14 Tage uncharakteristische Allgemeinsymptome und zunehmende Halslymphknotenschwellung. Krankenhauseinweisung als Lymphknotentuberkulose.

Aufnahmebefund: Reduzierter Allgemeinzustand. Größere Lymphome an beiden Halsseiten; mäßig vergrößerte Lymphknoten in beiden Axillae und Leistenbeugen. Milz 2, Leber $^1/_2$ Querfinger unter Rippenbogen palpabel. Stark beschleunigte BKS. Hämatologisch: Anämie, Thrombopenie, geringe Leukozytose. Morphologisch in Blut und Knochenmark: Parablasten Typ A_1.

Verlauf: Nach Bluttransfusionen Behandlung mit ACTH, die zu einer partiellen Remission von 2 Monaten führt. I. Rezidiv: aleukämische Parablastenleukämie Typ A_3. Erneute Anwendung von ACTH ohne therapeutischen Erfolg. Nach Behandlung mit 6-Mercaptopurin partielle Remission von 4 Monaten. Ohne weiteren Therapieversuch Exitus letalis.

Abbildung 654 Zum Vergleich: Megaloblasten im Knochenmark bei Zöliakie. Beachte das morphologisch den Parablasten ähnliche Bild bei Übersichtsbetrachtung.
1–3 Megaloblasten
4 stabkerniger Neutrophiler
5 Lymphozyten
6 Retikulumzelle mit vakuolisiertem Zytoplasma

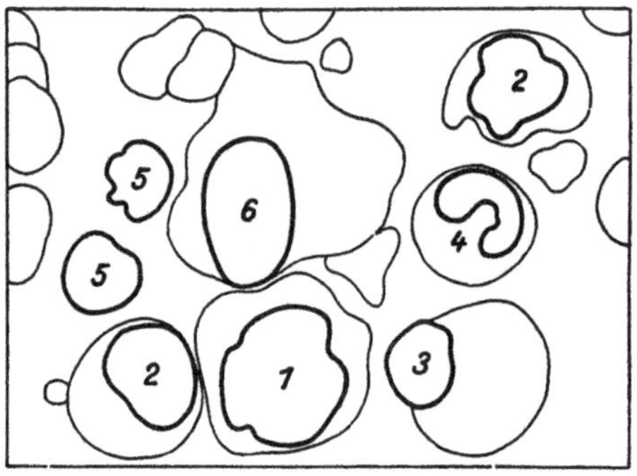

Abbildung 655 Parablast Typ A_1. Unregelmäßig geformter, lockerer Kern mit einigen blassen Chromatinverdichtungen. Im schmalen Zytoplasmasaum mehrere kleine und zwei größere, runde, dunkle Granula. Links zwei kleine plumpe Plasmafortsätze. (Peripherblut, Initialstadium vor Behandlung)

Abbildung 656 u. 657 Parablasten Typ A_3 – älteres Präparat. Polymorphe, tief eingeschnürte, lockere, scharf begrenzte Kerne mit zarter, retikulärer Struktur und nukleolenartiger Chromatinverdichtung. In den Kerneinbuchtungen einige kleine, dunkle Zytoplasmagranula. (Knochenmark, I. Rezidiv)

Abbildung 658 u. 659 Parablasten Typ A_3 – frisches Präparat. Polymorphe, eingeschnürte Zellkerne. Das Zytoplasma enthält einige Granula. In Abb. 659 links am Kern ein Glanzkorn. (Knochenmark, dasselbe Präparat wie Abb. 656 und 657)

Abbildung 660 u. 661 Parablasten Typ A_3. Angedeutete Rosettenform der Zellkerne, schmaler, fast granulafreier Zytoplasmasaum. (Peripherblut – älteres Präparat. I. Rezidiv, während der ACTH-Behandlung)

Abbildung 662 Übersicht. Parablasten Typ A_3 mit ausgeprägter Rosettenform der Zellkerne. Dazwischen einige degenerierte Zellen. (Knochenmark – älteres Präparat; I. Rezidiv, während der ACTH-Behandlung)

Parablasten vom Typ A_3 bzw. B_3 finden sich fast ausschließlich bei behandelten Fällen. In frischen Präparaten sind die Kerneinschnürungen weniger ausgeprägt, sie nehmen bei längerer Beobachtungszeit deutlich zu. Ein ähnliches Verhalten zeigen im nicht-leukämischen Mark die Kerne der Monoblasten.

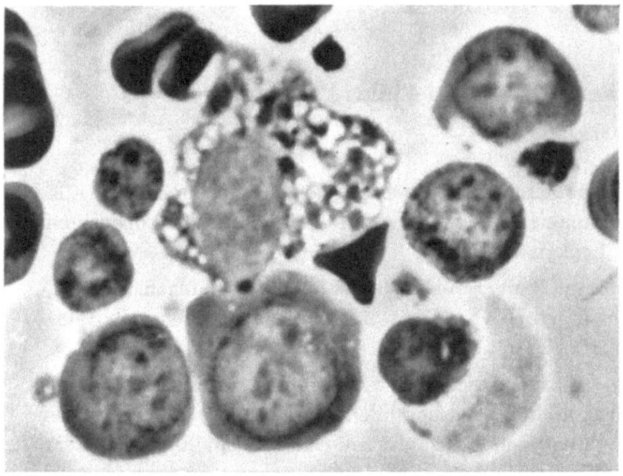

654 × *1500*

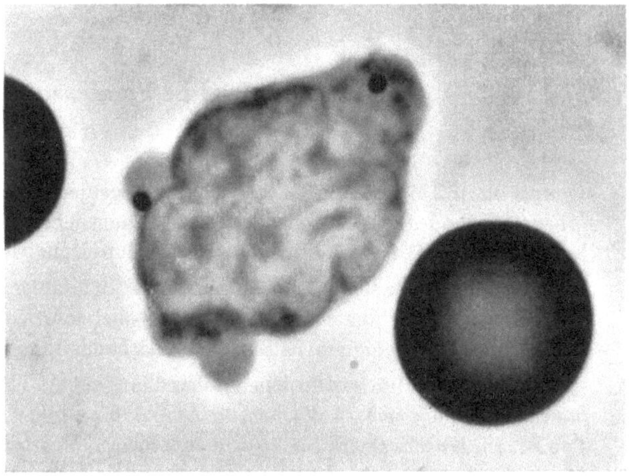

655 × *3000*

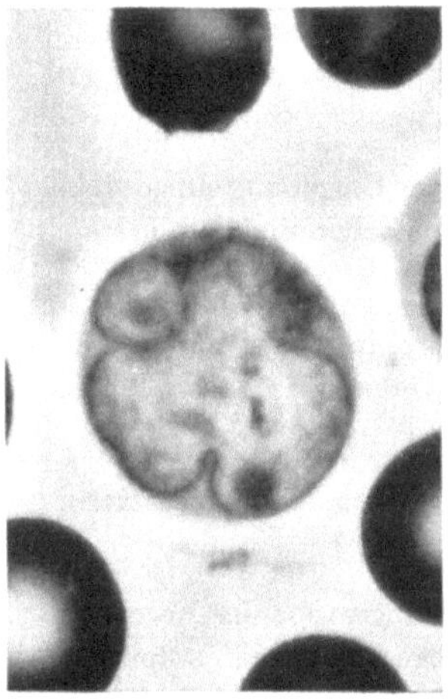

656 × *2300*

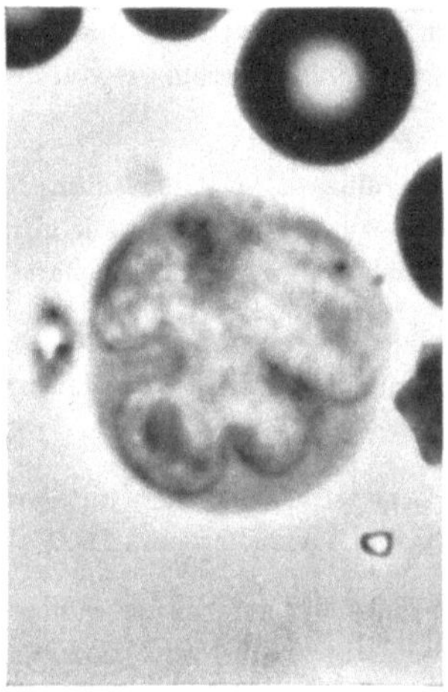

657 × *2300*

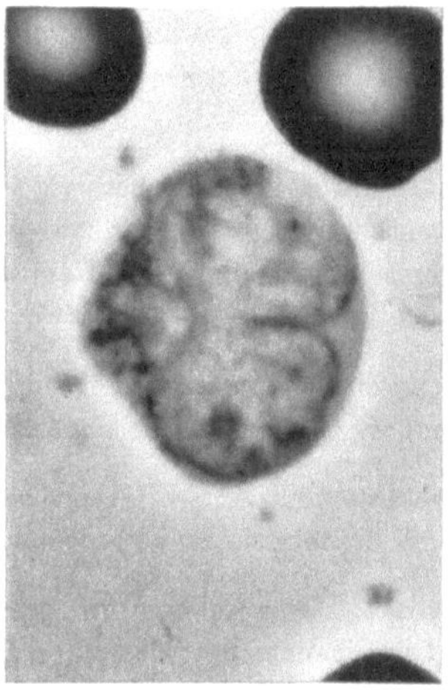

658 × *2300*

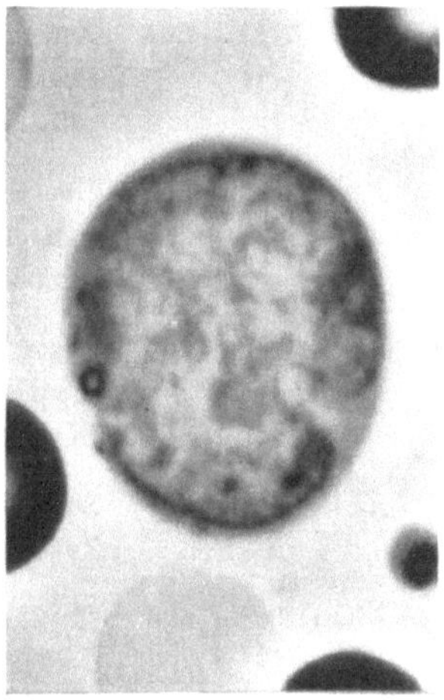

659 × *2300*

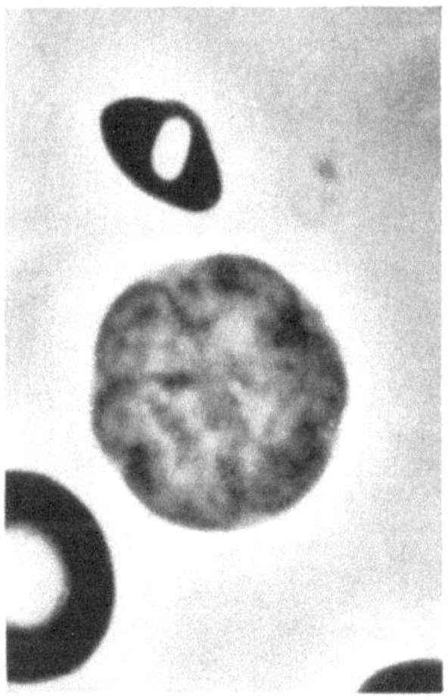

660 × *2300*

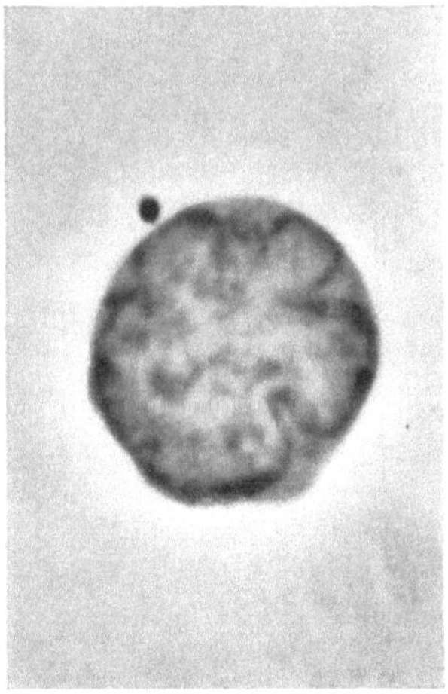

661 × *2300*

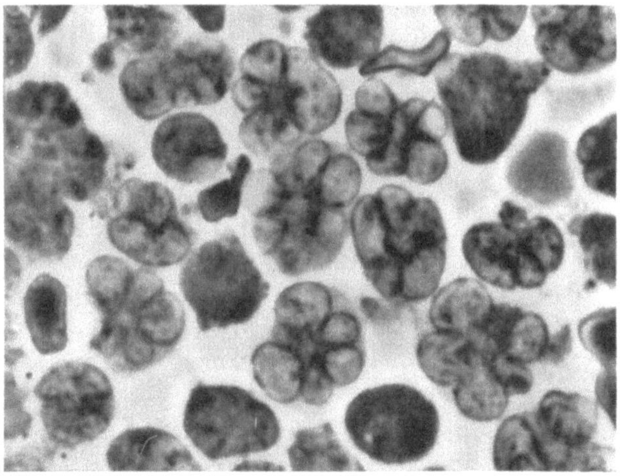

662 × *1800*

Akute aleukämische Parablastenleukämie Typ A_1 bei 4jähr. Patienten

Abbildung 663–668

Anamnese: 2 Monate uncharakteristische Allgemeinsymptome mit Fieberschüben und Gelenkschmerzen. Zunächst als „rheumatische Infektion" behandelt. Bei gelegentlicher Blutbilduntersuchung wurde eine Anämie und Leukopenie mit Lymphozytose (?) festgestellt. Krankenhauseinweisung wegen Leukämieverdacht.

Aufnahmebefund: Reduzierter Allgemeinzustand, fahlgelbe, blasse Haut. Keine Lymphknotenschwellungen. Milz $1^1/_2$, Leber 1 Querfinger unter Rippenbogen palpabel. Stark beschleunigte BKS. Hämatologisch: Anämie, Thrombopenie, Leukopenie. Morphologisch: in Blut und Knochenmark: Parablasten Typ A_1.

Verlauf: Nach Bluttransfusionen Behandlung mit ACTH, die zu einer partiellen Remission führt. Im Intervall Aminopterin. I. Rezidiv nach 4 Wochen im Anschluß an einen unspezifischen Allgemeininfekt. Morphologisch: Parablasten Typ B_1. Im Knochenmark finden sich außerdem Zellnester von polymorphen Parablasten. Nach Behandlung mit 6-Mercaptopurin kommt es zu einer partiellen Remission. Weiterer Verlauf unbekannt.

Abbildung 663 Knochenmark bei I. Rezidiv: Parablasten Typ B_1 mit lockeren Zellkernen, die dunkle Kernkörperchen enthalten. In Bildmitte eine große atypische, zweikernige Zelle (Parablast); rechts daneben ein stabkerniger Neutrophiler mit grober, dichter Granulation.

Abbildung 664 Knochenmark – Initialstadium. Parablasten Typ A_1. Deutliche Zellanisozytose. Polymorphe, streifig-fleckig strukturierte Kerne; sehr schmaler Zytoplasmasaum, wodurch die Zellen nacktkernig erscheinen.

Abbildung 665 Übersicht. Markbröckel mit nestartig zusammenliegenden Parablasten. In der Umgebung einige stab- und segmentkernige Neutrophile sowie ein Myelozyt (rechts oben). Die übrigen Zellen sind Parablasten. (Knochenmark bei II. partieller Remission nach 6-Mercaptopurinbehandlung)

Abbildung 666 Nestartiger Zellverband, der aus polymorphen Parablasten besteht. Die frei liegenden Parablasten (Typ B_1) unterscheiden sich in ihrer Kernstruktur deutlich von den im Verband liegenden Zellen. (Knochenmark, I. Rezidiv vor Behandlung)

Abbildung 667 Zwei Parablastenmitosen – Metaphasen. Degenerationsformen mit homogenem, phasennegativem Zytoplasma. Daneben einige Parablasten Typ A_1. (Knochenmark, Initialstadium)

Abbildung 668 Megakaryozyt. Degenerationsform mit unregelmäßig geformtem, schlecht abgrenzbarem Kern und fleckig-verwaschenem Zytoplasma, in das rechts oben ein Parablast eingewandert ist. Seine Spur erscheint als phasennegatives Band neben dem Kern. (Knochenmark, II. partielle Remission nach 6-Mercaptopurinbehandlung)

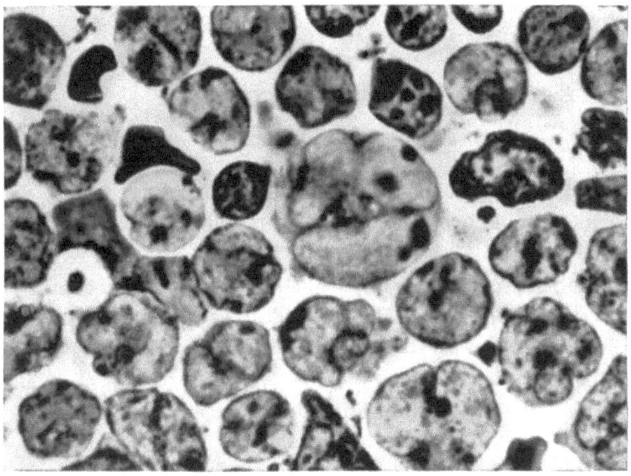

663 × *1500*

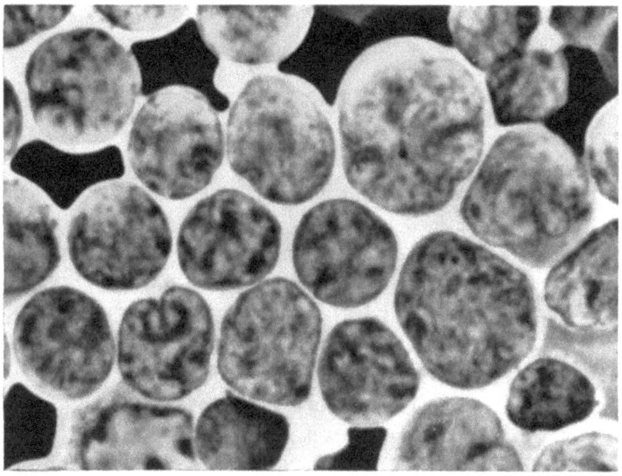

664 × *1900*

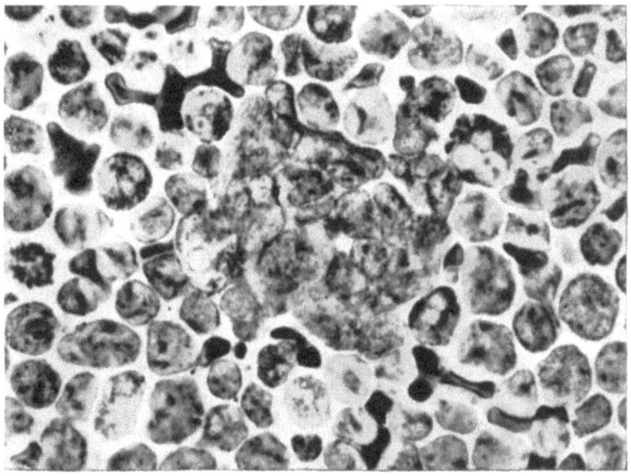

665 × *900*

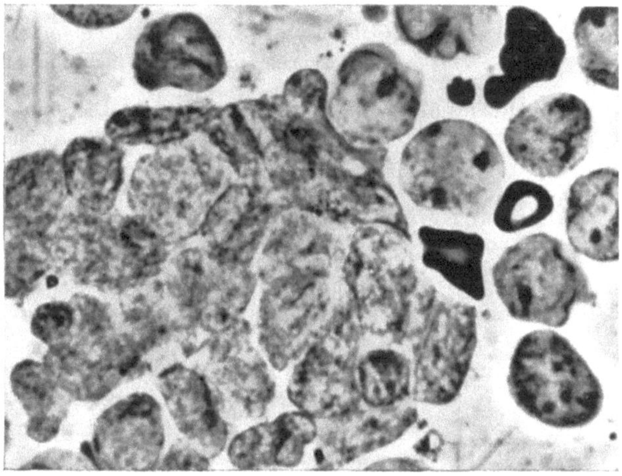

666 × *1500*

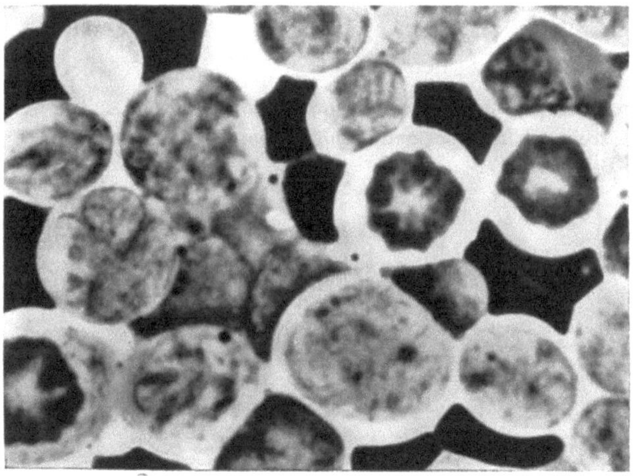

667 × *1900*

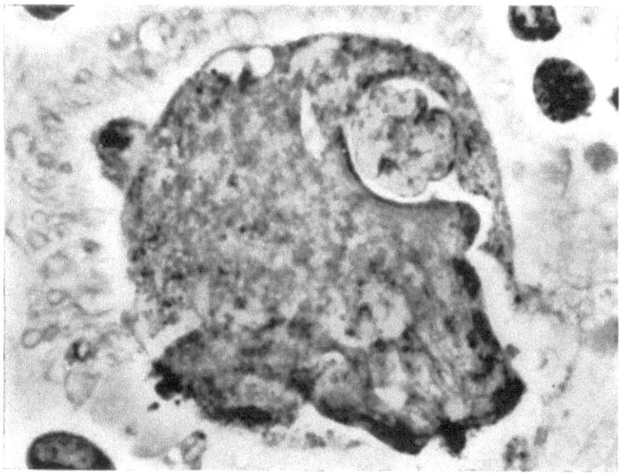

668 × *1500*

Akute aleukämische Parablastenleukämie Typ A_1 bei 13 $^1/_2$jähr. Patientin

Abbildung 669–677

Anamnese: 4 Wochen uncharakteristische Allgemeinsymptome mit Fieberschüben und Gelenkschmerzen. Als „rheumatische Infektion" behandelt. Anläßlich einer Blutbilduntersuchung Anämie und Leukopenie festgestellt. Krankenhauseinweisung nach Auftreten einer Nekrose an der Zunge als Leukämieverdacht.

Aufnahmebefund: Reduzierter Allgemeinzustand. Infiltrative Nekrose an der Zungenspitze, Gingivitis. Lymphknotenschwellung an beiden Halsseiten. Milz 3, Leber 2 Querfinger unter Rippenbogen palpabel. Stark beschleunigte BKS. Hämatologisch: Anämie, Thrombopenie, Leukopenie. Morphologisch in Blut und Knochenmark: Parablasten Typ A_1, die häufig ein oder mehrere Glanzkörner enthalten.

Verlauf: Nach Bluttransfusionen Behandlung mit ACTH, die zu einer totalen Remission führt. Intervallbehandlung mit Aminopterin. Rezidiv nach 4 Monaten. Neuaufnahme in desolatem Zustand mit ulzeröser Stomatitis, ulzeröser Colitis, Abszessen am linken Unterarm und linken Unterlid, sowie allgemeiner hämorrhagischer Diathese. Stark beschleunigte BKS. Größere Lymphome beiderseits am Hals, in beiden Axillae und Leistenbeugen. Milz 1, Leber 4 Querfinger unter Rippenbogen palpabel. Hämatologisch: hochgradige Anämie, Thrombopenie, leichte Leukozytose. Morphologisch in Blut und Knochenmark: Parablasten Typ A_2. Nach Bluttransfusionen unter hohem Antibiotikaschutz Cortisonbehandlung, die ohne Erfolg bleibt. Exitus letalis 2 Wochen später.

Abbildung 669 Übersicht – Knochenmark. Polymorphe Parablasten Typ A_1. Fast alle Zellen enthalten mehrere große Glanzkörner, die zum Teil nicht fokussiert sind, da sie in verschiedenen Ebenen liegen. (Initialstadium)

Abbildung 670 Zwei Parablasten Typ A_1. Die untere Zelle enthält drei große und ein kleines Glanzkorn. Im Zytoplasma des oberen Parablasten einige gröbere Granula, die kaum auffallen. (Knochenmark, Initialstadium)

Abbildung 671 Parablast Typ A_1 mit Glanzkörnern. (Knochenmark, Initialstadium)

Abbildung 672 Parablast Typ A_1 mit mehreren Glanzkörnern. Links oben neben der Zelle zwei kleine und ein gequollenes, großes Glanzkorn. Freiliegende Glanzkörner stammen im allgemeinen von zerstörten Zellen. (Knochenmark, Initialstadium)

Abbildung 673 Parablast Typ A_1 mit zwei Glanzkörnern. Im Gegensatz zu den Zellen der Abb. 670–672 ist hier der Kern sehr locker und feinretikulär strukturiert; er enthält zwei nukleolenartige Chromatinverdichtungen. Im mitteldichten Zytoplasma einige kleine, graue Granula. (Knochenmark, Initialstadium)

Abbildung 674 Parablast Typ A_2 mit mehreren Glanzkörnern. Scharf begrenzter, lockerer Kern, der mehrere nukleolenartige Chromatinverdichtungen enthält. Das Zytoplasma ist stärker granuliert. (Knochenmark bei Rezidiv)

Abbildung 675 Parablast Typ A_2. Lockerer, feinfleckig strukturierter Kern. Im schmalen Zytoplasmasaum reichlich dunkle Granula, die sehr dicht gelagert sind. (Knochenmark bei Rezidiv)

Abbildung 676 Lymphozyt mit nukleolenartiger Chromatinverdichtung im stark eingebuchteten Kern. (Peripherblut, während der Remission)

Abbildung 677 Parablasten-Mitose – Metaphase. Plumpe Chromosomen. Im phasennegativen Plasma grobe, mitteldichte Granula. Rechts unten ein Parablast, rechts oben ein segmentkerniger Neutrophiler. (Knochenmark, Initialstadium nach 8 Tagen ACTH-Behandlung)

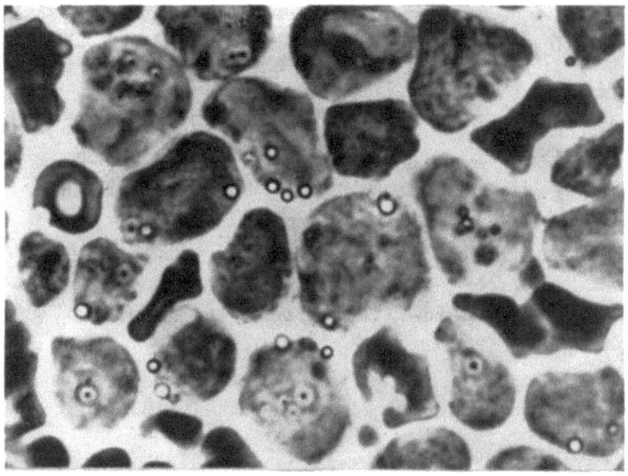

669 × *1400*

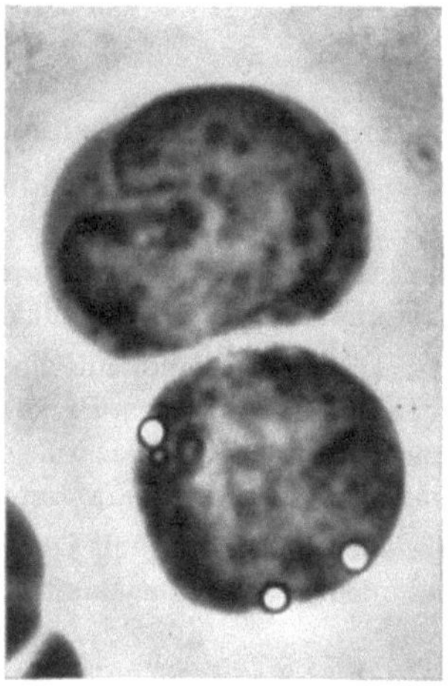

670 × *2300*

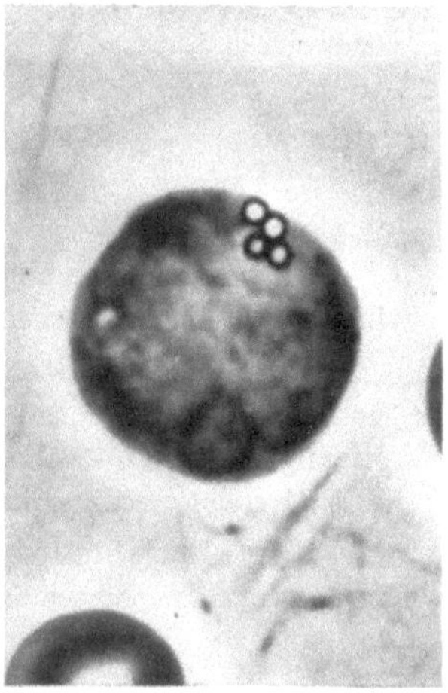

671 × *2300*

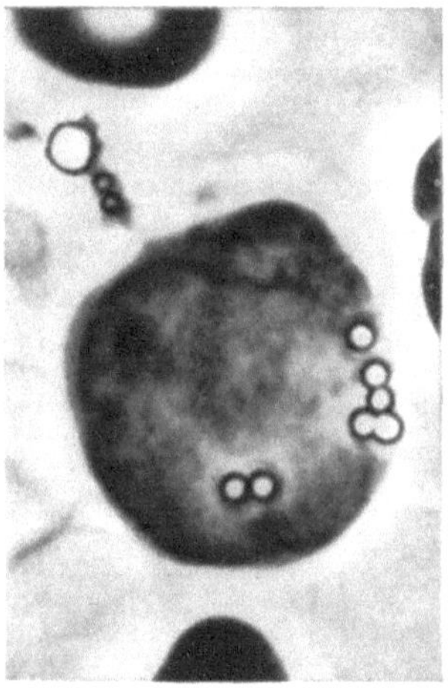

672 × *2300*

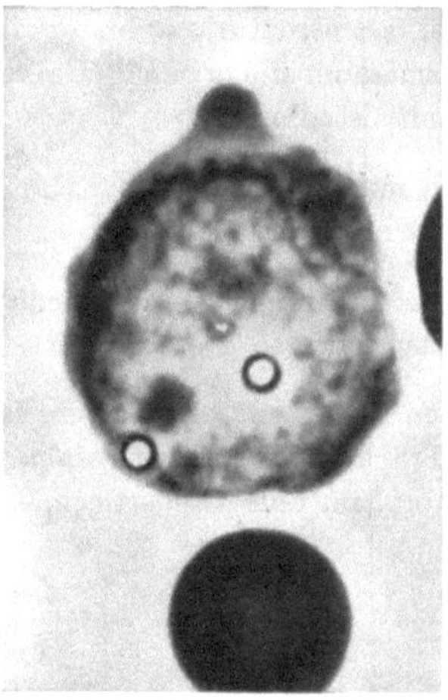

673 × *2300*

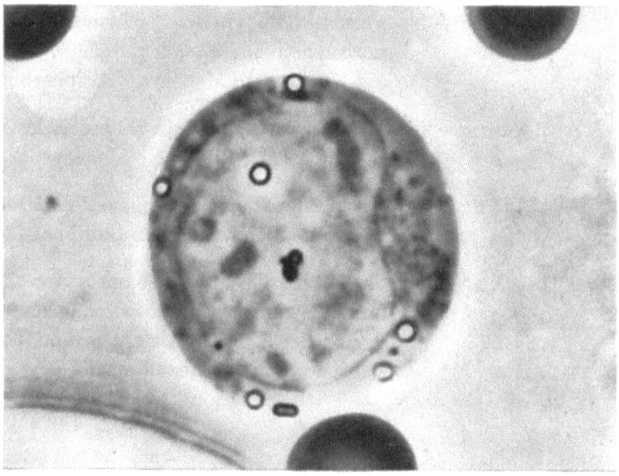

674 × *2300*

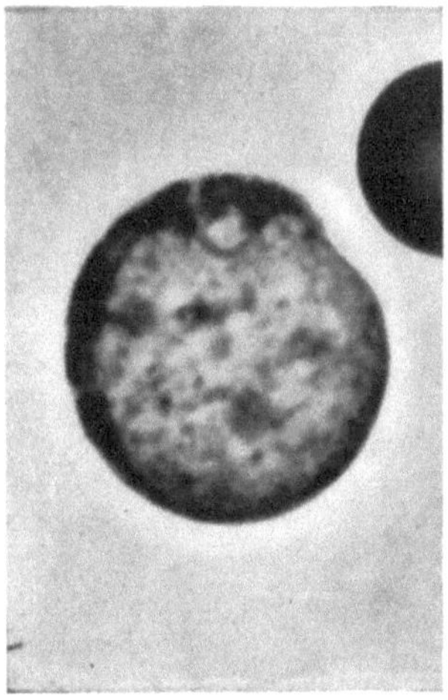

675 × *2300*

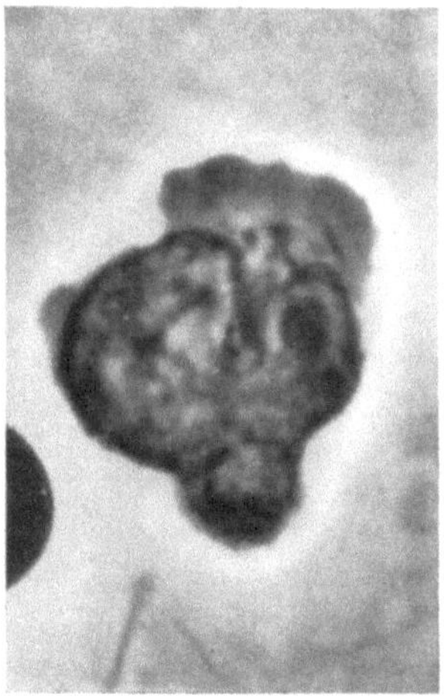

676 × *2300*

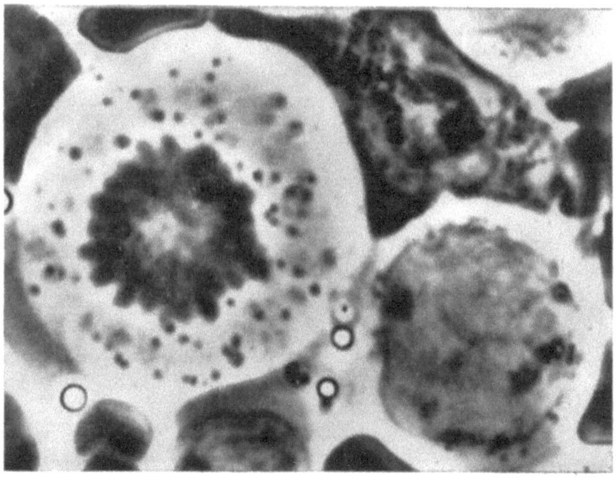

677 × *2300*

Akute leukämische Parablastenleukämie Typ B_1 bei 5 1/4jähr. Patienten

Abbildung 678–683

Anamnese: 14 Tage uncharakteristische Allgemeinsymptome mit gelegentlich stärkeren Bauchschmerzen. Nach Blutbilduntersuchung Krankenhauseinweisung als akute leukämische unreifzellige Leukose.

Aufnahmebefund: Desolater Allgemeinzustand, auffallende Hautblässe, kleine Lymphome am Hals, in beiden Axillae und Leistenbeugen. Milz und Leber reichen bis zum Beckenkamm. Röntgenologisch: Ausgedehnte Schwellung der Mediastinallymphknoten. Stark beschleunigte BKS. Hämatologisch: hochgradige Anämie, Thrombopenie, extreme Leukozytose. Morphologisch in Blut und Knochenmark: Parablasten Typ B_1.

Verlauf: Nach Bluttransfusionen Behandlung mit Cortison und Aminopterin, die zwar zu einer vorübergehenden Besserung des Allgemeinzustandes, nicht aber zu einer Remission führt. Exitus letalis 6 Wochen nach Krankenhausaufnahme.

Abbildung 678 Übersicht – Peripherblut. Leukämisches Bild. Fast ausschließlich runde Zellen mit blaßgrauem Kern und dunklem, schmalem Zytoplasmasaum. Auffallende dunkle Kernkörperchen. Segmentkernige Neutrophile finden sich nur vereinzelt (im Bild links oben). Bei Betrachtung mit stärkerer Vergrößerung (s. Abb. 679–683) können die atypischen Zellen als Parablasten Typ B_1 diagnostiziert werden. (Initialstadium)

Abbildung 679 Parablasten Typ B_1. Leicht eingebuchtete, fast strukturlose, blaßgraue Kerne mit dunklen Kernkörperchen. Im schmalen, dichten Zytoplasmasaum einige dunkle Granula. Links oben ein Lymphozyt. Rechts ein Monozyt. (Peripherblut, Initialstadium)

Abbildung 680 Parablasten Typ B_1. In Bildmitte Myelozyt mit atypischer grober Granulation. Links darunter und rechts oben im Bild je ein Monozyt. (Peripherblut, Initialstadium)

Abbildung 681 Parablasten Typ B_1. Geringe Zellanisozytose. In Bildmitte ein segmentkerniger Neutrophiler. Links oben ein Monozyt, der ein Staubpartikel phagozytiert.

Abbildung 682 u. 683 Parablasten Typ B_1. Zellanisozytose. Neben Zellen mit blaßgrauem, fast strukturlosem Kern und dunklen, runden Kernkörperchen sind im Präparat auch einige Parablasten mit feinretikulärer oder streifig-fleckiger Kernstruktur und polymorphen, teils bandartigen Kernkörperchen nachweisbar. (Peripherblut, Initialstadium)

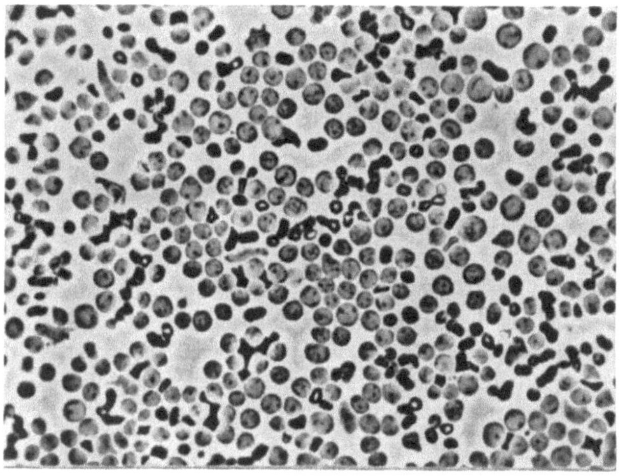

678 × *250*

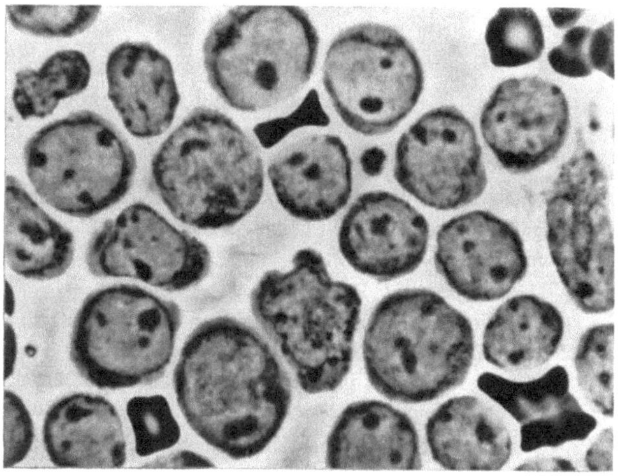

679 × *1100*

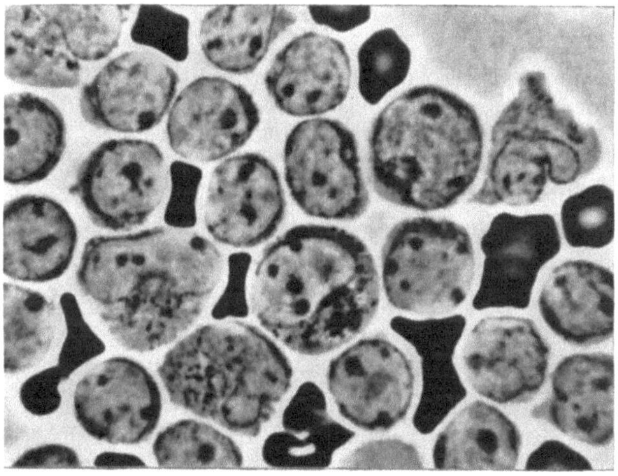

680 × *1100*

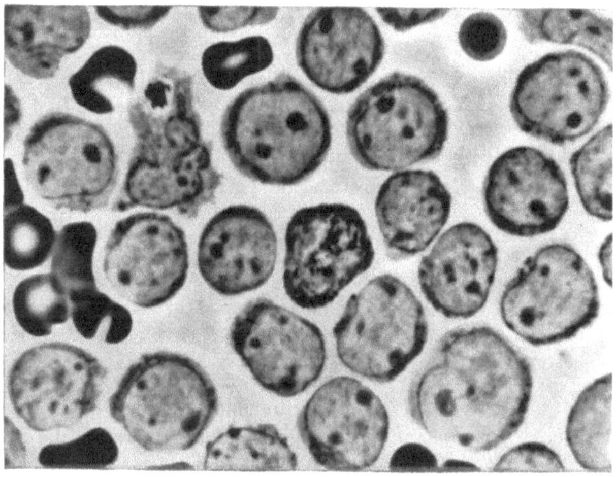

681 × *1100*

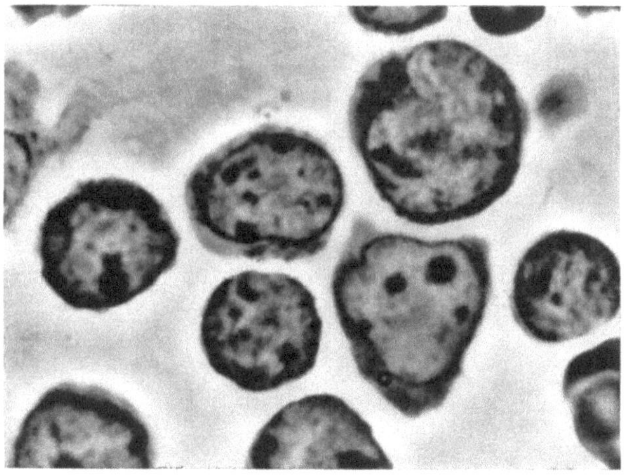

682 × *1700*

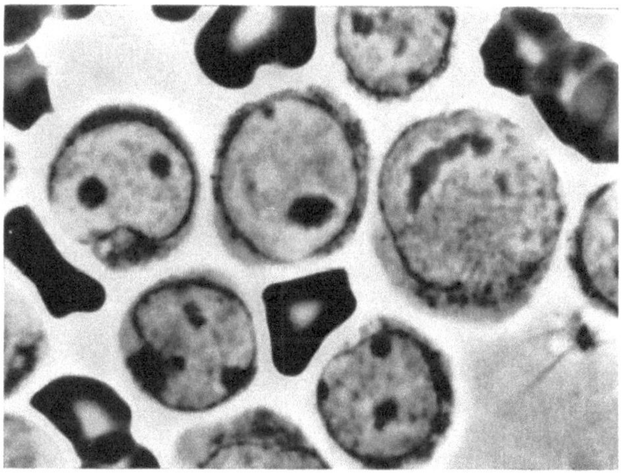

683 × *1700*

Akute leukämische Parablastenleukämie Typ B_2 bei $1^1/_2$jähr. Patienten

Abbildung 684–689

Anamnese: 6 Wochen uncharakteristische Allgemeinsymptome mit Fieberschüben, die zunächst als Erkältungsinfekte aufgefaßt wurden. Wegen hämorrhagischer Diathese und Lymphknotenschwellungen Krankenhauseinweisung als Leukämieverdacht.

Aufnahmebefund: Desolater Zustand; hämorrhagische Diathese; nekrotisierende Gingivitis. Größere submandibuläre, cervicale und retroauriculäre Lymphome. Vergrößerte Lymphknoten in beiden Axillae und Leistenbeugen. Milz 2, Leber $2^1/_2$ Querfinger unter Rippenbogen palpabel. Röntgenologisch schwere Osteolyse in den Metaphysenbereichen und ossifizierende Periostitis im Diaphysenbereich der Röhrenknochen. Stark beschleunigte BKS. Hämatologisch: Anämie, Thrombopenie, hohe Leukozytose. Morphologisch in Blut und Knochenmark: Parablasten Typ B_2.

Verlauf: 24 Stunden nach Krankenhausaufnahme Exitus letalis.

Abbildung 684 Zwei Parablasten Typ B_2. Lockere, zart strukturierte, helle Kerne. Die Kernkörperchen sind auf dieser Aufnahme nicht deutlich sichtbar. Im mitteldichten Zytoplasmasaum zahlreiche grobe, graue und schwarze Granula. (Peripherblut)

Abbildung 685 Zwei Parablasten Typ B_2. Scharf begrenzte, lockere Zellkerne mit größeren Kernkörperchen. Grobe, mitteldichte Zytoplasmagranulation. In der linken Zelle drei Glanzkörner. (Peripherblut)

Abbildung 686 Drei Parablasten Typ B_2. Lockere, zart strukturierte Kerne mit größeren, dunklen Kernkörperchen. Stark granuliertes Zytoplasma. In der mittleren Zelle paranukleär eine Vakuole. (Knochenmark)

Abbildung 687 Parablast Typ B_2 mit Plasmavakuole, in die der Kern einen offenen (?) Fortsatz bildet. Die stärkere Kernzeichnung ist durch aufgelagerte Granula bedingt. (Knochenmark)

Abbildung 688 Parablasten Typ B_2. Zellanisozytose. Die rechte Zelle ist degeneriert und flach ausgebreitet. Sie besitzt einen homogenen grauen, strukturlosen Kern. (Knochenmark)

Abbildung 689 Parablasten Typ B_2. Links nekrobiotische Abbauform eines Parablasten mit Kernfragmentation und Kernwandhyperchromatose. (Peripherblut)

Der mangelnde Kontrast der Aufnahmen ist darauf zurückzuführen, daß die Peripherblutpräparate dem moribunden Patienten entnommen wurden. Vermutlich spielen hier bereits vorhandene Entmischungsvorgänge eine Rolle, die zu einer Änderung der Brechungsindices von Objekt und Umgebung geführt haben.

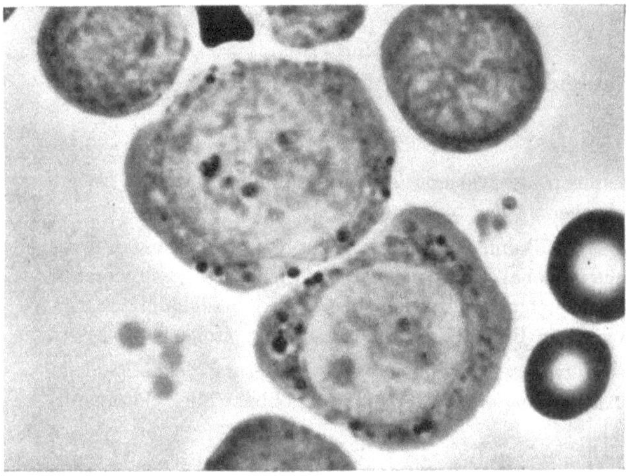

684 × *1900*

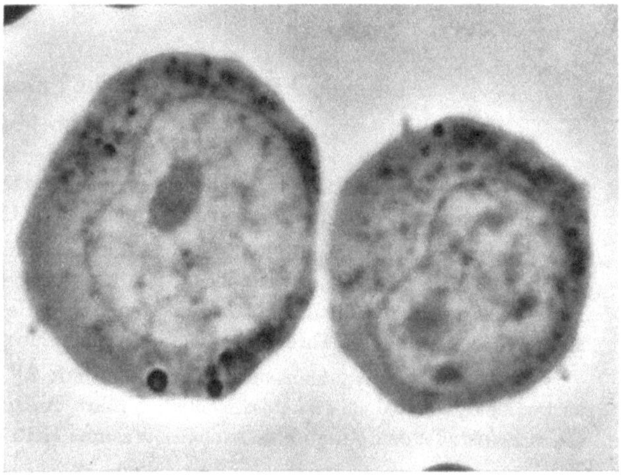

685 × *2300*

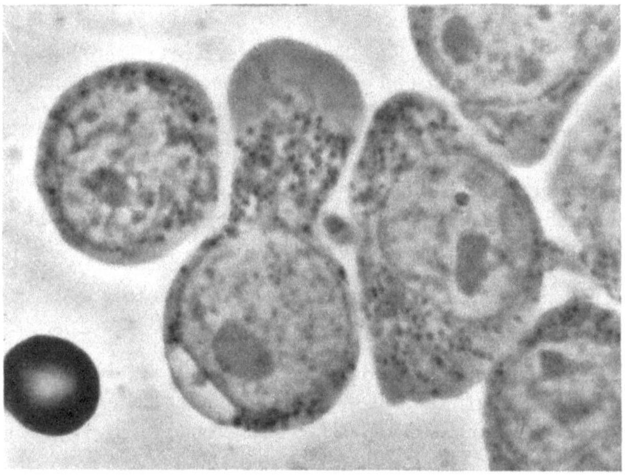

686 × *1900*

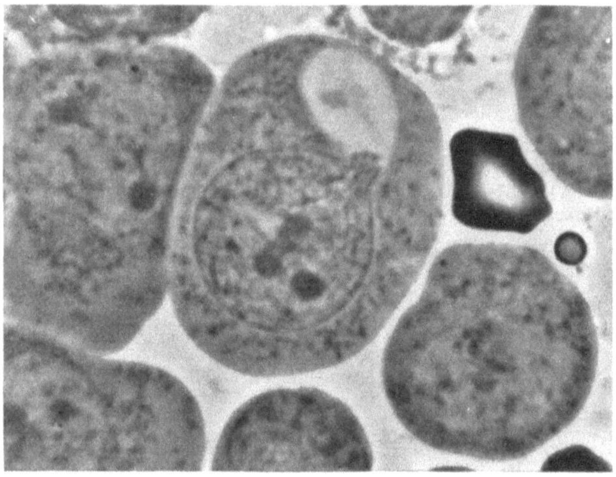

687 × *1900*

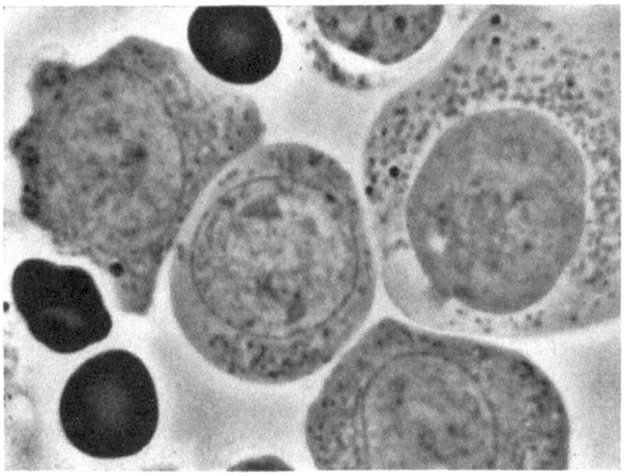

688 × *1900*

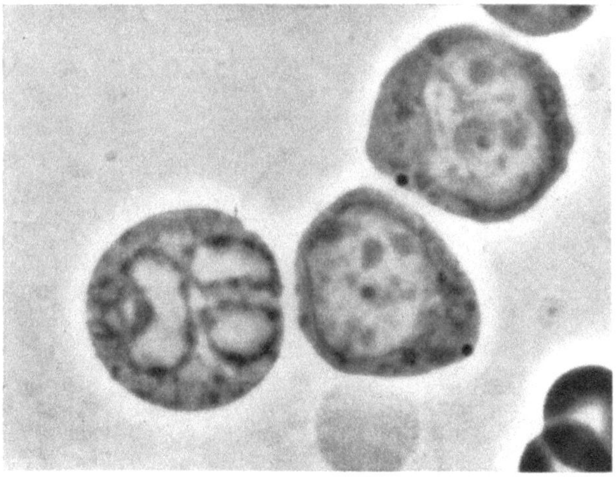

689 × *1900*

Akute aleukämische atypische Parablastenleukämie bei $3\,^3/_4$jähr. Patienten

Abbildung 690–705

Anamnese: 4 Wochen wegen Gelenkschmerzen und Fieberschüben als „rheumatische Infektion" behandelt. Da ein Systolikum auftrat, erfolgte Krankenhauseinweisung als Carditis rheumatica.

Aufnahmebefund: Reduzierter Allgemeinzustand. Anämisches Systolikum. Vergrößerte Lymphknoten an beiden Halsseiten, in beiden Axillae und Leistenbeugen. Milz und Leber nicht palpabel. Röntgenologisch: Osteoporose, ossifizierende Periostitis der langen Röhrenknochen und osteolytische Herde im aufsteigenden Schambeinast. Stark beschleunigte BKS. Hämatologisch: Anämie, Thrombopenie, Leukopenie. Morphologisch in Blut und Knochenmark: atypische Parablasten.

Verlauf: Nach Bluttransfusionen Behandlung mit ACTH, die zwar vorübergehend eine Besserung des Allgemeinzustandes bringt, jedoch zu keiner Remission führt. Auch die Anwendung von 6-Mercaptopurin bleibt ohne therapeutischen Erfolg. 3 Monate nach Krankenhausaufnahme Exitus letalis.

Im Verlauf der Behandlung war eine auffällige Änderung der Zellmorphe festzustellen, indem die Parablasten kleiner wurden und gleichzeitig die Zahl der Kernkörperchen beträchtlich zunahm.

Abbildung 690 Großer, atypischer Parablast. Lockerer, wenig strukturierter Kern mit zwei Kernkörperchen. In der Kerneinbuchtung zahlreiche grobe, dunkle Zytoplasmagranula und kleinere phasennegative Vakuolen. (Knochenmark, Initialstadium – schichtdünnes Präparat)

Abbildung 691 Großer, atypischer Parablast – Bewegungsform. Lockerer, unregelmäßig begrenzter Kern mit großem Nukleolus. Im Zytoplasma zahlreiche grobe, dunkle Granula und einige phasennegative Vakuolen. Bei der weiteren Bewegung wird der Kern in den nach rechts vorgeschobenen Plasmafortsatz verlagert. (Knochenmark, Initialstadium – schichtdünnes Präparat)

Abbildung 692 Atypischer Parablast – dickeres Präparat. Lockerer, heller Kern mit großem, dunklem Nukleolus. Die Zytoplasmagranula liegen teilweise so dicht, daß sie als homogene, dunkle Masse erscheinen (links oben) und nicht mehr voneinander abgrenzbar sind. (Knochenmark, Initialstadium)

Abbildung 693 Atypischer Parablast mit großem, lockerem, hellem Kern, der drei Kernkörperchen enthält. Das Zytoplasma ist stark granuliert. (Peripherblut, Initialstadium)

Abbildung 694 u. 695 Atypische Parablasten nach 10 Tagen ACTH-Behandlung. Heller Kern mit zwei größeren, dunklen Kernkörperchen. Das Zytoplasma ist stärker granuliert. In Abb. 695 bandartige Ausziehung des oberen Nukleolus. Beachte die Größenunterschiede zu Abb. 692 und 693. (Peripherblut)

Abbildung 696 u. 697 Atypische Parablasten nach 19 Tagen ACTH-Behandlung. Stark granulierte Zellen, deren lockere Kerne mehrere Kernkörperchen und nukleolenartige Chromatinverdichtungen aufweisen. (Peripherblut)

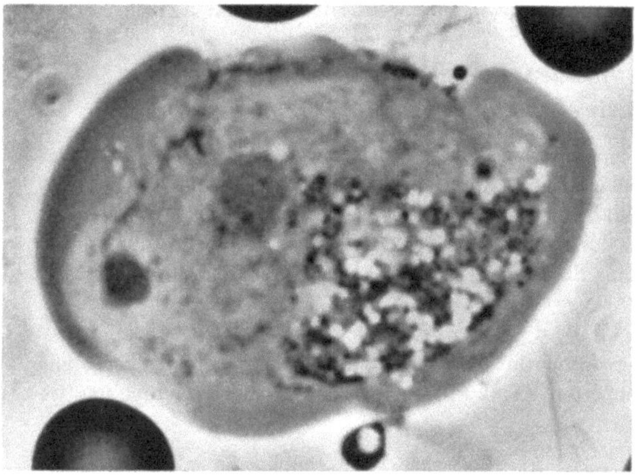

690 × *2300*

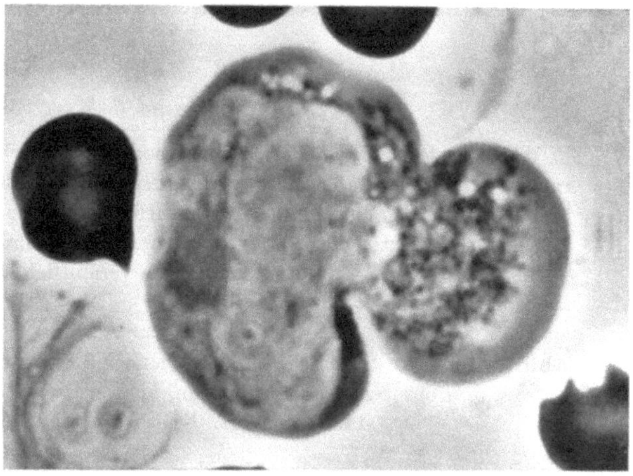

691 × *2300*

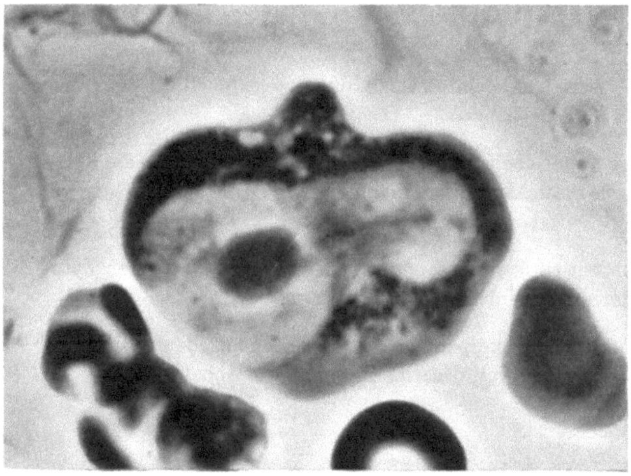

692 × *2300*

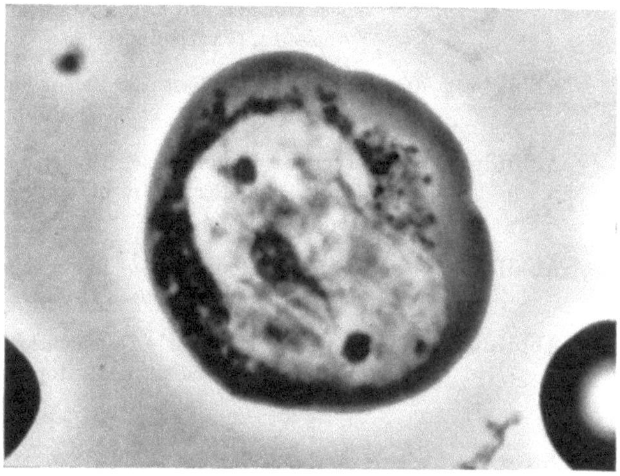

693 × *2300*

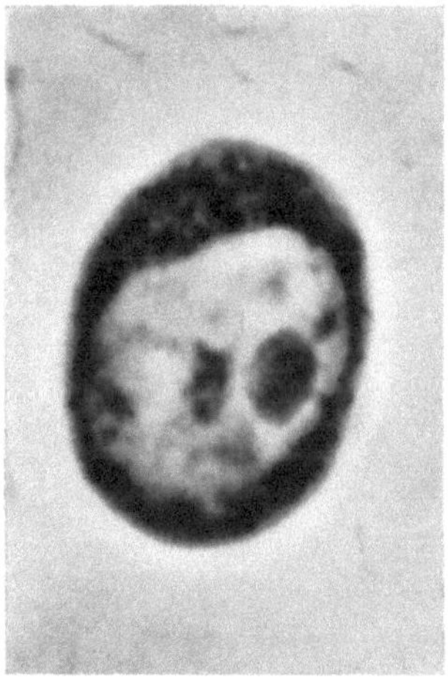

694 × *2300*

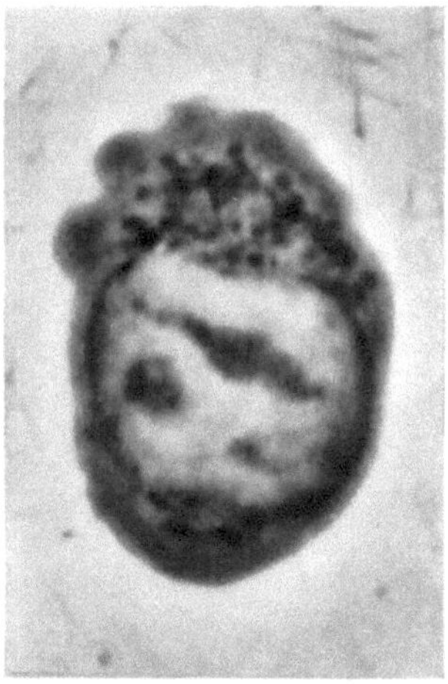

695 × *2300*

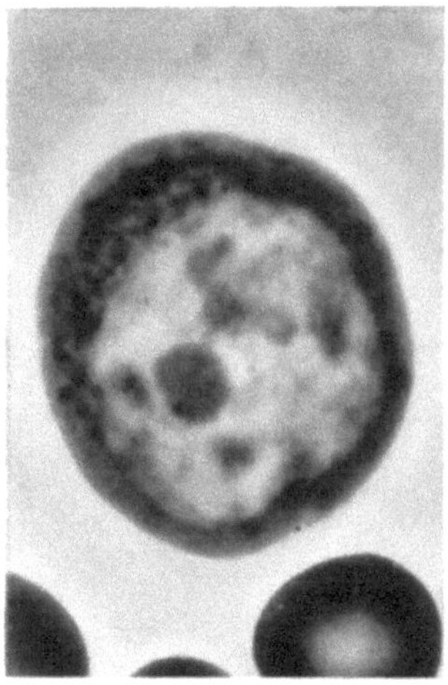

696 × *2300*

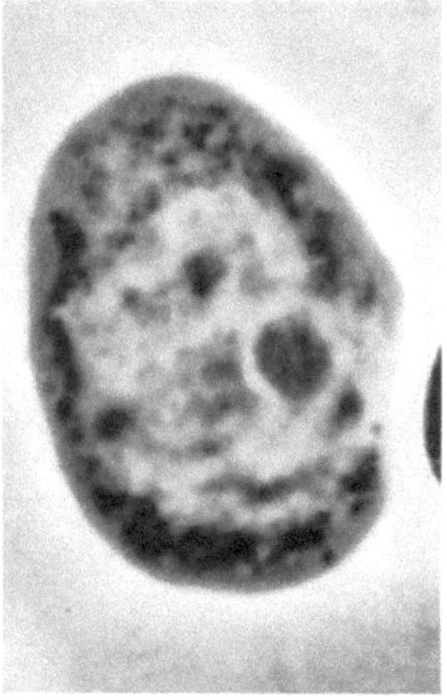

697 × *2300*

Akute aleukämische atypische Parablastenleukämie bei $3^3/_4$jähr. Patienten (Fortsetzung)

Morphologische Veränderungen der atypischen Parablasten unter ACTH- und 6-Mercaptopurin-Behandlung

Während der ACTH-Behandlung wurden die atypischen Parablasten kleiner. Außerdem traten am Kern Veränderungen auf, indem die Zahl der Kernkörperchen bzw. nukleolenartigen Chromatinverdichtungen zunahm (s. Abb. 694 bis 697). Nach Übergang auf 6-Mercaptopurin wurden diese Veränderungen noch deutlicher (Abb. 698–703): vor allem im Knochenmark zeigten die Zellkerne der Parablasten zahlreiche dunkle, runde bis ovale Kernkörperchen. Die Zellmotilität wurde durch diese Kernveränderungen, die vermutlich auf eine Störung des Nukleinsäurestoffwechsels zurückzuführen sind, nicht beeinflußt.

Abbildung 698 u. 699 Atypische Parablasten nach 8 Tagen 6-Mercaptopurinbehandlung. Ovale, lockere, helle Zellkerne mit zahlreichen dunklen, konzentrisch angeordneten Kernkörperchen. Das sehr dichte Zytoplasma ist stark granuliert. (Knochenmark)

Abbildung 700 Atypischer Parablast nach 8 Tagen 6-Mercaptopurinbehandlung – Bewegungsform. Lockerer, heller Zellkern mit zahlreichen ovalen, dunklen Kernkörperchen. Das sehr dichte Zytoplasma enthält zahlreiche grobe, dunkle Granula. Im weiteren Verlauf der Bewegung verlagert sich der Kern in den nach links oben vorgeschobenen Plasmafortsatz. (Knochenmark)

Abbildung 701 Atypischer Parablast nach 8 Tagen 6-Mercaptopurinbehandlung. Runder, lockerer, heller Zellkern mit einem größeren und mehreren kleineren, dunklen Kernkörperchen. Stark granuliertes, sehr dichtes Zytoplasma. (Peripherblut)

Abbildung 702 Atypischer Parablast vor Behandlung – zum Vergleich. Beachte die unterschiedliche Zellgröße. (Peripherblut)

Abbildung 703 Atypischer Parablast nach 8 Tagen 6-Mercaptopurinbehandlung – Bewegungsform. Beachte die Kerndeformierung. Der nach rechts vorgeschobene Plasmaausläufer gibt die weitere Bewegungsrichtung an. (Peripherblut)

Abbildung 704 Atypischer Monozyt (?) – Bewegungsform mit einigen phasennegativen Vakuolen im dichten Zytoplasma. (Peripherblut nach 12 Tagen 6-Mercaptopurinbehandlung)

Abbildung 705 Atypischer Parablast – Degenerationsform. Die Kernkörperchen sind nur noch angedeutet sichtbar. Vakuolige Umwandlung des Zytoplasmas. (Peripherblut, dasselbe Präparat wie Abb. 704)

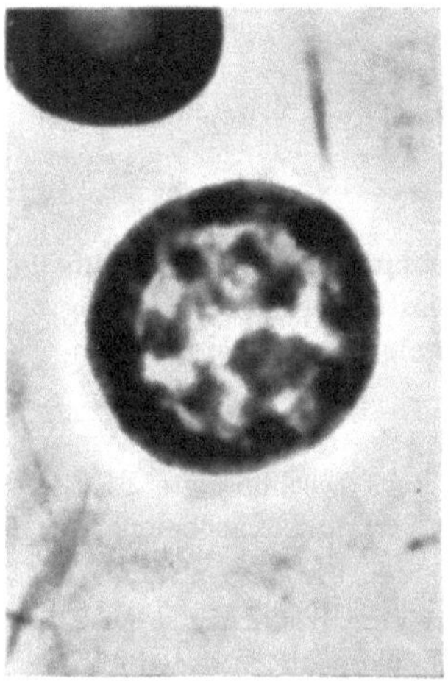
698 × *2300*

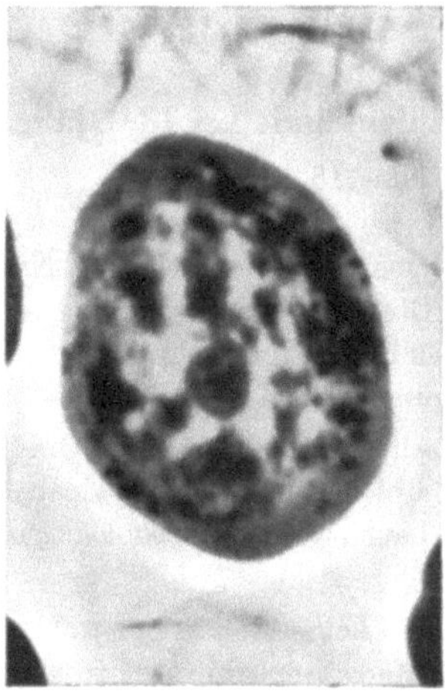
699 × *2300*

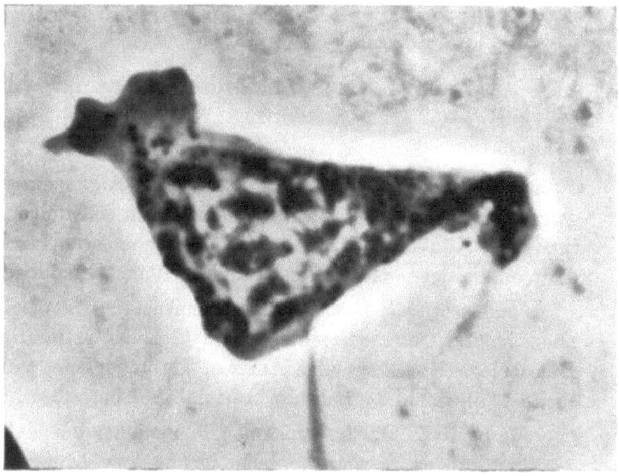
700 × *2300*

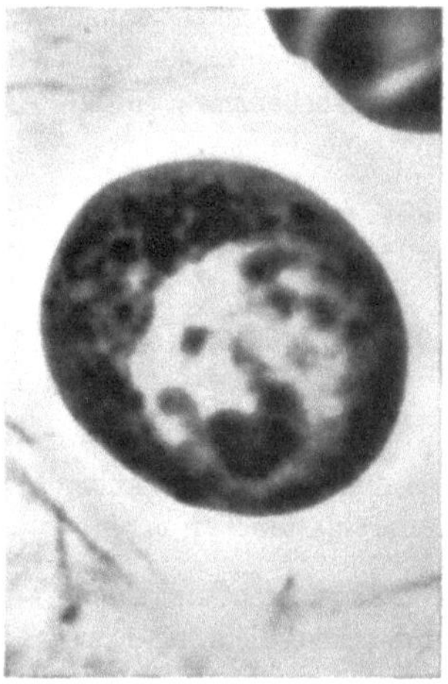
701 × *2300*

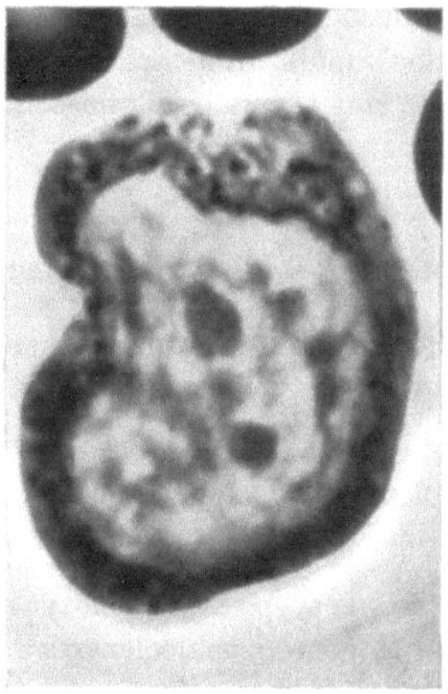
702 × *2300*

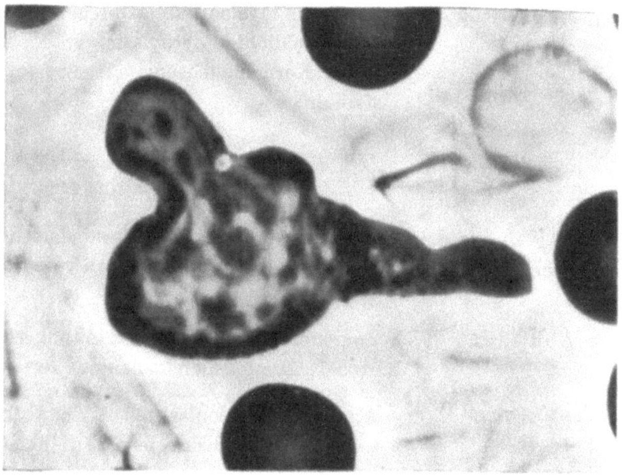
703 × *2300*

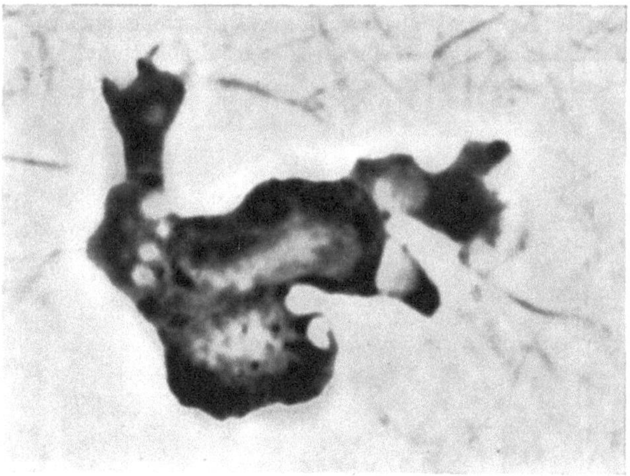
704 × *2300*

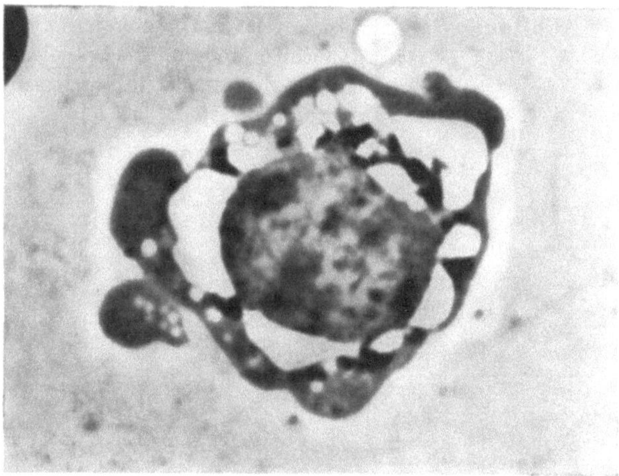
705 × *2300*

Akute leukämische Paramyeloblastenleukämie bei $13\,^1/_4$ jähr. Patienten

Abbildung 706–718

Anamnese: 3 Wochen uncharakteristische Allgemeinsymptome mit gelegentlichem Nasenbluten. Wegen akut aufgetretener, rechtsseitiger Ohrenschmerzen mit nachfolgender Otorrhoe und Schwellung im Mastoidbereich Einweisung in H.N.O.-Klinik, die nach Blutbilduntersuchung den Patienten in die Kinderklinik als Leukämieverdacht bei bestehender rechtsseitiger Otitis media purulenta, ohne Mastoidbeteiligung, verlegt.

Aufnahmebefund: Desolater Allgemeinzustand; hämorrhagische Diathese; ulzeröse Gingivitis; retroaurikuläres Lymphom rechts; Otorrhoe rechts. Milz $1^1/_2$, Leber 2 Querfinger unter Rippenbogen palpabel. Stark beschleunigte BKS. Hämatologisch: hochgradige Anämie, Thrombopenie, starke Leukozytose. Morphologisch in Blut und Knochenmark: Paramyeloblasten, die teilweise Auerstäbchen enthalten.

Verlauf: Nach Bluttransfusionen Behandlung mit ACTH, die keine Remission, wohl aber eine Besserung des Allgemeinzustandes, bringt. Die nachfolgende Anwendung von 6-Mercaptopurin führt zu einer Leukopenie. Exitus letalis 3 Wochen später nach terminalem Myeloblastenschub.

Abbildung 706 Übersicht – Knochenmark. Weitgehend einheitliches Zellbild. Auffallend sind die hellgrauen Kerne mit den dunkleren Kernkörperchen. (Initialstadium)

Abbildung 707 Atypische Myeloblasten. Unregelmäßig begrenzte, hellgraue Zellkerne mit dunklen Kernkörperchen. Im mitteldichten Zytoplasma grobe, dunkle Granula. In der Zelle links oben ein Auerstäbchen, das in der Kerneinbuchtung gelegen ist. Rechts eine atypische Plasmazelle (?). (Knochenmark, Initialstadium)

Knochenmark nach Beendigung der ACTH-Behandlung

Während der Behandlung änderte sich, insbesondere im Knochenmark, der vorherrschende Zelltyp: an Stelle der zunächst vorhandenen Paramyeloblasten finden sich vorwiegend reifere atypische Zellformen.

Abbildung 708 Zwei kleine atypische, stark granulierte Zellen mit lockerem Kern, der kleine, dunkle Kernkörperchen enthält. Diese Zellen kamen nur vereinzelt im Präparat vor, sie erinnern an Parablasten Typ B_2.

Abbildung 709 Atypischer Myeloblast mit Auerstäbchen. Rechts atypischer Myelozyt mit großem, leicht eingebuchtetem, lockerem Kern, der einen Nukleolus und mehrere nukleolenartige Chromatinverdichtungen enthält. Im Zytoplasma reichlich grobe, dichte Granula.

Abbildung 710 Zwei atypische myeloische Zellen mit grober Zytoplasmagranulation. Deutliche Zellanisozytose.

Knochenmark nach 15 Tagen 6-Mercaptopurinbehandlung

Abbildung 711 Parapromyelozyt. Lockerer, leicht eingebuchteter Kern mit großem Nukleolus. Das Zytoplasma enthält reichlich grobe, dunkle Granula. Links ein Monoblast mit tief eingebuchtetem, kleeblattförmigem Kern. Im Zytoplasma einige mitteldichte Granula. Beachte die Unterschiede in der Kernstruktur. (Älteres Präparat)

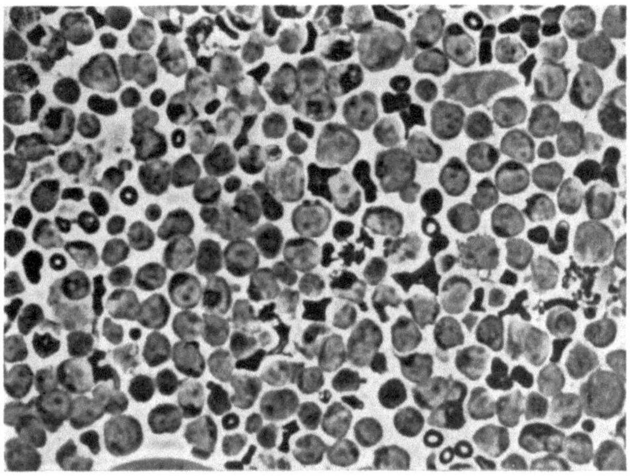

706 × *300*

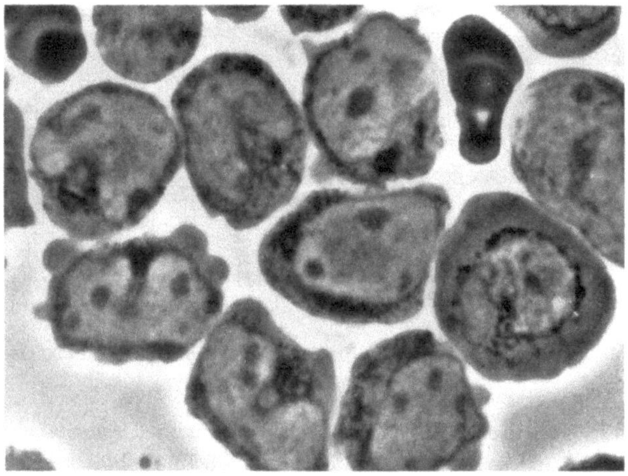

707 × *1400*

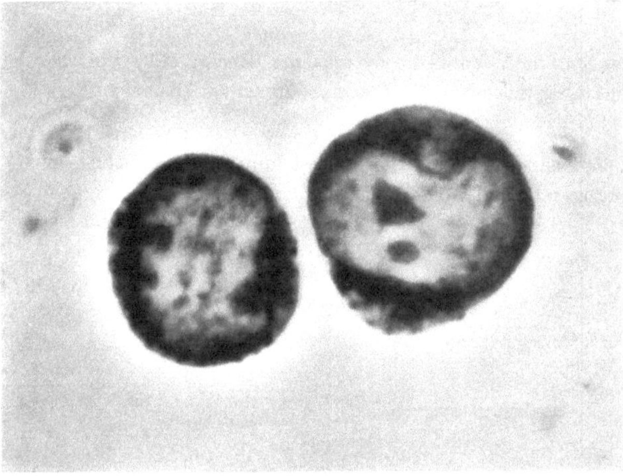

708 × *2300*

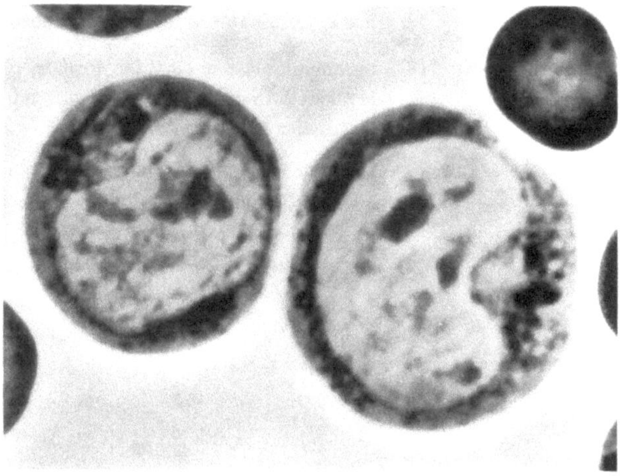

709 × *2300*

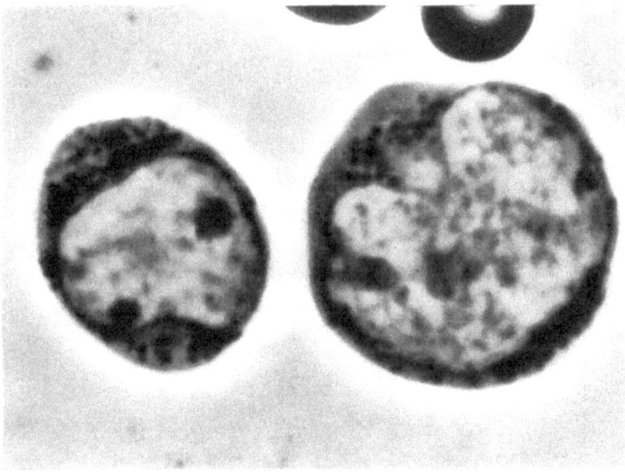

710 × *2300*

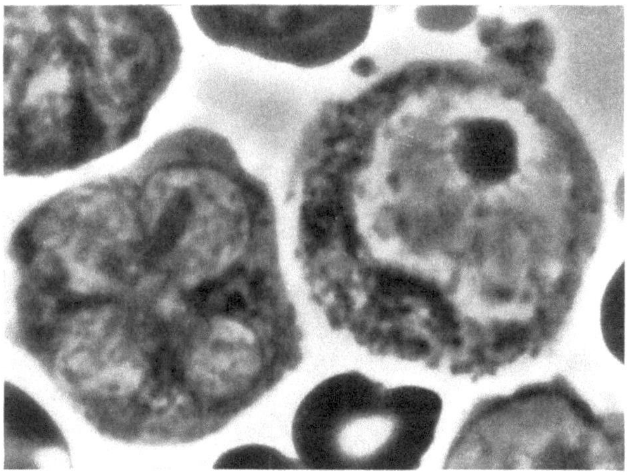

711 × *2300*

Akute leukämische Paramyeloblastenleukämie bei $13\,^1/_4$jähr. Patienten (Fortsetzung)

Abbildung 712 Zwei atypische Myelozyten mit Auerstäbchen. Lockerer, scharf begrenzter Kern, der einige dunkle Kernkörperchen enthält. Im Zytoplasma reichlich grobe, dunkle Granula. In der linken Zelle ist ein Zytozentrum angedeutet sichtbar. Bei stark granulierten Zellen fallen die Auerstäbchen im Mikrofotogramm und oft auch bei direkter Betrachtung kaum auf, da sie etwa dieselbe Dichte wie die Granula besitzen. (Knochenmark nach 15 Tagen 6-Mercaptopurinbehandlung, dasselbe Präparat wie Abb. 711)

Abbildung 713 Terminaler Myeloblastenschub – Knochenmark. Mehrere Zellen enthalten Auerstäbchen. Links unten ein oxyphiler Erythroblast; rechts, nur teilweise sichtbar, ein Eosinophiler.

Abbildung 714 Mitose mit Auerstäbchen – Metaphase. Plumpe Chromosomen, grobe Zytoplasmagranulation. (Dasselbe Präparat wie 713)

Abbildung 715 Paramyeloblast mit zwei Auerstäbchen. Großer, heller, scharfbegrenzter Kern, der einen dunklen Nukleolus enthält. Im Zytoplasma zahlreiche grobe, dichte Granula. (Knochenmark)

Abbildung 716 Paramyeloblast mit einigen phasennegativen Vakuolen im Zytoplasma. Degenerationsform (?). (Knochenmark, terminaler Myeloblastenschub)

Abbildung 717 Paramyeloblast mit zahlreichen runden, phasennegativen Einschlüssen; bei einigen sind blaßgraue Innenstrukturen erkennbar. Fragliche vakuolige Degeneration der Zytoplasmagranula. (Knochenmark, terminaler Myeloblastenschub)

Abbildung 718 Paramyeloblast mit ovaler, großer, phasennegativer Vakuole im Zytoplasma. Rechts ein atypischer Myelozyt. Degenerationsform mit unregelmäßiger, ausgefranster Plasmabegrenzung. (Knochenmark, terminaler Myeloblastenschub)

Bei den Zellveränderungen der Abb. 716–718 handelt es sich vermutlich um nekrobiotische Veränderungen im Finalstadium der Erkrankung oder um Folgeerscheinungen der vorausgegangenen Behandlung mit Antimetaboliten.

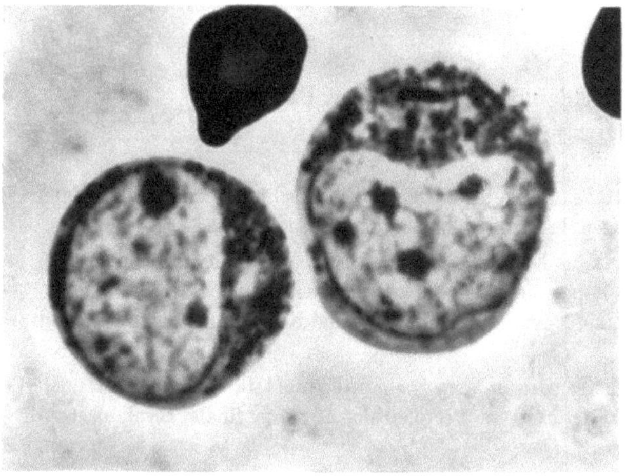

712 × *2300*

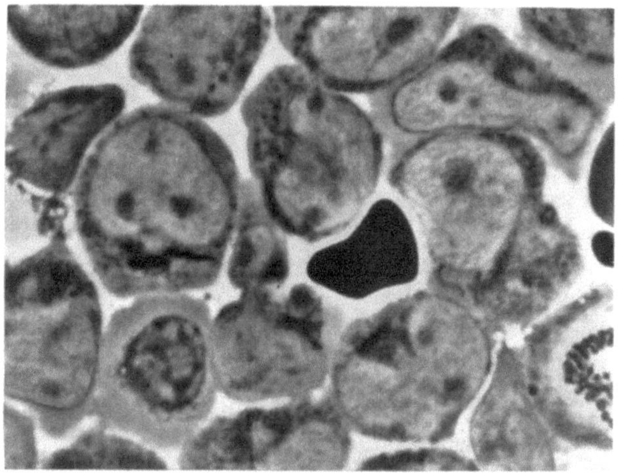

713 × *1400*

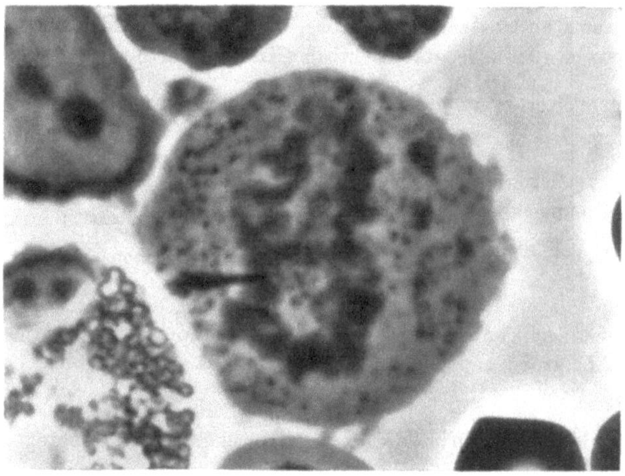

714 × *2300*

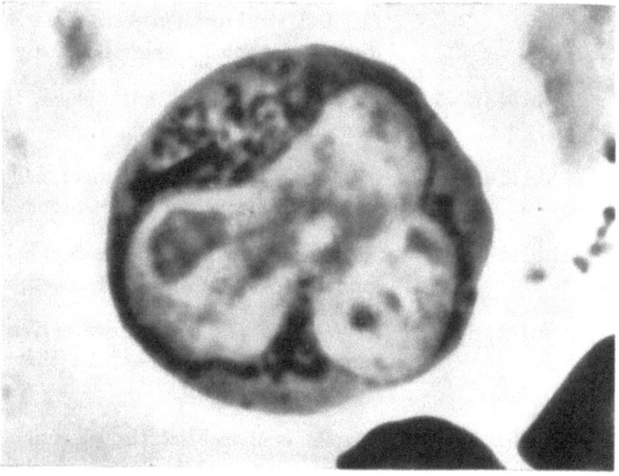

715 × *2300*

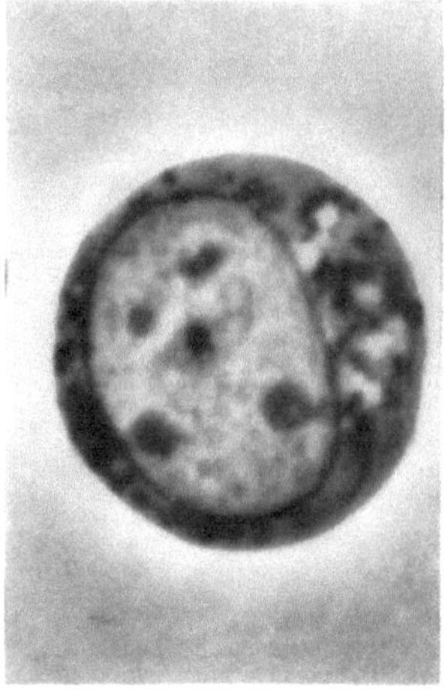

716 × *2300*

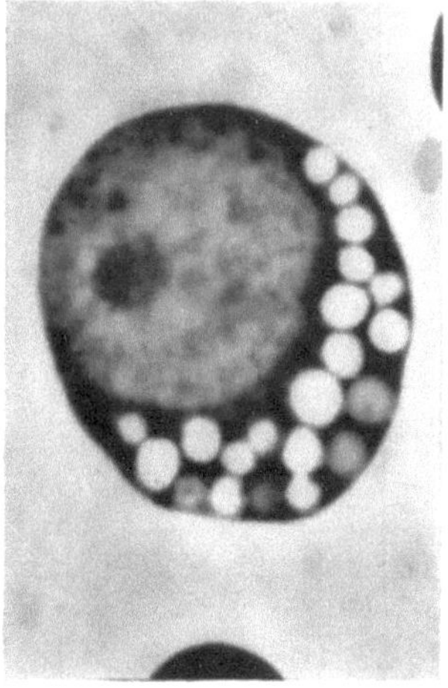

717 × *2300*

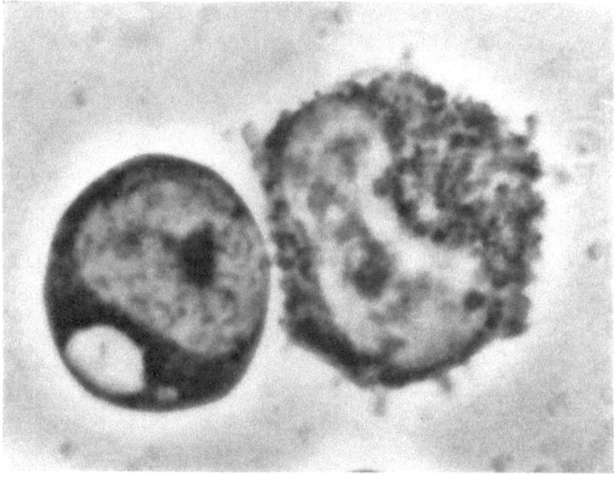

718 × *2300*

Akute subleukämische Parapromyelozytenleukämie bei 14jähr. Patienten

Abbildung 719–726

Anamnese: 8 Wochen uncharakteristische Allgemeinsymptome mit gelegentlichen Fieberschüben und kolikartigen Leibschmerzen. Krankenhausaufnahme wegen unstillbaren Nasenblutens und hämorrhagischer Diathese.

Aufnahmebefund: Desolater Allgemeinzustand. Hämorrhagische Diathese. Epitaxis und Schleimhautblutungen im Verdauungskanal; keine Lymphknotenschwellungen. Milz und Leber nicht palpabel. Stark beschleunigte BKS. Hämatologisch: hochgradige Anämie, Thrombopenie, geringe Leukozytose. Morphologisch in Blut und Knochenmark: vorwiegend Parapromyelozyten.

Verlauf: Die Schleimhautblutungen kommen nach einer Bluttransfusion zum Stehen. Exitus letalis 18 Stunden nach Krankenhausaufnahme. Auf Grund der zytomorphologischen Befunde im Peripherblut ist eine finale Myeloblastenausschwemmung anzunehmen.

Abbildung 719 Übersicht – Knochenmark. Mehrere atypische Promyelozyten, die an der Kern- und Plasmarelation, den lockeren, scharf begrenzten Kernen mit dunklen Kernkörperchen und der dichten, groben Zytoplasmagranulation zu erkennen sind. Starke Zellanisozytose. Links ein oxyphiler Erythroblast.

Abbildung 720 Zwei atypische Promyelozyten. Zellanisozytose. Beide Zellen besitzen einen lockeren, scharf begrenzten, fast strukturlosen Kern. Das Zytoplasma enthält zahlreiche grobe, dichte Granula. Bei der größeren, offenbar reiferen Zelle ist das Zytozentrum angedeutet sichtbar. (Knochenmark)

Abbildung 721 Atypischer Myelozyt mit hellem, fleckigem Kern und grober, dunkler Zytoplasmagranulation. (Knochenmark)

Abbildung 722 Atypischer Promyelozyt. Großer, heller, fleckiger Kern mit kleinem Nukleolus. Das Zytoplasma enthält reichlich grobe, dunkle Granula. (Knochenmark)

Abbildung 723 Atypischer Promyelozyt. Großer, heller, fleckiger Kern mit zwei dunklen Kernkörperchen. Stark granuliertes Zytoplasma. (Peripherblut)

Abbildung 724 Atypische Zelle. Lockerer, ovaler Kern mit feinfleckiger Struktur und bandartiger Chromatinverdichtung. Das Zytoplasma enthält einige dunkle, grobe und feine, blaßgraue Granula. (Peripherblut, Finalstadium)

Abbildung 725 Atypischer Myeloblast. Großer, retikulär gezeichneter Kern mit drei dunklen Kernkörperchen. Dichte Zytoplasmagranulation. (Peripherblut, Finalstadium)

Abbildung 726 Atypischer Myeloblast – Handspiegelform. Sehr langsame Zellbewegung. Ovaler, fleckig gezeichneter Kern. Die Zytoplasmagranula liegen in dem nachgezogenen Plasmateil. (Peripherblut, Finalstadium)

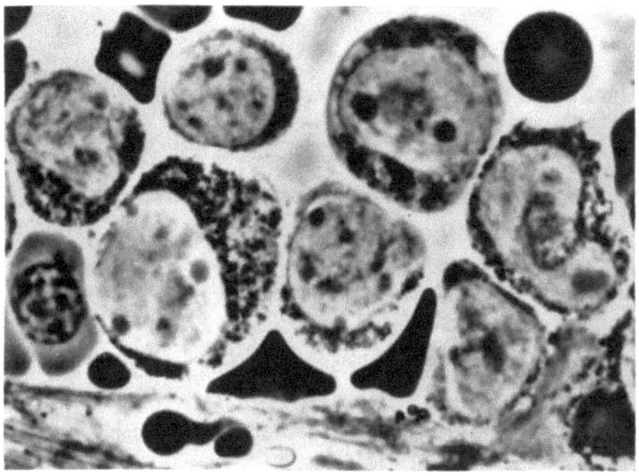

719 × *1600*

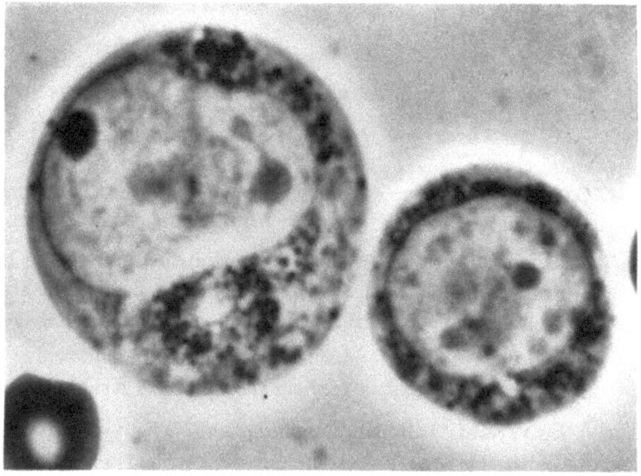

720 × *2300*

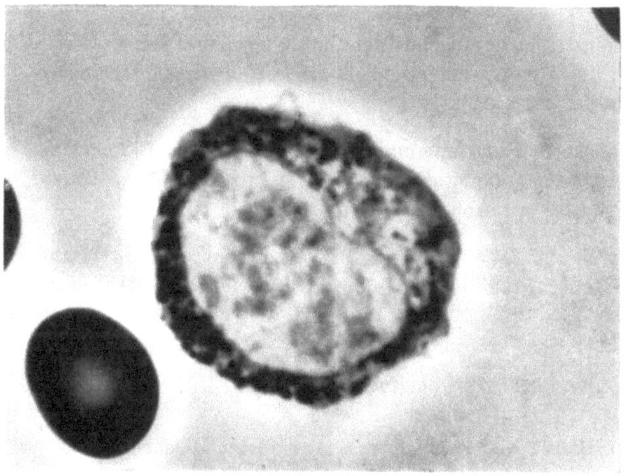

721 × *2300*

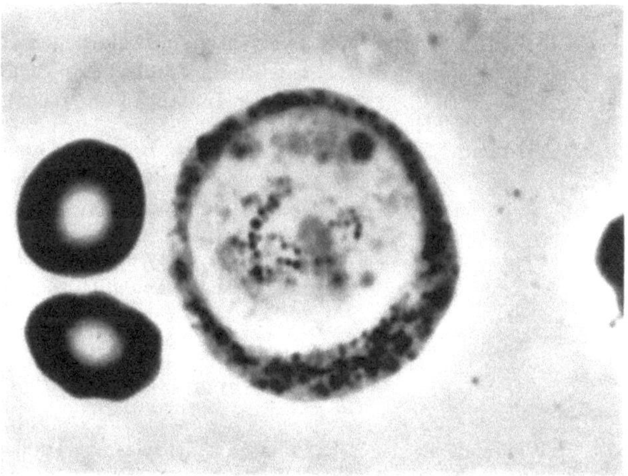

722 × *2300*

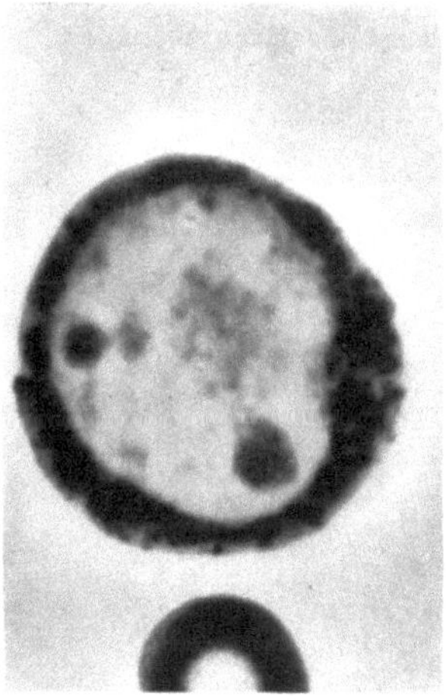

723 × *2300*

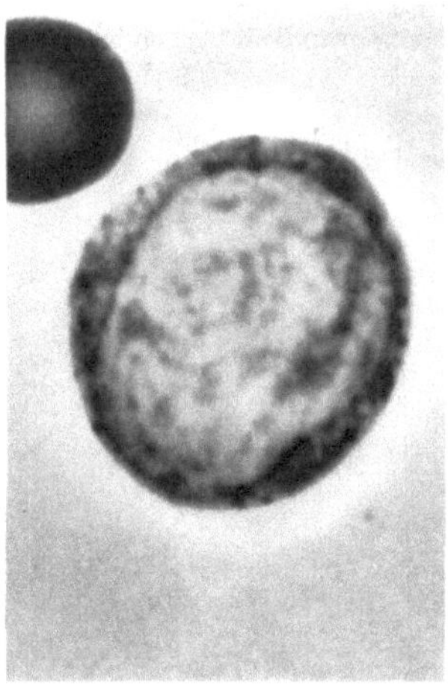

724 × *2300*

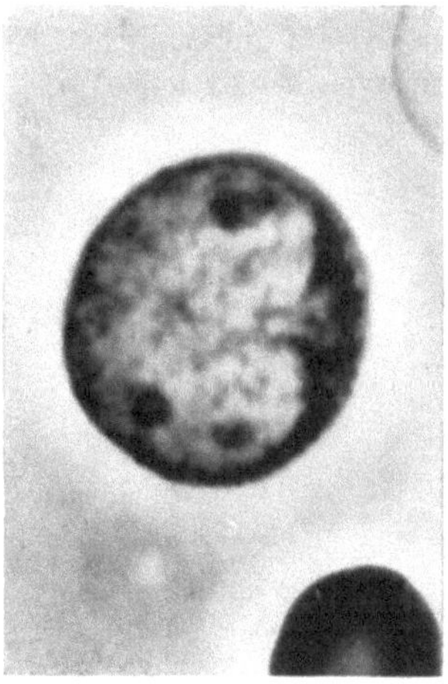

725 × *2300*

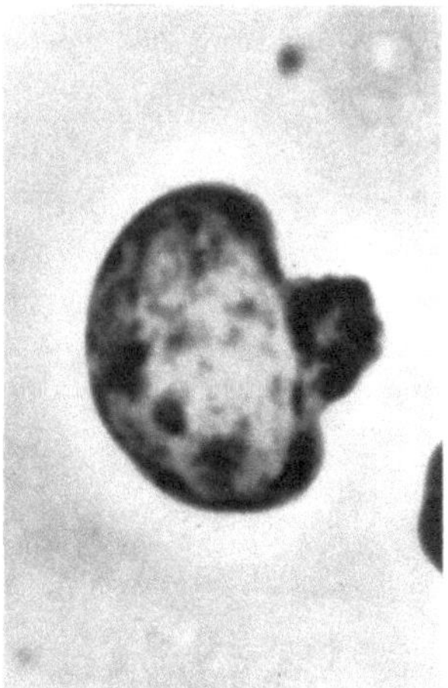

726 × *2300*

Akute leukämische Paramyelozytenleukämie bei 14jähr. Patienten

Abbildung 727–738

Anamnese: 4 Wochen uncharakteristische Allgemeinsymptome mit zeitweilig septischen Temperaturen. Krankenhauseinweisung als Sepsis.

Aufnahmebefund: Desolater Allgemeinzustand. Keine Lymphknotenschwellungen. Milz 2, Leber 1 Querfinger unter Rippenbogen palpabel. Stark beschleunigte BKS. Hämatologisch: hochgradige Anämie, Thrombopenie, starke Leukozytose. Morphologisch in Blut und Knochenmark: vorwiegend atypische Myelozyten.

Verlauf: Nach Bluttransfusionen Behandlung mit 6-Mercaptopurin, die nur zu einer flüchtigen Besserung des Allgemeinzustandes führt. Exitus letalis 5 Wochen nach Krankenhausaufnahme.

Im Verlauf der Behandlung konnte zunächst zytologisch eine gewisse Reifung der Zellen festgestellt werden, doch nahm die Zellatypie im Finalstadium erneut beträchtlich zu.

Abbildung 727 Übersicht – Knochenmark. Neben einigen reiferen Formen der myeloischen Reihe wird das Bild von atypischen Zellen mit großen, hellen Kernen und blaßgrauer Granulation beherrscht. Bei Betrachtung mit stärkerer Vergrößerung (s. Abb. 728–730) kann der größte Teil dieser Zellen als atypische Myelozyten identifiziert werden. (Initialstadium)

Abbildung 728 Atypische Myelozyten. Lockere, scharf begrenzte, leicht eingebuchtete bzw. angedeutet segmentierte Kerne mit streifig-feinfleckiger Struktur. Im Zytoplasma reichlich gröbere, blaßgraue Granula. (Knochenmark, Initialstadium, dasselbe Präparat wie Abb. 727)

Abbildung 729 Atypischer Myelozyt. Hörnchenförmiger, lockerer Kern mit einigen nukleolenartigen Chromatinverdichtungen. Blaßgraue, spärliche Zytoplasmagranulation, deutlich sichtbares Zytozentrum. (Knochenmark, Initialstadium, dasselbe Präparat wie Abb. 727)

Abbildung 730 Zwei atypische Myelozyten. Kernpolymorphie und Zellanisozytose. Das Zytoplasma enthält relativ wenig grobe, graue Granula. (Knochenmark, Initialstadium, dasselbe Präparat wie Abb. 727)

Knochenmark nach 14 Tagen 6-Mercaptopurinbehandlung

Während vor der Behandlung die Zytoplasmagranulation blaßgrau und spärlich war, ist sie jetzt allgemein gröber, dunkler und stärker; auch die Kernstruktur ist dichter geworden. Diese Veränderungen können als Zeichen einer gewissen Ausreifung der Zellen unter 6-Mercaptopurinbehandlung gedeutet werden.

Abbildung 731 Atypische myeloische Zelle. Ovaler, fast strukturloser Kern mit zwei dunklen Kernkörperchen. Im Zytoplasma teilweise sehr dicht gelagerte grobe, dunkle Granula. Vermutlich handelt es sich um einen atypischen Myelozyten. Links ein atypischer Myeloblast.

Abbildung 732 Metamyelozyt mit grober, dichter Zytoplasmagranulation und einigen phasennegativen Vakuolen. Links ein atypischer Myelozyt.

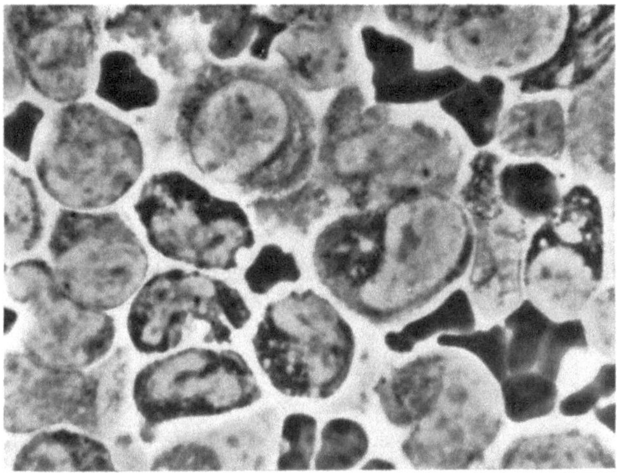

727 × *1100*

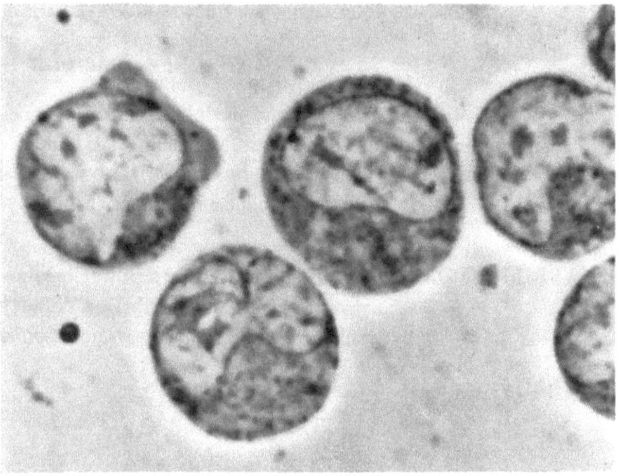

728 × *1700*

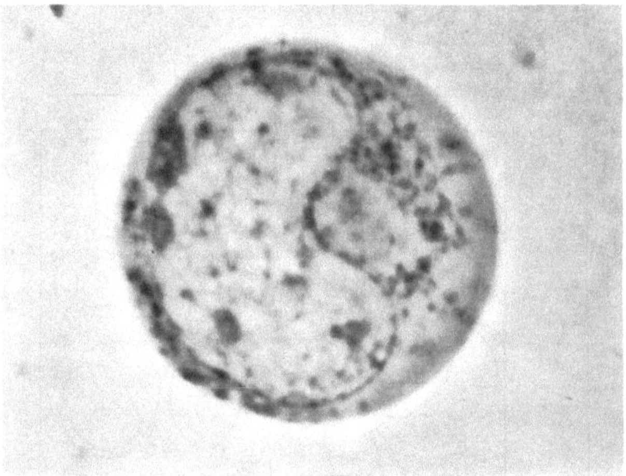

729 × *2300*

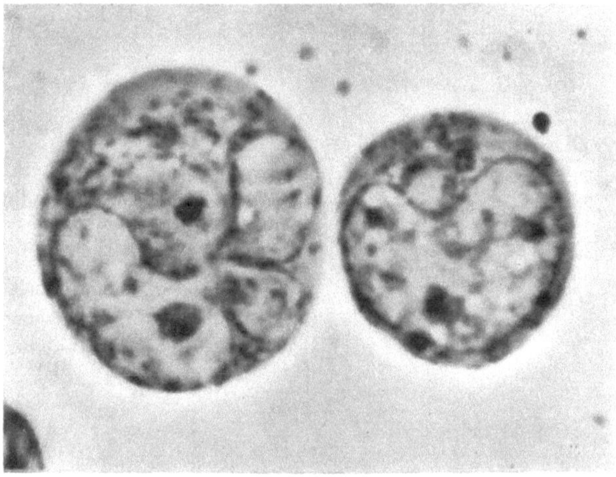

730 × *2300*

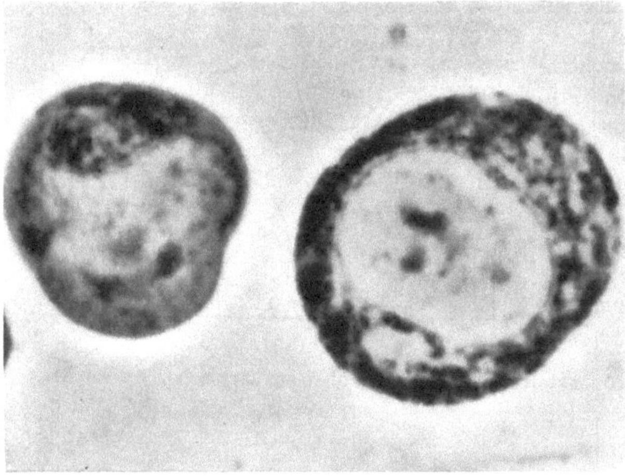

731 × *2300*

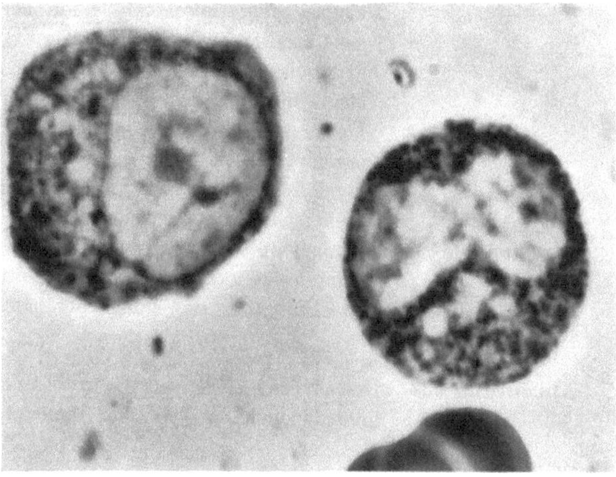

732 × *2300*

Akute leukämische Paramyelozytenleukämie bei 14jähr. Patienten (Fortsetzung)

Peripherblut – Finalstadium

Nachdem unter der 6-Mercaptopurinbehandlung die Leukozytenwerte stark abgesunken waren, trat im Finalstadium erneut ein leukämischer Schub auf. Morphologisch handelte es sich dabei um atypische Zellen, die nur teilweise als Parapromyelozyten bzw. Paramyelozyten identifiziert werden konnten. Zahlreiche Zellen erinnerten an Promonozyten, doch glauben wir, daß es sich hierbei nicht um Zellen der monozytären, sondern um solche der myeloischen Reihe gehandelt hat.

Abbildung 733 Übersicht, leukämisches Bild. Einzelne stärker granulierte Zellen sind als Promyelozyten bzw. Myelozyten zu erkennen. Die übrigen Zellen weisen eine stärkere Polymorphie hinsichtlich Kernform, Kernstruktur und Zytoplasmagranulation auf.

Abbildung 734
1 atypischer Myeloblast
2 Parapromyelozyt mit zentral gelegenem, ovalem Kern
3 atypische Myelozyten, deren Granulation deutliche Unterschiede aufweist
4 atypischer Metamyelozyt
5 Monozyt, Bewegungsform

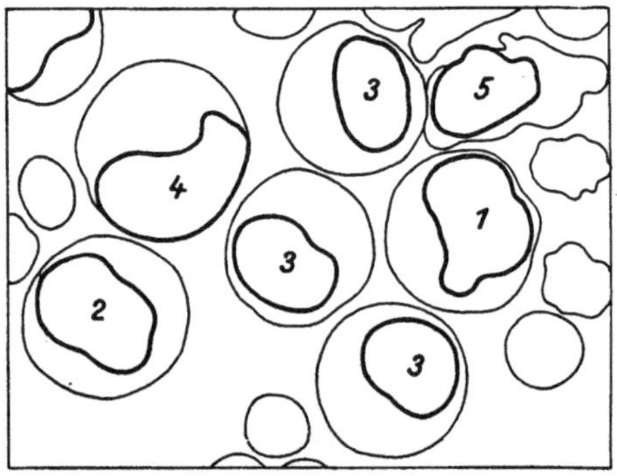

Abbildung 735
1 Parapromyelozyt
2–6 polymorphe atypische Myelozyten
2 vakuolige Zytoplasmaumwandlung
3 weitgehend ausgereifte Zelle
4 unterschiedliche Granulation bei annähernd identischer Kernbeschaffenheit
5 Kernmißbildung (Mitosestörung?)
6 spärliche Zytoplasmagranulation

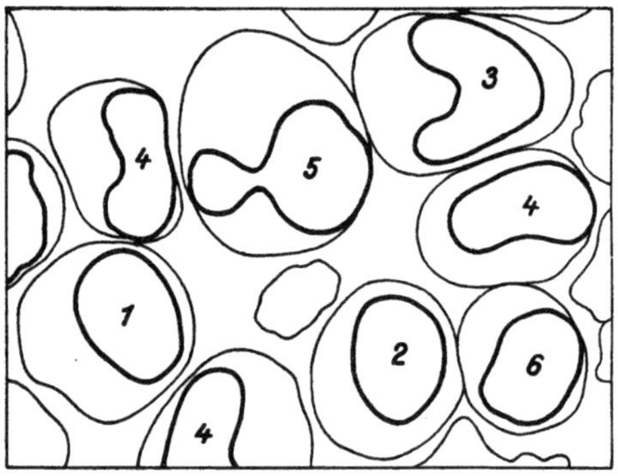

Abbildung 736 Zweikerniger Paramyelozyt mit beträchtlicher Größendifferenz der Zellkerne (Mitosestörung). Rechts zwei Myelozyten mit vakuoliger Plasmadegeneration; links unten ein Monozyt – Bewegungsform.

Abbildung 737
1 atypischer Myelozyt mit segmentiertem Kern
2 atypische myeloische Zelle mit hörnchenförmigem, streifig strukturiertem Kern
3 atypische myeloische Zelle; homogen grauer, hörnchenförmiger Kern mit mehreren dunklen Kernkörperchen. Grobe Zytoplasmagranulation
4 segmentkerniger Neutrophiler
5 myeloische, monozytenähnliche Zellen. Die untere Zelle ist leicht gequetscht
6 Monozyten – Bewegungsformen
5 und *6* sind nur bei direkter Betrachtung und Beobachtung der Bewegungsvorgänge einzuordnen

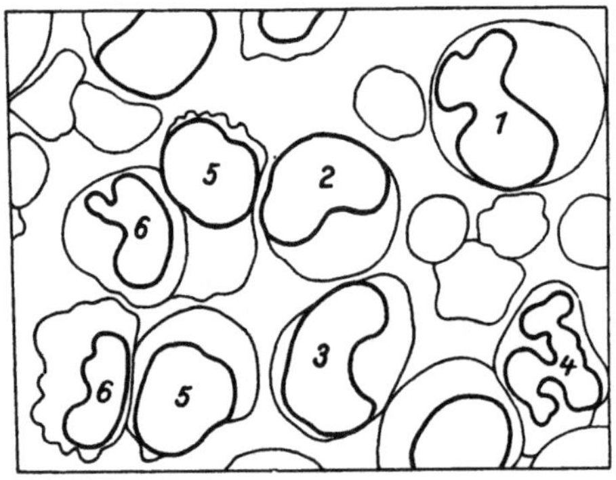

Abbildung 738 Drei atypische Promyelozyten, die an Promonozyten erinnern. Rechts oben ein atypischer Myeloblast, links daneben ein atypischer Monozyt.

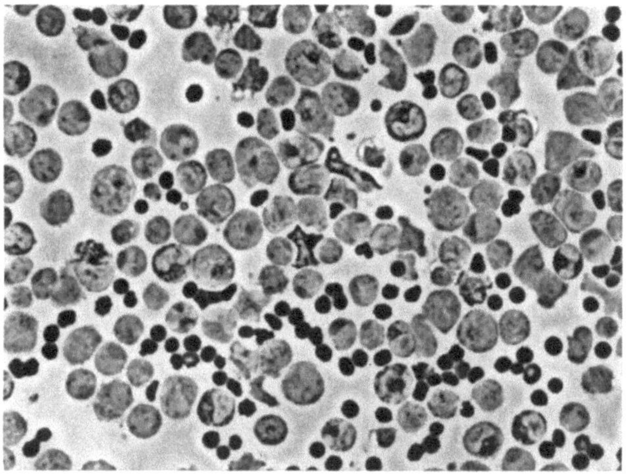

733 × *300*

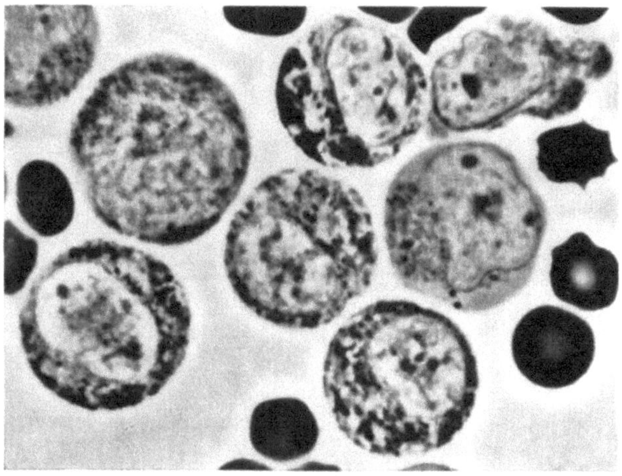

734 × *1300*

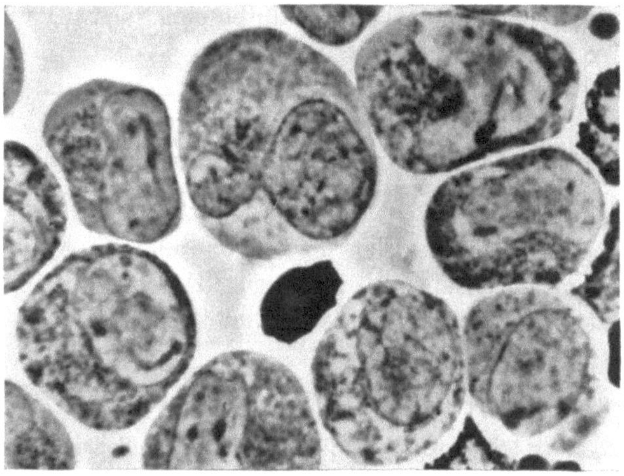

735 × *1300*

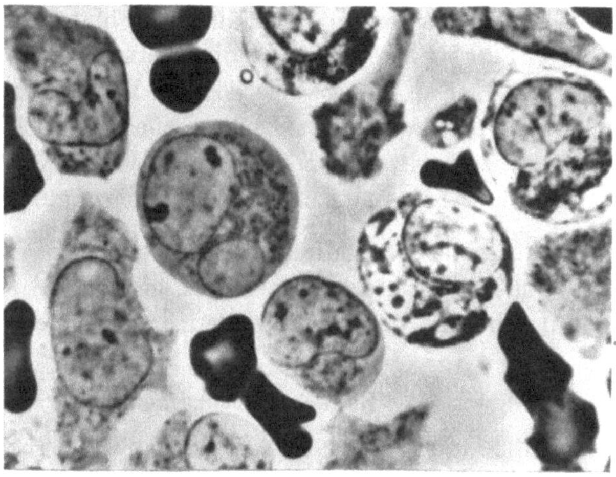

736 × *1300*

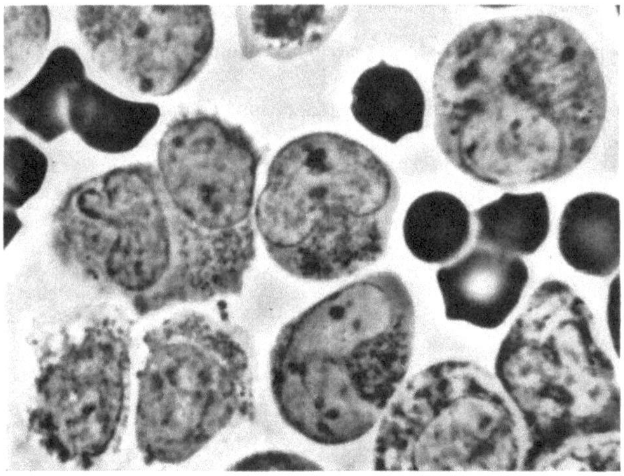

737 × *1300*

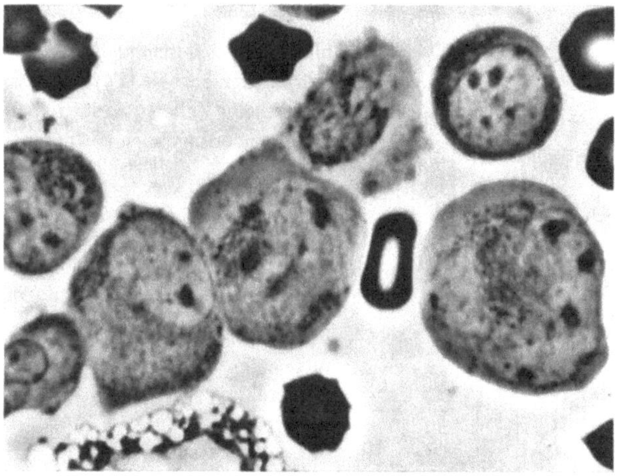

738 × *1300*

Leukosezellen im Liquor

Meningopathia leucaemica bei 6 $^3/_4$ jähr. Patientin

II. Rezidiv einer akuten Leukose, Finalstadium (s. Fall S. 214)

Abbildung 739–743

Pathologisch-anatomisch finden sich leukämische Veränderungen an den Meningen in etwa 11% aller obduzierter Leukämiefälle (FRESEN). Klinisch wurde dagegen bisher die leukämische Meningopathie nur bei wenigen Fällen im Finalstadium einer behandelten Leukose durch den Nachweis von Parablasten im Liquor diagnostiziert (BERNARD, DOST, OEHME, SANSONE).

Wie wir an Hand zweier eigener Beobachtungen feststellen konnten, unterscheiden sich die im Liquor nachweisbaren Leukosezellen morphologisch nicht von den gleichzeitig im Blut und Knochenmark vorhandenen Parablasten. Nach intrathekaler Cortisonbehandlung erfolgt jedoch in kurzer Zeit eine beträchtliche Änderung des Liquorzellbildes.

Für eine einwandfreie phasenoptische Beurteilung der Leukosezellen im Liquor muß das gewonnene Material sofort nach Punktion bei niedriger Tourenzahl zentrifugiert und unmittelbar anschließend untersucht werden, da leicht Zellveränderungen durch osmotische Einflüsse auftreten.

Abbildung 739 Übersicht. Einförmiges Zellbild. Große, runde Zellen mit hellen Kernen und dunklem Plasmasaum.

Abbildung 740 Atypische Parablasten. Polymorphe, lockere, scharf begrenzte, streifig-fleckig strukturierte Zellkerne mit dunklen Kernkörperchen. Schmaler Plasmasaum mit geringer Granulation.

Abbildung 741 Atypische Parablasten. Zellanisozytose und Polymorphie.

Abbildung 742 Atypischer Parablast nach intrethekaler Cortisonbehandlung. Großer, homogen-grauer, scharf begrenzter, eingebuchteter Kern mit dunklem, rundem Nukleolus. Das dichte Zytoplasma enthält zahlreiche feine, graue Granula. Unregelmäßige Zellbegrenzung durch kleine Plasmafortsätze.

Abbildung 743 a u. b Parablast mit tiefeingebuchtetem, rosettenförmigem, zart-streifig strukturiertem Kern, der zwei Kernkörperchen enthält (Typ B_3). Das Zytoplasma ist granulafrei.
Abb. b: dieselbe Zelle $^1/_2$ Minute später nach osmotisch bedingter Degeneration. (Zufallsbefund bei zwei aufeinanderfolgenden Aufnahmen)

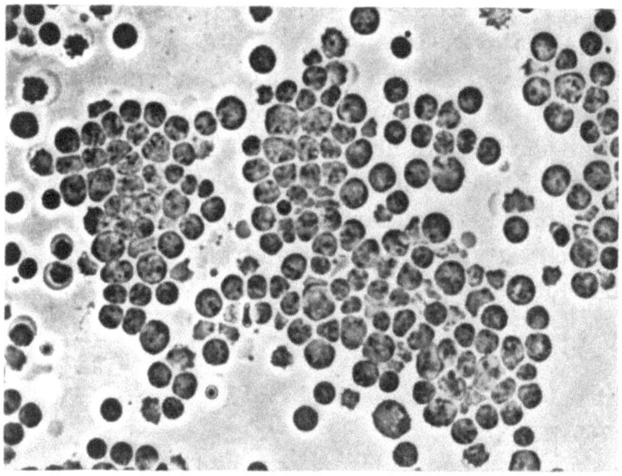

739 × *250*

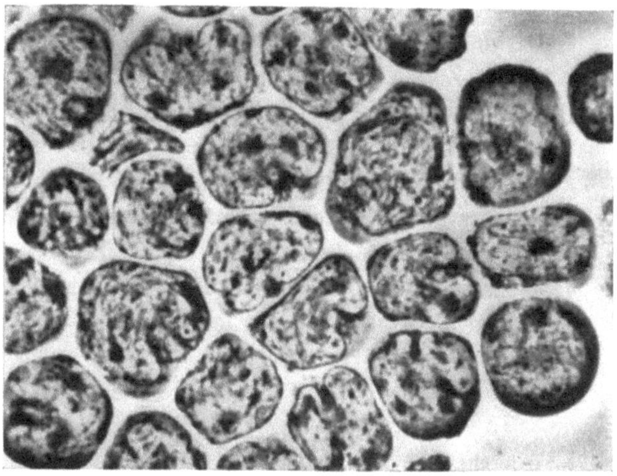

740 × *1000*

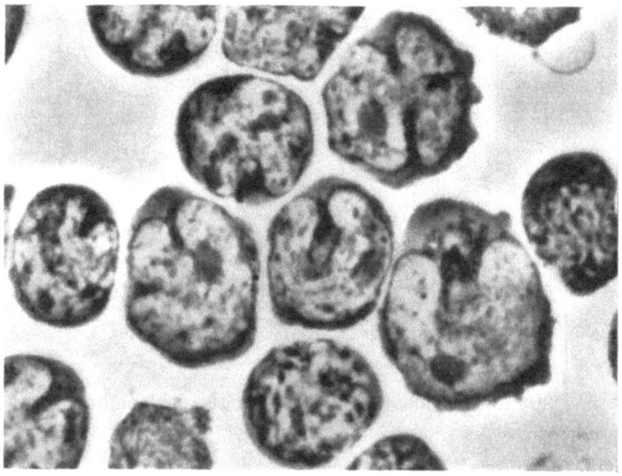

741 × *1400*

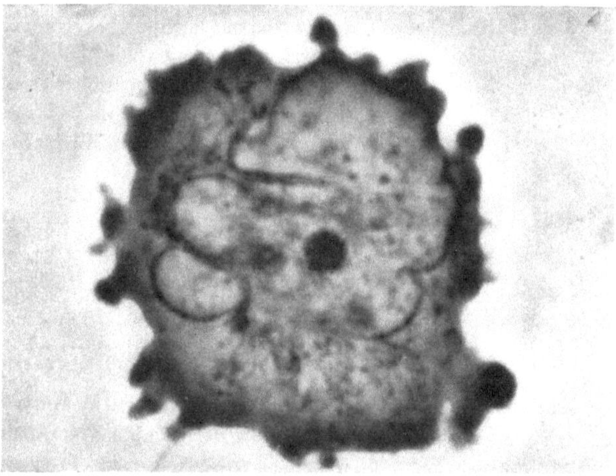

742 × *2300*

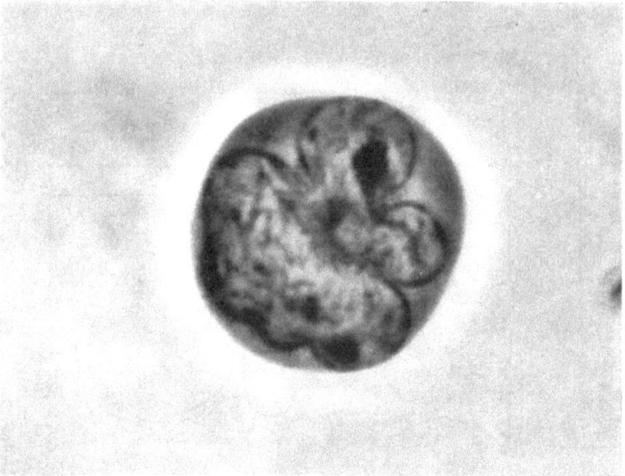

743 a

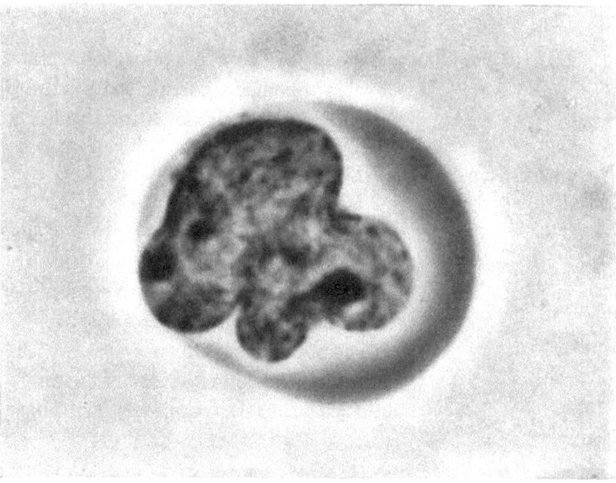

b × *2300*

Chronische myeloische Leukämie

Bei der chronischen myeloischen Leukämie besteht im Blut meist eine starke Vermehrung neutrophiler Zellen. Der Anteil unreifer Formen wechselt dabei von Fall zu Fall; er ist im allgemeinen um so geringer, je protrahierter die Erkrankung verläuft. Die Werte der Eosinophilen und Blutbasophilen sind fast regelmäßig erhöht. Im zellreichen Knochenmark überwiegen die Entwicklungsstadien der Neutrophilen, während die Erythropoese mehr oder weniger verdrängt ist. Bei Beginn der Erkrankung besteht oft eine weitgehende Übereinstimmung von Blut- und Knochenmarkbild, zumal Erythroblasten auch peripher auftreten können. Atypische Zellen sind als Folge einer Reifungsstörung nicht selten zu finden; ihre Zahl nimmt, besonders nach Behandlung mit modernen zytostatischen Mitteln, beträchtlich zu.

Chronische myeloische Leukämie bei 13jähr. Patientin

Abbildung 744–750

Typischer klinischer Befund. Das Peripherblut unterscheidet sich nur unwesentlich vom Sternalpunktat. Es besteht eine hochgradige Leukozytose mit zahlreichen unreifen Neutrophilen und Vermehrung der Blutbasophilen. Deutliche Atypien der Zellkerne und Granulation.

Peripherblut

(s. auch Abb. 1074–1076)

Abbildung 744 *1* Myelozyten mit leicht eingekerbtem Zellkern und grober Zytoplasmagranulation
2 Metamyelozyten mit atypischer Granulation
3 segmentkernige Neutrophile
4 Monozyten mit atypischen Kernformen

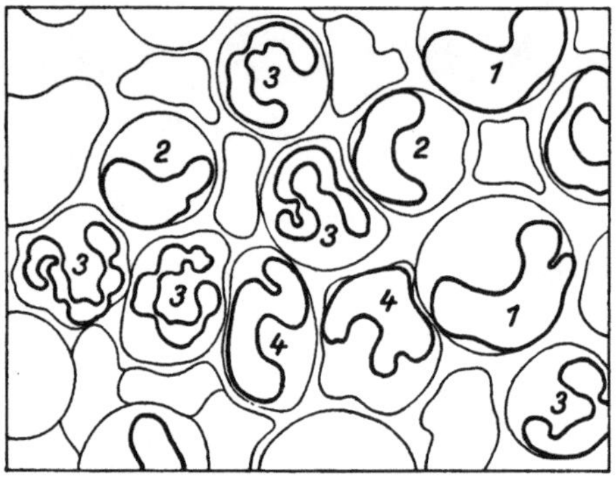

Abbildung 745 Zwei Myelozyten; daneben Metamyelozyten, stab- und segmentkernige Neutrophile. Beachte die grobe, teilweise verklumpte Zytoplasmagranulation.

Abbildung 746 Promyelozyt II mit spärlicher Granulation. Darüber ein Blutbasophiler.

Abbildung 747 Zwei segmentkernige Neutrophile. In Bildmitte ein Blutbasophiler mit segmentiertem Zellkern und einigen auffallend groben, dunklen Zytoplasmagranula.

Abbildung 748 Promyelozyt I. Rechts daneben ein Promyelozyt II mit eingekerbtem Zellkern und atypischer Zytoplasmagranulation.

Knochenmark

Abbildung 749 Zwei atypische Promyelozyten I mit auffallenden Kernkörperchen. Links oben ein Promyelozyt II; rechts oben ein basophiler Erythroblast. Außerdem einige Metamyelozyten und segmentkernige Neutrophile sowie ein Normoblast.

Abbildung 750 *1* Promyelozyt II
2 Myelozyt, Riesenform
3 Myelozyt
4 Metamyelozyten
5 atypischer stabkerniger Neutrophiler
6 segmentkerniger Neutrophiler
7 eosinophiler Myelozyt
8 orthochromatische Normoblasten
9 Proerythroblastenmitose, Metaphase

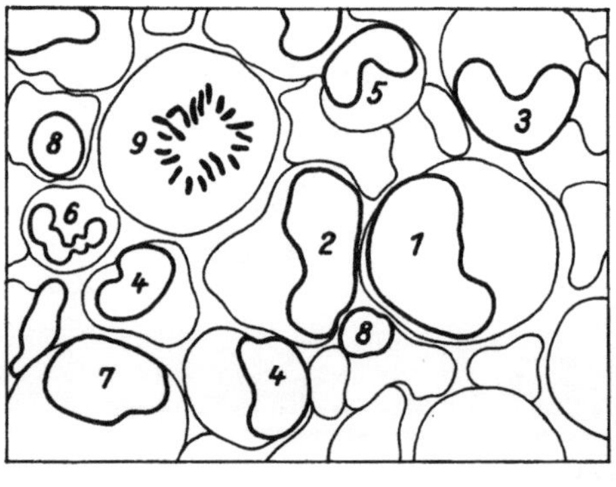

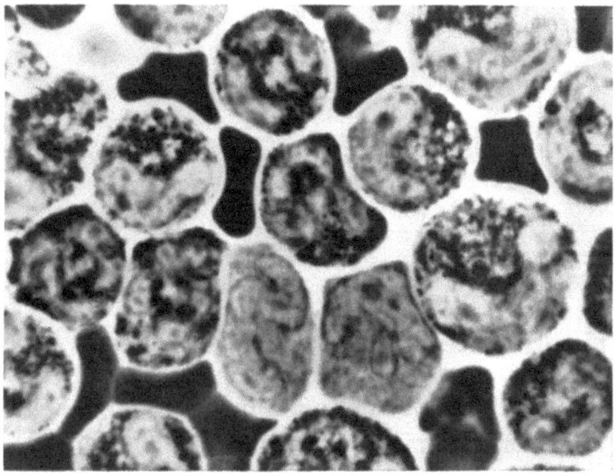

744 × *1400*

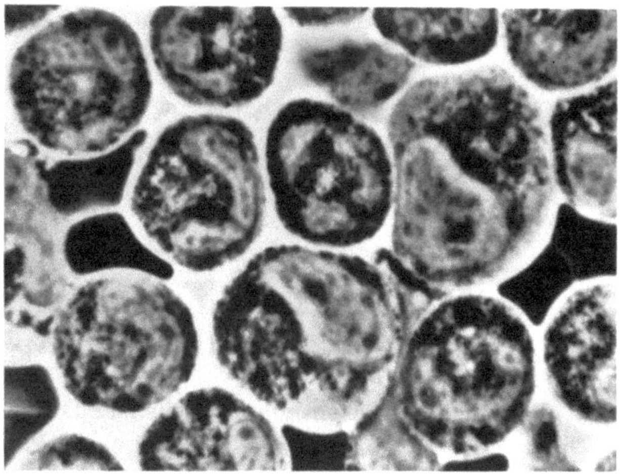

745 × *1400*

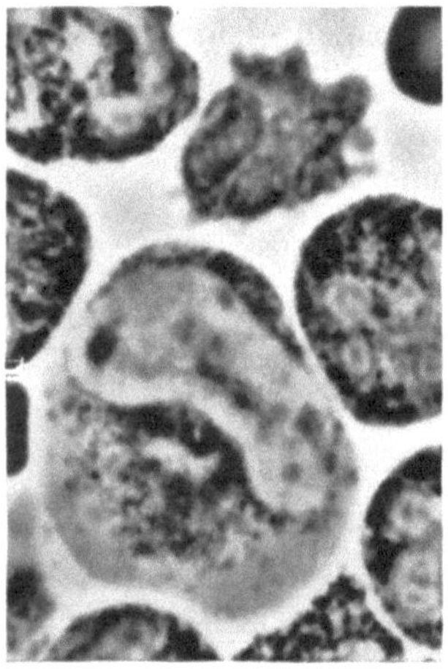

746 × *1400*

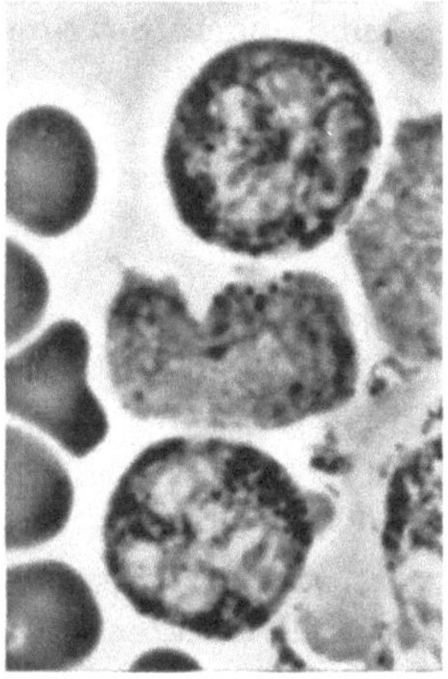

747 × *1400*

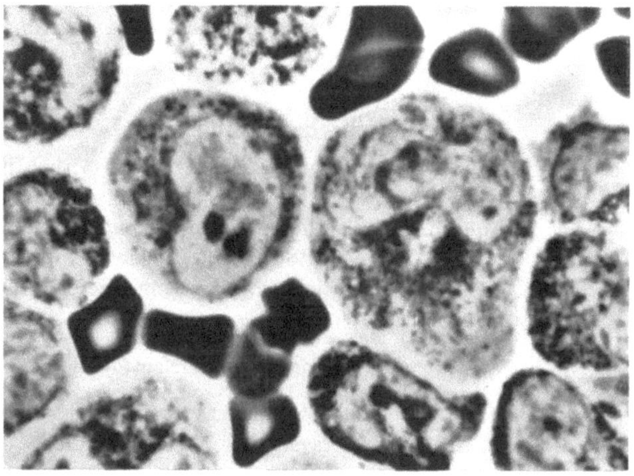

748 × *1400*

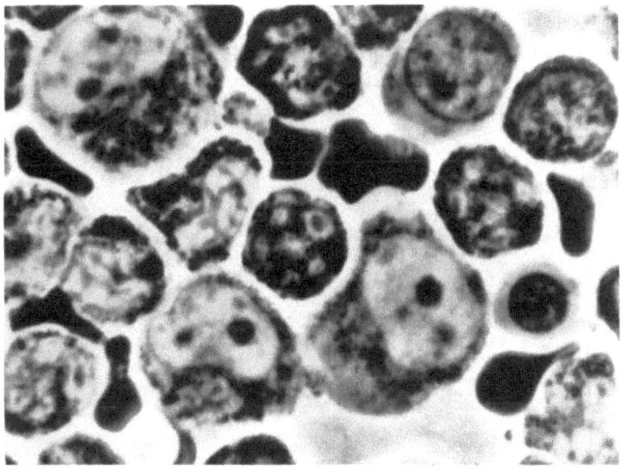

749 × *1400*

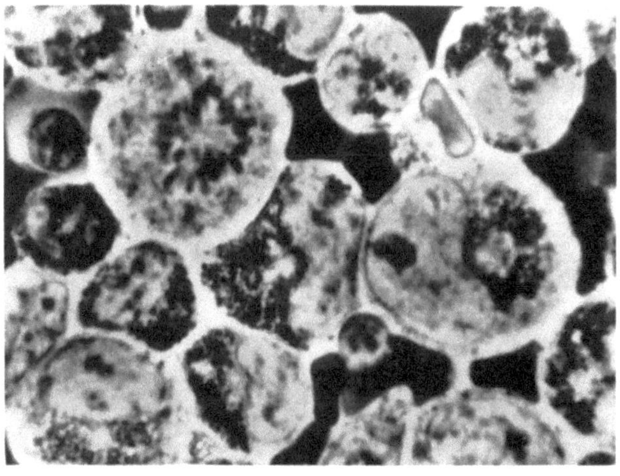

750 × *1400*

Chronische lymphatische Leukämie

Bei der chronischen lymphatischen Leukämie ist die Zahl der Lymphozyten im Blut stark erhöht; auch Lymphoblasten, oft atypische Formen, kommen in geringerer Zahl vor. Das Knochenmark ist ebenfalls von lymphatischen Zellelementen mehr oder weniger durchsetzt. Die Erkrankung ist nicht an einen besonderen Lymphozytentyp gebunden, doch bieten die vorhandenen Lymphozyten, im Gegensatz zur akuten infektiösen Lymphozytose, morphologisch ein weitgehend einheitliches Bild: sie besitzen polymorphe Kerne mit deutlich hervortretender fleckiger Struktur und einen schmalen Plasmasaum, der grobe, dunkle Granula enthält. Die Motilität der Zellen ist im allgemeinen gesteigert, deshalb sind Handspiegel- und andere Bewegungsformen nicht selten.

Chronische lymphatische Leukämie bei 47jähr. Patienten — Peripherblut

Abbildung 751–765

Abbildung 751	Einheitlicher Lymphozytentyp. Zahlreiche Bewegungsformen. Polymorphe Kerne mit deutlicher fleckiger Struktur. Schmaler Zytoplasmasaum, wodurch die Zellen fast nacktkernig erscheinen. Links oben ein Lymphoblast mit tief eingebuchtetem Kern.
Abbildung 752	Mehrere Handspiegelformen der Lymphozyten. Weitgehend einheitliche Kernstruktur. Links oben ein segmentkerniger Neutrophiler.
Abbildung 753 u. 754	Zahlreiche, oft bizarre Bewegungsformen der Lymphozyten. Einheitliche fleckige Kernstruktur. Im Zytoplasma fast aller Zellen grobe, dunkle Granula, die neben dem Kern oder im nachgezogenen Plasmateil liegen.
Abbildung 755	In Bildmitte eine große atypische Zelle mit lockerem, scharf begrenztem, hantelförmigem Kern und blaßgrauer Zytoplasmagranulation. Vermutlich handelt es sich um einen unreifen Lymphozyten (Mitosestörung). Links daneben ein Lymphozyt mit sehr dichtem Kern und teilweise zerstörtem Plasma (Degenerationsform). Rechts ein Prolymphozyt, dessen großer, lockerer Kern einen blassen Nukleolus enthält.
Abbildung 756	Links oben atypischer Lymphoblast. Bewegungsform mit langem, nachgezogenem Plasmafortsatz und lockerem, tief eingebuchtetem Kern, der einen runden, dunklen Nukleolus besitzt. Rechts ein segmentkerniger Neutrophiler. Die Lymphozyten sind in dem schichtdickeren Präparat wenig ausgebreitet. Sie erscheinen daher fast nacktkernig.

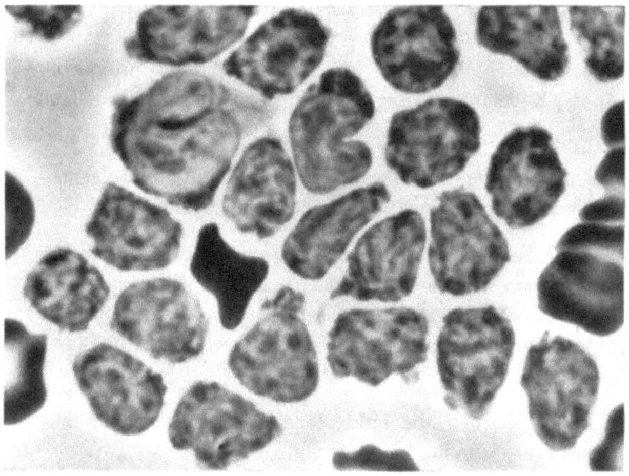

751 × *1400*

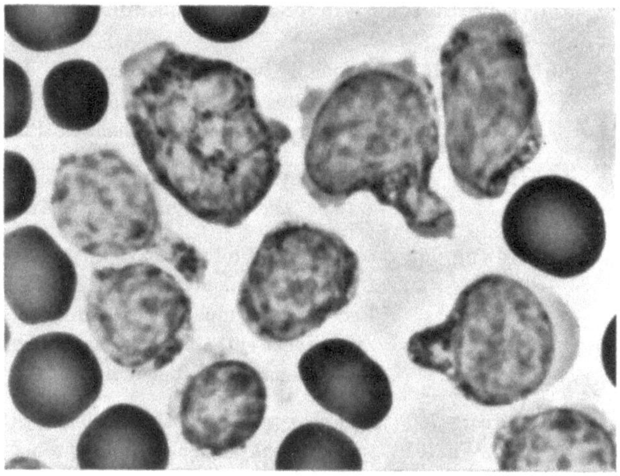

752 × *1600*

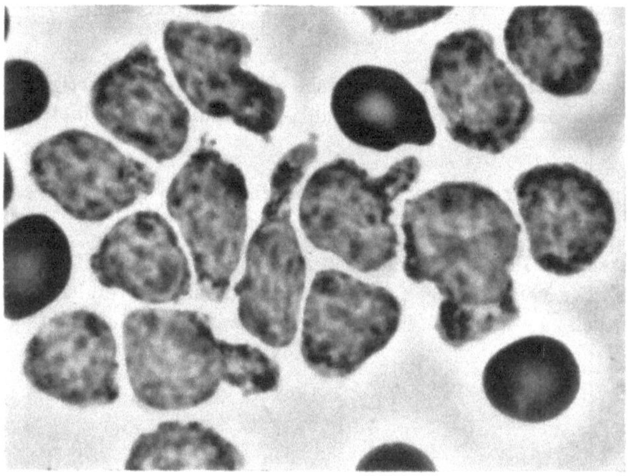

753 × *1400*

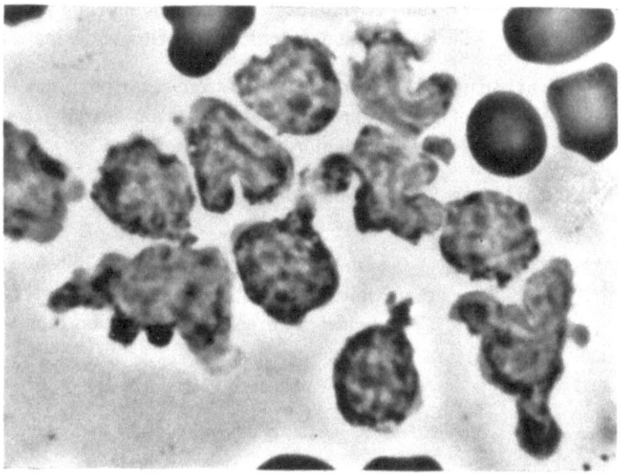

754 × *1400*

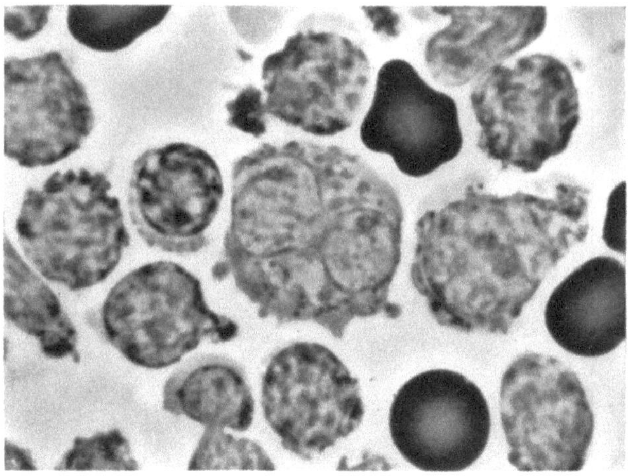

755 × *1400*

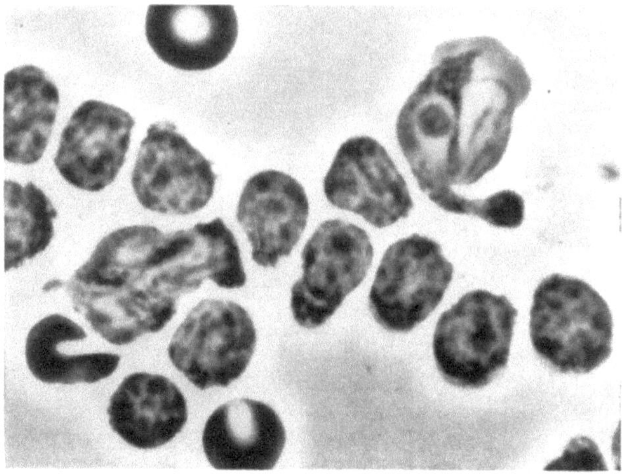

756 × *1400*

Chronische lymphatische Leukämie bei 47jähr. Patienten — Peripherblut (Fortsetzung)

Abbildung 757 Prolymphozyt – Bewegungsform. Lockerer, eingebuchteter Kern mit langgestreckter Chromatinverdichtung. Im Zytoplasma, vornehmlich in der Kerneinbuchtung, grobe dunkle Granula. Daneben zwei Lymphozyten mit schmalem Plasmasaum.

Abbildung 758 Lymphozyten – Bewegungsform. Einheitliche, grobfleckige Kernstruktur. Grobe, dichte Zytoplasmagranula. Die Zellpolymorphie ist auf den unterschiedlichen Bewegungsmodus zurückzuführen.

Abbildung 759 Links oben Prolymphozyt mit lockerem Zellkern und stärkerer Zytoplasmagranulation; darunter Lymphozyt mit dichterem Kern und einigen groben, dunklen Granula im schmalen Plasmasaum. Rechts ein Lymphozyt, dessen hörnchenförmiger, scharf begrenzter Kern fast strukturlos ist. Das Zytoplasma enthält zahlreiche, blaßgraue, fadenförmige Mitochrondrien. (Peripherblut nach 10 Tagen Triäthylenmelamin-Behandlung)

Abbildung 760 u. 761 Lymphozyten mit lockeren, leicht eingebuchteten Kernen, die nukleolenartige Chromatinverdichtungen enthalten. Im mitteldichten Zytoplasma zahlreiche dunkle Granula.

Abbildung 762 Lymphozyt – Bewegungsform. Eingebuchteter Kern mit wenig auffälliger Struktur. Die Zytoplasmagranula befinden sich im vorgeschobenen breiten Plasmafortsatz. Im weiteren Verlauf der Bewegung rundete sich die Zelle vorübergehend ab, wobei der Kern eine scharfbegrenzte, hörnchenförmige Gestalt annahm.

Abbildung 763 Lymphozyt mit hörnchenförmigem, scharf begrenztem Kern. Im Zytoplasma zahlreiche feine, blaßgraue, fadenförmige Mitochondrien und zwei Glanzkörner.

Abbildung 764 Lymphozyt, dessen scharfbegrenzter, hörnchenförmiger Kern zahlreiche dunkle, nukleolenartige Chromatinverdichtungen enthält. Im Zytoplasma einige gröbere Granula und radiär angeordnete fadenförmige Mitochondrien.

Abbildung 765 Kleiner Lymphozyt. Ovaler, lockerer, scharf begrenzter Kern mit zahlreichen dunklen Chromatinverdichtungen.

Die Lymphozyten der Abb. 760–765 entstammen Präparaten, die nach Abschluß einer Behandlung mit Triäthylenmelamin angefertigt wurden. Die Veränderungen der Kernstruktur sind bei Vergleich mit den vorhergehenden Abbildungen deutlich zu erkennen. Sie müssen als Therapiefolge aufgefaßt werden.

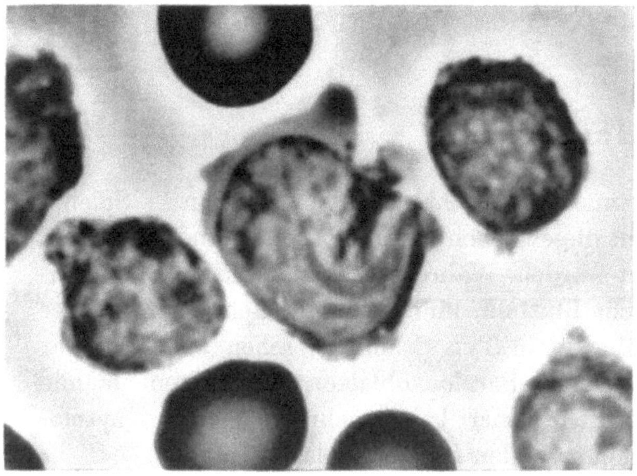

757 × *2300*

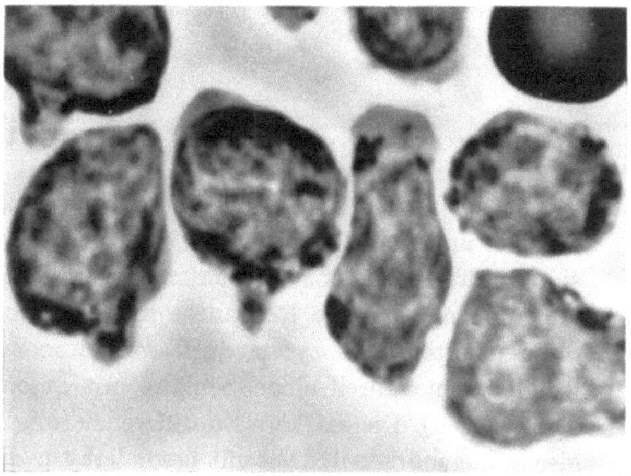

758 × *2300*

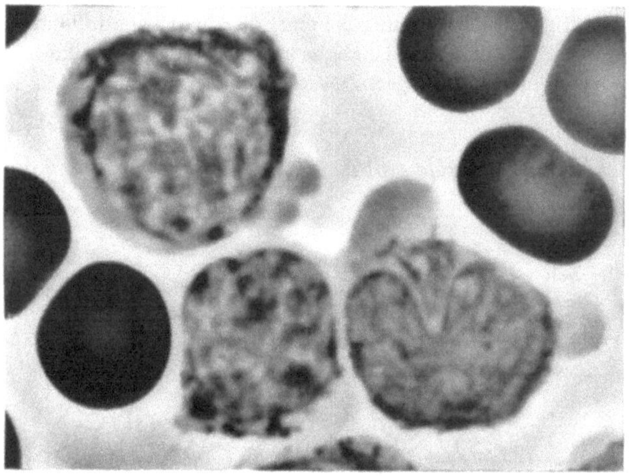

759 × *2300*

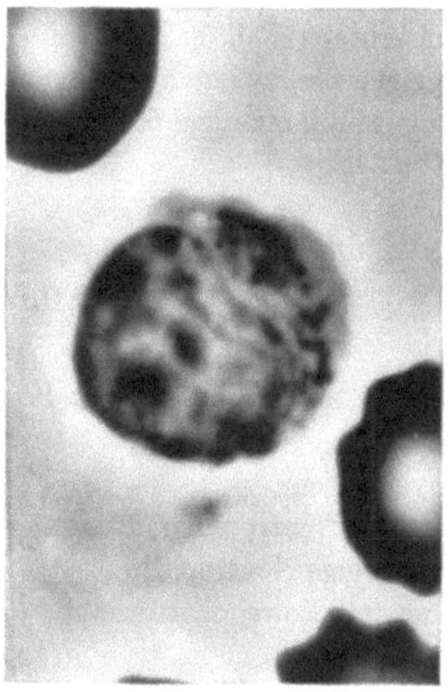

760 × *2300*

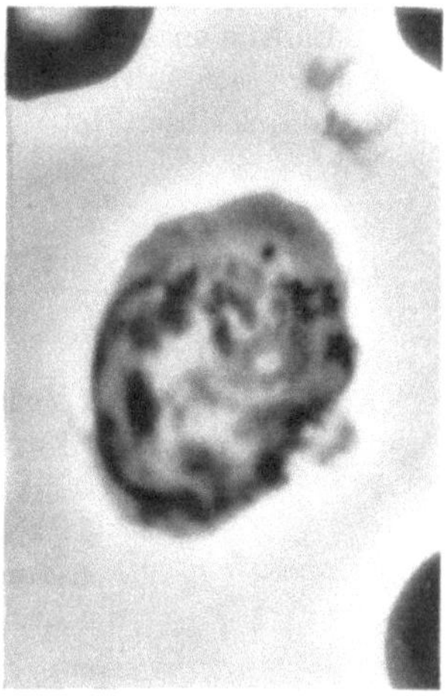

761 × *2300*

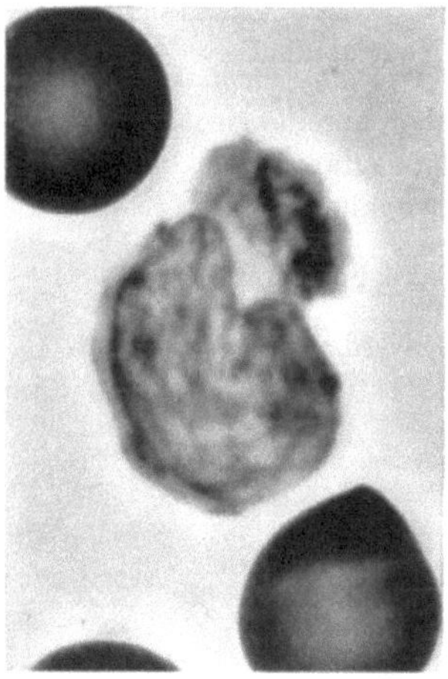

762 × *2300*

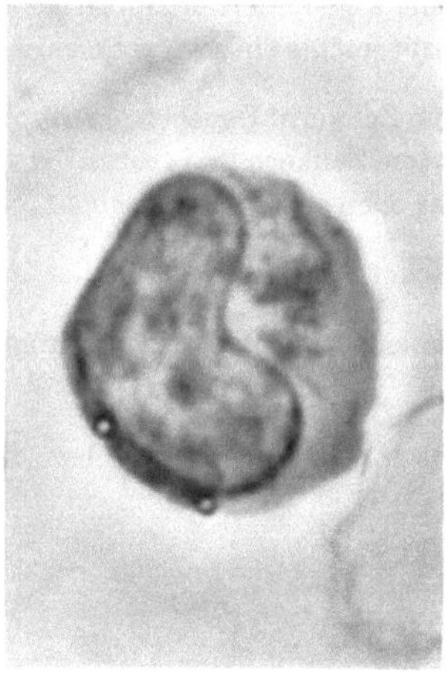

763 × *2300*

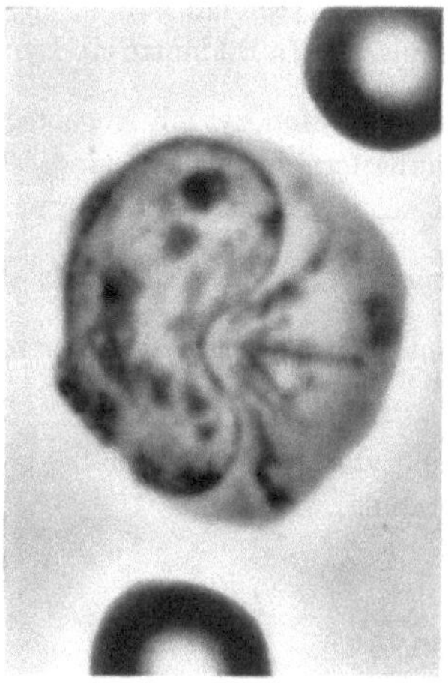

764 × *2300*

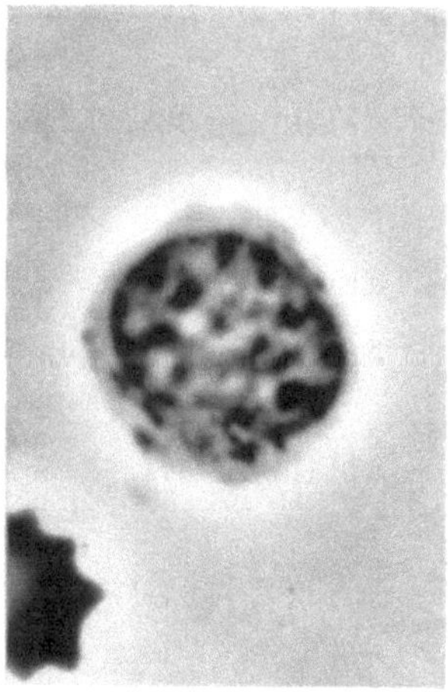

765 × *2300*

Monozytenleukämie

Seit der Erstbeschreibung einer „Neuen Leukämie durch echte Übergangsformen — Splenozyten — und ihre Bedeutung für die Selbständigkeit dieser Zellen“ durch RESCHAD und SCHILLING sind zahlreiche Monozytenleukämien veröffentlicht worden. Während die einen diese Monozytenleukämie als maligne Retikulose mit leukämischem Blutbild, und zwar mit mehr oder weniger differenzierten Monozyten, auffassen (Monozytenleukämie Typ Schilling), sehen andere in ihr lediglich eine unreifzellige Leukose mit „monozytoiden“ Paraleukoblasten (Monozytenleukämie Typ Naegeli). Die stärkere Entdifferenzierung einer Zelle sichert kaum mehr eine genauere zytologische Zugehörigkeit. Dies gilt besonders für die monozytoiden Paraleukoblastenleukosen.

Während bisher zur Abgrenzung der verschiedenen Zellformen die unterschiedlichen Ausstrichfärbungen allein zur Verfügung standen, bietet die phasenoptische Betrachtungsmöglichkeit der Nativpräparate durch bessere Beurteilung der Zytoplasma- und Kernstrukturverhältnisse sowie der funktionellen Fähigkeiten (Fortbewegung und Phagozytose), wesentlich bessere Aussichten, relativ reifzellige „echte“ Monozytenleukämien von monozytoiden Paraleukoblastenleukosen abzugrenzen.

Ein von uns kürzlich beobachteter Fall (s. Abb. 766–771) bestätigte dies wiederum: Bei einer 53 jähr. Patientin, die 2 Jahre nach Auftreten der ersten Beschwerden ad exitum kam, wurde autoptisch eine maligne histiomonozytäre Retikulose diagnostiziert. Intra vitam waren maximal 60000 reife Monozyten/mm^3 über längere Zeit festgestellt worden.

Monozytenleukämie Typ Schilling – Peripherblut

Abbildung 766–771

Abbildung 766
1 Monozyten mit lockeren, bandförmigen Zellkernen
2 Metamyelozyten
3 stabkerniger Neutrophiler, Riesenform
4 segmentkernige Neutrophile
5 Lymphozyt – Bewegungsform

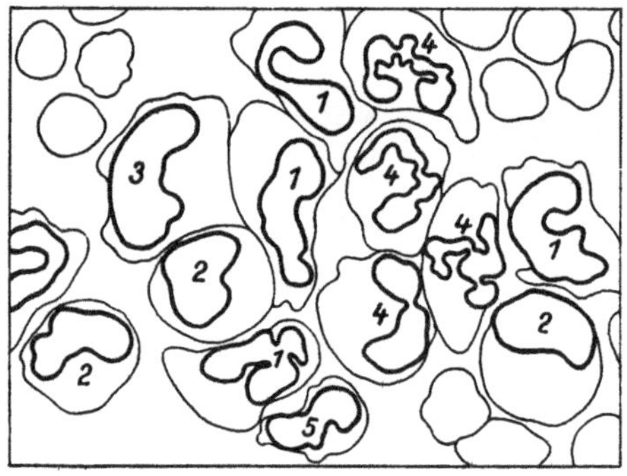

Abbildung 767 Zahlreiche Monozyten mit bandförmigen oder segmentierten Zellkernen und dichtem, grobgranuliertem Zytoplasma. In Bildmitte ein Lymphozyt, rechts ein segmentkerniger Neutrophiler.

Abbildung 768 Links unten ein Monozyt mit eingebuchtetem Zellkern. Daneben ein atypischer, unreifer Neutrophiler – Bewegungsform mit hellem, langgestrecktem Zellkern und grober Zytoplasmagranulation. Darüber Monozyt mit segmentiertem Zellkern; rechts oben ein segmentkerniger Neutrophiler.

Abbildung 769 Zwei Monozyten, rechts daneben ein atypischer, unreifer Neutrophiler – Bewegungsform.

Abbildung 770 Zwei Monozyten. Beachte die kleinen, dunklen, nukleolenartigen Chromatinverdichtungen der Zellkerne.

Abbildung 771 Zwei Monozyten mit unregelmäßig geformten Zellkernen und groben, teilweise verklumpten Zytoplasmagranula.

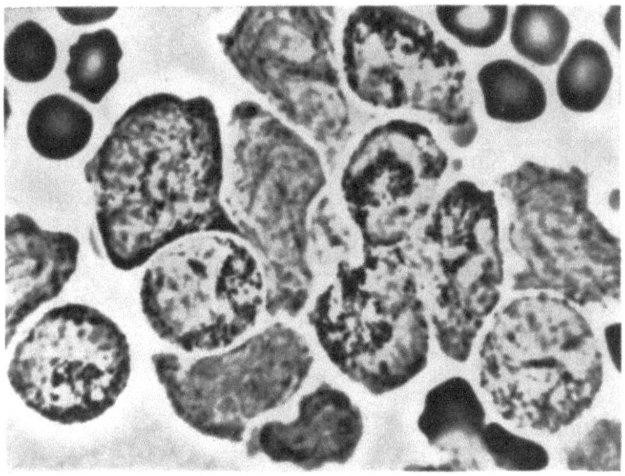

766 × *1100*

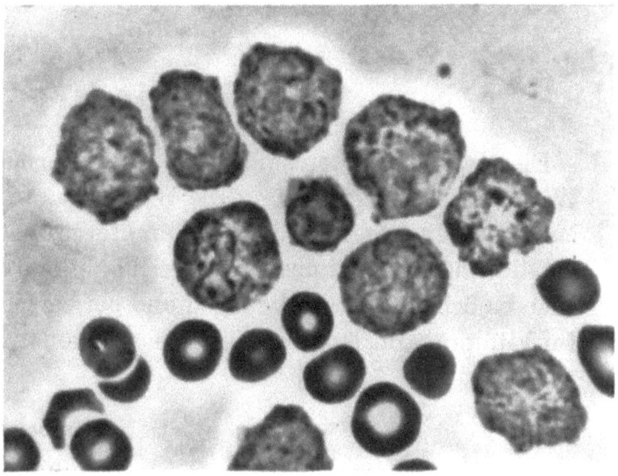

767 × *1100*

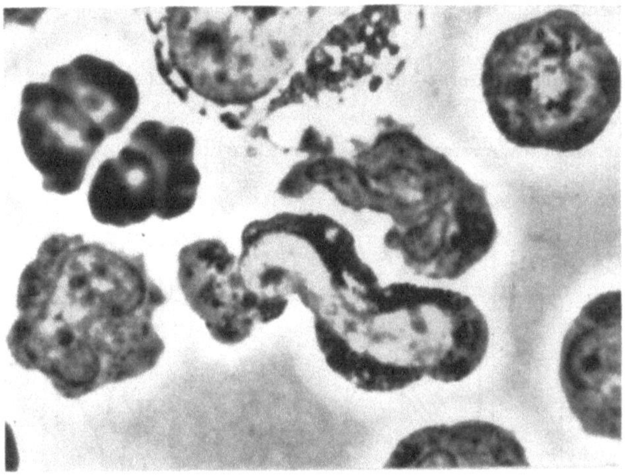

768 × *1400*

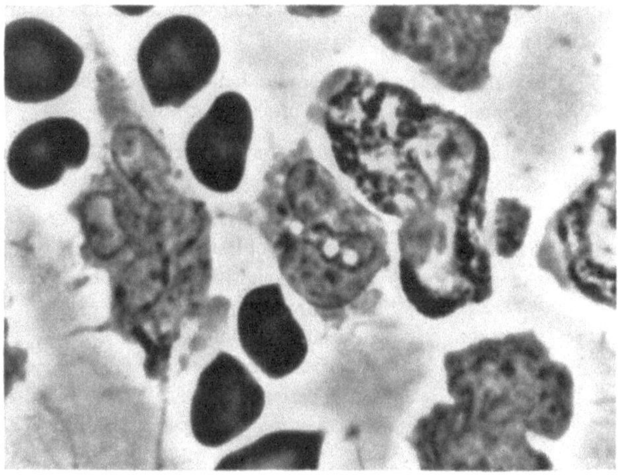

769 × *1400*

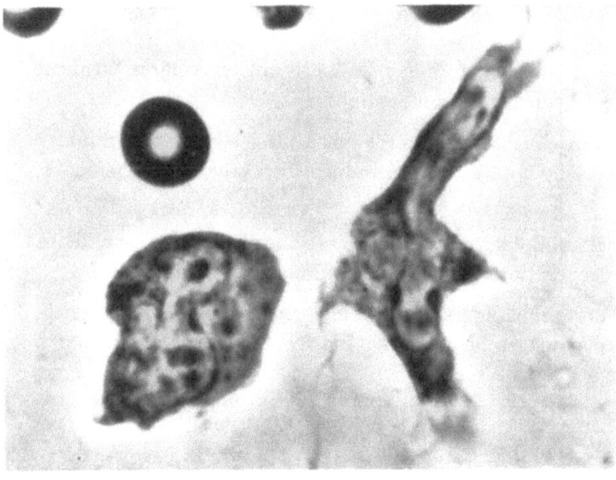

770 × *1700*

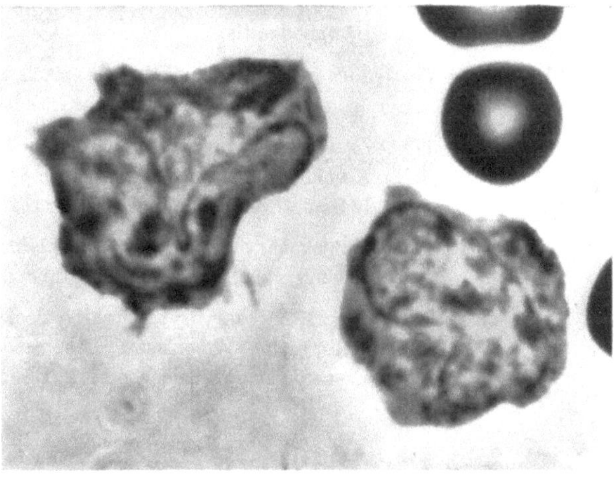

771 × *2300*

Die Megakaryozyten

Die Megakaryozyten sind die größten, normalerweise im Knochenmark vorkommenden Zellen. Während ihrer Entwicklung, die vom Megakaryoblasten über den Promegakaryozyten zum reifen Megakaryozyten erfolgt, treten charakteristische Veränderungen am Zellkern und Zytoplasma auf, die die einzelnen Reifungsstadien sicher erkennen lassen. Pathologische Zellformen finden sich bei allen Knochenmarkschädigungen und bei verschiedenen Erkrankungen des Thrombozytensystems. Im Vitalpräparat läßt sich nur eine geringe Motilität der Megakaryozyten nachweisen.

Entwicklungsstadien

Abbildung 772–783

Morphologische Charakteristik

Megakaryoblast: Großer, streifig-fleckig strukturierter Zellkern mit wenig auffälligen polymorphen Kernkörperchen. Der dunkle, schmale Zytoplasmasaum enthält zahlreiche kleine Granula. Zweikernige Zellen sind nicht selten (s. Abb. 8 und 9). Bei weiterer Reifung wird der Zellkern mit zunehmender Größe lockerer, heller und zeigt unregelmäßige Chromatinverdichtungen.

Promegakaryozyt: Großer, heller, tief eingebuchteter Zellkern mit mehreren kleinen, dunklen Kernkörperchen. Das Zytoplasma ist fein gefleckt und stark granuliert.

Megakaryozyt: Dichter, fleckiger, unregelmäßig geformter, oft stärker verzweigter Zellkern. Das dichte Zytoplasma ist wolkig-fleckig und stark granuliert.

Abbildung 772 *1* Megakaryoblast
2 orthochromatischer Normoblast
3 Erythroblastenkerne
4 unreifer Retikulozyt
5 Retikulumzellen
6 degenerierte Zelle
(Knochenmark, unspezifische Lymphadenitis)

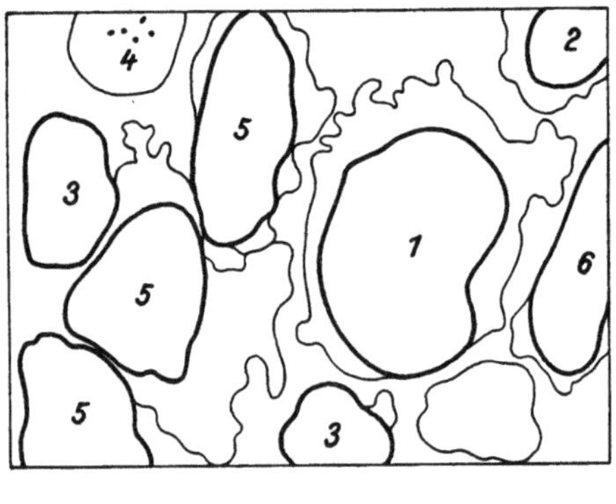

Abbildung 773 Reiferer Megakaryoblast, sehr große Zelle. Links oxyphiler Erythroblast. (Knochenmark, unspezifische Lymphadenitis)

Abbildung 774 Junger Promegakaryozyt. Atypischer lockerer, kleeblattförmiger Zellkern mit retikulärer Struktur und zahlreichen polymorphen Granula. (Knochenmark, Coagulopathie)

Abbildung 775 Zwei Promegakaryozyten. Große, helle, tief eingebuchtete Zellkerne mit zahlreichen kleinen, dunklen Kernkörperchen. Das Zytoplasma besitzt eine feinfleckige, unruhige Struktur. (Knochenmark, Immunothrombopenie)

Abbildung 776 Promegakaryozyt mit tief eingekerbtem, hellem Zellkern. Das Zytoplasma enthält zahlreiche kleine Vakuolen als Zeichen einer beginnenden Degeneration. (Knochenmark, Polyhypovitaminose)

Abbildung 777 Junger Megakaryozyt. Dunkler, fleckiger, unregelmäßig geformter Zellkern. Wolkig-fleckig gezeichnetes, dichtes Zytoplasma. Beachte die Größenunterschiede zu den am rechten Bildrand sichtbaren Erythroblasten. (Knochenmark, Eisenmangelanämie)

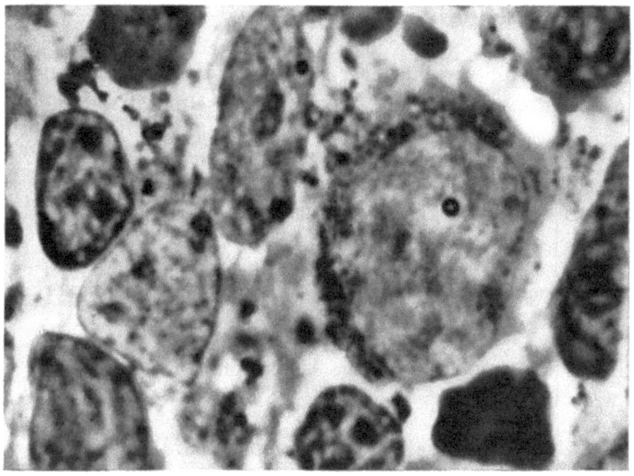

772 × *2000*

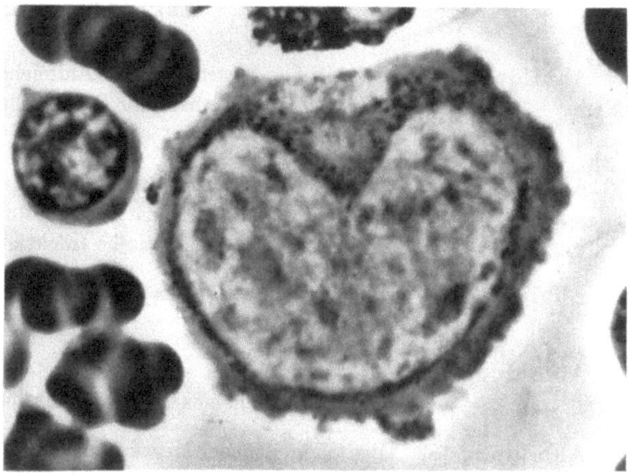

773 × *1700*

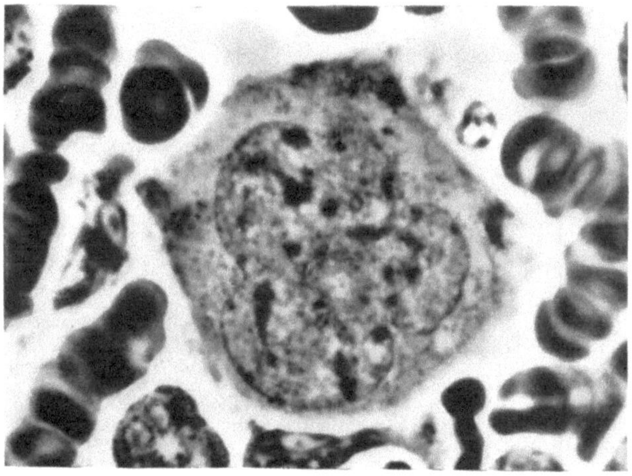

774 × *1400*

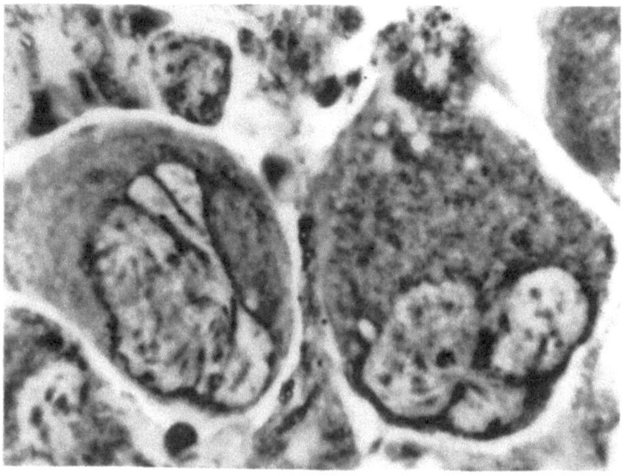

775 × *1400*

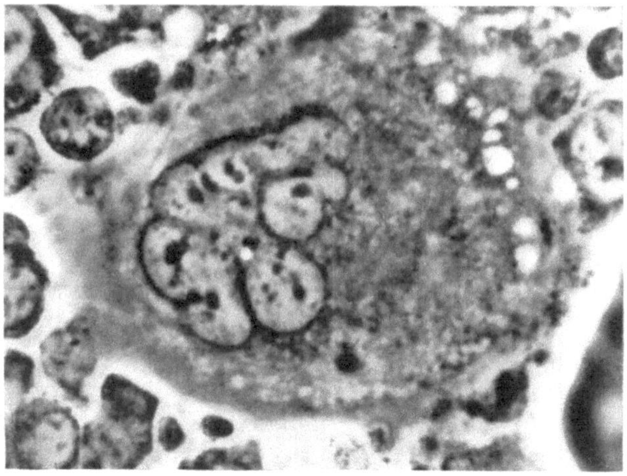

776 × *1100*

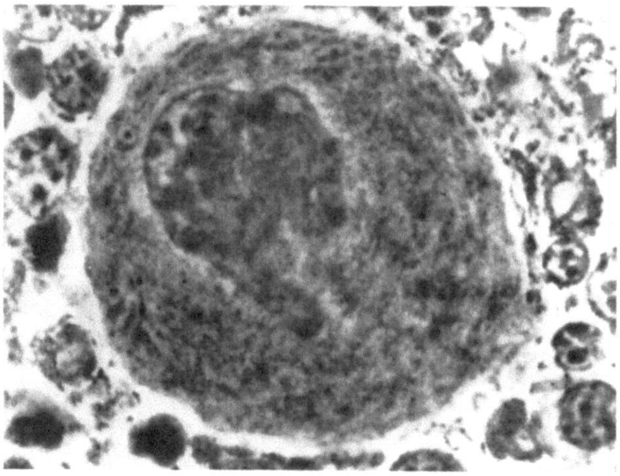

777 × *1400*

Entwicklungsstadien (Fortsetzung)

Abbildung 778 Übersicht – Knochenmark. Zahlreiche Megakaryozyten verschiedener Reifungsstadien. Am oberen Bildrand erkennt man eine Blutkapillare, an der drei reife Megakaryozyten liegen. (Immunothrombopenie)

Abbildung 779 Reifer Megakaryozyt. Dunkler, unregelmäßig geformter Zellkern mit fleckiger Struktur und einigen nukleolenartigen Chromatinverdichtungen. Das wolkig-fleckige Zytoplasma ist stark granuliert. (Knochenmark, rheumatische Infektion)

Abbildung 780 Zwei reife Megakaryozyten. Beachte die unterschiedliche Kernform. (Knochenmark, maligner Abdominaltumor)

Abbildung 781 Megakaryozyt mit stark verzweigtem Zellkern. Im Zytoplasma einige kleine, phasennegative Vakuolen. (Knochenmark, dasselbe Präparat wie Abb. 780)

Abbildung 782 Plättchenbildender Megakaryozyt. Im oberen Teil des Bildes zahlreiche Thrombozyten. Darunter ein Megakaryozyt mit pyknotischem Zellkern und lockerem, granuliertem Zytoplasma. Deutliche Anisozytose der Thrombozyten. (Knochenmark, Thrombasthenie Glanzmann)

Abbildung 783 Sehr großer Megakaryozyt mit kompaktem Zellkern. Rechts oben liegen auf dem Zytoplasma einige Thrombozyten. (Knochenmark, Morbus Hodgkin)

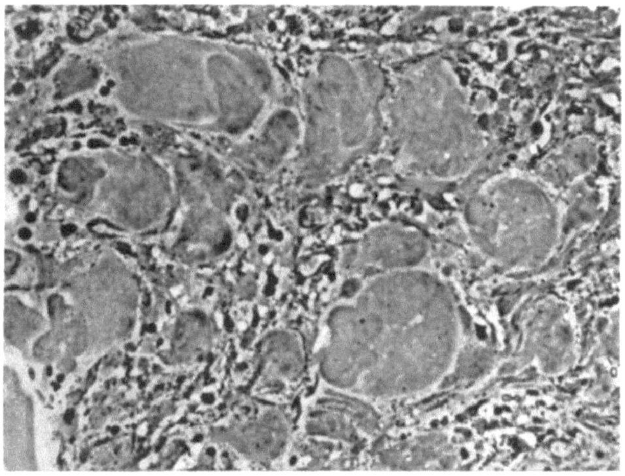

778 × *250*

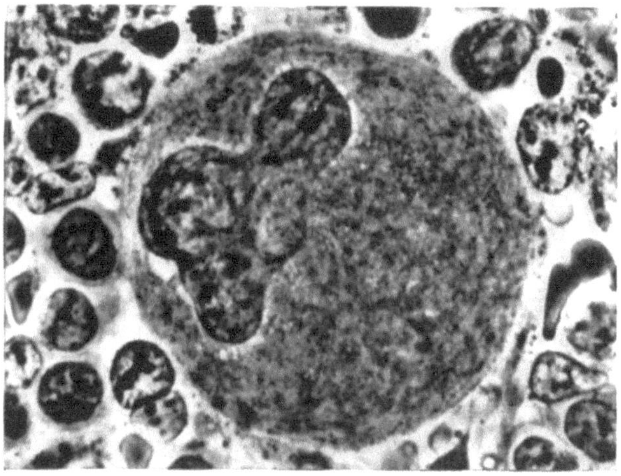

779 × *1700*

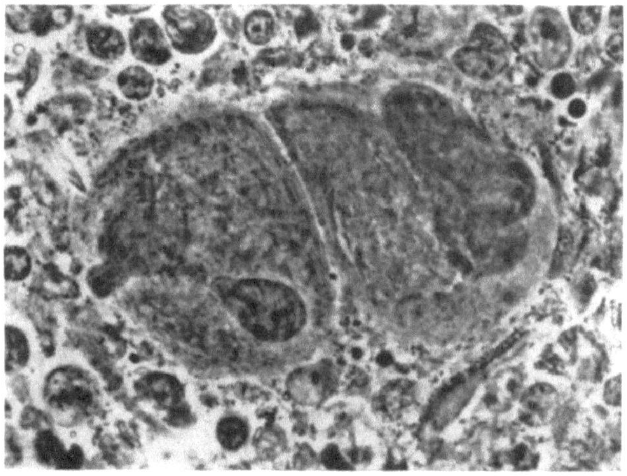

780 × 800

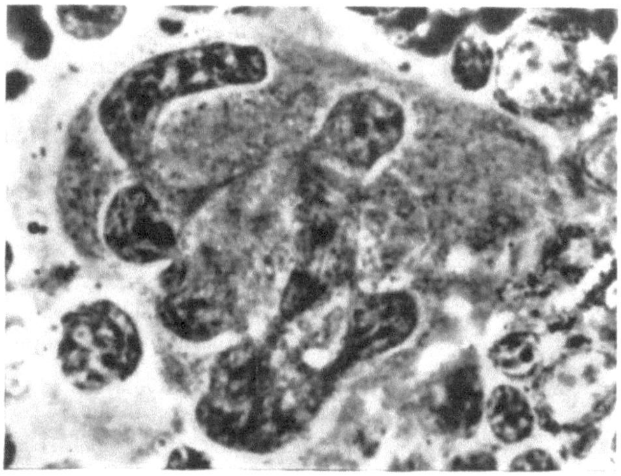

781 × *1300*

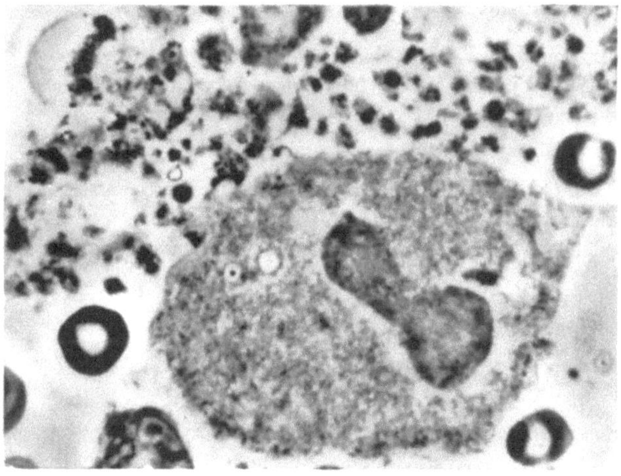

782 × *1100*

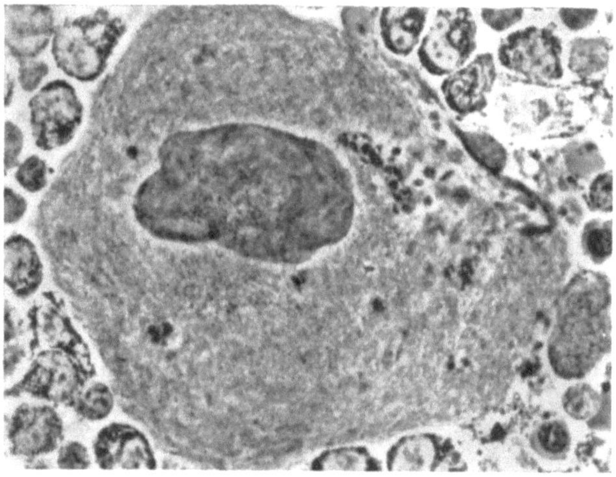

783 × *700*

Degenerationsformen und pathologische Zellen

Abbildung 784–790

Die Megakaryozyten, besonders die pathologischen Zellen, sind gegen Milieuänderungen oder Artefakte sehr empfindlich. Bereits nach kurzer Zeit treten daher im Deckglaspräparat Degenerationsformen auf, die an den abgeblaßten, homogen grauen, strukturlosen, wenig auffälligen Zellkernen, den phasennegativen Zytoplasmavakuolen oder den groben, dichten Granula, zu erkennen sind. Bei den jüngeren Zellen bildet das Zytoplasma außerdem nach allen Seiten kleine, unregelmäßige Fortsätze, wodurch die Zellen wie ausgefranst aussehen. In älteren Präparaten werden nach erfolgtem Zelltod die Plasmarandbezirke nach vakuoliger Umwandlung aufgelöst. Während des Absterbevorganges entstehen gelegentlich auch breite, granulafreie, schleierförmige Zytoplasmafortsätze.

Pathologische Megakaryozyten finden sich bei Leukämien, Tumoren und Panmyelopathie, sowie bei verschiedenen Erkrankungen des Plättchensystems, z. B. bei Thrombasthenie Glanzmann oder Thrombopenien verschiedener Ursache. Die morphologischen Veränderungen betreffen den Zellkern, der klein, dicht oder atypisch locker ist und das Zytoplasma, bei dem oft eine auffällige Unterteilung in einen zentralen, granulierten und einen peripheren, granulafreien Bezirk besteht. In anderen Fällen läßt sich eine atypische Granulierung oder wabige Umbildung des Plasmas nachweisen.

Megakaryozyten mit verschieden großen oder Riesenzellkernen sind häufiger anzutreffen. Bei den normalerweise polyploiden Zellen entstehen derartige Atypien durch Endomitose und sind ohne besondere Bedeutung.

Abbildung 784 Älterer, zweikerniger Megakaryoblast, atypische Zelle mit verschieden großen Zellkernen und groben, dunklen Zytoplasmagranula. Rechts unten ein orthochromatischer Normoblast mit schmalem Zytoplasmasaum. (Knochenmark, chronische Hepatitis)

Abbildung 785 Junger, zweikerniger Promegakaryozyt, Degenerationsform mit phasennegativen Zytoplasmavakuolen und kleinen, unregelmäßigen Plasmafortsätzen nach allen Seiten. Die großen, lockeren, hellen Zellkerne sind leicht eingebuchtet und enthalten polymorphe, nukleolenartige Chromatinverdichtungen. Die zwischen den Kernen liegenden Vakuolen sind auf dem Mikrofoto nicht voneinander abgrenzbar. (Knochenmark, akute Leukose – beginnendes Remissionsstadium)

Abbildung 786 Megakaryozyt, Degenerationsform. Pyknotischer Zellkern mit optisch bedingter, perinukleärer Aufhellung. Das Zytoplasma enthält mehrere kleine, phasennegative Vakuolen und grobe, dichte Granula. Rechts oben ein Eosinophiler mit starken Überstrahlungserscheinungen im schichtdicken Präparat. (Knochenmark, unspezifischer Infekt – älteres Präparat)

Abbildung 787 Pathologischer Megakaryozyt, Degenerationsform. Großer, leicht eingebuchteter Zellkern mit einigen nukleolenartigen Chromatinverdichtungen. Das Zytoplasma enthält nur wenige grobe Granula. In der Kerneinbuchtung liegen mehrere phasennegative Vakuolen. Darunter ein Eosinophiler. (Knochenmark, Morbus Werlhof)

Abbildung 788 Pathologischer Megakaryozyt bei Morbus Werlhof. Das Zytoplasma besteht aus einem granulafreien, peripheren Bezirk und einem zentralen granulierten Teil, in dem der homogen graue Zellkern kaum sichtbar ist. Der Randbezirk enthält zahlreiche phasennegative Vakuolen. Rechts unten eine Erythroblastenmitose, Metaphase. (Knochenmark)

Abbildung 789 Pathologischer Megakaryozyt bei Thrombasthenie Glanzmann mit homogen grauem, stark gelapptem strukturlosem Zellkern. Das Zytoplasma enthält grobe, runde, dunkle Granula und ganz vereinzelt phasennegative Vakuolen. (Knochenmark)

Abbildung 790 Megakaryozyt, Degenerationsform in älterem Präparat. Der homogen graue Zellkern und das grob granulierte Zytoplasma sind von zahlreichen phasennegativen Vakuolen durchsetzt. (Knochenmark, rheumatische Infektion)

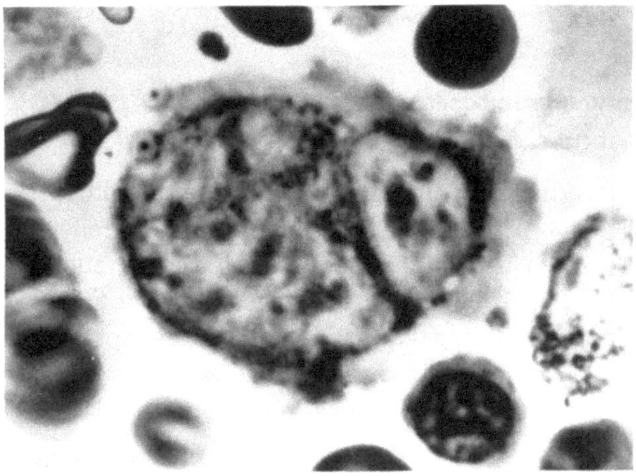

784 × *2000*

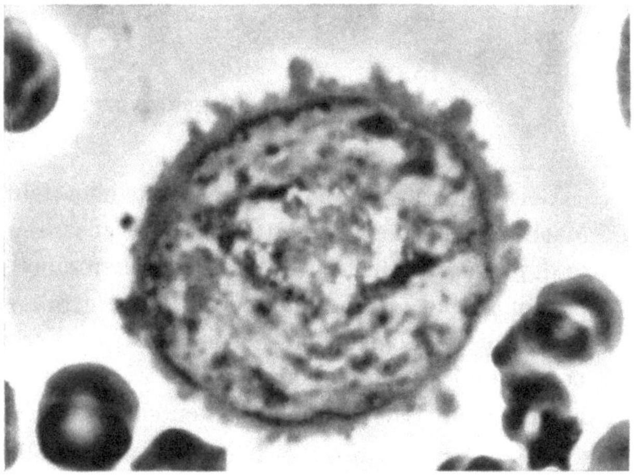

785 × *2000*

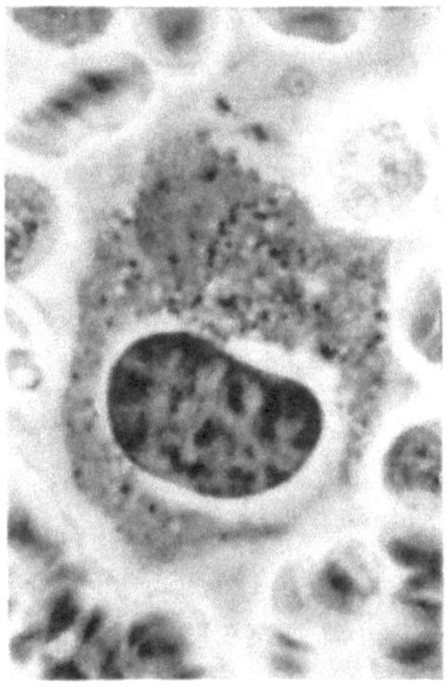

786 × *1000*

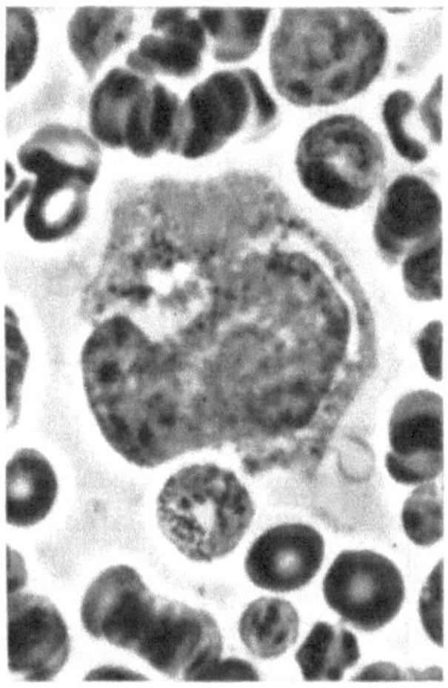

787 × *1000*

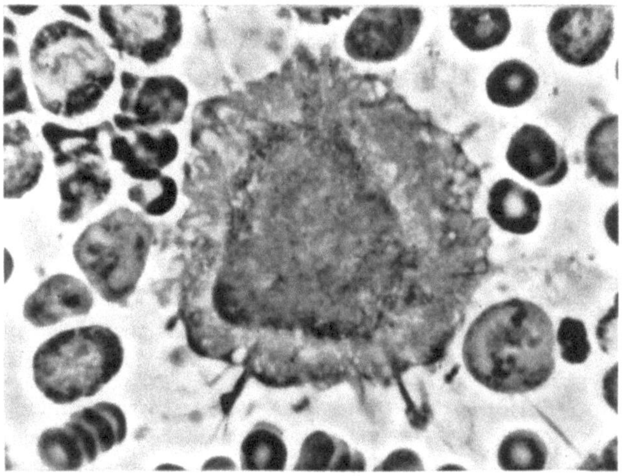

788 × *1000*

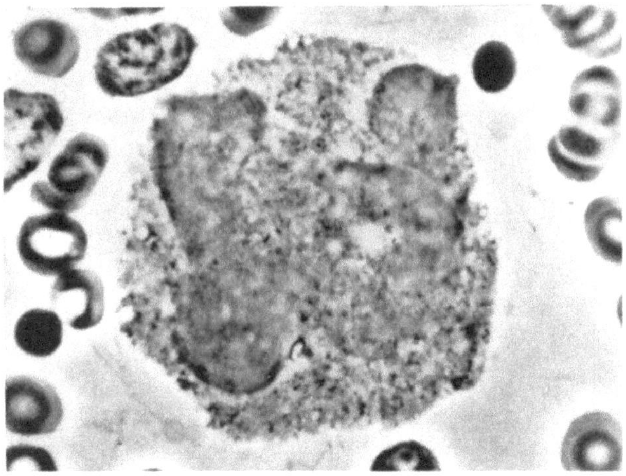

789 × *1000*

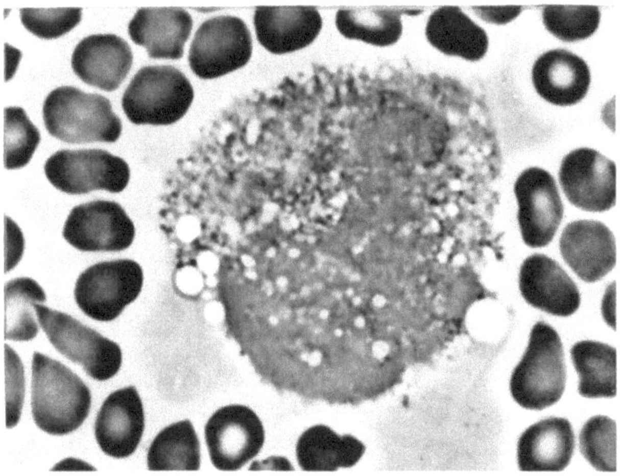

790 × *1000*

Megakaryozyten bei Immunothrombopenie

Abbildung 791–802

Bei Immunothrombopenien besteht eine deutliche Vermehrung der Megakaryozyten, die in den Markbröckeln der Präparate nestartig zusammenliegen (s. Abb. 778 und 797). Der Anteil unreifer und jüngerer Zellen ist dabei als Zeichen einer gesteigerten Neubildung beträchtlich erhöht; auch pathologische Zellformen finden sich in größerer Zahl. Die Abbildungen der folgenden zwei Fälle zeigen die verschiedenen morphologischen Veränderungen der Megakaryozyten, die phasenoptisch besser und sicherer erkannt werden können als in gefärbten Ausstrichpräparaten. Ähnliche Verhältnisse im Knochenmark lassen sich auch bei einigen Fällen von Morbus Werlhof nachweisen.

Immunothrombopenie bei $2^1/_2$jähr. Patienten — Knochenmark

Abbildung 791 Flach ausgebreiteter Megakaryozyt, Degenerationsform in älterem Präparat. Im zentralen, grob granulierten Plasmabezirk ist der graue, strukturlose Zellkern kaum sichtbar. Der granulafreie Randbezirk ist von zahlreichen phasennegativen Vakuolen durchsetzt, die teilweise kleine, blaßgraue Innenkörper enthalten. Links oben ein segmentkerniger Neutrophiler mit drei Nahrungsvakuolen. Die Neutrophilen lassen eine besondere Taxis zu älteren, degenerierten Megakaryozyten erkennen, in deren Zytoplasma sie sich einfressen (Franke).

Abbildung 792 Pathologischer Megakaryozyt mit kleinem, grauem, strukturlosem Zellkern und lockerem Zytoplasma, das außer der üblichen Granulation zahlreiche gröbere, dichte Granula enthält. Rechts unten ein segmentkerniger Neutrophiler und vier Erythroblasten.

Abbildung 793 Pathologischer Megakaryozyt mit wenig strukturiertem, dichtem Zellkern. Das lockere Zytoplasma enthält einige phasennegative Vakuolen und auffallend grobe, dunkle Granula. Rechts ein eosinophiler Metamyelozyt.

Abbildung 794 Pathologischer Megakaryozyt mit auffallender, wabenartiger Plasmastruktur und kleinem, rundem, pyknotischem Zellkern. Links werden granulafreie, runde Plasmateile abgeschnürt.

Abbildung 795 Mitose eines Promegakaryozyten, Prophase. Der große, polyploide Zellkern löst sich in Chromosomen auf, zwischen denen die Zytoplasmagranula liegen. Beachte die breiten, nach allen Seiten vorgeschobenen, granulafreien Plasmafortsätze.

Abbildung 796 Pathologischer Megakaryozyt mit atypischem, lockerem, rundem Zellkern. Das Zytoplasma enthält grobe, verklumpte Granula und hat zahlreiche kleine, tropfenförmige sowie einen breiten Fortsatz gebildet. Links unten ein stabkerniger Neutrophiler.

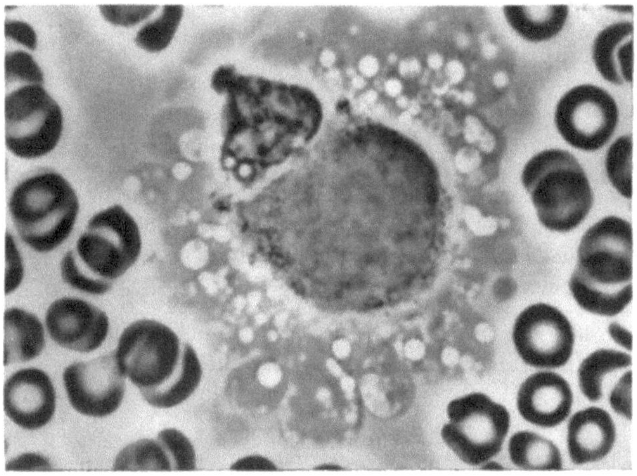

791 × *1100*

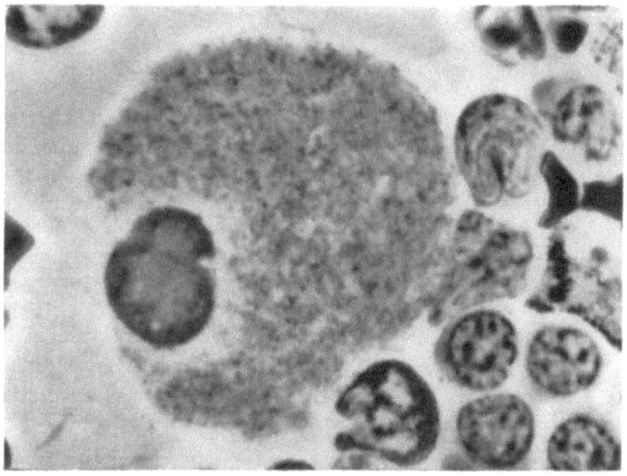

792 × *1300*

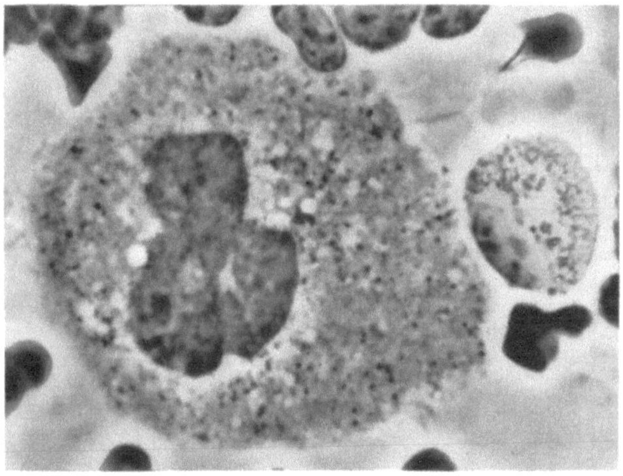

793 × *1300*

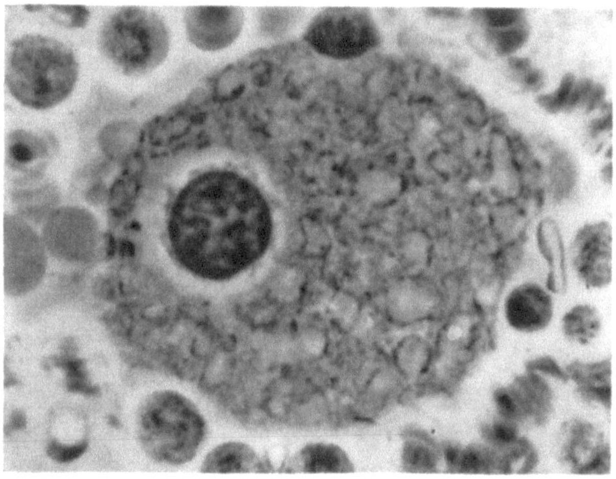

794 × *1100*

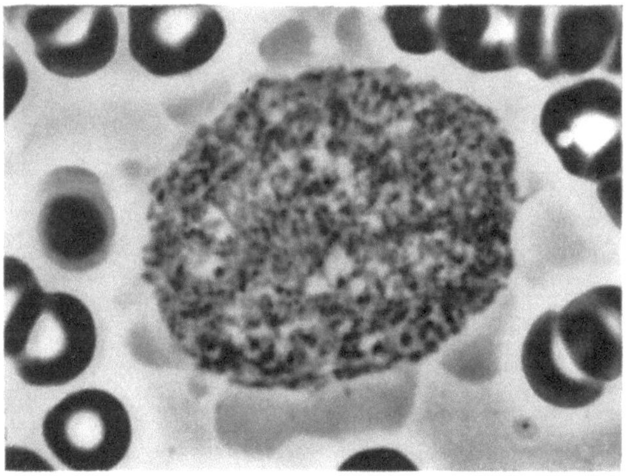

795 × *1700*

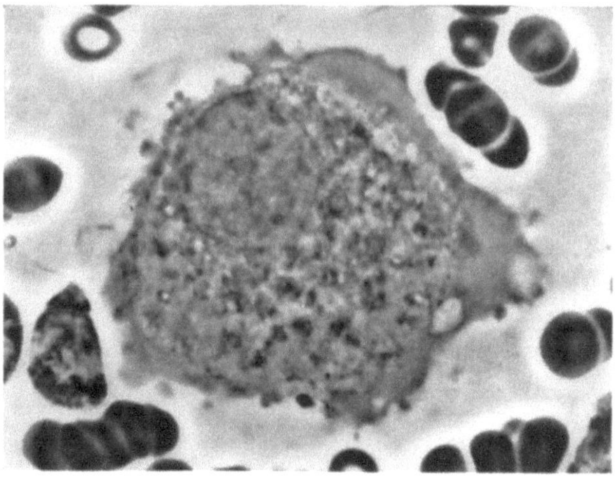

796 × *1100*

Megakaryozyten bei Immunothrombopenie (Fortsetzung)

Immunothrombopenie bei $5^1/_2$jähr. Patienten — Knochenmark

Abbildung 797 Übersicht. Nestartig zusammenliegende Megakaryozyten verschiedener Entwicklungsstadien. Das Zytoplasma einiger Zellen ist auffallend locker und grob granuliert (pathologische Zellformen).

Abbildung 798 Reifer Megakaryozyt mit wenig hervortretendem, homogen grauem Zellkern und fleckig verschwommenem, grob granuliertem Zytoplasma. Darüber ein Promegakaryozyt; rechts ein atypischer Megakaryozyt, dessen peripherer, granulafreier Plasmabezirk zahlreiche phasennegative Vakuolen enthält. Beachte das gleichzeitige Vorkommen verschiedener pathologischer Zellformen.

Abbildung 799 Promegakaryozyt. Großer, lockerer, heller Zellkern mit zahlreichen polymorphen, nukleolenartigen Chromatinverdichtungen. Die Zytoplasmagranula liegen vorwiegend perinukleär. Im Zytoplasma und Zellkern je eine runde, phasennegative Vakuole.

Abbildung 800 Atypischer Megakaryozyt. Kleiner, mehrfach tief eingeschnürter Zellkern mit einigen nukleolenartigen Chromatinverdichtungen. Das fleckig verschwommene Zytoplasma ist auffallend grob granuliert. Links ein Metamyelozyt. Beachte den Größenunterschied beider Zellen.

Abbildung 801 Halbreifer Megakaryozyt mit hellgrauem Zellkern, der zahlreiche dunkle, langgezogene, nukleolenartige Chromatinverdichtungen besitzt. Links unten ein Promegakaryozyt. Bei beiden Zellen enthält das unregelmäßig gefleckte Zytoplasma sehr grobe, dichte Granula. Rechts unten und links oben im Bild mehrere Eosinophile.

Abbildung 802 Vermehrung der Eosinophilen im Knochenmark bei Immunothrombopenie. Zwei segment- und ein stabkerniger Eosinophiler. Rechts unten ein Monozyt. Links oben ein vorzeitig segmentierter Myelozyt. Außerdem zwei Metamyelozyten und ein stabkerniger Neutrophiler. Vergleiche auch Abb. 801.

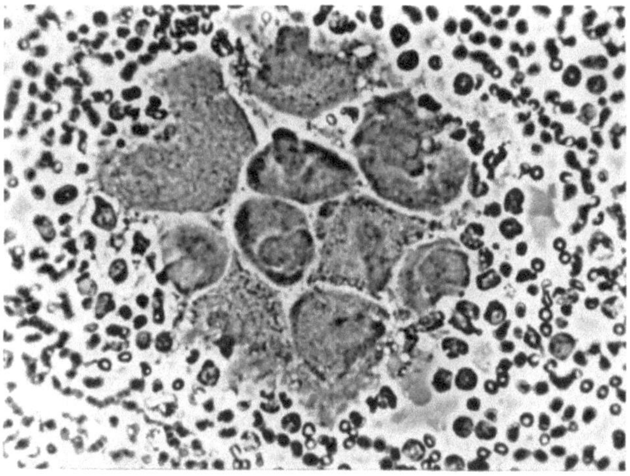

797 × *250*

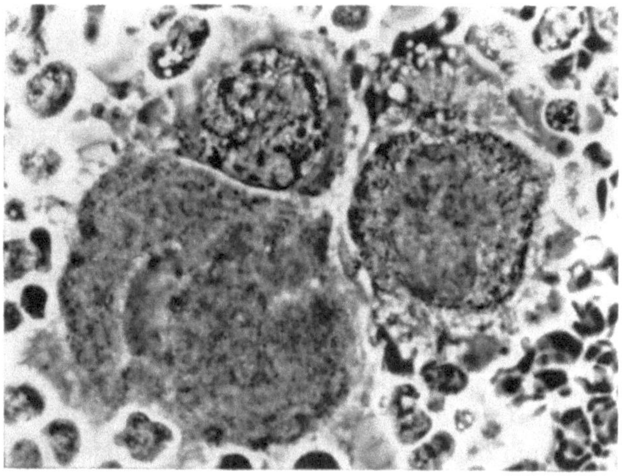

798 × *700*

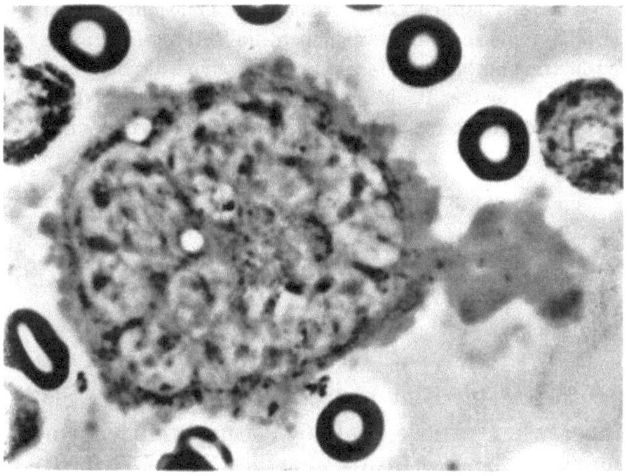

799 × *1300*

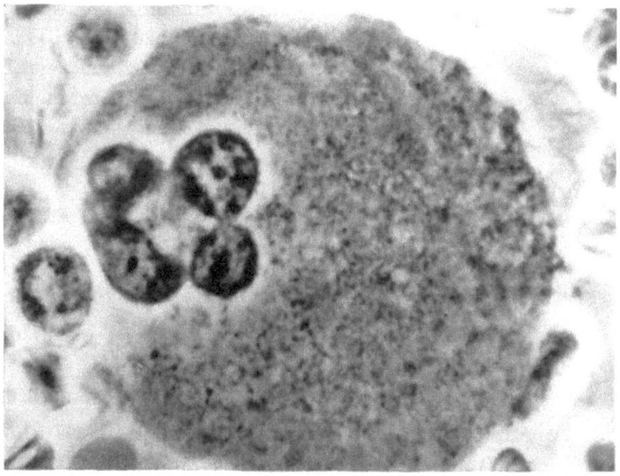

800 × *1100*

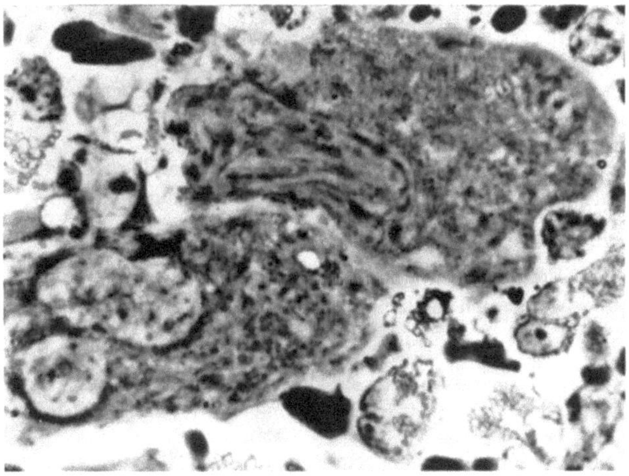

801 × *1000*

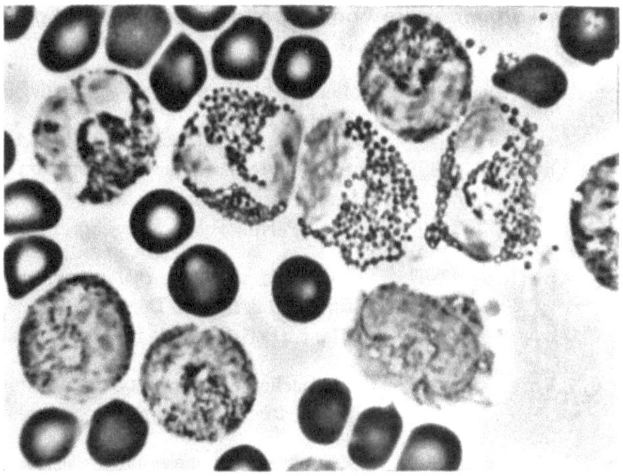

802 × *1100*

Mitosen

Abbildung 803 und 804

Die Mitosen der Megakaryoblasten, Promegakaryozyten und halbreifen Megakaryozyten sind an der Zellgröße, der Plasmastruktur, sowie den zahlreichen plumpen, langen, oft verklumpten Chromosomen sicher zu erkennen. Während des Teilungsvorganges bildet das Zytoplasma der jüngeren Zellen nach allen Richtungen unregelmäßige Fortsätze, von denen nicht selten kleine Teile abgeschnürt werden. Im Deckglaspräparat läßt sich der Ablauf der Megakaryozytenmitosen nicht verfolgen, da bereits nach kurzer Beobachtungszeit der Teilungsprozeß unter Bildung phasennegativer Zytoplasmavakuolen abgestoppt wird. Offenbar werden in diesem Stadium die Zellen durch das zur Untersuchung notwendige Licht besonders leicht geschädigt.

Abbildung 803 Mitose eines halbreifen Megakaryozyten, späte Prophase. Der Zellkern hat sich in plumpe, verklumpte Chromosomen aufgelöst. Abgesehen von einigen kleinen phasennegativen Vakuolen sind am Zytoplasma keine Veränderungen nachweisbar. (Knochenmark, Panmyelopathie)

Abbildung 804 Promegakaryozytenmitose, Metaphase. Grobe, dichte, plumpe Chromosomen, die nicht einwandfrei voneinander abgegrenzt werden können. Die Zytoplasmagranula umgeben die Teilungsfigur; die Plasmarandbezirke sind granulafrei. Das Zytoplasma enthält mehrere phasennegative Vakuolen und bildet nach allen Seiten unregelmäßig geformte Fortsätze. Rechts oben ein Promonozyt. Im Bild außerdem einige Metamyelozyten. Beachte die Größenunterschiede. (Knochenmark, Polyhypovitaminose)

Isolierte Megakaryozytenkerne und Thrombozytenhaufen

Abbildung 805–809

Isolierte Megakaryozytenkerne finden sich normalerweise im Blut nur bei Neugeborenen. Sie zeigen die verschiedenen Formen des Kernunterganges wie Pyknose, Vakuolisierung und Karyolyse. Nicht selten sind ihnen kleine Thrombozytenhaufen angelagert. Im Knochenmark sind Megakaryozytenkerne nach Artefakten häufiger anzutreffen.

Gelegentlich lassen sich im Knochenmark oder bei Neugeborenen im Blut größere Thrombozytenhaufen nachweisen, die sich von gewöhnlichen Thrombozytenagglutinaten durch einen schmalen, granulafreien, peripheren Bezirk unterscheiden. Vermutlich handelt es sich hierbei um kernlose Plasmateile von Megakaryozyten, die erst im Präparat in Thrombozyten zerfallen sind.

Abbildung 805 Isolierter, blasig aufgetriebener Megakaryozytenkern. Daneben drei Leukosezellen. (Knochenmark, akute Leukose)

Abbildung 806 Thrombozytenhaufen. Im Zentrum liegen gut abgrenzbare Thrombozyten. Der Randbezirk ist granulafrei und enthält zahlreiche, phasennegative Vakuolen. Rechts ein segmentkerniger Neutrophiler. (Peripherblut, Neugeborenes)

Abbildung 807 Thrombozytenhaufen, Degeneration in älterem Präparat. Die Thrombozyten im zentralen Teil sind weitgehend zerfallen. Der granulafreie Randbezirk hat sich in kleine, radiär gerichtete Fortsätze umgebildet. (Peripherblut, Neugeborenes)

Abbildung 808 Pyknotischer Megakaryozytenkern mit schmalem Plasmarest, an den ein kleiner Thrombozytenhaufen angelagert ist. (Peripherblut, Neugeborenes)

Abbildung 809 Megakaryozytenkern mit angelagertem Thrombozytenhaufen in älterem Präparat. Die Thrombozyten sind zerfallen, der Kern blaßt ab. (Peripherblut, Neugeborenes)

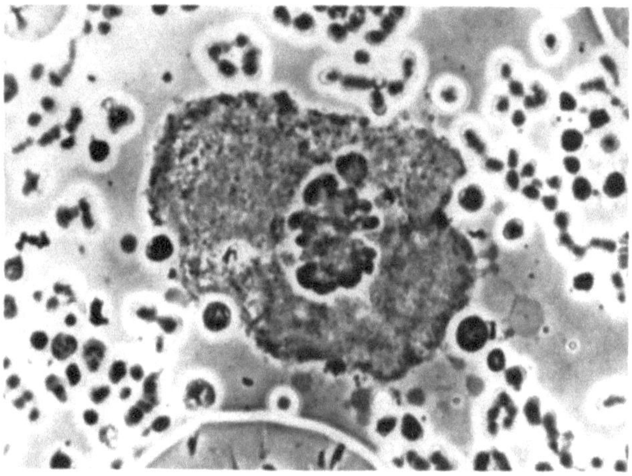

803 × *300*

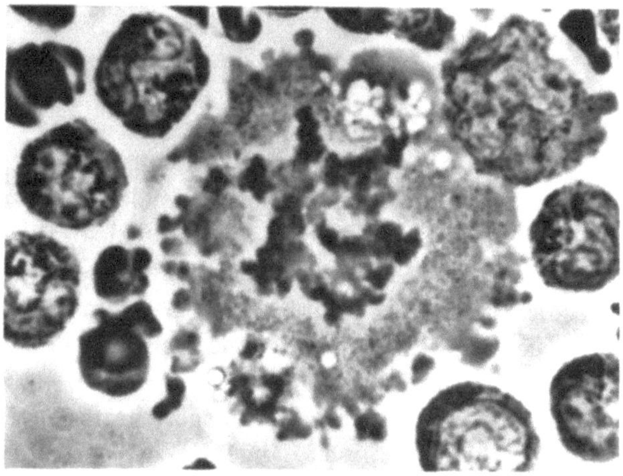

804 × *1300*

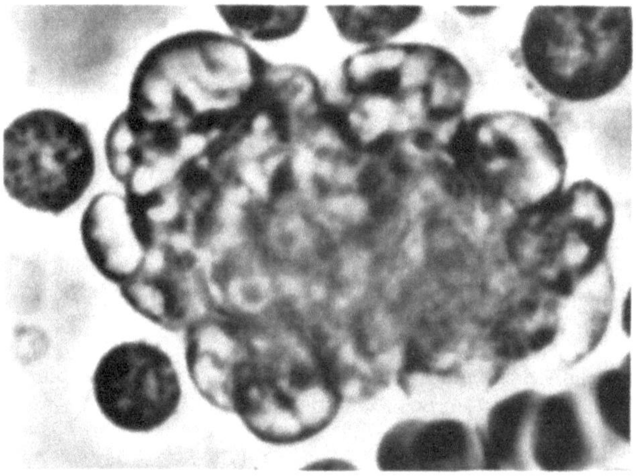

805 × *2000*

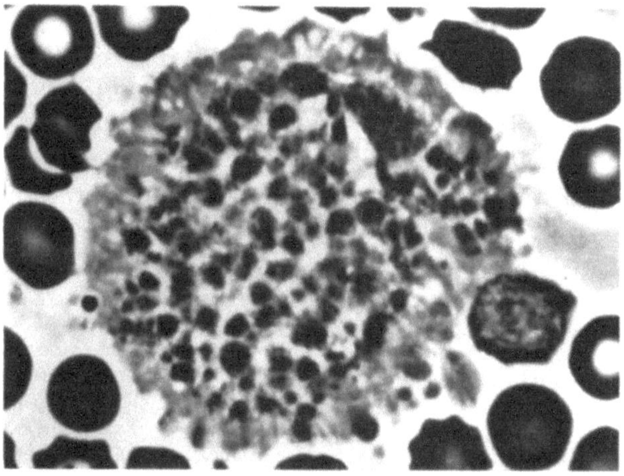

806 × *1500*

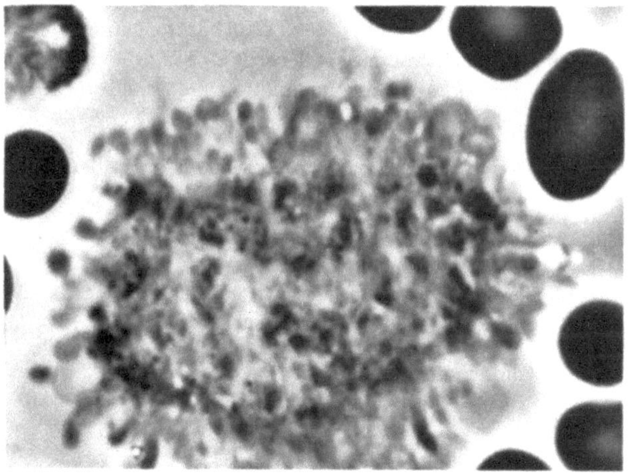

807 × *1900*

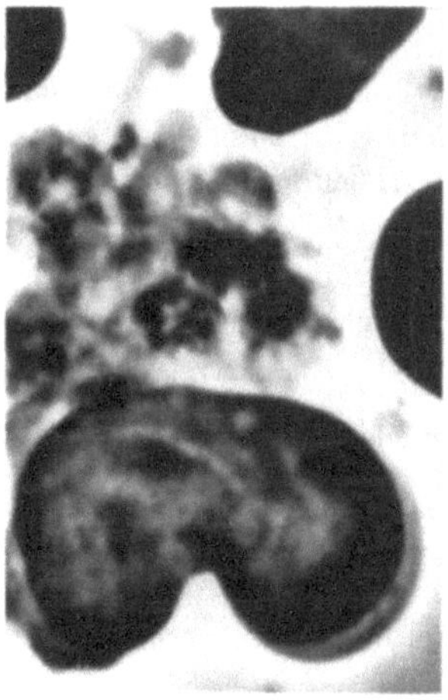

808 × *2300*

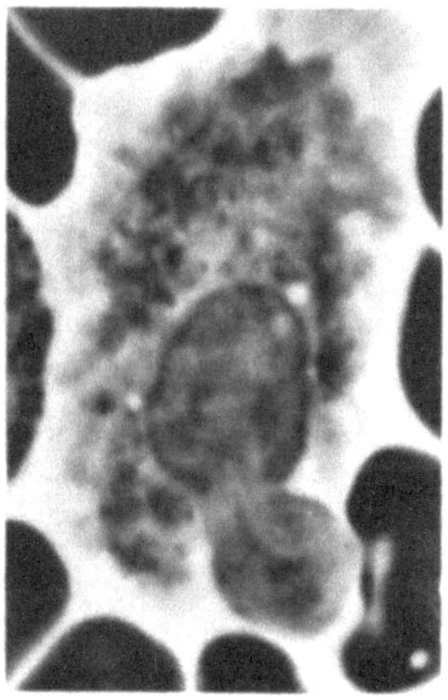

809 × *2300*

Die Thrombozyten

Die Thrombozyten sind sehr kleine, kernlose Gebilde, die aus einem zentralen granulierten Teil, dem Granulomer, und einem schmalen, ungranulierten Saum, dem Hyalomer, bestehen. Sofern nicht silikonisierte Deckgläser und Objektträger verwendet werden, zerfallen sie im Vitalpräparat sehr schnell. An den degenerierten Plättchen entstehen sternförmig feine Fibrinfäden, die sich in schichtdickeren Präparaten zu einem starken Netzwerk verflechten.

Die bisher noch umstrittene Herkunft der Blutplättchen ist heute geklärt, da Albrecht und Bessis in der Knochenmarkkultur die Abschnürung der Thrombozyten von Megakaryozyten beobachten und durch mikrokinematografische Aufnahmen belegen konnten. Beide Autoren haben damit die bereits seit längerer Zeit vertretene Auffassung einer Thrombozytenbildung durch Megakaryozyten bestätigt.

Normale Thrombozyten — Peripherblut

Abbildung 810–819

Normale Thrombozyten sind annähernd gleich groß und agglutinieren leicht zu kleineren oder größeren Haufen. In frischen Präparaten ist ihr Granulomer, das aus runden, dunklen Granula besteht, allseitig von dem mitteldichten, homogenen Hyalomer umgeben. Beim spontanen Zerfall der Blutplättchen verklumpt das Granulomer, während das Hyalomer einen blasenförmigen Fortsatz bildet, der später in eine phasennegative Vakuole umgewandelt wird. Nach artifizieller Schädigung der Thrombozyten entstehen Sternformen mit dichtem Granulomer.

Abbildung 810 Zwei Thrombozyten. Das Granulomer ist verklumpt und erscheint auf dem Mikrofoto wie ein kleiner, dunkler Kern. Oben Sternform bei artifiziell geschädigtem Plättchen mit beginnender Fibrinfadenbildung. (Nephrose)

Abbildung 811 Zwei unregelmäßig begrenzte Thrombozyten mit dichtem Granulomer, beginnende Degeneration. Links ein Lymphozyt. Beachte den Größenunterschied. (Morbus haemolyticus neonatorum)

Abbildung 812 Mehrere Thrombozyten, beginnender Zerfall. Rechts ein Plättchen mit blasenförmigem Hyalomerfortsatz, links daneben deutliche Sternform. Bei den übrigen drei Plättchen ist das flach ausgebreitete, sternförmig zerrissene Hyalomer weitgehend aufgelöst. (Ernährungsstörung)

Abbildung 813 Kleiner zerfallener Thrombozytenhaufen, an den zwei Plättchen angelagert sind, deren Hyalomer einen blasenförmigen Ausläufer gebildet hat. (Pneumonie)

Abbildung 814 Kleiner, weitgehend zerfallener Thrombozytenhaufen. In seinem unteren Teil ist noch das Granulomer eines Plättchens zu erkennen. Bei Anfertigung des Präparates hat sich der Thrombozytenhaufen auf einen Erythrozyten gelegt und ihn dadurch tief eingeschnürt. Kommt ein derartig eingefangener Erythrozyt frei, so rundet er sich wieder ab; gelegentlich erfolgt auch eine komplette Durchschnürung in zwei Teile. (Pleuropneumonie)

Abbildung 815 Kleiner Thrombozytenhaufen mit blasenförmigem, weitgehend aufgelöstem Hyalomer. (Varizellen)

Abbildung 816 u. 817 Thrombozytenhaufen, fortgeschrittener Zerfall mit vakuoliger Umwandlung des Hyalomer. (Hämolytische Anämie)

Abbildung 818 Fibrinnetzbildung um Thrombozyten in schichtdickerem Präparat. (Rheumatische Infektion)

Abbildung 819 Zwei runde Thrombozyten neben einem zerfallenen, vakuolig umgewandelten Thrombozytenhaufen, in dem noch Teile des Granulomers sichtbar sind. (Bronchopneumonie)

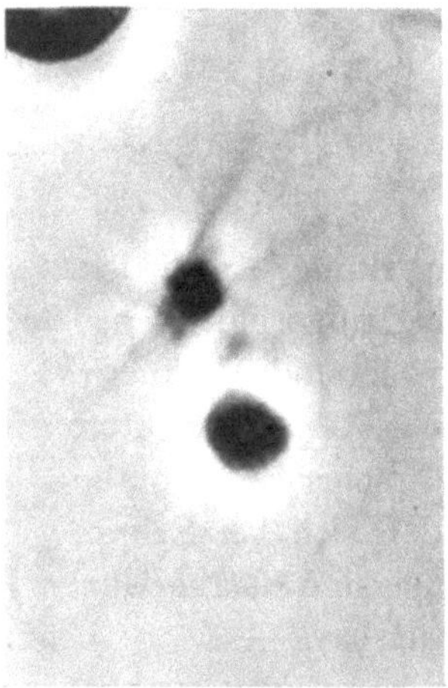
810 × *2300*

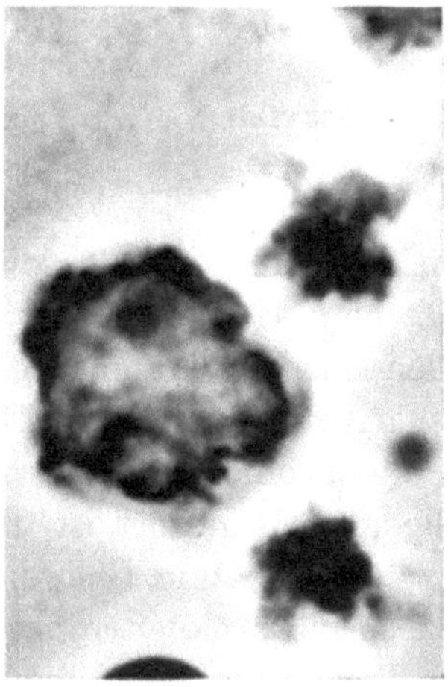
811 × *2300*

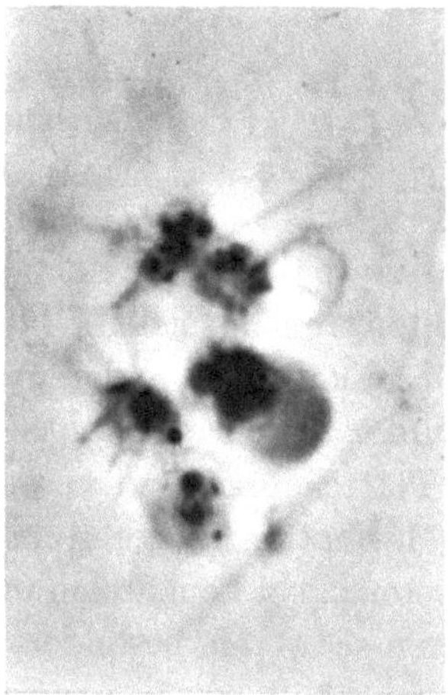
812 × *2300*

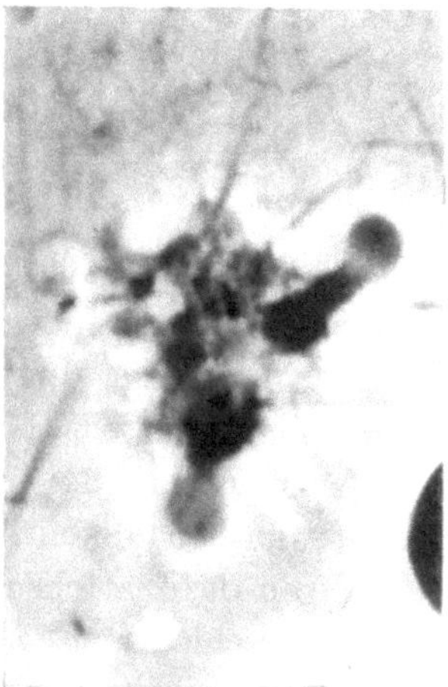
813 × *2300*

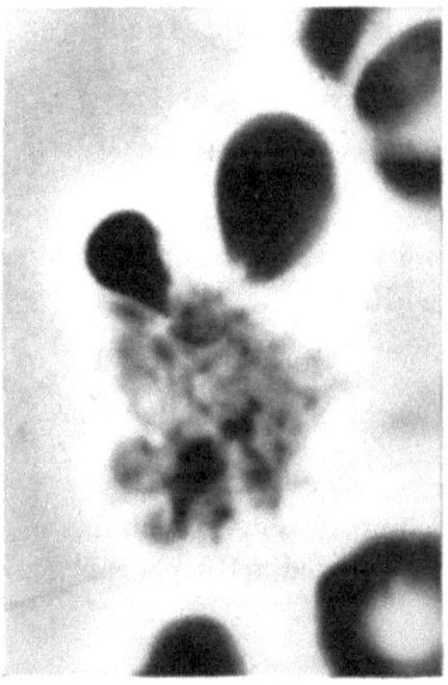
814 × *2300*

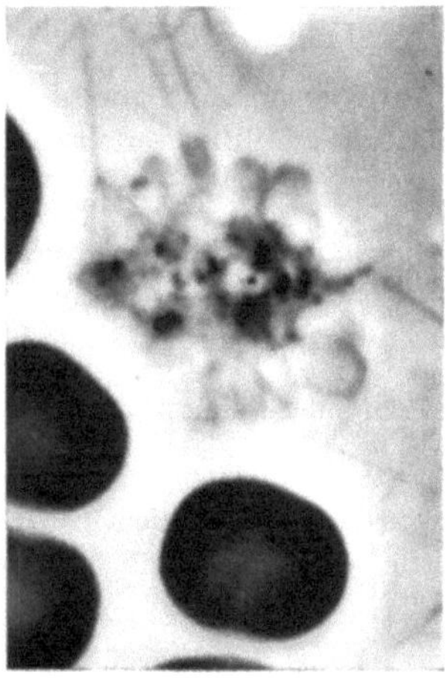
815 × *2300*

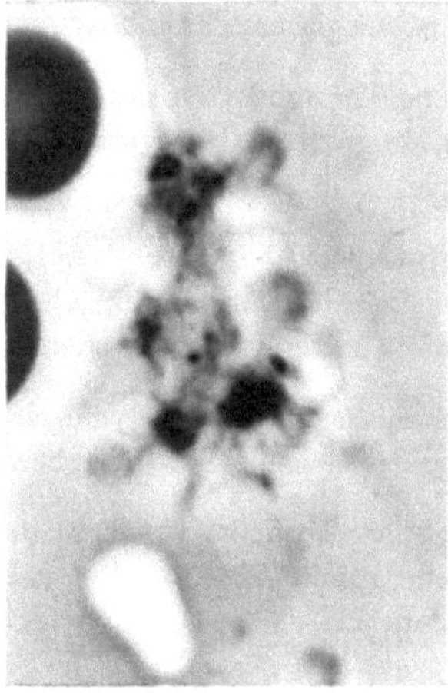
816 × *2300*

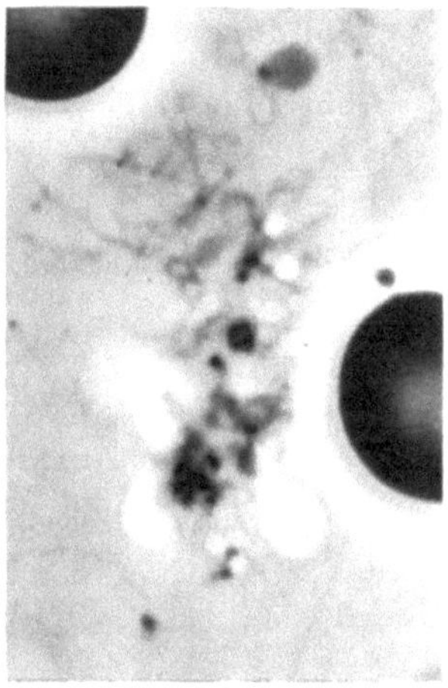
817 × *2300*

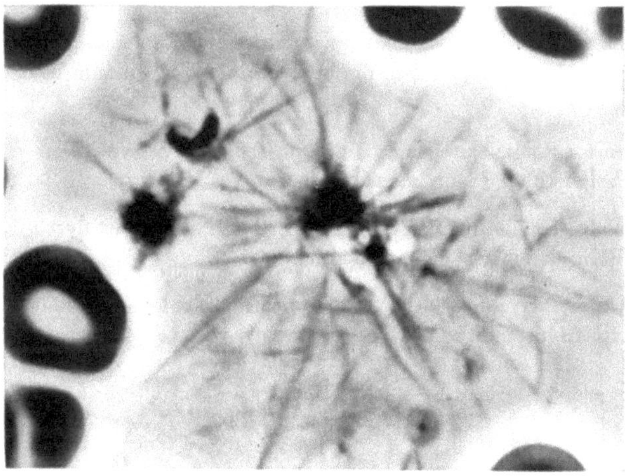
818 × *2300*

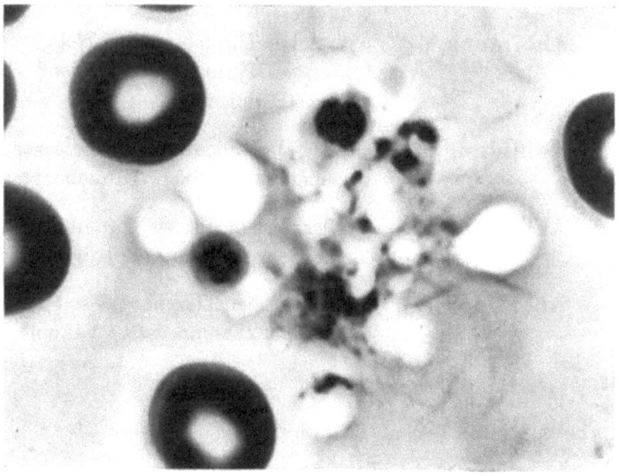
819 × *2300*

Pathologische Thrombozyten

Abbildung 820–831

Pathologische Thrombozyten unterscheiden sich durch ihre Größe sowie durch verschiedene strukturelle Besonderheiten von normalen Blutplättchen. Häufig besteht ein Mißverhältnis zwischen Hyalomer und Granulomer; in anderen Fällen sind die Granula vergröbert oder diffus im Hyalomer verteilt. Mitunter treten auch phasennegative Vakuolen auf. Ein weiterer charakteristischer Befund ist eine Plättchenanisozytose und Polymorphie. Derartige pathologische Thrombozytenformen, deren Agglutinationsfähigkeit im allgemeinen gestört ist, finden sich bei Erkrankungen des Plättchensystems, bei Leukämien und Panmyelopathie. Gelegentlich sind sie aber auch bei verschiedenen anderen schweren, besonders toxischen Krankheiten nachweisbar.

Bei Neugeborenen treten häufig große, atypische Blutplättchen auf, die ein kompaktes, dichtes, kernförmiges Granulomer besitzen, das von einem breiteren, blaßgrauen Hyalomer umgeben ist. Diese Formen erinnern manchmal an Erythroblasten mit pyknotischen Zellkernen, lassen sich jedoch von ihnen durch das Fehlen der Zytoplasmagranulation unterscheiden.

Abbildung 820 Großer, pathologischer Thrombozyt mit diffus verteilten groben Granula. (Peripherblut, akute Leukose)

Abbildung 821 Drei kleine Thrombozyten mit verklumptem Granulomer. Darunter, neben einer phasennegativen Vakuole, ein großes, pathologisches Blutplättchen mit diffus verteilten Granula. (Peripherblut, Viruspneumonie)

Abbildung 822 Großer, pathologischer Thrombozyt mit kompaktem Granulomer, das zwei kleine, phasennegative Vakuolen enthält. Darunter ein Thrombozyt mit sehr schmalem Hyalomer. Rechts ein Fibrinfadenstern um ein vakuolig umgewandeltes Plättchen. (Peripherblut, akute Leukose – Remissionsstadium)

Abbildung 823 Plättchenanisozytose und Polymorphie bei Thrombasthenie Glanzmann. Beachte die vakuolige Umwandlung des Granulomer. (Peripherblut)

Abbildung 824 Pathologischer Thrombozyt mit kleinem, kompaktem Granulomer und breitem Hyalomer, von dem sich kleine, runde Teile abgelöst haben, die teilweise vakuolig umgewandelt sind. (Peripherblut, Panmyelopathie)

Abbildung 825 Riesenplättchen bei akuter Leukose. (Peripherblut)

Abbildung 826 Riesenplättchen mit verklumptem Granulomer und wolkig-fleckigem Hyalomer. Darunter kleiner, zerfallener Thrombozytenhaufen. (Peripherblut, Thrombasthenie Glanzmann)

Abbildung 827 Riesenplättchen mit phasennegativen Vakuolen im Hyalomer und diffus verteilten feinen Granula. (Peripherblut, Pleuropneumonie)

Abbildung 828 Atypischer Thrombozyt bei Neugeborenem. Kompaktes, kernförmiges, rundliches Granulomer. Das blaßgraue Hyalomer enthält zwei kleine, runde Verdichtungen, die aus verklumpten Granula bestehen. (Peripherblut)

Abbildung 829 Großer, abgerundeter, pathologischer Thrombozyt mit zahlreichen kleinen, phasennegativen Vakuolen. Daneben zwei kleinere Thrombozyten. (Peripherblut, Pleuropneumonie – frisches Präparat)

Abbildung 830 Großer, pathologischer Thrombozyt, vakuolige Umbildung des Granulomer. Das Hyalomer ist durch kleine Fortsätze unregelmäßig begrenzt. (Knochenmark, Panmyelopathie)

Abbildung 831 Pathologischer Thrombozyt mit fadenförmigem Hyalomerfortsatz. Das dichte Granulomer enthält eine große, phasennegative Vakuole. (Peripherblut, akute Leukose)

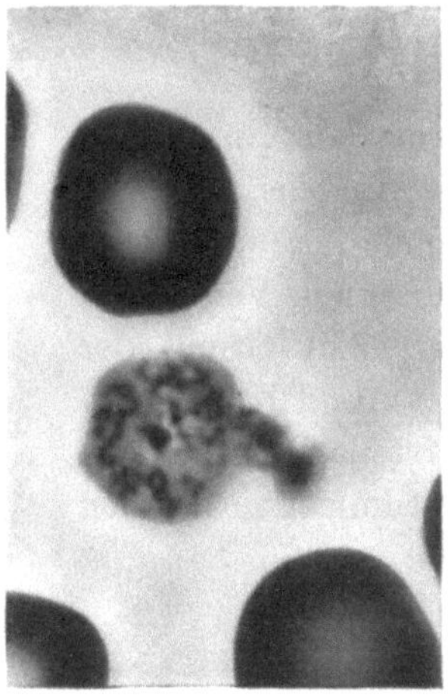
820 × *2300*

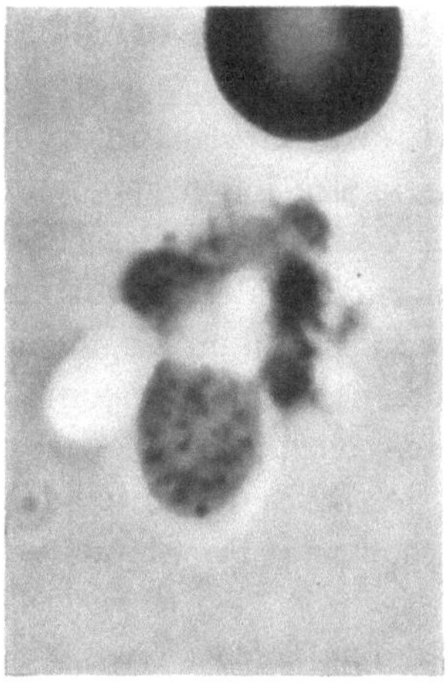
821 × *2300*

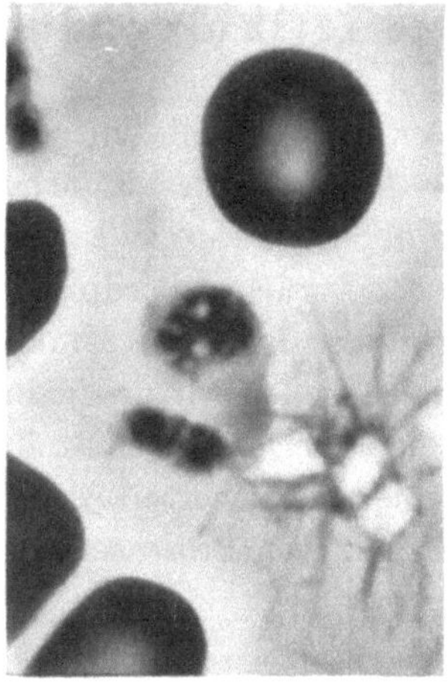
822 × *2300*

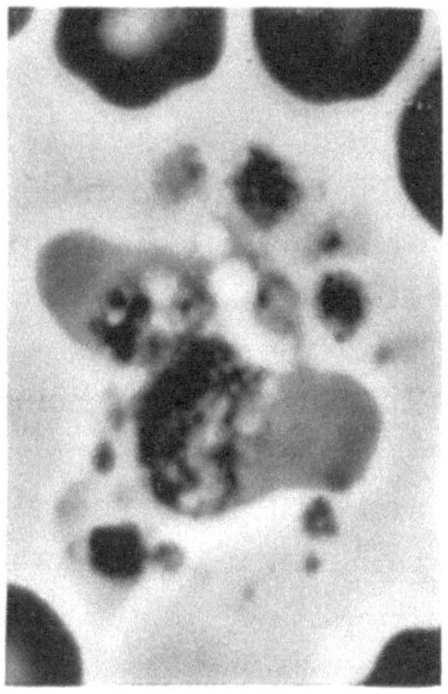
823 × *2300*

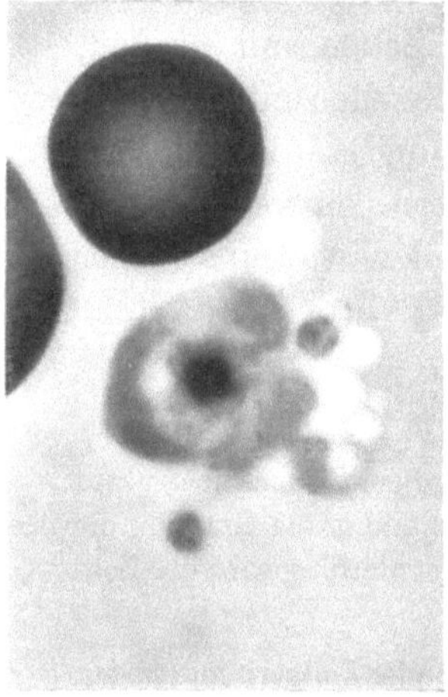
824 × *2300*

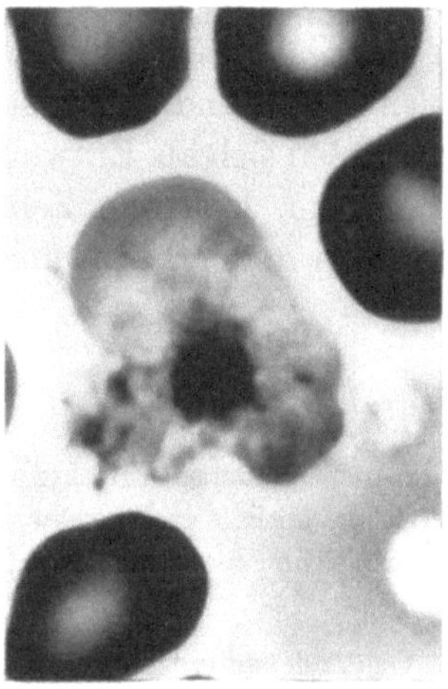
825 × *2300*

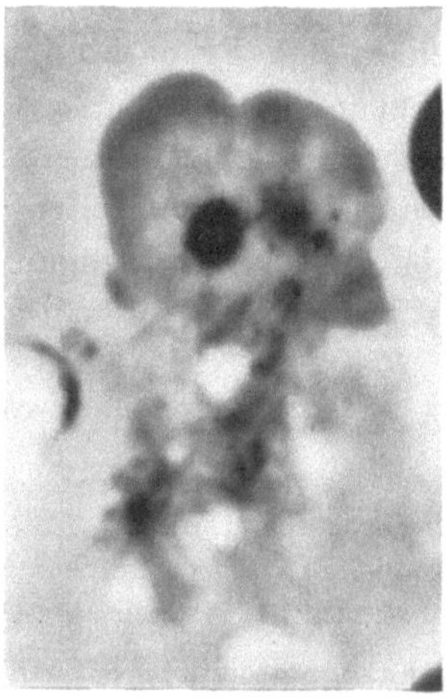
826 × *2300*

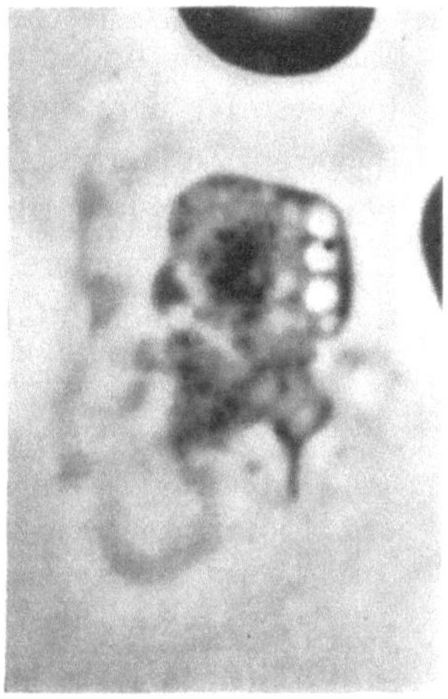
827 × *2300*

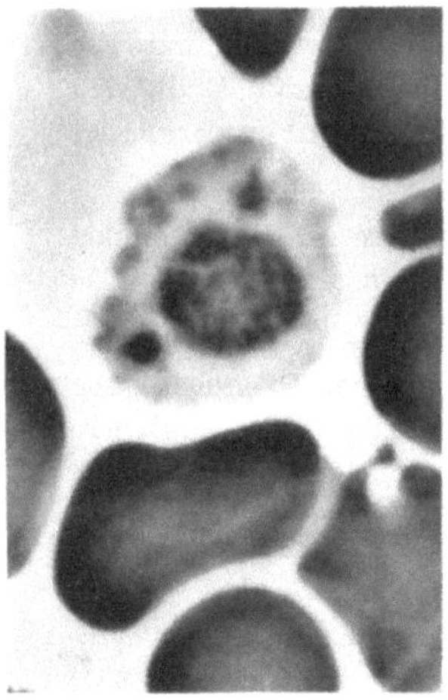
828 × *2300*

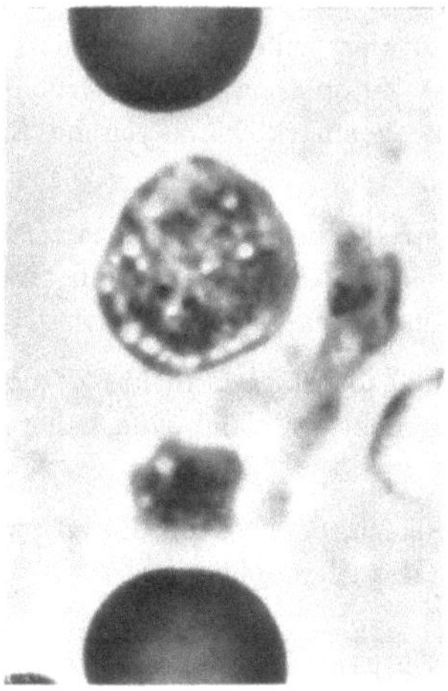
829 × *2300*

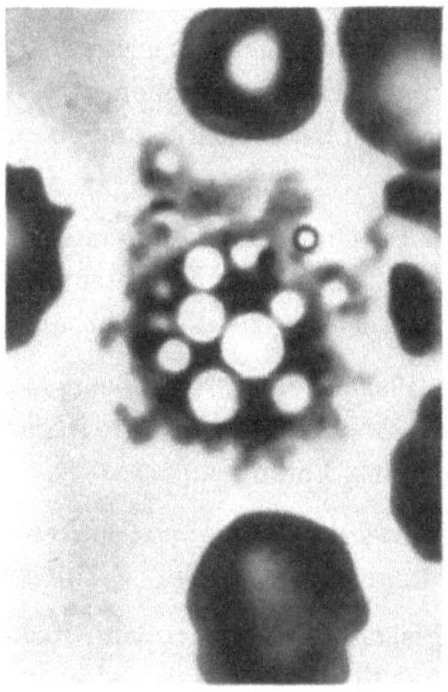
830 × *2300*

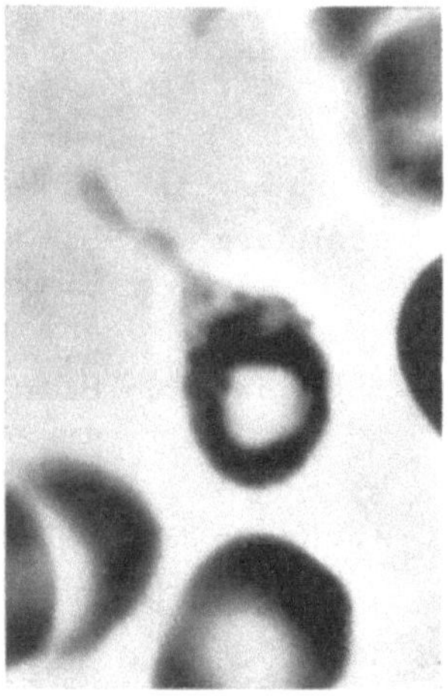
831 × *2300*

Die retikuloendothelialen Elemente

Ein Teil des im Körper weitverbreiteten retikuloendothelialen Systems (ASCHOFF) sind die retikuloendothelialen Elemente des Knochenmarks; zu ihnen gehören die *Endothelzellen* der Markgefäße, die Gruppe der *Retikulumzellen* und die *Gewebsbasophilen* (Basophile mit unlöslicher Granulation nach UNDRITZ), welche allerdings im normalen Mark nicht vorkommen. Von vielen Autoren werden die *Plasmazellen* dem Knochenmarkretikulum zugerechnet. Auf Grund der phasenoptischen Befunde schließen wir uns jedoch der u. a. von FLEISCHHACKER und KLIMA vertretenen Auffassung an, nach der die Plasmazellen eine selbständige Zellart darstellen. Im Kindesalter ist, infolge der allgemein gesteigerten Aktivität des RES, der Anteil der retikuloendothelialen Elemente, besonders bei reaktiven Prozessen, etwas höher als bei Erwachsenen.

Die Plasmazellen

Entwicklungsstadien

Abbildung 832–838

Die Plasmazellen bieten phasenoptisch ein ganz charakteristisches Bild. Außer den eigentlichen Plasmozyten finden sich in den Präparaten noch morphologisch ähnliche Zellen mit großen, lockeren Kernen, die wir ebenfalls zu den Plasmazellen zählen und als „Plasmazellen mit großem, lockerem Zellkern" bezeichnen. Bei beiden Zellformen lassen sich als Entwicklungsstadien die Proplasmozyten, bzw. die unreifen Plasmazellen mit großem, lockerem Zellkern, einwandfrei erkennen. Eine sichere Abgrenzung der Plasmoblasten von anderen Stammzellen war uns bisher noch nicht möglich (s. Abb. 1 und 2).

Morphologische Charakteristik

Proplasmozyt: Ovaler, oft leicht eingebuchteter, heller Zellkern mit blaßgrauer, fleckig-streifiger Chromatinstruktur und kleinen, runden, dunklen Kernkörperchen. Das dichte Zytoplasma enthält grobe, schwarze und graue Granula, die einen kleinen, helleren, ungranulierten Plasmabezirk, das Archoplasma, umgeben. Im Verlauf der Reifung wird der Zellkern kleiner und grobfleckiger strukturiert (s. auch Abb. 17 und 18).

Unreife Plasmazelle mit großem, lockerem Zellkern: Ovaler, leicht eingebuchteter, heller Zellkern mit zarter, feinfleckig-streifiger Chromatinstruktur und großen, unregelmäßig begrenzten Kernkörperchen. Das dichte Zytoplasma enthält grobe, dunkle Granula; im allgemeinen ist auch ein kleiner, hellerer, in der Kernbucht gelegener Archoplasmabezirk zu erkennen.

Abbildung 832 Übersicht – Knochenmark. In Bildmitte liegen neben einer langgestreckten Retikulumzelle drei Plasmozyten. (Polyposis intestinii)

Abbildung 833 u. 834 Reife Plasmozyten. Exzentrisch gelegener, ovaler, heller Zellkern mit kleinen schwarzen, teilweise randständigen Kernkörperchen. Das dichte Zytoplasma enthält grobe, dunkle Granula, die den helleren Archoplasmabezirk umgeben. (Knochenmark, hämolytische Anämie bzw. unspezifischer Infekt)

Abbildung 835 Halbreifer Plasmozyt, dessen ovaler, heller, streifig-fleckig strukturierter Zellkern zwei kleine, dunkle Kernkörperchen enthält. Im dichten Zytoplasma sind die dunklen Granula regellos verteilt. Das Archoplasma ist angedeutet sichtbar. (Knochenmark, Panmyelopathie)

Abbildung 836 Halbreife Plasmazelle mit großem, lockerem Zellkern. Das dichte Zytoplasma enthält grobe, graue und zwei schwarze Granula sowie in der Kernbucht einen kleineren, helleren Bezirk, das Archoplasma. (Knochenmark, Panmyelopathie)

Abbildung 837 Reife Plasmazelle mit großem, lockerem Zellkern. Beachte die Chromatinstruktur des Zellkerns und die Anordnung der Granula. (Peripherblut, Hepatitis epidemica)

Abbildung 838 Unreife Plasmazelle mit großem, lockerem Zellkern und drei dunklen Kernkörperchen. Das Zytoplasma enthält grobe, graue und schwarze Granula. (Peripherblut, dasselbe Präparat wie Abb. 837)

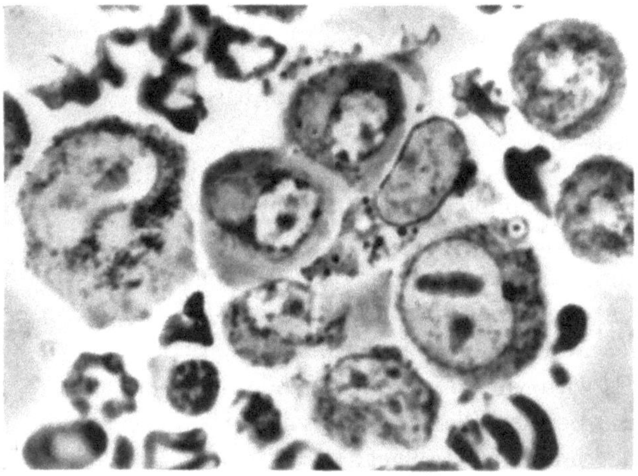

832 × *1400*

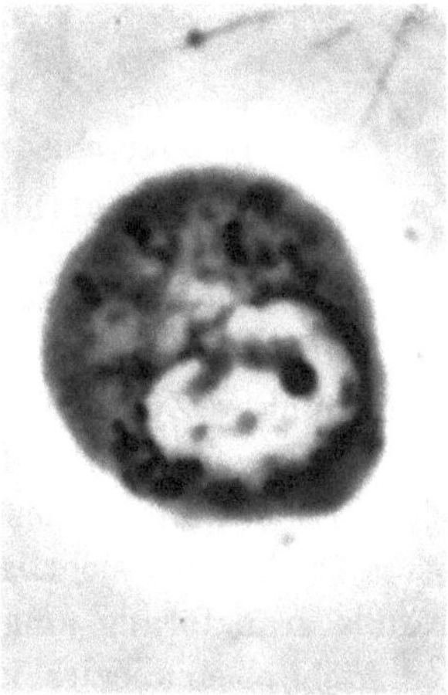

833 × *2300*

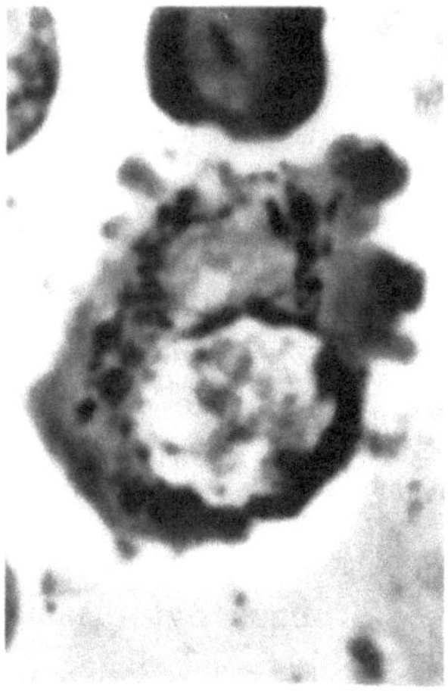

834 × *2300*

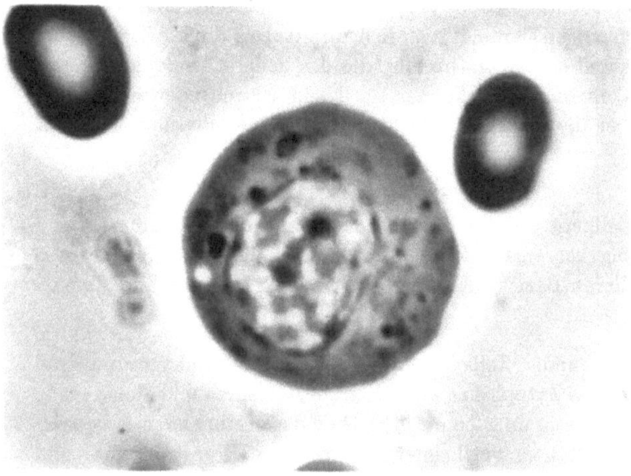

835 × *2300*

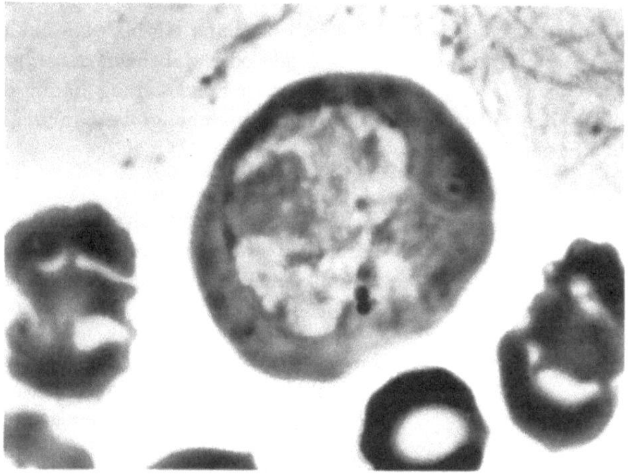

836 × *2300*

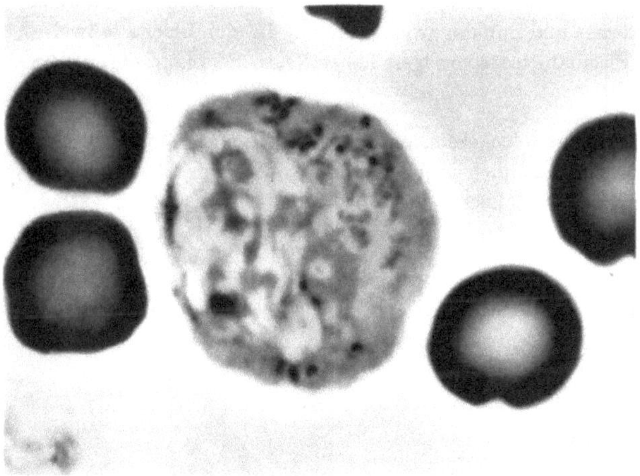

837 × *2300*

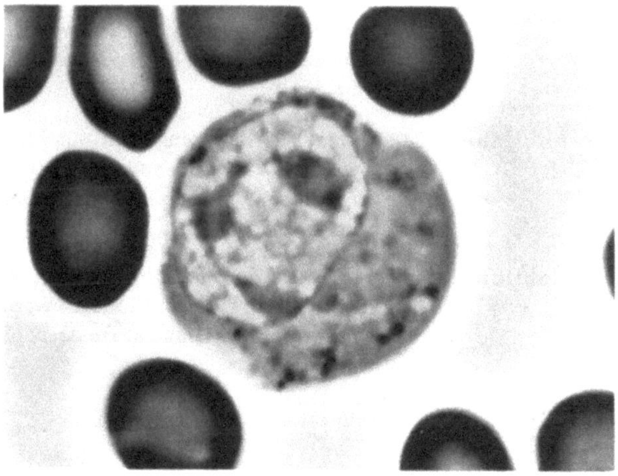

838 × *2300*

Verschiedene Zellformen

Abbildung 839–852

Die reifen Plasmazellen unterteilen wir nach ihrem morphologischem Bild in *Plasmozyten* und *Plasmazellen mit großem, lockerem Zellkern.* Als gemeinsame charakteristische Kennzeichen besitzen beide Zellformen ein dunkles Zytoplasma und, neben dem exzentrisch gelegenem Zellkern, einen granulafreien, helleren Plasmabezirk, das Archoplasma. Die Plasmozyten sind an dem kleinen, rundlichen, hellen Zellkern mit ein bis zwei nukleolenartigen Chromatinverdichtungen zu erkennen. Ihr Archoplasma ist deutlich sichtbar. Es wird von den groben, runden oder stäbchenförmigen Zytoplasmagranula kranzförmig umgeben. Bei den Plasmazellen mit großem, lockerem Zellkern ist dagegen der Archoplasmabezirk kleiner und unauffälliger; außerdem sind auch die Granula mehr diffus im Zytoplasma verteilt.

Plasmozyten

Morphologische Charakteristik: Exzentrisch gelegener, kleiner, runder bzw. ovaler, heller, lockerer Zellkern mit streifig-fleckiger oder retikulärer Struktur und ein bis zwei nukleolenartigen Chromatinverdichtungen. Das dunkle Zytoplasma enthält zahlreiche grobe, runde oder stäbchenförmige, graue und schwarze Granula, die das hellere Archoplasma umgeben, in dem bei entsprechender Fokussierung häufig das Zentrosom zu erkennen ist. Nicht selten finden sich in den Zellen auch Glanzkörner oder atypische, grobe Granula. (Über die einzelnen Strukturelemente der Plasmazelle s. bei STOBBE und bei JESCHAL.)

Abbildung 839 Halbreifer Plasmozyt. Ovaler, lockerer Zellkern mit fleckiger Struktur und drei nukleolenartigen Chromatinverdichtungen. Im unregelmäßig begrenzten Zytoplasma sparen die groben, schwarzen Granula einen paranukleär gelegenen, helleren Bezirk, das Archoplasma, aus. (Peripherblut, Infektarthritis)

Abbildung 840 Plasmozyt. Exzentrisch gelegener, kleiner, runder Zellkern mit grobfleckiger Struktur und zwei nukleolenartigen Chromatinverdichtungen. Das Zytoplasma enthält grobe, schwarze und einige graue Granula, die das hellere Archoplasma kranzförmig umgeben. Als Zeichen der beginnenden Degeneration sind im Plasma feine, fadenförmige, netzartig verflochtene Strukturen (Ergastoplasma) und einige kleine Vakuolen sichtbar. (Knochenmark, chronische Hepatitis)

Abbildung 841 Plasmozyt mit Glanzkorn im schichtdickeren Präparat. Als Zeichen der beginnenden Nekrobiose enthält das neben dem trüb-verschwommenem Zellkern sichtbare Archoplasma zahlreiche phasennegative Vakuolen. (Knochenmark, Panmyelopathie)

Abbildung 842 Plasmozyt, Bewegungsform. Runder, lockerer Zellkern mit blaßgrauer, retikulärer Chromatinstruktur. Das Zytoplasma enthält zwei Glanzkörner und dunkle, grobe Granula, die sich bereits teilweise in den großen, nach links vorgeschobenen Plasmafortsatz verlagert haben. (Knochenmark, chronische Hepatitis)

Abbildung 843 Plasmozyt, Bewegungsform mit kleinem, rundem, lockerem, exzentrisch gelegenem Zellkern. Das Zytoplasma enthält, außer zwei Glanzkörnern, reichlich grobe Granula sowie einige fadenförmige Organellen. Die charakteristische Anordnung der Zellbestandteile ist durch die Bewegung seitlich verschoben. (Knochenmark, Panmyelopathie)

Abbildung 844 Plasmozyt. Exzentrisch gelegener, kleiner, runder, lockerer Zellkern mit blaßgrauer Struktur und kleiner, langgezogener Chromatinverdichtung. Das sehr dichte Zytoplasma enthält grobe, runde und stäbchenförmige Granula. Im Archoplasma ist das Zentrosom eben zu erkennen. (Knochenmark, Panmyelopathie)

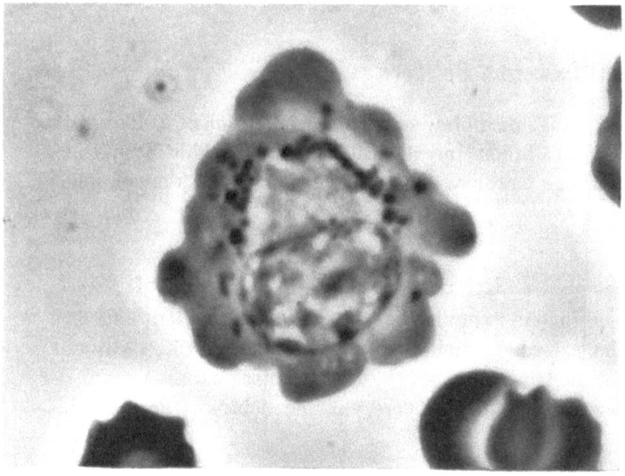

839 × *2300*

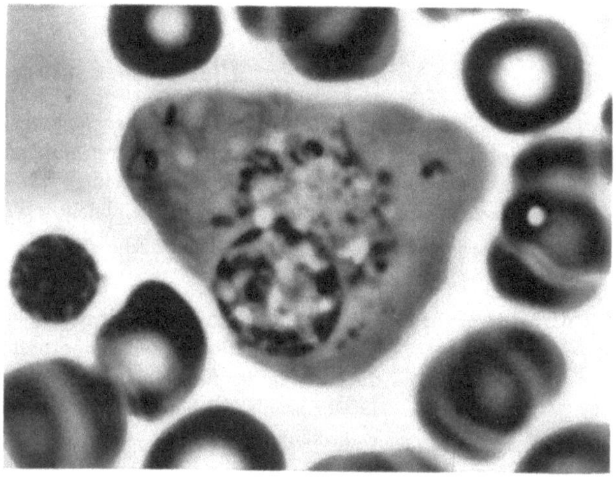

840 × *2300*

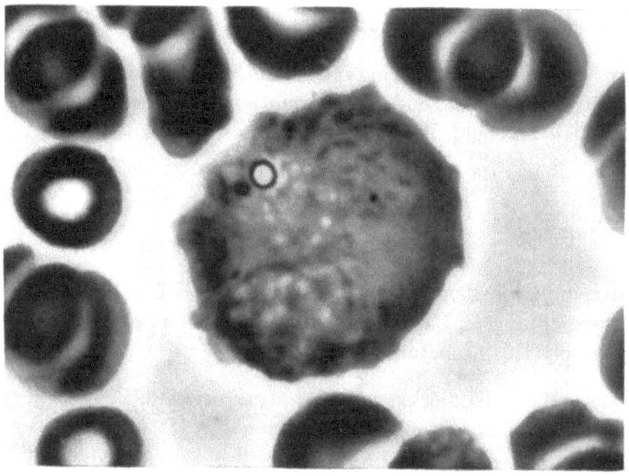

841 × *2300*

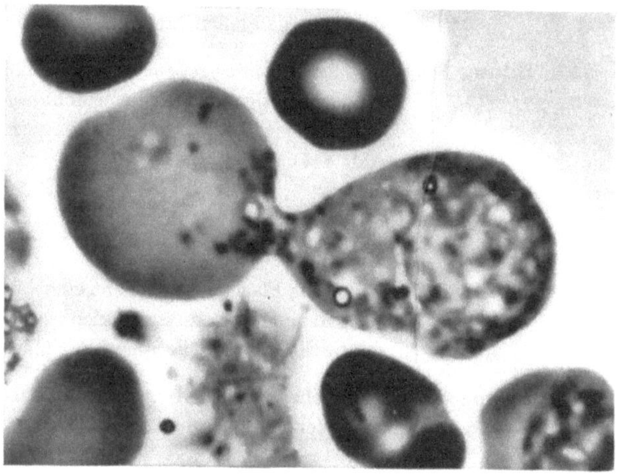

842 × *2300*

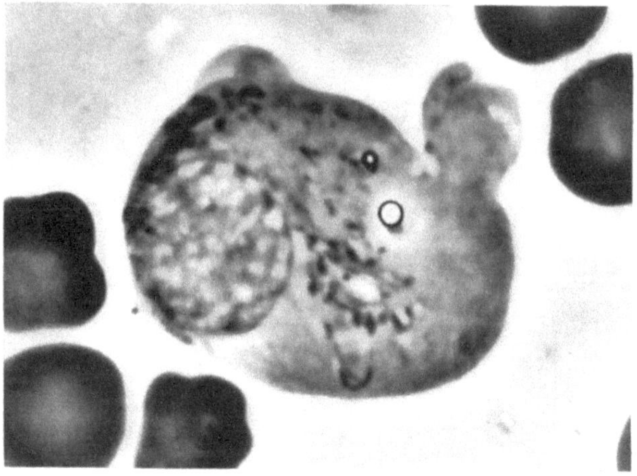

843 × *2300*

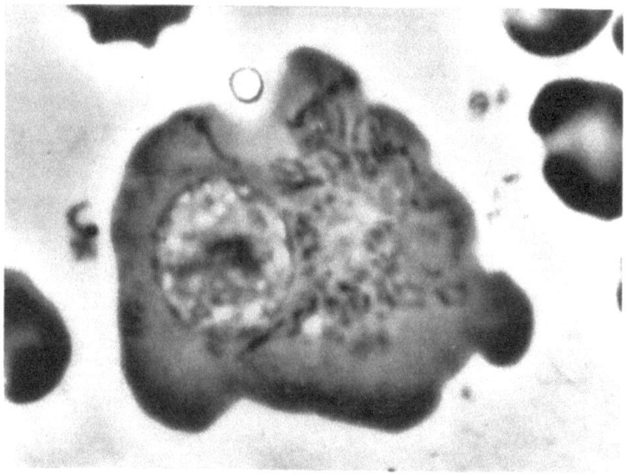

844 × *2300*

Verschiedene Zellformen (Fortsetzung)

Plasmazellen mit großem, lockerem Zellkern

Morphologische Charakteristik: Großer, heller, lockerer, leicht eingebuchteter, selten hörnchenförmiger Zellkern mit fleckig-streifig-retikulärer Struktur und mehreren nukleolenartigen Chromatinverdichtungen. Das dunkle Zytoplasma enthält zahlreiche grobe, schwarze, runde und einige stäbchenförmige Granula, die im allgemeinen einen kleinen, hellen Plasmabezirk, das Archoplasma, in der Kerneinbuchtung freilassen.

Differentialdiagnose: *Monozytoidzellen* (s. Abb. 500).

Abbildung 845 Plasmazelle mit großem, lockerem Zellkern, der mehrere nukleolenartige Chromatinverdichtungen besitzt. Das dunkle Zytoplasma enthält grobe, schwarze, runde und einige stäbchenförmige Granula, die einen in der Kerneinbuchtung gelegenen, hellen Plasmabezirk, das Archoplasma, aussparen. Bei 11 Uhr ist als Zeichen der beginnenden Degeneration eine größere Vakuole sichtbar. (Peripherblut, Rubeolen)

Abbildung 846 Älterer Proplasmozyt zum Vergleich. Rundlicher, heller, lockerer Zellkern mit mehreren nukleolenartigen Chromatinverdichtungen. Das Zytoplasma enthält zahlreiche grobe, schwarze Granula. Neben dem Zellkern ist das Archoplasma als kleiner, hellerer Plasmabezirk zu erkennen. (Knochenmark, Panmyelopathie)

Abbildung 847 Plasmazelle mit großem, lockerem Zellkern, Bewegungsform. Beachte den kleinen, in der Kerneinbuchtung gelegenen Archoplasmabezirk. (Knochenmark, Panmyelopathie)

Abbildung 848 Plasmazelle mit großem, lockerem Zellkern, der eine streifig-fleckig-retikuläre Struktur und einige nukleolenartige Chromatinverdichtungen besitzt. Die groben, dunklen Granula sind regellos im Zytoplasma verteilt. Das Archoplasma ist nicht zu erkennen. (Knochenmark, dasselbe Präparat wie Abb. 846)

Atypische Zellformen

Abbildung 849 Atypische Plasmazelle. Leicht eingebuchteter, großer, heller, lockerer Zellkern mit retikulärer Struktur und einigen kleinen, dunklen Chromatinverdichtungen. Das Zytoplasma enthält zahlreiche grobe, schwarze Granula. (Peripherblut, Morbus haemolyticus neonatorum)

Abbildung 850 Atypische Plasmazelle mit großem, lockerem, hellem, feinfleckig-retikulär strukturiertem Zellkern. Zahlreiche grobe, schwarze und graue Granula im dichten Zytoplasma. (Peripherblut, Hepatitis)

Abbildung 851 Atypischer Lymphozyt zum Vergleich. Großer, lockerer Zellkern mit feinfleckiger Chromatinstruktur. Das Zytoplasma enthält einige kleine, runde Granula und fadenförmige Plasmaorganellen. (Peripherblut, maligner Abdominaltumor)

Abbildung 852 Kleine, runde, lymphoide Retikulumzelle zum Vergleich. Rundlicher Zellkern mit streifig-grobfleckiger Chromatinstruktur. Im Zytoplasma zahlreiche sehr grobe, schwarze Granula. (Knochenmark, rheumatische Infektion)

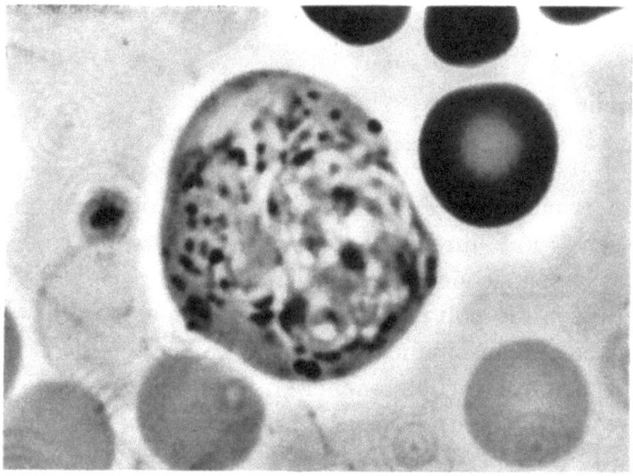

845 × *2300*

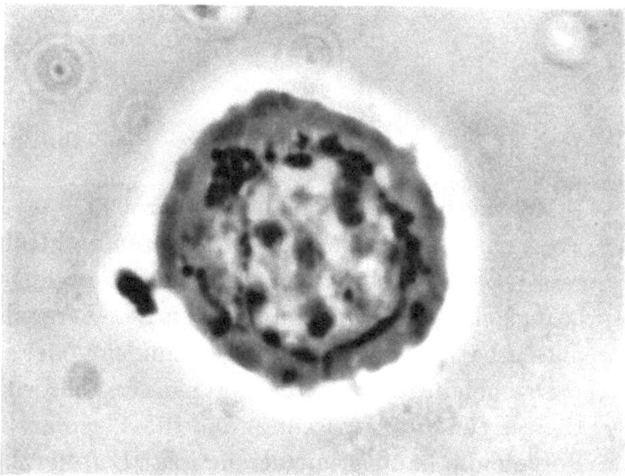

846 × *2300*

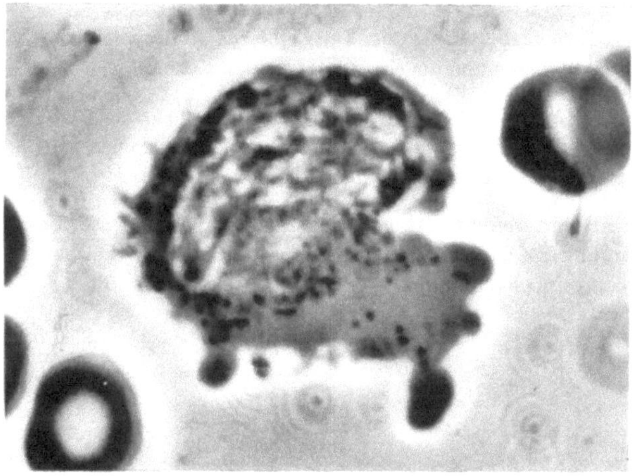

847 × *2300*

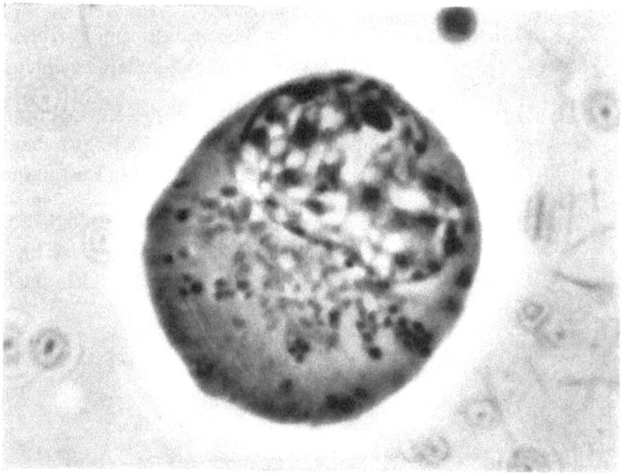

848 × *2300*

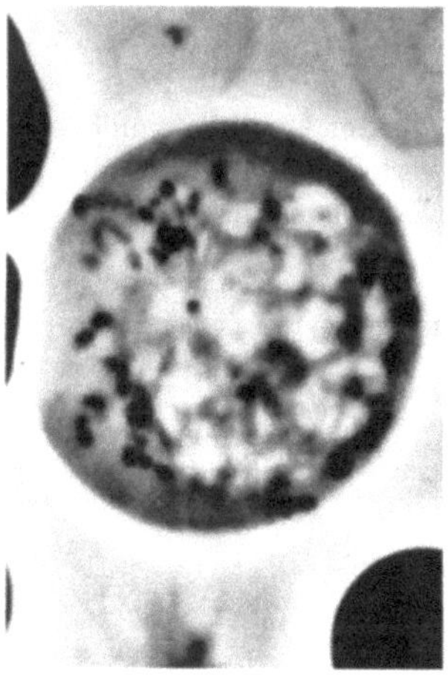

849 × *2300*

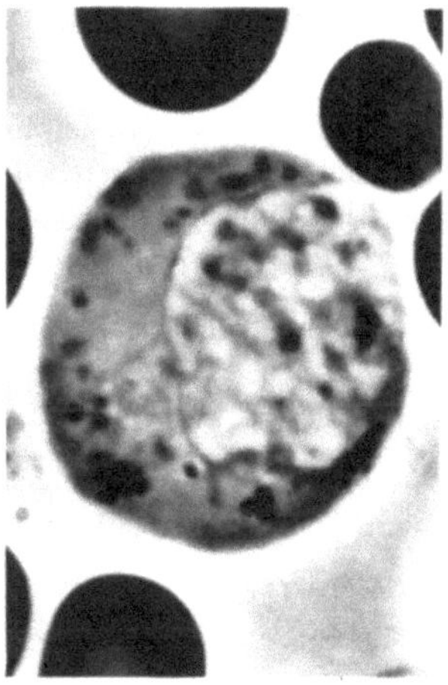

850 × *2300*

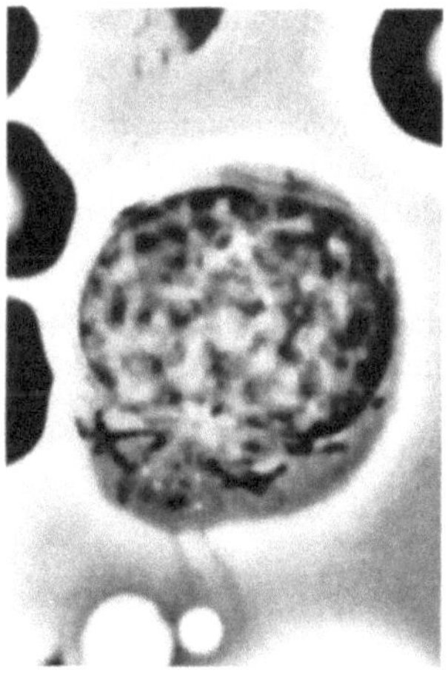

851 × *2300*

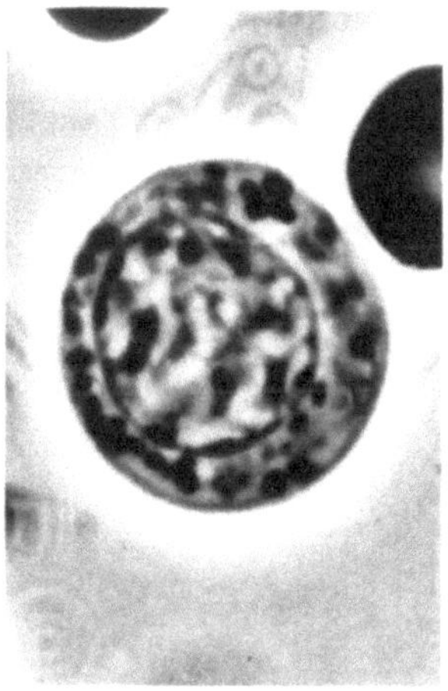

852 × *2300*

Polyploidie

Abbildung 853–856

Mehrkernige, polyploide Plasmazellen, vor allem zweikernige Formen, treten schon normalerweise in den Knochenmarkpräparaten nicht allzu selten auf; ihre Zahl nimmt bei reaktiven Prozessen oft beträchtlich zu. Im frühen Säuglingsalter lassen sie sich gelegentlich auch im Peripherblut nachweisen. Unabhängig von der Kernzahl besitzen die polyploiden Zellen nur einen Archoplasmabezirk, der entweder paranukleär oder zwischen den auseinandergerückten Zellkernen liegt. Das gehäufte Auftreten polyploider Zellformen ist nach Ansicht mancher Autoren ein weiterer Beweis für die Auffassung, daß die Plasmazellen von den fixen Geweben abstammen, bei denen Polyploidie häufiger anzutreffen ist (UNDRITZ).

Abbildung 853 Zweikernige Plasmazelle. Langgestreckte, spindelförmige Bewegungsform mit Plasmafortsätzen nach beiden Seiten. Das Archoplasma liegt zwischen den auseinandergerückten Zellkernen. Links unten ein Lymphozyt mit hörnchenförmigem Zellkern und ein oxyphiler Erythroblast. (Knochenmark, Polyhypovitaminose)

Abbildung 854 Zweikernige Plasmazelle im Peripherblut bei Neugeborenensepsis. Die Zellkerne sind verschieden groß, wahrscheinlich handelt es sich um einen diploiden und um einen tetraploiden Kern.

Abbildung 855 Zweikernige Plasmazelle, Bewegungsform. Der etwas hellere und von den Zytoplasmagranula umgebene Archoplasmabezirk liegt neben den beiden, kleinen, runden Zellkernen. Nach rechts oben wird ein unregelmäßig geformter Plasmafortsatz vorgestreckt. (Knochenmark, Panmyelopathie)

Abbildung 856 Dreikernige, vermutlich oktoploide Plasmazelle mit wenig auffälligen, lockeren, fleckig-strukturierten Zellkernen. Das Archoplasma ist im Zentrum der Zelle zwischen den Kernen angedeutet sichtbar. (Knochenmark, Morbus Hodgkin nach Sanamycinbehandlung)

Mitosen

Abbildung 857 und 858

Mitosen von Plasmazellen sind relativ selten zu finden. Sie lassen sich an den groben, regellos im Plasma verteilten Granula und den dichten, teilweise verklumpten Chromosomen erkennen. Das Archoplasma ist während des Teilungsvorganges nicht sichtbar. Die Unterscheidung von Monozytenmitosen kann gelegentlich Schwierigkeiten bereiten (s. Abb. 461).

Abbildung 857 Mitose eines Proplasmozyten, frühe Anaphase. Die teilweise verklumpten, dichten Chromosomen beginnen auseinander zu rücken. Das Zytoplasma enthält neben den regellos verteilten, dichten, runden Granula, als Zeichen der beginnenden Degeneration, einige phasennegative Vakuolen. (Knochenmark, chronische Hepatitis)

Abbildung 858 Mitose eines Proplasmozyten, Metaphase. Rechts ein Myelozyt mit verklumpten Zytoplasmagranula. (Knochenmark, Rubeolen)

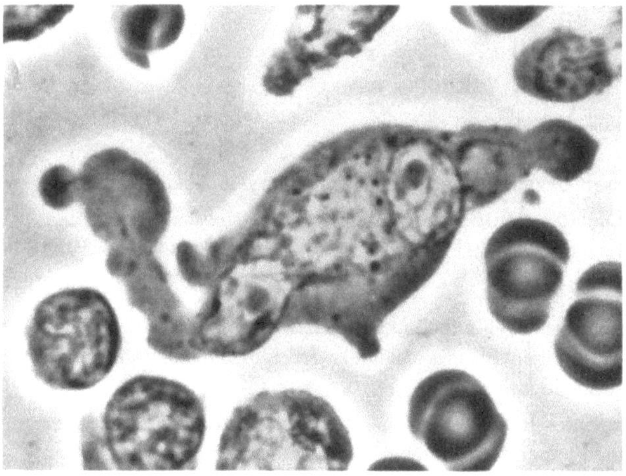

853 × *1400*

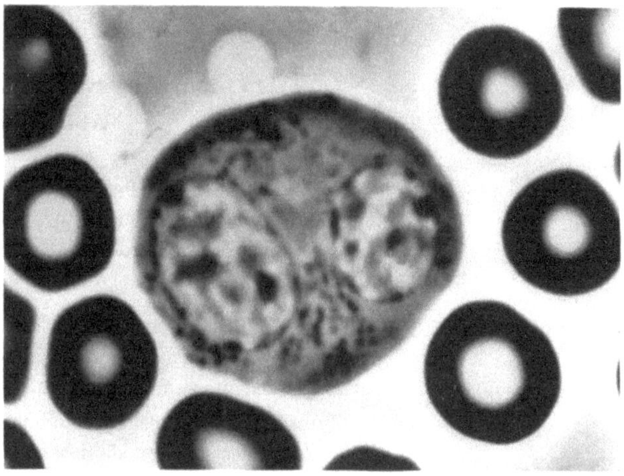

854 × *2300*

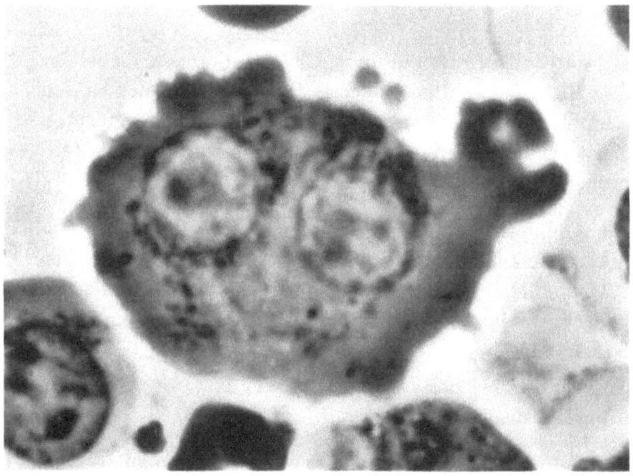

855 × *2300*

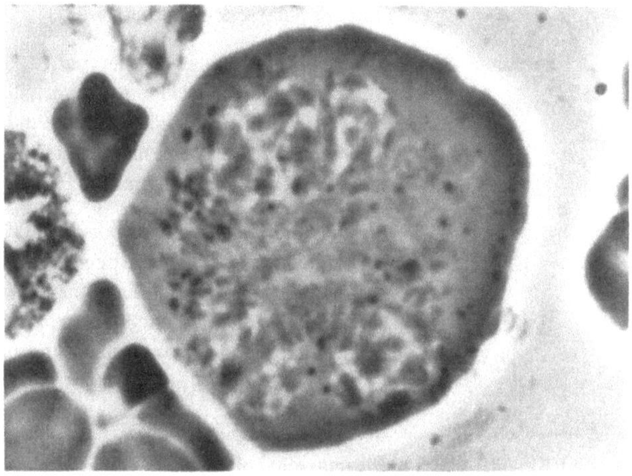

856 × *2300*

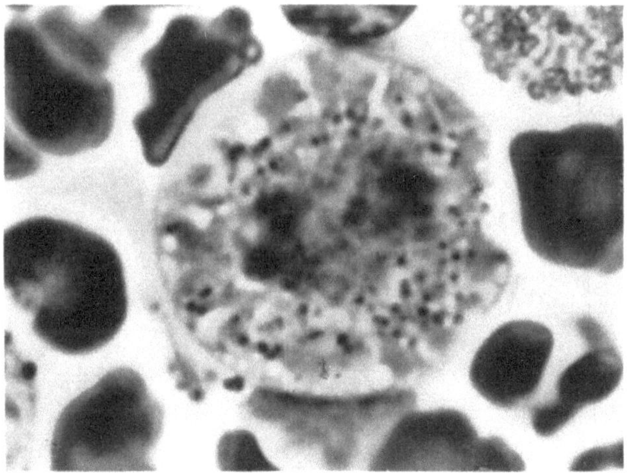

857 × *2300*

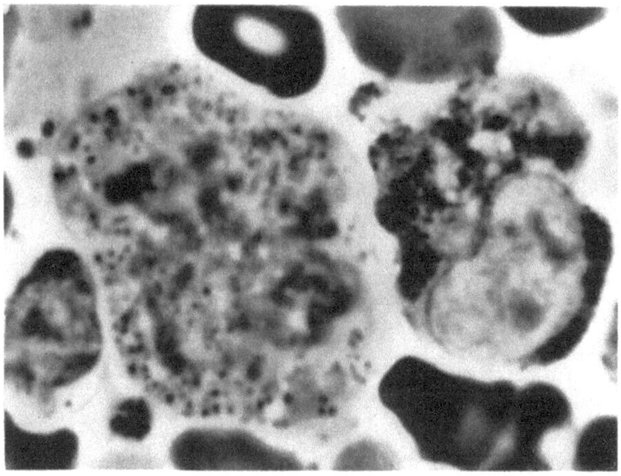

858 × *2300*

Varia (Glanzkörner, Russelkörperchen, Vakuolen usw.)

Abbildung 859–866

Abbildung 859 Plasmazelle mit atypischen, groben, schwarzen Granula. (Knochenmark, Panmyelopathie)

Atypische Granula treten nicht nur bei der Zelldegeneration auf, sondern finden sich auch in vitalen Plasmazellen bei verschiedenen Erkrankungen, z. B. bei Tumoren, Leukämien, multiplen Mißbildungen und bei der Panmyelopathie.

Abbildung 860 Plasmazelle mit zwei Glanzkörnern. Als Zeichen einer beginnenden Degeneration sind die Zytoplasmagranula vergröbert. Außerdem lassen sich in einigen Plasmaausläufern (rechts) feine fadenförmige Strukturen nachweisen. (Knochenmark, Panmyelopathie)

Das Zytoplasma der Plasmazellen enthält nicht selten ein oder mehrere Glanzkörner verschiedener Größe. Zumindest bei den kleineren von ihnen handelt es sich nach histochemischen Untersuchungen um lipoidhaltige Mitochondrien (Lipochondrien). Im gefärbten Präparat finden sich an Stelle der größeren Glanzkörner Vakuolen, da die lipoidhaltigen Granula durch den Alkohol der Farblösung aus der Zelle herausgelöst sind.

Abbildung 861 Plasmazelle, Degenerationsform. Flach ausgebreitete Zelle mit groben, teilweise blasig gequollenen Zytoplasmagranula und zwei Glanzkörnern, sowie vakuoliger Umwandlung des Archoplasmas. (Knochenmark, Mediastinaltumor)

Abbildung 862 Plasmazelle mit Russelkörperchen. Der blaßgraue Zellkern ist nur undeutlich zu erkennen, da bei der Aufnahme auf die großen glanzkornähnlichen Plasmaeinschlüsse fokussiert wurde, bei denen es sich vermutlich um Russelkörperchen handelt. Mit Sicherheit können diese Körperchen nur im gefärbten Ausstrichpräparat oder histologischem Schnitt erkannt werden. Links ist eine Retikulumzelle teilweise sichtbar. (Knochenmark, Panmyelopathie)

Abbildung 863 Plasmazelle. Degenerationsform, bei der das Archoplasma in kleine, phasennegative Vakuolen umgewandelt ist. Der bei 5 Uhr gelegene Zellkern ist kaum sichtbar. Das Zytoplasma hat nach allen Seiten kleine, unregelmäßig geformte Fortsätze gebildet. Es enthält zahlreiche schwarze Granula und ein Glanzkorn. Links daneben ein oxyphiler Erythroblast und ein halbreifer Retikulozyt. (Knochenmark, hämolytisch-urämisches Syndrom, Gasser)

Phasennegative Zytoplasmavakuolen lassen sich nur bei der Degeneration der Plasmazellen nachweisen; sie treten im allgemeinen zuerst im Bereich des Archoplasma auf.

Abbildung 864 Plasmazelle mit großem, lockerem Zellkern, bei der die Zytoplasmagranula blasig gequollen sind. Rechts am Zellrand drei Glanzkörner. (Knochenmark, Panmyelopathie)

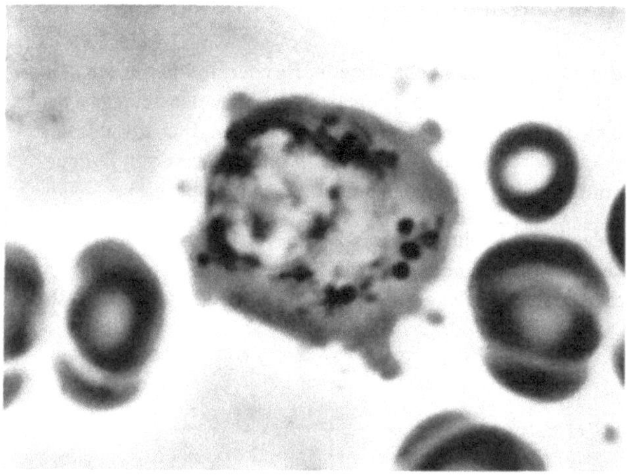

859 × *2300*

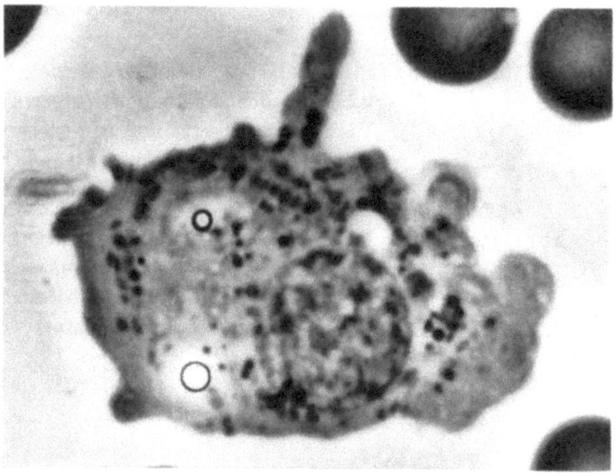

860 × *2300*

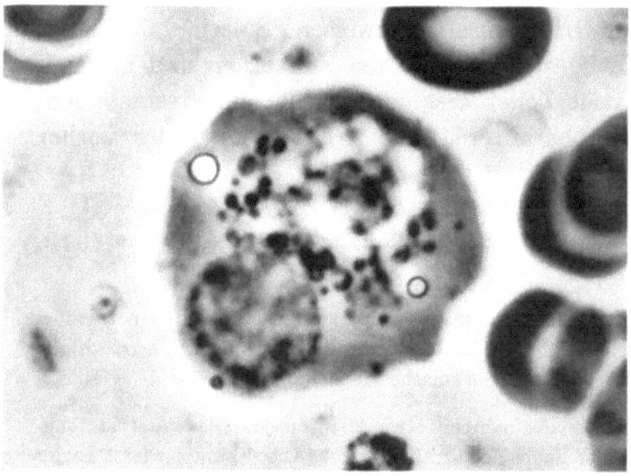

861 × *2300*

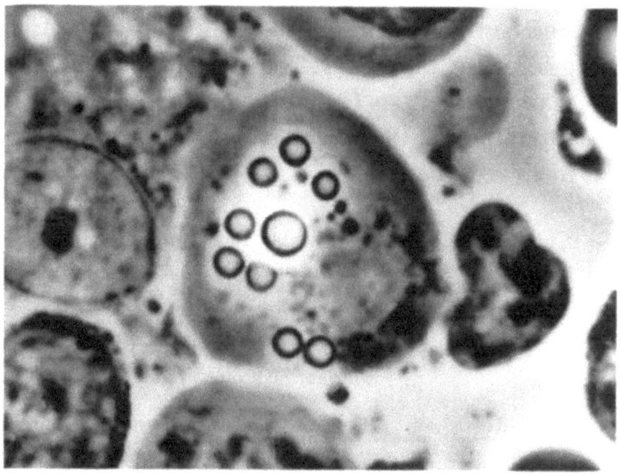

862 × *2300*

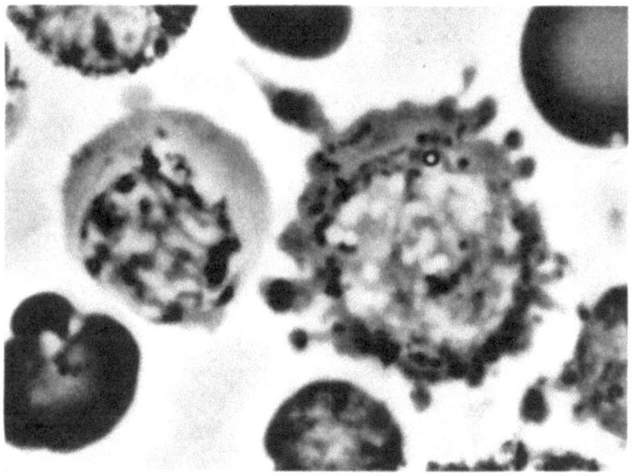

863 × *2300*

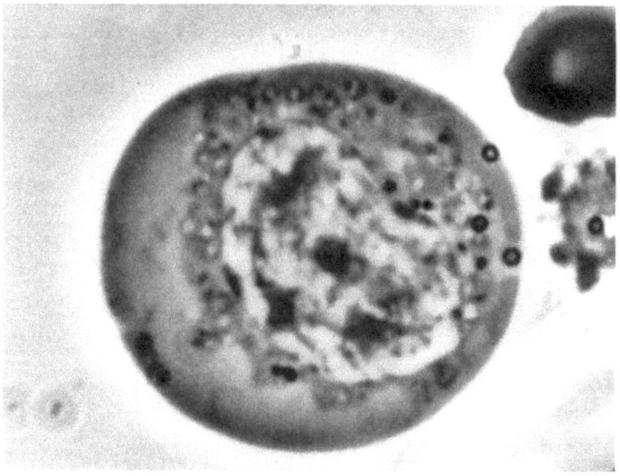

864 × *2300*

Varia, Vakuolen (Fortsetzung)

Abbildung 865 Plasmazelle mit vakuoliger Plasmaumwandlung, sogenannte Schaumzelle. Runder, pyknotischer Zellkern mit dichter, streifig-fleckiger Chromatinstruktur. Das Archoplasma ist von phasennegativen Vakuolen durchsetzt und von groben, schwarzen, gequollenen Granula umgeben. Das Zytoplasma enthält dicht nebeneinanderliegende blaßgraue Vakuolen, die sich von den phasennegativen Degenerationsvakuolen im Archoplasma deutlich unterscheiden. (Knochenmark, Panmyelopathie)

Abbildung 866 Plasmazelle, vakuolige Degeneration. Der blasse, bei 9 Uhr gelegene, Zellkern ist kaum zu erkennen. Das Zytoplasma hat sich bis auf einige schmale, randständige Bezirke in phasennegative Vakuolen umgewandelt. Die wenigen erhaltenen Granula sind stark gequollen. (Knochenmark, maligner Abdominaltumor – älteres Präparat)

Bewegung

Abbildung 867–869

Die Bewegung der Plasmazellen beschränkt sich im allgemeinen auf die Bildung von Plasmafortsätzen, deren Form und Größe sich nur langsam ändert. Gelegentlich läßt sich auch eine träge Fortbewegung einzelner Zellen mit geringfügigem Ortswechsel nachweisen. Sofern dabei langgestreckte Bewegungsformen mit schmalen, der Zellgestalt angepaßten Zellkernen und unregelmäßig verteilten Granula entstehen, können derartige Zellen erst nach wieder eingetretener Abrundung als Plasmazellen erkannt werden, da der charakteristische Archoplasmabezirk vorher nicht sichtbar ist.

Abbildung 867 Plasmazelle. Bewegungsform mit langem, schmalem Zytoplasmafortsatz, der einige Granula enthält. (Knochenmark, rheumatische Infektion)

Abbildung 868 Plasmazelle, Bewegungsform. Neben einigen kleinen Plasmaausstülpungen hat die Zelle einen größeren, granulahaltigen Fortsatz gebildet, dessen schmale Verbindung zur Zelle infolge Überstrahlung auf dem Mikrofoto nicht sichtbar ist. (Knochenmark, chronische Hepatitis)

Abbildung 869 a u. b Plasmazelle, Bewegungsform. Zeitabstand der Aufnahmen etwa 20 Minuten. Die zunächst langgestreckte Zelle (Abb. a) hat sich während der Beobachtung abgerundet (Abb. b) und ist jetzt an der charakteristischen Anordnung der Granula, die das Archoplasma umgeben, als Plasmazelle zu erkennen. Beachte als Fixpunkt den Erythrozyten links unten im Bild. (Knochenmark, Urämie)

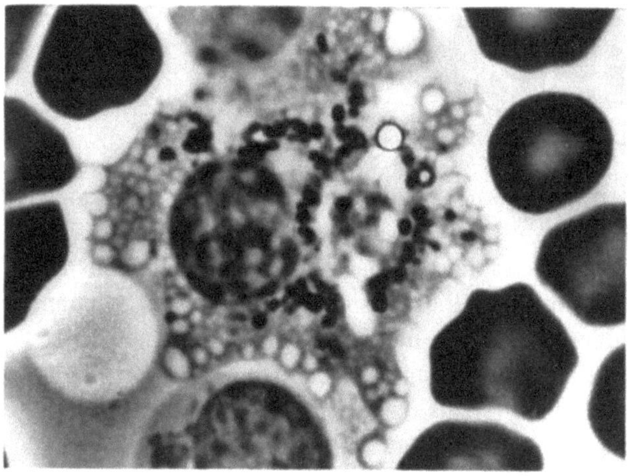

865 × *2300*

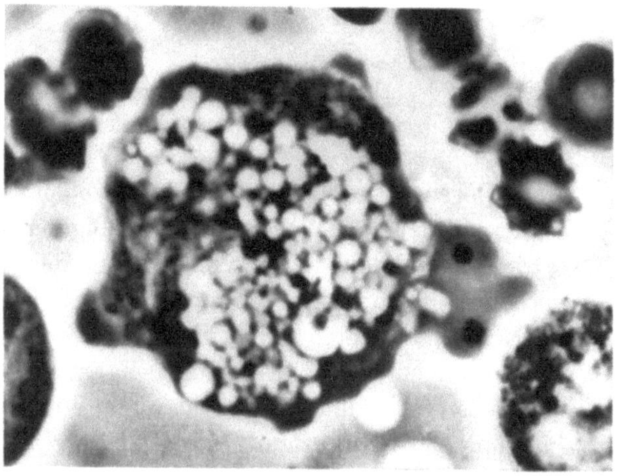

866 × *2300*

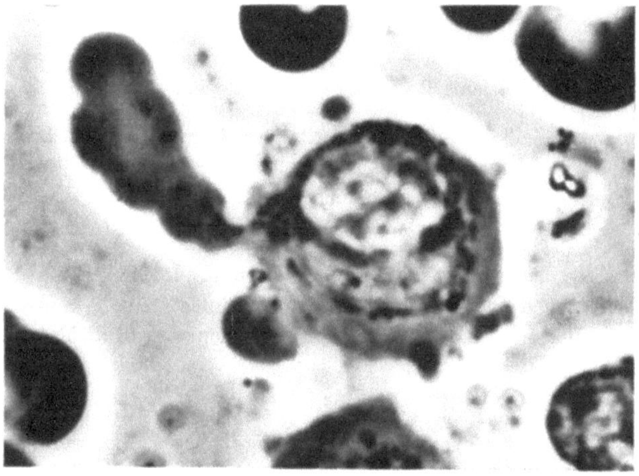

867 × *2300*

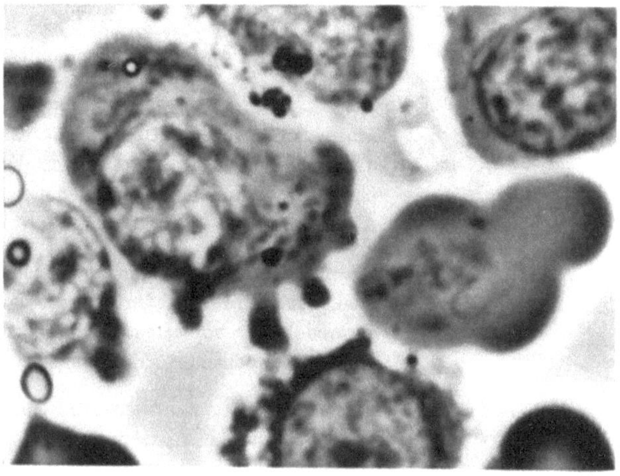

868 × *2300*

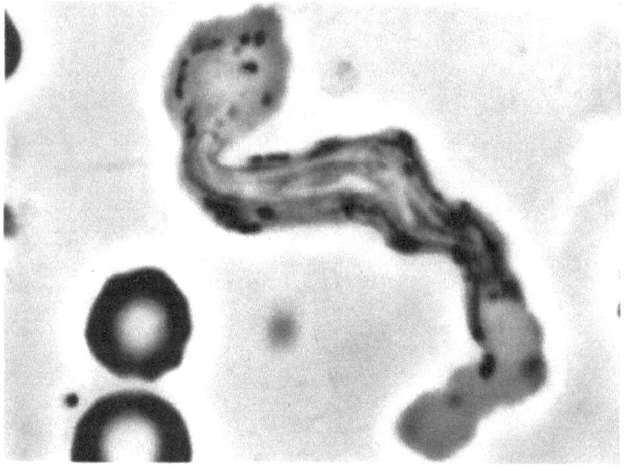

869 a

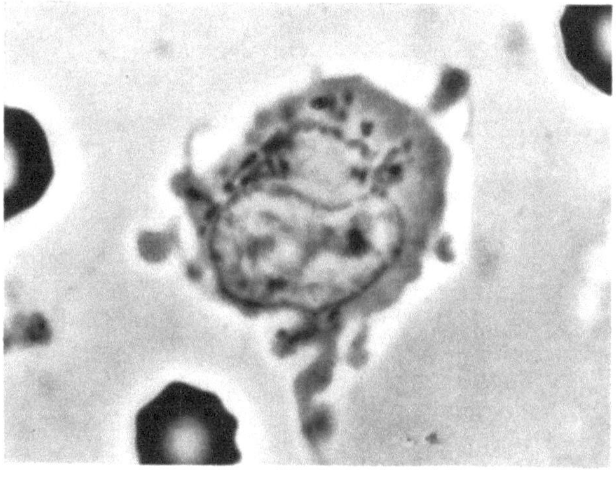

b × *2000*

Degenerationsformen und Artefakte

Abbildung 870–879

Die Degenerationsformen der Plasmazellen sind an den pyknotischen oder blasig aufgetriebenen Zellkernen, den gequollenen, unregelmäßig verteilten Granula und den zahlreichen phasennegativen Zytoplasmavakuolen zu erkennen. Außerdem ist das Archoplasma, bei dem im allgemeinen die vakuolige Umwandlung beginnt, nicht mehr als gesonderter Zellbezirk sichtbar. Als erstes Zeichen der Nekrobiose treten ferner nicht selten feine, fadenförmige, oft netzartig verschlungene, dichte Plasmastrukturen auf (Ergastoplasma), die vermutlich dem bisher nur elektronenoptisch nachgewiesenen intrazellulären Kanalsystem entsprechen. Nach Artefakten, insbesondere nach Druckschädigung bei Anfertigung der Präparate, erfolgt sehr schnell eine weitgehende Zerstörung der Zellen.

Abbildung 870 Plasmazelle, Degenerationsform. Kleiner, runder, exzentrisch gelegener Zellkern mit verschwommener Struktur. Die groben, gequollenen Granula sind regellos im Zytoplasma verteilt, das zahlreiche kleine, blasse Vakuolen enthält. Der Archoplasmabezirk ist nicht mehr zu erkennen. (Knochenmark, Panmyelopathie – älteres Präparat)

Abbildung 871 Plasmazelle. Degenerationsform mit groben, schwarzen Granula und einigen phasennegativen Zytoplasmavakuolen. (Knochenmark, Viruspneumonie – älteres Präparat)

Abbildung 872 Plasmazelle, Degenerationsform. Ovaler, lockerer Zellkern mit feiner, retikulärer Chromatinstruktur und blassem Nukleolus. Das von Vakuolen durchsetzte Zytoplasma enthält einige grobe, dichte Granula. Beginnender Zerfall der peripheren Zellbezirke. (Knochenmark, dasselbe Präparat wie Abb. 871)

Abbildung 873 Plasmazelle, Degenerationsform nach Artefakt. Lockerer, gequollener Zellkern mit mehreren nukleolenartigen Chromatinverdichtungen. Die groben Zytoplasmagranula umgeben das vakuolig umgewandelte Archoplasma. Fortgeschrittene Auflösung der Zellrandbezirke. (Knochenmark, Rubeolen – leicht gequetschtes Präparat)

Abbildung 874 Plasmazelle, Degenerationsform. Abgerundete Zelle mit grobvakuoliger Degeneration der peripheren Plasmabezirke. Der exzentrisch gelegene Zellkern ist aufgelockert und streifig-fleckig strukturiert. (Knochenmark, rheumatische Infektion – älteres Präparat)

Abbildung 875 Zweikerniger, vermutlich oktoploider Proplasmozyt, Degenerationsform im gequetschten Präparat. Große, ovale, mitteldichte Zellkerne mit mehreren nukleolenartigen Chromatinverdichtungen. Das flach ausgebreitete Zytoplasma enthält grobe, gequollene, schwarze Granula und zahlreiche phasennegative Vakuolen, die teilweise den Kernen anliegen. (Knochenmark, Rubeolen)

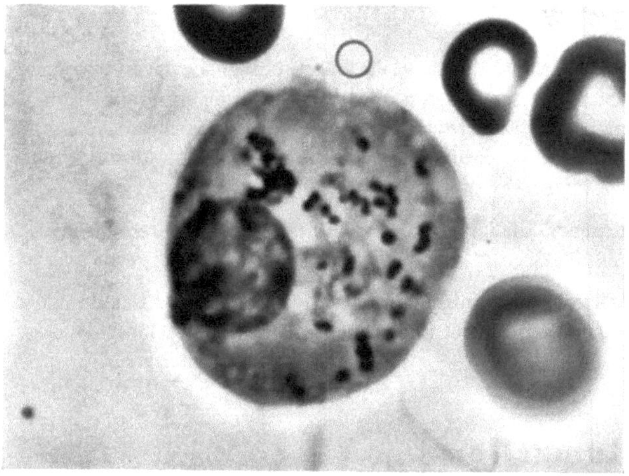

870 × *2300*

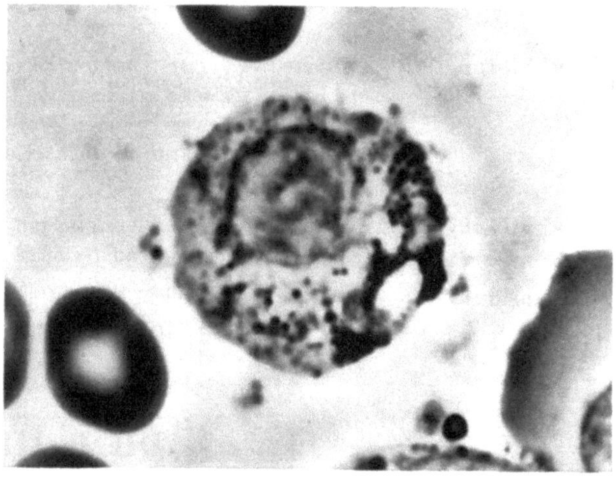

871 × *2300*

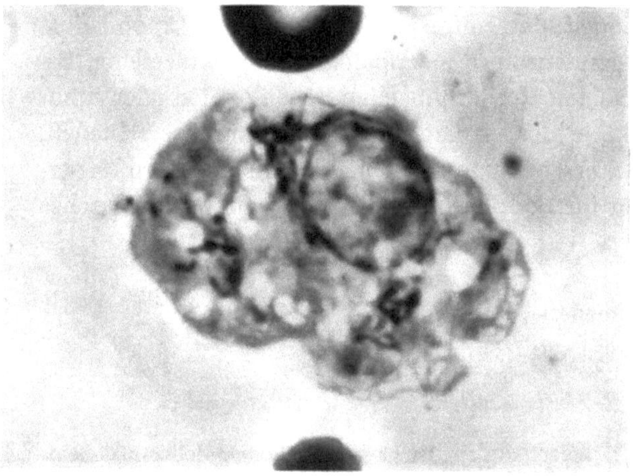

872 × *2300*

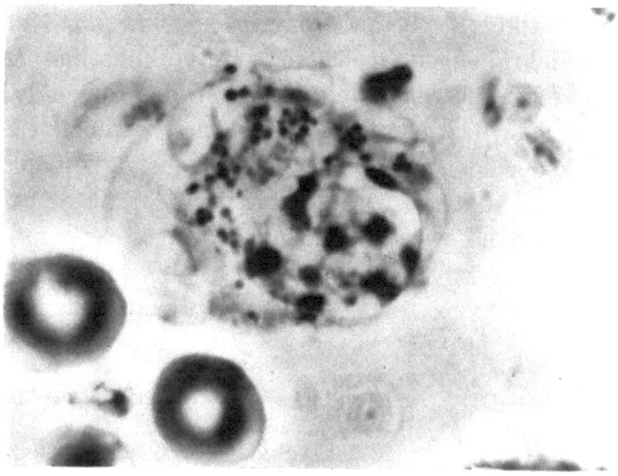

873 × *2300*

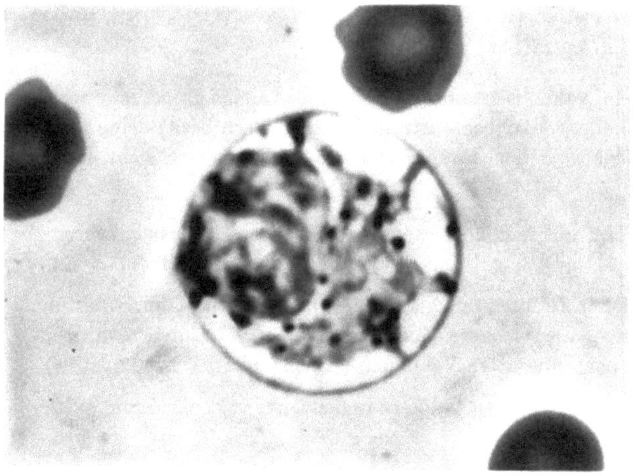

874 × *2300*

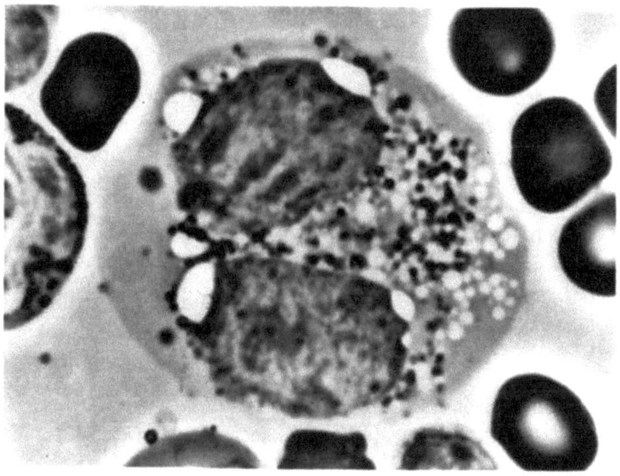

875 × *1700*

Degenerationsformen und Artefakte (Fortsetzung)

Abbildung 876 Plasmazelle, Degenerationsform. Das Archoplasma enthält zahlreiche kleine, phasennegative Vakuolen und ist von teilweise verklumpten, groben, schwarzen, runden und stäbchenförmigen Granula umgeben. Im flach ausgebreiteten Zytoplasma ist das Ergastoplasma als netzartig verflochtene, dichte, fadenförmige Struktur sichtbar. (Knochenmark, unspezifische Lymphadenitis colli – älteres Präparat)

Abbildung 877 Plasmazelle, Degenerationsform mit homogener, blaßgrauer Umwandlung eines größeren Plasmateiles. (Knochenmark, Panmyelopathie)

Abbildung 878 u. 879 Atypische Plasmazellen. Lockere, helle Zellkerne mit einigen Chromatinverdichtungen. Das dunkle Zytoplasma enthält grobe, schwarze Granula. (Peripherblut und Knochenmark, Panmyelopathie)

Die Retikulumzellen

Über die Abgrenzung, Unterteilung und Nomenklatur der als Retikulumzellen bezeichneten Knochenmarkelemente besteht heute keine einheitliche Auffassung. Ohne zu den noch offenen Problemen dieser Zellgruppe Stellung nehmen zu wollen, unterscheiden wir phasenoptisch zwischen den Retikulumzellen im engeren Sinne (kleine lymphoide Retikulumzellen, halbreife und reife Retikulumzellen, Stromazellen) und den funktionell determinierten Zellformen (Lipophagen, Makrophagen, speichernde Retikulumzellen). Als gemeinsames morphologisches Kennzeichen besitzen alle Zellen, mit Ausnahme der kleinen lymphoiden Retikulumzellen, einen ovalen oder rundlichen, fast strukturlosen, scharf begrenzten Zellkern, der, je nach den Brechzahlunterschieden, heller oder dunkler als das umgebende Zytoplasma erscheint und ein bis drei kleine Kernkörperchen aufweist. Das Auftreten von Retikulumzellen im Peripherblut muß stets als pathologisches Zeichen gewertet werden.

Retikulumzellen, verschiedene Zellformen

Abbildung 880–894

Kleine lymphoide Retikulumzellen

Morphologische Charakteristik: Kleine, rundliche Zellen mit lockerem, ovalem, leicht eingebuchtetem Zellkern, der eine blaßgraue, fleckig-streifige Struktur und mehrere dunkle, nukleolenartige Chromatinverdichtungen aufweist. Das mitteldichte Zytoplasma enthält zahlreiche graue und schwarze, grobe, runde, sowie einige stäbchenförmige Granula.

Abbildung 880 u. 881 Kleine lymphoide Retikulumzellen. Beachte die charakteristische Kernform und Kernstruktur sowie die Zytoplasmagranulation. (Knochenmark und Peripherblut bei idiopathischer hämolytischer Anämie)

Halbreife Retikulumzellen

Morphologische Charakteristik: Rundliche Zellen mit lockerem, vakuolisiertem Zytoplasma, das einige grobe, schwarze, runde, oft verklumpte Granula enthält. Der ovale oder rundliche, scharf begrenzte, lockere Zellkern besitzt eine feinfleckig-retikuläre Struktur und ein bis drei kleine, dunkle Kernkörperchen. Bewegungsvorgänge lassen sich nicht nachweisen.

Abbildung 882 Plasmozyt zum Vergleich. Degenerationsform mit feinen, dichten, fadenförmigen Plasmastrukturen. (Knochenmark, Toxoplasmose)

Abbildung 883 Halbreife Retikulumzelle. Rundlicher, lockerer Zellkern mit blaßgrauer, fleckig-retikulärer Struktur und drei kleinen, dunklen Kernkörperchen. Das lockere Zytoplasma enthält zahlreiche grobe, schwarze, verklumpte Granula und einige phasennegative Vakuolen. (Knochenmark, Osteomyelitis)

Abbildung 884 Halbreife Retikulumzelle mit scharf begrenztem, lockerem Zellkern und stärker vakuolisiertem Zytoplasma. (Knochenmark, Coagulopathie)

Abbildung 885 Fast ausgereifte, polyploide, dreikernige Retikulumzelle. Beachte die fast strukturlosen Zellkerne mit den dunklen Kernkörperchen. (Knochenmark, Morbus Boeck)

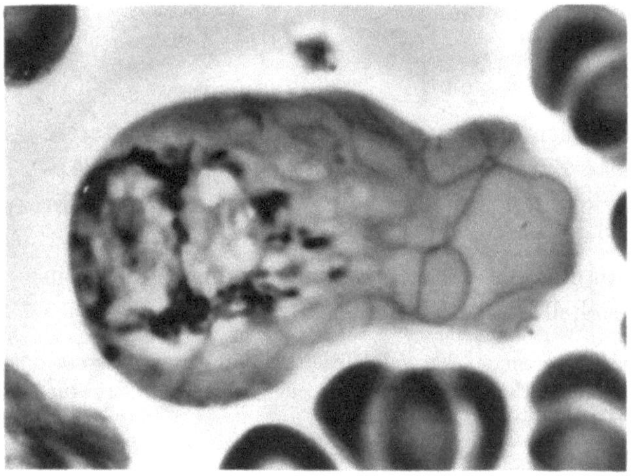

876 × *2300*

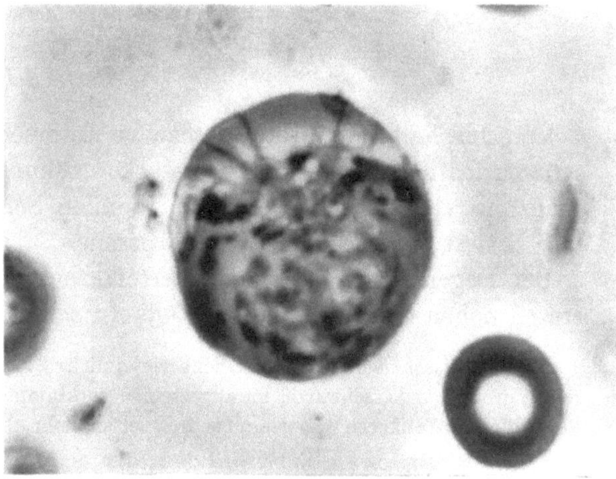

877 × *2300*

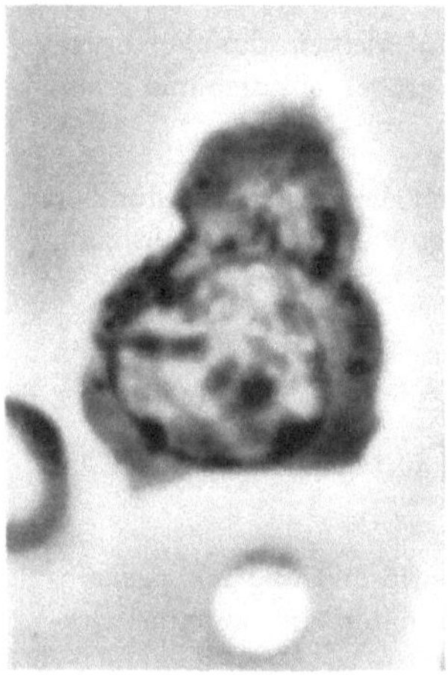

878 × *2300*

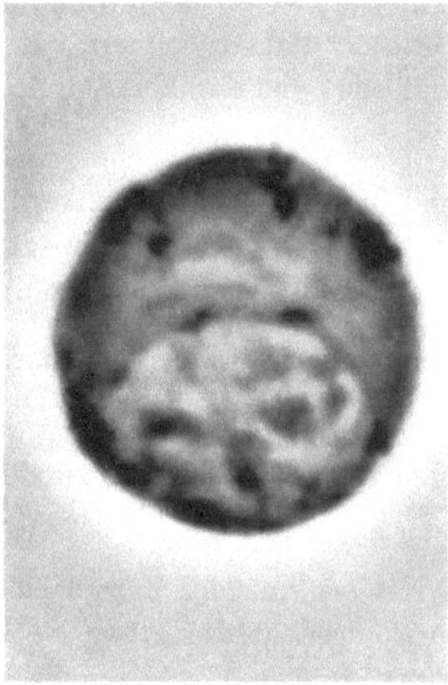

879 × *2300*

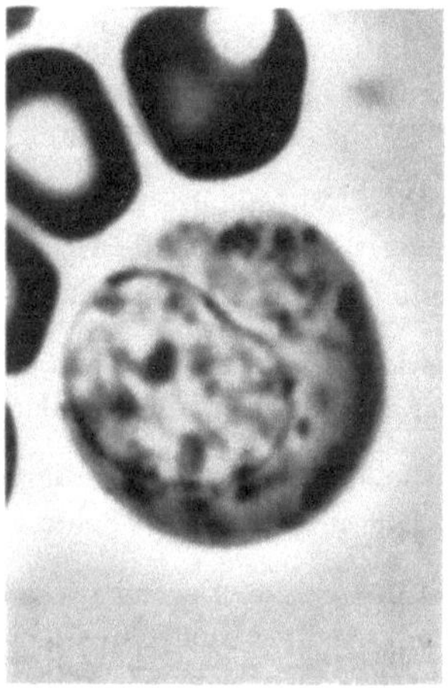

880 × *2300*

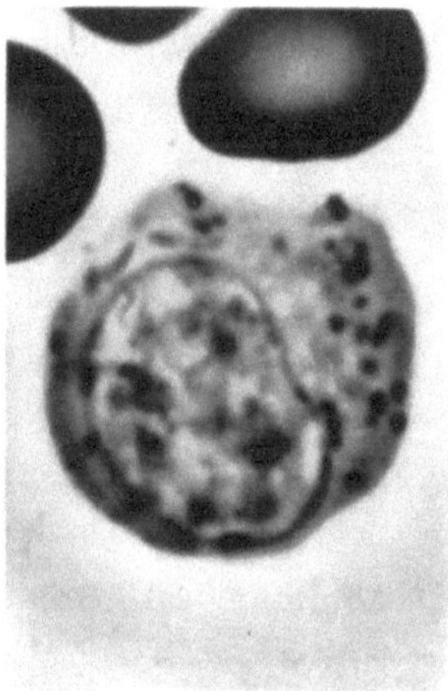

881 × *2300*

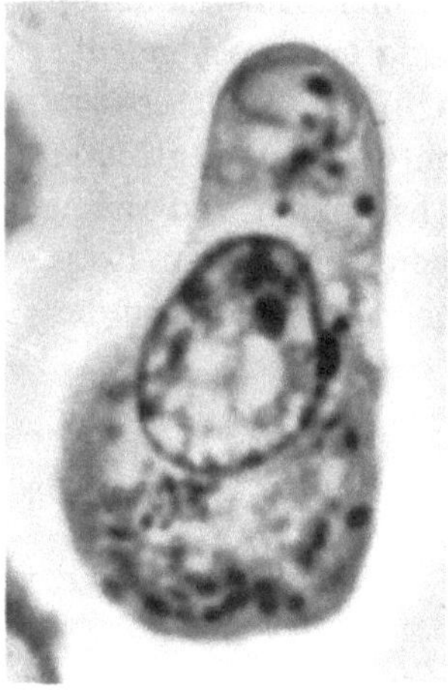

882 × *2300*

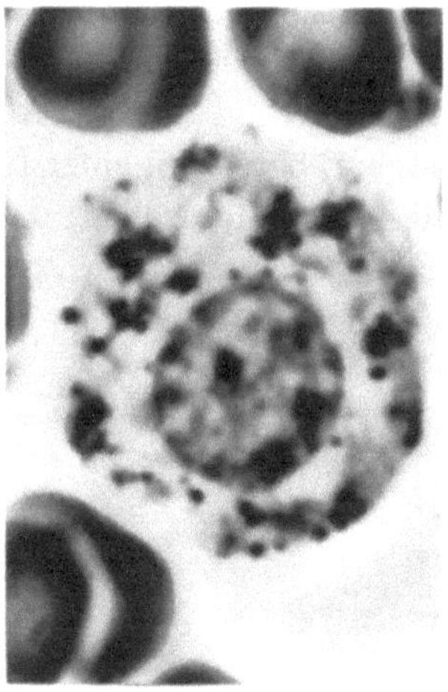

883 × *2300*

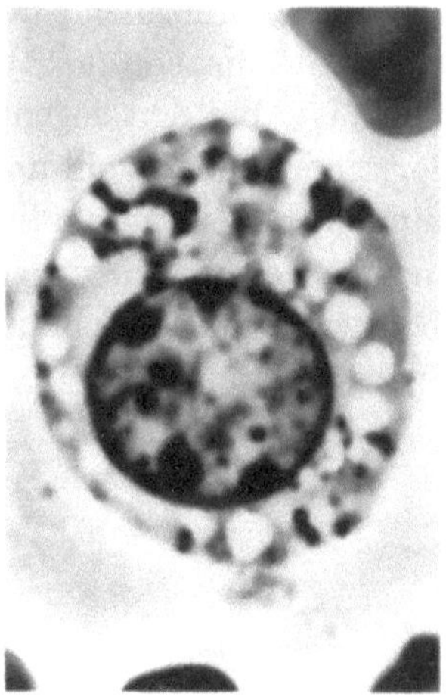

884 × *2300*

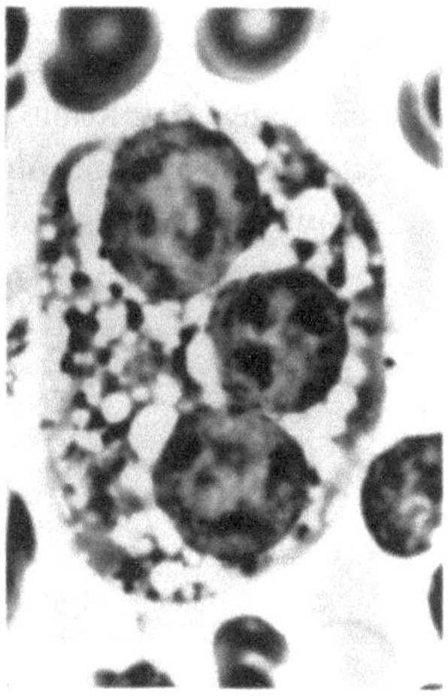

885 × *1400*

Verschiedene Zellformen (Fortsetzung)

Reife Retikulumzellen

Von den halbreifen Retikulumzellen unterscheiden sich die reifen Formen durch den dichteren, strukturlosen Zellkern und das stärker vakuolisierte Zytoplasma. Gelegentlich bereitet die Abgrenzung von degenerierten Neutrophilen Schwierigkeiten, doch ist hier der Zellkern lockerer und besitzt keine runden Kernkörperchen.

Bei Degeneration oder nach Artefakten fehlt häufig die scharfe Zellbegrenzung; außerdem treten neben dem abgeblaßten Zellkern schmale, sichelförmige Vakuolen auf.

Morphologische Charakteristik: Leicht verletzliche Zellen mit lockerem, stärker vakuolisiertem Zytoplasma, das zahlreiche grobe, runde, schwarze, im allgemeinen verklumpte Granula enthält. Die rundlichen oder ovalen, fast strukturlosen, dichten Zellkerne weisen ein bis drei, selten mehr, dunkle Kernkörperchen auf.

Differentialdiagnose: *halbreife Retikulumzellen* (s. Abb. 883 u. 884);
degenerierte Neutrophile (s. Abb. 352 u. 888).

Abbildung 886 Zwei reife Retikulumzellen. Rechts oben eine degenerierte, reife Retikulumzelle mit paranukleären, sichelförmigen, phasennegativen Vakuolen. Daneben ein orthochromatischer Normoblast und ein Metamyelozyt. (Knochenmark, Pfeiffersches Drüsenfieber)

Abbildung 887 Reife Retikulumzelle. Ovaler, fast strukturloser, dichter Zellkern mit fünf kleinen, dunklen Kernkörperchen. Das Zytoplasma ist stark vakuolisiert und enthält zahlreiche grobe, schwarze und graue Granula. (Peripherblut, Leukämie)

Abbildung 888 Degenerierter Neutrophiler zum Vergleich. Ovaler, lockerer Zellkern mit langgezogener, dunkler Chromatinverdichtung. Das Zytoplasma enthält zahlreiche, phasennegative Vakuolen und schwarze, verklumpte Granula. (Peripherblut, Morbus haemolyticus neonatorum)

Abbildung 889 Reife Retikulumzelle mit dichtem, rundem Zellkern und vakuolisiertem Zytoplasma. Rechts ein atypischer, stabkerniger Neutrophiler. (Knochenmark, Pfeiffersches Drüsenfieber)

Abbildung 890 Reife Retikulumzelle im Peripherblut bei Leukämie. Beachte den runden, auffallenden Nukleolus im ovalen, leicht eingekerbten Zellkern.

Abbildung 891 Reife Retikulumzelle. Degenerationsform mit beginnender Zytoplasmaauflösung und homogenem, hellem Zellkern. Der Nukleolus ist nur noch angedeutet sichtbar. Rechts unten ein oxyphiler Erythroblast. (Knochenmark, alimentäre Anämie)

Abbildung 892 Reife Retikulumzelle, Degenerationsform. Heller Zellkern mit blassen, nukleolenartigen Chromatinverdichtungen. Das Zytoplasma ist stark vakuolisiert und enthält grobe, verklumpte, schwarze Granula. Beachte die zwei sichelförmigen, paranukleären Vakuolen. (Peripherblut, Panmyelopathie)

Die einzelnen Arten der Retikulumzellen sind nach unserer Ansicht verschiedene Entwicklungsformen einer multipotenten Stammzelle (s. Abb. 3), wobei die Differenzierung entsprechend der jeweiligen Funktion erfolgt ist. Bei den sogenannten Ferratazellen (s. Abb. 915) handelt es sich auf Grund des morphologischen Bildes wohl um jüngere, bereits in einer Richtung festgelegte und damit nicht mehr omnipotente Reifungsstadien der Retikulumzellen. Die halbreifen und reifen Retikulumzellen entsprechen vermutlich im gefärbten Präparat den „großen lymphoiden Retikulumzellen“, doch haben wir diese Bezeichnung vermieden, da wir uns bisher noch nicht von der Identität der Zellen überzeugen konnten.

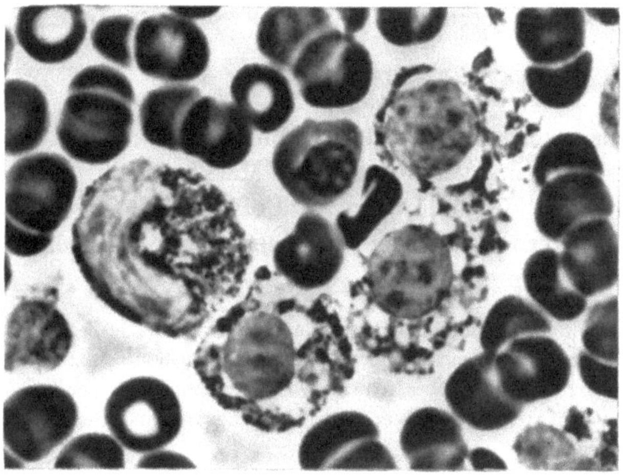

886 × *1000*

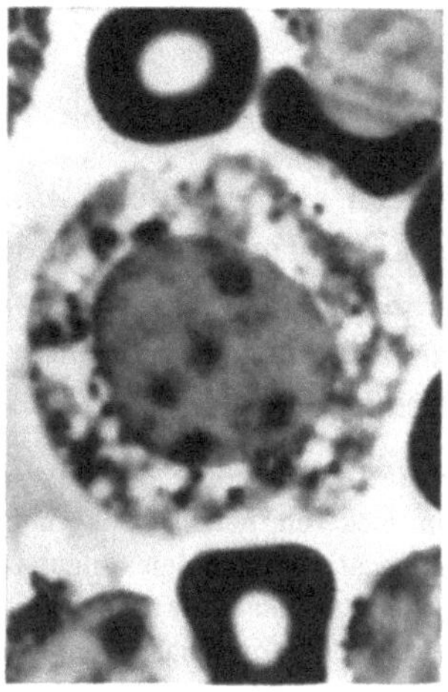

887 × *2300*

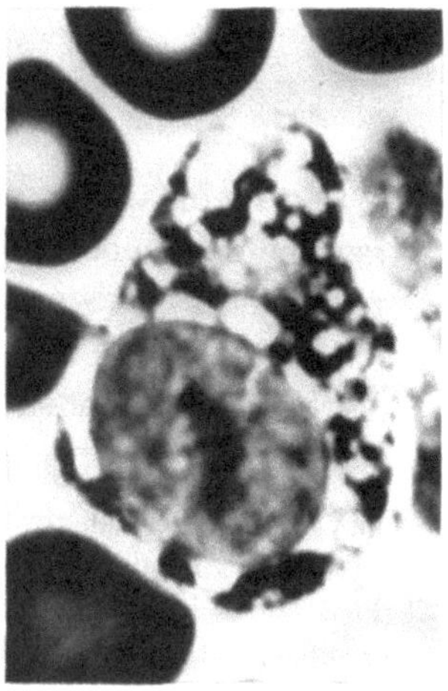

888 × *2300*

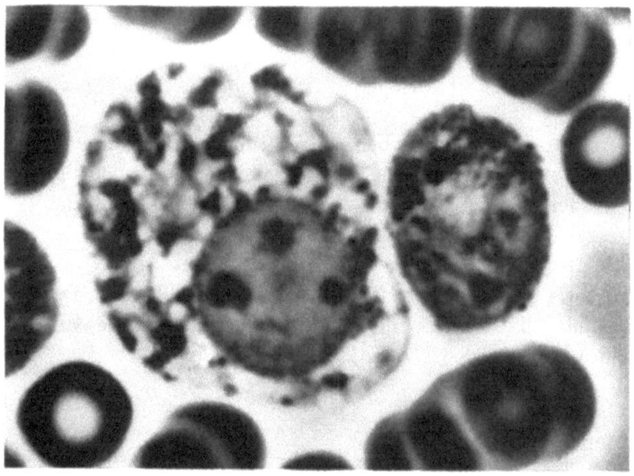

889 × *2300*

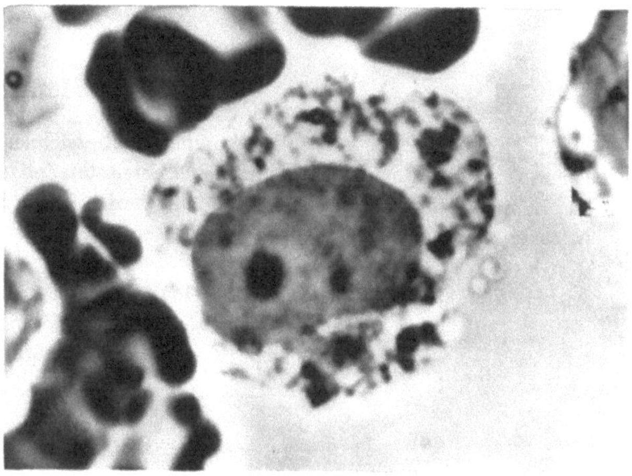

890 × *2300*

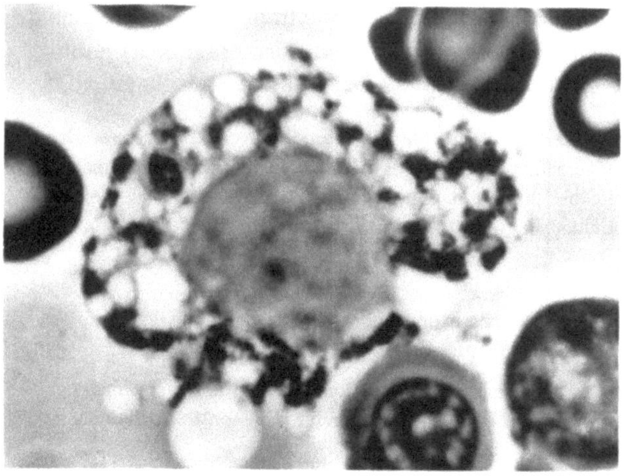

891 × *2300*

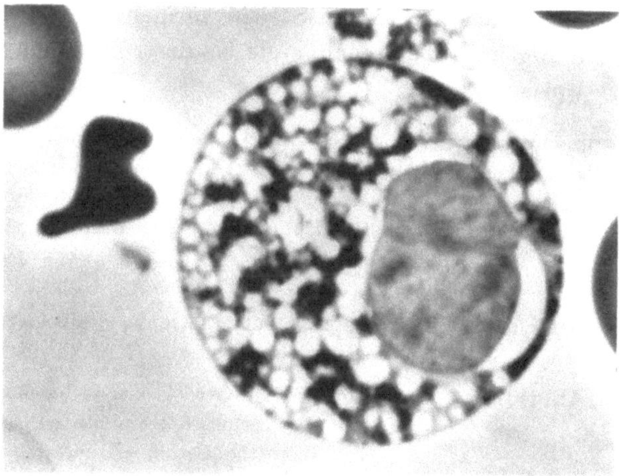

892 × *2300*

Verschiedene Zellformen (Fortsetzung)

Retikulumzellen im Knochenmark, Stromazellen

Die Stromazellen gehören als besondere Differenzierungsform der Retikulumzellen zum Stützgewebe des Knochenmarks. Normalerweise finden sie sich nur vereinzelt in den Markbröckeln. Bei reaktiven Prozessen, besonders aber bei der Panmyelopathie, nimmt ihre Zahl oft beträchtlich zu (s. Abb. 374). In diesen Fällen ist auch die netzartige Verflechtung der in kleineren oder größeren Verbänden liegenden, häufig polyploiden Zellen deutlich zu erkennen.

Morphologische Charakteristik: Polymorphe, oft langgestreckte und in zahlreiche Plasmafortsätze auslaufende Zellen mit zentral gelegenen, ovalen, lockeren, hellen Zellkernen, die ein bis zwei mitteldichte Kernkörperchen besitzen. Das Zytoplasma ist durch phasennegative Vakuolen aufgelockert und enthält grobe, schwarze, oft verklumpte Granula. Phasenoptisch sind die charakteristischen Retikulinfasern nicht sichtbar. Bei reaktiver Vermehrung der Stromazellen ist im allgemeinen die Vakuolisierung des Zytoplasmas stärker ausgeprägt.

Abbildung 893 Zwei Stromazellen. Die rechte Zelle enthält zwei, die linke einen größeren, lockeren, hellen Zellkern. Bei beiden Zellen bildet das von zahlreichen phasennegativen Vakuolen durchsetzte Zytoplasma längere, dünne Fortsätze, die netzartig miteinander verflochten sind. (Knochenmark, Panmyelopathie)

Abbildung 894 Langgestreckte Stromazelle mit zentral gelegenem, ovalem Zellkern und zahlreichen phasennegativen Zytoplasmavakuolen. (Knochenmark, Panmyelopathie)

Mottsche Zellen

Als Mottsche Zellen werden Retikulumzellen bezeichnet, deren Zytoplasma mit groben, kugelförmigen, glanzkornähnlichen Granula ausgefüllt ist. In flach ausgebreiteten Zellen sind die ovalen, hellen, fast strukturlosen Zellkerne deutlich zu erkennen; bei dickerer Präparatschicht werden sie im allgemeinen von den Granula überdeckt. Zu den Lipophagen bestehen morphologisch fließende Übergänge.

Abbildung 895 Mottsche Zelle. Flach ausgebreitete Zelle mit zwei ovalen, hellen, fast strukturlosen Zellkernen. Das Zytoplasma enthält grobe, kugelförmige Granula, die teilweise infolge Inversion eine zentrale Aufhellung zeigen. (Knochenmark, Coagulopathie)

Lipophagen

Abbildung 896–898

Die Lipophagen sind besondere Retikulumzellen die die Fähigkeit besitzen, Fettsubstanzen zu phagozytieren. Die aufgenommenen Lipoide werden dabei als kleine, runde, stark lichtbrechende Kugeln im Zytoplasma gespeichert; größere, tropfige Fetteinlagerungen finden sich nur vereinzelt. Lipophagen treten an Stellen vermehrten Gewebeumbaues auf; im Knochenmark lassen sie sich daher in größerer Zahl stets bei destruierenden Knochenprozessen (z. B. Tumormetastasen) nachweisen.

Morphologische Charakteristik: Ovale oder rundliche, helle Zellkerne mit ein bis drei dunklen Kernkörperchen. Das Zytoplasma enthält zahlreiche, zentral aufleuchtende Granula verschiedener Größe, die starke Überstrahlungserscheinungen zeigen; selten finden sich auch größere, tropfenförmige Einschlüsse mit deutlichem Linseneffekt. Sofern die eingelagerten Lipoidtropfen nicht die ganze Zelle ausfüllen, sind kleine, dichte Zytoplasmagranula sichtbar.

Differentialdiagnose: ***Eosinophile Myelozyten*** (s. Abb. 400).

Abbildung 896 Lipophage mit großtropfiger Lipoidspeicherung. Bei direkter Beobachtung zeigen die Fetttropfen deutliche Linseneffekte. (Knochenmark, rheumatische Infektion)

Abbildung 897 Lipophage. Im Zytoplasma zahlreiche, zentral aufleuchtende, kugelförmige Granula verschiedener Größe. Der periphere, granulafreie Plasmasaum ist ein Zeichen beginnender Degeneration. (Knochenmark, Sympathoblastom – Tumorpunktat)

Abbildung 898 Lipophage mit feintropfiger Lipoideinlagerung. Rechts unten eine Retikulumzelle, links daneben ein größerer Fetttropfen. (Dasselbe Präparat wie Abb. 897)

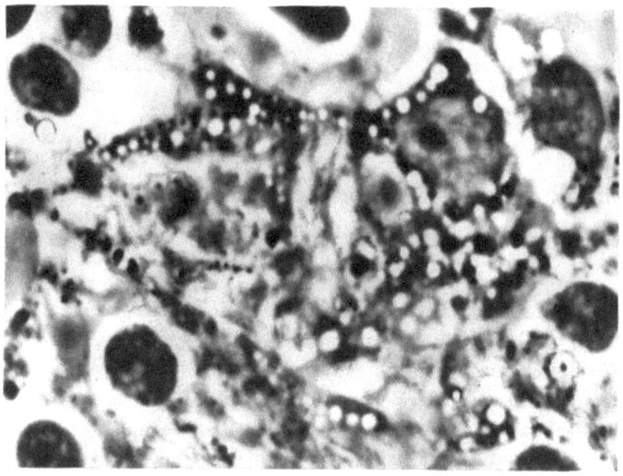

893 × *1400*

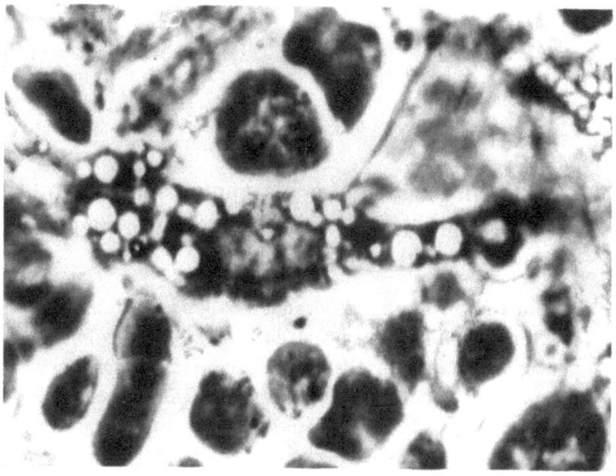

894 × *1400*

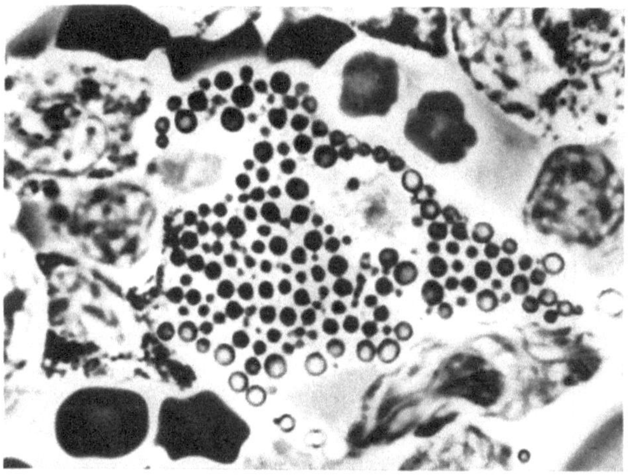

895 × *1400*

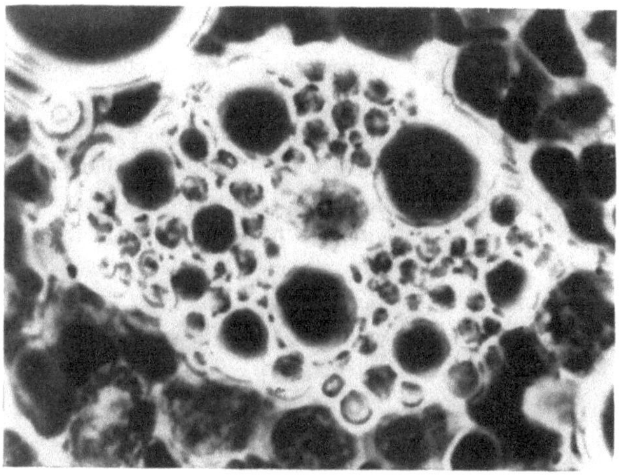

896 × *1400*

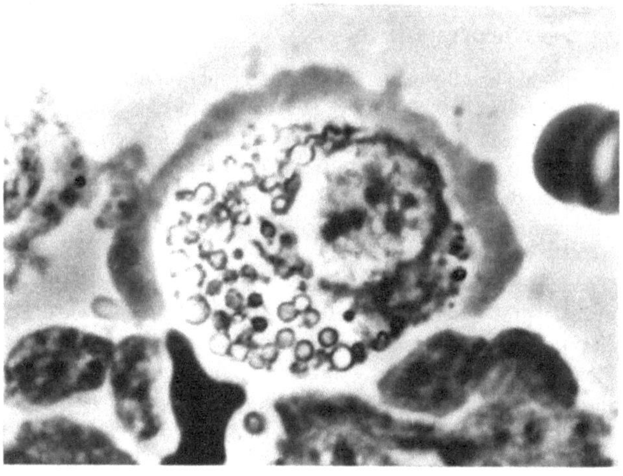

897 × *1900*

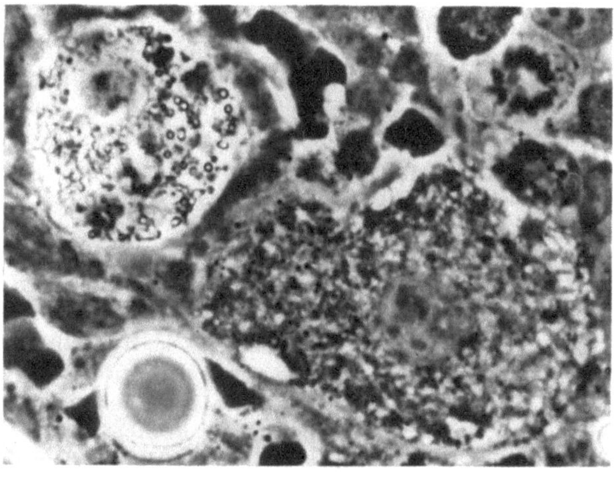

898 × *900*

Makrophagen

Abbildung 899–902

Retikulumzellen, die als gemeinsames Funktionsmerkmal die Fähigkeit besitzen, ganze Zellen, größere Zelltrümmer oder gröbere korpuskuläre Substanzen zu phagozytieren (Makrophagie), bezeichnen wir als Makrophagen.

Ein Teil der hierher gehörenden Zellen ist durch den ovalen, hellen, fast strukturlosen Zellkern mit ein bis zwei kleinen, dichten Kernkörperchen und das lockere, unregelmäßig begrenzte, grob granulierte und vakuolisierte Zytoplasma eindeutig als Retikulumzellen charakterisiert (*phagozytierende Retikulumzellen nach* ROHR). Andere Zellen dieser Gruppe sind morphologisch den Monozyten ähnlich. Die Makrophagen werden deshalb von zahlreichen Autoren für „phagozytierende Monozyten“ gehalten. Wir sind hingegen auf Grund des phasenoptischen Bildes der Ansicht, daß sowohl diese monozytenähnlichen Makrophagen als auch ein Teil der Monozyten (s. S. 168) besondere Differenzierungsformen des Retikulums sind.

Morphologische Charakteristik: Große, helle, fast strukturlose Zellkerne mit ein bis zwei kleinen, dichten Kernkörperchen. Das lockere, granulierte, unregelmäßig begrenzte Zytoplasma enthält neben einigen Vakuolen das phagozytierte Material. Die Kernform ist im allgemeinen oval; nur bei den beweglicheren, vorwiegend im Peripherblut vorkommenden Zellen finden sich polymorphe Kerne, die sich der jeweiligen Zellgestalt anpassen.

Abbildung 899 Makrophage im Knochenmark (phagozytierende Retikulumzelle). Das unregelmäßig begrenzte Zytoplasma enthält neben groben Granula und kleinen, phasennegativen Vakuolen zahlreiche schwarze sowie zwei größere, homogen-graue Einschlüsse. (Polyposis intestinii)

Abbildung 900 Makrophage mit Resten phagozytierten Materials. Beachte den großen, ovalen, fast strukturlosen Zellkern mit dem kleinen, dunklen Nukleolus. (Knochenmark, Toxoplasmose)

Abbildung 901 Makrophage im Peripherblut, Bewegungsform. Gestreckter, heller, fast strukturloser Zellkern mit kleinem, blassem Nukleolus. Das grob granulierte Zytoplasma enthält, als unverdauliche Reste phagozytierten Materials, große schwarze Einschlüsse. (Neugeborenensepsis)

Abbildung 902 Pigmentmakrophage, Bewegungsform. Das Zytoplasma ist mit groben, scholligen, bei direkter Beobachtung gelblichen Einschlüssen angefüllt. (Peripherblut, Morbus haemolyticus neonatorum – Ikterus gravis)

Speichernde Retikulumzellen

Abbildung 903–905, 910 u. 911

Die Aufnahme und Speicherung von Farbstoffen, Eiweißkörpern und kolloidalen, im Plasma gelösten Substanzen (Athrozytose) ist ein weiteres Funktionsmerkmal der Retikulumzellen, die sich damit als Teil des retikuloendothelialen Systems des Körpers ausweisen.

In den speichernden Retikulumzellen werden die aufgenommenen Stoffe im allgemeinen als kleine Tropfen oder Schollen abgelagert. Eine Ausnahme stellen die sogenannten Gaucher Zellen (s. Abb. 926–931, S. 296) dar, in denen das eingelagerte Kerasin fibrillenartige Strukturen bildet. Experimentell läßt sich beim Menschen das Speicherungsvermögen der Retikulumzellen gut mit Vitamin A nachweisen, das im Gegensatz zu anderen Stoffen keine körperfremde Substanz darstellt und bei Vitaluntersuchung im Fluoreszenzmikroskop an der charakteristischen Delumination, seiner hellgrünlich-weißen Fluoreszenz (QUERNER, JANSCÓ), erkannt werden kann.

Abbildung 903 bis 905 Speichernde Retikulumzellen im Knochenmark nach oraler Belastung mit Vitamin-A-Ester (250 IE/kg). Das Zytoplasma der Zellen enthält grobe, schwarze, teilweise zentral aufleuchtende Tropfen (Inversion), deren Identität mit Vitamin A im Fluoreszenzmikroskop nachgewiesen werden konnte. In den drei Fällen erfolgte die Sternalpunktion jeweils 4 Stunden nach der Vitamin-A-Applikation, wobei die Zubereitungsform des Vitamins keinen Einfluß auf seine Speicherung hatte. (Vitamin-A-Zufuhr bei Abb. 903 als ölige Lösung – Vitamin A „Dresden“ (WZ); bei Abb. 904 und 905 in wasserdisperser Form – Arovit-Tropfen [WZ]).

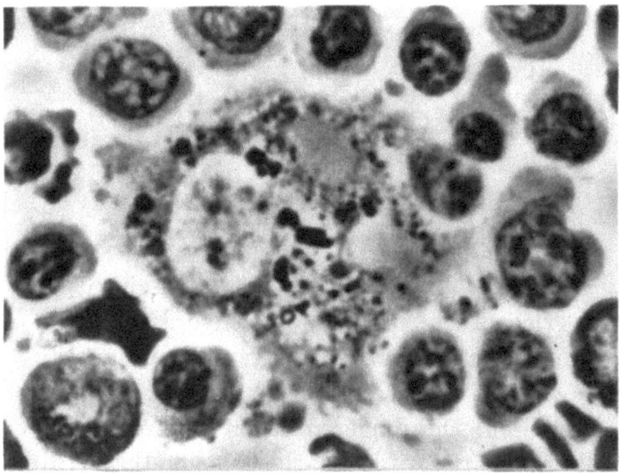

899 × *1400*

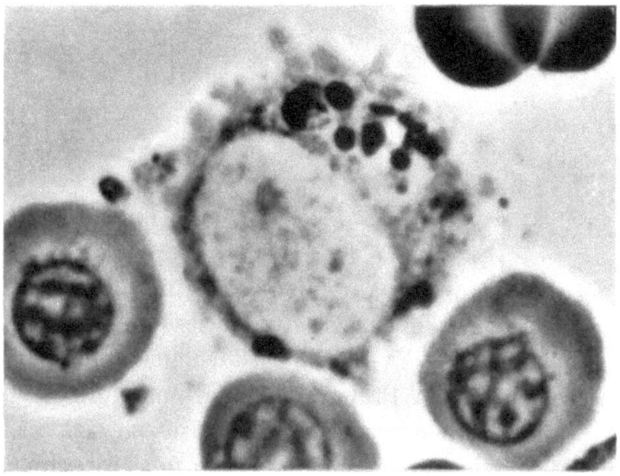

900 × *2300*

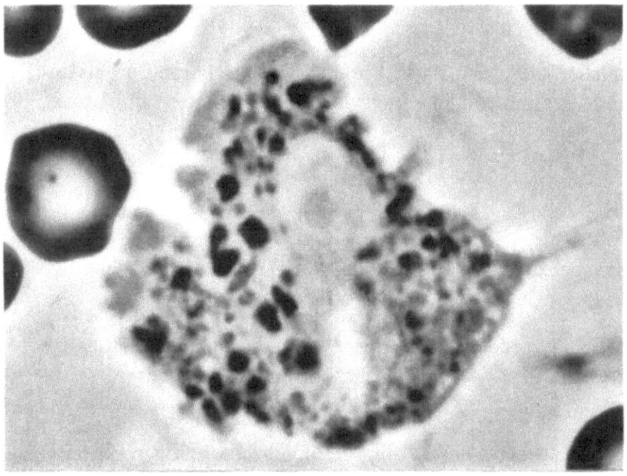

901 × *2500*

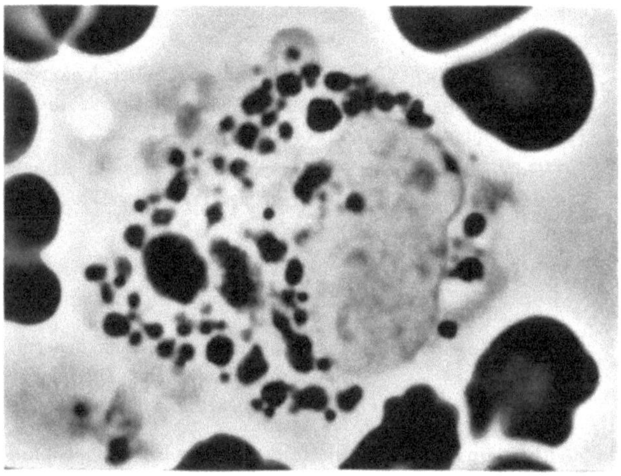

902 × *2500*

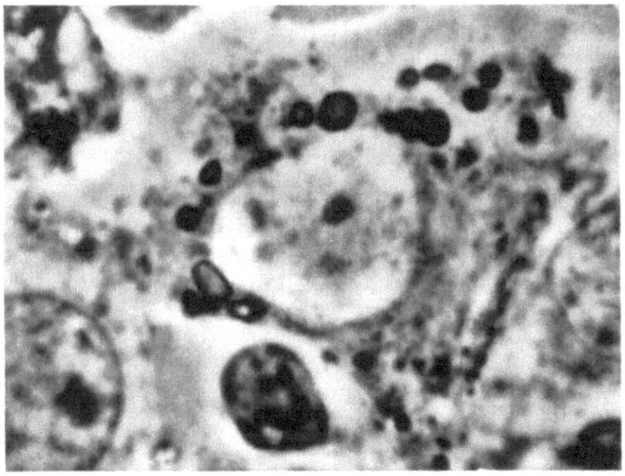

903 × *2300*

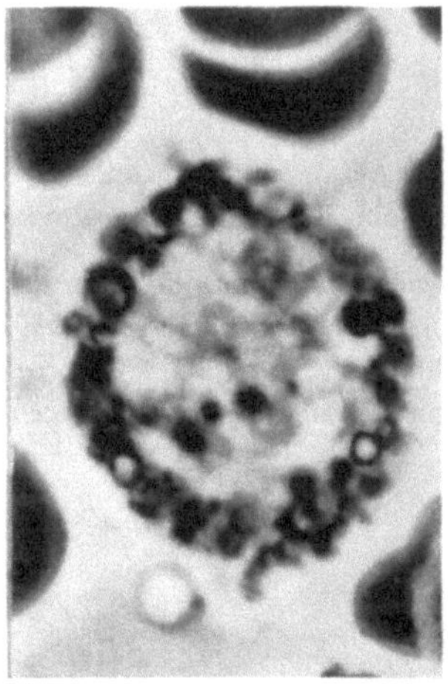

904 × *2300*

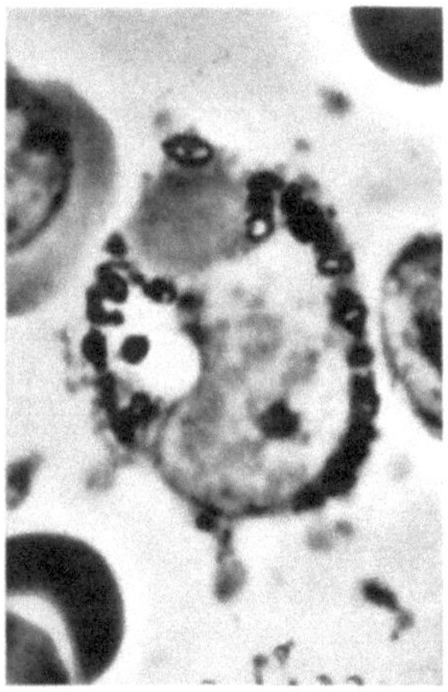

905 × *2300*

Die Gewebsbasophilen

Die Gewebsbasophilen sind im allgemeinen abgerundete Zellen mit kleinem, rundlichem, lockerem, hellem, fast strukturlosem Zellkern, der nur gelegentlich einige Chromatinverdichtungen enthält. Das Zytoplasma ist vollgestopft mit gleichgroßen, runden, dunklen Granula, die nur in schichtdicken Präparaten eine punktförmige, blasse, zentrale Aufhellung zeigen (geringe Inversion). Bewegungserscheinungen lassen sich nicht nachweisen. Die jüngeren Zellen besitzen einen ovalen, lockeren, hellen Zellkern mit grobscholliger, nukleolenartiger Chromatinstruktur. Ihr Zytoplasma ist zunächst fein granuliert und enthält nur einige spezifische Granula.

Verschiedene Zellformen, Knochenmark

Abbildung 906–909

Morphologische Charakteristik: Kleiner, heller, lockerer, rundlicher Zellkern mit nicht immer nachweisbaren Chromatinverdichtungen. Das Zytoplasma enthält gleichgroße, dunkle, runde Granula, die in schichtdickeren Präparaten eine blasse, punktförmige Aufhellung zeigen.

Differentialdiagnose: *Eosinophile Myelozyten* (s. Abb. 397);
speichernde Retikulumzellen (s. Abb. 911).

Abbildung 906 Gewebsbasophiler mit rundem, exzentrisch gelegenem Zellkern, der eine mitteldichte, schollige Chromatinstruktur besitzt. (Panmyelopathie)

Abbildung 907 Gewebsbasophiler mit Glanzkörnern. Rundlicher, heller, strukturloser Zellkern, auf den sich einige Granula projizieren. Das Zytoplasma enthält außer der spezifischen Granulation mehrere große Glanzkörner. Darunter ein größerer Thrombozytenhaufen. (Panmyelopathie)

Abbildung 908 Zweikerniger, junger Gewebsbasophiler. Ovale, lockere, helle Zellkerne mit grobscholligen Chromatinverdichtungen. Das Zytoplasma ist angefüllt mit dunklen, runden, gleichgroßen Granula, die auf dem Mikrofoto nicht alle fokussiert sind. (Panmyelopathie, dasselbe Präparat wie Abb. 906)

Abbildung 909 Junger Gewebsbasophiler mit ovalem, wenig strukturiertem Zellkern. Das Zytoplasma enthält vorwiegend feine, graue und einige grobe, dunkle Granula. (Panmyelopathie)

Speichernde Retikulumzellen – zum Vergleich

Abbildung 910 Übersicht. Ansammlung von speichernden Retikulumzellen. Die hellen, meist ovalen Zellkerne fallen besonders auf. Links unten eine zweikernige Zelle. (Knochenmark, Panmyelopathie)

Abbildung 911 Speichernde Retikulumzelle. Sehr große Zelle mit kleinem, rundlichem, hellem Zellkern, der einen runden, dichten Nukleolus besitzt. Im Zytoplasma ist eine granulär-feinschollige Substanz gespeichert, die nicht näher identifiziert werden konnte. Rechts unten ein orthochromatischer Normoblast und ein atypischer Metamyelozyt. (Dasselbe Präparat wie Abb. 910)

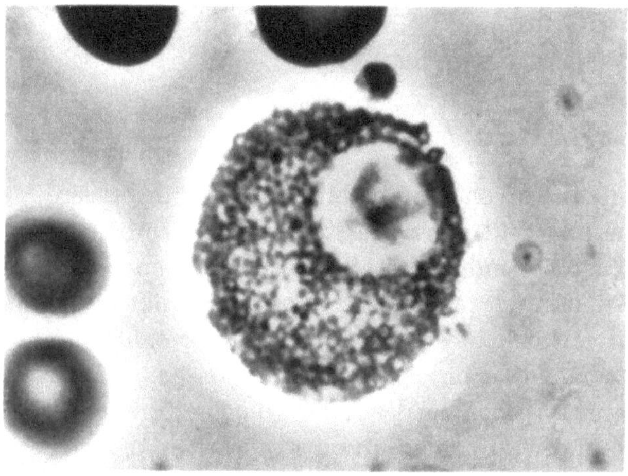
906 × *2300*

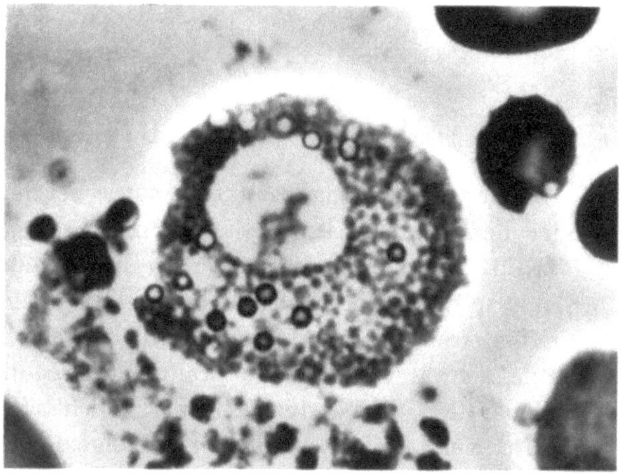
907 × *2300*

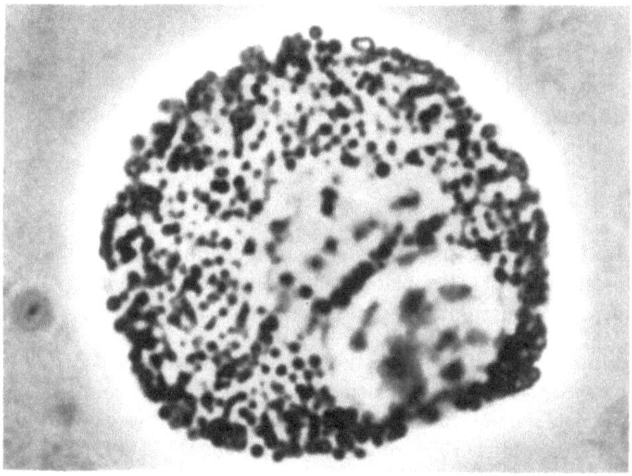
908 × *2300*

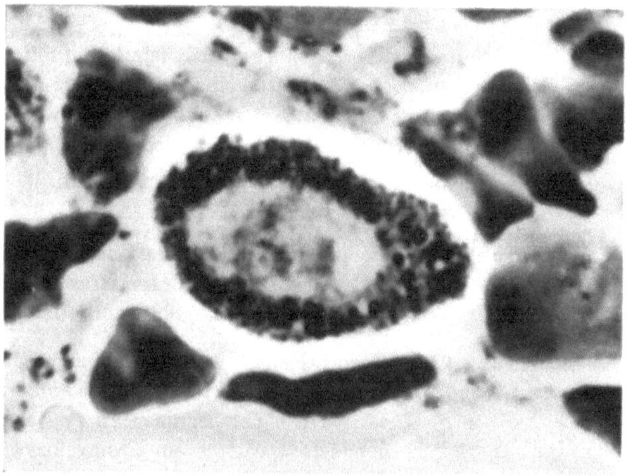
909 × *2300*

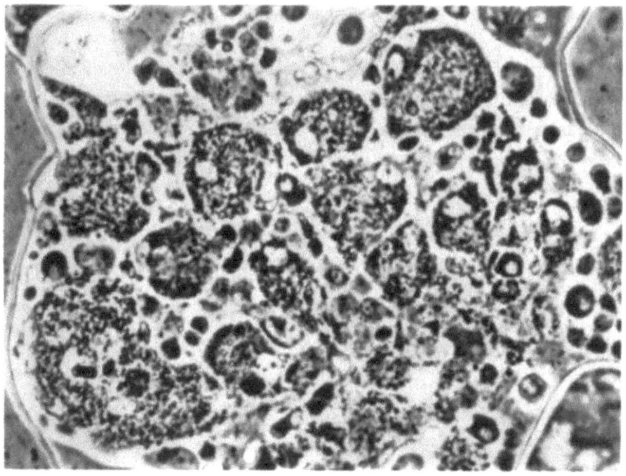
910 × *300*

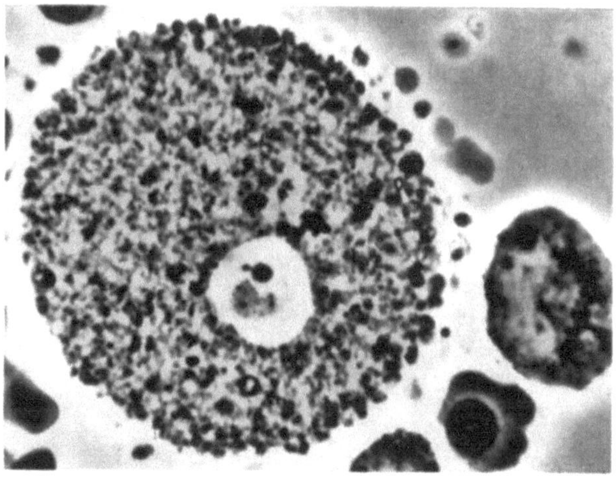
911 × *1300*

Die Endothelzellen

Bei der Knochenmarkpunktion, sowie bei der Entnahme von Peripherblut aus der Fingerbeere oder dem Ohrläppchen, gelangen nicht selten Endothelzellen ins Präparat, die in Verbänden (s. Abb. 942) oder einzeln liegen. Im unverletzten Zustand sind isolierte Endothelzellen an beiden Seiten spitz ausgezogen; sie besitzen einen ovalen Zellkern mit feinfleckig-retikulärer Struktur und ein bis zwei kleinen, dunklen Kernkörperchen. Ihr mitteldichtes Zytoplasma enthält zahlreiche runde, schwarze und graue Granula. Bewegungsvorgänge lassen sich nicht nachweisen. Bei der Degeneration, die bei den leicht verletzlichen Zellen meist schon bei der Anfertigung der Präparate eintritt, rundet sich der Zellkern im allgemeinen ab und wird homogen und strukturlos; im Zytoplasma quellen die Granula und es treten phasennegative Vakuolen auf.

Verschiedene Zellformen

Abbildung 912–917

Morphologische Charakteristik: Ovaler, feinfleckig-retikulär strukturierter Zellkern mit ein bis zwei kleinen, dunklen Kernkörperchen. Das beiderseits spindelförmig spitz ausgezogene, mitteldichte Zytoplasma enthält zahlreiche runde, schwarze und graue Granula. Keine Zellbewegung. Zwischen den Endothelzellen im Knochenmark und im Peripherblut bestehen keine morphologischen Unterschiede.

Differentialdiagnose: *Retikulumzellen* (s. Abb. 915).

Abbildung 912 Endothelzelle, Degenerationsform. Abgerundeter, dichter Zellkern mit kleinem Nukleolus und angedeutet sichtbarer Chromatinstruktur. Das ausgefranste Zytoplasma enthält gequollene, schwarze Granula und kleine, phasennegative Vakuolen. (Peripherblut, unspezifische Lymphadenitis)

Abbildung 913 Endothelzelle. Gestreckte, spindelförmige Zelle mit ovalem, feinfleckig-retikulär strukturiertem Zellkern, der zwei kleine, dunkle Kernkörperchen enthält. Das Zytoplasma ist stark granuliert und hat als Zeichen der beginnenden Degeneration einen schmalen, unregelmäßig begrenzten Plasmasaum gebildet. Darunter ein Promyelozyt und ein oxyphiler Erythroblast. (Knochenmark, chronische Hepatitis)

Abbildung 914 Endothelzelle. Degenerationsform mit ovalem, homogen-grauem, strukturlosem Zellkern und zahlreichen granulafreien, blasigen Protoplasmafortsätzen (Potozytose). Die Zytoplasmagranula sind gequollen. (Peripherblut, Osteomylitis)

Als Potozytose bezeichnet man dünne, scharf begrenzte, blasenförmige Plasmaausläufer, die bei der Degeneration aller Zellen auftreten können.

Abbildung 915 Retikulumzelle, Ferratazelle – zum Vergleich. Große, flach ausgebreitete, nicht spindelförmige Zelle mit ovalem, lockerem Zellkern, der zwei kleine, dunkle Kernkörperchen besitzt. Das Zytoplasma enthält zahlreiche phasennegative Vakuolen sowie feine und sehr grobe, schwarze Granula. Ferratazellen sind bestimmte Zellen des Retikulums, die als potentielle Stammzellen angesehen werden (s. S. 284). (Knochenmark, hämolytische Anämie)

Abbildung 916 Endothelzelle, Degenerationsform. Exzentrisch gelegener, runder, homogener Zellkern. Das flach ausgebreitete Zytoplasma enthält grobe, gequollene Granula. (Peripherblut, Sepsis)

Abbildung 917 Endothelzelle, Mitose – Metaphase. Beachte die langen, fadenförmigen Plasmafortsätze der spindelförmigen Zelle. (Peripherblut, Morbus haemolyticus neonatorum)

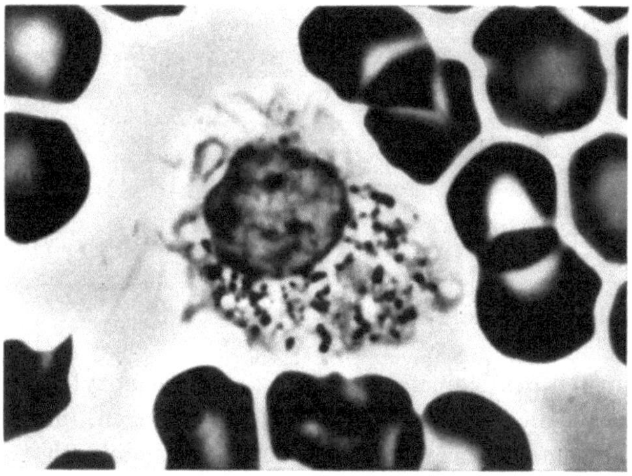

912 × *2300*

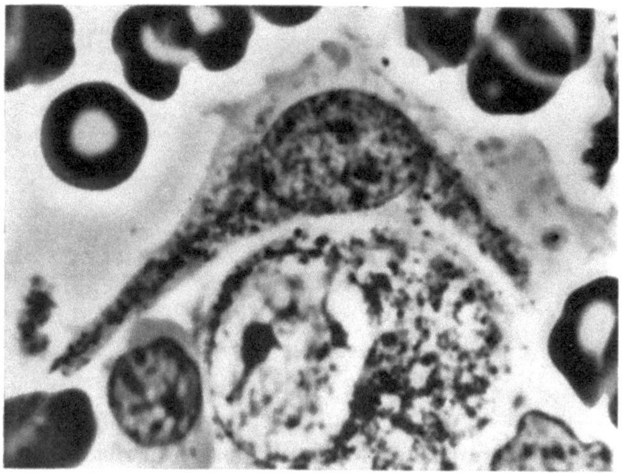

913 × *1700*

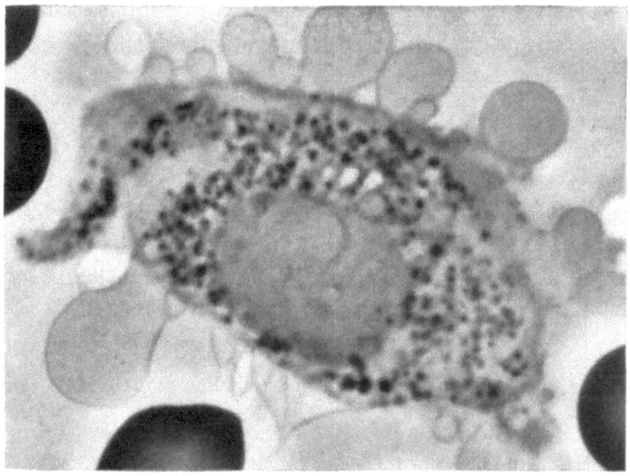

914 × *2300*

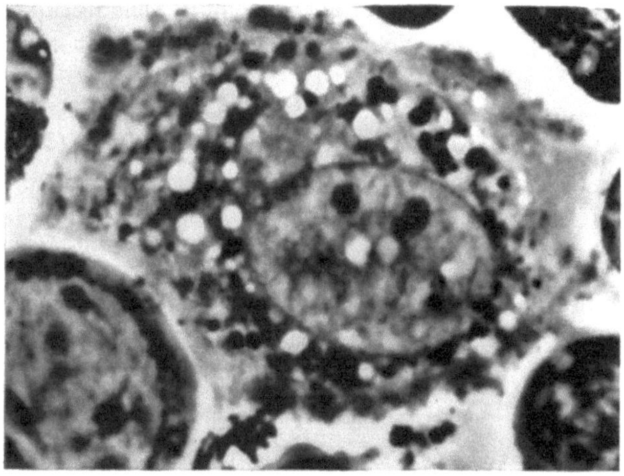

915 × *2300*

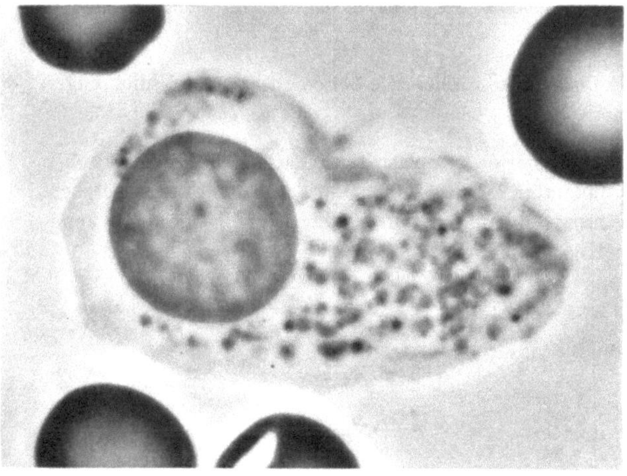

916 × *2800*

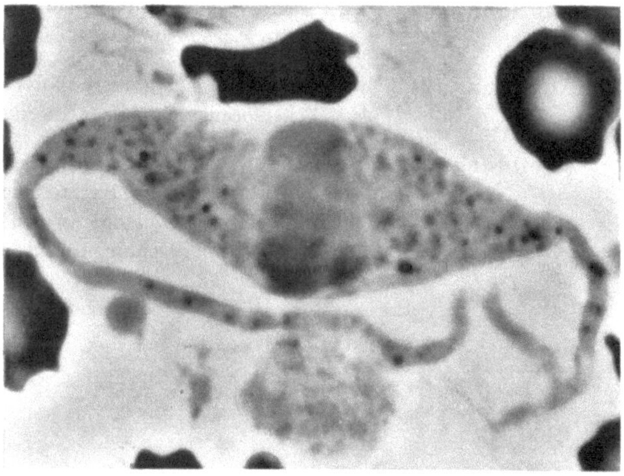

917 × *2300*

Kahlersche Krankheit

(Plasmozytom — Multiples Myelom)

Die Bezeichnung multiples Myelom wurde zugunsten des Namens Plasmozytom (Plasmozytomatose) aufgegeben, nachdem erkannt wurde, daß die geschwulstartigen Wucherungen im Knochenmark aus entdifferenzierten Plasmazellen (Plasmozytomzellen) bestehen. Diese sind durch Polymorphie und verschiedene Atypien gekennzeichnet. Trotz mancher Abartigkeiten sind jedoch die charakteristischen Merkmale der Plasmazellen meist vorhanden. Bei den Plasmozytomzellen sind die Zytoplasmagranula fast stets vermehrt, die Granula vergrößert; der große, helle Kern enthält einen recht großen, dunklen Nukleolus; Mitosestörungen sind sehr häufig, so daß dadurch Zellmißbildungen und polyploide Zellen erklärbar sind. Gelegentlich werden beim Plasmozytom diese Zellen in das periphere Blut in wechselnder Zahl ausgeschwemmt (Plasmazellenleukämie).

Kahlersche Krankheit (Plasmozytom) bei 62jähr. Patienten

(I. Med. Univ.-Klinik der Charité, Berlin)

Abbildung 918–925

Abbildung 918 Plasmozytomzelle mit exzentrisch gelegenem hellem Kern, der einen dunklen Nukleolus enthält. Im Zytoplasma einige dunkle und graue Granula, die einen kernnahen Plasmabezirk aussparen. (Peripherblut)

Abbildung 919 Plasmozytomzelle mit deutlichem Archoplasma, das von einigen groben und reichlich grauen, länglichen Granula umgeben ist. (Knochenmark)

Abbildung 920 Zwei Plasmozytomzellen. Die untere Zelle enthält ein Glanzkorn. (Knochenmark)

Abbildung 921 Zweikernige Plasmozytomzelle mit großen Kernkörperchen in den runden, hellen Kernen. Zwischen den Zellkernen liegt das fast granulafreie Archoplasma. (Knochenmark)

Abbildung 922 Übersicht – Knochenmark. Zahlreiche Plasmozytomzellen. Rechts unten ein Metamyelozyt.

Abbildung 923 Vier Plasmozytomzellen mit deutlichem Archoplasma und grober Zytoplasmagranulation. Rechts degenerierte Plasmozytomzelle. (Knochenmark)

Abbildung 924 Zwei kleinere und eine größere (polyploide) Plasmozytomzelle. Alle Zellen enthalten reichlich kugel- bis stäbchenförmige Granula. (Knochenmark)

Abbildung 925 Drei Plasmozytomzellen mit reichlicher und vergröberter Zytoplasmagranulation. Die Zelle links oben zeigt eine Mitoseanomalie: Kernteilung mit fadenförmiger Ausziehung zwischen den Kernkörperchen. Fehlende Zytoplasmateilung. An den Erythrozyten (links unten) ist die beim Plasmozytom kennzeichnende Geldrollenbildung angedeutet. (Knochenmark)

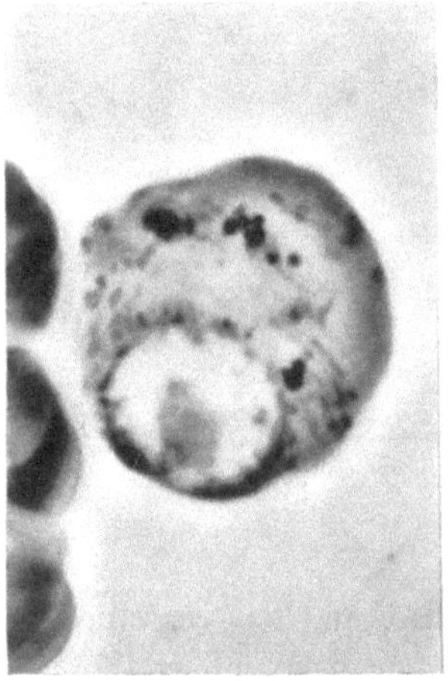

918 × *1600*

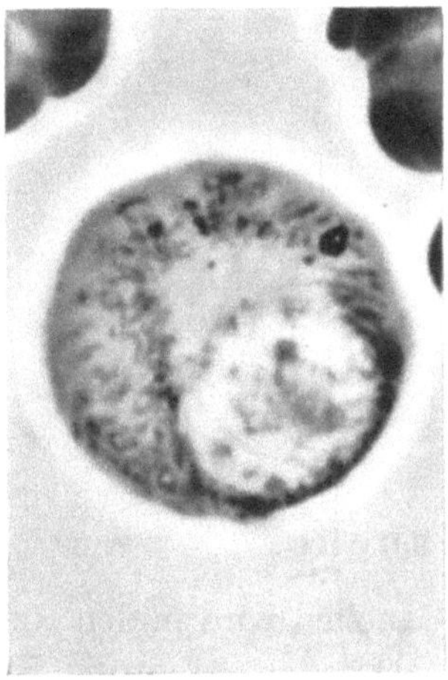

919 × *1600*

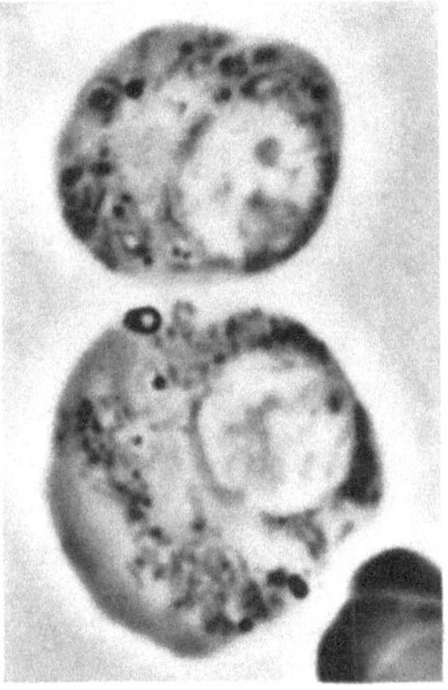

920 × *1600*

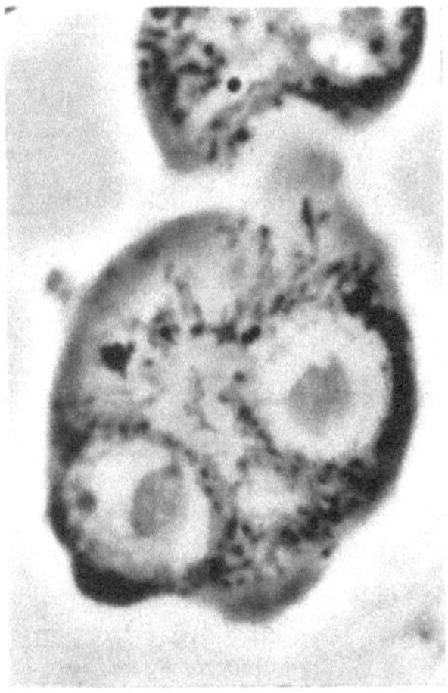

921 × *1600*

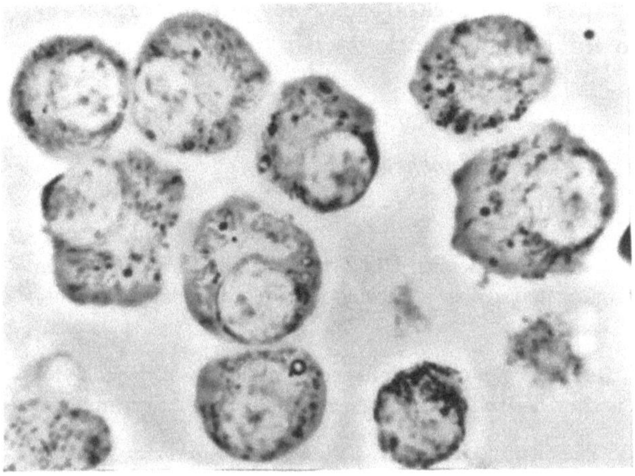

922 × *1000*

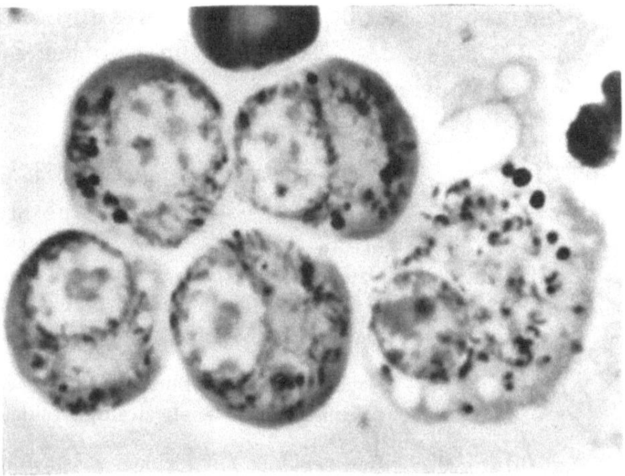

923 × *1600*

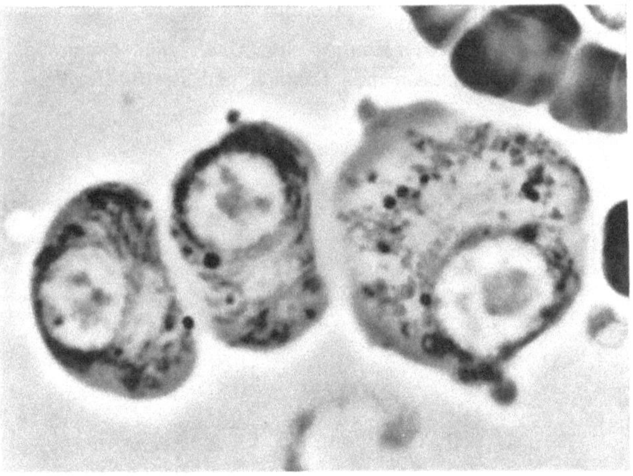

924 × *1600*

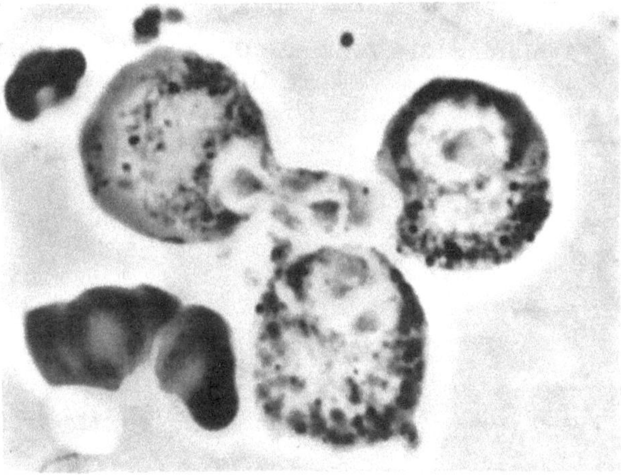

925 × *1600*

Morbus Gaucher

Bei der häufigsten Thesaurismose, dem Morbus Gaucher, wird in den Retikulumzellen verschiedener Organe, unter anderem auch des Knochenmarks, das Cerebrosid Kerasin gespeichert. Die betroffenen Zellen, die sogenannten „Gaucher Zellen", bieten phasenoptisch ein eigenartiges, charakteristisches Bild: Der exzentrisch gelegene, lockere, helle, meist ovale Zellkern enthält ein bis zwei dunkle Kernkörperchen; er entspricht dem Kern der speichernden Retikulumzellen. Das Zytoplasma ist mit unregelmäßigen, fibrillenartigen, dichten, teilweise sich kreuzenden Strukturelementen ausgefüllt und erinnert, wie im Giemsapräparat, an zerknittertes Seidenpapier (SCHARTUM-HANSEN). Der Nachweis von Gaucher Zellen im Knochenmark ist für die Diagnose eines Morbus Gaucher beweisend.

Morbus Gaucher bei 5jähr. Patientin — Knochenmark

Abbildung 926–931

Abbildung 926 Gaucher Zelle. Ovaler, heller Zellkern mit dunklem Nukleolus. Das Zytoplasma der langgestreckten Zelle ist von fibrillenartigen Strukturen durchzogen. Darüber ein eosinophiler Metamyelozyt. Beachte die Größenunterschiede.

Abbildung 927 Gaucher Zelle, beginnende Degeneration. Der homogen graue Zellkern hebt sich wenig vom Zytoplasma ab, das hier ein streifig-fleckiges Aussehen besitzt. Links unten ein zweikerniger Erythroblast.

Abbildung 928 Gaucher Zelle mit kleinem Plasmafortsatz. Exzentrisch gelegener, heller, scharfbegrenzter Zellkern mit zwei kleinen, dunklen Kernkörperchen. Netzartige, streifig-fleckige Struktur des Zytoplasmas.

Abbildung 929 Gaucher Zelle, schichtdickeres Präparat mit deutlicher Geldrollenform der Erythrozyten. Der exzentrisch gelegene Zellkern fällt wenig auf. Das Zytoplasma enthält außer dem gespeicherten Kerasin einige kleine, phasennegative Vakuolen.

Abbildung 930 Zweikernige, große Gaucher Zelle. Beide Zellkerne sind durch die Plasmastruktur weitgehend verdeckt.

Abbildung 931 Zweikernige Gaucher Zelle, Degenerationsform – Artefakt nach Kompression. Ovale, homogen graue Zellkerne. Das Zytoplasma enthält zahlreiche grobe, dunkle, runde Granula und streifig-fibrillenartige Strukturen.

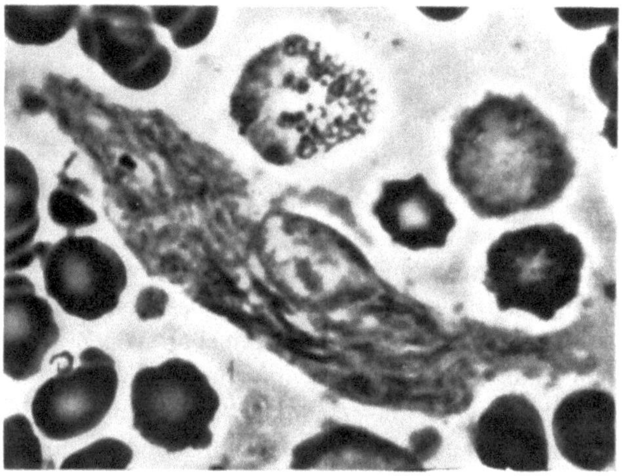

926 × *1100*

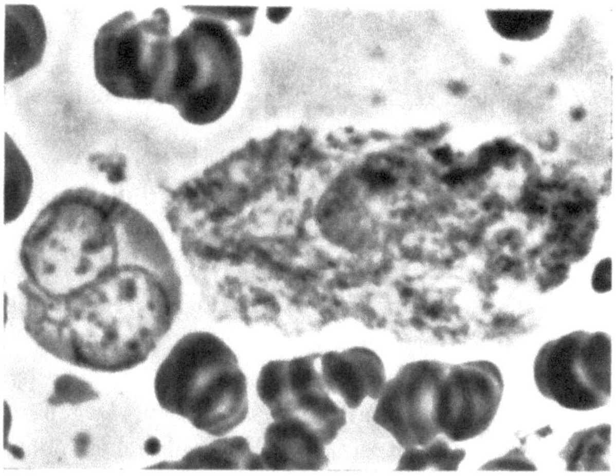

927 × *1100*

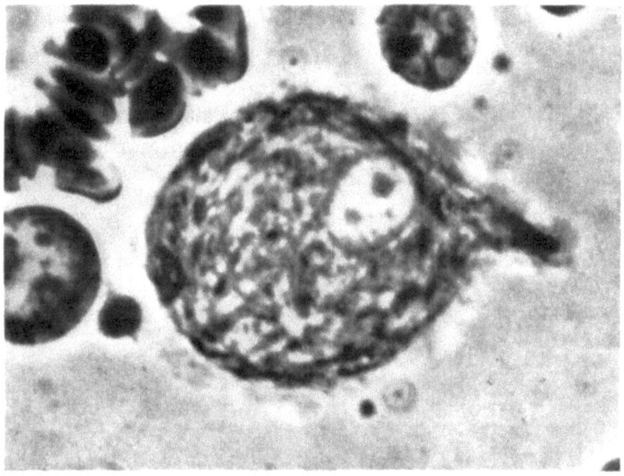

928 × *1100*

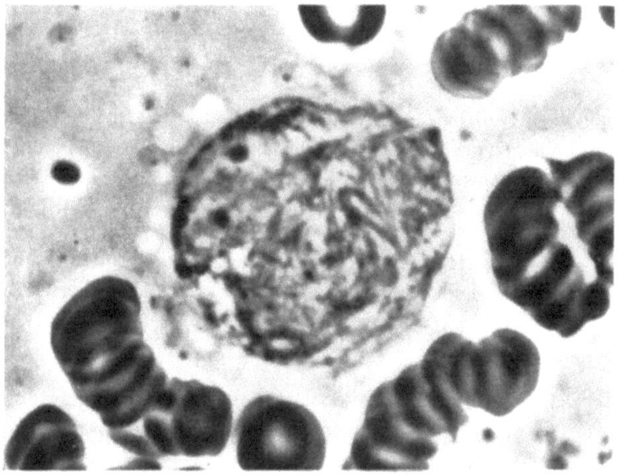

929 × *1100*

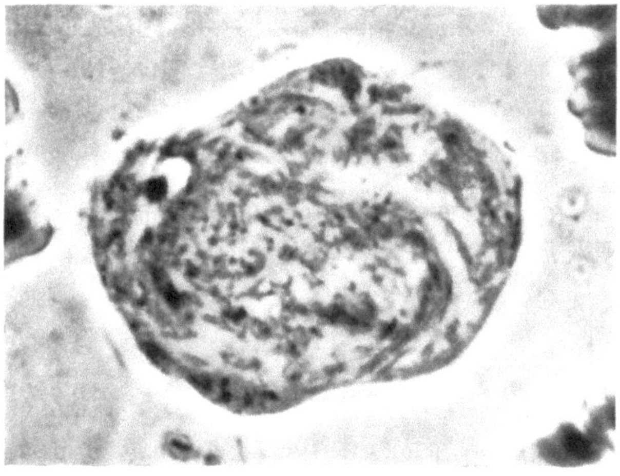

930 × *1100*

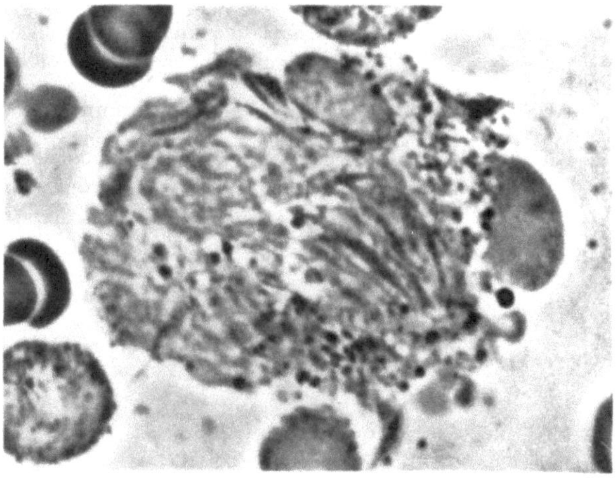

931 × *1100*

Osteoblasten und Osteoklasten

Abbildung 932–937

Osteoblasten und Osteoklasten findet man häufiger im Knochenmark junger Kinder; bei Erwachsenen treten sie nur unter pathologischen Bedingungen auf.

Die Osteoblasten liegen gewöhnlich in kleinen Verbänden zusammen; sind sie davon abgelöst, so ist ihre Zytoplasmabegrenzung unregelmäßig, wie zerrissen. Die jüngeren Formen besitzen einen hellen, reife Zellen einen dichten, homogen grauen, runden oder ovalen Zellkern. Neben dem Zellkern läßt sich eine granulafreie, hellere Plasmazone, das Archoplasma, von einem dichteren, granulierten Randbezirk abgrenzen. Degenerationserscheinungen, die nach kurzer Zeit im Präparat auftreten, sind an den zahlreichen phasennegativen Vakuolen im Archoplasma und an der Quellung der Zytoplasmagranula kenntlich.

Die Osteoklasten sind mehrkernige Zellen. Ihre rundlichen, lockeren Zellkerne enthalten unregelmäßig begrenzte Chromatinverdichtungen. Das Zytoplasma der sehr großen Zellen ist stark granuliert und besitzt durch sein fleckig-streifiges Aussehen eine Ähnlichkeit mit dem Zytoplasma der Megakaryozyten.

Morphologische Charakteristik

Osteoblasten: Runde oder ovale, strukturlose Zellkerne, die bei den jüngeren Formen hell, bei älteren dicht und homogen grau sind und ein bis zwei dunkle Kernkörperchen enthalten. Das Zytoplasma ist in einen dichteren, granulierten Randbezirk und eine hellere paranukleäre Zone, das Archoplasma, unterteilt.

Differentialdiagnose: ***Retikulumzellen*** (s. Abb. 890) und ***Plasmazellen*** (s. Abb. 833).

Osteoklasten: Sehr große, mehrkernige Zellen. Rundliche, lockere, helle Zellkerne mit unregelmäßiger Chromatinstruktur. Lockeres, fleckig-streifiges, stark granuliertes Zytoplasma.

Differentialdiagnose: ***Megakaryozyten*** (s. Abb. 783).

Abbildung 932 Osteoblasten, vorwiegend jüngere Formen im Verband. Links oben eine Retikulumzelle mit großem, hellem Zellkern. (Knochenmark, Säugling, 6 Monate alt)

Abbildung 933 Osteoblastenverband, Degenerationsformen nach starker Kompression. Das Archoplasma ist nur bei der linken Zelle angedeutet sichtbar. (Knochenmark, 2jähr. Patient)

Abbildung 934 Osteoblast. Ovaler, homogen grauer Zellkern mit kleinem Nukleolus. Das Archoplasma wird von groben, schwarzen Granula umgeben. Unregelmäßige Zellbegrenzung. (Knochenmark, 4jähr. Patient)

Abbildung 935 Zwei Osteoblasten. Die beginnende Zelldegeneration ist an den zahlreichen phasennegativen Vakuolen im Archoplasma und der vakuoligen Umwandlung des peripheren Plasmabezirkes zu erkennen. (Knochenmark, 3jähr. Patient – älteres Präparat)

Abbildung 936 Osteoblast, Degenerationsform. (Knochenmark, 2jähr. Patient – älteres Präparat)

Abbildung 937 Vierkerniger Osteoklast. Rundliche, helle, scharf begrenzte Zellkerne mit unregelmäßigen Chromatinverdichtungen. Das granulierte Zytoplasma ist von einer schmalen, granulafreien Zone umgeben, die nach allen Seiten kleine Plasmafortsätze bildet (Degenerationszeichen). Links oben ein segmentkerniger Eosinophiler. Beachte die Größenunterschiede. (Knochenmark, $2^1/_2$jähr. Patient)

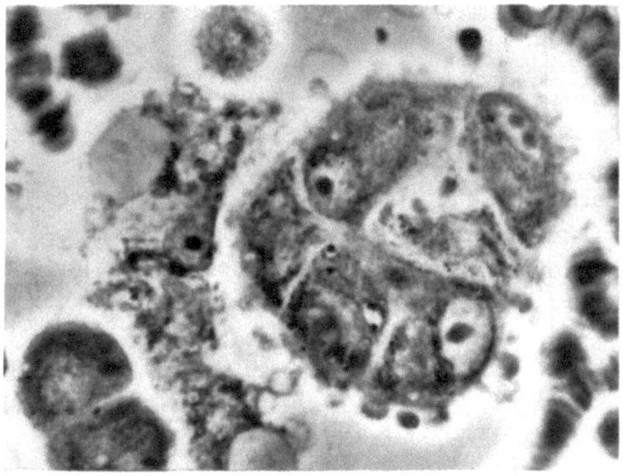

932 × *800*

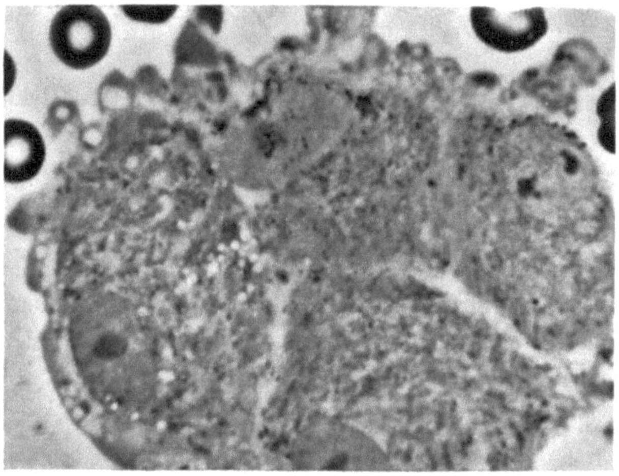

933 × *1100*

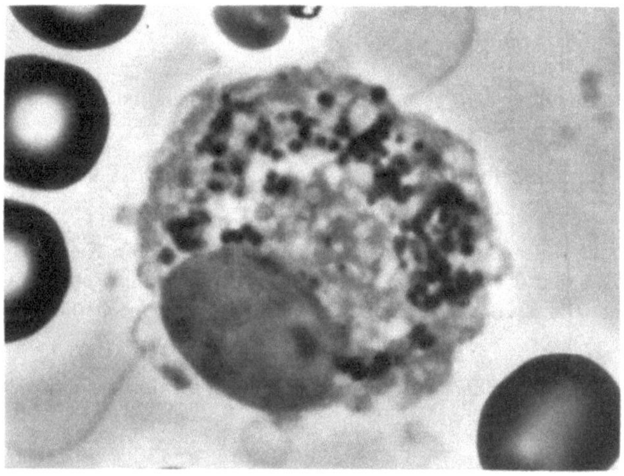

934 × *2300*

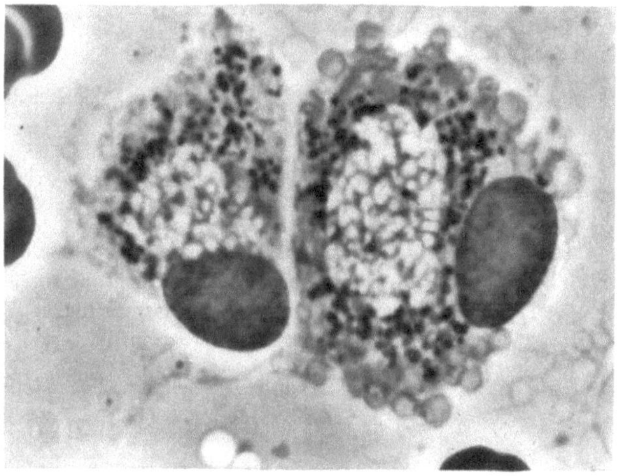

935 × *1700*

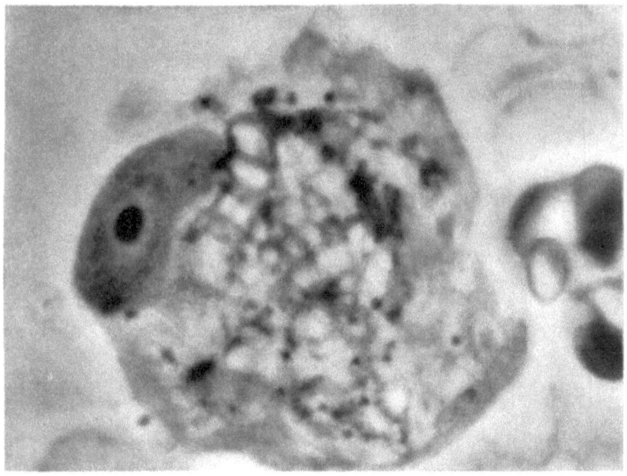

936 × *2300*

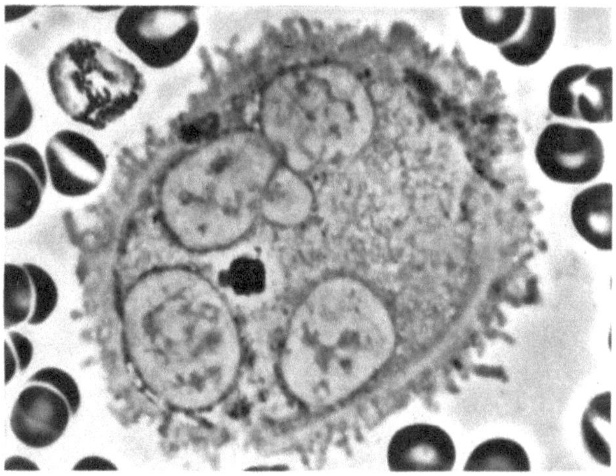

937 × *1100*

Polykaryozyten

Abbildung 938–941

Die Polykaryozyten sind sehr große Knochenmarkzellen und enthalten eine Vielzahl kleiner Zellkerne (10—120). Sie werden gewöhnlich zu den Osteoklasten gerechnet, doch treten auch andere mehrkernige Riesenzellen in Knochenmarkpunktaten auf (Kabelitz, Tischendorf und Heckner). Nach Rohr und Lübbers bestehen Beziehungen zu den Fremdkörperriesenzellen.

Osteoklastische Polykaryozyten

(3jähr. Patient mit Sympathoblastom, Knochenmark, s. S. 316)

Die osteoklastischen Polykaryozyten sind sehr große Zellen mit einer großen Zahl von kleinen runden, lockeren Zellkernen, die ein bis drei dichte Kernkörperchen enthalten. Das Zytoplasma ist locker und grob granuliert. Oft sind die in verschiedenen Ebenen liegenden Zellkerne nicht alle sichtbar. Bei der Zelldegeneration werden die Zellkerne homogen grau und fallen in dem grob verschwommenen Zytoplasma wenig auf. An den Zellrändern bilden sich außerdem oft breite, granulafreie Plasmaschleier.

Abbildung 938 Vierkerniger Polykaryozyt, Degenerationsform mit ovalen, wenig auffälligen Zellkernen und grober Zytoplasmagranulation.

Abbildung 939 Polykaryozyt mit 20 sichtbaren, hellen, runden Zellkernen. Das lockere Zytoplasma ist stark granuliert.

Abbildung 940 Polykaryozyt. Mit einer Ausnahme (links unten) liegen die homogen grauen Zellkerne, deren Kernkörperchen angedeutet sichtbar sind, im Zentrum der Zelle. Das Zytoplasma hat nach links oben einen granulafreien Plasmaschleier gebildet. Die Zytoplasmagranula sind teilweise sehr grob (beginnende Zelldegeneration).

Abbildung 941 Polykaryozyt. Die Zellkerne liegen teilweise in verschiedenen Ebenen und sind daher nicht alle sichtbar. Das Zytoplasma enthält mehrere kleine, phasennegative Vakuolen.

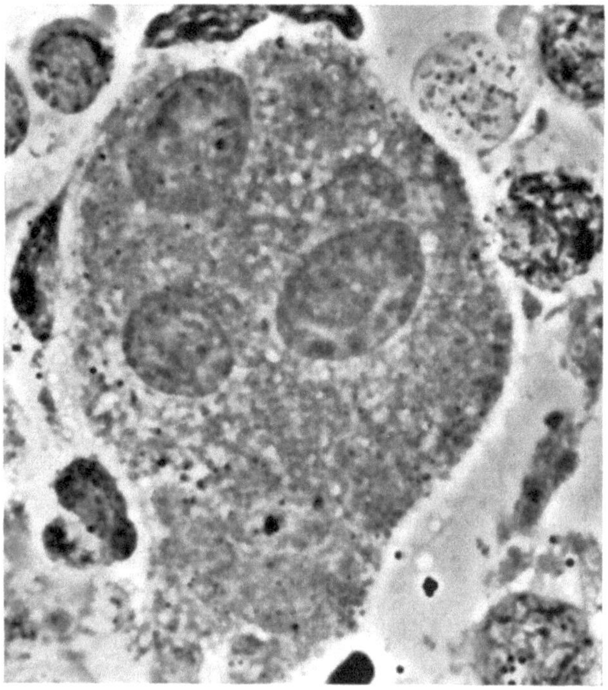

938 × *1600*

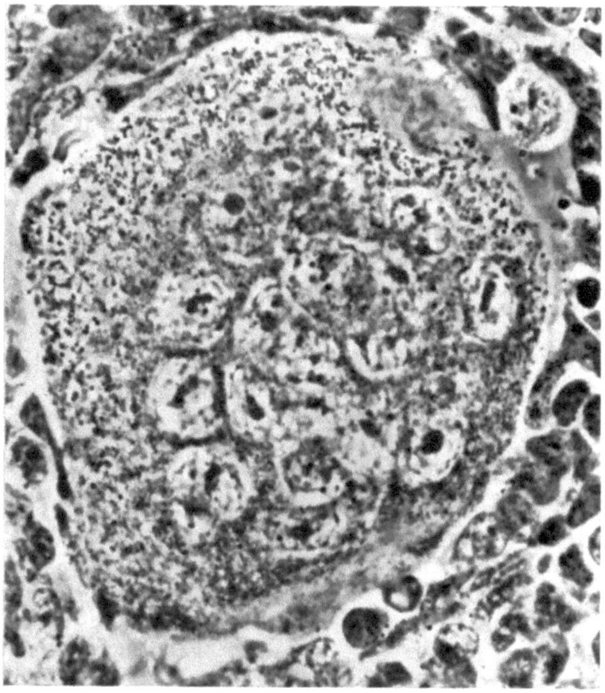

939 × *1000*

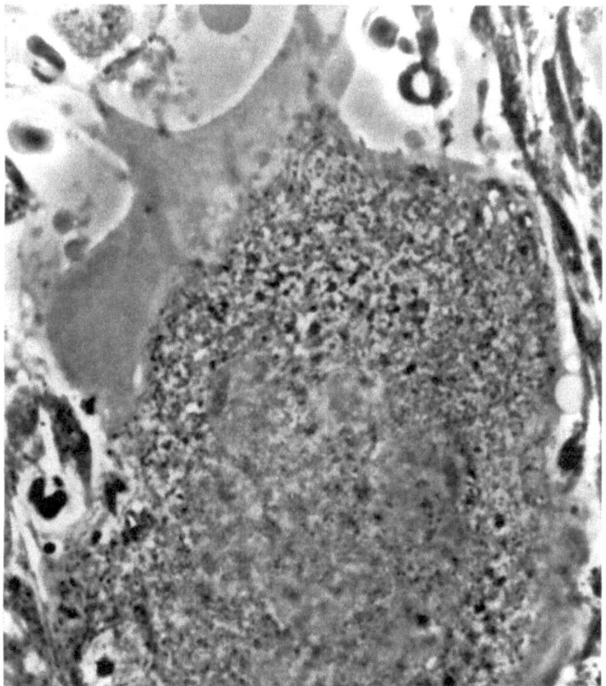

940 × *1000*

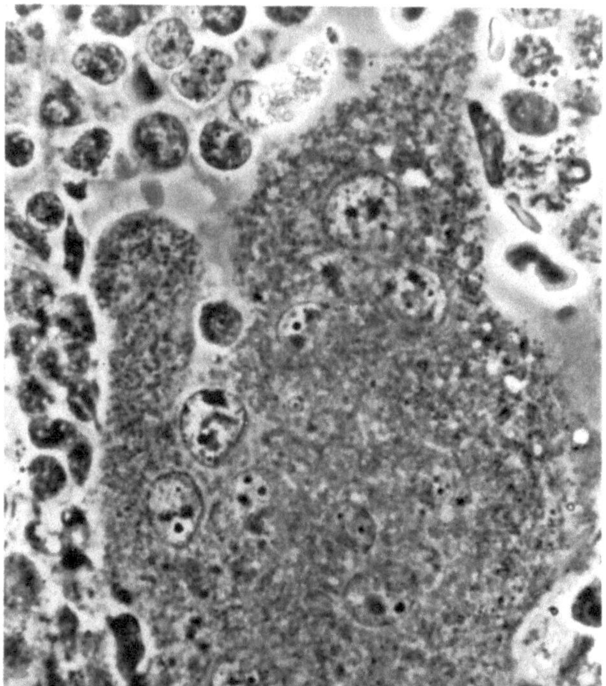

941 × *1000*

Kapillaren, Fibrinfäden, Charcot-Leydensche Kristalle

Abbildung 942–944

Abbildung 942 Blutkapillare im Knochenmark. Die Zellkerne der Gefäßendothelien sind länglich-oval, locker und scharf begrenzt. Sie springen, wie man beim Spiel mit der Mikrometerschraube feststellen kann, in das Gefäßlumen vor. Rechts oben, innerhalb der Kapillare, ein langgezogener Erythrozyt, der bei der dicken Präparatschicht infolge Inversion hell aufleuchtet. Gelegentlich läßt sich auch die Wanderung von segmentkernigen Neutrophilen innerhalb der Blutkapillaren beobachten.

Abbildung 943 Fibrinnetz um einen oxyphilen Erythroblasten. Ausgedehnte Fibrinnetze treten bei fehlerhafter Anfertigung der Präparate auf, wenn nach Einstich in die Fingerbeere der hervorquellende Bluttropfen nicht sofort, sondern erst nach etwa 5–10 Sekunden abgenommen wird.

Abbildung 944 Charcot-Leydensche Kristalle. Die Kristalle bilden sich beim Zerfall der Eosinophilen. Sie finden sich daher häufiger bei Eosinophilie in älteren Präparaten. (24 Stunden altes Präparat)

Degenerationsformen und Artefakte

Abbildung 945–949

In sehr alten Präparaten oder vorzeitig nach Artefakten läßt sich die tiefgreifende strukturelle Umwandlung und Auflösung der abgestorbenen kernhaltigen Zellen beobachten. Die Degenerationsvorgänge an Kern und Zytoplasma verändern dabei das Aussehen der Zellen so hochgradig, daß ihre Klassifizierung nicht mehr möglich ist.

Abbildung 945 Lymphozyt, Degenerationsform nach starker Kompression – älteres Präparat. Der Zellkern und die Granula sind noch relativ gut erhalten. Die strukturelle Umwandlung des Zytoplasmas hat seine optische Dichte so verändert, daß es phasennegativ geworden ist.

Abbildung 946 Vakuolige Degeneration des Zytoplasmas und Quellung der Zytoplasmagranula in älterem Präparat. Vermutlich kleine Retikulumzelle.

Abbildung 947 Karyorhexis und vakuolige Degeneration eines oxyphilen Erythroblasten nach längerer, intensiver UV-Lichtbestrahlung.

Abbildung 948 Kernwandhyperchromatose. Die Zellkontur ist noch erhalten. Im weitgehend aufgelösten Zytoplasma einige Glanzkörner, die nach längerer Zeit in degenerierten Zellen gelegentlich auftreten. (24 Stunden altes Präparat)

Abbildung 949 Karyolysis bei segmentkernigem Neutrophilen, dessen Granula gequollen und verklumpt sind. Rechts Kernwandhyperchromatose. (16 Stunden altes Präparat)

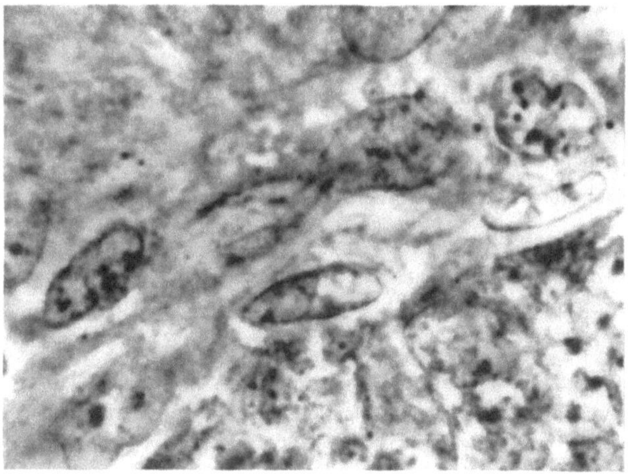

942 × *1400*

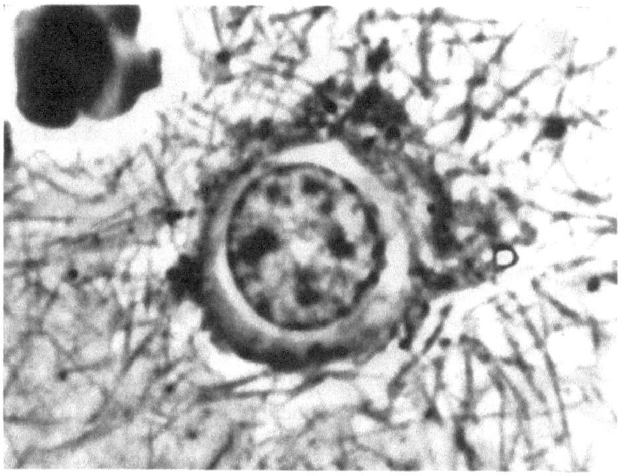

943 × *2300*

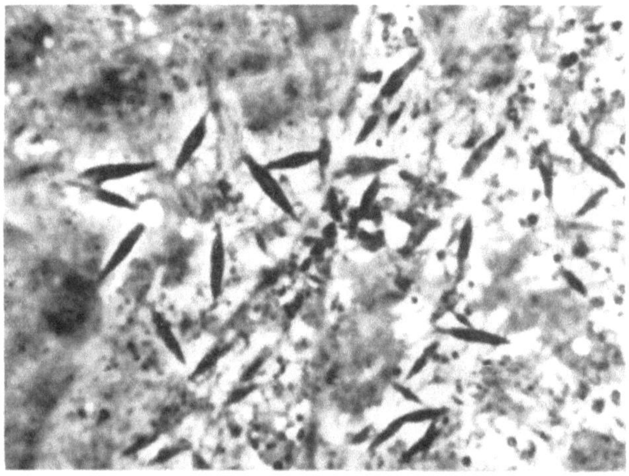

944 × *1400*

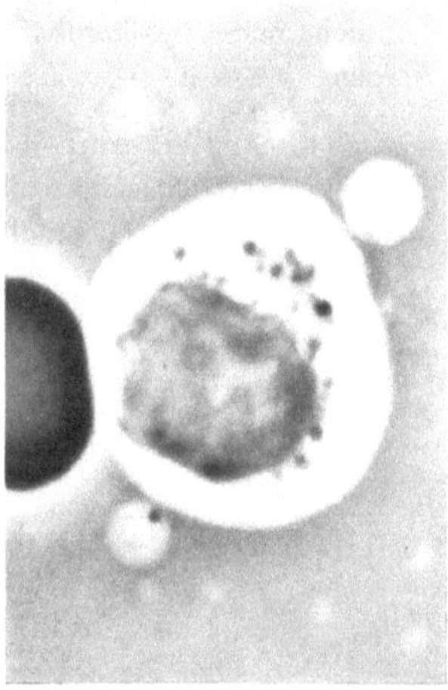

945 × *2000*

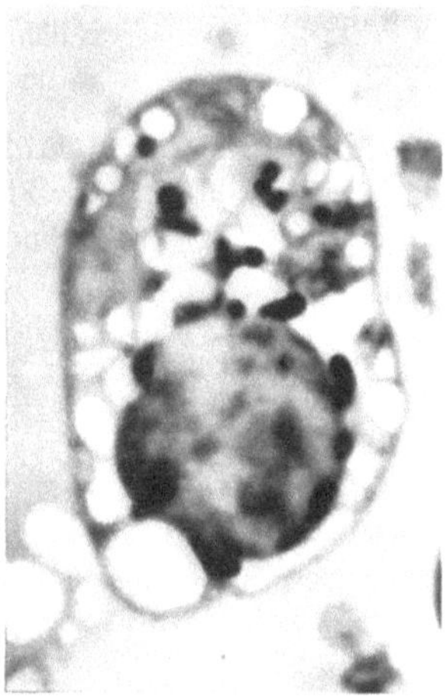

946 × *2300*

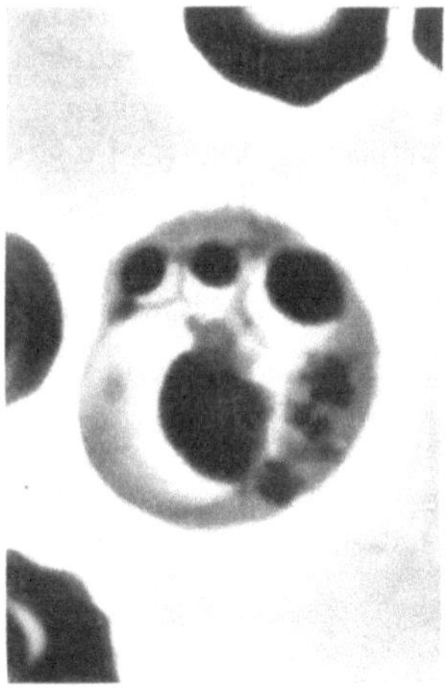

947 × *2300*

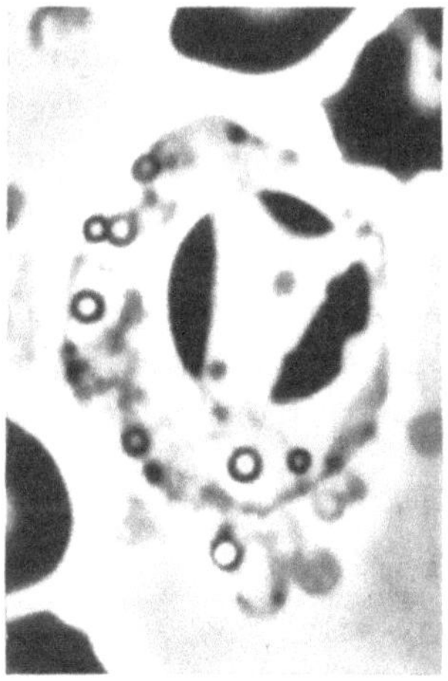

948 × *2300*

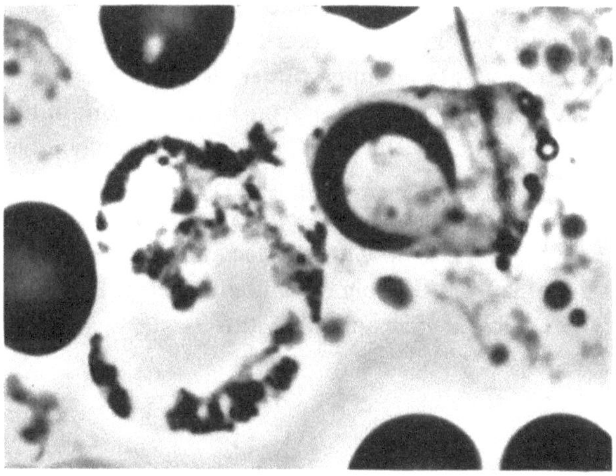

949 × *2300*

Verunreinigungen, Fetttropfen und Luftblasen

Abbildung 950–957

Abbildung 950 Verunreinigung, Staubfaser im optischen System der mikrofotografischen Einrichtung. Darüber Erythroblastenentkernung, Kernausstoßung.

Abbildung 951 Verunreinigung, unsauberer Objektträger. Zahlreiche kleine, runde Aufhellungen sind regellos im Bild verstreut. Sie führen in dem Lymphozyten und den Erythrozyten zu Pseudostrukturen, die phasennegative Innenkörper bzw. Vakuolen vortäuschen.

Abbildung 952 u. 953 Fetttropfen. Die größeren Fetttropfen sind homogen grau, scharf begrenzt und von einem Aufhellungshof umgeben. Im Inneren treten während der Beobachtung fadenförmige, phasenpositive Strukturen auf, bei denen es sich vermutlich um Fettsäurekristalle handelt. Kleine Fetttropfen (s. Abb. 953 links oben) zeigen infolge ihrer Kugelform den Linseneffekt.

Abbildung 954 u. 955 Luftblasen. Luftblasen unterscheiden sich eindeutig von Fetttropfen, da sie heller als ihre Umgebung erscheinen und von konzentrischen Beugungsringen umgeben werden. Ferner liegt der Aufhellungshof innerhalb der Luftblase, in der dunkle, polymorphe Strukturen sichtbar sind.

Abbildung 956 Verunreinigung des Präparates bei Verwendung verstaubter Deckgläser bzw. Objektträger. Derartige zellähnliche, nicht näher bestimmbare Gebilde können gelegentlich mit Degenerationsformen verwechselt werden.

Abbildung 957 Blutfilamente in älterem Präparat, Rosenkranzform. Nach Solé, Schirren u. a. handelt es sich bei den Filamenten um Zerfallsprodukte der Erythrozyten. Wir konnten bei Wärmeeinwirkung ihre Entstehung aus den Erythrozyten ebenfalls verfolgen.

Besondere Blut- und Knochenmarkbefunde

Das Knochenmark beim Kind

Abbildung 958–963

Das Knochenmark des Kindes unterscheidet sich in seiner Zusammensetzung und Reaktionsart von dem des Erwachsenen. Bereits unter normalen Bedingungen treten Zellen und Differenzierungsformen auf, die bei Älteren kaum oder nur vereinzelt beobachtet werden. So lassen sich bei Säuglingen regelmäßig in den Punktaten Osteoblasten, und in relativ größerer Zahl Stammzellen und unreife Entwicklungsstadien der verschiedenen Zellsysteme, vor allem der Monozyten, nachweisen. Auch das Vorkommen von kleinen Lymphknötchen, die gelegentlich anpunktiert werden, ist hier zu erwähnen. Die reaktiven Veränderungen des Knochenmarkes sind bereits bei geringfügigen Anforderungen, z. B. unspezifischen Infekten, sehr intensiv und um so stärker, je jünger die Kinder sind. Im allgemeinen erfolgt nicht nur eine starke Reaktion der entsprechenden Zellart, sondern auch eine Mitbeteiligung der anderen Zellsysteme und eine Vermehrung der retikulo-endothelialen Elemente. Als Folge der überstürzten Neubildung treten dabei zahlreiche unreife Zellformen und oft auch atypische Zellen auf.

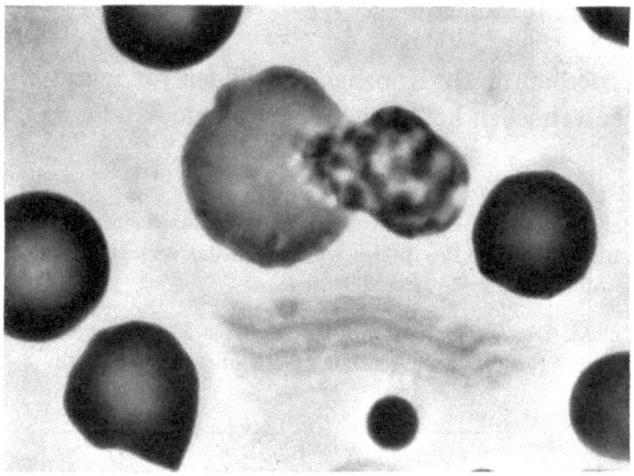

950 × *2300*

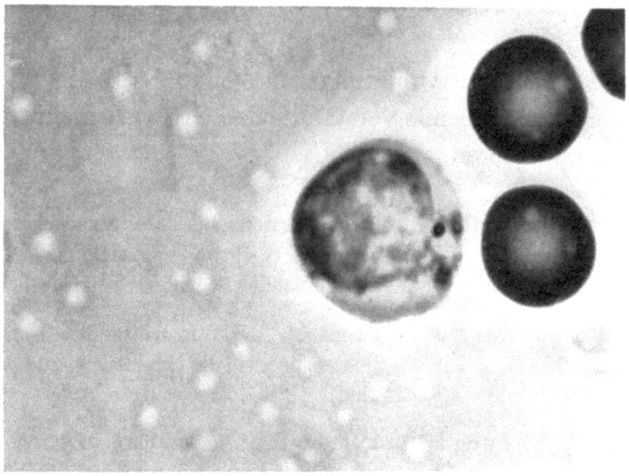

951 × *2300*

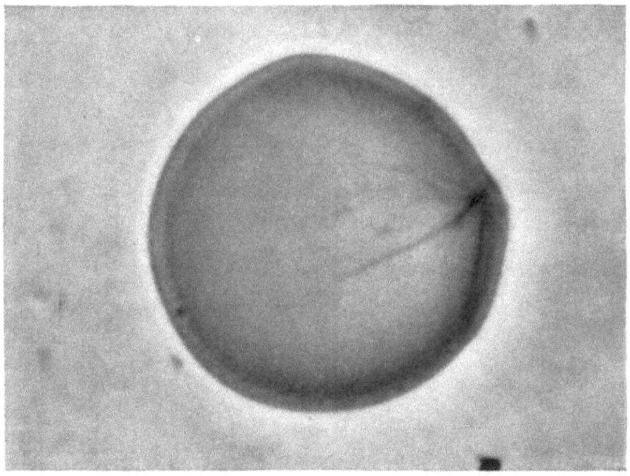

952 × *2300*

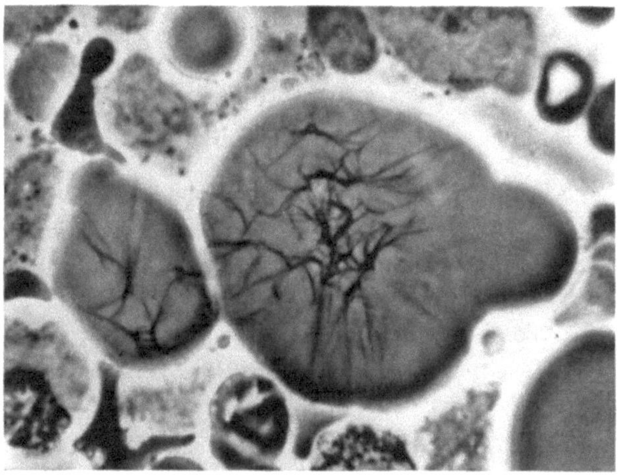

953 × *1300*

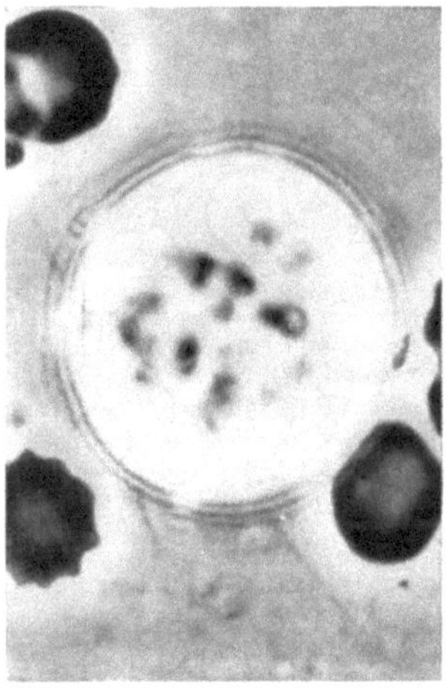

954 × *1400*

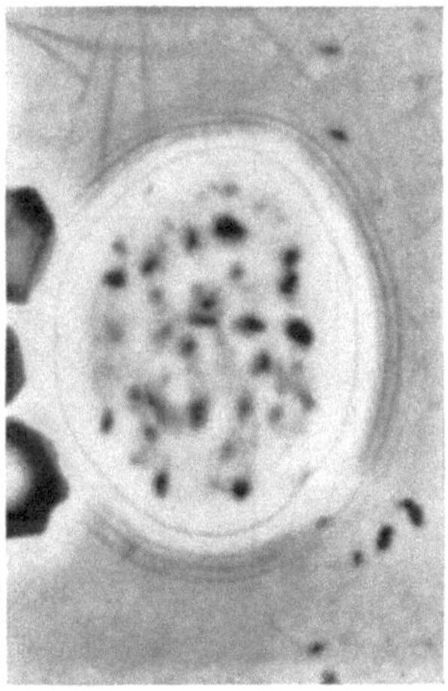

955 × *1400*

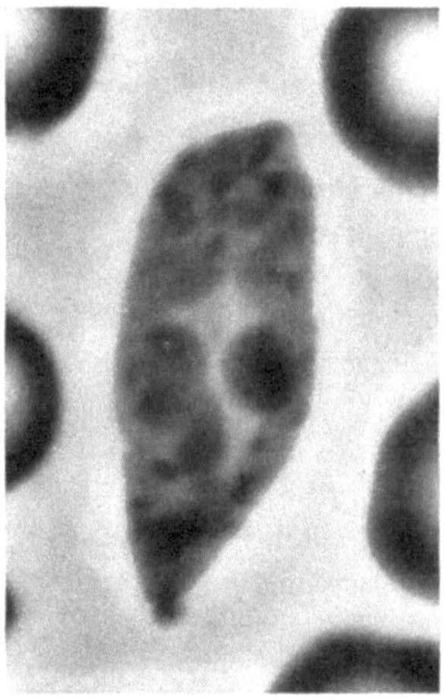

956 × *2500*

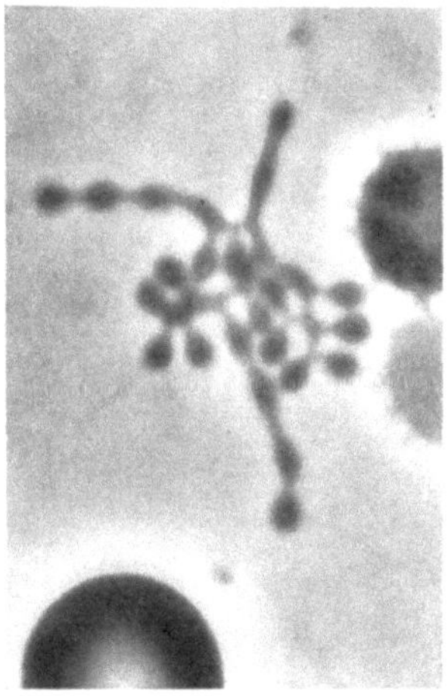

957 × *2300*

Das Knochenmark beim Kind (Fortsetzung)

Bei den Abbildungen haben wir auf die Wiedergabe normaler Knochenmarkbilder verzichtet, da wir uns aus verständlichen Gründen nicht dazu entschließen konnten, völlig gesunde Kinder zu punktieren.

Abbildung 958 Übersicht, etwa normales Knochenmarkbild. Zahlreiche Megakaryozyten, weitere Einzelheiten sind bei dieser Vergrößerung nicht zu erkennen. Die Unruhe des Bildes wird durch die verschiedenen nebeneinander liegenden Zellarten hervorgerufen. (9 Monate alter Säugling)

Abbildung 959 Übersicht. Markbild bei unspezifischem Infekt. Die vermehrt vorhandenen großen Promyelozyten sind ebenso wie die Myelozyten und die reiferen Erythroblasten deutlich zu erkennen. (2jähr. Kleinkind)

Abbildung 960 3jähr. Patient, unspezifische Lymphadenitis colli.

1 Makrophage mit Resten phagozytierten Materials (Trümmermakrophage)
2 Retikulumzelle
3 Promyelozyt II
4 Myelozyten
5 Metamyelozyten
6 segmentkernige Neutrophile
7 polychromatische Erythroblasten
8 degenerierte Zellen
9 verschiedene freie Zellkerne (Artefakte)

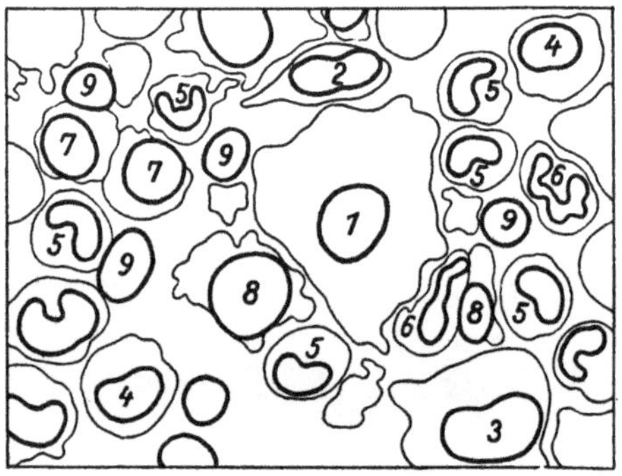

Abbildung 961 Osteoblastenverband bei 11 Monate altem Säugling mit Rachitis. Beachte die exzentrisch liegenden ovalen Zellkerne und den hellen, vakuolisierten, paranukleären Plasmabezirk.

Abbildung 962 Proerythroblastenvermehrung bei 2jähr. Patienten mit Eisenmangelanämie.

1 Proerythroblasten
2 basophile Erythroblasten
3 polychromatischer Erythroblast
4 oxyphiler Erythroblast
5 freie Erythroblastenkerne
6 halbreife Retikulozyten
7 stabkerniger Neutrophiler
8 Monozyt
9 Retikulumzelle
10 degenerierte Zellen (Artefakte)

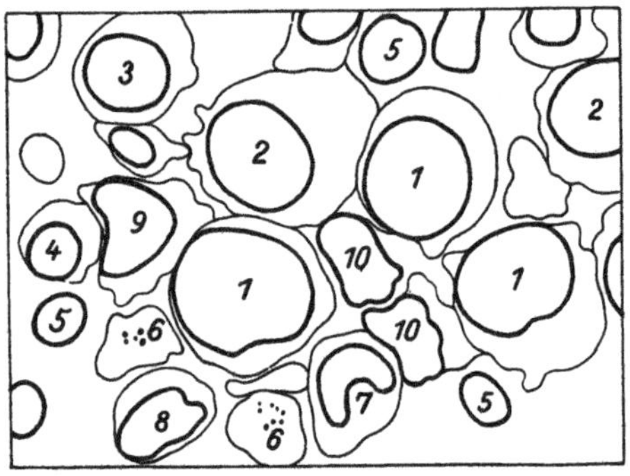

Abbildung 963 12jähr. Patient mit Polyhypovitaminose und unspezifischem Infekt. Beachte die atypische Granulierung der Neutrophilen.

1 atypischer Promyelozyt I
2 atypischer Promyelozyt II
3 stabkernige Neutrophile
4 segmentkerniger Neutrophiler
5 Promonozyt
6 Monozyt
7 Lymphozyt
8 oxyphile Erythroblasten
9 orthochromatischer Normoblast
10 Erythroblastenmitose, Metaphase

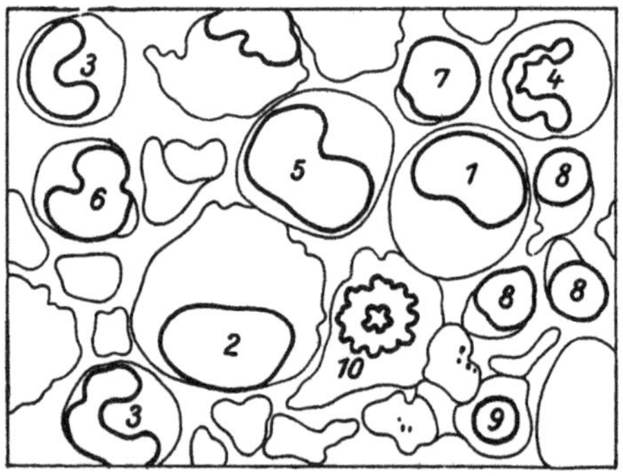

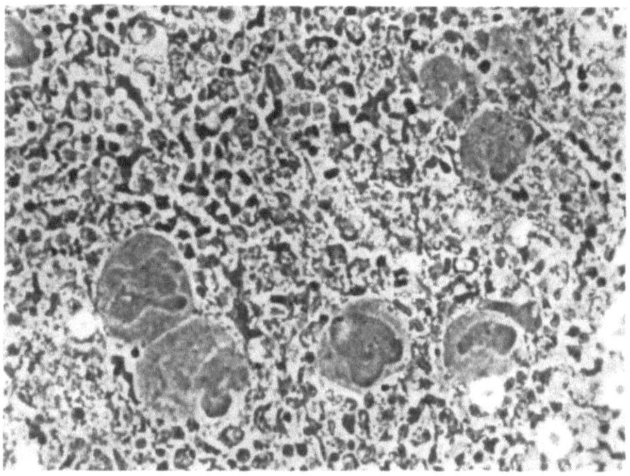

958 × *250*

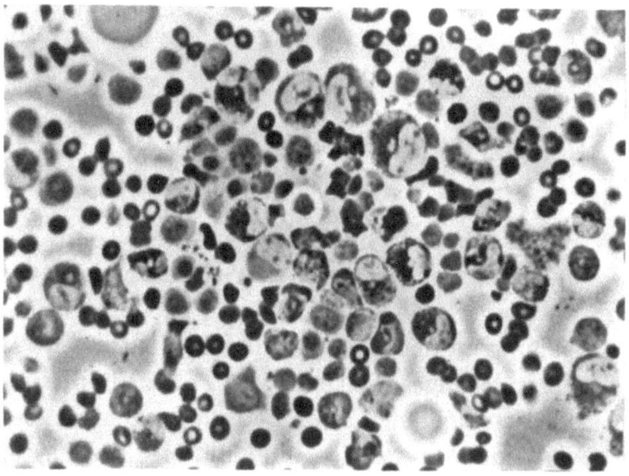

959 × *400*

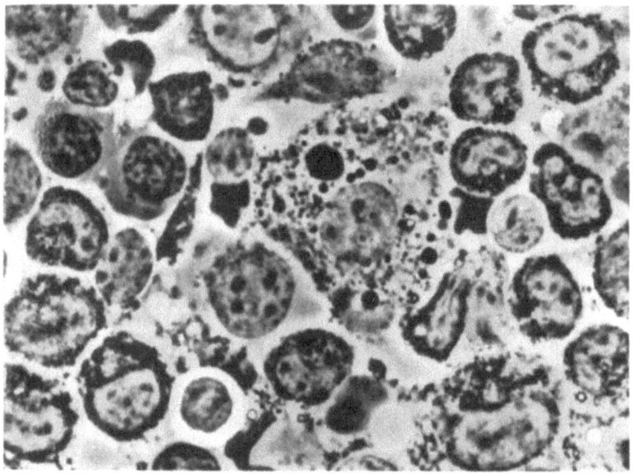

960 × *900*

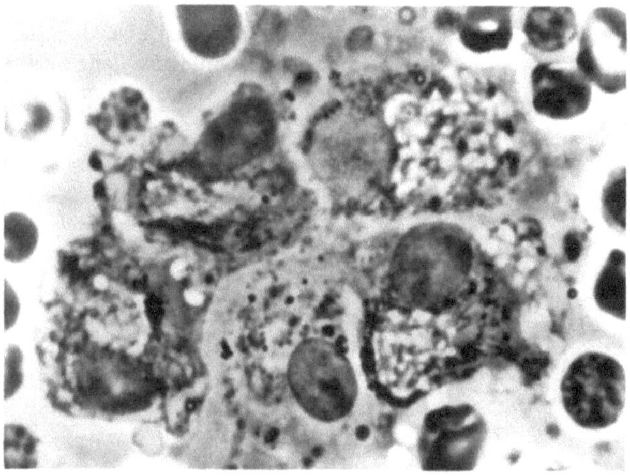

961 × *1300*

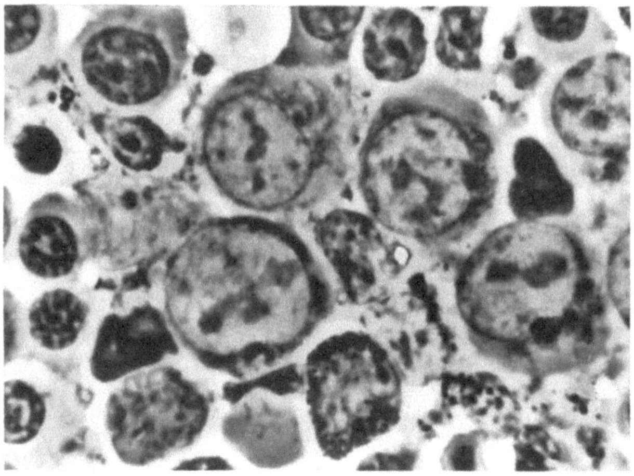

962 × *1300*

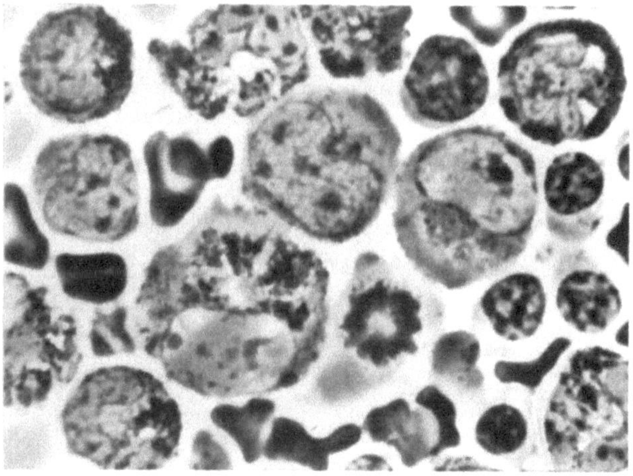

963 × *1300*

Das Peripherblut bei Frühgeburten und Neugeborenen

Abbildung 964–978

Das Peripherblut der Neugeborenen und Frühgeburten unterscheidet sich nicht nur in seiner quantitativen und qualitativen Zusammensetzung von den Gegebenheiten älterer Kinder und Erwachsener, sondern zeigt auch einige morphologische Besonderheiten, die offenbar in enger Beziehung zu der noch vorhandenen extramedullären Blutbildung stehen. Die zytomorphologischen Veränderungen wechseln von Fall zu Fall; sie sind um so ausgeprägter, je unreifer und je jünger die Neugeborenen sind. Betroffen sind vor allem die roten Blutkörperchen, bei denen, abgesehen von einer Makrozytose und Bluterythroblastose, in geringer Zahl Sphärozyten und Poikilozyten, sowie Erythrozyten mit mehreren kleinen, phasennegativen Innenkörpern zu finden sind. Bei den Leukozyten und Thrombozyten sind ferner atypische Zellformen und unreife Entwicklungsstadien nicht selten. Die folgenden Mikrofotos geben einen Überblick über die wesentlichen zytomorphologischen Besonderheiten der Neugeborenen.

Abbildung 964 Frühgeburt, 4 Stunden alt; Geburtsgewicht 1900 g. Im Peripherblut finden sich Erythroblasten verschiedener Reifungsstadien; auch Entkernungen sind nachweisbar, ferner einzelne Sphärozyten, Poikilozyten und vermehrt Monozyten.

1 Monozyten
2 segmentkerniger Neutrophiler
3 oxyphiler Erythroblast
4 orthochromatischer Normoblast
5 Erythroblastenentkernung, vollzogene Kernausstoßung
6 reifer Retikulozyt
7 Sphärozyt mit Innenkörper
8 Sphärozyten

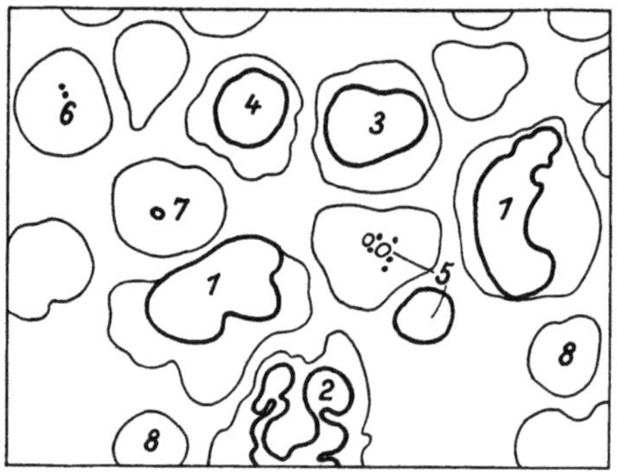

Abbildung 965 Frühgeburt, 1 Stunde alt; Geburtsgewicht 2100 g. Zwei Monozyten mit lockerem Zellkern und grober Zytoplasmagranulation. Rechts ein segmentkerniger Neutrophiler mit spärlicher, atypischer, blaßgrauer Granulation.

Abbildung 966 Frühgeburt, 3 Stunden alt; Geburtsgewicht 2000 g. Polychromatischer Erythroblast mit großem Zellkern. Links daneben ein halbreifer Retikulozyt und ein Sphärozyt.

Abbildung 967 Neugeborenes, 4 Stunden alt; Geburtsgewicht 3000 g. Ein Teil der Erythrozyten enthält zahlreiche kleine, runde, phasennegative Innenkörper, die im gefärbten Ausstrich nicht nachweisbar waren. Links ein unreifer Retikulozyt mit atypisch grober Granulation.

Abbildung 968 Frühgeburt, 3 Stunden alt (s. Abb. 966). Segmentkerniger Neutrophiler mit atypisch grober Zytoplasmagranulation und bizarren Plasmafortsätzen. Links oben ein atypischer Thrombozyt mit breitem Hyalomer und grobem Granulomer, der unter Umständen mit Retikulozyten verwechselt werden kann.

Abbildung 969 Frühgeburt, 4 Stunden alt (s. Abb. 964). Atypische, nicht identifizierbare, unreife Zelle. Derartige Zellen findet man gelegentlich bei unreifen Frühgeburten, aber auch bei Neugeborenen in den ersten Lebensstunden.

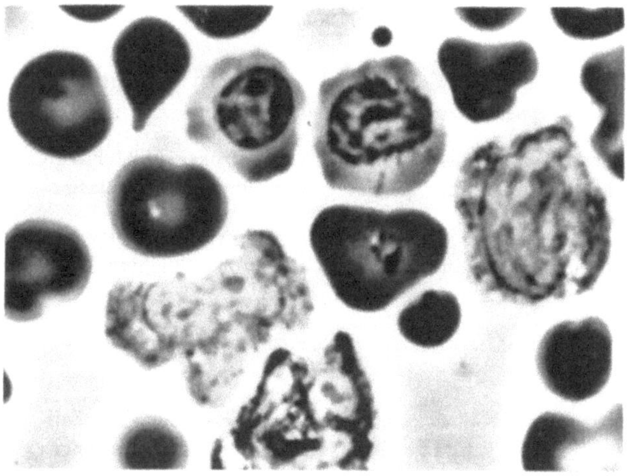

964 × *2000*

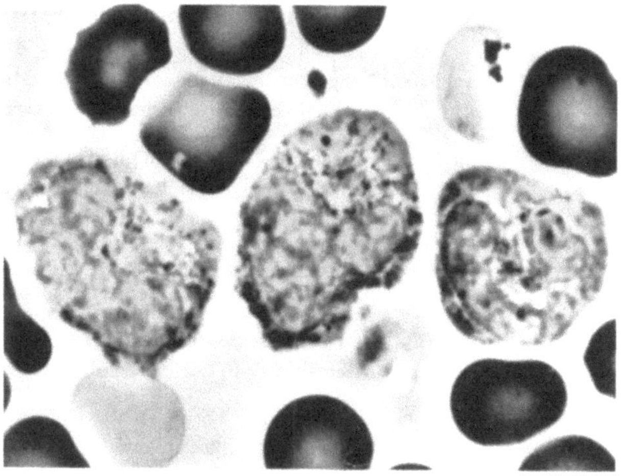

965 × *1700*

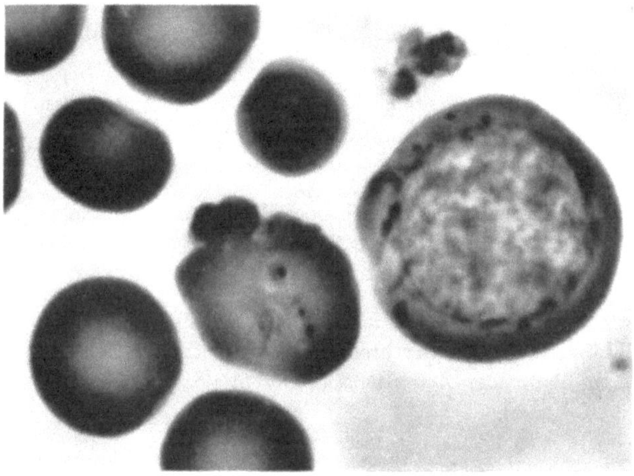

966 × *2300*

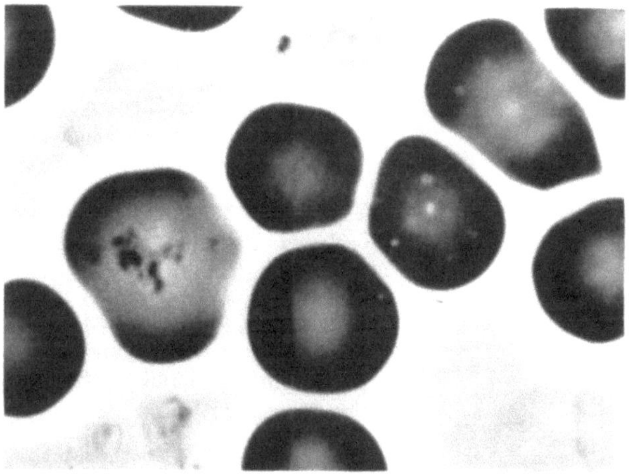

967 × *2300*

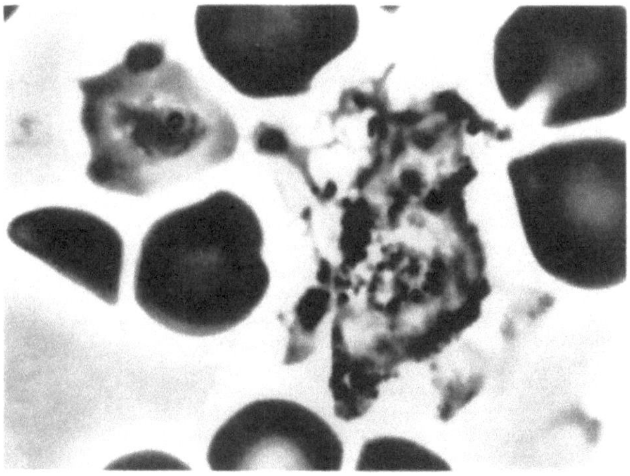

968 × *2300*

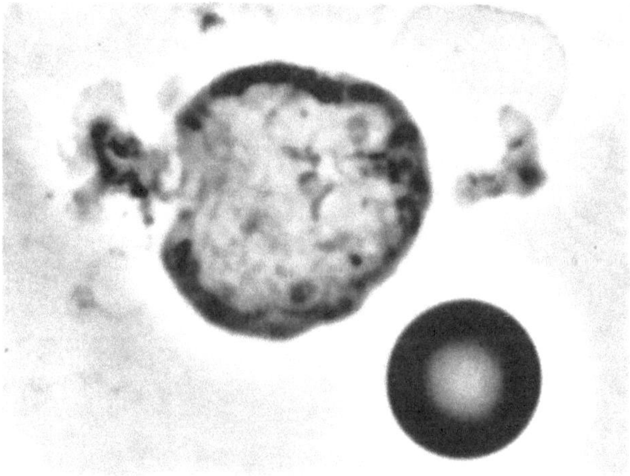

969 × *2300*

Das Peripherblut bei Frühgeburten und Neugeborenen (Fortsetzung)

Abbildung 970 Neugeborenes, 1 Stunde alt; Geburtsgewicht 3250 g. Atypischer junger Lymphozyt mit großem, streifig-fleckig strukturiertem Zellkern und grober, schwarzer Zytoplasmagranulation.

Abbildung 971 Frühgeburt, 12 Stunden alt; Geburtsgewicht 2200 g. Atypischer Lymphoblast. Großer, dichter Zellkern mit zwei nukleolenartigen Chromatinverdichtungen und einigen groben, dunklen Zytoplasmagranula.

Abbildung 972 Frühgeburt, 4 Stunden alt (s. Abb. 964). Lymphozyt, Handspiegelform mit groben, dichten Zytoplasmagranula, die hinter dem Zellkern angeordnet sind.

Abbildung 973 Neugeborenes, 5 Stunden alt; Geburtsgewicht 3300 g. Lymphozyt mit größerem, phasennegativem Plasmabezirk in der Kerneinbuchtung.

Abbildung 974 Neugeborenes, 3 Stunden alt; Geburtsgewicht 3100 g. Kleine, rundkernige Zelle. Runder, heller Zellkern mit drei nukleolenartigen Chromatinverdichtungen. Das Zytoplasma bildet kleine, tropfenförmige Fortsätze.

Abbildung 975 Frühgeburt, 3 Stunden alt; Geburtsgewicht 2300 g. Kleine, rundkernige Zelle mit homogen grauem, dichtem Zellkern (Degenerationsform?). Das Zytoplasma ist unregelmäßig begrenzt und zeigt Potozytose (nach unten rechts). Darüber halbreifer Retikulozyt.

Abbildung 976 Frühgeburt, 3 Stunden alt (s. Abb. 975). Kleine, rundkernige Zelle mit homogen grauem, dichtem Zellkern und schmalem Zytoplasmasaum, Bewegungsform. Angelagert ist ein kleiner, im Zerfall begriffener Thrombozytenhaufen.

Bei gesunden, älteren Kindern oder Erwachsenen lassen sich entsprechende kleine, rundkernige Zellen im Peripherblut oder Knochenmark nicht nachweisen. Die Herkunft und Zugehörigkeit dieser Zellen ist nicht bekannt.

Abbildung 977 Neugeborenes, 1 Tag alt; Geburtsgewicht 2650 g. Kernrest, vermutlich eines Megakaryozyten; rechts angelagert ein großer, atypischer Thrombozyt, dessen Granulomer kernartig geballt ist. Das Hyalomer enthält eine kleine, runde und eine größere, phasennegative Vakuole.

Abbildung 978 Neugeborenes, 6 Stunden alt; Geburtsgewicht 3150 g. Zwei unreife Retikulozyten; über der linken Zelle der ausgestoßene, pyknotische Kern. Links atypischer Erythroblast mit pyknotischem Zellkern und einigen fadenförmigen Mitochondrien im blaßgrauen Zytoplasma (Differentialdiagnose: atypischer Thrombozyt).

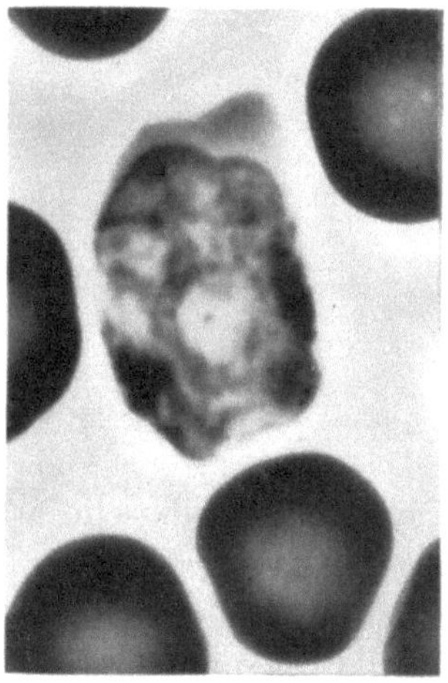

970 × *2300*

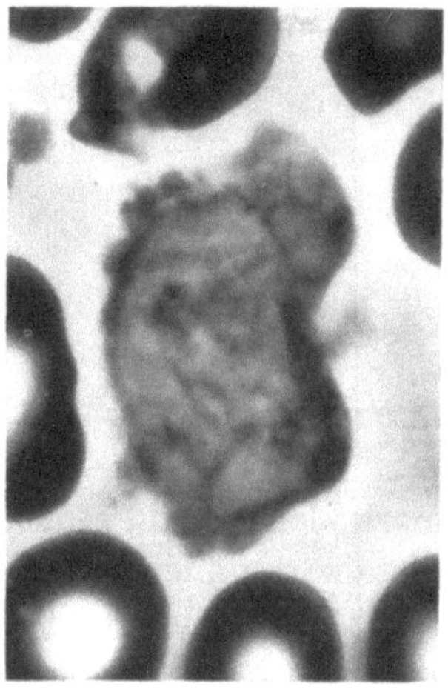

971 × *2300*

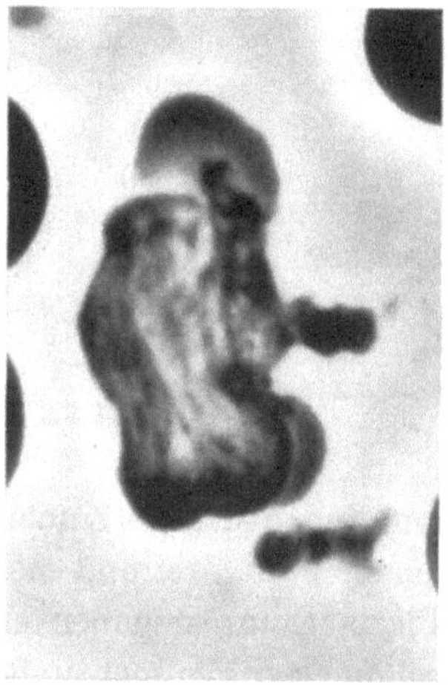

972 × *2300*

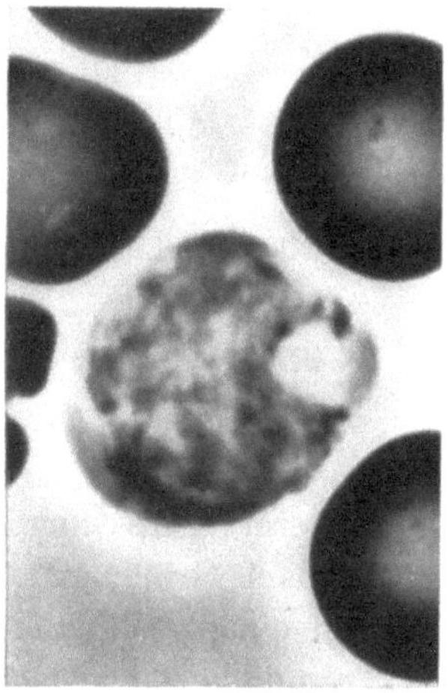

973 × *2300*

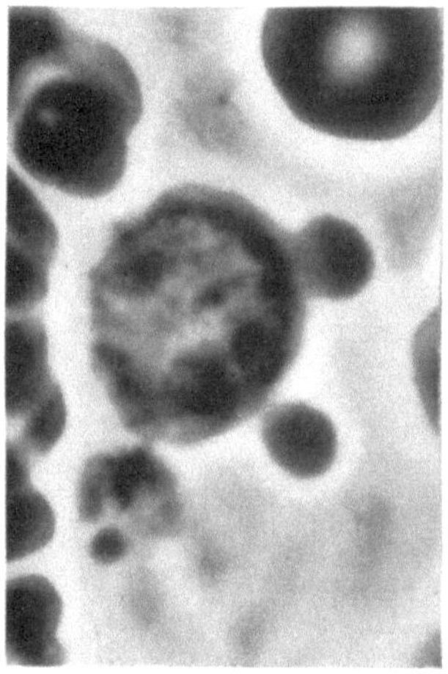

974 × *2300*

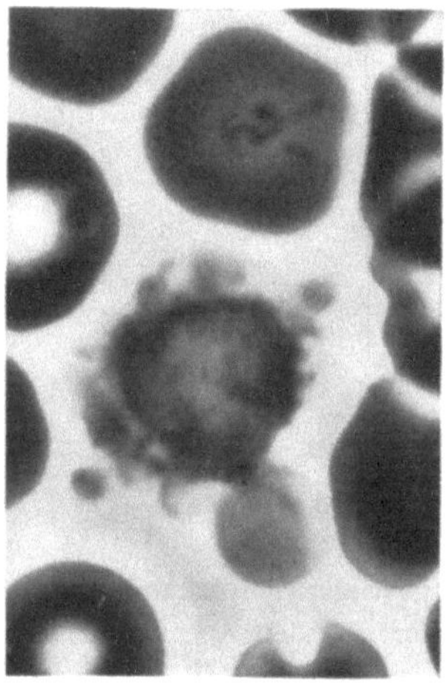

975 × *2300*

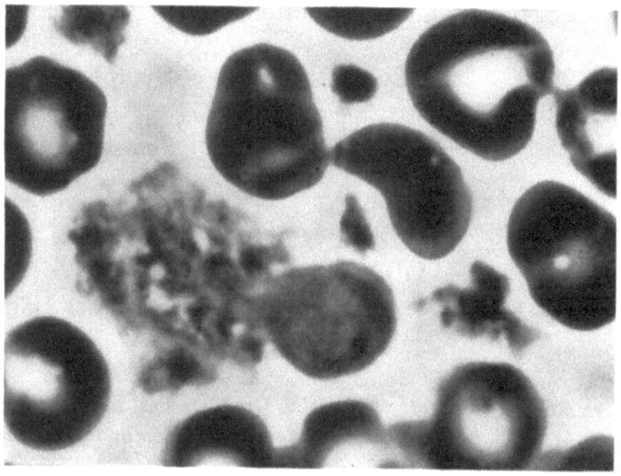

976 × *2300*

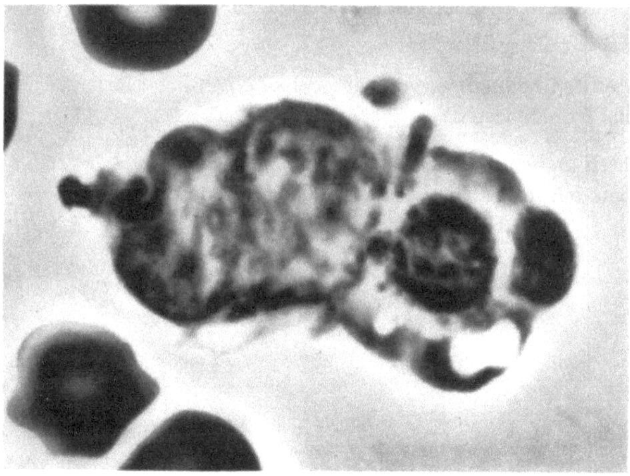

977 × *2300*

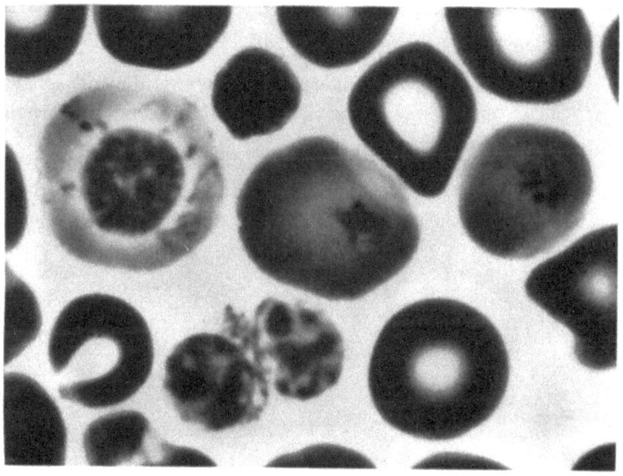

978 × *2300*

Sympathogoniom

Beim Sympathogoniom finden sich im Knochenmark kleinere und größere synzytiale Zellinseln. Je nach Größe enthalten sie zwei, drei und mehr mosaikartig aneinandergelagerte Kerne, die nur von einem schmalen Plasmasaum umgeben sind. Die feinen, meist mitteldichten Zytoplasmagranula liegen gewöhnlich in einer Einbuchtung des Kerns. Charakteristisch für die Diagnose dieser Tumorart sind die Zellsynzytien und das Bild der großen, polymorphen, streifig-retikulierten Kerne, deren unscharf begrenzte Kernkörperchen schon bei Übersichtsbetrachtung auffallen.

Das Sympathogoniom und das Sympathoblastom (s. S. 316) sind Tumoren der embryonalen Sympathikuszellen, die sich genetisch durch den verschiedenen Reifungsgrad ihrer maligne entarteten Stammzellen unterscheiden.

Sympathogonie →	Symphatoblast →	sympathische Ganglienzelle
↓	↓	↓
Sympathogoniom	*Sympathoblastom*	*Ganglioneurom*

Sympathogonium bei 2jähr. Patientin — Knochenmark

Abbildung 979–988

Abbildung 979 Übersicht. Großer, scharf abgegrenzter, synzytialer Zellverband mit dicht aneinanderliegenden, unregelmäßigen Zellkernen und deutlich hervortretenden Kernkörperchen (s. Abb. 985).

Abbildung 980 Fünfkerniges Zellsynzytium. Darüber ein orthochromatischer Normoblast. Rechts oben ein oxyphiler und zwei polychromatische Erythroblasten sowie eine degenerierte Zelle (Endothelzelle?). Links ein segmentkerniger Neutrophiler. (s. Abb. 987)

Abbildung 981 Einzelzelle, deren großer, unregelmäßiger Zellkern von einem sehr schmalen Plasmasaum umgeben ist.

Abbildung 982 Zweikerniges Zellsynzytium. Die charakteristische, streifig-retikuläre Kernstruktur und die dunklen, unscharf begrenzten Kernkörperchen sind hier gut zu erkennen.

Abbildung 983 Zweikerniges Zellsynzytium mit scharf begrenzten Zellkernen, von denen einer einen fingerförmigen Fortsatz besitzt. Daneben orthochromatische Normoblasten.

Abbildung 984 Dreikerniges Zellsynzytium. Die mitteldichten grauen und tiefschwarzen Zytoplasmagranula liegen in den Einbuchtungen der verschieden großen, teilweise abgeplatteten Zellkerne.

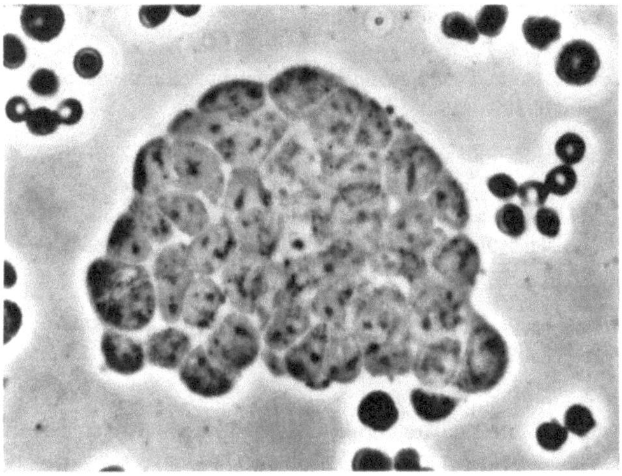

979 × *600*

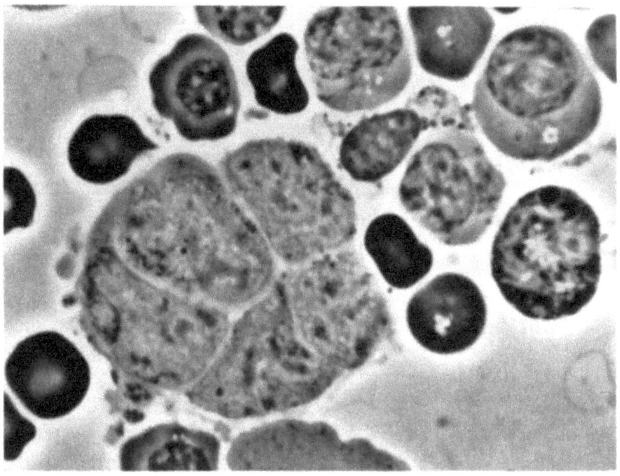

980 × *1200*

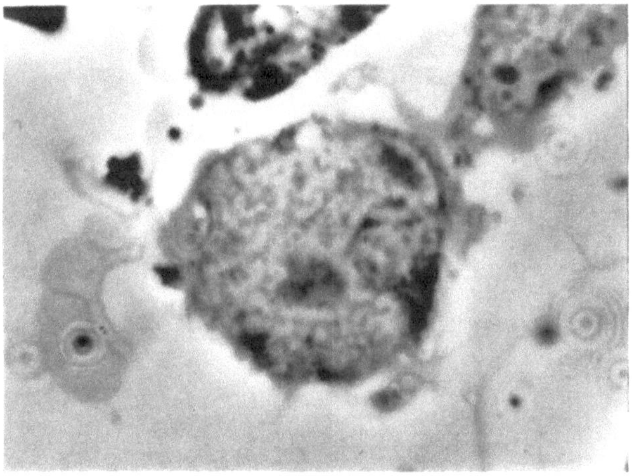

981 × *2200*

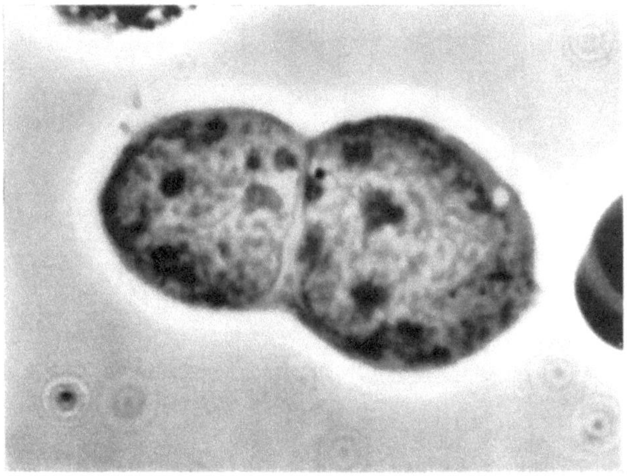

982 × *2200*

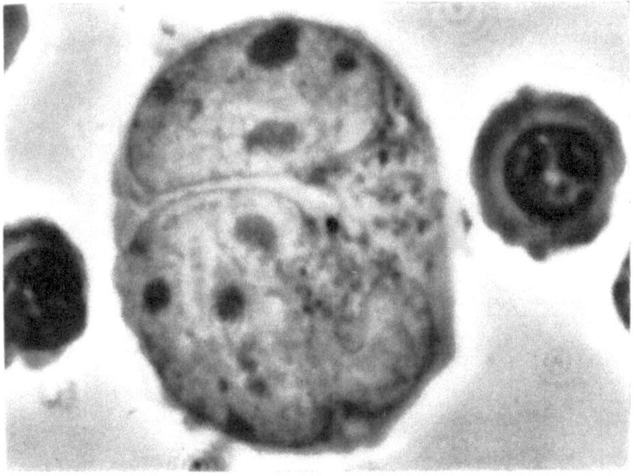

983 × *2200*

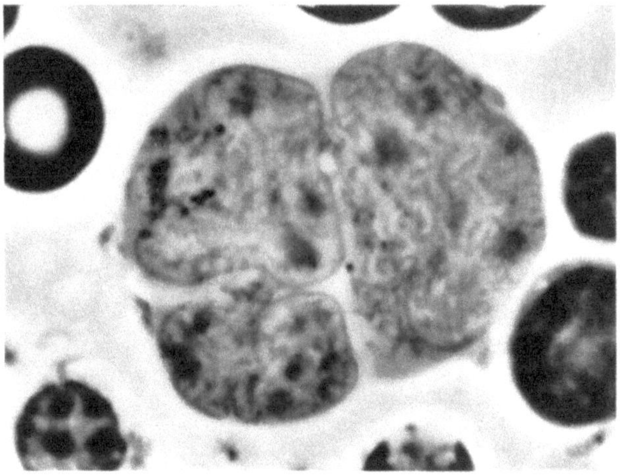

984 × *2200*

Sympathogoniom — Knochenmark (Fortsetzung)

Abbildung 985 Großer synzytialer Zellverband. Scharf begrenzte, unregelmäßige, leicht eingebuchtete Zellkerne mit auffallenden polymorphen Kernkörperchen (s. Abb. 979).

Abbildung 986 Teil eines Zellsynzytiums bei starker Vergrößerung. Mosaikartig aneinandergelagerte, graue Zellkerne mit feiner, streifig-retikulärer Chromatinstruktur und dunklen Kernkörperchen; zwischen den Zellkernen schmale Plasmasäume. Die grauen und schwarzen, runden Granula liegen in den Kerneinbuchtungen. In Bildmitte unten ein polychromatischer Erythroblast, rechts daneben ein orthochromatischer Normoblast.

Abbildung 987 Fünfkerniges Zellsynzytium. Die mosaikartige Lagerung der Zellkerne und ihre streifig-retikuläre Zeichnung sowie die unregelmäßige Form der Kernkörperchen sind hier besonders deutlich zu sehen (s. Abb. 980).

Abbildung 988 Zweikerniges Zellsynzytium, Degenerationsform. Die retikuläre Struktur der Zellkerne tritt stärker hervor. Das Zytoplasma enthält zahlreiche kleine, phasennegative Vakuolen und einige schwarze Granula.

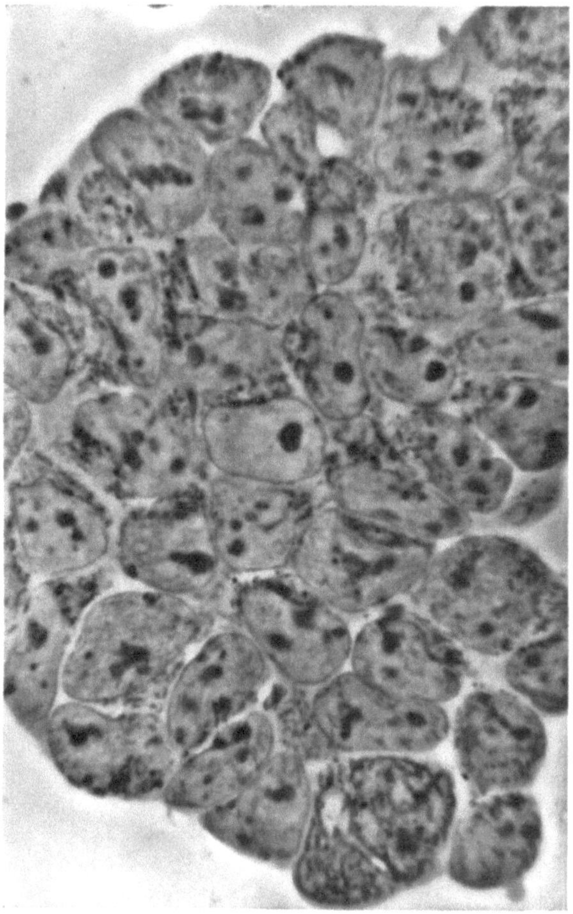

985 × *1100*

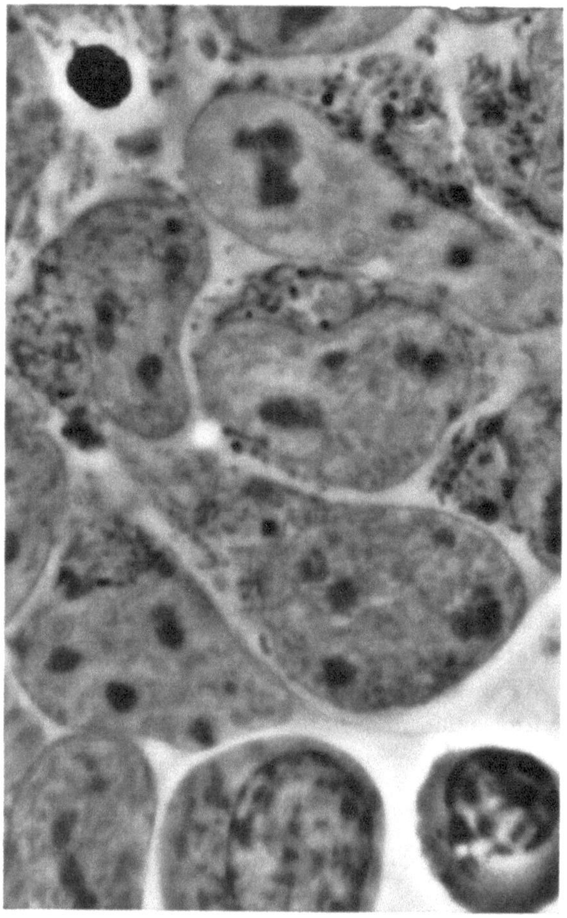

986 × *2200*

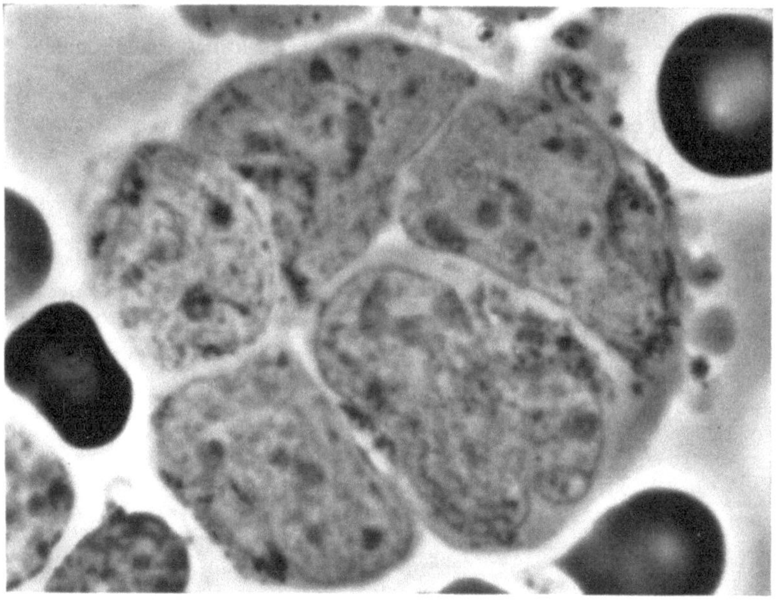

987 × *2200*

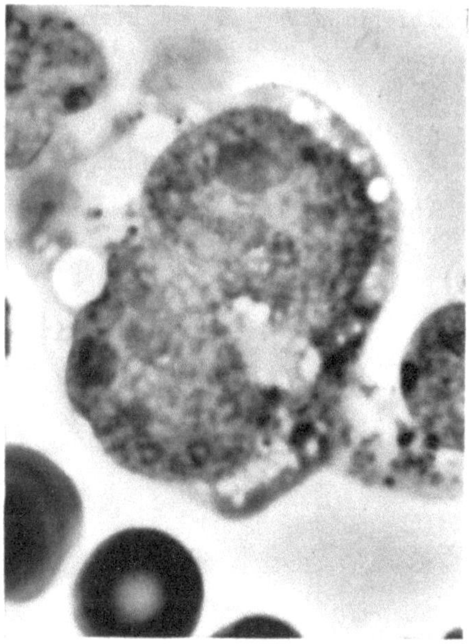

988 × *2200*

Sympathoblastom

Im Tumorpunktat des Sympathoblastoms findet man Zellnester, die isoliert liegen oder in anderes Gewebe eingebettet sind. Sie bestehen aus relativ gut abgrenzbaren großen, polymorphen Zellen, deren Zytoplasma einige graue oder schwarze Granula enthält. Die runden, ovalen oder nierenförmigen, scharf begrenzten Zellkerne besitzen eine deutliche retikuläre Zeichnung und ein bis zwei, meist runde, dunkle Kernkörperchen. In den Knochenmetastasen des Sympathoblastoms findet man als Zeichen eines lebhaften Umbaus gewöhnlich auch Lipophagen und Polykaryozyten.

Wie bei anderen im Verband liegenden Tumorzellen wird als erstes Zeichen einer Nekrobiose das Zytoplasma der Sympathoblastomzellen phasennegativ. Der Zellkern, die Granula und einige Plasmareste scheinen dadurch in einem scharf begrenzten, „leeren" Raum zu liegen.

Sympathoblastom bei 3jähr. Patienten — Tumorpunktat, Beckenkamm

Abbildung 989–999

Abbildung 989 Übersicht. Zellnest am Rande eines Markbröckels. Eng aneinanderliegende, polymorphe Zellen. (Dickere Präparatschicht)

Abbildung 990 Zellnest. Die Zellkerne der polymorphen Zellen besitzen eine deutliche retikuläre Struktur und enthalten ein bis zwei dunkle Kernkörperchen. Im Zytoplasma sind mehrere kleine, runde, dunkle Granula sichtbar.

Abbildung 991 Zellnest. Gut abgrenzbare Zellen mit breiterem Plasmasaum, der runde, graue und schwarze Granula enthält. Links oben einige aus dem Verband gelöste Zellen.

Abbildung 992 Zellnest. Beachte die Zellanisozytose und Polymorphie der Sympathoblastomzellen. Das umgebende Knochenmark ist bei Anfertigung des Präparates durch Kompression stark geschädigt worden.

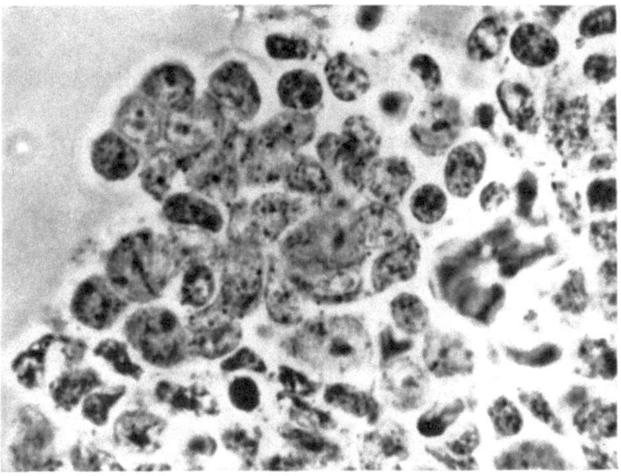

989 × *800*

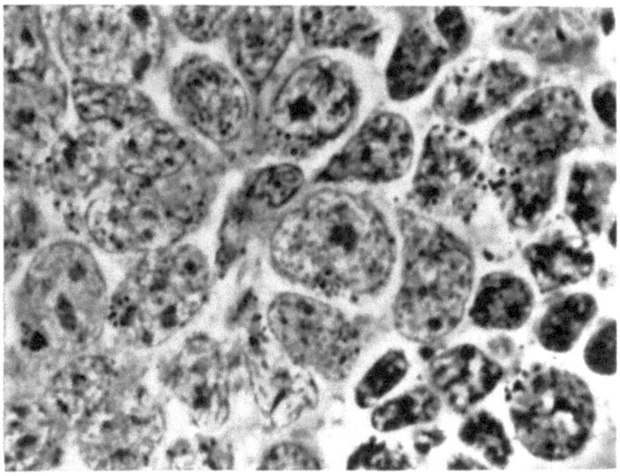

990 × *1100*

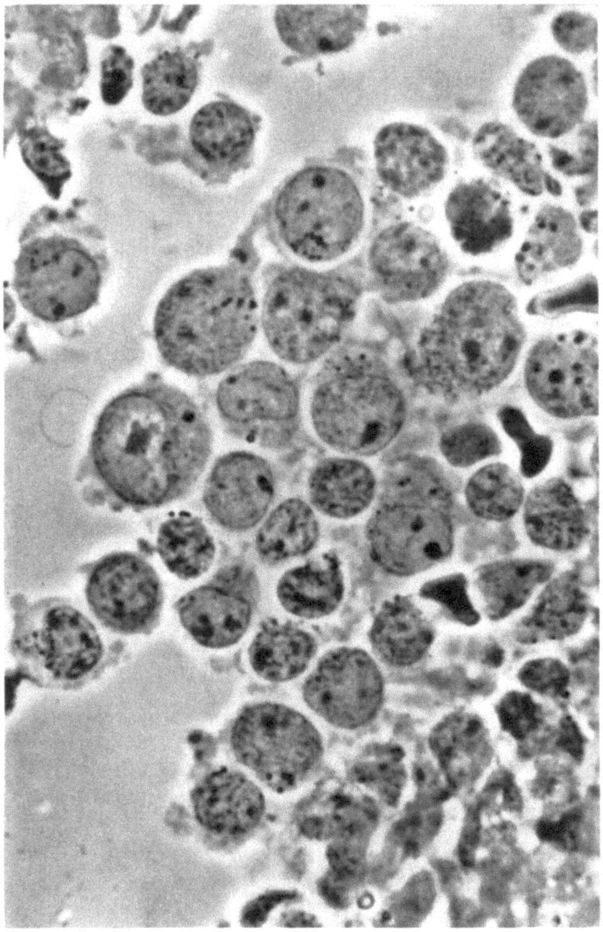

991 × *1100*

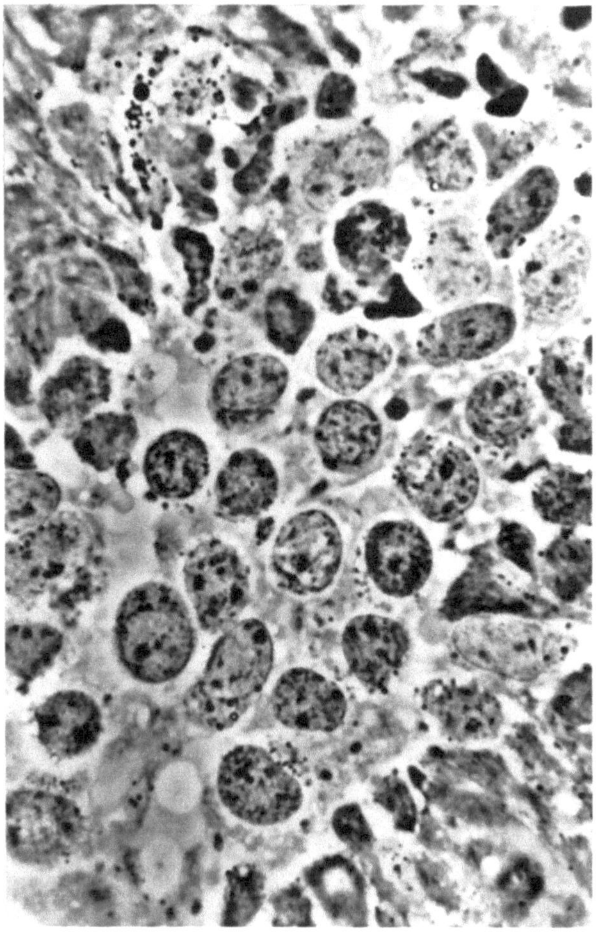

992 × *1100*

Sympathoblastom, Tumorpunktat, Beckenkamm (Fortsetzung)

Abbildung 993 Einzelzellen eines Zellnestes (vergrößerter Ausschnitt aus Abb. 992). Deutliche Polymorphie der gut voneinander abgrenzbaren Zellen. Die retikulierten, scharf begrenzten, großen Zellkerne sind rund oder oval. Sie enthalten runde, scharf begrenzte, dunkle Kernkörperchen. Im Plasmasaum sind die Granula (teilweise Glanzkörner) gut zu erkennen.

Abbildung 994 Übersicht, beginnende Zelldegeneration. Neben mehreren Tumorzellen mit stark ausgebreitetem Plasmasaum liegen in einem ovalen, phasennegativen Raum ein noch gut erhaltener Kern und einige Granula. Dieses eigenartige Phänomen findet sich auch bei anderen Tumoren als erstes Zeichen einer Nekrobiose. Oben eine Mitose, links davon mehrere freie Kerne.

Abbildung 995 Stärker gequetschtes Präparat. Verschiedene Stadien der Nekrobiose. Deutlich hervortretende Kernkörperchen. Unten ein Lipophage mit rundem, blassem Zellkern und reichlich scharf begrenzten, zentral aufleuchtenden Granula.

Abbildung 996 Zwei Tumorzellmitosen. Daneben drei Fibroblasten mit dunklen, spindelförmigen Kernen.

Abbildung 997 Mehrere Lipophagen. Die dunklen, fast homogenen Einschlüsse sind pyknotische Kerne von Tumorzellen, deren Kernkörperchen noch angedeutet zu erkennen sind.

Abbildung 998 u. 999 Endstadien nekrobiotischer Abbauformen von Tumorzellen mit Kernpyknose und Karyorhexis. Das Zytoplasma ist als scharf begrenzter phasennegativer Bezirk deutlich sichtbar.

Zytomorphologische Differentialdiagnose von Sympathoblastom und Sympathogoniom

Das zytomorphologische Bild des Sympathoblastoms und Sympathogonioms besitzt bei Phasenkontrastuntersuchung einiges Gemeinsame, doch ist die „unreifere“ Form, das Sympathogoniom, durch die Zellsynzytien mit den das Bild beherrschenden mosaikartig angeordneten, großen, in ihrer Form uneinheitlichen Kernen gut vom Sympathoblastom zu unterscheiden. Bei diesem differenzierteren Tumor finden sich an Stelle der Synzytien Zellverbände, die aus Einzelzellen gebildet sind und deren Kerne in ihrer Form ein einheitliches Bild bieten. Beiden Zellarten gemeinsam sind die retikuläre Zeichnung der Zellkerne, die meist in der Mehrzahl vorhandenen Kernkörperchen und die Störung der Kern-Plasmarelation. Als zytomorphologische Besonderheiten und Unterschiede ergeben sich folgende Charakteristika:

Sympathoblastom	**Sympathogoniom**
Zellnester (Einzelzellen in Verbänden) Zellpolymorphie	Zellsynzytien
große, runde, ovale oder nierenförmige Kerne mit deutlicher retikulärer Zeichnung	sehr große, polymorphe, mosaikartig gelagerte Kerne mit streifig-retikulärer Zeichnung
mehrere große, runde, dunkle Kernkörperchen	multiple Kernkörperchen von unterschiedlicher Form und Größe
breiterer Plasmasaum mit zahlreichen deutlichen Granula	schmaler Plasmasaum mit meist mitteldichten Granula

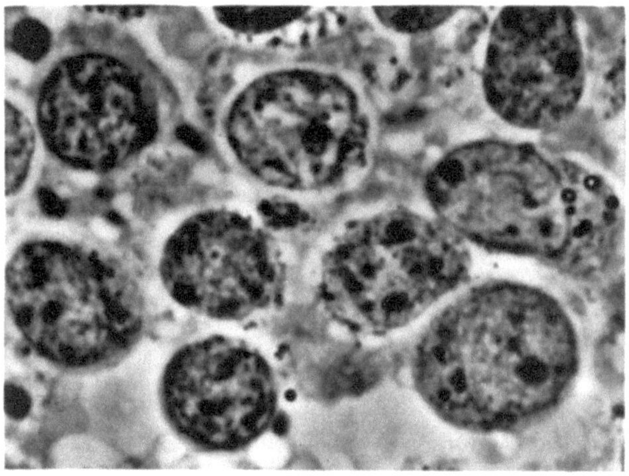

993 × *1900*

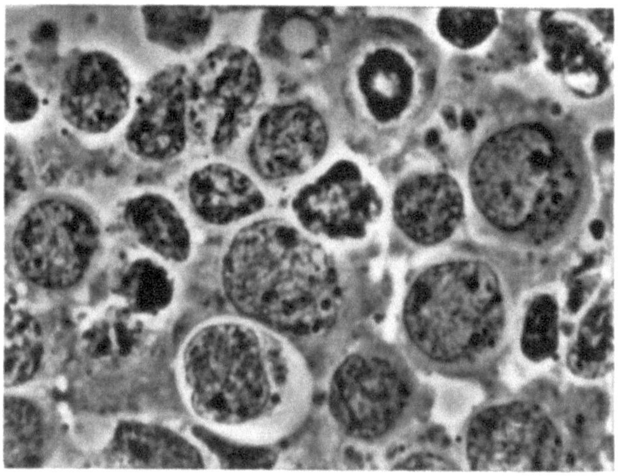

994 × *1000*

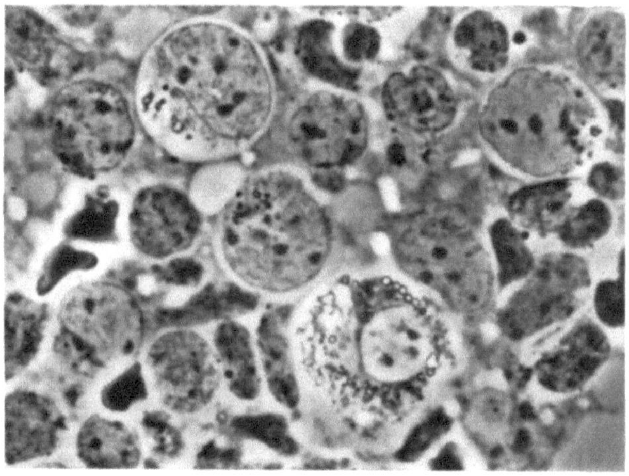

995 × *1000*

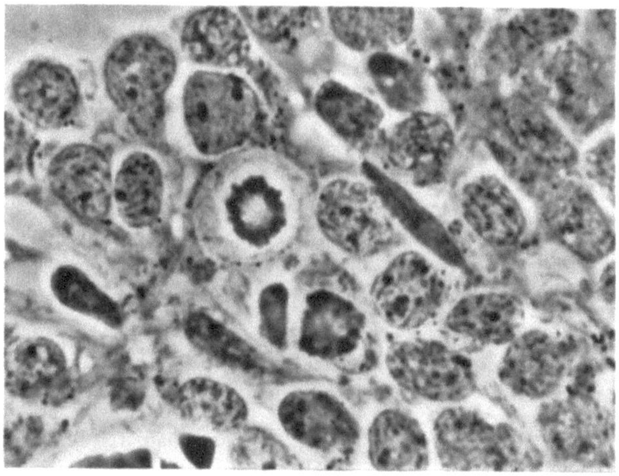

996 × *1000*

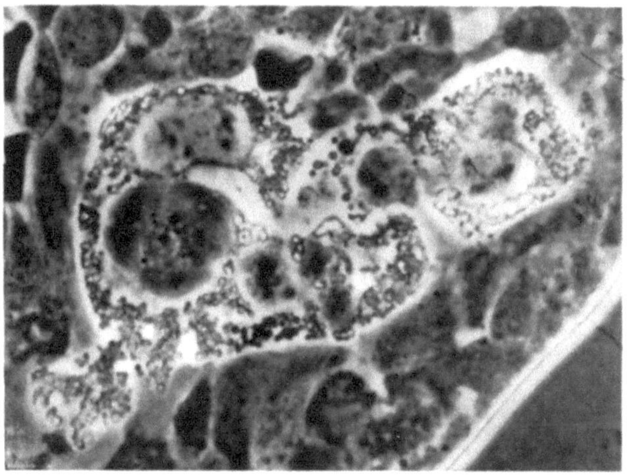

997 × *1000*

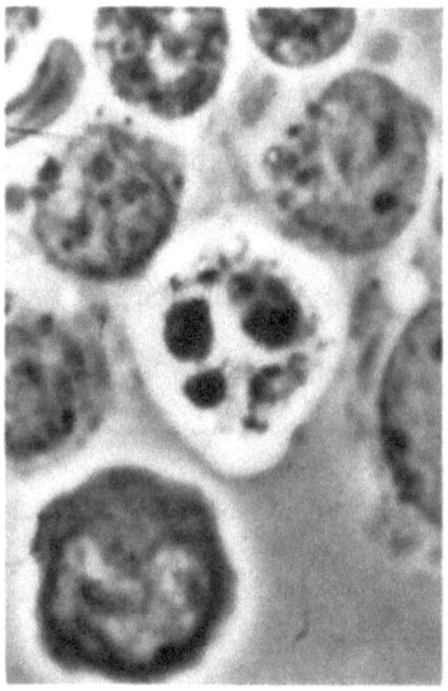

998 × *1400*

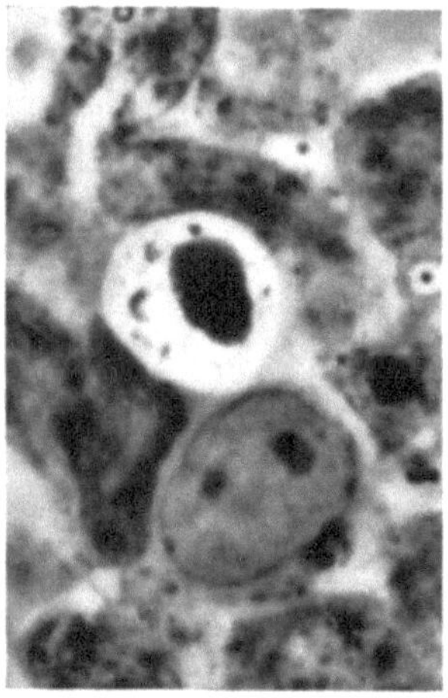

999 × *1900*

Tumorzellen im Knochenmark.

Metastatische Tumorzellen treten im Knochenmark bei malignen Neoplasien nicht selten auf. Sie liegen im allgemeinen in Verbänden zusammen, kommen aber gelegentlich auch als Einzelzellen vor. Bei phasenoptischer Untersuchung unterscheiden sich die Tumorzellen eindeutig von normalen Knochenmarkelementen. Die Diagnose „Tumorzellen im Knochenmark" läßt sich daher ohne Schwierigkeiten stellen, doch erfordert die nähere Klassifizierung der Tumorart ausgedehnte Kenntnisse, die nur an Probeexzisionsmaterial durch vergleichende Betrachtung von histologischem Schnitt und Vitalpräparat erworben werden können.

Im Kindesalter ist bei einigen unreifen Tumoren oft die Differentialdiagnose zur akuten Parablastenleukämie Typ B und zur akuten atypischen Parablastenleukämie nicht leicht. Der Blutbefund oder die Punktion an anderer Stelle führen hier zur Klärung des Krankheitsbildes.

Primitives viszerales Blastom bei $1^1/_4$jähr. Patientin — Tumormetastasen im Knochenmark

Abbildung 1000–1004

Abbildung 1000 Übersicht. Ausschließlich Tumorzellen mit polymorphen, dichten Zellkernen, die mehrere kleine, dichte Kernkörperchen enthalten. (Leicht gequetschtes Präparat)

Abbildung 1001 Übersicht, nicht geschädigtes Präparat. Polymorphe Zellen mit hellen Zellkernen, die dunkle Kernkörperchen enthalten. In Bildmitte oben eine phagozytierende Retikulumzelle. Differentialdiagnostisch kommt eine akute Parablastenleukämie Typ B_1 in Betracht (s. Abb. 678).

Abbildung 1002 u. 1003 Tumorzellen. Polymorphe Zellen mit großen, blaßgrauen, fast strukturlosen, scharf begrenzten Zellkernen, die mehrere dunkle, unregelmäßig geformte Kernkörperchen enthalten. Im schmalen Zytoplasmasaum sind einige kleine, runde Granula und größere, schwarze Einschlüsse sichtbar. Es handelt sich hier um atypische Zellen, die mit keiner normalen Zellart verwechselt werden können. Die endgültige Diagnose: „primitives viszerales Blastom" ist allerdings nur histologisch zu stellen.

Abbildung 1004 Tumorzellen, stärker gequetschtes Präparat. Die homogen grauen Zellkerne zeigen nach Kompression eine deutliche streifig-feinfleckige Struktur.

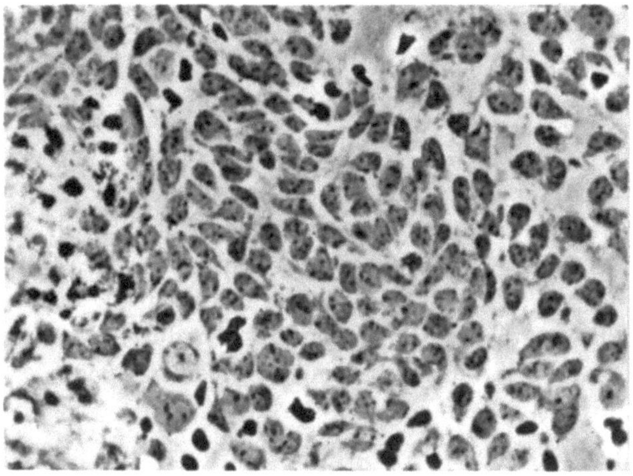

1000 × *300*

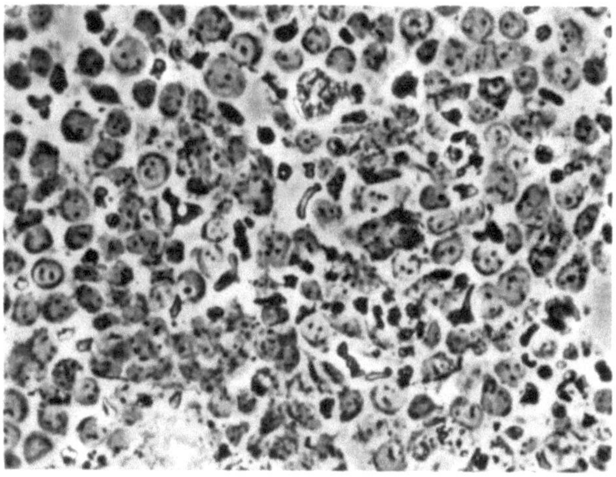

1001 × *300*

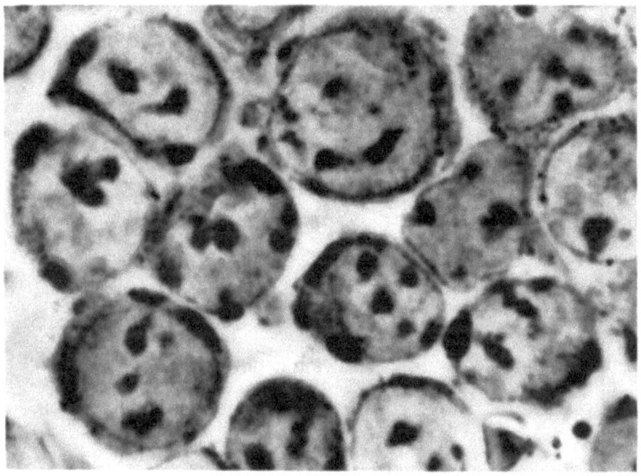

1002 × *1400*

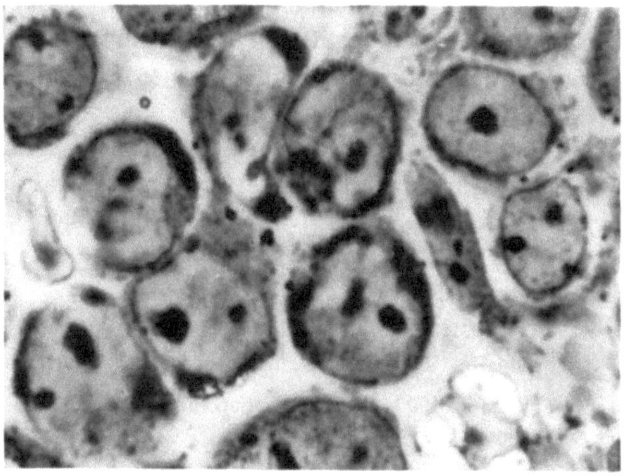

1003 × *1400*

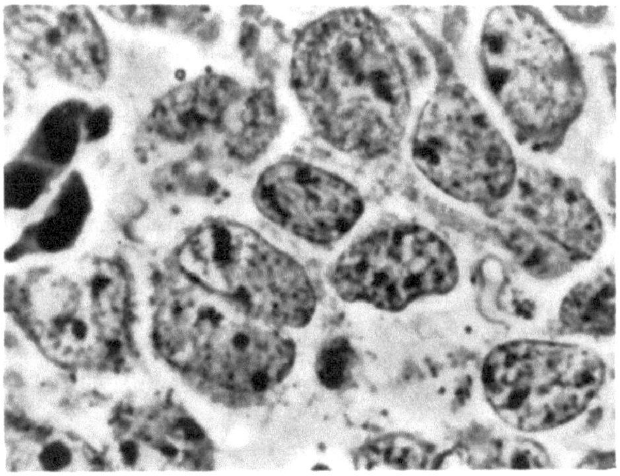

1004 × *1400*

Malaria tertiana

Die verschiedenen Entwicklungsstadien des Plasmodium vivax sind phasenoptisch deutlich zu erkennen und in ihrer Morphe so charakteristisch, daß sie kaum zu Verwechslungen Anlaß geben. Das Auffinden der amöboiden Formen wird besonders bei seltenem Parasitenvorkommen im Präparat durch die ins Auge fallende Beweglichkeit sehr erleichtert. Bei längerer Beobachtung auf geheiztem Objekttisch läßt sich der Ablauf der Phagozytose von Malariaparasiten durch Neutrophile und Monozyten verfolgen. Die nachstehenden Mikrofotos stammen von einem 29jähr. Patienten mit Malaria tertiana duplex (I. Med. Univ.-Klinik der Charité, Berlin).

Ungeschlechtlicher Entwicklungszyklus des Plasmodium vivax — Peripherblut

Abbildung 1005–1019

Alle vom Plasmodium vivax befallenen Erythrozyten werden im Laufe der Schizontenentwicklung größer und besitzen meist keine zentrale Aufhellung. Im nicht-hämolysierten Erythrozyten sind die Ring- und Amöboidformen phasennegativ. Sie zeigen deutliche Gestaltänderungen und lebhafte intraerythrozytäre Bewegung. Bei der weiteren Reifung blassen die Erythrozyten ab und die jetzt fast unbeweglichen großen Parasiten werden phasenpositiv. Das Pigment stellt sich als kleine, dunkle Granula oder gröbere, zentral aufleuchtende Körner kontrastreich dar. Freie Merozoiten können im Präparat leicht übersehen werden.

Plasmodium vivax, Ringform

Abbildung 1005 Junger, runder, phasennegativer Schizont. Die zentrale Vakuole ist schwach phasenpositiv.

Abbildung 1006 Kleine, pseudopodienartige Fortsätze bei etwas älterer Ringform, die bereits amöboide Bewegung erkennen läßt.

Abbildung 1007 Doppelinfektion eines Erythrozyten.

Plasmodium vivax, Amöboidform und Morula

Abbildung 1008 Bandartige Ausbreitung des Parasiten. Die schwarzen, teilweise verklumpten Granula entsprechen dem Pigment.

Abbildung 1009 bis 1012 Bei weiterer Entwicklung breitet sich der Parasit im Erythrozyten aus. Die lebhafte Bewegung sowie tiefe Zytoplasmaeinschnürungen und lange pseudopodienartige Ausläufer (Abb. 1012) führen zur Bildung sehr polymorpher Formen. In Abb. 1011 rechts ein Lymphozyt.

Abbildung 1013 Beginnende Teilungsform. Rundlicher, schwach phasenpositiver Parasit mit peripher angeordnetem, grobem, teilweise aufleuchtendem Pigment.

Abbildung 1014 Ältere Teilungsform. Der kompakte, mitteldichte Schizont enthält mehrere runde, blasse Kerne und reichlich stark lichtbrechende Pigmentkörner. Im abgeblaßten Erythrozyten ist eine feine, graue Granulation (Schüffner-Tüpfelung) zu erkennen.

Abbildung 1015 Morula. Schizont mit 16 phasenpositiven Merozoiten. Das zentralliegende, verklumpte Pigment leuchtet stark auf. Der Erythrozyt ist als blasser Rand noch eben sichtbar und zeigt die Schüffner-Tüpfelung. Neben der Teilungsfigur liegen vier freie Merozoiten.

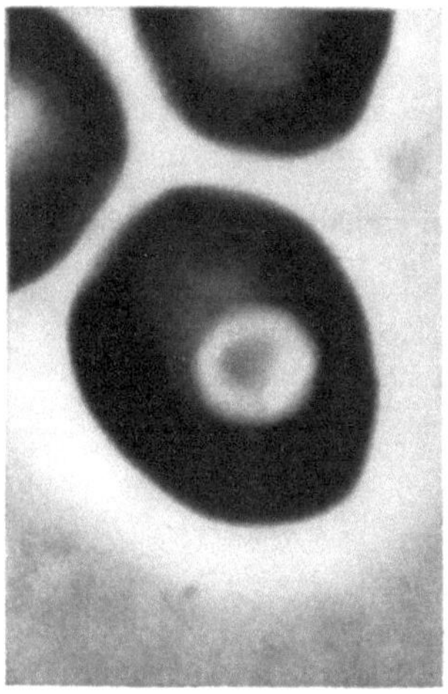
1005 × *3700*

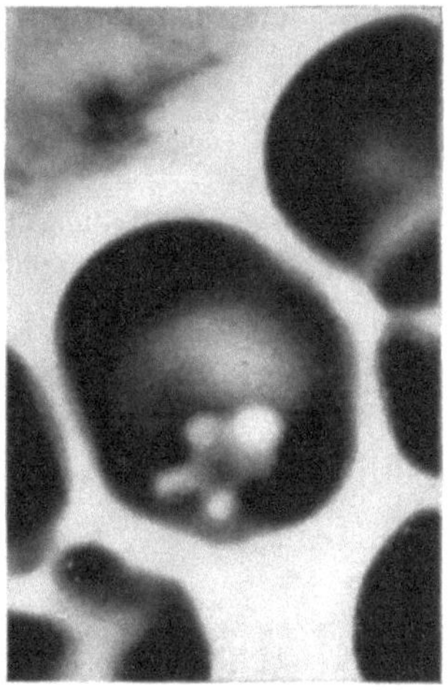
1006 × *3700*

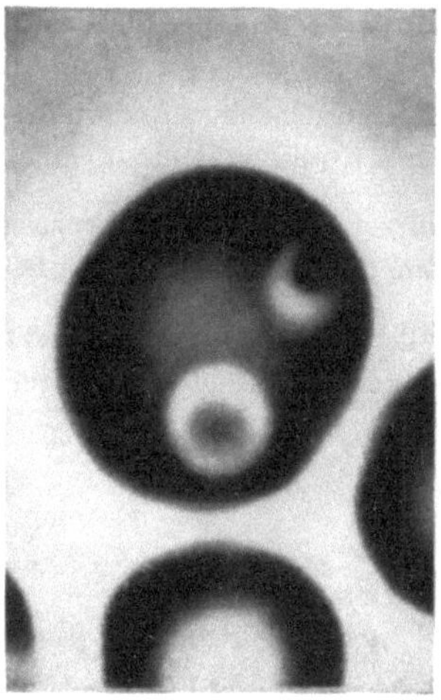
1007 × *3700*

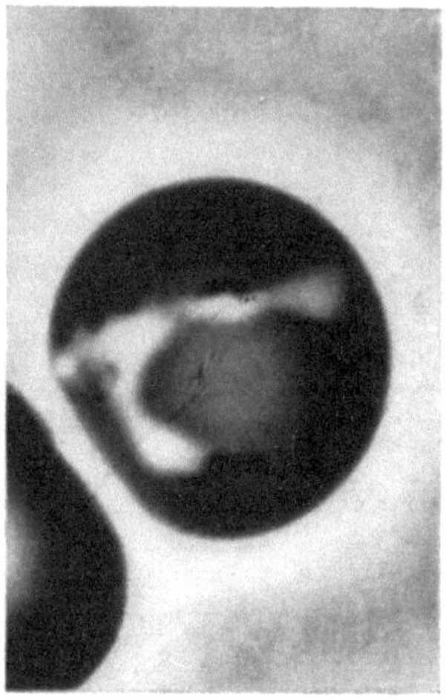
1008 × *3700*

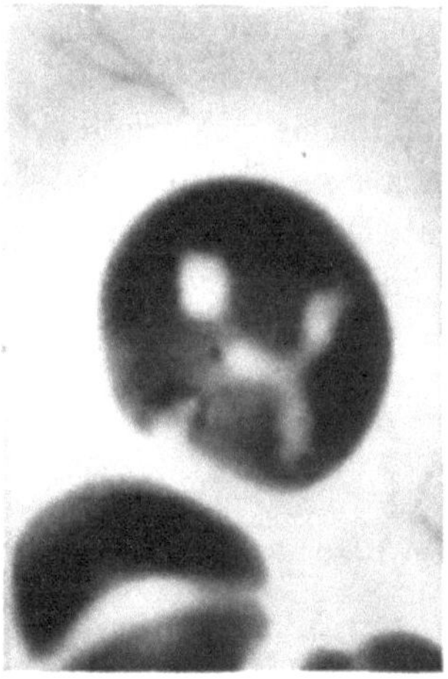
1009 × *3700*

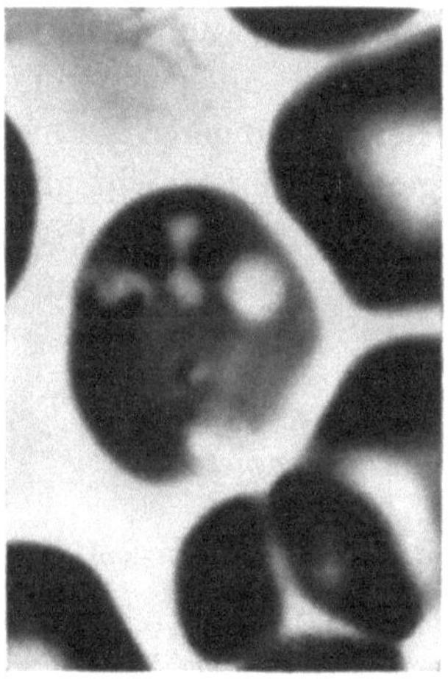
1010 × *3700*

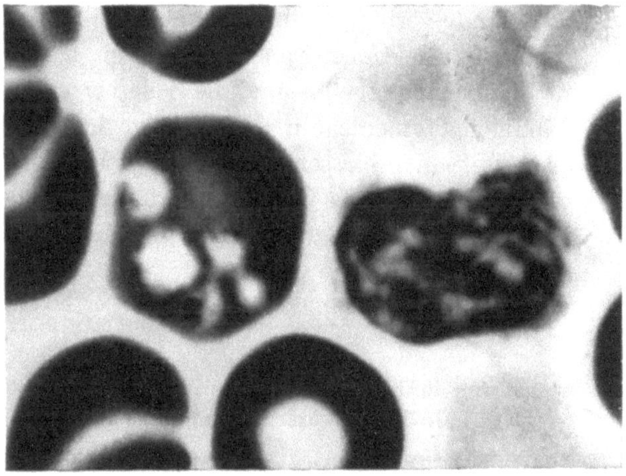
1011 × *3700*

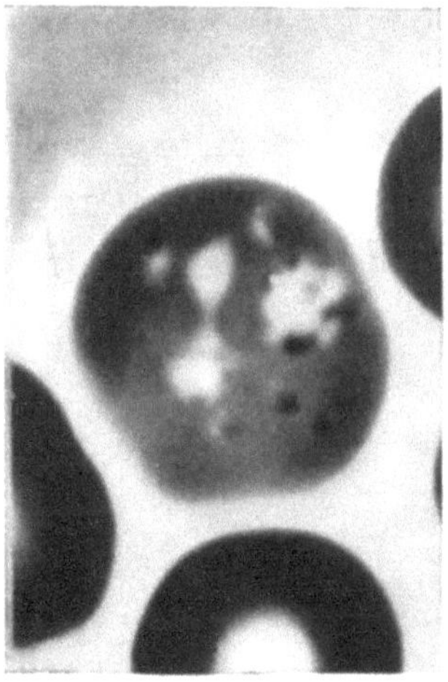
1012 × *3700*

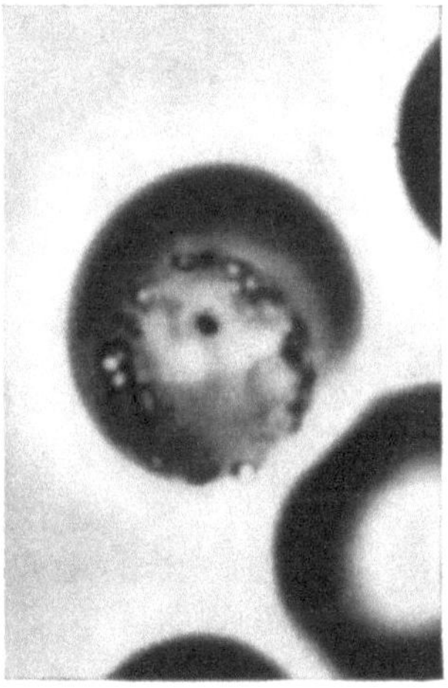
1013 × *3700*

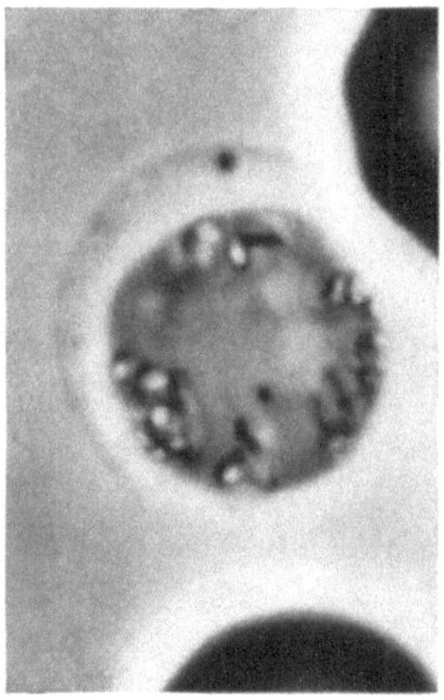
1014 × *3700*

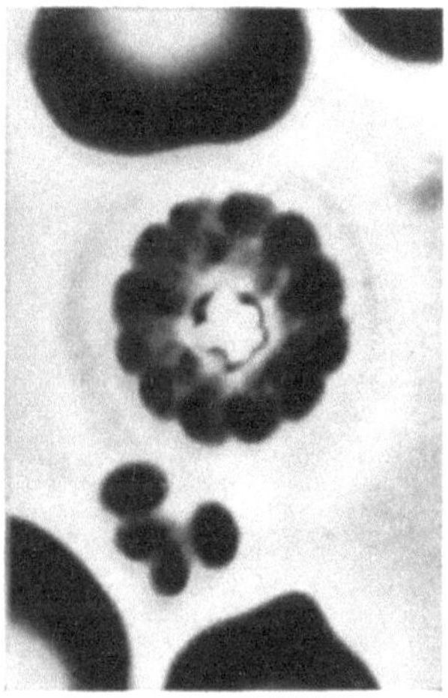
1015 × *3700*

Ungeschlechtlicher Entwicklungszyklus des Plasmodium vivax — Peripherblut (Fortsetzung)

Abbildung 1016 Morula mit unregelmäßiger Anordnung der Merozoiten. Bei einigen Sprößlingen ist der Kern als kleines, sehr dunkles Körnchen sichtbar.

Abbildung 1017 Morula kurz vor Austritt der Merozoiten. Die scharf begrenzte Teilungsfigur enthält 16 kugelförmige Merozoiten, die miteinander durch feine Plasmabrücken verbunden sind.

Abbildung 1018 Morulahülle nach Austritt der Merozoiten. An der mehrfach gefältelten Erythrozytenmembran haften noch drei Merozoiten und ein größerer Restkörper, der Pigmentkörner und mehrere kleine Vakuolen enthält.

Abbildung 1019 Freie Merozoiten.

Geschlechtlicher Entwicklungszyklus des Plasmodium vivax — Peripherblut

Abbildung 1020–1029

Makrogameten ♀ und Mikrogametozyten ♂ lassen sich vor allem durch ihre Größe und die Verteilung des Chromatins unterscheiden. Der reife Makrogamet ist größer als ein Erythrozyt und besitzt nur geringe amöboide Beweglichkeit. Wie die halberwachsenen Formen enthält er einen exzentrisch gelegenen, phasennegativen Kern. Die groben, aufleuchtenden Pigmentgranula sind im allgemeinen regellos über die Zelle verteilt. Nur bei den jüngeren Formen bilden sie einen randständigen Pigmentsaum. Der unbewegliche Mikrogametozyt ist nicht größer als ein Erythrozyt. Er besitzt einen blassen, zentralgelegenen Kern und stäbchenförmiges Pigment. Die jüngsten Entwicklungsstadien der Gameten sind allenfalls durch das vorhandene Pigment von den Ringformen der Schizonten abzugrenzen.

Plasmodium vivax, Makrogameten

Abbildung 1020 u. 1021 Jugendformen mit einigen Pigmentgranula und kleinem, rundem, dunklem Kern, der zentral bzw. leicht exzentrisch im rundlichen Parasiten liegt.

Abbildung 1022 bis 1024 Halberwachsene Makrogameten. Mit zunehmender Reifung füllen die Parasiten langsam den Erythrozyten aus. Gleichzeitig verteilt sich das zunächst am Rande gelegene Pigment über das Plasma. Besonders charakteristisch ist die exzentrische Lage des ovalen, hellen Kerns.

Abbildung 1025 Reifer Makrogamet. Sehr große Zelle. Das Plasma zeigt plumpe, amöboide Ausläufer. Der phasennegative Kern tritt deutlich hervor.

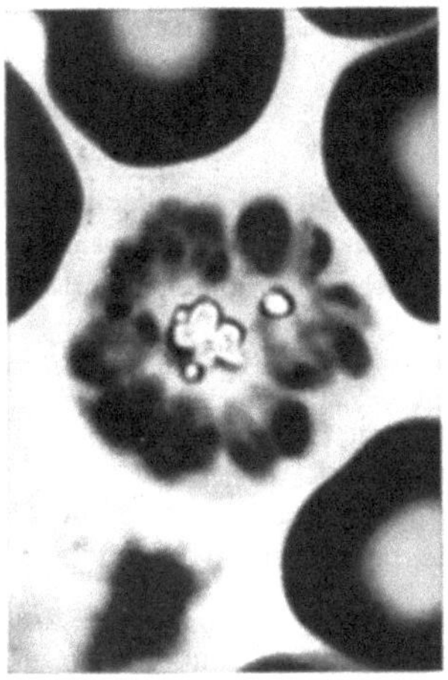

1016 × *3700*

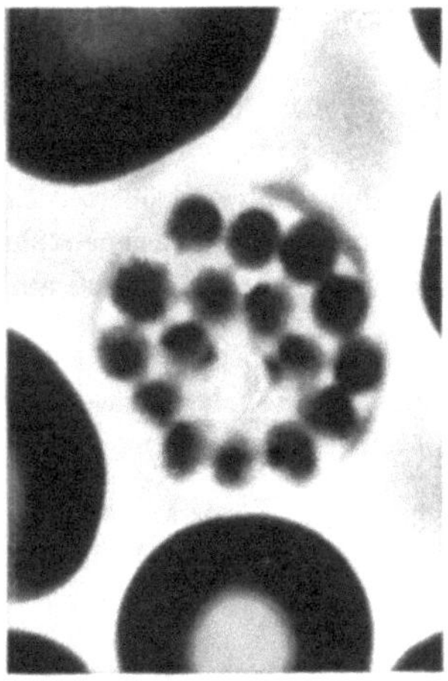

1017 × *3700*

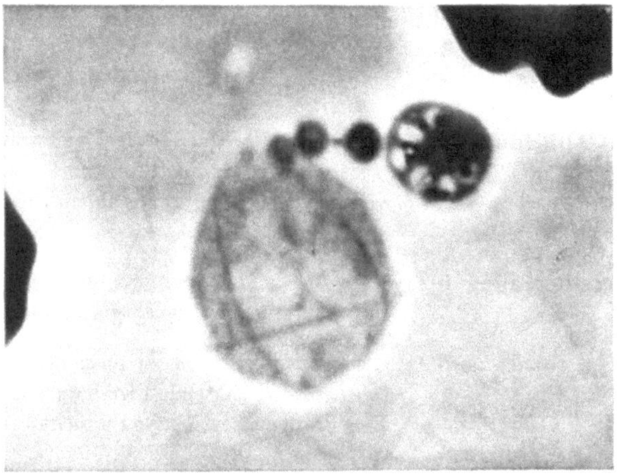

1018 × *3700*

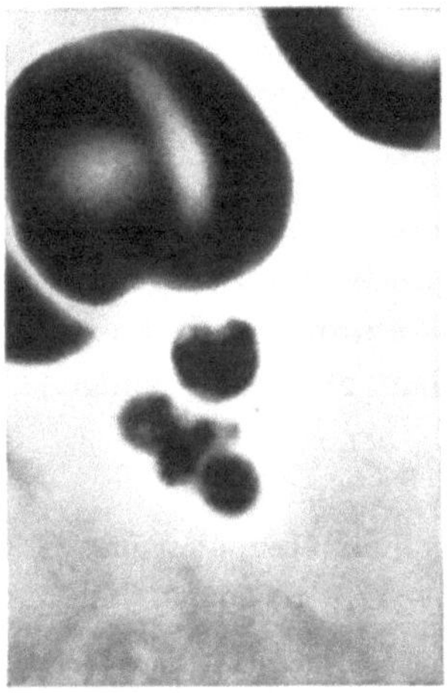

1019 × *3700*

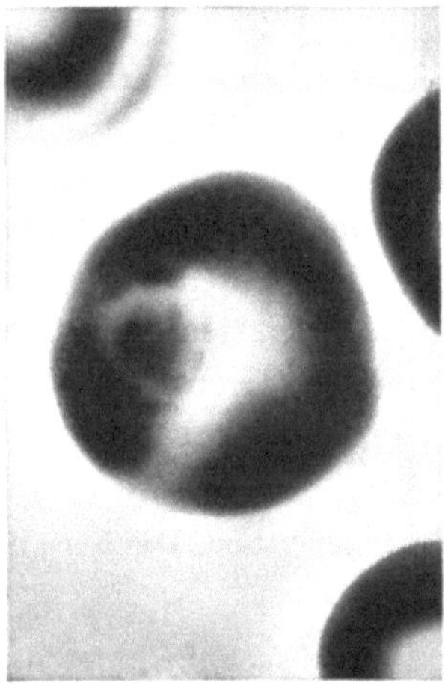

1020 × *3700*

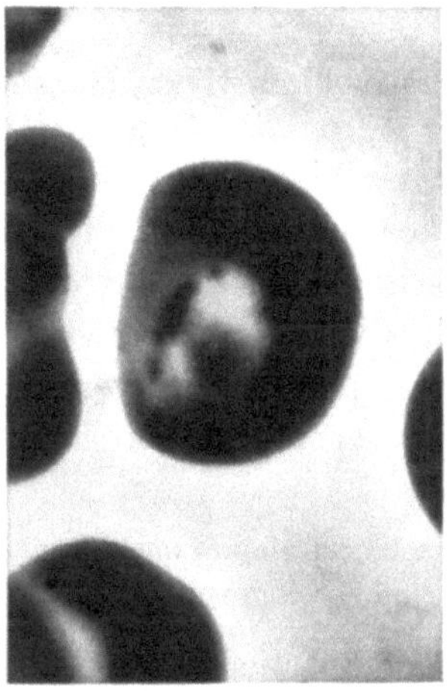

1021 × *3700*

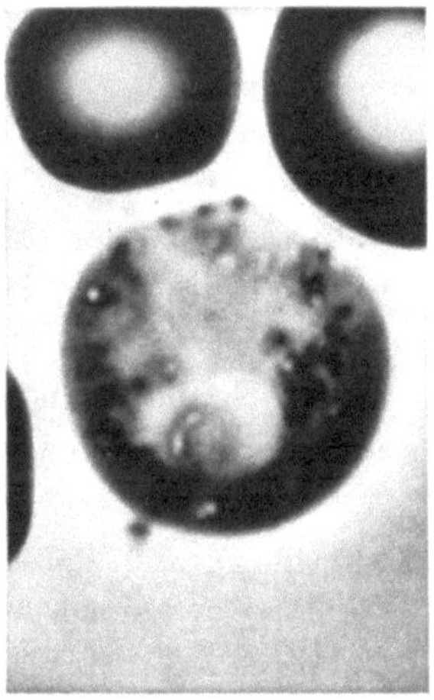

1022 × *3700*

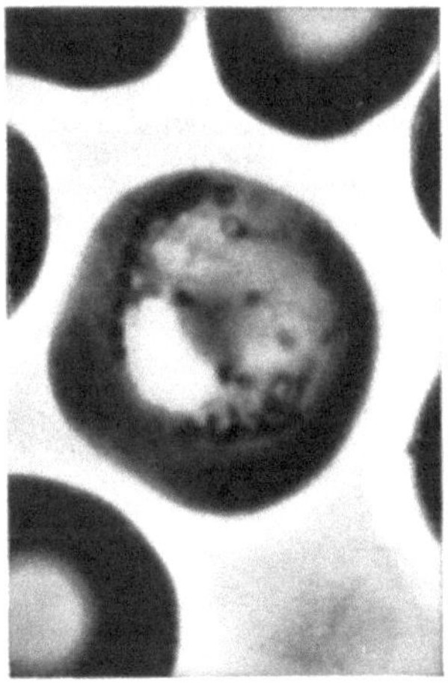

1023 × *3700*

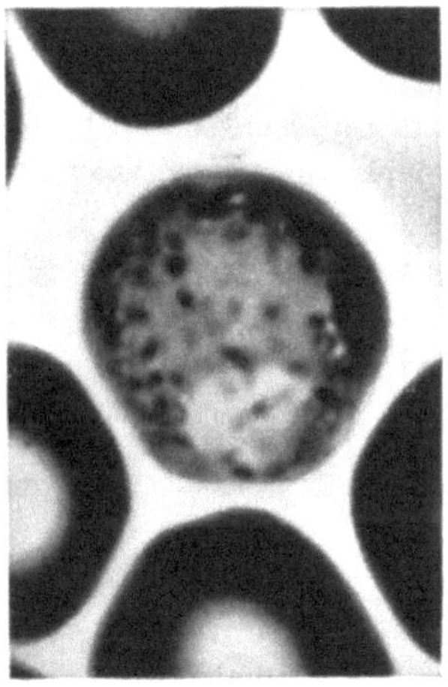

1024 × *3700*

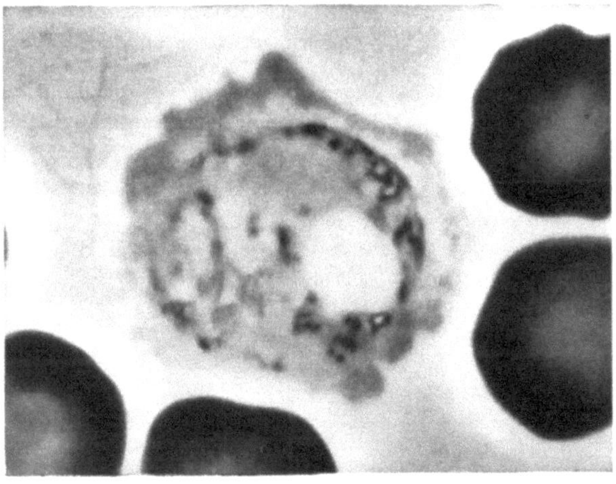

1025 × *3700*

Geschlechtlicher Entwicklungszyklus des Plasmodium vivax — Peripherblut (Fortsetzung)

Plasmodium vivax, Mikrogametozyten

Abbildung 1026 Halbreifer Mikrogametozyt. Der Parasit füllt den nicht vergrößerten Erythrozyten fast ganz aus; er besitzt kurze, plumpe Plasmafortsätze und einen zentralgelegenen phasennegativen Kern, der sich von der Umgebung wenig abhebt. Die stäbchenförmigen, teilweise aufleuchtenden Pigmentgranula sind randständig.

Abbildung 1027 Halbreifer Mikrogametozyt. Exzentrisch gelegener, ovaler, phasennegativer Zellkern. Die groben, stäbchenförmigen Pigmentgranula leuchten teilweise infolge Inversion zentral hell auf.

Abbildung 1028 Mikrogametozyt. Zentral gelegener, phasennegativer Kern; an seiner Peripherie liegen einige grobe, teilweise aufleuchtende Pigmentgranula. Links neben dem Kern eine runde, phasennegative Vakuole. Der befallene Erythrozyt ist nicht vergrößert.

Abbildung 1029 Mikrogametozyt, pigmentfreie Degenerationsform. Ovaler, heller Kern, auf den sich einige runde, graue Granula projizieren. Im Zytoplasma ist außer der phasennegativen Vakuole noch ein großer, kugelförmiger, schwarzer Einschluß zu erkennen.

Plasmodium vivax, Degenerationsformen — Peripherblut

Abbildung 1030–1034

In älteren oder stärker gequetschten Präparaten sind Degenerationsformen nicht selten anzutreffen. Ihre Identifizierung bereitet oft größere Schwierigkeiten, sofern sie überhaupt vorgenommen werden kann. Gelegentlich konnten wir bei unserem Patienten außerdem unbekannte kleine, runde Gebilde mit zwei phasennegativen, halbmondförmigen Strukturelementen und einigen Granula finden, die im gefärbten Ausstrich nicht nachweisbar waren.

Abbildung 1030 Halberwachsener Makrogamet, beginnende Degeneration. Der Kern liegt links oben, die Pigmentgranula sind atypisch angeordnet.

Abbildung 1031 Halbreifer Schizont mit deutlicher Schüffner-Tüpfelung, Degenerationsform. Darüber pyknotischer Restkörper, an den ein Thrombozyt angelagert ist.

Abbildung 1032 Morulahülle mit zahlreichen phasennegativen, runden Vakuolen. Rechts beginnende Teilungsform. Die unregelmäßig begrenzten, phasennegativen Vakuolen sind ein Degenerationszeichen.

Abbildung 1033 Degenerationsform mit zahlreichen kleinen, runden, phasennegativen Vakuolen; vermutlich halberwachsener Makrogamet. Links darunter ein rundliches Gebilde mit zwei phasennegativen, halbmondförmigen Strukturelementen und einigen schwarzen Granula.

Abbildung 1034 Degenerationsform, vermutlich halberwachsener Makrogament. Darüber nicht identifizierbares Gebilde mit einigen Pigmentgranula und zwei phasennegativen Vakuolen.

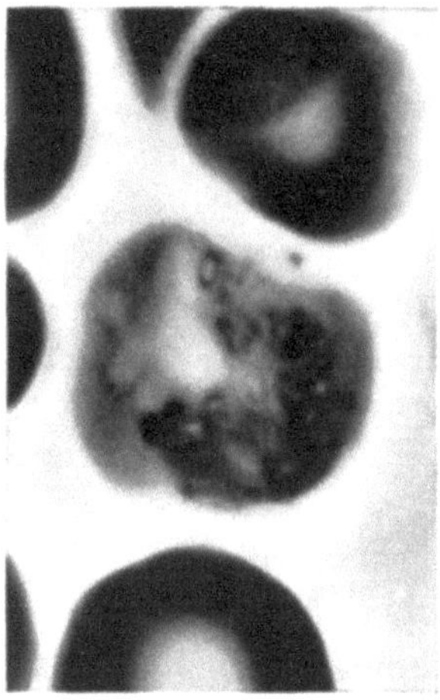
1026 × *3700*

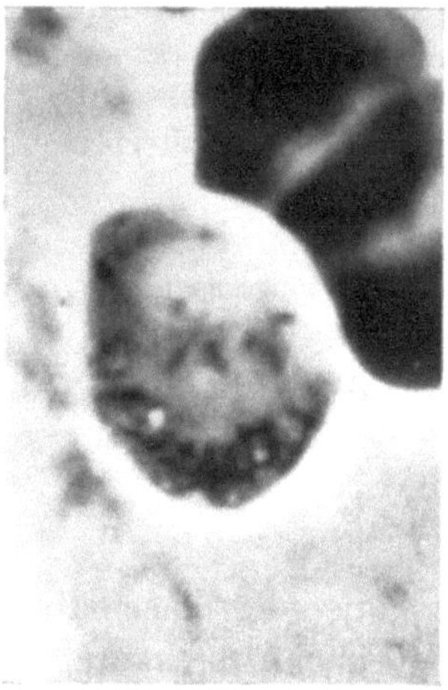
1027 × *3700*

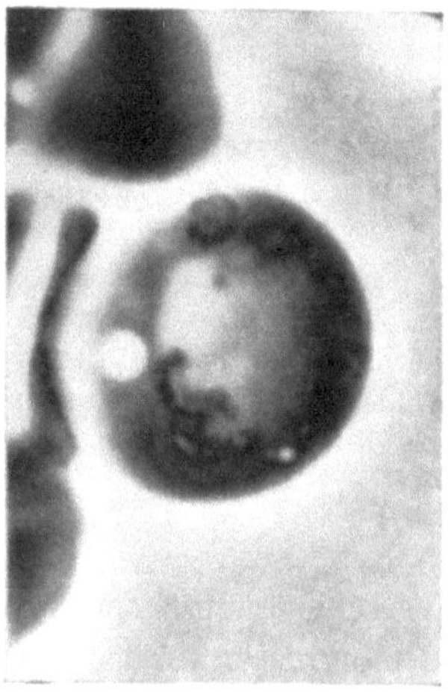
1028 × *3700*

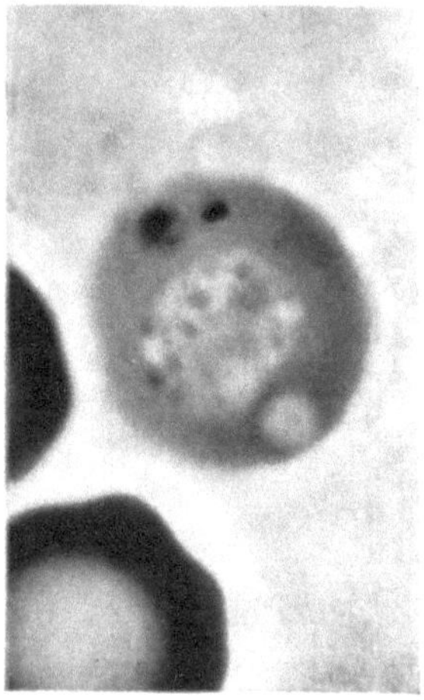
1029 × *3700*

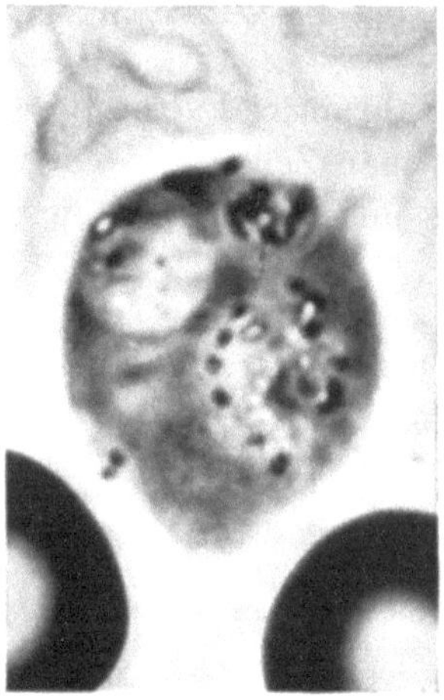
1030 × *3700*

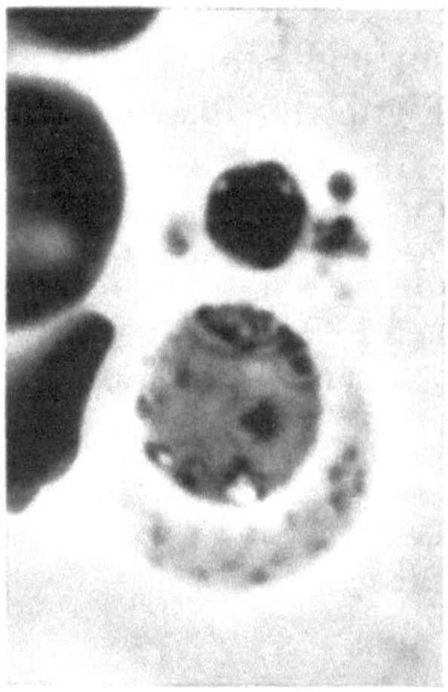
1031 × *3700*

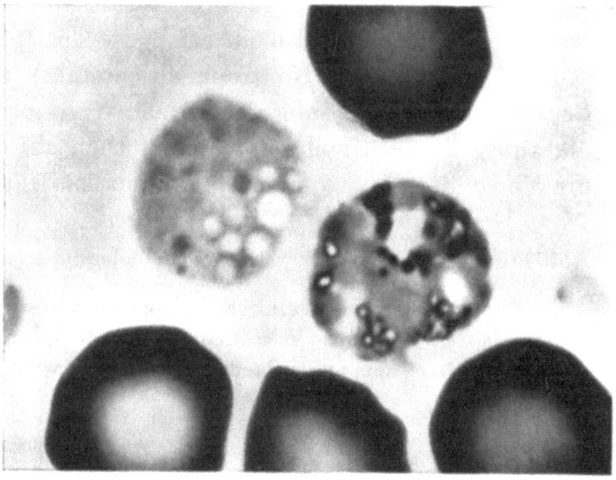
1032 × *3700*

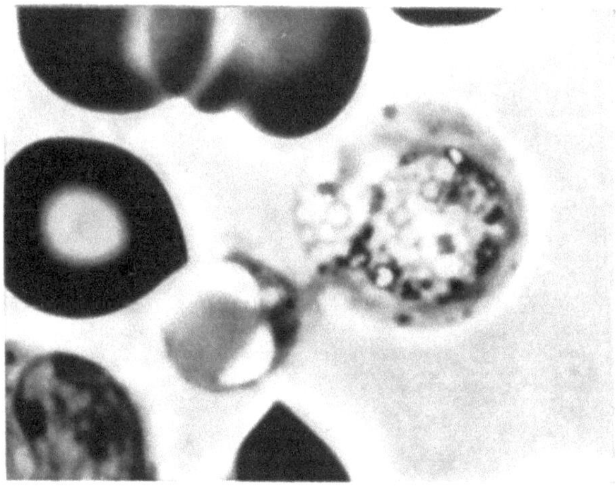
1033 × *3700*

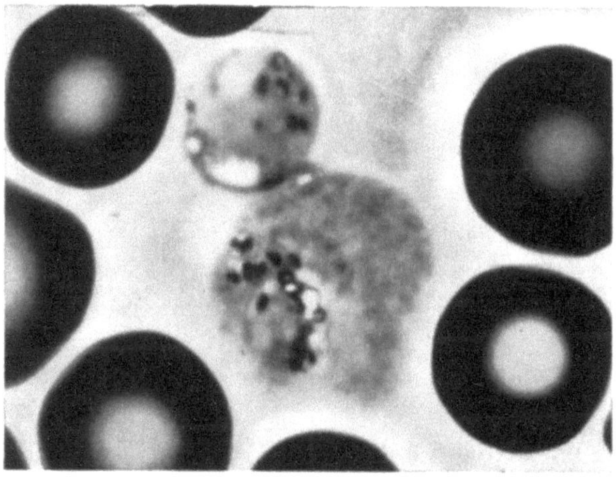
1034 × *3700*

Leukozyten bei Malaria tertiana — Peripherblut

Abbildung 1035–1041

Abbildung 1035 Lymphozyt mit einigen groben, kugelförmigen Zytoplasmagranula.

Abbildung 1036 Segmentkerniger Neutrophiler, Bewegungsform. Beachte die phasennegativen Zytoplasmavakuolen. Links darunter zwei Merozoiten, die an einige Thrombozyten angelagert sind.

Phagozytose

Die Phagozytose der verschiedenen Entwicklungsstadien des Plasmodium vivax durch segmentkernige Neutrophile und Monozyten läßt sich auf beheiztem Objekttisch in ihren Einzelheiten beobachten. Auf Grund unserer Untersuchungen haben wir den Eindruck, daß die segmentkernigen Neutrophilen (Mikrophagen) vor allem Merozoiten, und die Monozyten (Makrophagen) reifere Formen aufnehmen. Nach den phasenoptischen Untersuchungen ist außerdem das Ausmaß der Phagozytose, insbesondere durch die Neutrophilen, größer als bisher angenommen wurde, da sich bei der Bewertung des gefärbten Ausstriches die phagozytierten, pigmentfreien Merozoiten dem Nachweis entziehen und nicht erfaßt werden (Stobbe und Rind).

Im Zytoplasma der Neutrophilen entstehen nach erfolgter Phagozytose Nahrungsvakuolen, in denen sich die Auflösung der Parasiten verfolgen läßt. Nicht selten findet man Zellen, die mit Nahrungsvakuolen vollgestopft sind. Die Zahl der Vakuolen kann dabei als ungefähres Maß für die Menge der aufgenommenen Plasmodien gelten.

Abbildung 1037 Segmentkerniger Neutrophiler mit zwei größeren und mehreren kleineren Nahrungsvakuolen.

Abbildung 1038 Segmentkerniger Neutrophiler mit mehreren Nahrungsvakuolen und gespeicherten Pigmentgranula. Die eine Vakuole (bei 3 Uhr) enthält noch den phagozytierten Merozoiten. Darunter im Zytoplasma drei aufleuchtende Granula (Malariapigment).

Abbildung 1039 Monozyt mit zahlreichen Nahrungsvakuolen und einigen gespeicherten groben Pigmentgranula, die als unverdauliche Reste im Zytoplasma verbleiben.

Abbildung 1040 Monozyt mit phagozytiertem, stark pigmenthaltigem Parasiten, vermutlich halberwachsener Makrogamet. Der Zellkern des Monozyten ist am rechten Zellrand eben sichtbar.

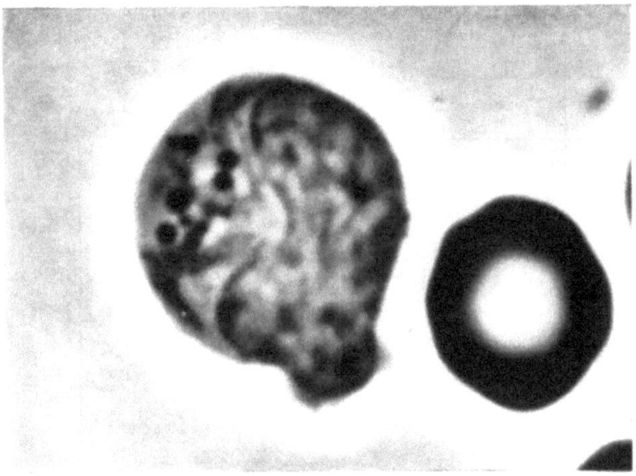

1035 × *3700*

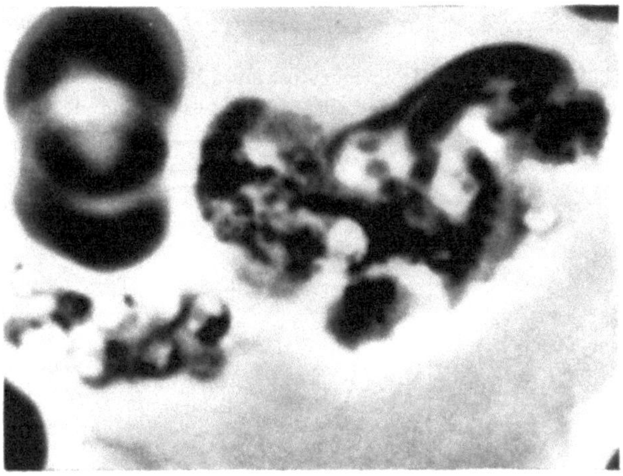

1036 × *3700*

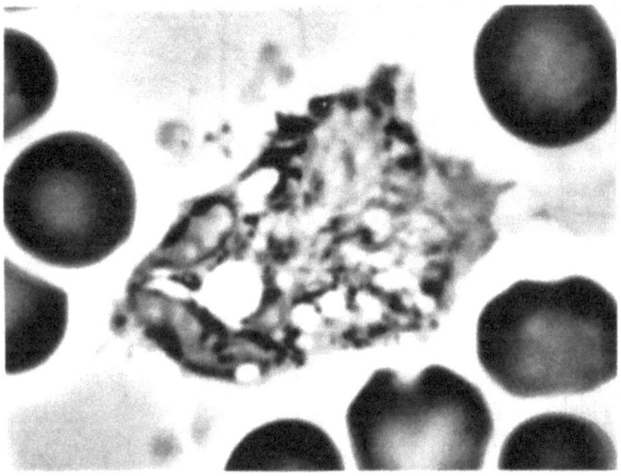

1037 × *2300*

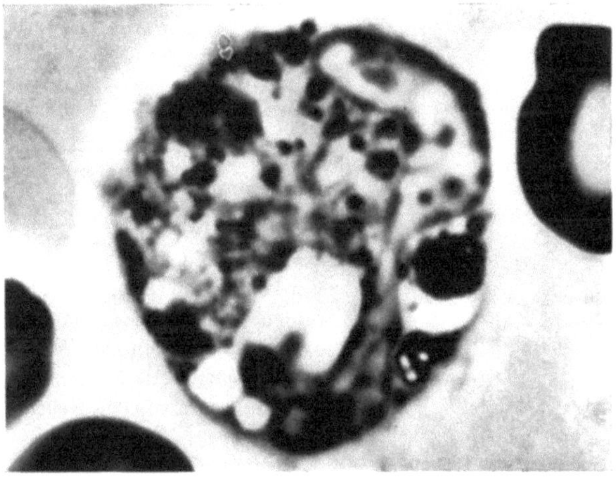

1038 × *3700*

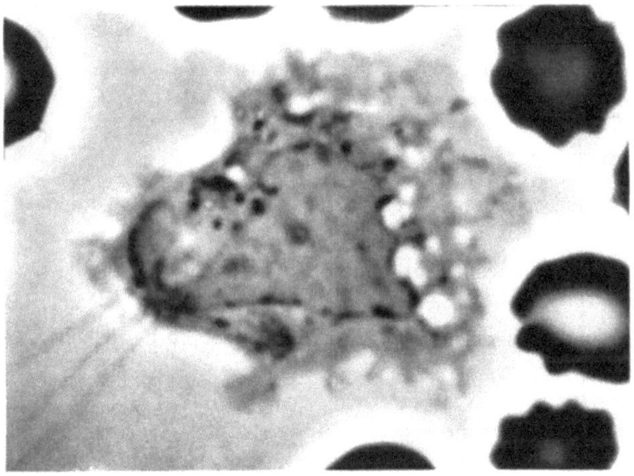

1039 × *2300*

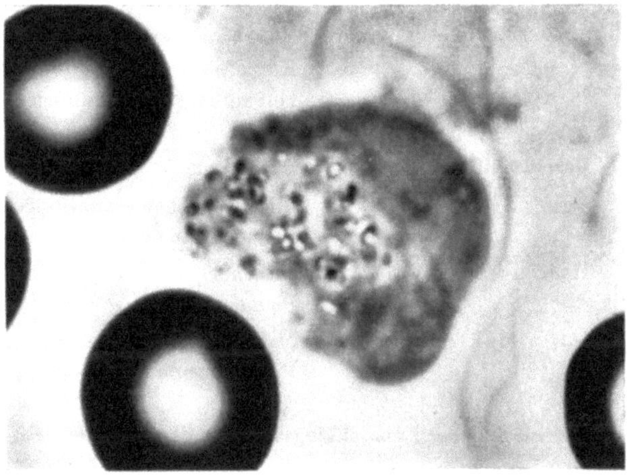

1040 × *3700*

Leukozyten bei Malaria tertiana — Peripherblut (Fortsetzung)

Abbildung 1041 a–d Phagozytose eines Merozoiten und eines Restkörpers durch segmentkernige Neutrophile. Zeitabstand der Aufnahmen etwa 3 Minuten.

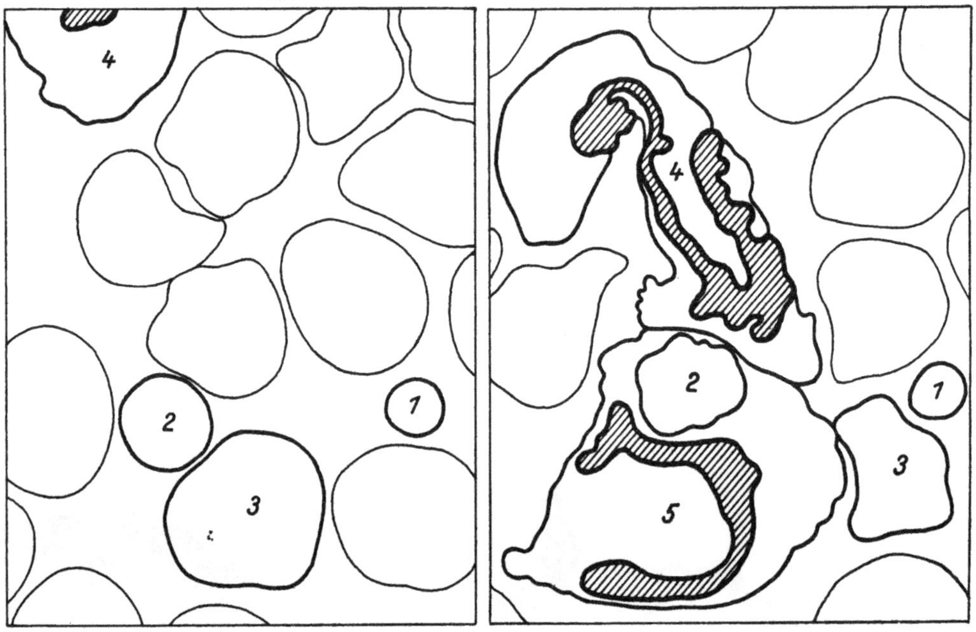

a u. b: *1* Merozoit
2 Restkörper mit zwei Pigmentgranula
3 Morulahülle
4 und *5* segmentkernige Neutrophile

Bei der Phagozytose entstehen im Restkörper zahlreiche kleine, phasennegative Vakuolen (Abb. b), die später konfluieren (Abb. c) und schließlich in mehrere größere, getrennt liegende Vakuolen unterteilt werden (Abb. d). Der Merozoit wird zunächst vom vorgeschobenen Plasmasaum umflossen (Abb. c) und dann an den Zellkern angelagert (Abb. d). Die Nahrungsvakuole hat sich noch nicht gebildet. Das phagozytierte Plasmodium ist nur an der Anordnung der Zytoplasmagranula zu erkennen. Die Morulahülle wird von den Neutrophilen nicht phagozytiert.

Morphologische Charakteristik

Ungeschlechtlicher Entwicklungszyklus: die befallenen Erythrozyten sind vergrößert.

freier Merozoit:	phasenpositiv, rund.
junger Schizont:	phasennegativ, Ringform. Kleine Pseudopodien bei älteren Formen.
Amöboidform:	phasennegativ, polymorph; zunächst bandförmig, später tiefe Einschnürungen. Randständige grobe, schwarze, teilweise aufleuchtende Pigmentgranula.
Morula:	Kerne phasenpositiv; Pigmentgranula zunächst randständig, später zentral angehäuft und hell aufleuchtend. Im abgeblaßten Erythrozyten Schüffner-Tüpfelung.

Geschlechtlicher Entwicklungszyklus, Makrogameten: die befallenen Erythrozyten sind vergrößert.

Jugendform:	rund bis oval, phasennegativ mit rundem, phasenpositivem Kern, einige randständige dunkle Pigmentgranula.
Halberwachsene:	phasennegativ mit exzentrisch gelegenem, ovalem Kern und aufleuchtenden, randständigen Pigmentgranula.
reifer Makrogamet:	blaßgrau mit exzentrisch gelegenem, phasennegativem Kern und lebhaft beweglichen Pigmentgranula.

Geschlechtlicher Entwicklungszyklus, Mikrogametozyten: die befallenen Erythrozyten sind normal groß.

halbreife Form:	phasennegativ, plumpe Pseudopodien und grobe, teilweise stäbchenförmige Pigmentgranula.
reifer Mikrogametozyt:	zentraler, ovaler, phasennegativer Kern, randständige grobe Pigmentgranula und kleine paranukleäre, phasennegative Vakuole.

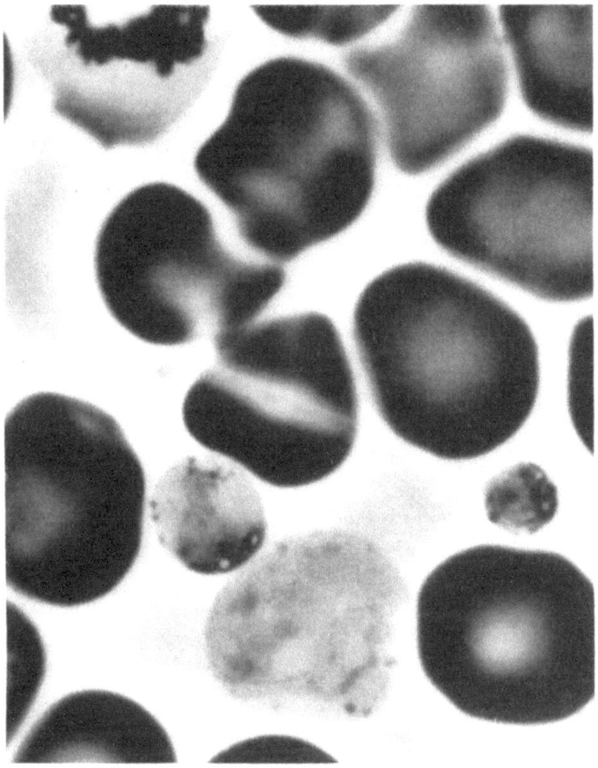
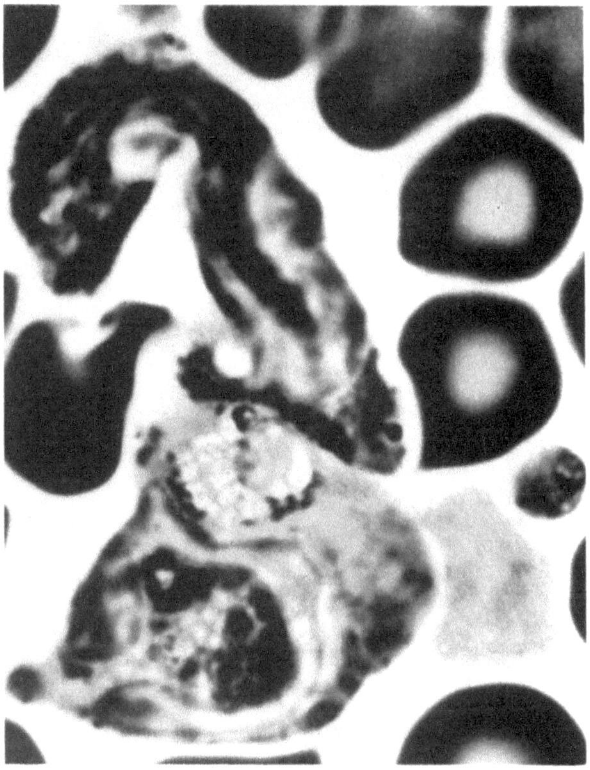

1041 a b × *3700*

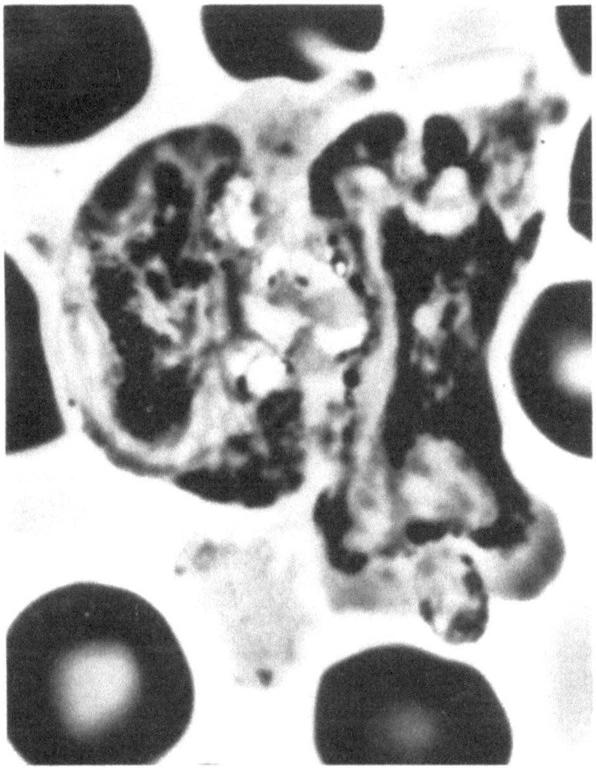
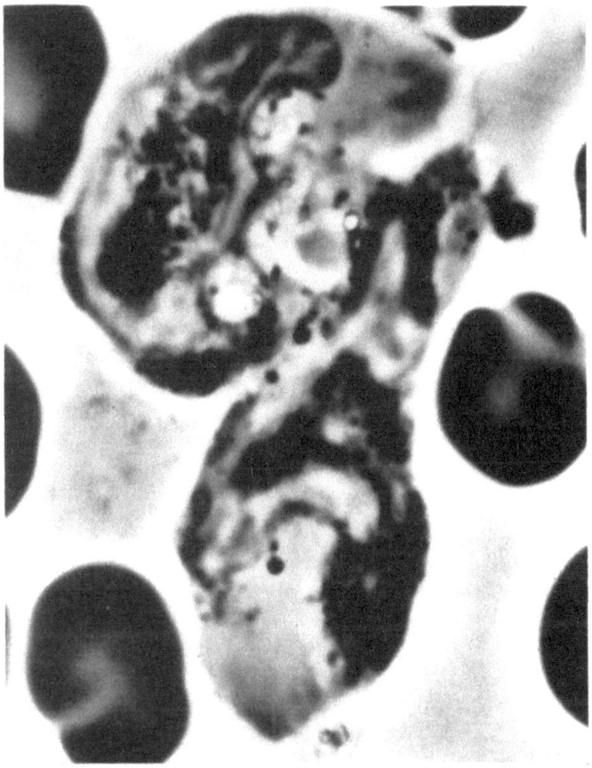

1041 c d × *3700*

DRITTER TEIL

Anoptralkontrastmikroskopie

Vergleichende Darstellung derselben Blutzellen im positiven Phasenkontrast und Anoptralkontrast

Erythrozyten

Abbildung 1042–1049

Die verschiedenen kernhaltigen und kernlosen Entwicklungsstadien der roten Blutkörperchen sowie deren pathologische Veränderungen sind auch bei Anoptralbetrachtung einwandfrei und mit großer Sicherheit zu erkennen. Besonders deutlich treten die Struktur der Zellkerne und ihre Kernkörperchen sowie die Granulation und eventuell vorhandene Innenkörper oder Einschlüsse des Zytoplasmas hervor. Bei den Erythrozyten lassen sich vor allem in schichtdickeren Präparaten Inversionserscheinungen im Zentrum und an der Peripherie beobachten.

Erythropoese

Morphologische Charakteristik

Proerythroblast: Rundlicher oder ovaler, oft nierenförmiger, dunkler Zellkern mit feinfleckig-streifig-retikulärer Chromatinstruktur und auffallenden hellen, polymorphen Kernkörperchen. Das hellgraue Zytoplasma enthält zahlreiche helle, grobe, runde oder länglich-ovale Granula und fadenförmige Mitochondrien.

Basophiler Erythroblast: Scharf begrenzter, rundlicher oder ovaler, dunkler Zellkern mit wenig auffallender, zarter, streifig-retikulärer Chromatinstruktur und helleren, polymorphen, langgezogenen Kernkörperchen. Das blaßgraue Zytoplasma enthält reichlich helle, runde Granula und fadenförmige Mitochondrien.

Polychromatischer Erythroblast: Ovaler, blaßgrauer Zellkern mit grobfleckig-streifiger Chromatinstruktur. Das wenig auffällige Zytoplasma enthält einige hellere Granula und fadenförmige Mitochondrien.

Abbildung 1042 a u. b — Proerythroblast. Zeitabstand der Aufnahmen etwa 5 Minuten. Großer, rundlicher, dunkler Zellkern mit wenig auffälliger, feinfleckiger Chromatinstruktur und vier unregelmäßig begrenzten, hellen Kernkörperchen. Das hellgraue Zytoplasma enthält zahlreiche, hell leuchtende, grobe Granula und fadenförmige Mitochondrien. Beachte die Formänderung der Zelle. Links unten ein unreifer Retikulozyt. Rechts oben deutliche Inversionserscheinung an der Peripherie der Erythrozyten. (Knochenmark, Pankreaszyste)

Abbildung 1043 a u. b — Basophiler Erythroblast. Zeitabstand der Aufnahmen etwa 3 Minuten. Runder, scharf begrenzter, dunkler Zellkern mit angedeutet sichtbarer, streifig-fleckiger Chromatinstruktur und polymorphen, teilweise langgezogenen, hellen Kernkörperchen. Im kaum sichtbaren, blaßgrauen Zytoplasma sind vorwiegend fadenförmige Mitochondrien enthalten, die besser als im positiven Phasenkontrast zu erkennen sind. Rechts unten ein orthochromatischer Normoblast, links unten sowie rechts und links oben je ein unreifer bzw. halbreifer Retikulozyt. (Knochenmark, chronische Hepatitis)

Abbildung 1044 a u. b — Polychromatischer Erythroblast. Zeitabstand der Aufnahmen etwa 10 Minuten. Rechts daneben ein oxyphiler Erythroblast, beginnende Prophase; darunter ein orthochromatischer Normoblast. Links unten Zellkern und Plasmateile eines zerquetschten unreifen Neutrophilen. Alle Zellen sind in dem schichtdünnen Präparat flach ausgebreitet. (Knochenmark, Iristumor)

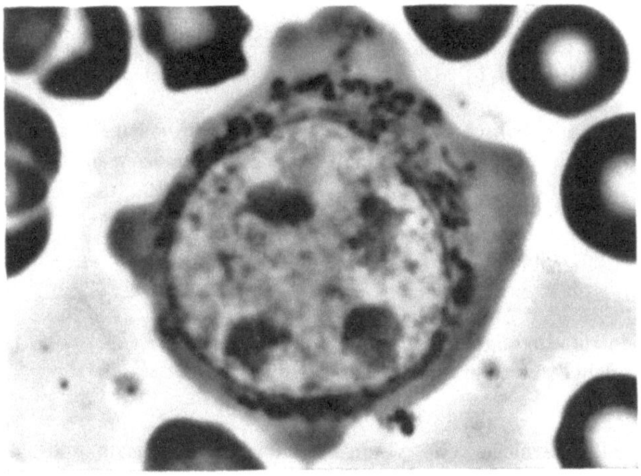

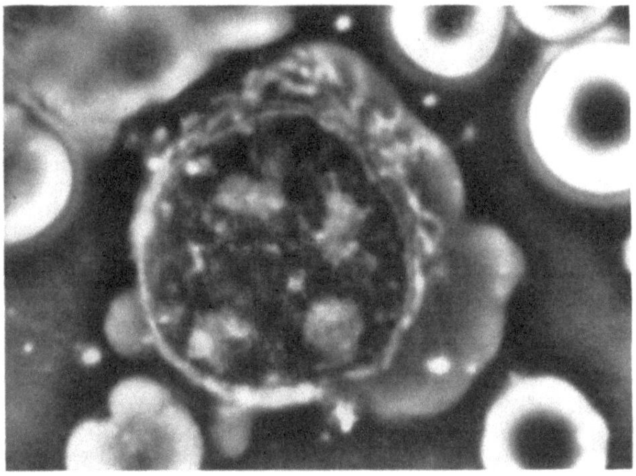

1042 a b × *2300*

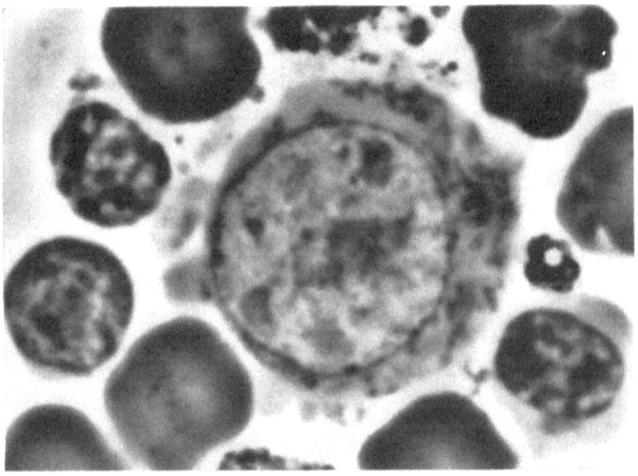

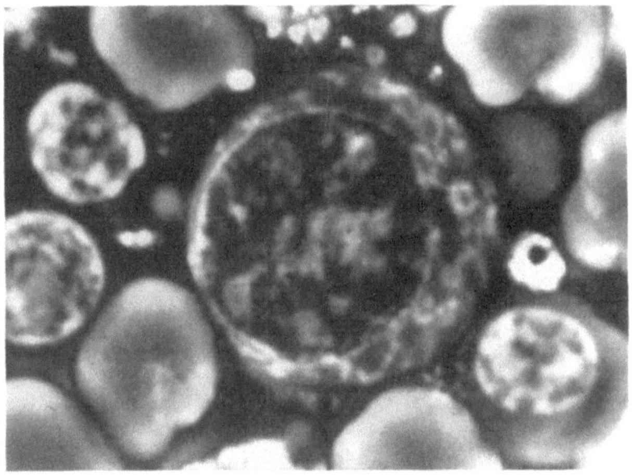

1043 a b × *2300*

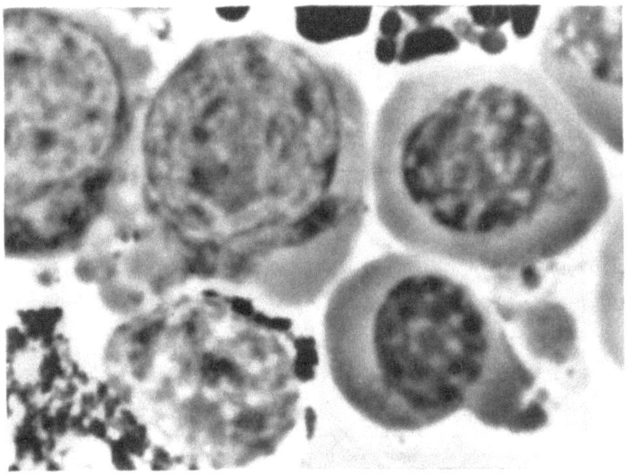

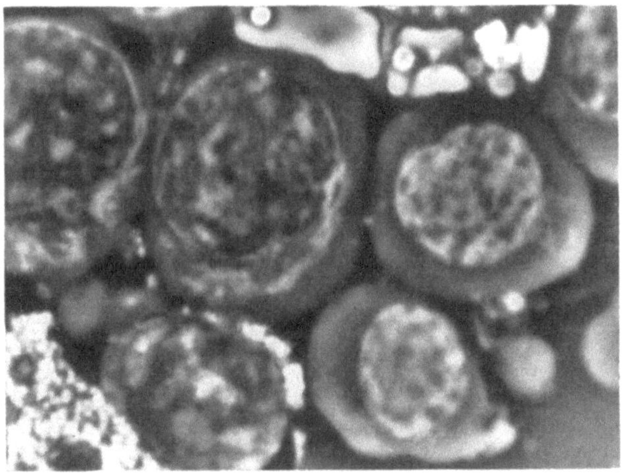

1044 a b × *2300*

Erythropoese (Fortsetzung)

Morphologische Charakteristik

Oxyphiler Erythroblast: Runder, scharf begrenzter Zellkern mit grobscholliger, fleckig-streifiger Chromatinstruktur. Im blaßgrauen Zytoplasma lassen sich einige feine, helle Granula und oft auch fadenförmige Mitochondrien nachweisen.

Orthochromatischer Normoblast: Runder, scharf begrenzter Zellkern mit grobschollig-fleckiger, heller Chromatinstruktur. Das hellgraue Zytoplasma enthält einige wenig auffällige Granula. Fadenförmige Mitochondrien fehlen im allgemeinen (s. Abb. 1043 und 1044).

Unreifer Retikulozyt: Kernlose, hellgraue Zelle, deren Zentrum im allgemeinen dunkler als die peripheren Plasmateile erscheint (Inversion); die zahlreichen hellen Granula sind daher gut zu erkennen. Die Zellform wechselt und zeigt oft tiefe, ein- oder doppelseitige Einschnürungen (formes hilaires).

Reifer Retikulozyt: Entrundete, leicht eingeschnürte, helle, kernlose Zelle, deren Form sich nur langsam und geringfügig ändert. Gelegentlich sind noch einige Granula sichtbar.

Abbildung 1045 a u.b — Oxyphiler Erythroblast. Zeitabstand der Aufnahmen etwa 3 Minuten. Rundlicher, scharf abgegrenzter Zellkern mit grobschollig-fleckiger Chromatinstruktur. Im blaßgrauen Zytoplasma sind einige kleine Granula und fadenförmige Mitochondrien sichtbar. (Knochenmark, Hirnsklerose)

Abbildung 1046 a u.b — Oxyphiler Erythroblast, beginnende Zelldegeneration. Zeitabstand der Aufnahmen etwa 5 Minuten. Runder, wenig kontrastreicher, verdämmernder Zellkern. Das hellgraue Zytoplasma enthält kleine Granula und fadenförmige Mitochondrien. Bei Anoptralbeobachtung sind die kleinen, phasennegativen Vakuolen (Abbildung a) nicht sicher zu erkennen. Rechts unten ein Thrombozyt. (Peripherblut, Neugeborenes)

Abbildung 1047 a u.b — Unreifer und halbreifer Retikulozyt. Zeitabstand der Aufnahmen etwa 8 Minuten. Die feinen, granulären und fadenförmigen Mitochondrien sind in der unteren, unreifen Zelle deutlich sichtbar. Infolge Inversion erscheint außerdem die kleine, phasennegative Vakuole als hell leuchtendes Granulum. Beachte die Formänderung der Zellen. Links oben zwei Thrombozyten mit vakuoliger Umwandlung des Hyalomer. (Dasselbe Präparat wie Abb. 1046)

Innenkörper

Abbildung 1048 a u.b — Erythrozyten mit verschiedenen Innenkörpern beim Neugeborenen. Zeitabstand der Aufnahmen etwa 7 Minuten. Die größeren, polymorphen Innenkörper in der zentralgelegenen Zelle sind gut zu erkennen, dagegen fallen die kleinen, punktförmigen Innenkörper in den benachbarten Erythrozyten weniger auf als im positiven Phasenkontrast. Rechts oben ein feiner Fibrinfaden. Beachte die Inversionserscheinungen um die dickeren Erythrozyten. (Peripherblut, 4 Stunden alte Frühgeburt)

Megaloblastenmark

Abbildung 1049 a u.b — Megaloblastenmark bei Zöliakie. Zeitabstand der Aufnahmen etwa 4 Minuten. Schichtdickeres Präparat.

1 Promegaloblast
2–5 Megaloblasten verschiedener Reifungsstadien
6 Erythroblasten, Degenerationsformen mit pyknotischen Zellkernen
7 freie, pyknotische Erythroblastenkerne
8 Promonozyt
9 segmentkerniger Neutrophiler

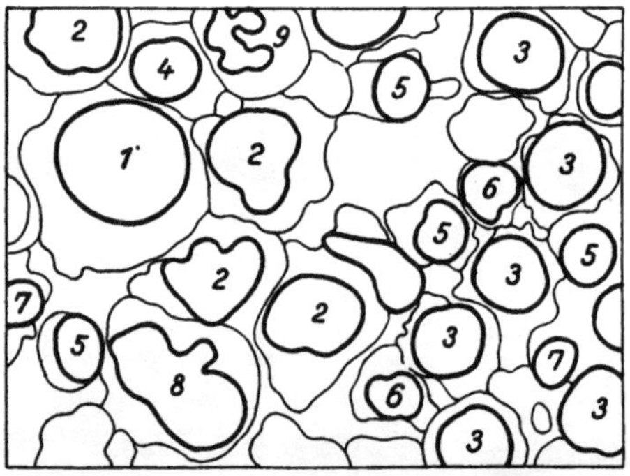

Bei Anoptralbeobachtung lassen sich schichtdickere Präparate wegen der starken Überstrahlungen und Helligkeitsunterschiede nur schlecht auswerten.

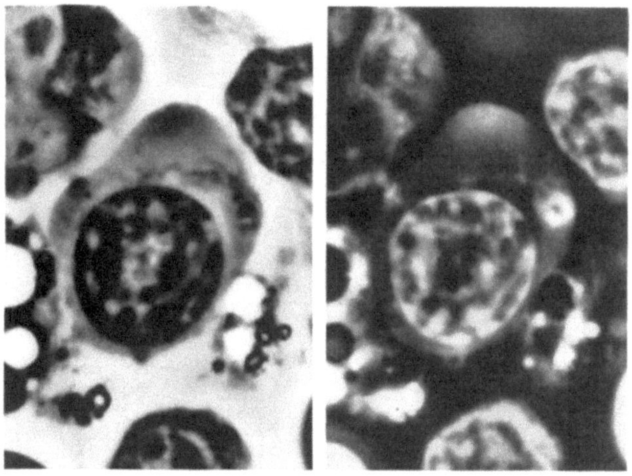

1045 a b × *2300*

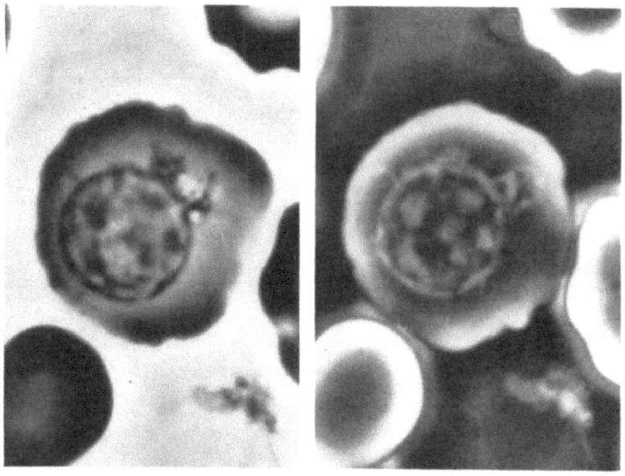

1046 a b × *2300*

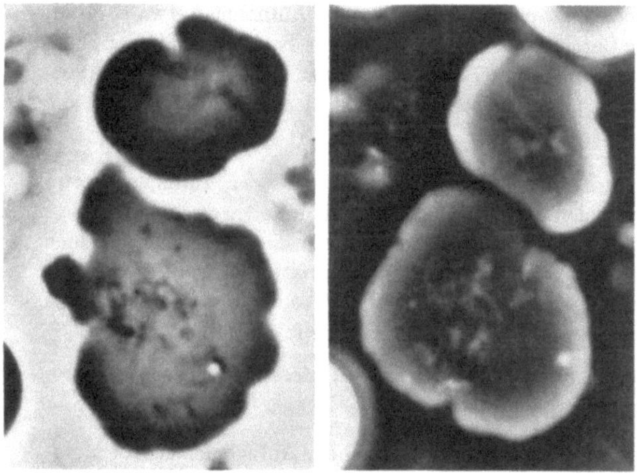

1047 a b × *2300*

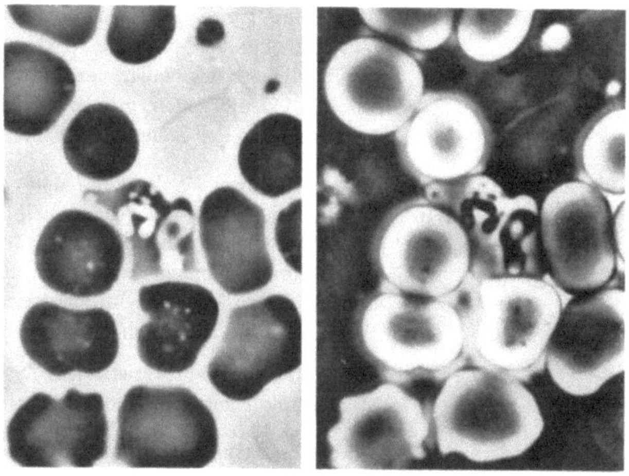

1048 a b × *1400*

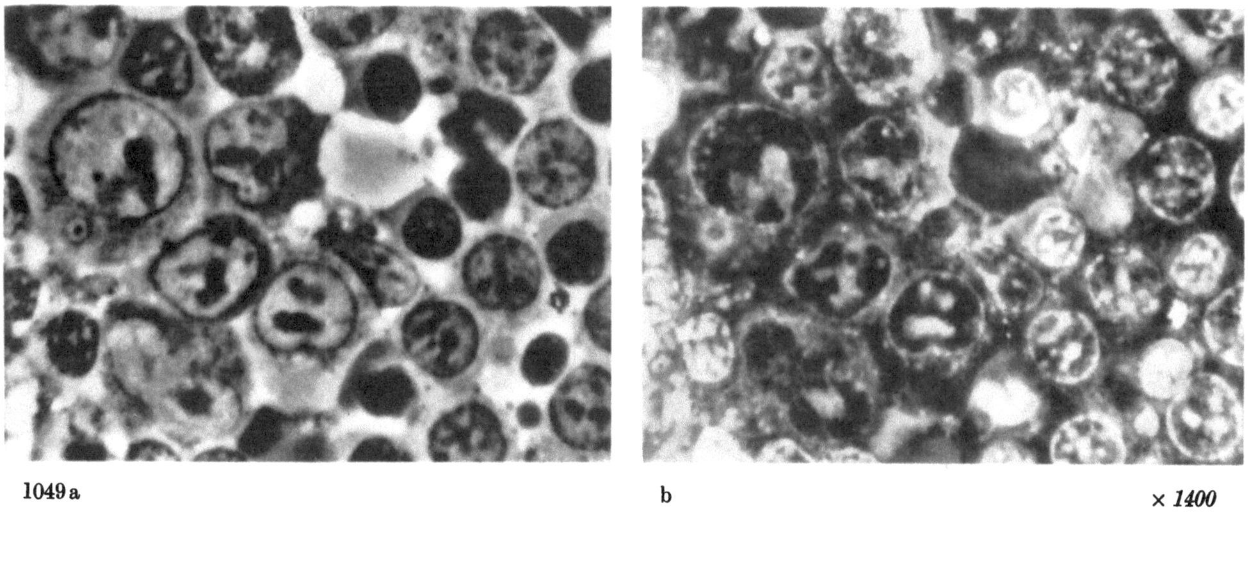

1049 a b × *1400*

Mitosen

Abbildung 1050–1052

Abbildung 1050 a u. b Mitose eines basophilen Erythroblasten, späte Metaphase. Zeitabstand der Aufnahmen etwa 12 Minuten. Die hellgrauen, teilweise verklumpten Chromosomen liegen als breites Band mitten in der Zelle. Im Randbezirk des blaßgrauen Zytoplasmas, das einige Fortsätze gebildet hat, sind die charakteristischen fadenförmigen, groben, hellen Mitochondrien sowie die Granula angeordnet. Beachte die Formänderung der Zelle. (Knochenmark, Hirnsklerose)

Abbildung 1051 a u. b Mitose von zwei Myelozyten, Metaphase und frühe Anaphase. Zeitabstand der Aufnahmen etwa 15 Minuten. Die dicht liegenden, hell leuchtenden Zytoplasmagranula beider Zellen erscheinen infolge Überstrahlung auf dem Mikrofoto stärker verklumpt; bei direkter Beobachtung lassen sie sich jedoch einwandfrei voneinander abgrenzen. Rechts unten ein Erythrozyt mit punktförmiger, zentraler Aufhellung. Es handelt sich hierbei, wie ein Vergleich mit dem phasenoptischen Bild zeigt, um eine Pseudostruktur, die durch Inversion entstanden ist. (Dasselbe Präparat wie Abb. 1050)

Auf Grund der charakteristischen Zytoplasmagranulation bereitet die Unterscheidung von Erythroblasten- und Neutrophilenmitosen keine Schwierigkeiten.

Abbildung 1052 a u. b Mitose eines atypisch granulierten Myelozyten, Anaphase. Zeitabstand der Aufnahmen etwa 4 Minuten. Die blaßgrauen Chromosomen sind auseinander gewichen und bilden später die Zellkerne der Tochterzellen. Das Zytoplasma enthält zahlreiche grobe, blaßgraue, aber nur wenige, hell aufleuchtende, typische Granula. Rechts unten ein Erythroblast mit hämolysiertem, kaum sichtbarem Zytoplasma. (Knochenmark, Halslymphknotentuberkulose)

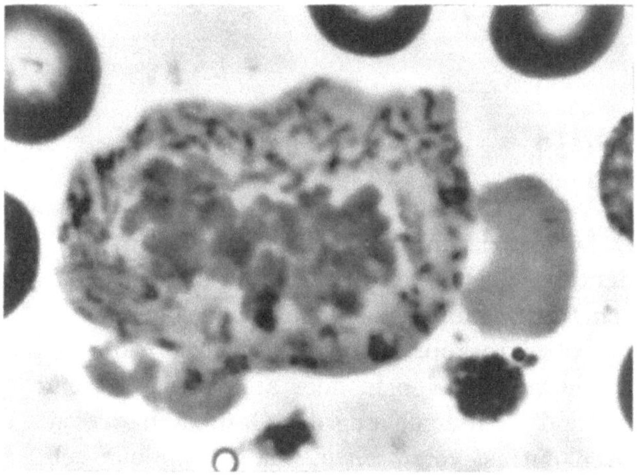

1050a

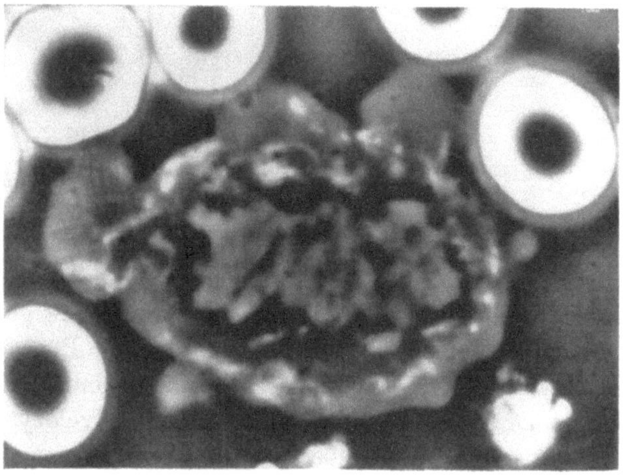

b × *2300*

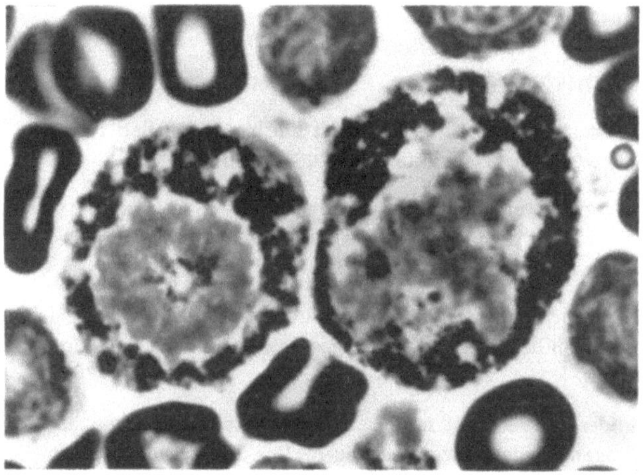

1051a

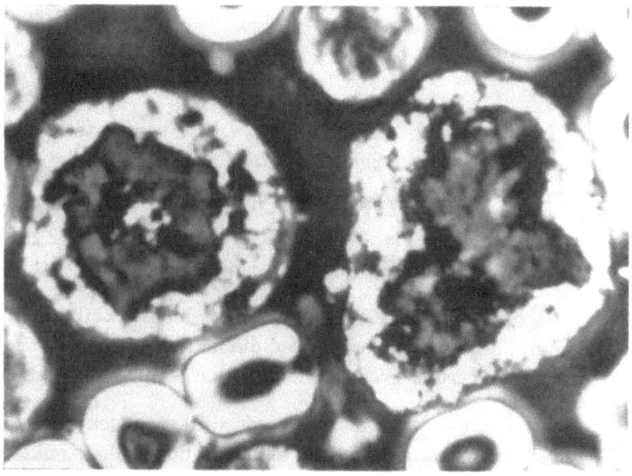

b × *1900*

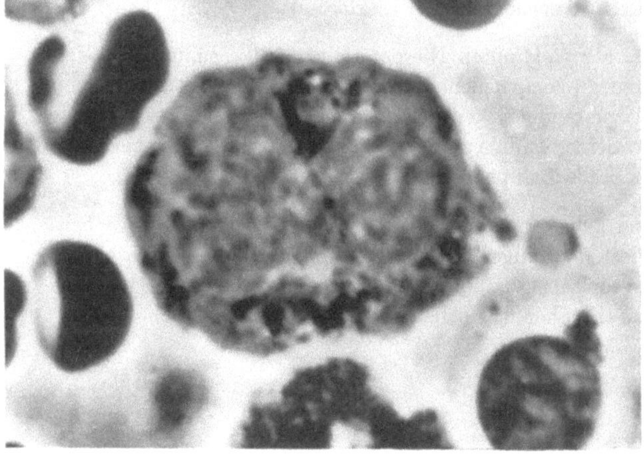

1052a

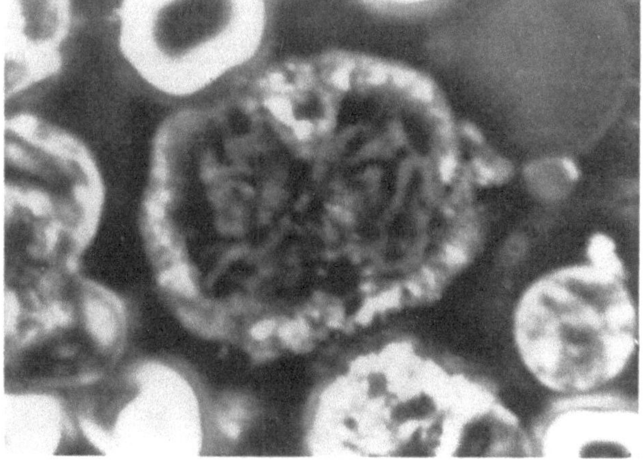

b × *2300*

Neutrophile

Abbildung 1053–1058

Dem Anoptralkontrastverfahren kommt in der Differenzierung der verschiedenen Entwicklungsformen der Neutrophilen eine besondere Bedeutung zu, da sich die Granula der einzelnen Reifungsstadien durch die Verstärkung der geringen Kontrastdifferenzen deutlicher voneinander unterscheiden als bei Beobachtung im Phasenkontrastmikroskop. Die einzelnen Entwicklungsstadien, auch atypische Zellformen, können daher einwandfrei voneinander abgegrenzt werden (z. B. atypische Promyelozyten und Myelozyten). Für die Untersuchung der Granulakinetik ist ferner die Anoptralbeobachtung dem positiven Phasenkontrast vorzuziehen, weil sich die hier hell aufleuchtenden Granula kontrastreicher vom dunklen Untergrund abheben.

Entwicklungsstadien

Morphologische Charakteristik

Myeloblast: Relativ großer, scharf begrenzter, dunkler, fast strukturloser Zellkern mit ein bis drei hellen Kernkörperchen. Das blaßgraue Zytoplasma enthält einige etwas hellere, runde Granula (s. Abb. 1064 und 1075).

Promyelozyt I: Nierenförmiger oder ovaler, scharf begrenzter Zellkern mit zarter, feinfleckig-streifiger Chromatinstruktur und ein bis vier hellen Kernkörperchen. Im Zytoplasma sind vorwiegend kleine, runde, helle und einige gröbere, stark aufleuchtende Granula enthalten. Deutlich sichtbares Zytozentrum (s. auch Abb. 1088).

Promyelozyt II: Nierenförmiger, dunkler Zellkern mit deutlicher, feinfleckig-streifiger Chromatinstruktur und zwei bis drei hellen Kernkörperchen, die im allgemeinen an den Kernenden liegen. Das Zytoplasma enthält in der Umgebung des Zytozentrums grobe, hellere, in der Peripherie blassere Granula.

Myelozyt: Nierenförmiger, oft stärker eingebuchteter, dunkler Zellkern mit wenig auffälliger, streifig-fleckiger, im allgemeinen längsgerichteter Struktur und hellen, nukleolenartigen Chromatinverdichtungen. Das Zytoplasma ist mit groben, hell aufleuchtenden Granula angefüllt. Bei Fokussierung gut sichtbares Zytozentrum.

Abbildung 1053 a u. b — Promyelozyt I und Myelozyt. Zeitabstand der Aufnahmen etwa 18 Minuten. Die Granula beider Zellen unterscheiden sich deutlich in ihren Helligkeitswerten. Der Promyelozyt enthält vorwiegend kleine, helle, der Myelozyt dagegen gröbere, hell aufleuchtende Zytoplasmagranula. Die zarte Chromatinstruktur der Zellkerne ist kaum sichtbar, während die Kernkörperchen deutlich hervortreten. Beachte die Änderung der Kernkonfiguration. (Knochenmark, Hirnsklerose)

Abbildung 1054 a u. b — Promyelozyt II. Zeitabstand der Aufnahmen etwa 5 Minuten. Nierenförmiger Zellkern mit blaßgrauer, feinfleckig-streifiger Chromatinstruktur und großem, hellem Nukleolus. Das Zytozentrum ist von hellen, groben Granula umgeben, in den Plasmarandbezirken sind dagegen die Granula blasser. Links oben ist ein Eosinophiler teilweise sichtbar. Seine Granula zeigen starke Überstrahlungen, aber keine zentrale Inversion. (Knochenmark, unspezifische Lymphadenitis)

Abbildung 1055 a u. b — Zwei stabkernige Neutrophile. Zeitabstand der Aufnahmen etwa 3 Minuten. Schmale, hörnchenförmige Zellkerne mit wenig auffälliger, fleckig-streifiger Chromatinstruktur. Die hell leuchtenden, teilweise auch blasseren, kleinen, runden Zytoplasmagranula wirken infolge ihrer Bewegung teilweise verklumpt. Das Zytozentrum ist deutlich zu erkennen. (Knochenmark, Iristumor)

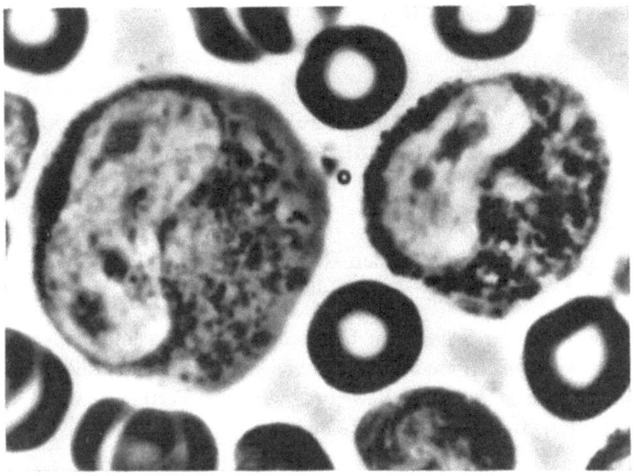
1053a

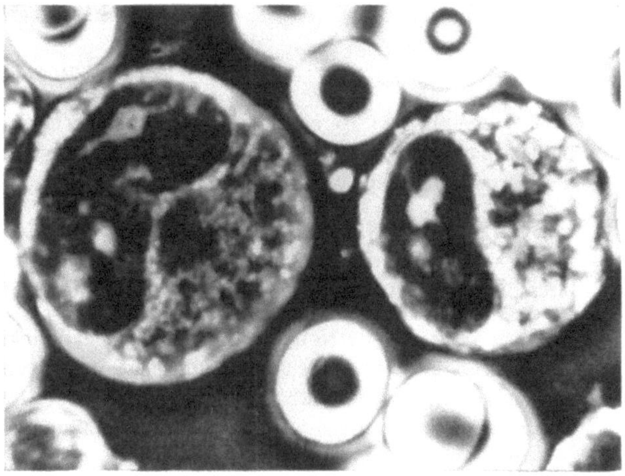
b × *1900*

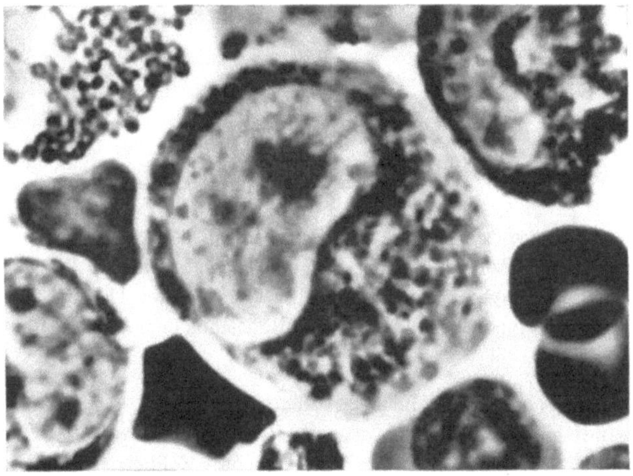
1054a

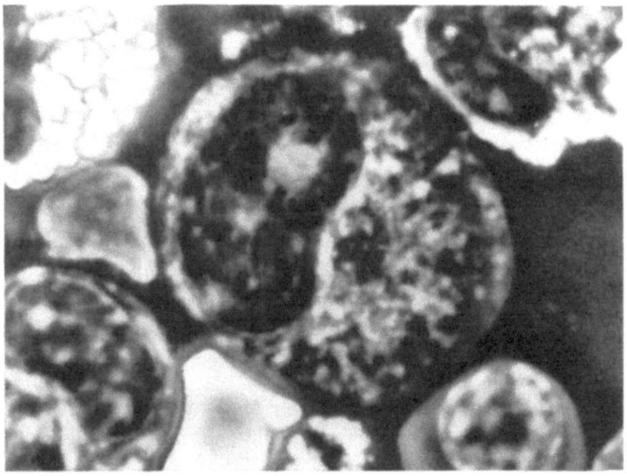
b × *2300*

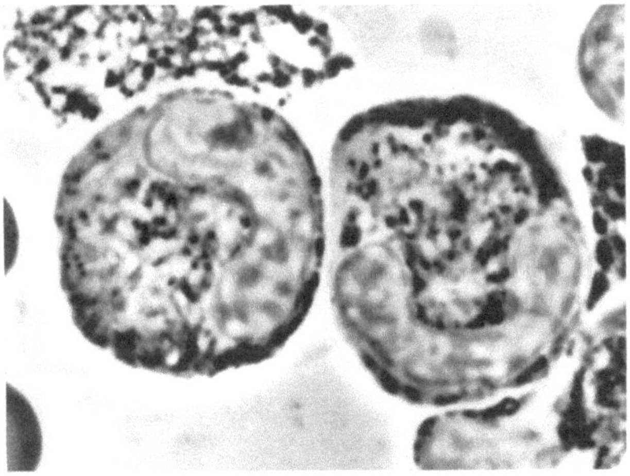
1055a

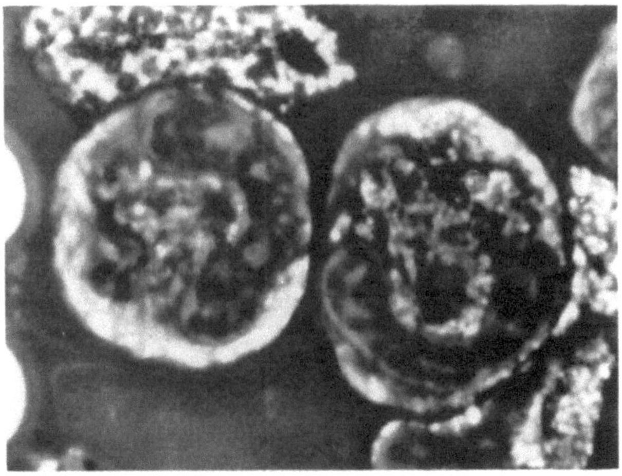
b × *2300*

Entwicklungsstadien (Fortsetzung)

Morphologische Charakteristik

Metamyelozyt: Hörnchenförmiger, dunkler Zellkern mit zarter, streifig-fleckiger Struktur und einigen hellen, nukleolenartigen Chromatinverdichtungen. Das Zytoplasma enthält vorwiegend helle und einige blassere Granula. In der Kerneinbuchtung ist im allgemeinen das Zytozentrum deutlich sichtbar.

Stabkerniger Neutrophiler: Schlanker, dunkler, hörnchenförmiger Zellkern mit blaßgrauer, wenig auffälliger, fleckig-streifiger Chromatinstruktur. Das Zytoplasma ist vorwiegend mit kleinen, hellen Granula angefüllt, die infolge ihrer Bewegung oft verklumpt auf den Mikrofotos erscheinen.

Segmentkerniger Neutrophiler: Schmaler, dunkler, aus mehreren Segmenten bestehender Zellkern mit blaßgrauer, schollig-fleckiger Struktur (Schlangenhautzeichnung) und gelegentlich auch nukleolenartigen Chromatinverdichtungen. Das Zytoplasma enthält reichlich kleine, helle Granula, die sich in ständiger Bewegung zwischen Peripherie und Zytozentrum befinden und bei der Zellbewegung häufig ihre Verteilung innerhalb der Zelle ändern.

Abbildung 1056 a u. b Metamyelozyt, segmentkerniger und stabkerniger Neutrophiler (von links nach rechts). Zeitabstand der Aufnahmen etwa 5 Minuten. Die weitgehend strukturlosen, dunklen Zellkerne enthalten kleine, blaßgraue, nukleolenartige Chromatinverdichtungen. Das Zytoplasma der Zellen ist mit kleinen, runden, hellen Granula angefüllt, die infolge ihrer Bewegung teilweise verklumpt erscheinen. Links oben ist ein Myelozyt, rechts unten ein Eosinophiler teilweise sichtbar. Beachte die unterschiedliche Granulation der verschiedenen Zellen. (Knochenmark, Immunothrombopenie)

Zellatypien

Abbildung 1057 a u. b Atypischer Promyelozyt II, rechts daneben ein atypischer Myelozyt. Zeitabstand der Aufnahmen etwa 15 Minuten. Das blaßgraue, sich kaum vom Untergrund abhebende Zytoplasma beider Zellen ist nur zum Teil granuliert; die Randbezirke des Promyelozyten sind dabei fast granulafrei. Der zwischen den beiden Zellen in Abbildung a sichtbare segmentkernige Neutrophile ist aus dem Blickfeld gewandert. (Knochenmark, Sepsis)

Abbildung 1058 a u. b Polyploider Metamyelozyt, dreikernige Riesenform. Zeitabstand der Aufnahmen etwa 12 Minuten. Unregelmäßig geformte, dunkle Zellkerne mit hellen, teilweise langgestreckten Chromatinverdichtungen. Das Zytoplasma enthält grobe, helle Granula und am oberen Pol des rechten Zellkerne einen runden, hell aufleuchtenden Einschluß, der deutlicher sichtbar ist als im positiven Phasenkontrast. Das Zytozentrum liegt hier zentral zwischen den Zellkernen. Links oben ein Metamyelozyt mit sehr groben Zytoplasmagranula. (Knochenmark, Tumorleukämie – Remissionsstadium nach 6-Mercaptopurinbehandlung)

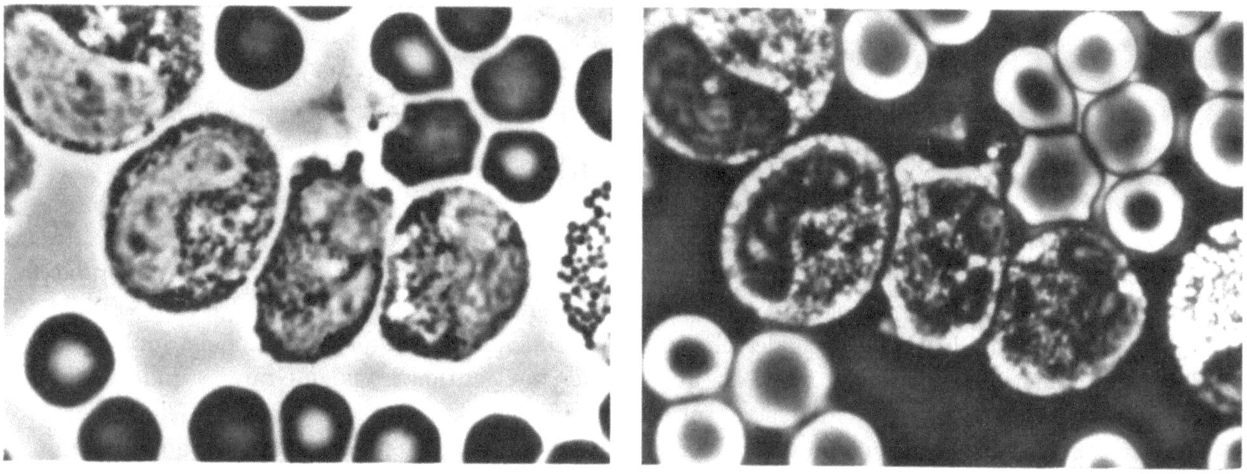

1056a b × *1400*

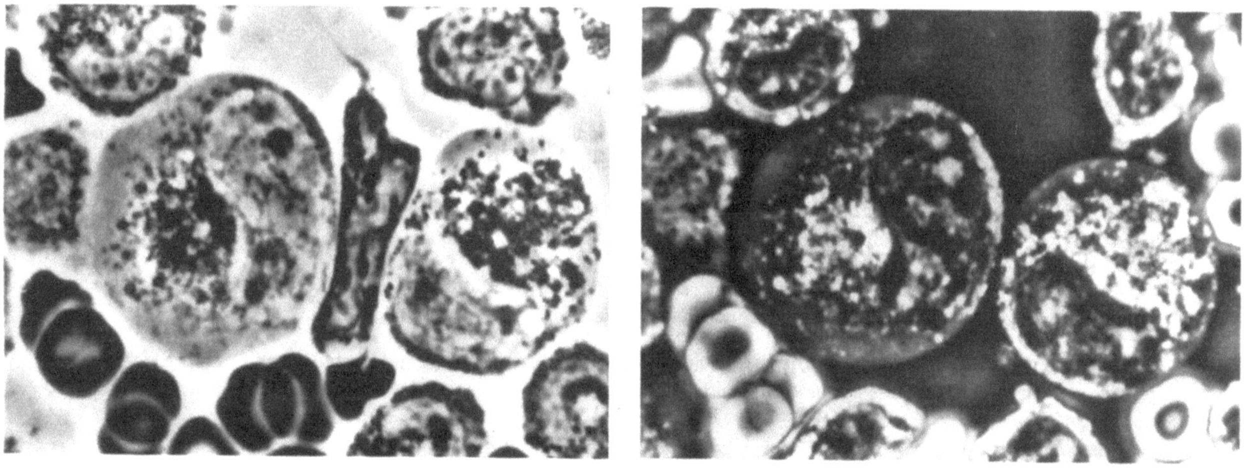

1057a b × *1400*

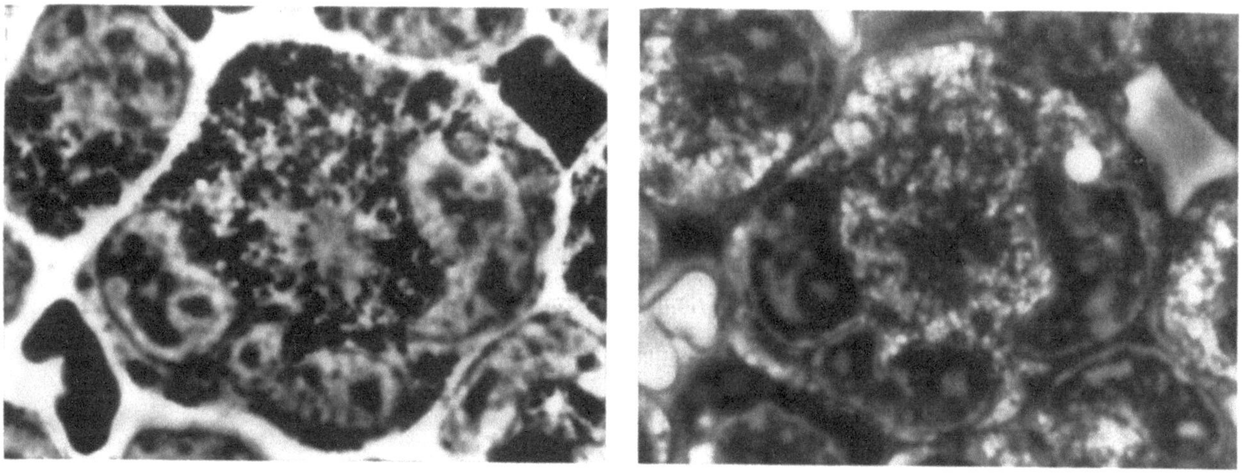

1058a b × *2300*

Eosinophile

Abbildung 1059–1061

Die Eosinophilen sind im positiven Phasenkontrast an den lockeren Zellkernen und an ihren besonderen groben, infolge Inversion zentral aufleuchtenden, Granula zu erkennen. Im Anoptralbild fehlen die Inversionserscheinungen der Granula. Die Diagnose Eosinophile stützt sich daher auf das Vorkommen grober, runder, teilweise auch ovaler, hell aufleuchtender Granula und auf die lockeren, zartstreifig oder retikulär strukturierten Zellkerne. Auf Grund der hell aufleuchtenden Granula und den häufig vorhandenen Überstrahlungserscheinungen fallen die Eosinophilen im Sehfeld des Mikroskopes, auch bei Übersichtsbetrachtung, sofort auf.

Morphologische Charakteristik

Eosinophiler Promyelozyt I: Ovaler oder nierenförmiger, scharf begrenzter, dunkler Zellkern mit zarter, feinfleckig-streifiger Chromatinstruktur und ein bis drei hellen, runden Kernkörperchen. Das Zytoplasma enthält zahlreiche grobe, helle, runde Granula.

Eosinophiler Promyelozyt II: Sehr große Zelle mit ovalem oder nierenförmigem, dunklem Zellkern, der eine zarte, blaßgraue, streifig-fleckige Chromatinstruktur und ein bis drei helle, runde Kernkörperchen besitzt. Das Zytoplasma enthält in der Umgebung des Zytozentrums kleinere, in der Peripherie gröbere, hell aufleuchtende, runde Granula.

Eosinophiler Myelozyt: Länglich ovaler, dunkler Zellkern mit blaßgrauer, vorwiegend streifenförmiger Chromatinstruktur. Das Zytoplasma ist angefüllt mit verschieden großen, hell aufleuchtenden Granula.

Eosinophiler Metamyelozyt: Länglich ovaler, oft eingebuchteter Zellkern mit blaßgrauer, streifig-fleckiger Chromatinstruktur. Das Zytoplasma enthält vorwiegend kleinere, hell aufleuchtende, runde Granula.

Stab- und segmentkerniger Eosinophiler: Schmaler, gestreckter bzw. segmentierter, dunkler Zellkern mit kaum auffallender, feinfleckig-retikulärer Chromatinstruktur. Das Zytoplasma ist angefüllt mit groben, hell aufleuchtenden, runden oder ovalen Granula.

Abbildung 1059 a u. b — Eosinophiler Promyelozyt I. Zeitabstand der Aufnahmen etwa 4 Minuten. Nierenförmiger, scharf begrenzter, dunkler Zellkern mit unauffälliger, feinfleckig-streifiger Chromatinstruktur und großem, hellem Nukleolus. Das Zytoplasma enthält zahlreiche grobe, runde, helle Granula. Links oben ein Lymphozyt. Beachte die Inversionserscheinungen im Zentrum einiger Erythrozyten. (Knochenmark, Hirnsklerose)

Abbildung 1060 a u. b — Eosinophiler Myelozyt; rechts oben ein eosinophiler Metamyelozyt, darunter ein stabkerniger Neutrophiler. Zeitabstand der Aufnahmen etwa 6 Minuten. Beachte bei den Eosinophilen die zarte, streifigfleckige Chromatinstruktur der Zellkerne und die groben, hell aufleuchtenden, runden Granula, die sich eindeutig von den Zytoplasmagranula des Neutrophilen unterscheiden. (Knochenmark, Immunothrombopenie)

Abbildung 1061 a u. b — Segmentkerniger Eosinophiler, Bewegungsform. Zeitabstand der Aufnahmen etwa 5 Minuten. Ovale, dunkle Kernsegmente mit zarter, kaum auffallender, retikulärer Chromatinstruktur. Das Zytoplasma enthält grobe, hell aufleuchtende, runde und ovale Granula. Die feine, fadenförmige Verbindung der beiden Kernsegmente ist auf dem Mikrofoto nicht sichtbar. Rechts unten einige Thrombozyten. (Peripherblut, Pelger-Huëtsche familiäre Kernanomalie)

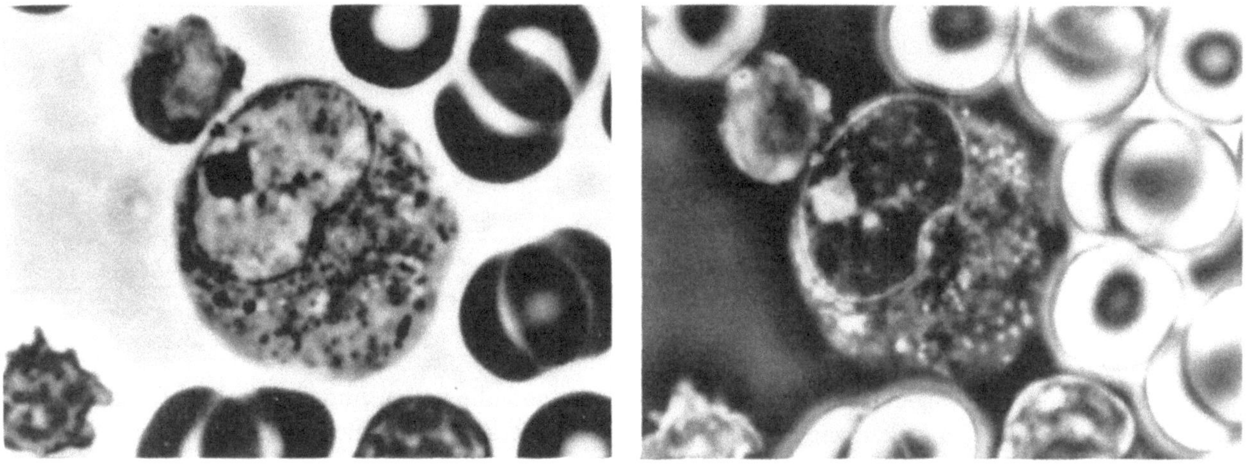

1059 a b × *2300*

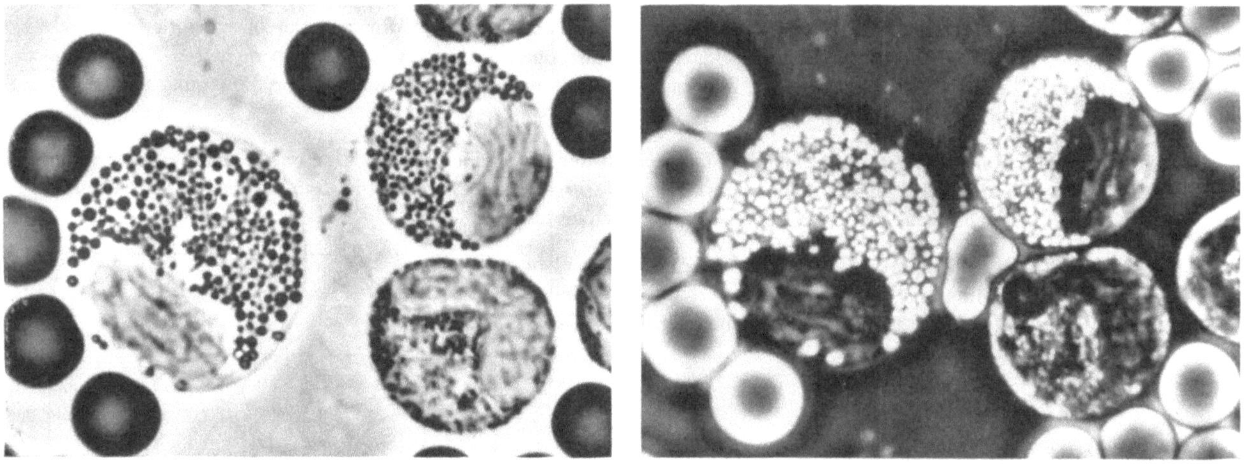

1060 a b × *1400*

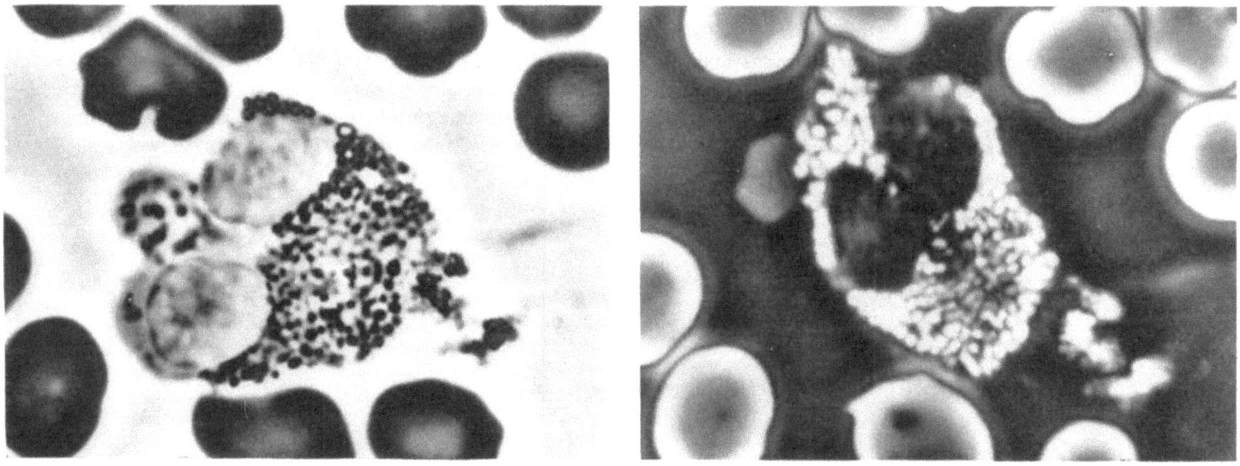

1061 a b × *2300*

Pelger-Huëtsche familiäre Kernanomalie

Abbildung 1062–1065

Die Diagnose der Pelger-Huëtschen familiären Kernanomalie ist bei Anoptralbeobachtung ebenso leicht und sicher zu stellen wie im positiven Phasenkontrast, zumal die besondere Kernstruktur der reifen und unreifen Pelgerzellen besser sichtbar ist.

$4^3/_4$ Jahre alter heterozygoter Teilträger der Anomalie

(derselbe Patient wie Abb. 355–370)

Abbildung 1062 a u. b Pelgerzelle, Brillenform. Zeitabstand der Aufnahmen etwa 2 Minuten. Der bisegmentierte, dunkle Zellkern besitzt eine grobfleckige, blaßgraue Chromatinstruktur. Die groben, hellen Zytoplasmagranula sind besonders am Zellrand angehäuft und erscheinen infolge ihrer Bewegung verklumpt. (Peripherblut)

Abbildung 1063 a u. b Rundkerniger Blutbasophiler. Zeitabstand der Aufnahmen etwa 3 Minuten. Kleiner, runder, wenig auffälliger Zellkern mit blaßgrauer, grobfleckiger Chromatinstruktur. Das Zytoplasma enthält zahlreiche grobe und feine, helle Granula. (Peripherblut)

Abbildung 1064 a u. b Knochenmark. Zeitabstand der Aufnahmen etwa 7 Minuten. Beachte bei den verschiedenen Zellen die auffallenden Kernkörperchen der fast strukturlosen Zellkerne.

1 älterer Myeloblast
2 Myelozyt
3 Metamyelozyt
4 stabkernige Pelgerzellen
5 Pelgerzelle mit hörnchenförmigem Zellkern
6 eosinophiler Metamyelozyt
7 Lymphozyt

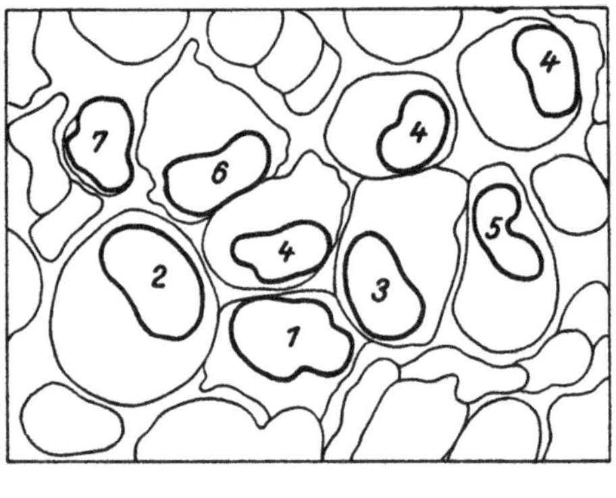

Abbildung 1065 a u. b Myelozyt mit granulafreiem Plasmabezirk. Zeitabstand der Aufnahmen etwa 2 Minuten. Ovaler, dunkler Zellkern mit randständigem, hellem Nukleolus und einigen blaßgrauen, nukleolenartigen Chromatinverdichtungen. Im Zytoplasma fällt ein granulafreier, etwas hellerer, unscharf begrenzter Bezirk auf, der seine Form geringfügig gegenüber Abbildung a geändert hat und auf den sich einige, darüber- oder darunterliegende Granula projizieren. Links ist ein Promonozyt teilweise sichtbar. (Knochenmark)

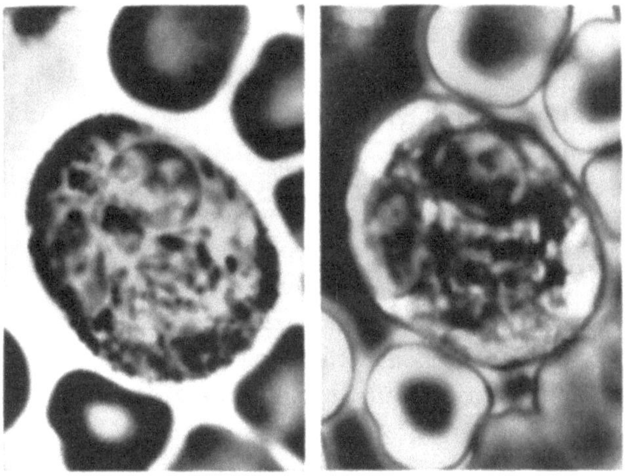

1062 a b × *2300*

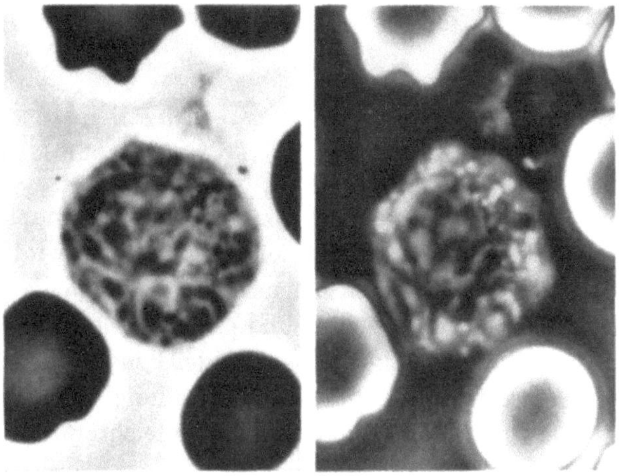

1063 a b × *2300*

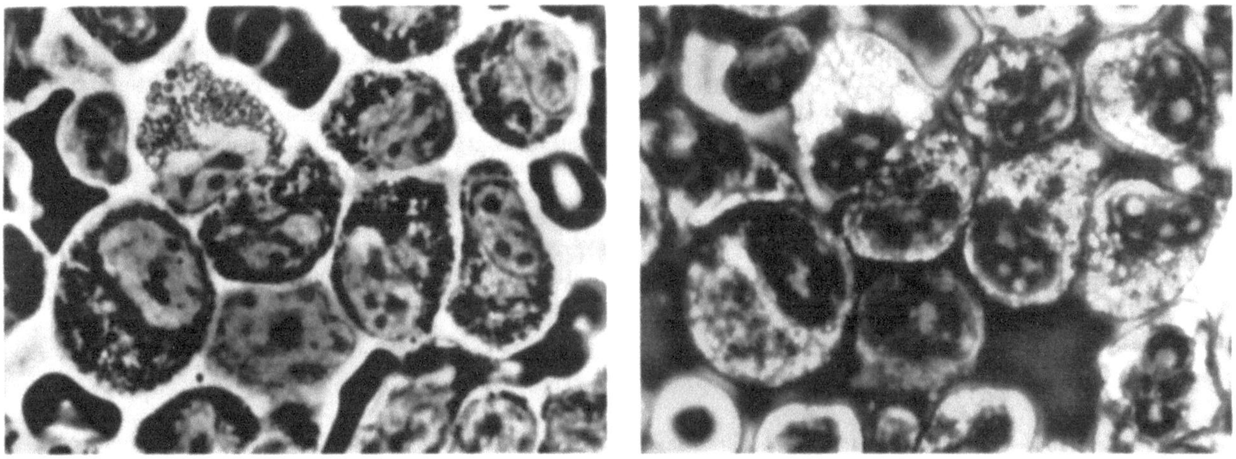

1064 a b × *1400*

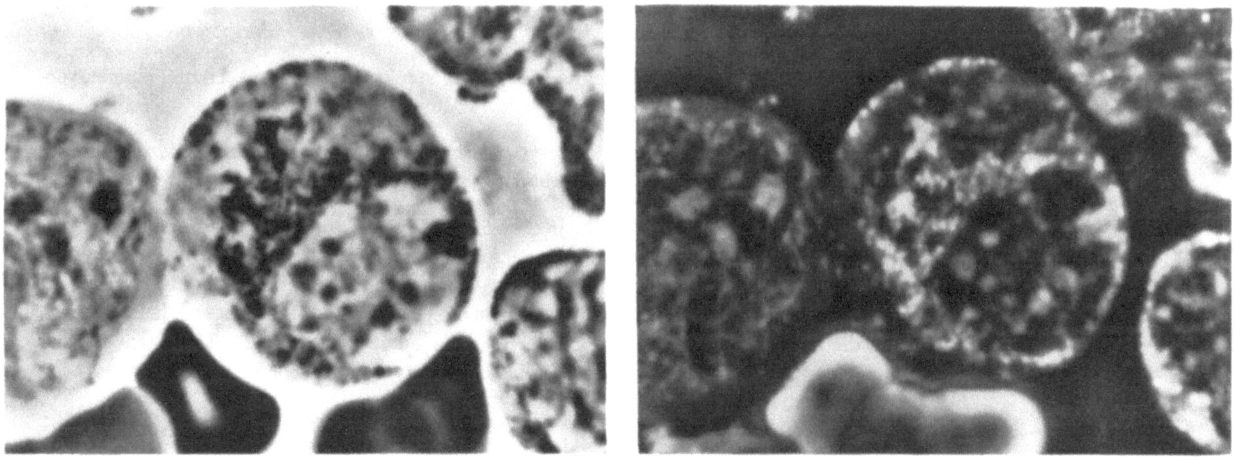

1065 a b × *2300*

Leukämie

Abbildung 1066–1077

Die Diagnose einer Leukämie kann bei Anoptralkontrastuntersuchung des Blutes und Knochenmarkes mit derselben Sicherheit gestellt werden, wie bei Anwendung des positiven Phasenkontrastes, sofern man die normale Morphologie der Blut- und Knochenmarkelemente beherrscht. Auch die therapeutisch und prognostisch bedeutsame morphologische Differenzierung und Typeneinteilung der akuten Leukose im Kindesalter (s. S. 210) ist ohne Schwierigkeiten möglich, zumal in Zweifelsfällen die klare Darstellung von Granula und Kernstruktur die Zuordnung der Parablasten zu den einzelnen Typen erleichtert.

Leukosen beim Kind

Morphologische Charakteristik der Parablasten

Parablasten Typ A_{1-3}: Großer, unregelmäßig geformter, oft eingebuchteter, dunkler, scharf begrenzter Zellkern mit wenig auffälliger, blaßgrauer, feinfleckig-streifiger Struktur und gelegentlich auch kleinen, hellen Chromatinverdichtungen (keine Kernkörperchen!). Der schmale Zytoplasmasaum enthält einige kleinere oder gröbere, helle Granula (Typ A_1) oder ist stärker granuliert (Typ A_2). Bei Rezidiven, besonders nach vorausgegangener ACTH/Cortisonbehandlung, nimmt der Zellkern häufig eine rosettenförmige Gestalt an (Typ A_3).

Parablasten Typ B_{1-3}: Großer, rundlicher, dunkler, scharf begrenzter Zellkern mit zarter, fleckig-streifiger Struktur und hellen, auffallenden, meist runden Kernkörperchen. Das Zytoplasma ist entweder wenig granuliert (Typ B_1) oder enthält zahlreiche, grobe, helle Granula (Typ B_2). Zellen mit tief eingebuchteten, rosettenförmigen Kernen werden als Typ B_3 bezeichnet.

Atypische Parablasten: Sehr große, polymorphe Parablasten, die weder in den Typ A noch in den Typ B eingeordnet werden können.

Abbildung 1066 a u. b — Zwei Parablasten Typ A_2. Zeitabstand der Aufnahmen etwa 4 Minuten. Große, dunkle Zellkerne mit wenig auffälliger Struktur und kleinen, hellen Chromatinverdichtungen. Das Zytoplasma enthält zahlreiche kleine, hell aufleuchtende, teilweise verklumpte Granula, die bei Anoptralbeobachtung deutlicher sichtbar sind. (Peripherblut)

Abbildung 1067 a u. b — Parablast Typ A_1. Zeitabstand der Aufnahmen etwa 3 Minuten. Großer, eingebuchteter, dunkler, scharf begrenzter Zellkern mit blaßgrauer, feinfleckiger Chromatinstruktur. Das Zytoplasma ist nur wenig granuliert. Oberhalb der Zelle ist ein feinfädiges Fibrinnetz sichtbar. (Peripherblut)

Abbildung 1068 a u. b — Parablast Typ A_1 mit großem, dunklem, feinfleckig-wolkig strukturiertem Zellkern und einigen verklumpten Granula. Zeitabstand der Aufnahmen etwa 14 Minuten. (Peripherblut)

Abbildung 1069 a u. b — Parablast Typ B_2. Zeitabstand der Aufnahmen etwa 2 Minuten. Stärker granulierte Zelle, deren Kern einen auffallenden Nukleolus besitzt. (Peripherblut)

Abbildung 1070 a u. b — Parablasten Typ A_3. Zeitabstand der Aufnahmen etwa 5 Minuten. Die dunklen Zellkerne sind rosettenförmig tief eingebuchtet und weisen eine blaßgraue, feinfleckige Struktur auf. Das Zytoplasma enthält einige kleine, runde Granula. Links unten eine degenerierte Zelle (Gumprechtscher Kernschatten) mit mehreren Glanzkörnern. Im Anoptralbild erscheinen die Glanzkörner als homogene, hell aufleuchtende Kugeln, die sich nicht von anderen groben Granula unterscheiden. Beachte die Inversionserscheinungen an der Peripherie und im Zentrum des Erythrozyten. (Knochenmark)

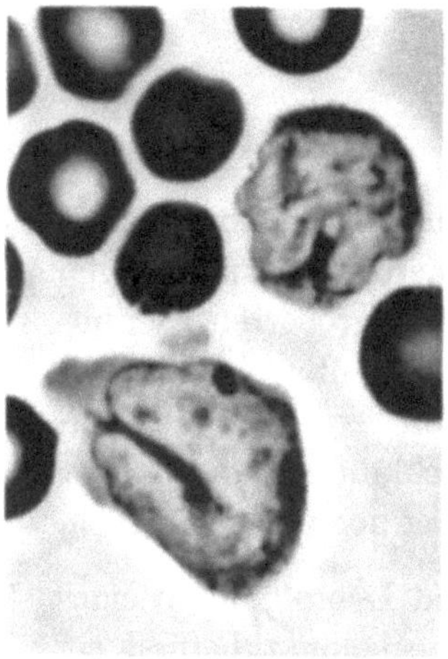

1066 a

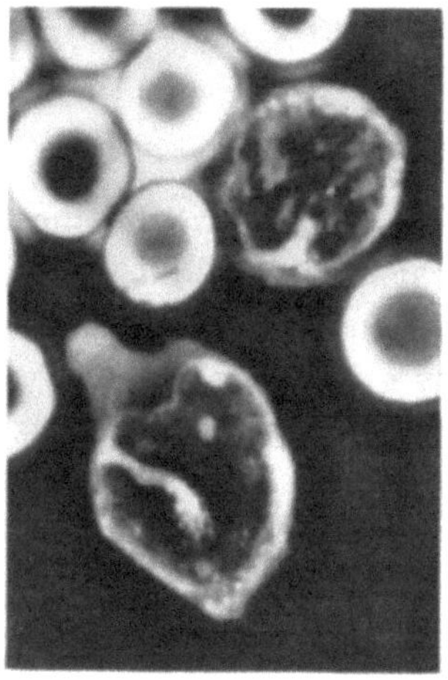

b × *1400*

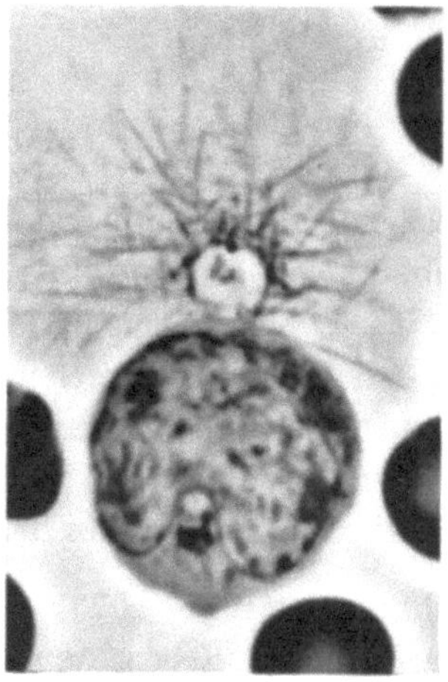

1067 a

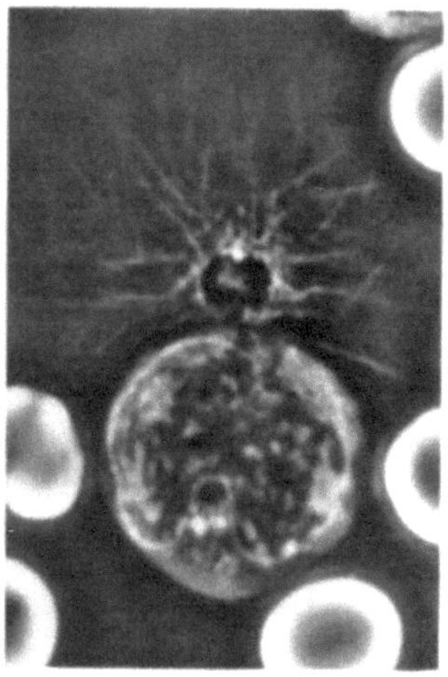

b × *1400*

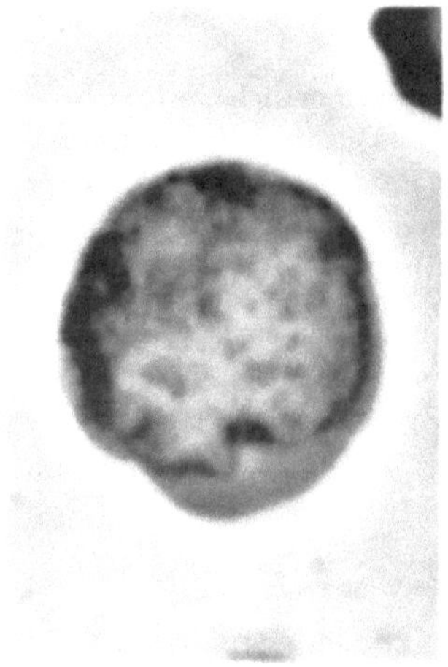

1068 a

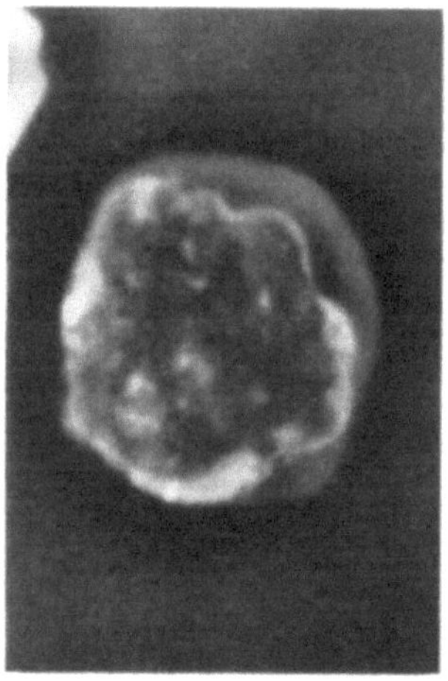

b × *2300*

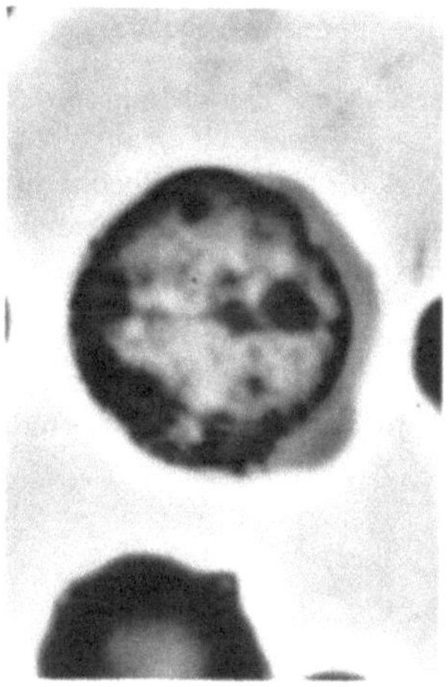

1069 a

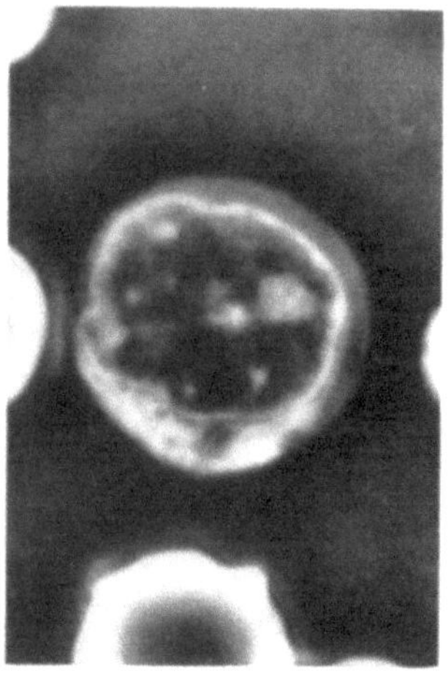

b × *2300*

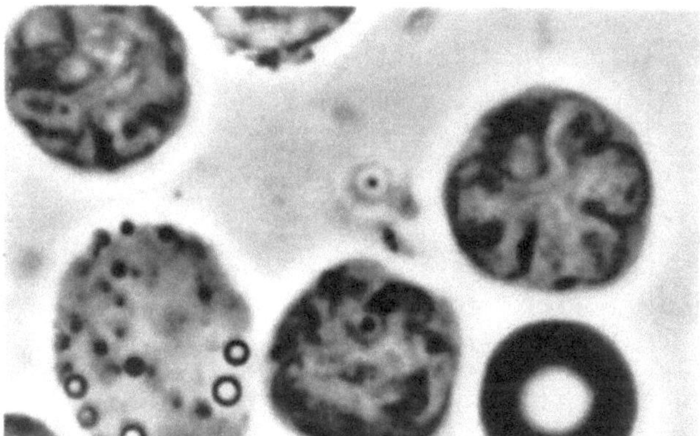

1070 a

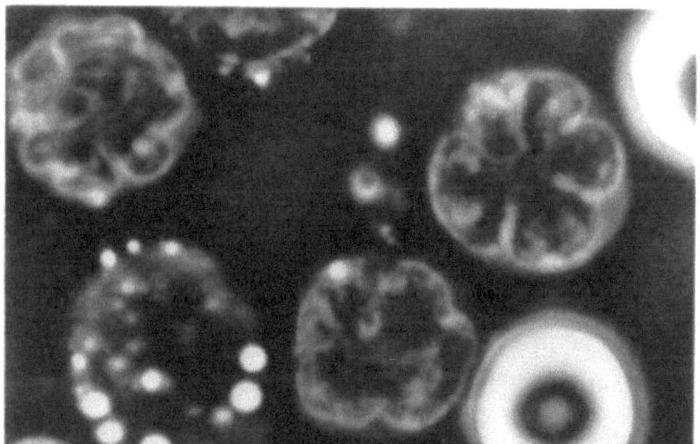

b × *2300*

Tumorleukämie

Bei unseren Patienten mit akuter Tumorleukämie konnten wir in Blut und Knochenmark stets besonders stark granulierte Zellen mit großen, ovalen oder rundlichen Zellkernen und auffälligen Kernkörperchen nachweisen. Zellen gleichen Typs fanden sich auch in den vergrößerten Lymphknoten (s. Abb. 1073). Die Zellen entsprechen etwa den Parablasten Typ B_2, unterscheiden sich jedoch von diesen durch die auffallend starke, grobe Zytoplasmagranulation. Trotz der übereinstimmenden zytologischen Befunde sind wegen der geringen Fallzahl Schlußfolgerungen über Beziehungen des beschriebenen Zelltyps zur Tumorform der Leukämie vorerst noch nicht möglich.

Die folgenden Abbildungen (1071—1073) stammen von Peripherblut und Lymphknoten eines $7^1/_2$jährigen Patienten, bei dem neben dem leukämischen Blut- und Knochenmarkbefund ein großer Mediastinaltumor und Lymphknotenschwellungen am Hals sowie in beiden Axillae bestanden.

Abbildung 1071 a u. b — Zwei Parablasten; links Bewegungsform. Zeitabstand der Aufnahmen etwa 5 Minuten. Große, ovale, dunkle, scharf begrenzte Zellkerne mit auffallenden Kernkörperchen. Das Zytoplasma ist mit groben, hell aufleuchtenden Granula angefüllt. (Peripherblut)

Abbildung 1072 a u. b — Drei Parablasten. Zeitabstand der Aufnahmen etwa 12 Minuten. Ovale bzw. rundliche, scharf begrenzte Zellkerne mit blaßgrauer, feinfleckig-streifiger Chromatinstruktur und mehreren hellen Kernkörperchen, die bei Anoptralbeobachtung stärker auffallen als im positiven Phasenkontrast. Das Zytoplasma aller Zellen ist stark granuliert. Deutliche Zellanisozytose. Auf dem phasenoptischen Bild (Abbildung a) ist in der linken Zelle ein Glanzkorn sichtbar. (Peripherblut)

Abbildung 1073 a u. b — Lymphknoten, Probeexzisionsmaterial zum Vergleich. Zeitabstand der Aufnahmen etwa 3 Minuten. Mehrere Parablasten, die morphologisch den im Peripherblut vorhandenen Zellen entsprechen. Beachte die hell aufleuchtenden Kernkörperchen und das stark granulierte Zytoplasma aller Zellen.

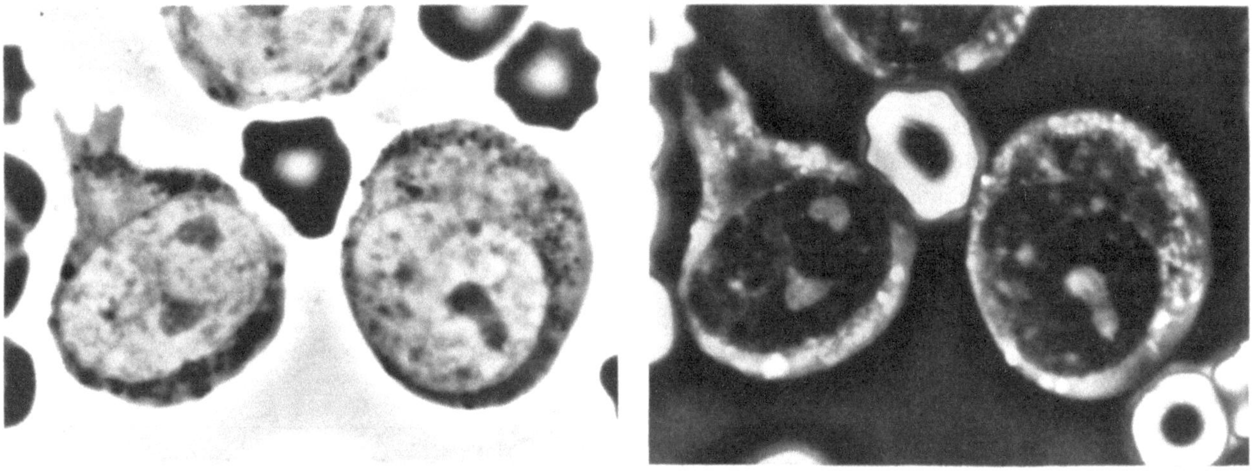

1071 a b × *1900*

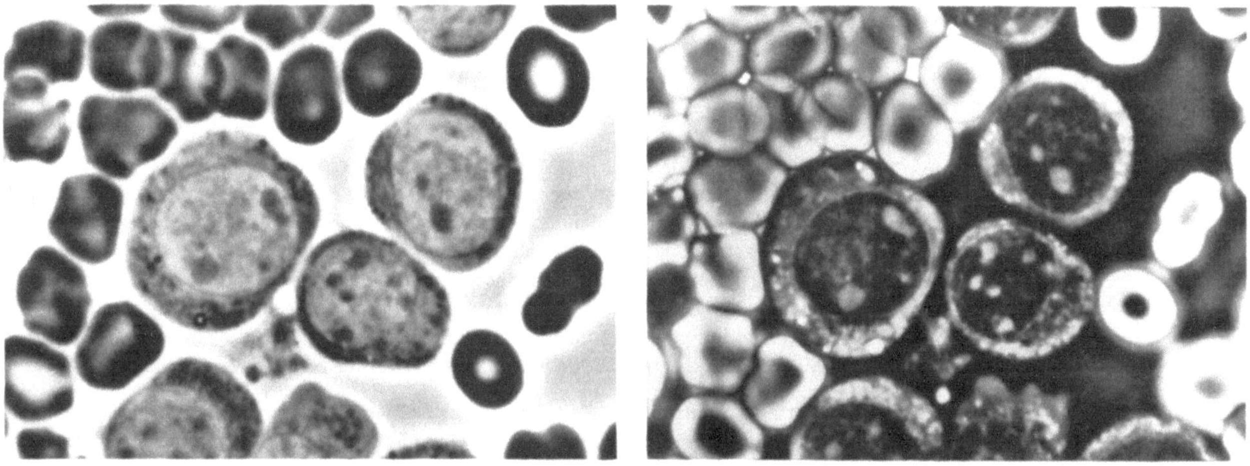

1072 a b × *1400*

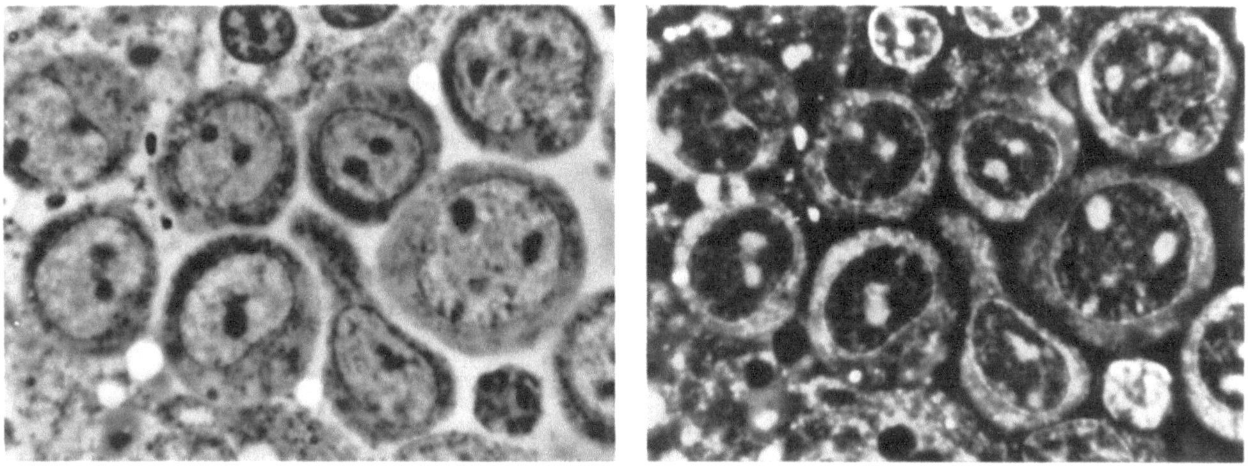

1073 a b × *1400*

Myeloische Leukämie

Bei der myeloischen Leukämie erleichtert die Anwendung des Anoptralkontrastverfahrens die Differenzierung der häufig atypischen Neutrophilen, deren einzelne Entwicklungsstadien sich hier, hinsichtlich Kernstruktur und Zytoplasmagranulation, deutlicher unterscheiden als im Phasenkontrastmikroskop.

Chronische myeloische Leukämie bei 13jähr. Patientin — Peripherblut

(derselbe Fall wie Abb. 744–750, S. 244)

Abbildung 1074 a u. b Zeitabstand der Aufnahmen etwa 12 Minuten. Beachte die Helligkeitsunterschiede der Granula bei den verschiedenen Reifungsstadien der Neutrophilen.
1 Myeloblast
2 Promyelozyt I
3 Promyelozyt II
4 Myelozyten
5 Metamyelozyt
6 stabkernige Neutrophile
7 segmentkernige Neutrophile

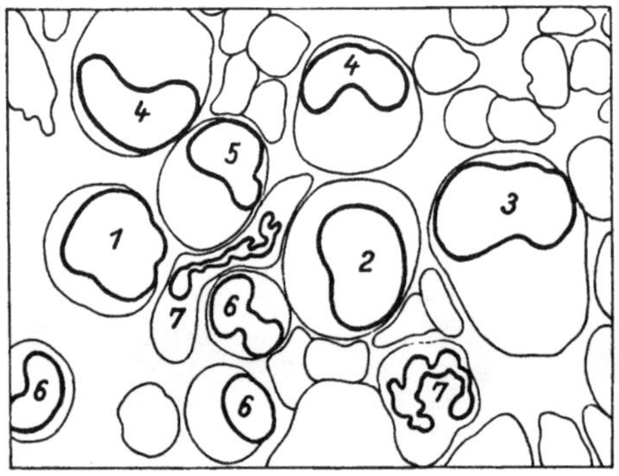

Abbildung 1075 a u. b Myeloblast und Metamyelozyt. Zeitabstand der Aufnahmen etwa 12 Minuten. Myeloblast: Großer, fast strukturloser, dunkler Zellkern mit rundem und bandförmigem, hellem Nukleolus. Das blaßgraue Zytoplasma enthält, vorwiegend in der Kerneinbuchtung, einige helle Granula.
Metamyelozyt: Leicht eingekerbter, dunkler, hörnchenförmiger Zellkern mit zwei hellen, unregelmäßig begrenzten, nukleolenartigen Chromatinverdichtungen. Das Zytoplasma ist mit groben, hell aufleuchtenden, teilweise verklumpten Granula angefüllt und enthält einige kleine Vakuolen, die auf dem Phasenkontrastbild besser sichtbar sind. (Wie Abb. 1074 – stärker vergrößerte Aufnahme)

Abbildung 1076 a u. b Polyploider, segmentkerniger Neutrophiler. Zeitabstand der Aufnahmen etwa 5 Minuten. Die beiden verschlungenen Zellkerne des Segmentkernigen besitzen eine blaßgraue, fleckig-streifige Chromatinstruktur (Schlangenhautzeichnung). Darüber ein atypischer stabkerniger Neutrophiler mit dunklem, lockerem, gequollenem Zellkern und groben, hell aufleuchtenden, teilweise verklumpten Zytoplasmagranula; seine paranukleären Vakuolen fallen im Anoptralbild kaum auf. Rechts unten ein segmentkerniger Neutrophiler, Bewegungstyp II. (Die Abb. b wurde zuerst aufgenommen)

Abbildung 1077 a u. b Atypischer dreikerniger Monozyt bei akuter Leukose. Zeitabstand der Aufnahmen etwa 6 Minuten. Während der Bewegung verändern die dunklen, fast strukturlosen, scharf begrenzten Zellkerne ihre Anordnung und Stellung innerhalb der Zelle. Die Zytoplasmagranulation und die zarten, schleierförmigen Plasmafortsätze sind auf dem Anoptralbild deutlicher sichtbar. Beachte die Inversionserscheinungen bei dem Erythrozyten links oben. Bei allen Zellen wird durch die peripheren dunklen Höfe ein plastischer Eindruck vorgetäuscht.

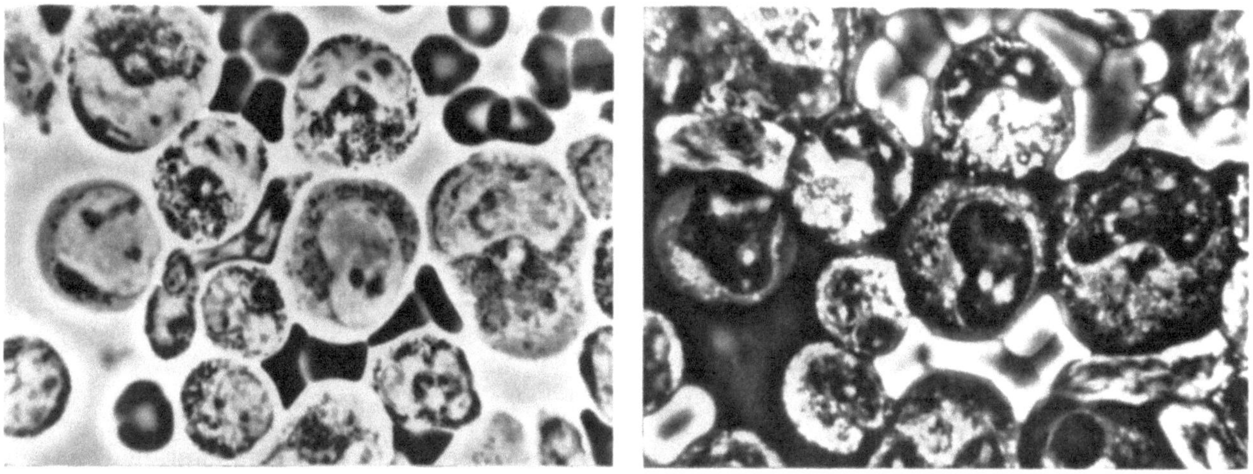

1074a b × *1100*

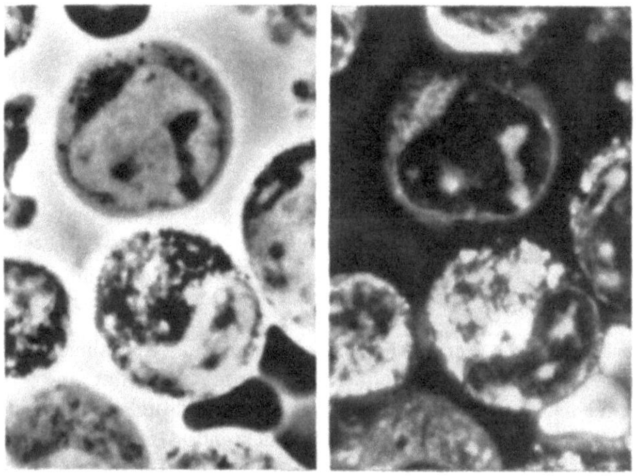

1075a b × *1400*

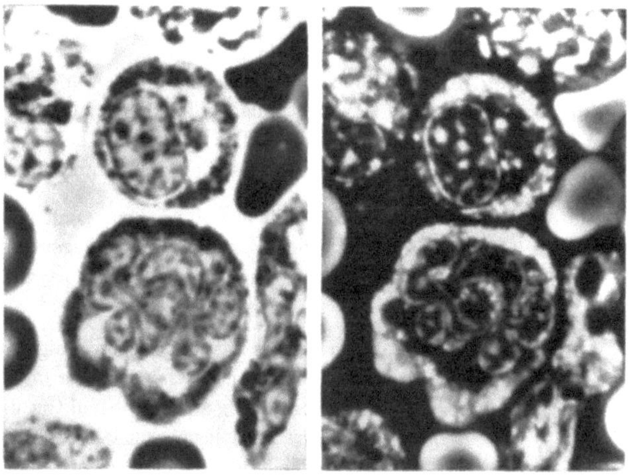

1076a b × *1400*

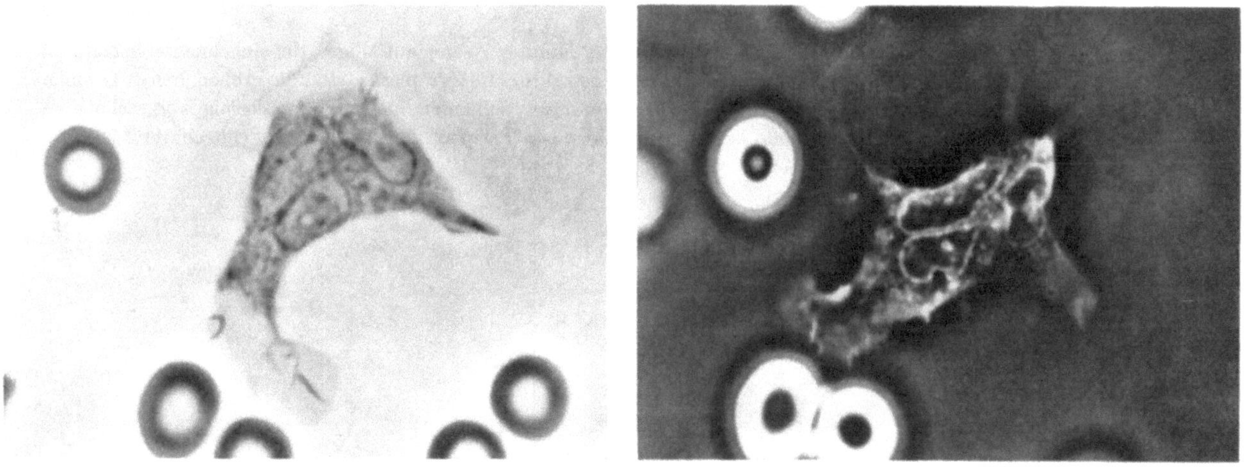

1077a b × *1400*

Monozyten

Abbildung 1078–1080

Bei der Vitaluntersuchung der Monozyten im Anoptralkontrastmikroskop sind zwar die Kernstruktur und Granulation sowie die bei Bewegung vorgeschobenen dünnen, schleierförmigen Plasmafortsätze besser als im positiven Phasenkontrast zu erkennen, doch ergeben sich für die Differenzierung der Zellen damit keine neuen Gesichtspunkte.

Morphologische Charakteristik

Promonozyt: Große Zelle mit lockerem, breitem, oft mehrfach eingebuchtetem, dunklem Zellkern, der eine deutliche blaßgraue, streifig-fleckig-retikuläre Struktur und mehrere helle, polymorphe Kernkörperchen bzw. nukleolenartige Chromatinverdichtungen besitzt. Das Zytoplasma hebt sich nur wenig vom dunklen Untergrund ab. Es enthält zahlreiche grobe, helle Granula. Oft ist ein deutliches Zytozentrum zu erkennen.

Monozyt: Polymorpher, oft eingebuchteter, auch hörnchenförmiger, dunkler, scharf begrenzter Zellkern mit blaßgrauer, feiner, fleckig-streifiger Struktur und gelegentlich vorhandenen kleinen, wenig auffälligen Chromatinverdichtungen. Das Zytoplasma, von dem sich der Kern nur wenig abhebt, enthält zahlreiche feine und gröbere, helle Granula.

Abbildung 1078 a u. b — Halbreifer Monozyt; daneben einige orthochromatische Normoblasten. Zeitabstand der Aufnahmen etwa 7 Minuten. Der hörnchenförmige, scharf begrenzte, dunkle Zellkern des Monozyten besitzt eine zarte, feinfleckig-streifige Struktur und zwei helle, nukleolenartige Chromatinverdichtungen. Das blaßgraue Zytoplasma enthält zahlreiche feine und einige gröbere, hell aufleuchtende Granula. Die grobschollige Chromatinstruktur der Normoblastenkerne kommt hier deutlich zur Darstellung. (Knochenmark, chronische Hepatitis)

Abbildung 1079 a u. b — Monozyt, Bewegungsform. Zeitabstand der Aufnahmen etwa 3 Minuten. Ovaler, dunkler, scharf begrenzter Zellkern mit blasser, feinfleckig-streifiger Chromatinstruktur. Das mitteldichte Zytoplasma enthält zahlreiche feine und einige grobe, helle Granula. Beachte die Formänderung der Zelle. (Peripherblut, Nabelsepsis)

Abbildung 1080 a u. b — Monozyt. Zeitabstand der Aufnahmen etwa 2 Minuten. Wenig auffälliger, tief eingebuchteter Zellkern mit blaßgrauer, fleckig-streifiger Chromatinstruktur. Im Zytoplasma sind die groben, hellen Granula deutlich sichtbar. Rechts ein kleiner Thrombozytenhaufen, dessen blasenförmig vorgeschobenes Hyalomer im Anoptralbild besser zu erkennen ist. (Peripherblut, 2 Tage alte Frühgeburt)

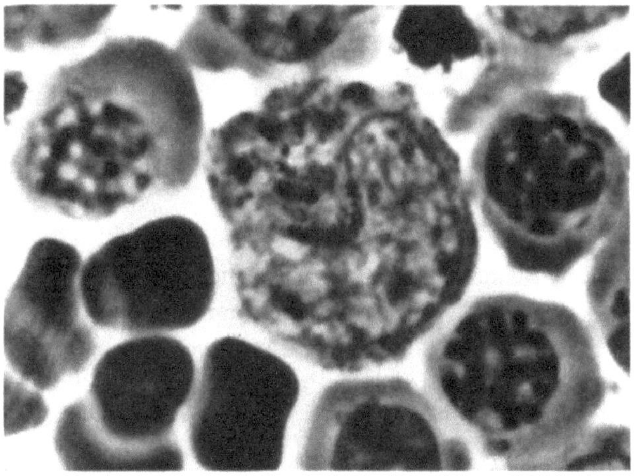

1078 a

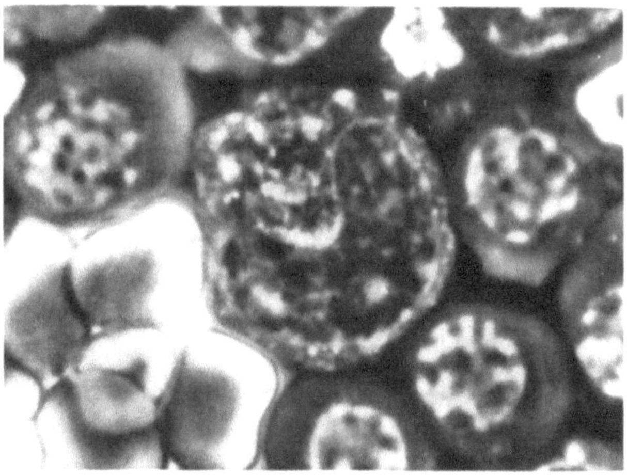

b × *2300*

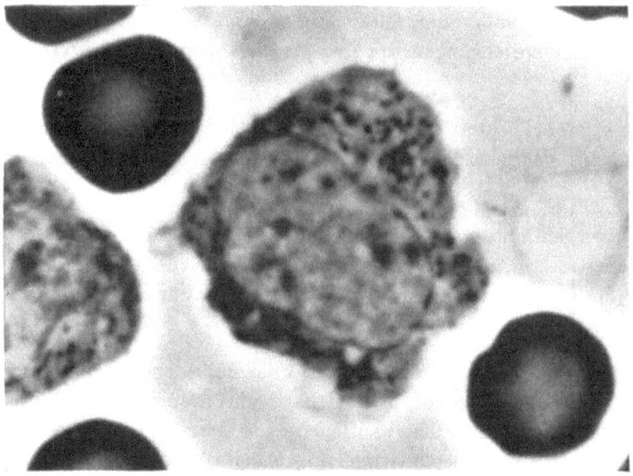

1079 a

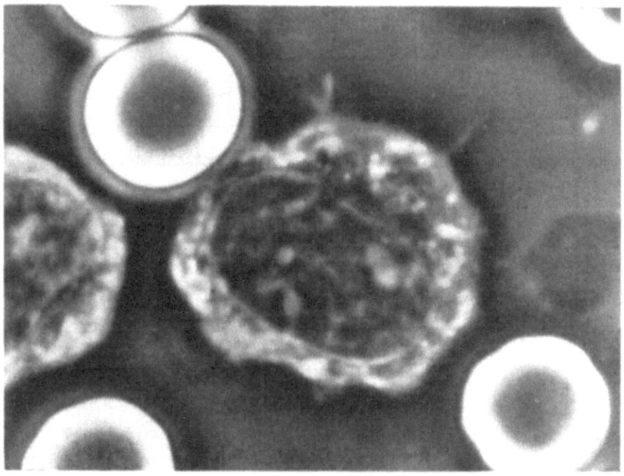

b × *2300*

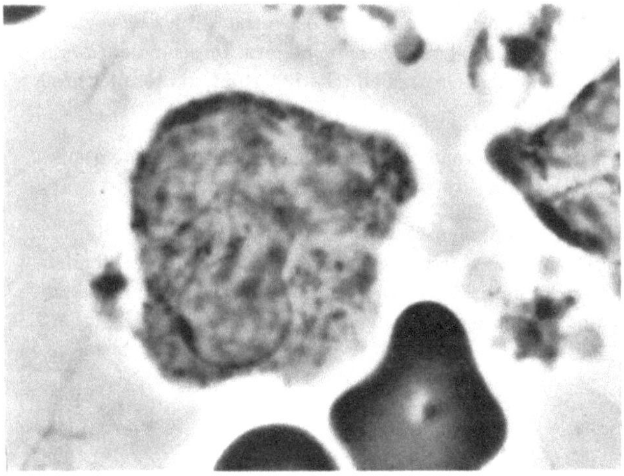

1080 a

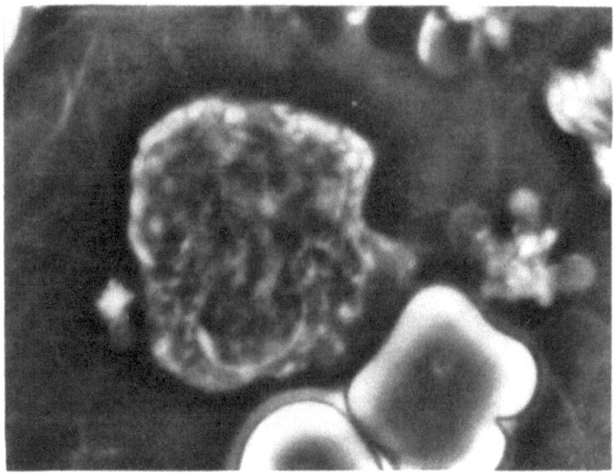

b × *2300*

Lymphozyten

Abbildung 1081–1085

Die Lymphozyten, Prolymphozyten und Lymphoblasten lassen sich bei Anoptralkontrastbeobachtung an ihrer Größe, Kernkonfiguration und Zytoplasmagranulation einwandfrei erkennen. Sie können von ähnlichen Zellen, wie kleinen Parablasten, infolge ihrer deutlich hervortretenden, fleckigen oder streifig-fleckigen Kernstruktur sicher abgegrenzt werden. Die Unterscheidung kleiner, rundkerniger Lymphozyten von Erythroblasten bereitet in schichtdicken Präparaten gelegentlich Schwierigkeiten.

Morphologische Charakteristik

Lymphoblast: Großer, oft tief eingebuchteter, dunkler Zellkern mit blaßgrauer, streifig-fleckiger Chromatinstruktur und kleinem, wenig auffälligem, blassem Nukleolus. Das Zytoplasma enthält mehrere feine und einige grobe, runde oder ovale, helle Granula.

Prolymphozyt: Ovaler oder nierenförmiger, dunkler Zellkern mit blaßgrauer, feinfleckig-streifiger oder retikulärer Struktur und gelegentlich auch blassen, nukleolenartigen Chromatinverdichtungen. Im Zytoplasma finden sich mehrere feine und einige gröbere, runde, helle Granula.

Lymphozyt: Runder, ovaler oder hörnchenförmiger, dunkler, scharf begrenzter Zellkern mit deutlicher fleckiger oder streifig-fleckiger, teilweise auch feinretikulärer Chromatinstruktur. Das mitteldichte Zytoplasma enthält mehrere feine, runde oder ovale, helle Granula.

Abbildung 1081 a u. b — Lymphozyt. Zeitabstand der Aufnahmen etwa 8 Minuten. Leicht eingebuchteter, scharf begrenzter, dunkler Zellkern mit heller, fleckiger Chromatinstruktur. Der Zytoplasmasaum, der einige Granula enthält, ist auf der sehr harten Aufnahme, im Gegensatz zur direkten Beobachtung, nur angedeutet sichtbar. (Peripherblut, Dyspepsie)

Abbildung 1082 a u. b — Halbreifer Lymphozyt. Zeitabstand der Aufnahmen etwa 7 Minuten. Hörnchenförmiger, dunkler Zellkern mit blaßgrauer, retikulärer Struktur und drei kleinen, nukleolenartigen Chromatinverdichtungen. Das hellgraue Zytoplasma enthält zahlreiche, grobe, hell aufleuchtende Granula, die einige, in der Kernbucht gelegene, Vakuolen einschließen. Die nukleolenartigen Chromatinverdichtungen des Zellkerns und die Vakuolen sind auf dem phasenoptischen Bild besser zu sehen. Links oben drei kleine Thrombozyten. (Peripherblut, Frühgeburt)

Abbildung 1083 a u. b — Prolymphozyt, Bewegungsform, darüber ein Lymphozyt mit fadenförmigen Plasmaorganellen. Zeitabstand der Aufnahmen etwa 4 Minuten. Prolymphozyt: großer, dunkler Zellkern mit deutlicher grobfleckiger Chromatinstruktur und blassem, rundem Nukleolus. Das Zytoplasma enthält mehrere feine und grobe, hell aufleuchtende Granula. Beachte die Formänderung des Zellkerns bei der Bewegung. Lymphozyt: ovaler, leicht eingebuchteter, fleckig-streifig strukturierter Zellkern. Im schmalen, kaum sichtbaren Zytoplasmasaum liegen mehrere fadenförmige Organellen. (Peripherblut, akute infektiöse Lymphozytose)

Abbildung 1084 a u. b — Lymphozyt mit hörnchenförmigem Zellkern und vorwiegend stäbchenförmigen Zytoplasmagranula. Zeitabstand der Aufnahmen etwa 5 Minuten. (Dasselbe Präparat wie Abb. 1083)

Abbildung 1085 a u. b — Lymphoblast, Bewegungsform. Zeitabstand der Aufnahmen etwa 10 Minuten. Atypische Zelle mit tief eingebuchtetem, zart strukturiertem Zellkern und zahlreichen, sehr groben, hell aufleuchtenden Zytoplasmagranula. Rechts ein Monozyt, dessen dünne, schleierförmig vorgeschobene Plasmafortsätze auf dem Anoptralbild deutlich zu erkennen sind. Beachte die Formänderung beider Zellen. (Peripherblut, akute infektiöse Lymphozytose)

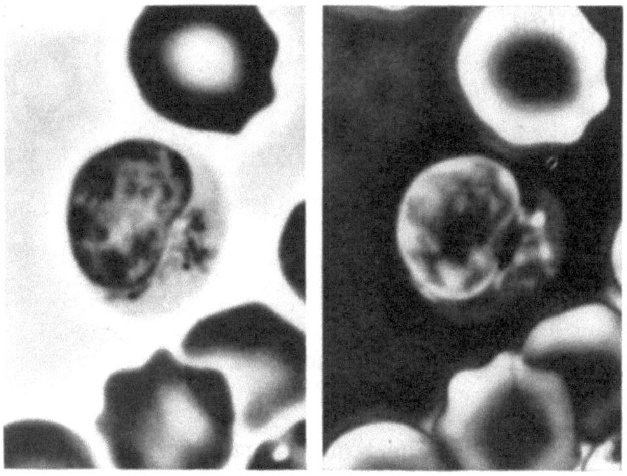

1081 a b × *2300*

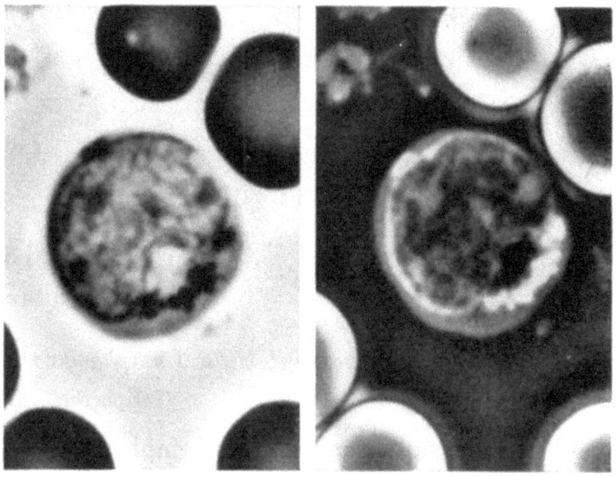

1082 a b × *2300*

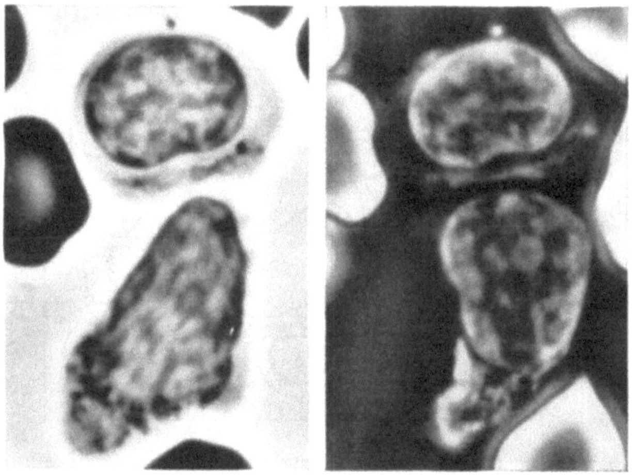

1083 a b × *2300*

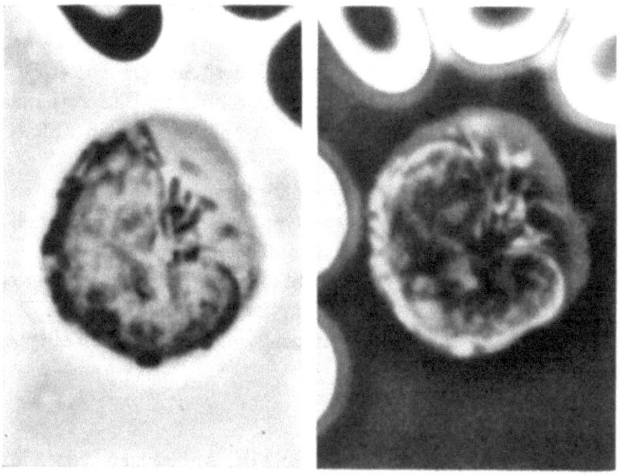

1084 a b × *2300*

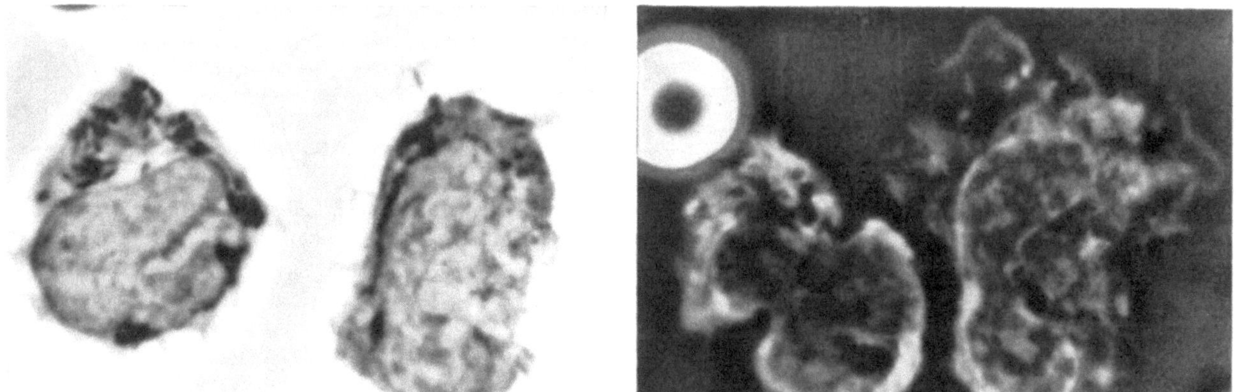

1085 a b × *2300*

Akute infektiöse Lymphozytose

Abbildung 1086–1088

Akute infektiöse Lymphozytose bei 4jähr. Patientin — Knochenmark

(Peripherblut, s. Abb. 616–622, S. 208)

Bei der akuten infektiösen Lymphozytose sind die bei Kindern im Knochenmark vorhandenen Lymphfollikel ebenfalls am Krankheitsprozeß beteiligt. In den Knochenmarkpräparaten finden sich daher reichlich Lymphozyten und Lymphoblasten, welche teilweise allerdings auch aus dem beigemengten Blut stammen können. Außerdem besteht eine mäßige reaktive Vermehrung der Neutrophilen und Monozyten, die sich in einer Zunahme unreifer und halbreifer, oft atypischer Zellformen äußert.

Abbildung 1086 a u. b Zeitabstand der Aufnahmen etwa 12 Minuten. Der bei Abb. a links im Bild vorhandene segmentkernige Neutrophile (3) ist in Abb. b rechts unten sichtbar.

1 atypischer Promyelozyt II
2 Metamyelozyt mit sehr grober, hell aufleuchtender Granulation
3 segmentkerniger Neutrophiler, Bewegungsform
4 Prolymphozyt, Bewegungsform
5 Lymphozyten, verschiedene Zelltypen

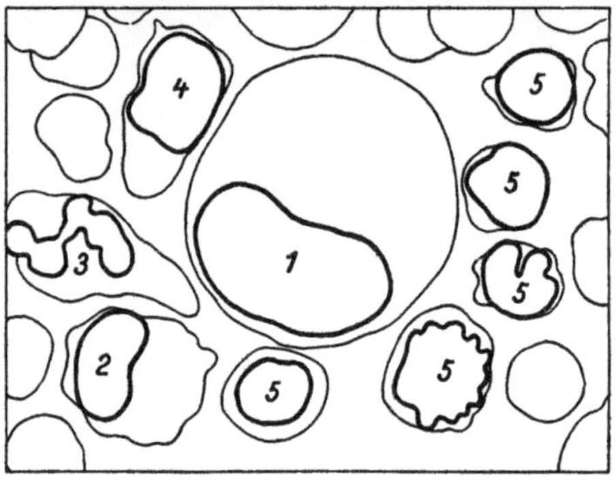

Abbildung 1087 a u. b Zeitabstand der Aufnahmen etwa 3 Minuten.

1 Myelozytenmitose, Telophase, flach ausgebreitete Degenerationsform
2 eosinophiler Metamyelozyt
3 Lymphozyten
4 Lymphoblast, Degenerationsform
5 Lymphozyt, Degenerationsform mit deutlicher Zytoplasmaumwandlung

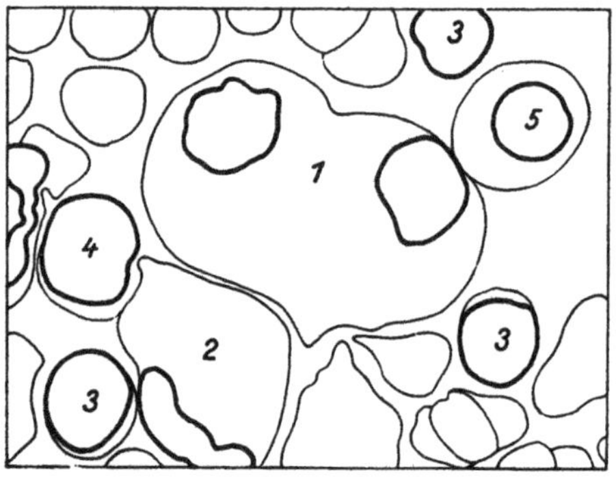

Abbildung 1088 a u. b Junger Promyelozyt I. Rechts daneben ein Metamyelozyt mit grober, hell aufleuchtender Granulation, darunter ein Lymphozyt. Zeitabstand der Aufnahmen etwa 2 Minuten.

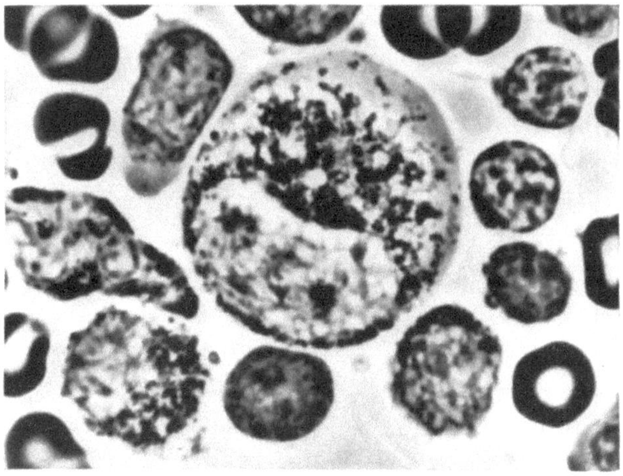
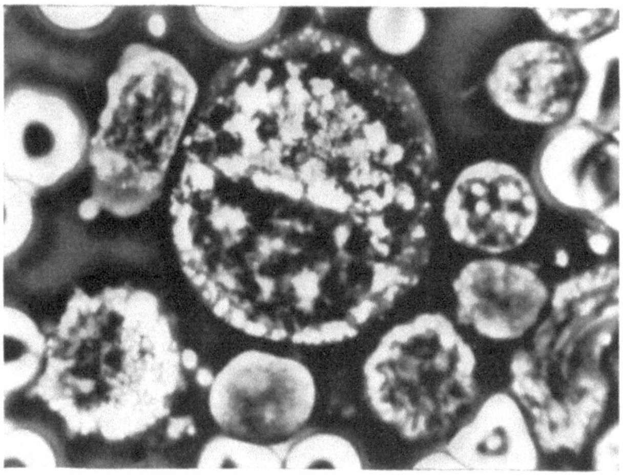

1086 a b × *1400*

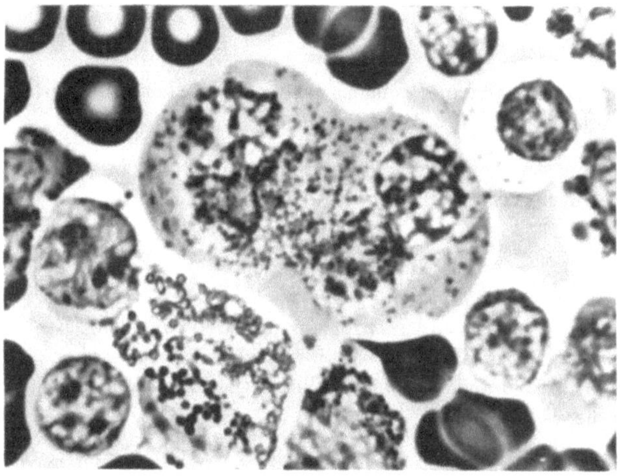
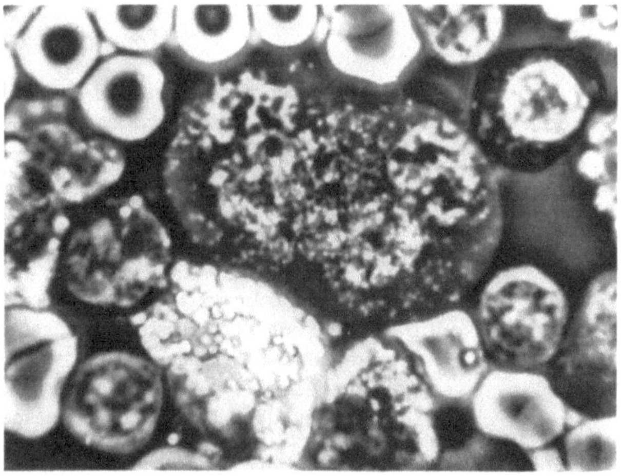

1087 a b × *1400*

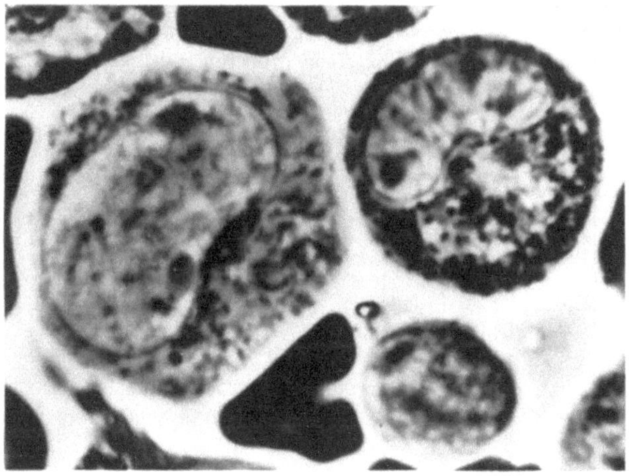
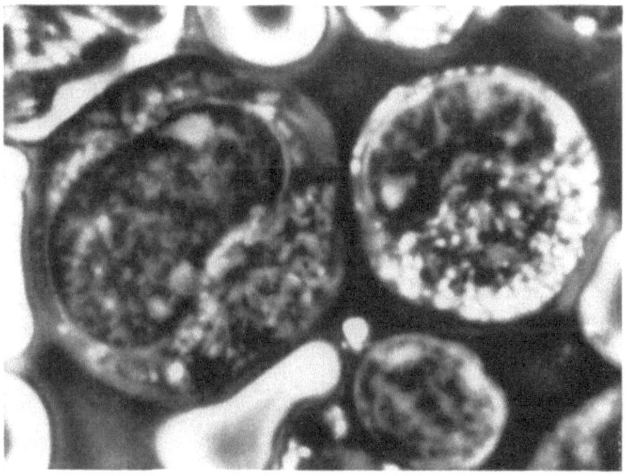

1088 a b × *2300*

Megakaryozyten

Abbildung 1089–1091

Die Struktureinzelheiten der Megakaryozyten, vor allem die Zytoplasmagranula, werden im Anoptralkontrastmikroskop mit großer Klarheit dargestellt, doch lassen sich im positiven Phasenkontrast die Vakuolen und Veränderungen des Zytoplasmas der pathologischen Formen besser beurteilen.

Morphologische Charakteristik

Promegakaryozyt: Großer, tief eingebuchteter, scharf begrenzter, blaßgrauer Zellkern mit mehreren kleinen, hellen Kernkörperchen. Das mitteldichte Zytoplasma ist fein gefleckt und enthält grobe, helle Granula.

Reifer Megakaryozyt: Sehr große Zelle mit scharf begrenztem, unregelmäßig geformtem, oft stärker verzweigtem, blaßgrauem Zellkern, der eine zarte, streifig-fleckige Chromatinstruktur besitzt. Das lockere Zytoplasma ist stark granuliert und unregelmäßig gefleckt.

Abbildung 1089 a u. b Reifer Megakaryozyt. Zeitabstand der Aufnahmen etwa 3 Minuten. Langgestreckter, scharf begrenzter Zellkern mit blaßgrauer, feinstreifiger Chromatinstruktur und zwei größeren, dunklen Vakuolen. Das unregelmäßig begrenzte, lockere, stark granulierte Zytoplasma besitzt ein wolkig-fleckiges Aussehen. In dem schichtdicken Präparat lassen sich die am Bildrand sichtbaren Zellen des Markbröckels nicht sicher einordnen. (Knochenmark, unspezifischer Infekt)

Abbildung 1090 a u. b Pathologischer Megakaryozyt, Degenerationsform. Zeitabstand der Aufnahmen etwa 5 Minuten. Flach ausgebreitete Zelle mit großem, homogenem, blaßgrauem Zellkern. Das stark vakuolisierte Zytoplasma enthält zahlreiche feine, blasse und einige grobe, hell aufleuchtende Granula. Die Zytoplasmavakuolen sind im Phasenkontrastbild besser zu erkennen. Rechts oben zwei oxyphile Erythroblasten mit hellem Plasma, in dem die Granula kaum auffallen. (Knochenmark, Immunothrombopenie)

Abbildung 1091 a u. b Mitose eines Promegakaryozyten, Metaphase. Zeitabstand der Aufnahmen etwa 3 Minuten. Die zahlreichen hellen, plumpen Chromosomen sind teilweise verklumpt. Das blaßgraue, flach ausgebreitete Zytoplasma enthält reichlich grobe, helle Granula und bei 5 Uhr einen größeren, mitteldichten, homogenen Einschluß. (Knochenmark, Morbus Werlhof)

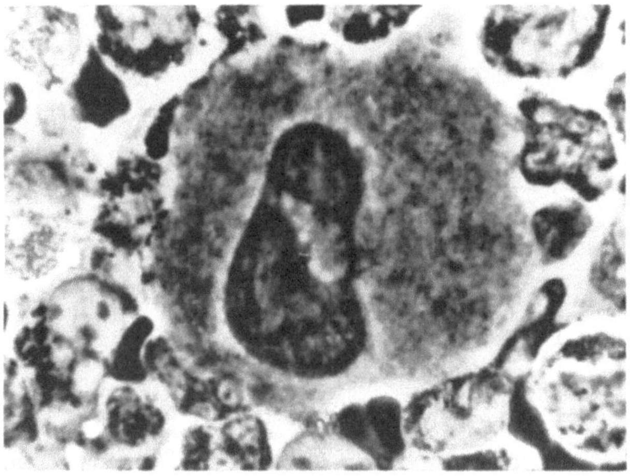

1089 a

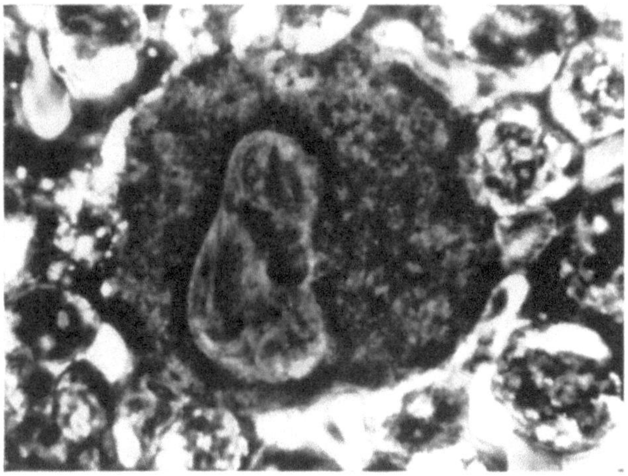

b × *1200*

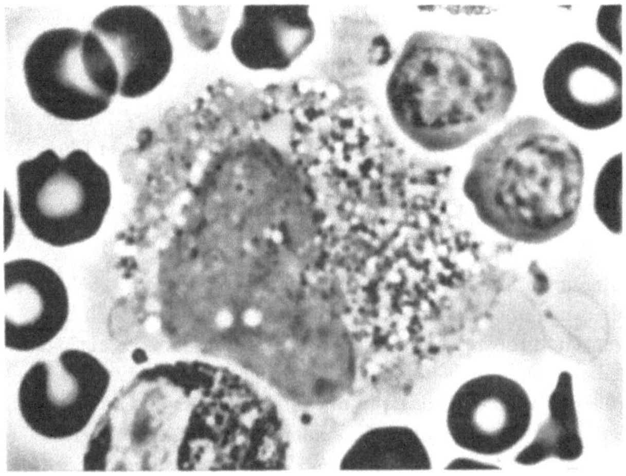

1090 a

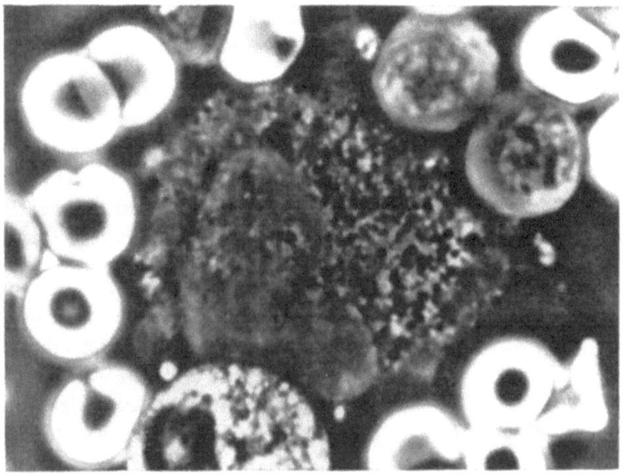

b × *1400*

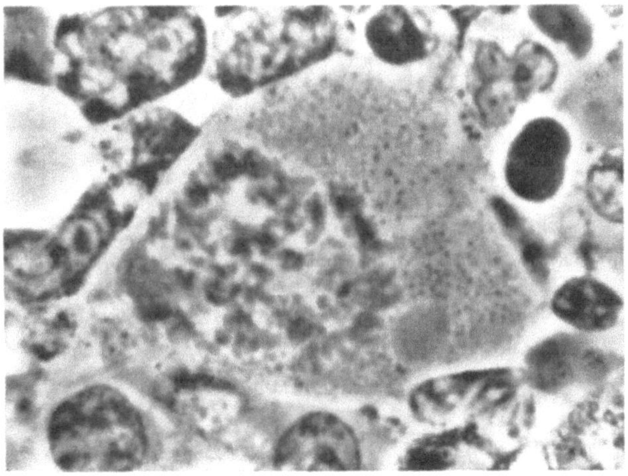

1091 a

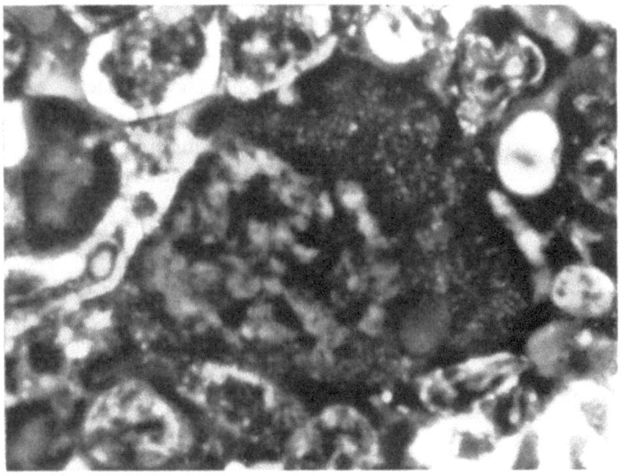

b × *1400*

Plasmazellen — Retikulumzellen

Abbildung 1092–1094

Morphologische Charakteristik

Plasmozyt: Exzentrisch gelegener, ovaler oder rundlicher, scharf begrenzter, dunkler Zellkern mit grobfleckig-retikulärer, blaßgrauer Struktur und ein bis zwei kleinen, hellen, nukleolenartigen Chromatinverdichtungen. Das mitteldichte Zytoplasma erscheint im allgemeinen in den Randbezirken heller als im Zentrum. Es enthält zahlreiche feine und gröbere, runde oder ovale Granula sowie gelegentlich auch stäbchenförmige Organellen, die einen paranukleär gelegenen Bezirk, das Archoplasma, kranzförmig umgeben.

Reife Retikulumzelle: Ovaler oder rundlicher, scharf begrenzter, blaßgrauer Zellkern mit ein bis drei kleinen, helleren Kernkörperchen. Das stark vakuolisierte Zytoplasma enthält zahlreiche grobe, hell aufleuchtende, teilweise verklumpte Granula. In größeren Vakuolen können Inversionserscheinungen Innenstrukturen vortäuschen.

Abbildung 1092 a u. b — Plasmozyt. Zeitabstand der Aufnahmen etwa 14 Minuten. Exzentrisch gelegener, ovaler, dunkler, scharf begrenzter Zellkern mit blaßgrauer, grober Struktur und kleiner, heller, nukleolenartiger Chromatinverdichtung. Das Zytoplasma enthält stäbchenförmige Organellen und feine und grobe, helle Granula, die das Archoplasma kranzförmig umgeben. Das Zentrosom ist nicht sichtbar. Beachte die Formänderung der Zelle infolge Plasmabewegung. (Knochenmark, Pankreaszyste)

Abbildung 1093 a u. b — Reife Retikulumzelle. Zeitabstand der Aufnahmen etwa 3 Minuten. Rundlicher, blaßgrauer, scharf begrenzter Zellkern, dessen Chromatinverdichtungen bei Anoptralbeobachtung nicht so deutlich hervortreten. Das Zytoplasma ist mit kleineren und größeren, runden Vakuolen durchsetzt. Es enthält zahlreiche grobe, teilweise verklumpte, hell aufleuchtende Granula. Als Zeichen der beginnenden Degeneration hat sich paranukleär eine größere Vakuole gebildet, in der infolge Inversion eine blaßgraue Aufhellung sichtbar ist. Links oben sind außerdem einige Vakuolen von der Zelle abgelöst. (Knochenmark, Panmyelopathie)

Abbildung 1094 a u. b — Makrophage (phagozytierende Retikulumzelle), der einen Erythroblasten, Retikulozyten und Erythrozyten phagozytiert hat. Zeitabstand der Aufnahmen etwa 5 Minuten.

1 Makrophage (phagozytierende Retikulumzelle)
a Erythroblast, *b* Retikulozyt, *c* Erythrozyt
2 Myelozyt
3 segmentkernige Neutrophile
4 polychromatische Erythroblasten
5 oxyphile Erythroblasten
(Knochenmark, Immunothrombopenie)

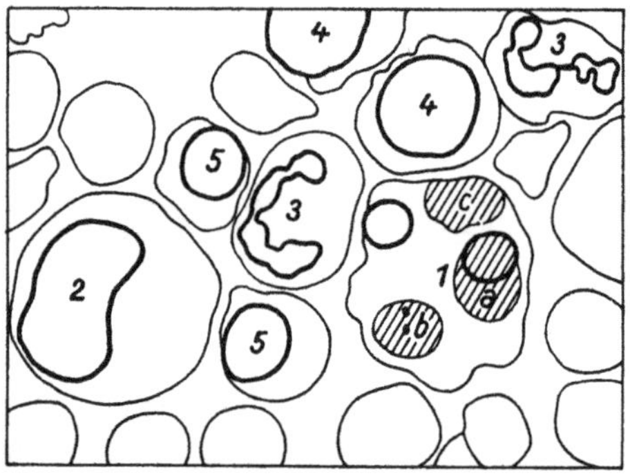

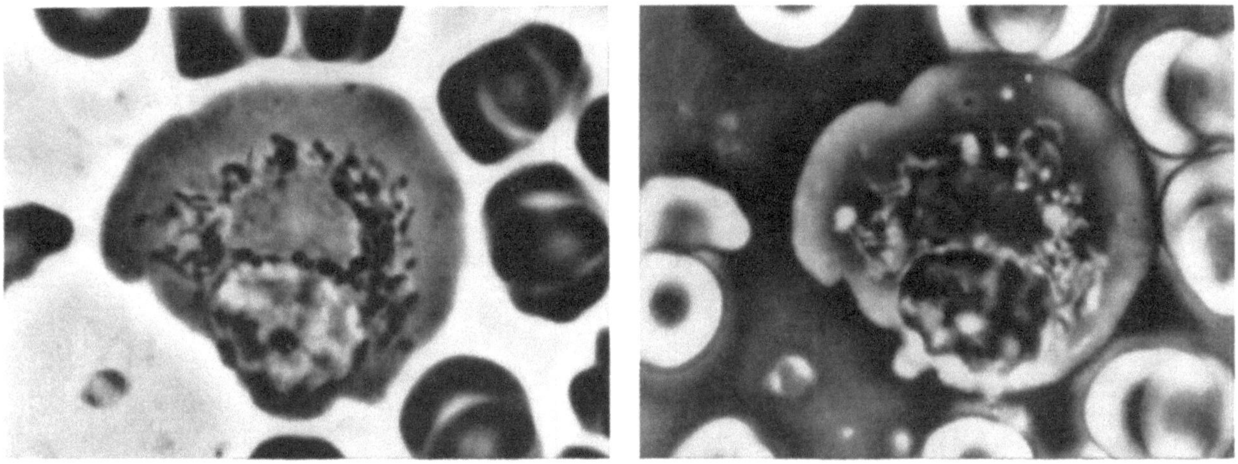

1092 a b × *2300*

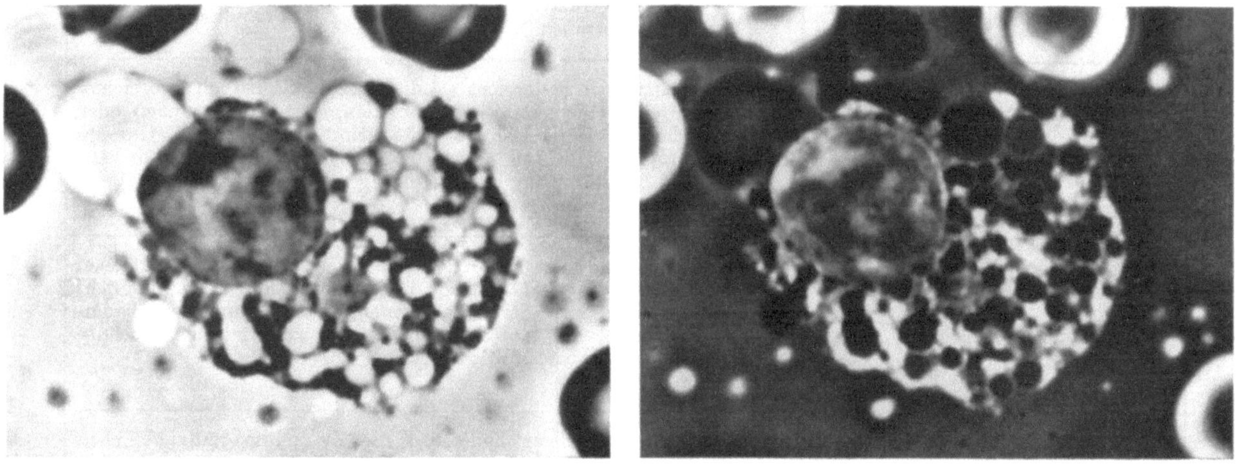

1093 a b × *2300*

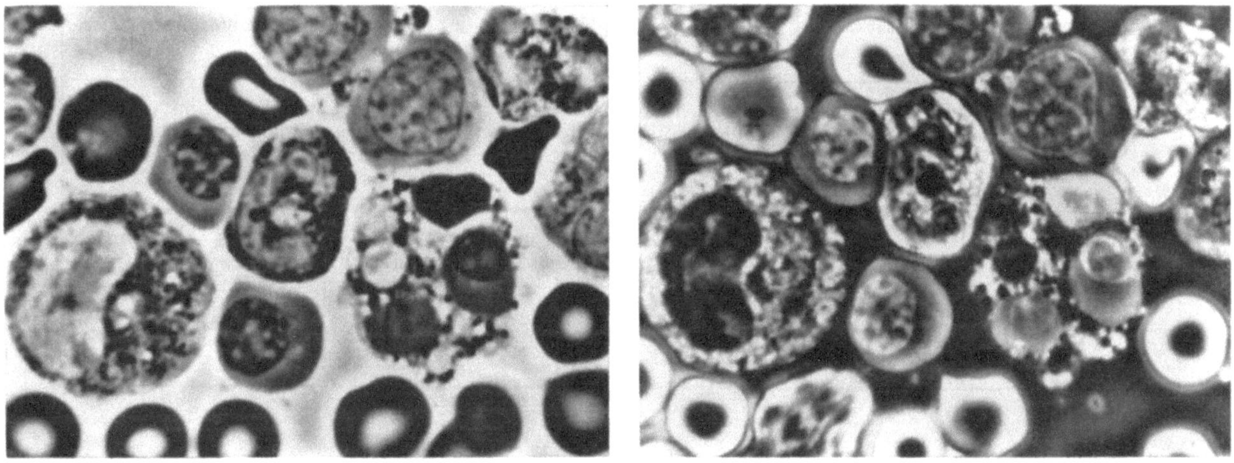

1094 a b × *1400*

Morphologische Charakteristik der einzelnen Zellarten

Erythroblasten, Entwicklungsstadien

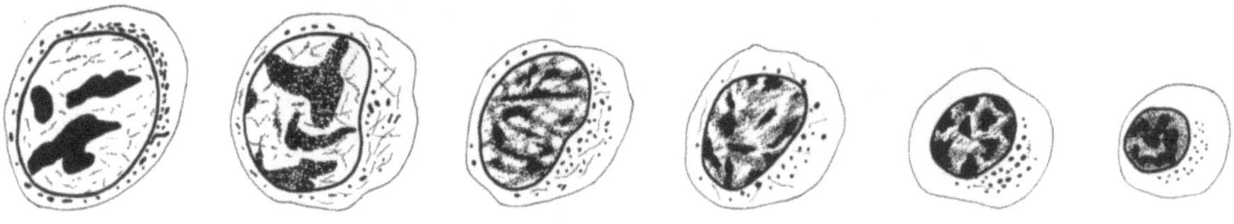

a b c d e f

	Größe Motilität	Zellkern Chromatinstruktur Kernkörperchen	Zytoplasma Granula
a: junger Proerythroblast	16—22 μ langsame Plasmamotilität; Ortswechsel gering	ovaler oder rundlicher, heller, lockerer Zellkern mit zarter, feinfleckig-streifiger oder retikulärer Chromatinstruktur und 2—5 dichten, polymorphen, oft bandförmigen Kernkörperchen	dichtes Zytoplasma mit rahlreichen dunklen, vorwiegend runden oder länglich-ovalen, groben Granula und einigen faden- oder stäbchenförmigen Mitochondrien
b: Proerythroblast		ovaler oder nierenförmiger, heller, lockerer Zellkern mit feinfleckig-streifiger oder retikulärer Struktur und 2—5 dichten, polymorphen, oft bandförmig ausgezogenen Kernkörperchen	dichtes Zytoplasma mit zahlreichen dunklen, runden oder länglich-ovalen, groben Granula und faden- bzw. stäbchenförmigen Mitochondrien
c: basophiler Erythroblast	12—16 μ geringe Motilität	ovaler oder nierenförmiger, heller, lockerer Zellkern mit streifig-retikulärer Chromatinstruktur und mehreren dichten, polymorphen, langgezogenen Kernkörperchen	dichtes Zytoplasma mit zahlreichen dunklen, runden, groben Granula und einigen fadenförmigen Mitochondrien
d: polychromatischer Erythroblast	10—14 μ sehr geringe Motilität	ovaler oder rundlicher Zellkern mit scholliger, fleckig-streifiger Struktur und einigen dunklen, nukleolenartigen Chromatinverdichtungen	dichtes Zytoplasma mit zahlreichen dunklen, runden, kleinen Granula und einigen fadenförmigen Mitochondrien
e: oxyphiler Erythroblast	8—12 μ sehr geringe Plasmamotilität	runder, dichterer Zellkern mit grobschollig-streifiger Chromatinstruktur	dichtes Zytoplasma mit einigen dunklen, runden, kleinen Granula; vereinzelt auch fadenförmige Mitochondrien
f: orthochromatischer Normoblast	7—10 μ bei Entkernung sehr lebhafte Plasmamotilität	runder, dichter Zellkern mit grobschollig-streifiger Chromatinstruktur	dichtes Zytoplasma mit einigen dunklen, runden, feinen Granula; sehr selten fadenförmige Mitochondrien

Erythroblastenentkernung, Retikulozyten, Normozyten

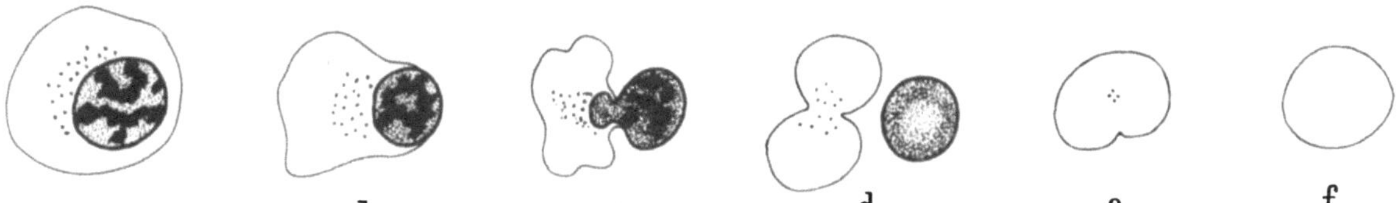

a b c d e f

a: orthochromatischer Normoblast (Ruheform)	Runder, dichter, leicht exzentrisch liegender Zellkern mit grobschollig-streifiger Chromatinstruktur. Das Zytoplasma enthält einige runde, feine, dunkle Granula. Die Plasmamotilität ist gering.
b: Vorphase der Entkernung	Zunehmende Pyknose des exzentrisch gelegenen Zellkernes, der zeitweilig stark in einen vorgeschobenen Plasmafortsatz gedrängt wird. Intensivierung der Plasmamotilität mit tiefgreifenden Kontraktionen. Die Zytoplasmagranula ordnen sich gegen Ende dieses Abschnittes strangförmig hinter dem Zellkern an.
c: Kernausstoßung	Starke Kontraktionen pressen den Zellkern unter entsprechender Deformierung durch eine kleine Lücke der Zellmembran. Eine abschließende, ringförmige Plasmakontraktion trennt schließlich den Kern vom Zytoplasmarest, in dem die Granula verbleiben.
d: Schlußphase der Entkernung	Der ausgestoßene und wieder abgerundete Zellkern, der im Vitalpräparat neben dem entstandenen unreifen Retikulozyten liegen bleibt, verfällt der Karyolyse oder wird phagozytiert. Der Retikulozyt zeigt zunächst noch lebhafte Plasmakontraktionen.
links unreifer Retikulozyt	Große, polymorphe, kernlose Zelle mit zahlreichen feinen, dunklen Granula. Lebhafte Plasmamotilität; oft tiefe ein- oder doppelseitige Einbuchtungen (formes hilaires). Während der weiteren Reifung wird, unter gleichzeitiger Abnahme der Kontraktilität, die Zahl der sichtbaren Granula ständig reduziert.
e: reifer Retikulozyt	Entrundete, leicht eingeschnürte, kernlose Zelle, deren Form sich nur langsam und geringfügig ändert und die im allgemeinen keine oder nur sehr wenige, dunkle Granula enthält.
f: Normozyt	Runde, kernlose, dunkle Zelle mit zentraler Aufhellung. Keine eigene Motilität, nur oberflächliche, undulierende Bewegungen der Zellmembran (flicker phenomen).

Neutrophile, Entwicklungsstadien

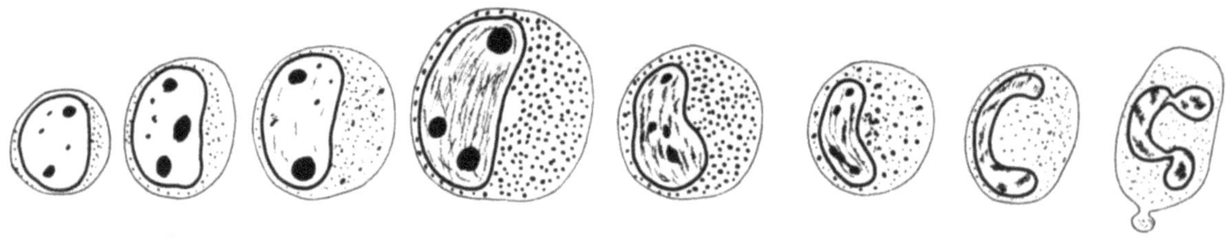

a b c d e f g h

	Größe Motilität	Zellkern Chromatinstruktur Kernkörperchen	Zytoplasma Granula
a: Myeloblast b: reiferer Myeloblast	14—20 μ sehr geringe Motilität	rundlicher, ovaler oder nierenförmiger, teilweise eingebuchteter, heller Zellkern mit zarter, fleckig-retikulärer Chromatinstruktur und 1—3 rundlichen, dunklen Kernkörperchen	schmaler, dichter Zytoplasmasaum mit zahlreichen runden, dunklen Granula
c: Promyelozyt I	18—24 μ keine Motilität	nierenförmiger oder ovaler, heller Zellkern mit feinfleckig-streifiger Chromatinstruktur und 1—4 rundlichen, dunklen Kernkörperchen	mitteldichtes Zytoplasma mit reichlich dunklen und einigen schwarzen, groben Granula; deutliches Zytozentrum
d: Promyelozyt II	20—30 μ keine Motilität	nierenförmiger, heller Zellkern mit zarter, streifig-fleckiger Chromatinstruktur und 2—3 runden, dunklen Kernkörperchen	blaßgraues Zytoplasma mit reichlich groben, schwarzen und einigen dunklen, runden Granula; deutliches Zytozentrum
e: Myelozyt	18—24 μ geringe Motilität	nierenförmiger, oft stärker eingebuchteter, heller Zellkern mit deutlicher, streifig-fleckiger, längsgerichteter Struktur und einigen nukleolenartigen Chromatinverdichtungen	blaßgraues Zytoplasma mit groben, schwarzen Granula; deutliches Zytozentrum
f: Metamyelozyt	12—18 μ geringe Motilität	hörnchenförmiger, heller Zellkern mit deutlicher, streifig-fleckiger Struktur und einigen nukleolenartigen Chromatinverdichtungen	blaßgraues Zytoplasma mit vorwiegend groben, schwarzen und einigen dunklen, feineren Granula; deutliches Zytozentrum
g: stabkerniger Neutrophiler	12—17 μ deutliche Zellbewegung	schlanker, heller, lockerer, hörnchenförmiger Zellkern mit unregelmäßiger, fleckig-streifiger Chromatinstruktur	blaßgraues Zytoplasma mit reichlich runden, dunklen Granula; deutliches Zytozentrum
h: segmentkerniger Neutrophiler	12—17 μ lebhafte Zellbewegung	schlanker, heller, segmentierter Zellkern mit schollig-fleckiger Chromatinstruktur (Schlangenhautzeichnung)	mitteldichtes Zytoplasma mit reichlich runden, dunklen Granula; deutliches Zytozentrum

Neutrophile, Bewegungstypen

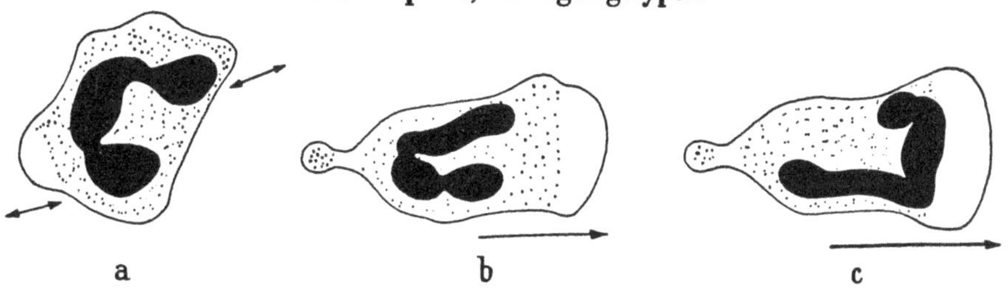

a: **Bewegungstyp I** (normal ca. 20–30%)	ungeordnete Bewegung, Kern zentral; geringer Ortswechsel
b: **Bewegungstyp II** (normal ca. 30–40%)	Fortbewegung in einer Richtung, dabei folgt auf einen vorausgehenden granulafreien Plasmasaum ein granulierter Plasmabezirk; Kern und restliche Granula werden im hinteren Zellteil nachgezogen; am Zellende befindet sich im allgemeinen ein bürzelförmiges Plasmaanhängsel
c: **Bewegungstyp III** (normal ca. 25–35%)	fließbandähnliche Fortbewegung in einer Richtung, dabei folgt dem vorausgehenden granulafreien Plasmasaum unmittelbar der Zellkern, hinter dem erst die Granula angeordnet sind; am Zellende befindet sich im allgemeinen ein bürzelförmiges Plasmaanhängsel

Parablasten, Typeneinteilung

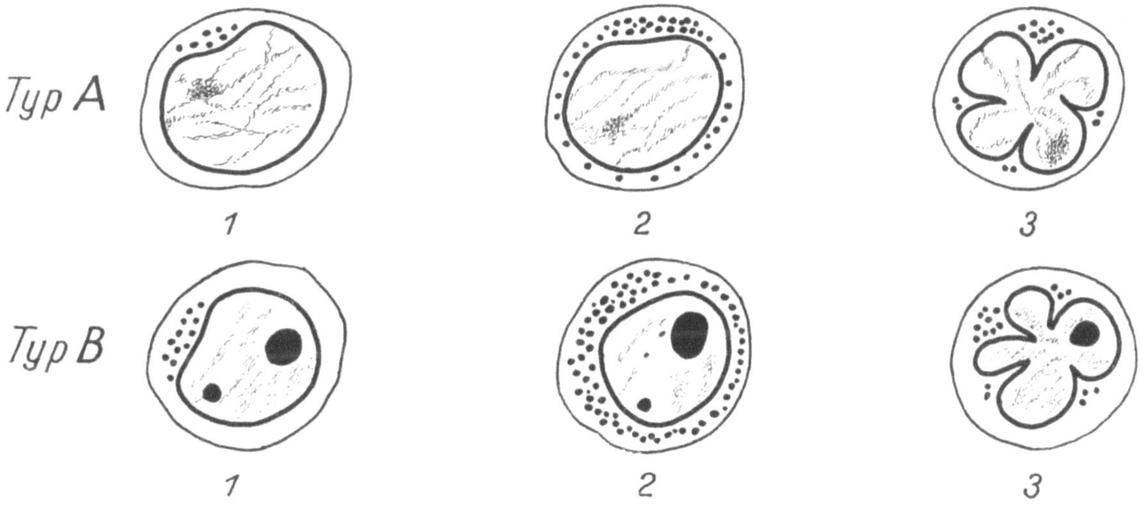

	Parablasten Typ A Zellen mit strukturiertem Kern ohne auffallende Kernkörperchen	**Parablasten Typ B** Zellen, deren Kerne deutlich sichtbare, meist runde, dunkle Kernkörperchen aufweisen	**atypische Parablasten** sehr große, polymorphe Zellen, die weder dem Typ A noch dem Typ B zugerechnet werden können
Typ A_1 Typ B_1	wenig granulierte Zellen		keine Unterteilung
Typ A_2 Typ B_2	stärker granulierte Zellen		
Typ A_3 Typ B_3	Zellen mit tief eingebuchteten, rosettenförmigen Kernen		

Eosinophile, Entwicklungsstadien

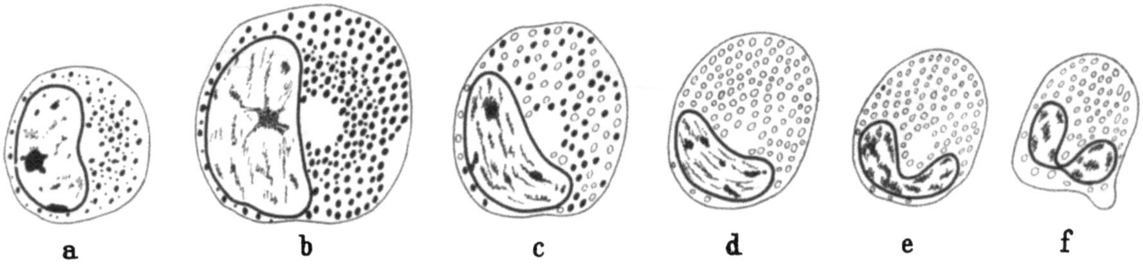

	Größe Motilität	Zellkern Chromatinstruktur Kernkörperchen	Zytoplasma Granula
a: eosinophiler Promyelozyt I	18—24 μ keine Motilität	ovaler oder nierenförmiger, heller, lockerer Zellkern mit blasser, feinfleckig-streifiger Chromatinstruktur und 1—3 dunklen, rundlichen Kernkörperchen	mitteldichtes Zytoplasma mit reichlich groben, schwarzen, runden Granula; deutliches Zytozentrum
b: eosinophiler Promyelozyt II	20—30 μ keine Motilität	ovaler oder nierenförmiger, heller Zellkern mit blasser, wolkiger, streifig-fleckiger Chromatinstruktur und 1—3 wenig auffallenden Kernkörperchen	mitteldichtes Zytoplasma mit schwarzen, in der Umgebung des Zytozentrums kleineren, an der Peripherie größeren, kugelförmigen Granula; großes Zytozentrum
c: eosinophiler Myelozyt	16—20 μ sehr geringe Motilität	länglich ovaler, leicht eingebuchteter, heller Zellkern mit blasser, streifig-fleckiger Struktur und nukleolenartigen Chromatinverdichtungen oder einem persistierenden Nukleolus	blaßgraues Zytoplasma mit verschieden großen, kugelförmigen Granula, die teilweise bei entsprechender Fokussierung zentral hell aufleuchten; deutliches Zytozentrum
d: eosinophiler Metamyelozyt	14—18 μ geringe Motilität	länglich-ovaler, heller Zellkern mit blasser, streifig-fleckiger Struktur und einigen kleinen, nukleolenartigen Chromatinverdichtungen	blaßgraues Zytoplasma mit verschieden großen, kugelförmigen, zentral aufleuchtenden Granula; deutliches Zytozentrum
e: stabkerniger Eosinophiler	12—17 μ geringe Motilität	schmaler, gestreckter, oft leicht eingebuchteter, heller Zellkern mit blasser, fleckig-streifiger Chromatinstruktur	blaßgraues Zytoplasma mit groben, zentral aufleuchtenden, runden Granula; wenig auffälliges Zytozentrum
f: segmentkerniger Eosinophiler	12—17 μ deutliche Zellbewegung	segmentierter, heller Zellkern mit blasser, fleckig-scholliger Chromatinstruktur	blaßgraues Zytoplasma mit groben, zentral aufleuchtenden, runden oder gelegentlich auch ovalen Granula

Monozyten, Entwicklungsstadien

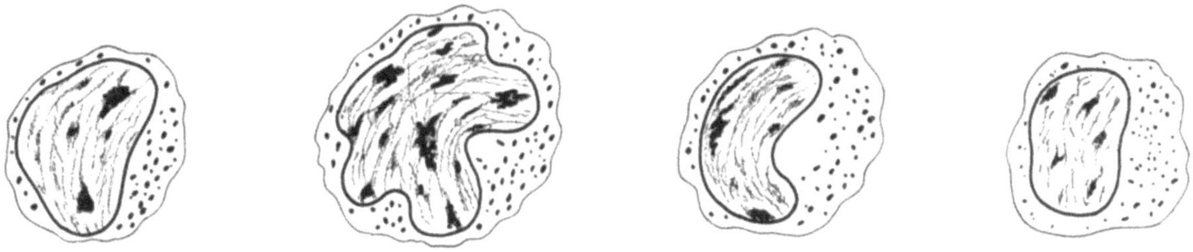

a b c d

	Größe Motilität	Zellkern Chromatinstruktur Kernkörperchen	Zytoplasma Granula
a: Monoblast	14—18 μ geringe Motilität	eingebuchteter, gelegentlich gelappter, unregelmäßig geformter Zellkern mit deutlich streifig-fleckiger Chromatinstruktur und mehreren polymorphen Kernkörperchen	dichtes Zytoplasma mit zahlreichen groben, dunklen, runden Granula
b: Promonozyt	18—26 μ geringe Motilität	breiter, oft mehrfach eingebuchteter, lockerer Zellkern mit auffallender, streifig-fleckig-retikulärer Struktur und mehreren dunklen, polymorphen Kernkörperchen bzw. nukleolenartigen Chromatinverdichtungen	mitteldichtes Zytoplasma mit zahlreichen dunklen, groben und einigen kleineren Granula; wenig auffälliges Zytozentrum
c: reiferer Promonozyt	16—22 μ geringe Motilität	breiter, hörnchenförmiger, lockerer Zellkern mit streifig-fleckig-retikulärer Struktur und einigen dunklen, nukleolenartigen Chromatinverdichtungen	mitteldichtes Zytoplasma mit zahlreichen feinen und einigen groben, dunklen, runden Granula; wenig auffälliges Zytozentrum
d: Monozyt	16—20 μ geringe Motilität	polymorpher, oft eingebuchteter oder hörnchenförmiger, lockerer Zellkern mit blasser, streifig-retikulärer Struktur; gelegentlich auch kleine nukleolenartige Chromatinverdichtungen	mitteldichtes Zytoplasma mit zahlreichen feinen, dunklen und einigen gröberen, schwarzen Granula

Lymphozyten, Entwicklungsstadien

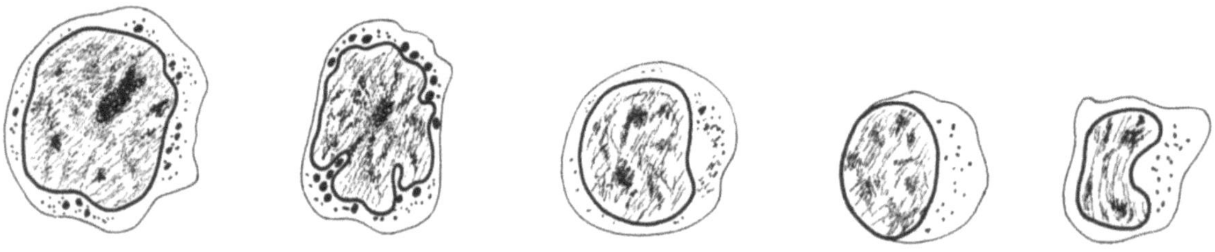

a b c d e

	Größe Motilität	Zellkern Chromatinstruktur Kernkörperchen	Zytoplasma Granula
a u. b: Lymphoblast	10—17 μ geringe Motilität	ovaler oder rundlicher, oft eingebuchteter, heller Zellkern mit blasser, vorwiegend streifenförmig-retikulärer Chromatinstruktur und 1—2 dichten, polymorphen Kernkörperchen	mitteldichtes Zytoplasma mit zahlreichen kleinen, dunklen, runden und einigen groben, schwarzen Granula
c: Prolymphozyt (großer Lymphozyt)	10—16 μ geringe Motilität	ovaler oder nierenförmiger Zellkern mit blasser, streifig-fleckiger Struktur und 1—2 nukleolenartigen Chromatinverdichtungen	blaßgraues Zytoplasma mit zahlreichen kleinen, grauen und schwarzen, runden Granula; deutliches Zytozentrum in der Kerneinbuchtung
d u. e: Lymphozyt	8—12 μ geringe Motilität	runder, ovaler oder hörnchenförmiger dichterer Zellkern mit fleckiger, fleckig-streifiger oder retikulärer Chromatinstruktur	blaßgraues Zytoplasma mit zahlreichen feinen, dunklen, runden oder ovalen, bzw. auch stäbchenförmigen Granula; häufig kleines Zytozentrum

Lymphozyten, Bewegungstypen

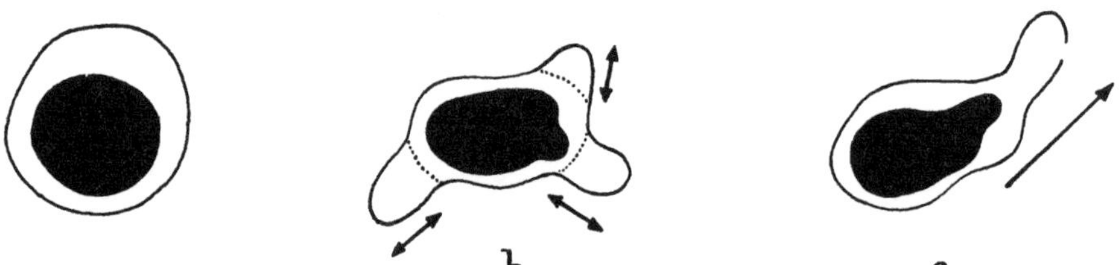

a b c

a: **Bewegungstyp I** (normal ca. 20–30%)	Zustand scheinbarer Ruhe, Kern zentral
b: **Bewegungstyp II** (normal ca. 50–60%)	Zelle ortsständig, wechselnd ausgestreckte Plasmafortsätze, Kern zentral
c: **Bewegungstyp III** (normal ca. 15–25%)	deutliche Fortbewegung; Kern exzentrisch, dem vorausgehenden Plasma folgend; starke Formpolymorphie des Kerns

Megakaryozyten, Entwicklungsstadien

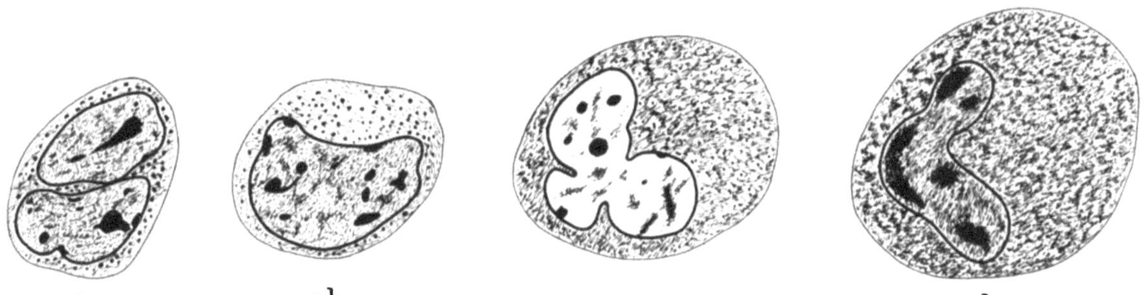

a b c d

	Größe Motilität	Zellkern Chromatinstruktur Kernkörperchen	Zytoplasma Granula
a u. b: Megakaryoblast	14—26 μ keine Motilität	ovaler, oft eingebuchteter Zellkern mit streifig-fleckiger Chromatinstruktur und mehreren dunklen, polymorphen, häufig langgezogenen Kernkörperchen; nicht selten Polyploidie	dichtes Zytoplasma mit zahlreichen dunklen, runden Granula
c: Promegakaryozyt	30—60 μ keine Motilität	großer, polymorpher, tief eingebuchteter, heller Zellkern mit mehreren kleinen, dunklen, rundlichen Kernkörperchen	dichtes, feingeflecktes Zytoplasma mit reichlich dunklen, runden Granula
d: Megakaryozyt	60—100 μ sehr geringe Plasmamotilität	dunkler, fleckiger, unregelmäßig geformter, oft eingebuchteter oder verzweigter Zellkern	sehr dichtes, wolkig-feinfleckiges Zytoplasma mit reichlich dunklen, runden Granula

Plasmazellen, Entwicklungsstadien

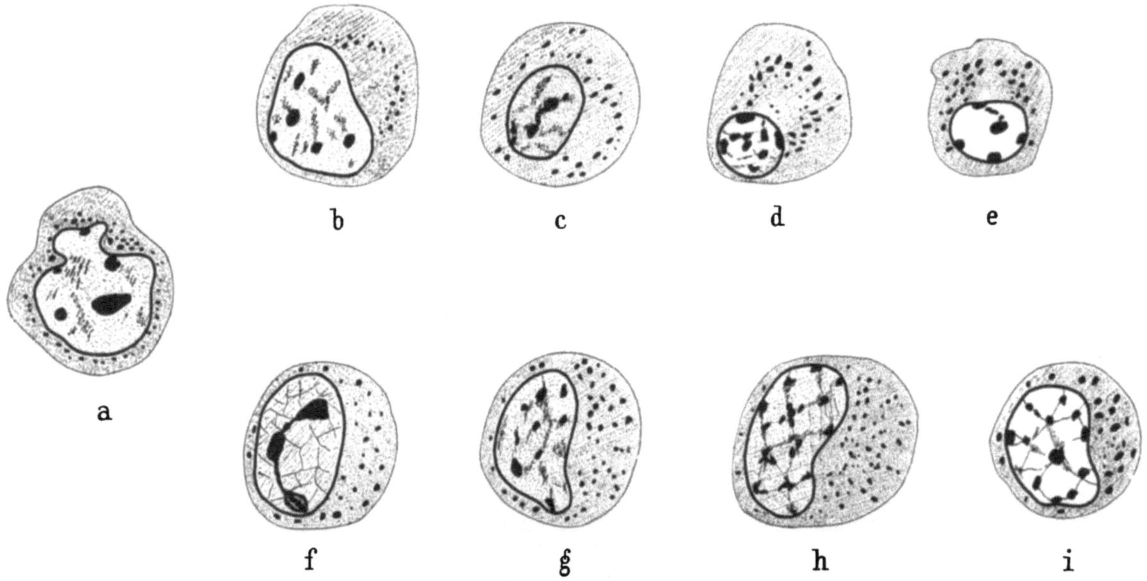

	Größe Motilität	Zellkern Chromatinstruktur Kernkörperchen	Zytoplasma Granula
a: Stammzelle, vermutlich Plasmoblast	14—18 μ sehr geringe Plasmamotilität	rundlicher, oft mehrfach eingebuchteter, heller, lockerer Zellkern mit zarter, unauffälliger, streifig-retikulärer Chromatinstruktur und 1—3 dunklen, rundlichen oder ovalen Kernkörperchen	dichtes Zytoplasma mit feinen und groben, dunklen, runden Granula; bei Zelldegeneration wird das Ergastoplasma sichtbar
b u. c: Proplasmozyt	16—22 μ sehr geringe Plasmamotilität	ovaler, oft leicht eingebuchteter, hellgrauer Zellkern mit blaßgrauer, fleckig-streifiger Chromatinstruktur und mehreren kleinen, runden, dunklen Kernkörperchen; im Verlauf der Reifung wird der Zellkern kleiner und grobfleckiger strukturiert	dichtes Zytoplasma mit groben, schwarzen und grauen Granula, die einen helleren Plasmabezirk, das Archoplasma, umgeben
d u. e: Plasmozyt	14—16—20 μ geringe Zellmotilität	exzentrisch gelegener kleiner, ovaler oder runder, heller Zellkern mit streifig-fleckiger, auch retikulärer Struktur und dunklen, nukleolenartigen Chromatinverdichtungen	dichtes Zytoplasma mit groben, runden oder stäbchenförmigen schwarzen und grauen Granula, die einen helleren Plasmabezirk, das Archoplasma, umgeben, in dem bei entsprechender Fokussierung das Zentrosom sichtbar ist
f: unreife Plasmazelle mit großem, lockerem Zellkern	16—24 μ sehr geringe Plasmamotilität	großer, ovaler, oft leicht eingebuchteter, hellgrauer, lockerer Zellkern mit zarter, feinfleckig-streifiger oder retikulärer Chromatinstruktur und 2—4 dunklen, polymorphen Kernkörperchen	dichtes Zytoplasma mit groben, dunklen und grauen Granula; im allgemeinen ist ein Archoplasmabezirk sichtbar
g u. h: halbreife Plasmazelle mit großem, lockerem Zellkern	16—24 μ sehr geringe Plasmamotilität	großer, ovaler, leicht eingebuchteter oder nierenförmiger, hellgrauer, lockerer Zellkern mit streifig-fleckiger oder retikulärer Struktur und mehreren nukleolenartigen Chromatinverdichtungen	dichtes Zytoplasma mit groben, dunklen und grauen Granula, die das hellere Archoplasma umgeben
i: Plasmazelle mit großem, lockerem Zellkern	16—22 μ sehr geringe Motilität	großer, heller, lockerer, leicht eingebuchteter Zellkern mit fleckig-streifig-retikulärer Struktur und mehreren nukleolenartigen Chromatinverdichtungen	dichtes Zytoplasma mit zahlreichen groben, schwarzen, runden und einigen stäbchenförmigen Granula, die im allgemeinen das hellere Archoplasma umgeben

Literaturübersicht

Die Titelabkürzung der medizinischen Zeitschriften erfolgte nach „W. Artelt, E. Heischkel und C. Wehmer: Periodica medica 1952; 4. Aufl. (Thieme, Stuttgart 1952)“

ACKERMAN, G. A., and BELLIOS, N. C., A Study of the Morphology of the Living Cells of Blood and Bone Marrow in Vital Films with the Phase Contrast Microscope. I. Normal Blood and Bone Marrow. Blood, **10**, 3 (1955a); II. Blood and Bone Marrow from Various Hematologic Dyscrasias. Blood, **10**, 1183 (1955b)

ALBERTINI, A. VON, Vergleichende histologische Geschwulstuntersuchungen mit dem Phasenkontrastverfahren. Schweiz. Zschr. allg. Path., **10**, 4 (1947)

BESSIS, M., Études sur les cellules sanguines au microscope à contrast de phase et par la méthode de l'ombrage. Rev. hémat., Paris, **4**, 294 (1949); Traité de cytologie sanguine. (Masson u. Co, Paris 1954); Phase Contrast Microscopy and Electron Microscopy applied to the Blood Cells. Blood, **10**, 272 (1955)

BOMMER, W., Das Phasenkontrastverfahren in der medizinischen Mikroskopie. (Kaestner, Göttingen 1953)

BUCHSBAUM, R., Individual cells under phase microscopy before and after fixation. Anat. Rec., Philadelphia, **102**, 19 (1948)

DISCOMBE, G., Phase contrast microscopy in the clinical laboratory. A critical study. Acta haemat., **3**, 151 (1950)

DUSTIN, P. JR., Le microscope à contraste de phase et son utilisation en cytologie pathologique. Acta clin. Belg., **4**, 70 (1949)

FEISSLY, R., et LÜDIN, H., Microscopie à contrastes des phases. III. Applications à l'hématologie. Rev. hémat., Paris, **4**, 481 (1949)

FEISSLY, R., et QUEBATTE, R., L'examen microscopique par les contrastes des phases. (Ses applications à l'histologie pathologique et à la cytologie sanguine). Rev. hémat., Paris, **2**, 411 (1947)

FRANKE, H., Phasenkontrast-Hämatologie. (Thieme, Stuttgart 1954)

FRITZE, E., und STRUFE, H. O., Die Bedeutung der Phasenkontrastmikroskopie in der klinischen Diagnostik. Dtsch. med. Wschr., **76**, 1076 (1951)

FRÖHLICH, K. O., Phasenkontrastmikroskopie in der Medizin. (Fischer, Jena 1955)

HANSEN, H. G., und ROMINGER, A., Das Phasenkontrastverfahren in der Hämatologie. (Wiss. Beibl. Nr. 5, Materia med. Nordmark 1953 und Stormarn-Verlag, Hamburg 1955)

HANSEN, H. G., ROMINGER, A., und MICHEL, K., Das Phasenkontrastverfahren in der Medizin. (Vandenhoeck u. Ruprecht, Göttingen — ohne Jahresabgabe)

KOSENOW, W., Lebende Blutzellen im Fluoreszenz- und Phasenkontrastmikroskop. (Karger, Basel 1956)

KUHL, W., Die technischen Grundlagen der Kinematischen Zellforschung. (Springer, Berlin 1949)

LÜDIN, H., Tumorzellennachweis in Organpunktaten mit dem Phasenkontrastverfahren. Schweiz. med. Wschr., **29**, 170 (1948); Das Phasenkontrastverfahren in der Hämatologie. Acta haemat., **7**, 342 (1952)

MICHEL, K., Phasenkontrastverfahren und seine Eignung für zytologische Untersuchungen. Naturwiss., **3**, 52 (1950)

MOESCHLIN, S., Phasenkontrastuntersuchungen in der Hämatologie. Acta haemat., **2**, 399 (1949)

POLICARD, A., BESSIS, M., et LOCQUIN, M., Traité de Microscopie. (Masson u. Co, Paris 1957)

SCHÖNENBERG, H. Phasenkontrastmikroskopische Untersuchungen in der Hämatologie. Mschr. Kinderhk., **99**, 421 (1951)

STOBBE, H., Hämatologischer Atlas. (Akademie-Verlag, Berlin 1959)

ZOLLINGER, H. U., Cytologic studies with the phase microscope. I. The formation of „blisters“ on cells in suspension (potocytosis), with observations on the nature of the cellular membrane. Amer. J. Path., **24**, 545 (1948a); II. The mitochondria and other cytoplasmic constituents under various experimental conditions. Amer. J. Path., **24**, 569 (1948b); III. Alterations in the nuclei of „resting“ and dividing cells induced by means of fixative anisotonic solutions acids, and alkali. Amer. J. Path., **24**, 797 (1948c); IV. Morphologic changes associated with the death of cells in vitro and in vivo. Amer. J. Path., **24**, 1039 (1948d); Les mitochondries. Leur étude à l'aide du microscope à contraste de phase. Rev. hémat., Paris, **5**, 696 (1950)

Spezialliteratur zum ersten Teil

ABBE, E., Die Lehre von der Bildentstehung im Mikroskop. Bearbeitet u. herausgegeb. von Lummer u. Reiche. (Vieweg, Braunschweig 1910)

BALLERINI, L., Elementary Theory of the Phase Contrast Microscope. Galileo News, **2**, 14 (1948)

BARER, R., Phase-Contrast Terminology. Mikroskopie, **7**, 410 (1952); A new method of light microscopy. Nature, **171**, 697 (1953)

BENETT, A. H., Phase microscopy, its development and utility. Sci. Mon., **63**, 191 (1946)

BENETT, A. H., JUPNIK, H., OSTERBERG, H., and RICHARDS, O. W., Phase Microscopy. Transact. Amer. Microsc. Soc., **65**, 99 (1946)

BENETT, A. H., OSTERBERG, H., JUPNIK, H., and RICHARDS, O. W., Phase Microscopy. Principles and Applications. (John Wiley and Sons, inc. New York, Chapman and Hall, Limited, London 1951)

Berti, L., Theoria della microscopia in contrasto di fase. Il Micro Cimento, **5**, 3 (1948); cit. J. Roy. Microsc. Soc., **69**, 29 (1949)

Bessis, M., et Bricka, M., Technique permettant la compression des petites cellules pour l'examen au contraste de phase. Compt. rend. Soc. biol., Paris, **142**, 1498 (1948)

Beyer, H., Untersuchungen über den Einfluß der Gestalt der Aperturblende auf die mikroskopische Abbildung beim Phasenkontrastverfahren. Jenaer Jahrb. 1953, S. 162

Bosshardt, E., Phasenkontrast-Mikroskopie. Schweiz. Brauerei-Rdschr., **55**, 131 (1944)

Brice, A. T., Jones, O. P., and Smyth, J. D., Golgi apparatus by phase-contrast microscopy. Nature, **157**, 533 (1946)

Brice, A. T., and Keck, P. H., The most favorable absorption of the phase-plate in phase contrast microscopy. J. Optic. Soc. America, 647 (1947)

Burch, C. R., On the Phasecontrast Test of Zernike. Roy. Astr. Soc., **94**, 384 (1934)

Burch, C. R., and Stock, J. P. P., Phase contrast microscopy. J. Sci. Instrum., **19**, 71 (1942)

Czerny, M., Zur Didaktik der Phasenkontrast-Mikroskopie. Naturwiss., **42**, 1 (1955)

Dragesco, J., La technique microcinématographique sur films étroits. Microscopie, Paris, **1**, 10 (1948)

Franke, H., Zur Methodik der Phasenkontrast-Mikroskopie. Fol. haemat., **71**, 695 (1952a); Über Phasenkinematographie in der Klinik. Fol. haemat., **71**, 702 (1952b)

Frey-Wysling, A., Kontrasteffekt linsenartiger Objekte im Phasenmikroskop. Naturwiss., **40**, 517 (1953)

Gabler, F., Positiver oder negativer Phasenkontrast? Mikroskopie, **10**, 119 (1955)

Ganz, E., Das Phasenkontrastverfahren nach Zernike zur Untersuchung ungefärbter mikroskopischer Präparate. Vjschr. Naturf. Ges. Zürich, **89**, 268 (1944)

Hartley, W. G., A variable phase-contrast system for microscopy. Nature, **159**, 880 (1947)

Haselmann, H., Phasenkontrastmikroskopie. Stoma, Konstanz, **4**, 149 (1951)

Haselmann, H., und Wittekind, D., Phasenkontrast-Fluoreszenz-Mikroskopie. Zschr. wiss. Mikrosk., **63**, 216 (1957)

Heunert, H. H., Praxis der Mikrophotographie. (Springer, Berlin 1953)

Heunert, H. H., und Philipp, K., Grundlagen der Schmalfilmtechnik. Leitfaden für die wissenschaftliche Kinematographie. (Springer, Berlin 1957)

Hughes, A. F. W., The technique of cine-photomicrography of living cells. J. Roy. Microsc. Soc., **69**, 53 (1949)

Keck, P. H., und Brice, A. T., Die günstigste Dimensionierung der Phasenplatte beim Phasenkontrast-Verfahren. Optik, **5**, 31 (1949)

Klausewitz, W., Zeitrafferfilm und Phasenkontrastoptik. Umschau, **6**, 170 (1953)

Koehler, A., Das Phasenkontrastverfahren, eine neue Untersuchungsmethode in der Mikroskopie. Forschg. u. Fortschr., **18**, 173 (1942); Das Phasenkontrastverfahren nach Zernike, eine neue Untersuchungsmethode in der Mikroskopie. Zeiss-Notizen, **46** (1944)

Koehler, A., und Loos, W., Das Phasenkontrastverfahren und seine Anwendungen in der Mikroskopie. Naturwiss., **29**, 49 (1941)

Kosenow, W., Die Fluorochromierung mit Acridinorange, eine Methode zur Lebendbeobachtung gefärbter Blutzellen. Acta haemat., **7**, 217 (1952)

Lachenaud, M., Le procédé à contrastes de phase de F. Zernike appliqué à la microscopie. Rev. d'optique, **26**, 205 (1947)

Linfoot, E. H., On the Zernike Phase-contrast test. Proc. Physiol. Soc., **58**, 759 (1946)

Locquin, M., et Baud, C. A., Contraste d'amplitude et contraste de phase. L'appréciation des contrastes de phase et son utilité dans l'examen microscopique. Bull. hist. appl., **24**, 41 (1947)

Loos, W., Das Phasenkontrastverfahren und seine Anwendung in der Mikroskopie. Zeiss-Nachr., **4**, 2 (1941a); Das Phasenkontrastverfahren nach Zernike als biologisches Forschungsmittel. Klin. Wschr., **34**, 849 (1941b)

Martin, L. C., Phase-contrast methods in microscopy. Nature, **159**, 827 (1947)

Mellors, R. C., Microscopy I: A review. Cancer Res., **13**, 101 (1953)

Menzel, E., Phasenkontrastverfahren. Zschr. angew. Physik, **3**, 308 (1951)

Müller, R., Zur Verbesserung der Phasenkontrastmikroskopie durch Verwendung von Medien optimaler Brechungsindices. Mikroskopie, **11**, 36 (1956)

Narath, A., Zur Erklärung des Phasenkontrast-Verfahrens. Optik, **4**, 9 (1948)

Oettlé, A. G., Phase contrast microscopy. S. Afr. Sci. Nov., 89 (1948)

Peschkow, M. A., Anoptralmikroskop — Ein neues optisches Gerät für die Untersuchung kontrastarmer Objekte (russ.). Usp. sovrem. biol., Moskva, **39**, 253 (1955a); Ein neuer Objektivtyp für Anoptralmikroskopie (russ.). Usp. sovrem. biol., Moskva, **40**, 372 (1955b)

Picht, I., Bemerkungen zum Phasenkontrastverfahren nach Zernike. Vortr. Dtsch. Phys. Ges., **19**, 20 (1937)

Richards, O. W., Phase microscopy. J. Bact., Baltimore, **51**, 563 (1946); Phase microphotography. J. Biol. Photogr. Ass., Baltimore, **16**, 29 (1947); Phase Microscopy. Wallerstein Comm., **15**, 155 (1952); Phase Microscopy 1954—56. Science, **124**, 810 (1956)

Richter, R., Eine einfache Erklärung des Phasenkontrast-Mikroskops. Optik, **2**, 342 (1947)

Rind, H., Vergleichende Mikrokinematografie weißer Blutzellen. Vortr. XI. I. S. F. A. Congr., Amsterdam 1957; Der Einfluß des Lichtes auf die Blutzellen des Menschen bei mikroskopischer Beobachtung. Proc. XI. I. S. F. A. Congr., Amsterdam 1957, S. 103 (The Netherlands Sci. Film Ass., Utrecht 1958); Die Bedeutung der Kinematografie für die Phasenkontrasthämatologie. Kinotechnik, Moskau, i. Druck

Rind, H., und Otto, F. M. G., Die Phakopräparatfärbung. Fol. haemat., **72**, 2 (1953)

Scandone, E., Phase contrast microscopy. Galileo-News, **1**, 1 (1948)

Schüller, E., Neue Möglichkeiten zur Darstellung der Vitalstruktur der Zelle. Mikroskopie, **10**, 335 (1955)

Siering, H., „Phako" — ein neues Verfahren der mikroskopischen Beobachtung. Natur u. Techn., **4**, 145 (1950)

Soran, V., and Diaconeasa, B., The Ultra-Anoptral Microscope an Improvement of Wilska's Method. Naturwiss., **44**, 465 (1957)

Taylor, E. W., A variable phase contrast system for microscopy. Nature, **160**, 338 (1947)

Teucher, R., Phasenkontrastmikroskopie. Orion, **4**, 229 (1949)

THIERY, G., L'emploi d'artifices photographiques en technique „microphotographique": le „bas-relief", la „solarisation". Bull. histol. appl., **26**, 24 (1949)

THOMAS, G., Absterbe- und Degenerationserscheinungen sowie Überlebensdauer konservierter Blutzellen im Phasenkontrastmikroskop. Med. Diss. (Leipzig 1953)

TOMPKINS, E. H., Measurement of Erythrocytic Diameters with Phase Microscopy. J. Laborat. Clin. Med., S. Louis, **43**, 212 (1954)

TRAPP, L., Das Phasenkontrastverfahren in der Mikroskopie. Dtsch. Opt. Wschr., **66**, 5 (1949)

WILSKA, A., A new method of light microscopy. Nature, **171**, 353 u. 698 (1953a); A new method for obtaining contrast in light microscopy. Ann. med. exper. biol. Fenniae, **31**, 192 (1953b); Observations with the Anoptral Microscope. Mikroskopie, **9**, 1 (1954)

WOLTER, H., Zur Deutung von Beobachtungen mit dem Phasenkontrastverfahren. Naturwiss., **37**, 272 (1950)

ZERNIKE, F., Een niewe Methode van microscopische Waarneming. Handel. van het 24. Ned. Natuur- u. Geneeskundig Congr., Wagenlingen 1933; Beugungstheorie des Schneidenverfahrens und seiner verbesserten Form, der Phasenkontrastmethode. Physica, **1**, 689 (1934a); Das Phasenkontrastverfahren in der mikroskopischen Beobachtung. Z. f. Physik, **36**, 848 (1934b); Diffraction theory of the knife-edge test and it's improved form, the phase-contrast method. Monthly Not. of R. A. S., **94**, 377 (1934c); Phase-contrast, a new method for the microscopical observation of transparent objects. Physica, **9**, 686 u. 974 (1942a); Theorie van de microscopische Beeldvorming. Ned. Techn. Natuurkunding, **9**, 13 (1942b); Moderne Inzichten in de microscopische Beeldvorming en de Tolpassing Ervan in de Praktijk. Handel. van het 29. Ned. Natuur- u. Geneeskundig Congr., Amsterdam 1943; Observing the phase of light waves. Science, **107**, 463 (1948)

ZOLLINGER, H. U., Phasenmikroskopische Beobachtungen über Zelltod. Schweiz. Zschr. allg. Path., **11**, 276 (1948a); Trübe Schwellungen und Mitochondrien. (Phasenmikroskopische Untersuchungen). Schweiz. Zschr. allg. Path., **11**, 618 (1948b); Zur Technik der intravitalen Phasenmikroskopie. Experientia, Basel, **8**, 78 (1952)

Spezialliteratur zum zweiten und dritten Teil

AHLHORN, J., Studien zur direkten phasenoptischen Thrombocytenzählung. Zschr. klin. Med., **153**, 154 (1955)

ALBRECHT, M., Studien zur Frage der Erythroblastenentkernung an Kulturen von Meerschweinchenknochenmark. Acta haemat., **6**, 83 (1951); Ist die in vitro beobachtete Erythroblastenentkernung als physiologischer Vorgang aufzufassen? Ärztl. Wschr., **8**, 616 (1953); Studien zur Thrombozytenbildung an Megakaryozyten in menschlichen Knochenmarkkulturen. Acta haemat., **17**, 160 (1957)

ALBRECHT, M., und KRETSCHMER, V., Vergleichende Untersuchungen über die Einwirkung von Demecolcin auf die Thrombocytenbildung, Mitosehemmung und Zellbewegung (durchgeführt an Knochenmarkkulturen). Ärztl. Wschr., **13**, 508 (1958)

ALDER, A., Über konstitutionell bedingte Granulationsveränderungen der Leukozyten. Dtsch. Arch. klin. Med., **183**, 372 (1939) u. Helvet. med. acta, **11**, 165 (1944)

ANNECKE, J., Ein Beitrag zur Biologie der Leukozyten nach Beobachtungen im Phasenkontrastmikroskop. Med. Diss. (Leipzig 1952)

ANTONIAZZI, B., I simpatoblastomi. Tumori, **60**, 667 (1954)

APITZ, K., Über die Bildung Russelscher Körperchen in den Plasmazellen multipler Myelome. Virchows Arch. path. Anat., **300**, 113 (1937); Die neuen Anschauungen vom Plasmozytom des Knochenmarkes, dem sog. multiplen Myelom. Klin. Wschr., **19**, 1025 u. 1058 (1940)

ARNETH, J., Die qualitative Blutlehre. (Stenderhoff, Münster 1926)

ASCHOFF, L., Das reticuloendotheliale System. Erg. inn. Med., **26**, 1 (1924)

ASKANAZY, M., Über die Lymphfollikel im menschlichen Knochenmark. Virchows Arch. path. Anat., **220**, 257 (1915)

AUER, J., Some hitherto undescribed structures found in the large lymphocyte of a case of acute leukaemia. Amer. J. med. Sc., **131**, 1002 (1906)

AYRES, W. W., and STARKEY, N. M., Studies on Charcot-Leyden crystals. Blood, **5**, 254 (1950)

BACHMANN, K.-D., Das Neuroblastoma sympathicum: Problematik und Klinik. Zschr. Kinderhk., **77**, 391 (1955)

BEGEMANN, H., and LOOKEREN-CAMPAGNE, A. VAN, Homozygous form of Pelger-Huët's nuclear anomaly in Man. Acta haemat., **7**, 295 (1952)

BERNARD, J., Maladies du sang et des organes hématopoiétiques. (Flammarion, Paris 1948); La Leucose aiguë. Rev. praticien, Paris, **5**, 2557 (1955)

BESSIS, M., Cytologie sanguine normal et pathologique. (Masson u. Co, Paris 1948); Sur la différenciation du cytoplasma des mégacaryocytes examinés en contraste de phase. Extr. des comptes rendus des séances de la Soc. de biol. Séance du 14. V. 1949, **143**, 622 (1949a); Études sur les cellules des leucémies et des myélomes au microscope en contraste de phase et par la méthode de l'ombrage (avec une étude particulière des corps d'Auer et de la formation des cellules de Rieder). Rev. hémat., Paris, **4**, 364 (1949b)

BESSIS, M., et BRICKA, M., Études sur l'étalement des leucocytes du sang humain au microscope à contraste de phase et par la méthode de l'ombrage. Rev. hémat., Paris, **4**, 350 (1949); Aspect dynamique des cellules du sang. Son étude par la microcinématographie en contraste de phase. Rev. hémat., Paris, **7**, 407 (1952)

BESSIS, M., et SCÉBAT, L., Étude des cellules de la série plasmocytaire. Étude cytologique du myélome. Rev. hémat., Paris, **1**, 447 (1946)

BESSIS, M., et TABUIS, J., Action cytologique des sérums antileucocytes et antiplaquettes. Étude par cinématographie en contraste de phase. Rev. hémat., Paris, **9**, 127 (1954)

BIEDERMANN, F., Phasenkontrastuntersuchungen über Lymphozyten. Med. Diss. (Leipzig 1953)

BLOWERS, R., CLARKSON, E. M., and MAIZELS, M., Flicker phenomenon in human erythrozytes. J. Physiol., **113**, 228 (1951)

BOLL, I., Morphologische Studien zum Verhalten von Knochenmarkzellen in vitro. I. Granuloblastenmitosen. II. Ausreifung eines Myelozyten zum Segmentkernigen. III. Entstehung von zweikernigen Zellen. Fol. haemat., Neue Folge, **3**, 58 (1958).

BRAUSIL, B., Diagnostic Differences between Atypical Myeloblasts and Lymphoblasts in the Phase Contrast Microscope. Acta haemat., **12**, 276 (1954)

BRECHER, G., Phase microscopy in the study of reticulocytes. Bull. Internat. Ass. Med. Mus., **30**, 99 (1949)

BRUYN, P. P. H. DE, Characteristics of locomotion of white blood cells. The Sc. Monthly, **61**, 485 (1945); Theories of amoeboid movement. Quart. Rev. Biol., Baltimore, **22**, 1 (1947)

BUDDECKE, E., ESSELLIER, A. F., und MARTI, H. R., Über die chemische Natur der Charcot-Leydenschen Kristalle. Hoppe-Seyler's Zschr. physiol. Chem., **305**, 203 (1956)

BUSSI, L., FAVA, P. L., DE MICHELI, E., POZZA, G., et ERIDAMI, S., Ulteriore contributo allo studio del midollo emopoietico coltivato in vitro mediante l'osservazione in „contrasto di fase". A proposito di un caso di plasmocitoma. Haematologica, Pavia, **36**, 511 (1952)

CAZAL, P., Remarques sur la struktur, l'histiogenèse et la signification de la cellule de Gaucher. Sang, Paris, **16**, 28 (1944)

CHÈVREMONT, M., et FRÉDÉRIC, J., Evolution des chondriosomes lors de la mitose somatique étudiées dans des cellules vivantes cultivées in vitro par microscopie et microcinématographie en contraste de phase (2. partie). Arch. biol., Paris, **63**, 259 (1952)

COMANDON, J., Action de la température sur la vitesse de végétation des leucocytes. Enregistrement cinématographique. Compt. rend. Soc. biol., Paris, **82**, 1305 (1919)

CZERSKI, P., und PAWELSKI, S., Phasenkontrast-mikroskopische und zytochemische Untersuchungen über die Megalopoese. Acta haemat., **13**, 139 (1955)

DAMEROW, R., und RIND, H., Konkordantes Verhalten serologischer Reaktionen und morphologischer Blutbefunde (Beobachtungen bei Kältehämoglobinurie). VIII. Int. Pädiatercongr., Kopenhagen 1956; wiss. Ausstellung

DAUSSET, J., Essai de différenciation des diverses variétés de leucémies aiguës par l'examen du sang et de la moelle à l'état frais. Sang, Paris, **21**, 610 (1950)

DEGENHARDT, K. H., und WIEDEMANN, H. R., Zum Problem menschlicher Pelger. Klin. Wschr., **31**, 26 (1953)

DICKIE, A. M., and HEMPELMANN, L. H., Morphologic changes in the lymphocytes of persons exposed to ionizing radiation. J. Laborat. Clin. Med., **32**, 1045 (1947)

DIETZ, W., Über ein gesetzmäßiges, besonderes Verhalten der Leukozyten während der Entwicklung des Kindes. Arch. Kinderhk., **152**, 213 (1956)

DOST, F. H., Leukämische Meningopathie und Iridopathie beim Kind. Ärztl. Wschr., **11**, 1070 (1956)

DOST, F. H., und RIND, H., Die Lymphozytenglanzkörner als hämatologische Neuigkeit beim Morbus haemolyticus neonatorum. Dtsch. med. Wschr., **81**, 333 (1956a); Refractile Granules in Lymphocytes. German med. Monthly, **1**, 265 (1956b)

EBERSBACH, W., Morphologie und Physiologie der Thrombozyten im Phasenkontrastmikroskop. Med. Diss. (Leipzig 1953)

ESSER, M., Osteoblasten und Osteoklasten in Knochenmarkausstrichen. Helvet. med. acta, **12**, 265 (1945)

FEISSLY, R., On platelet counting with the phase microscope. Acta Helvet. Sci. Séance du 4. Sept. 1948

FERRATA, A., Le Emopatie. (Società Editrice Libraria, Milano 1933)

FERRATA, A., et STORTI, E., Le malattie del Sangue. (Società Editrice Libraria, Milano 1946)

FLECK, L., Über Leukergie. Acta haemat., **7**, 282 (1952); Recent investigations on leukergy. Texas Rep. Biol. Med., **14**, 424 (1956); Le leukergie et son rôle dans l'immunité. Ann. Inst. Pasteur, Paris, **92**, 380 (1957)

FLEISCHHACKER, H., Über die Plasmazellen und das reticuloendotheliale System des Knochenmarkes. Dtsch. Arch. klin. Med., **186**, 506 (1940); Über die Bedeutung der Retikuloendothelien und Plasmazellen des Knochenmarkes. Erg. inn. Med., **60**, 508 (1941); Klinische Hämatologie; 2. Aufl. (Maudrich, Wien 1950)

FRÉDÉRIC, J., et ROBINEAUX, R., Contribution à l'étude de la cytophysiologie des leucocytes par la microcinématographie en contraste de phase. J. physiol., Paris, **43**, 732 (1951)

FRENGER, W., Über den Antikörper unter besonderer Berücksichtigung seines zellulären Bildungsortes. Materia med. Nordmark, **8**, 382 (1956)

FRESEN, O., Über extramedulläre Ausbreitung und Erscheinungsformen der Myelosen. Ärztl. Forschg., **9**, 451 (1955)

GALL, E. A., A previously undescribed granule within the lymphocyte. Am. J. Med. Sc., **191**, 380 (1936)

GASSER, C., Granulationsanomalien und cytologische Speicherungseinschlüsse bei Dysostosis multiplex Pfaundler-Hurler. Schweiz. med. Wschr., **80**, 1097 (1950); Die hämolytischen Syndrome im Kindesalter. (Thieme, Stuttgart 1951)

GASSER, C., GAUTIER, E., STECK, A., SIEBENMANN, R. E., und OECHSLIN, A., Hämolytisch-urämische Syndrome: Bilaterale Nierenrindennekrosen bei akuten erworbenen hämolytischen Anämien. Schweiz. med. Wschr., **85**, 905 (1955)

GAUCHER, P. C. E., De l'epithelioma primitif de la rate; hypertrophie idiopathique de la rate sans leucémie. Thése de Paris, **31** (1882)

GERBASI, M., Anemia perniciosiforme in lattanti alimentati in modo esclusive e prottrato al seno materno. Pediatr. med. prat., Torino, **48**, 505 (1940)

GLANZMANN, E., Das lymphaemoide Drüsenfieber. (Karger, Berlin 1930)

GONZALEZ-GUZMAN, J., et BESSIS, M., Sur la présence de vacuoles contractiles dans les thrombocytes et les plaquettes. Compt. rend. Soc. Biol., Paris, **146**, 835 (1952)

HANCOX, N. M., The osteoclast. Biol. Rev., **24**, 448 (1949)

HEILMEYER, L., Blutkrankheiten im Handbuch der Inn. Med.; 4. Aufl. (Springer, Berlin 1952)

HEILMEYER, L., und BEGEMANN, H., Atlas der klinischen Hämatologie und Cytologie. (Springer, Berlin 1955)

HEILMEYER, L., und HITTMAIR, A., Handbuch der gesamten Hämatologie. (Urban & Schwarzenberg, München 1957)

HEILMEYER, L., und WESTHÄUSER, R., Reifungsstudien an überlebenden Reticulozyten in vitro und ihre Bedeutung für die Schätzung der täglichen Hämoglobinproduktion in vivo. Zschr. klin. Med., **121**, 361 (1932)

HEMPLEMANN, L. H., and KNOWLTON, N. P. JR., The nature of neutralred staining refractive particles in the lymphocytes of the blood of normal humans. Blood, **8**, 524 (1953)

HIRSCHFELD, H., Lehrbuch der Blutkrankheiten; 2. Aufl. (Barth, Leipzig 1928)

HIRSCHFELD, H., und HITTMAIR, A., Handbuch der allgemeinen Hämatologie. (Urban & Schwarzenberg, Berlin 1932)

HITTMAIR, A., Über akute Myelose. Dtsch. Arch. klin. Med., **140**, 148 (1922); Kleine Hämatologie. (Urban & Schwarzenberg, Wien 1949)
HUËT, G. J., Over een familiaire anomalie der leucocyten. Mschr. kindergeneesk., **1**, 173 (1932a); Über eine bisher unbekannte familiäre Anomalie der Leukozyten. Klin. Wschr., **11**, 1264 (1932b)
JANCSÓ, N., Fluoreszenzmikroskopische Beobachtung der reversiblen Vitamin-A-Bildung in der Netzhaut während des Sehaktes. Biochem. Z., **287**, 289 (1936); Speicherung. (Akademie-Verlag, Budapest 1955)
JESCHAL, E., Hochgradige Paraproteinkoacervation in Myelomzellen. Fol. haemat., **71**, 267 (1952); Über die Zytoplasmagranula der Lymphozyten, ihre färberische und phasenoptische Darstellung. Zschr. inn. Med., **8**, 970 (1953a); Vergleichende Beobachtungen an Knochenmarkplasmazellen mit dem Phasenkontrastmikroskop. Acta haemat., **10**, 223 (1953b); Phasenoptische Studien an Cytoplasmagranula von Myelomzellen. Plasma, **2**, 179 (1954a); Intravitale Knochenmarkuntersuchungen bei malignen Neoplasmen. Arch. Geschwulstforsch., **7**, 138 (1954b); Darstellbarkeit und Klassifizierung der Zytoplasmagranula der Knochenmarkplasmazelle. Acta haemat., **12**, 397 (1954c); Neuere Erkenntnisse über die Dynamik der Plasmazelle. Zschr. inn. Med., **10**, 52 (1955); Supravitalgefärbte Plasmaorganellen der Erythroblasten im Phasenkontrastmikroskop. Ärztl. Forschg., **10**, I/270 (1956a); Plasmaorganellen der Erythroblasten im Phasenkontrastmikroskop. Fol. haemat., **73**, 390 (1956b)
JONES, O. P., Mitochondria and their relation to the so-called hyaloplasm. J. Laborat. Clin. Med., S. Louis, 700 (1947)
JONSSON, U., and RUNDLES, R. W., Tumor metastases in bone Marrow. Blood, **6**, 16 (1951)
JUNG, F., RIND, H., und STOBBE, H., Über Retikulozyten. Fol. haemat., **75**, 295 (1958)
KABELITZ, H.-J., Die Polycaryozyten des Knochenmarkes. Acta haemat., **4**, 168 (1950)
KAHLER, O., Zur Symptomatologie des multiplen Myeloms. Prag. med. Wschr., **14**, 33 (1889)
KEILHACK, H., Über das Eiweiß im normalen und pathologisch veränderten Knochenmark des Menschen. Dtsch. Arch. klin. Med., **182**, 57 (1938); Über die Störungen des Eiweißstoffwechsels beim multiplen Myelom und bei der Plasmazellenleukämie. Dtsch. Arch. klin. Med., **191**, 36 (1943)
KEILHACK, H., und LINCK, K., Über die Plasmazellenleukämie. Dtsch. Arch. klin. Med., **188**, 88 (1941)
KIYONO, K., Die vitale Karminspeicherung. (Fischer, Jena 1914)
KLIMA, R., Sternalpunktion und Knochenmarkbild bei Blutkrankheiten. (Urban & Schwarzenberg, Berlin 1938)
KOSENOW, W., Über Fortbewegung und Formveränderung der Blutkörperchen unter dem Phasenkontrastmikroskop. Zschr. Kinderhk., **73**, 653 (1953)
KOTILAINEN, M. L. VON, Observations on Living Thrombocytes under the Anoptral Contrast Microscope. Ann. med. exper. biol. Fenniae, **33**, 76 (1955)
LACASSAGNE, A., et BESSIS, M., Respective value of the electron and phase-contrast microscopes in the study of the leukaemic cell. In CIBA Foundation Symposium on Leukaemia Res. (Churchill, London 1954, S. 134)
LAMBIN, P., et PETERS, R., Anomalie constitutionelle des granulations leucocytaires. Sang, Paris, **20**, 481 (1950)
LEITNER, ST. J., Die intravitale Knochenmarkuntersuchung. (Schwabe, Basel 1945); Bone marrow biopsy. (Churchill, London 1949)
LETTRÉ, H., Zellstoffwechsel und Zellteilung. Naturwiss., **38**, 490 (1951)
LOCQUIN, M., et BESSIS, M., Sur quelques caractères des corps d'Auer et de Charcot. Compt. rend. Soc. Biol., Paris, **143**, 609 (1949)
LÜBBERS, P., Zur Frage der Polycaryocyten des Knochenmarks. Dtsch. Arch. klin. Med., **200**, 283 (1953)
MARMONT, A. M., and GIACCA, ST., A Technical Improvement of Direct Platelet Counting by Phase Contrast Microscopy: a Special „Thin-Botton" Counting Chamber. Acta haemat., **17**, 169 (1957)
MAXIMOW, A., Über die Struktur und die Entkernung der roten Blutkörper und über die Herkunft der Blutplättchen. Arch. Anat., Anat. Abtl., 1899
MOESCHLIN, S., PELAEZ, J. R., and HUGENTOBLER, F., Experimental investigations of the relationship between Plasma Cells and antibody formation (Phase Contrast Microscope). Acta haemat., **6**, 321 (1951a); Untersuchungen über Phasenkontrastveränderungen der Plasmazellen bei der experimentellen Antikörperbildung. Schweiz. med. Wschr., **50**, 1247 (1951b)
NAEGELI, O., Blutkrankheiten und Blutdiagnostik; 5. Aufl. (Springer, Berlin 1931)
NEUMANN, H., und KREIS, E., Phasenoptische Untersuchungen an Gewebsleukozyten. Zschr. inn. Med., **8**, 95 (1953)
NÖLLER, H. G., Phasenkontrastmikroskopische Beobachtungen am Blute bei Hepatitis epidemica. Ärztl. Forschg., **6**, 185 (1952)
OEHME, J., Wandlung des Erscheinungsbildes kindlicher Leukosen unter ACTH-Behandlung. Dtsch. med. Wschr., **79**, 921 (1954)
OPITZ, H., Akute Leukose, (Chlorom) — Retothelsarkom (Sympathogoniom). Kinderärztl. Praxis, **17**, 306 (1949)
OSGOOD, E. E., Monocytic leukemia. Arch. Int. Med., Chicago, **59**, 931 (1937)
OSGOOD, E. E., and ASHWORTH, C. M., Atlas of Hematology. (Stacy, San Francisco 1938)
OSGOOD, E. E., and HUNTER, W., Plasma cell leukemia. Fol. haemat., **52**, 369 (1934)
OYE, E. L. VAN, Recherches sur la composition de la moelle ossenze chez les enfants. I. Le myélogramme normal. Rev. belge path., **21**, 355 (1951)
PABST, R., Ein klinischer Beitrag zur Kenntnis des Sympathogonioms. Ärztl. Wschr., **7**, 1097 (1952)
PAPPENHEIM, A., Die Bildung der roten Blutscheiben. Med. Diss. (Berlin 1895), zit. nach Ehrlich, P. und Lazarus, A. Die Anämie. (Hölder, Wien 1898); Über Entwicklung und Ausbildung der Erythroblasten. Virchows Arch. path. Anat., **145**, 587 (1896); Abstammung und Entstehung der roten Blutkörperchen. Virchows Arch. path. Anat., **151**, 89 (1898); Die Lehre von der Kernausstoßung der roten Blutzellen in ihrer Vertretung durch C. S. Engel. Virchows Arch. path. Anat., **155**, 123 (1899); Grundriß der hämatologischen Diagnostik und praktische Blutuntersuchung. (Leipzig 1911)
PELGER, K., Demonstratie van een paar zeldzaam voorkomende typen van bloedlich aampjes en besprekung der patiënten. Ned. tschr. geneesk., **72**, 1178 (1928)
PFEIFFER, E., Drüsenfieber. Jb. Kinderhk., **29**, 257 (1889)
PHILIPSBORN, E. VON, Die amöboide Beweglichkeit der Leukozyten. Fol. haemat., **43**, 143 (1931)
PIECHL, N., Der Monozyt. Erg. inn. Med., **64**, 625 (1944)

PISCIOTTA, A. V., STEFANINI, M., and DAMESHEK, W., Studies on Platelets. X. Morphologic characteristics of Megakaryocytes by Phase Contrast Microscopy in Normals and in Patients with Idiopathic Thrombocytopenic Purpura. Blood, **8**, 703 (1953)

PITTALUGA, G., et GOYANES, J., Contribution à l'étude de la cellule de Gaucher. Arch. mal. coeur, Paris, **26**, 65 (1933)

POLICARD, A., et BESSIS, M., Essai de classification des expansions cytoplasmiques observées sur les cellules vivantes. Rev. hémat., Paris, **7**, 543 (1952a); Le centrosome des leucocytes des vertébrés étudié par microcinématographie en contraste de phase et au microscope électronique. Compt. rend. Acad. sc., Paris, **234**, 913 (1952b); Étude microcinématographique et micro-électronique du centre cellulaire des leucocytes des vertébrés. Exper. cell. Res., **4**, 202 (1953a); Étude sur l'élément vivant en pathologie cellulaire. L'emploi de la microcinématographie en contraste de phase. Rev. hémat., Paris, **8**, 57 (1953b)

POLICARD, A., et COLLET, A., Étude par microcinématographie en contraste de phase de l'action des particules de charbon et de quartz sur le comportement des phagocytes. Compt. rend. Acad. sc., Paris, **235**, 680 (1952)

PONDER, E., BESSIS, M., BRICKA, M., et BRETON-GOVIUS, J., Nouvelles données sur le mécanisme d'agglutination des érythrocytes. Examen au microscope à contraste de phase et au microscope électronique. Compt. rend. Acad. sc., Paris, **234**, 2645 (1952)

QUATTRIN, N., Le ombre di Gumprecht. Haematologica, Pavia, **20**, 869 (1939)

QUERNER, F. R., Der mikroskopische Nachweis von Vitamin A im animalen Gewebe. Zur Kenntnis der paraplasmatischen Leberzelleinschlüsse. Klin. Wschr., **14**, 1213 (1935)

RALPH, P. H., Observations on normal adult human leucocytes. cit. Anat. Rec., Philadelphia, **100**, 73 (1948)

RAPPOPORT, A. E., and KUGEL, V. H., Monocytic leukemia. A case report illustrating variations in the clinical picture. Blood, **2**, 332 (1947)

RAVETTA, M., Il midollo osseo nella mononucleosi infettiva. Haematologica, Pavia, **36**, 291 (1952)

RESCHAD, H., und SCHILLING, V., Über eine neue Leukämie durch echte Übergangsformen (Splenozytenleukämie) und ihre Bedeutung für die Selbständigkeit dieser Zellen. Münch. med. Wschr., **60**, 1981 (1913)

RICH, A. R., WINTROBE, M. M., and LEWIS, M. R., The differentiation of myeloblasts from lymphoblasts by their manner of locomotion. Bull. Johns. Hopkins Hosp., **65**, 291 (1939)

RIND, H., Die „drei Bewegungstypen" der Leukozyten und Lymphozyten. Zschr. inn. Med., **10**, 805 (1955a); Histochemie der Lymphozytenglanzkörner. Klin. Wschr., **33**, 731 (1955b); Sympathogoniom und Sympathoblastom im Phasenkontrastgewebsbild. Zschr. inn. Med., **11**, 543 (1956a); Kinetik der Erythroblastenentkernung. Fol. haemat., **74**, 262 (1956b); Hämatologische Lebertests. Vortr. Fortbildungslehrgang über mod. Probleme der Leber- u. Gallenwegserkrankg., Berlin 1957; Leukämie im Kindesalter. Vortr. Berliner Hämatologen-Kolloquium, Nov. 1957; Die Typeneinteilung der akuten Leukose des Kindes (Phasenkontrastmorphologie). Vortr. Tagung d. Sächs.-Thüring. med.-wiss. Ges. Kinderhk., Leipzig, März 1958; Die Einteilung der Leukämieformen des Kindes unter Berücksichtigung der Vital-Zytodiagnostik. Vortr. Kinderärztl. Abend Charité, Berlin, April 1958

RIND, H., und LEIBER, B., Vitalzytodiagnostik der Leukose. Vortr. VI. Congr. Europ. Ges. Hämat., Kopenhagen 1957

RIND, H., und STOBBE, H., Über „reife" und „unreife" Retikulozyten. Fol. haemat., Neue Folge, **1**, 219 (1957)

RINDFLEISCH, E., Über Knochenmark und Blutbildung. Arch. mikrosk. Anat., **17**, 1 (1880)

ROBINEAUX, R., et FRÉDÉRIC, J., Contribution à l'étude cytologique des phagocytes par la microcinématographie en contraste de phase. Vortr. III. Congr. Europ. Ges. Hämat., Rom 1951

ROHR, K., Bluteiweißkörper und Knochenmarksretikulum. Helvet. med. acta, **5**, 544 (1938); Das menschliche Knochenmark; 2. Aufl. (Thieme, Stuttgart 1949)

ROHR, K., und HEGGLIN, R., Tumorzellen im Sternalpunktat. Metastasennachweis maligner Geschwülste im Knochenmark. Dtsch. Arch. klin. Med., **179**, 61 (1936)

ROHR, K., und KOLLER, F., Über die Abstammung des Thrombozyten. Klin. Wschr., **15**, 1549 (1936)

ROMINGER, E., Infektiöse Mononukleose. Med. Klin., **48**, 1841 (1953)

RONDANELLI, E. G., Sulla formazione di cellule binucleate in vitro ed in vivo nelle cellule emopoietiche embrionarie. Haematologica, Pavia, **39**, 12 (1955)

RONDANELLI, E. G., BORGHESE, E., et STROSSELLI, E., L'activité motrice de la surface cytoplasmique pendant la mitose. Étude microcinématographique en contraste de phase des cellules hémopoïétiques. Rev. belg. path., **25**, 47 (1956)

RONDANELLI, E. G., et STROSSELLI, E., Ricerche sul fenomeno della binuclearità nelle cellule emopoietiche. Dokumentazione microcinematografica di una nuova, particolare modalità nella formazione di una cellula a due nuclei. Haematologica, Pavia, **42**, 1601 (1957)

RUSSEL, W., An adress on a characteristic organism of cancer. Brit. Med. J., **2**, 1356 (1890)

SABIN, F. R., Studies of living human Blood-Cells. Bull. Johns Hopkins Hosp., **34**, 277 (1923)

SALTZMANN, G. F., The origin of blood platelets. Acta med. Scand., **221**, 52 (1949)

SANSONE, G., La patomorfosi delle leucemie acute infantili curate la adiposita tipo Froelich leucemia e la meningo leucemia. Minerva pediatr., Torino, **6**, (1954a); Pathomorphosis of acute infantile Leukaemia treated with modern therapeutic agents. Ann. paediatr., Basel, **183**, 33 (1954b); Il neuroblastoma simpatico nell' infanzia. Minerva pediatr., Torino, **9**, 1181 (1957)

SCHARTUM-HANSEN, H., Sternalpunktion bei Morbus Gaucher. Fol. haemat., **61**, 180 (1938)

SCHILLING, V., Der Säugetiererythrozyt als vollständige Zelle und seine Beziehung zum Blutplättchen. Münch. med. Wschr., **58**, 445 (1911); zit. Fol. haemat., **11**, 58 (1911a); Neue Ansichten über Bau und Wesen der kernlosen Erythrozyten und Blutplättchen. Vortr. Berliner Hämat. Ges., Februar 1911; zit. Fol. haemat., **11**, 103 (1911b); Arbeiten über den Erythrozyten (II—VII). Fol. haemat., **14**, 95 (1912); Das Blutbild und seine klinische Verwertung; 11. u. 12. Aufl. (Fischer, Jena 1943)

SCHIRREN, C. G., Über den Entstehungsmechanismus und die experimentelle Erzeugung von „Pseudospirochäten" im Blut. Bull. Schweiz. Akad. med. Wiss., **9**, 230 (1953a); Experimentelle Erzeugung von „Pseudospirochäten" im Blut. Dermatologica, **107**, 238 (1953b)

SCHÖNENBERG, H., Untersuchungen über Vitalspeicherung in Liquorzellen sowie phasenkontrast- und fluoreszenzmikroskopische Beobachtungen über den Zerfall der Liquorzellen. Zschr. Kinderhk., **72**, 157 (1952)

SCHUBERT, E., Über Megakaryozyten im Phasenkontrastmikroskop. Med. Diss. (Leipzig 1952)

SCHUBOTHE, H., und GROSS, F., Wärmeveränderungen roter Blutkörperchen. Schweiz. med. Wschr., **83**, 1048 (1953); Studien zur Erythrophagozytose. Schweiz. med. Wschr., **85**, 952 (1955)

SCHULTEN, H., Lehrbuch der klinischen Hämatologie; 5. Aufl. (Thieme, Stuttgart 1953)

SCHULTEN, H., und WOLFERS, H., Die Einteilung der Erythroblasten. Fol. haemat., Neue Folge, **1**, 89 (1956)

SENNOTT, J. S., Erythrophagocytosis in acute hemolytic anemia of the newborn. Amer. J. Dis. Child., **71**, 269 (1946)

SIERING, H., Retikulocytenzählung mit dem Phasenkontrastverfahren. Fol. haemat., **73**, 1 (1955); Phasenoptische Thrombozytenzählung. Yokohama Med. Bull., **7**, 79 (1956)

SMITH, C. H., Infectious lymphocytosis. Amer. J. Dis. Child., **62**, 231 (1941)

SCHIER, R., La Mononucléose infectieuse. (Masson u. Co, Paris 1945)

SOLÉ, A., Die Filamente des Blutes. Acta haemat., **11**, 168 (1954)

STOBBE, H., Zur Funktion der Eosinophilen. Fol. haemat., **74**, 137 (1956); Die Strukturelemente der Plasmazelle. Fol. haemat., Neue Folge, **2/3**, 305 (1958); Ein weiterer homozygoter Merkmalsträger der Pelger-Huëtschen Anomalie und ein Fall von pseudohomozygotem Pseudopelger bei chronischer Myelose. Folia haemat., Neue Folge i. Druck

STOBBE, H., und RIND, H., Phasenoptische Beobachtungen von Malariaparasiten. Zschr. inn. Med., **11**, 193 (1956); Morphologische Beobachtungen an Retikulozyten mit dem Phasenkontrastverfahren. Vortr. 2. Symposion über Fragen der Struktur u. Funktion d. roten Blutkörperchen, Berlin 1957

SYLVEN, B., The cytoplasm of living tissue mast cells in visual phase contrast. Exp. Cell. Res., **1**, 492 (1950)

THIÉRY, J.-P., et BESSIS, M., Mécanisme de la plaquettogénèse. Étude „in vitro" par la microcinématographie. Rev. hémat., Paris, **11**, 162 (1956a); La génèse des plaquettes sanguines à partir des mégacaryocytes observée sur la cellule vivante. Compt. rend. Acad. sc., Paris, **242**, 290 (1956b)

TISCHENDORF, W., und HECKNER, F., Der hämatologische Nachweis von Osteoblasten und Osteoklasten und ihre Bedeutung für die normale Knochenbildung und für die Entstehung bösartiger Geschwülste im Skelettsystem. Klin. Wschr., **28**, 21 (1950)

TOMPKINS, E. H., Measurement of erythrocytic diameters with phase microscopy. J. Laborat. Clin. Med., S. Louis, **43**, 212 (1954)

TÜNGERTHAL, A., Zur Mikroskopie der Erythrozyten im Phasenkontrast-Mikroskop. Med. Diss. (Leipzig 1951)

UNDRITZ, E., Die Pelgersche Varietät, nebst Mitteilungen über eine bisher noch nicht beschriebene besondere Form (Teilträger). Fol. haemat., **56**, 416 (1937); Das Pelger-Huëtsche Blutbild beim Tier und seine Bedeutung für die Entwicklungsgeschichte des Blutes. Schweiz. med. Wschr., **69**, 1177 (1939); Das ausschließliche Vorkommen reifer rundkerniger Leukozyten bei der rein gezüchteten Pelger-Huëtschen Anomalie des Kaninchens und die Bedeutung der Pelger-Leukozyten in der vergleichenden Hämatologie. Fol. haemat., **67**, 249 (1943); Über Leukozytenforschung, reaktive und erbliche Besonderheiten der Leukozytenkerne. J. suisse méd., **74**, 995 (1944a); Das Ergebnis der Sippenuntersuchung des hochgradigen Teilträgers der Pelgeranomalie. Helvet. med. acta, **14**, 310 (1944b); Anomalies héreditaires des cellules du sang. Rev. hémat., Paris, **5**, 644 (1950a); Die regionären Monozyten der Blutkörperchennester. Fol. haemat., **70**, 32 (1950b); Polyploidie der Blutzellen in: Hämatologische Tafeln „Sandoz" 1952, S. 19

UNDRITZ, E., und ROTHLIN, E., Zur Frage der Entstehung der geformten Gerinnungselemente und der Entkernung der Erythroblasten. Helvet. med. acta, **13**, 595 (1946)

WAGNER, G., Beitrag zum Krankheitsbild der Lymphocytosis infectiosa acuta. Medizinische, **25**, 834 (1953)

WEBER, H. H., Kontraktile Proteine und Motilität der Lebewesen. Naturwiss., **42**, 270 (1955)

WEICKER, H., Das quantitative Gleichgewicht der Erythropoese. Klin. Wschr., **31**, 637 (1953); Die Erythroblastenmitosen. Zschr. klin. Med., **151**, 407 (1954a); Exakte Kriterien des Knochenmarks: Die Maß- und Mengenrelationen der Erythroblasten als Ausdruck der Reifungs- und Teilungsgesetze der Erythropoese. Schweiz. med. Wschr., **84**, 245 (1954b); Metrische Analyse und kombinatorische Logik als Methoden zur Aufschlüsselung erythropoetischer Probleme. Schweiz. med. Wschr., **84**, 1124 (1954c); Quantitative Retikulozytenprobleme. Schweiz. med. Wschr., **85**, 947 (1955)

WEICKER, H., und SCHARFENBERGER, H., Das Megaloblasten-Erythroblastenproblem unter karyo- und zytometrischen Gesichtspunkten. Dtsch. Arch. klin. Med., **202**, 133 (1955)

WENNIG, F., Beziehungen zwischen dem Serum-Lipoperoxydspiegel und dem Glanzkornwert der Lymphozyten. Klin. Wschr., **36**, 313 (1958)

WHITBY, L. E. H., and CHRISTIE, J. M., Leucemie a monocytes. Lancet, London, **1**, 80 (1935)

WINTROBE, M. M., Clinical Hematology; 3. Aufl. (Lea and Fiebiger, Philadelphia 1952)

WRIGHT, J. H., The origin and nature of plates. Boston Med. Chir. J., **154**, 643 (1906)

ZOLLINGER, H. U., Experimenteller Beitrag zur Frage der Mitochondrienfunktion. Experientia, Basel, **4**, 312 (1948)

Sachverzeichnis

Die kursiven Zahlen beziehen sich auf die Abbildungsnummern, die gewöhnlich gesetzten auf die Seitenzahlen; ein A weist auf Anoptralkontrastbeobachtung, ein Kr auf Krankheitsbilder hin.

Bei Fragen zur Produktsicherheit wenden Sie sich bitte an:
If you have any questions regarding product safety,
please contact:

Walter de Gruyter GmbH
Genthiner Straße 13
10785 Berlin
productsafety@degruyterbrill.com